Medication Therapy Management: A Comprehensive Approach

药物治疗管理实施宝典

（原著第二版）
Second Edition

（美）K. 惠伦　　H. C. 哈丁　　主编
Karen Whalen　　Heather C. Hardin
金有豫　李大魁　朱　珠　主译

化学工业出版社
·北　京·

内容简介

本书共36章，前12章概述美国的医疗保健体系、医保支付体系及MTM相关流程与方法，从药物治疗管理质量的改进、医保支付方的视角、按照绩效考核支付等方面，论述药物治疗管理的必要性和可靠性；后24章为24个常见病症的MTM资料集，以关键点、疾病概述、疾病相关危险因素与治疗目标，以及患者的全面用药评估、个人用药清单、用药行动计划、干预和/或转诊、文档记录和随访五个核心要素的固定框架，分别论述各病症药物治疗管理的步骤和方法，重点突出，叙述详尽，是MTM药师案头的实用资源手册。

Karen Whalen, Heather C. Hardin

Medication Therapy Management: A Comprehensive Approach, Second Edition

ISBN:978-1-260-10845-3

北京市版权局著作权合同登记号：01-2022-3790

图书在版编目（CIP）数据

药物治疗管理实施宝典 /（美）K. 惠伦（Karen Whalen），（美）H. C. 哈丁（Heather C. Hardin）主编；金有豫，李大魁，朱珠主译．—北京：化学工业出版社，2023.1

书名原文：Medication Therapy Management: A Comprehensive Approach, Second Edition

ISBN 978-7-122-42172-2

Ⅰ．①药… Ⅱ．①K… ②H… ③金… ④李… ⑤朱… Ⅲ．①药物疗法－医药卫生管理 Ⅳ．① R453

中国版本图书馆 CIP 数据核字（2022）第 172040 号

责任编辑：邱飞婵　杨燕玲　　文字编辑：李　平

责任校对：宋　玮　　装帧设计：史利平

出版发行：化学工业出版社（北京市东城区青年湖南街13号　邮政编码100011）

印　　装：盛大（天津）印刷有限公司

880mm×1230mm　1/16　印张35½　字数1288千字　　2023年5月北京第1版第1次印刷

购书咨询：010-64518888　　售后服务：010-64518899

网　　址：http://www.cip.com.cn

凡购买本书，如有缺损质量问题，本社销售中心负责调换。

定　　价：198.00元

译者名单

（按姓氏笔画排序）

译委会主任

朱　珠　北京协和医院
李大魁　北京协和医院
金有豫　首都医科大学药理学系

译委会副主任

林　阳　首都医科大学附属北京安贞医院
康　震　中国药科大学国家执业药师发展研究中心

译委会委员

艾　超　北京清华长庚医院
史丽敏　首都医科大学附属北京友谊医院
冯婉玉　北京大学人民医院
朱　珠　北京协和医院
朱晓虹　首都医科大学附属北京佑安医院
刘丽宏　中日友好医院
闫素英　首都医科大学宣武医院
安卓玲　首都医科大学附属北京朝阳医院
李大魁　北京协和医院
李朋梅　中日友好医院
沈　素　首都医科大学附属北京友谊医院
张　兰　首都医科大学宣武医院
张　波　北京协和医院
张　弨　首都医科大学附属北京同仁医院
林　阳　首都医科大学附属北京安贞医院
果　伟　首都医科大学附属北京安定医院
金有豫　首都医科大学药理学系
金鹏飞　北京医院
封宇飞　北京大学人民医院
赵志刚　首都医科大学附属北京天坛医院
赵荣生　北京大学第三医院
姜德春　首都医科大学附属北京世纪坛医院
陶　骅　北京和睦家医院
崔一民　北京大学第一医院
康　震　中国药科大学国家执业药师发展研究中心
蒋　蓉　中国药科大学国家药物政策与医药产业经济研究中心
谢晓慧　北京大学药学院
鄢　丹　首都医科大学附属北京友谊医院
甄健存　北京积水潭医院

译校者

马英杰　首都医科大学附属北京世纪坛医院
王　霄　北京和睦家医院
王　鑫　首都医科大学附属北京朝阳医院
王晓彤　首都医科大学附属北京世纪坛医院
王晓星　中日友好医院
王海燕　首都医科大学附属北京安贞医院
王梓凝　北京大学第一医院
毛　璐　北京积水潭医院
方振威　首都医科大学附属北京安贞医院
艾　超　北京清华长庚医院
石秀锦　首都医科大学附属北京安贞医院
田　月　首都医科大学附属北京天坛医院
史丽敏　首都医科大学附属北京友谊医院
冯婉玉　北京大学人民医院
朱　珠　北京协和医院
朱晓虹　首都医科大学附属北京佑安医院
刘　宁　北京和睦家医院
刘治军　首都医科大学附属北京安贞医院
刘容吉　北京协和医院
闫素英　首都医科大学宣武医院
安卓玲　首都医科大学附属北京朝阳医院
许　莎　首都医科大学附属北京安贞医院
孙圆圆　中国药科大学国家药物政策与医药产业经济研究中心
孙雯娟　北京协和医院
杜雯雯　中日友好医院
李　莎　首都医科大学附属北京世纪坛医院
李丹丹　首都医科大学附属北京友谊医院
李玉珍　北京积水潭医院
李欣燚　北京大学药学院
李朋梅　中日友好医院
李京峰　首都医科大学附属北京世纪坛医院
李雪丁　首都医科大学附属北京世纪坛医院
李涵涵　中国药科大学基础医学与临床药学学院
李慧博　北京大学第三医院
杨娜娜　北京大学人民医院
杨莉萍　北京医院
吴一波　北京大学药学院

吴汀溪　首都医科大学附属北京天坛医院
邱雨婕　首都医科大学宣武医院
邱宗贵　北京和睦家医院
张　波　北京协和医院
张　沼　首都医科大学附属北京同仁医院
张　琳　首都医科大学附属北京安贞医院
张　超　首都医科大学附属北京友谊医院
张　晶　首都医科大学附属北京世纪坛医院
张　蔚　中国药科大学基础医学与临床药学学院
张海英　北京大学人民医院
张清华　首都医科大学附属北京世纪坛医院
陈　玮　中日友好医院
陈　頔　北京医院
林　阳　首都医科大学附属北京安贞医院
林　妍　中国药科大学基础医学与临床药学学院
果　伟　首都医科大学附属北京安定医院
季文媛　首都医科大学附属北京世纪坛医院
金有豫　首都医科大学药理学系
金志国　首都医科大学附属北京世纪坛医院
金鹏飞　北京医院
周　洋　首都医科大学附属北京安贞医院
周　颖　北京大学第一医院
周晓林　首都医科大学附属北京世纪坛医院
郑玉粉　中国药科大学基础医学与临床药学学院
郑思骞　北京大学第三医院
孟文爽　首都医科大学附属北京佑安医院
孟庆莉　首都医科大学附属北京世纪坛医院
封宇飞　北京大学人民医院
赵　美　北京大学人民医院
赵荣生　北京大学第三医院
逄雪超　首都医科大学附属北京世纪坛医院
姜微哲　北京协和医院
姜德春　首都医科大学附属北京世纪坛医院
姚文鑫　首都医科大学附属北京世纪坛医院
秦　英　首都医科大学附属北京安贞医院
耿　娜　北京大学人民医院
夏　雨　北京大学人民医院
顾红燕　首都医科大学附属北京世纪坛医院
徐彤彤　中国药科大学基础医学与临床药学学院
徐晓宇　首都医科大学附属北京安贞医院
唐　静　首都医科大学宣武医院
陶　骅　北京和睦家医院
黄　琳　北京大学人民医院
崔一民　北京大学第一医院
康　震　中国药科大学国家执业药师发展研究中心
梁馨玉　北京大学人民医院
续茜桥　首都医科大学附属北京世纪坛医院
彭文星　首都医科大学附属北京安贞医院
葛文霞　中国药科大学国家药物政策与医药产业经济研究中心
蒋　蓉　中国药科大学国家药物政策与医药产业经济研究中心
覃旺军　中日友好医院
温爱萍　首都医科大学附属北京友谊医院
谢　婧　首都医科大学附属北京佑安医院
谢晓慧　北京大学药学院
甄健存　北京积水潭医院
解　玥　首都医科大学附属北京同仁医院
臧彦楠　首都医科大学附属北京安定医院
裴毓瑶　中国药科大学基础医学与临床药学学院
薛学财　北京大学人民医院
冀召帅　北京清华长庚医院
魏娟娟　首都医科大学附属北京安贞医院

译者的话

历时两年有余，这本译著付梓印刷。掩卷之际，浮想联翩。

自2016年翻译引入《药学监护实践方法——以患者为中心的药物治疗管理服务》，树立了以患者为中心的药学服务理念，明确了药学监护的专业实践是药物治疗管理服务的基石，使术语药学监护（pharmaceutical care）与药物治疗管理（medication therapy management）之间的异同与衔接更清晰了。由于药物治疗过程中可多维度产生用药问题，药物治疗管理服务为医疗服务提供了合理解决用药问题的方案，为患者提供了安全、合理、经济用药的保障，为药师提供了运用药学专业知识和技能以及实现专业价值的途径。

理论与实践的差距阻碍着药师们探索与实践的步伐。从建立药物治疗管理模式到提供个性化的患者用药监护，从梳理不同疾病的药物治疗管理步骤、药物治疗相关问题到药师与患者沟通的对话脚本，其中的流程与诸多细节，关乎药师的执业自信与实践顺畅。

由美国佛罗里达大学药学院药物治疗管理中心的两位教授Karen Whalen和Heather C. Hardin编写的《Medication Therapy Management，A Comprehensive Approach》第二版的出现恰逢其时。我们及时进行翻译出版，志在为健康中国建设和高质量发展药学服务添砖加瓦，提高药师在药物治疗管理方面的实践胜任力，实现同质化的药物治疗管理，缩小我国药学服务水平与国外同行的差距。

全书共36章，前12章概述美国的医疗保健体系、医保支付体系及MTM相关流程与方法，从药物治疗管理质量的改进、医保支付方的视角、按照绩效考核支付等方面，论述药物治疗管理的必要性和可靠性；后24章为24个常见病症的MTM资料集，以关键点、疾病概述、疾病相关危险因素与治疗目标，以及**患者的全面用药评估、个人用药清单、用药行动计划、干预和/或转诊、文档记录和随访五个核心要素**的固定框架，分别论述各病症药物治疗管理的步骤和方法，重点突出，叙述详尽，是MTM药师案头的实用资源手册。

借此，我们对化学工业出版社的编辑们为本书的翻译出版所付出的辛勤劳动表示衷心的感谢！我们还要向在翻译过程中协助我们解读有关医疗保险名词的专家陆芸、高歌、易榕、白帆表示感谢！

最后，限于水平，译文中可能存在一些问题，欢迎读者们提出指正、批评和建议！原版书中可能存在几处瑕疵，书中已尽可能地做了说明，供参考。

译委会

原著序言

药物治疗管理（medication therapy management，MTM）是首要的、药学范围的、可报销且已获得认可的药学服务。实施多年来，MTM 已成为解决药物治疗安全性、适宜性和有效性的综合方法，势头强大。

提供 MTM 服务，可使药师能够察觉治疗中的遗漏，并解决多药合用的问题。MTM 遵循"药师对患者监护规范（Pharmacists' Patient Care Process）"的步骤：采集患者的特定信息、评估这些信息以发现药物治疗相关问题、创建以患者为中心的监护计划、实施该监护计划以及随访观察和评估。虽然 MTM 起步时是 Medicare 资助建立的一项服务，如今 Medicaid 和私人保健计划也都采纳了 MTM 的概念。目前 MTM 的服务保障已融入各种医疗机构（包括社区药房、医院、保健计划、门诊诊所和大学临床医院）的主流医疗服务中。本书力图为药师提供 MTM 服务的信息和方法，以便其在任何医疗机构实施 MTM 做好准备。

由于报销模式转变，药师正在以有效和高效的方式和可持续的经济模式履行对患者监护的 MTM 服务。随着医疗保健系统朝着按绩效付费模式逐步发展（而这种模式需要更多基于价值的监护），MTM 甚至还能够发挥更大的作用。某些情况下，MTM 服务确已改善了患者的监护并降低了医疗费用。下一个挑战是继续证明 MTM 从业者可给患者和医疗保健系统带来的成本节约和价值。

本书第二版已有所更新，以体现当前的实践水平，相当于是治疗学与 MTM 的定格写照。我们意识到，药物使用系统的变化速度比治疗学更快。而本书中的原则，既适用于不同的医疗环境，亦适用于引入新的药物、指南或支付方式。

希望本书成为有用的资源，促进成功 MTM 服务的进一步发展，促进 MTM 被更广泛地采纳。随着药物使用系统和治疗学的逐步发展，我们将继续更新和完善本书，最好地满足 MTM 提供者及其所服务的患者的需求。

原著编写人员

Shawn D. Anderson, PharmD, BCACP
Clinical Pharmacy Specialist-Cardiology
Veterans Affairs
Gainesville, Florida

Katherine Vogel Anderson, PharmD, BCACP
Clinical Associate Professor
University of Florida College of Pharmacy
Gainesville, Florida

David M. Angaran, MS, FCCP, FASHP
Clinical Professor of Pharmacy (retired)
Communication Prescription LLC
University of Florida
Gainesville, Florida

Angel L. Ballew, MBA, PharmD, BCPP
Vice President
Pharmacy Clinical Programs
WellCare Health Plans, Inc.
Tampa, Florida

Daniel E. Buffington, PharmD, MBA
Associate Professor
University of South Florida
Tampa, Florida

Joshua Caballero, PharmD, BCPP, FCCP
Professor, Chair
Department of Clinical and Administrative Sciences
Larkin University
Miami, Florida

Charles F. Caley, PharmD, BCPP
Clinical Professor
University of Connecticut
School of Pharmacy
Storrs, Connecticut

Katie E. Cardone, PharmD, BCACP, FNKF, FASN
Associate Professor of Pharmacy Practice
Albany College of Pharmacy and Health Sciences
Albany, New York

Juan Hincapie Castillo, PharmD
Graduate Research Assistant
University of Florida
Gainesville, Florida

Jenna S. Clemons, PharmD
PGY-2 Geriatric Pharmacy Resident
Virginia Commonwealth University
Richmond, Virginia

Amber M. Connelly, PharmD
Clinical Pharmacist
Center for Quality Medication Management at the University of Florida
Gainesville, Florida

Kevin Cowart, PharmD, MPH
Assistant Professor of Pharmacy
Nova Southeastern University College of Pharmacy
Fort Lauderdale, Florida

Stacey D. Curtis, PharmD
Clinical Assistant Professor
University of Florida
Gainesville, Florida

Jeffrey C. Delafuente, MS, FCCP, FASCP
Professor Emeritus
Virginia Commonwealth University School of Pharmacy
Richmond, Virginia

Marvin A. Dewar, MD, JD
Senior Associate Dean and Associate Professor
Community Health and Family Medicine
University of Florida College of Medicine

Eric Dietrich, PharmD
Clinical Assistant Professor
University of Florida College of Pharmacy
Gainesville, Florida

Krista L. Donohoe, PharmD, BCPS, BCGP
Assistant Professor of Pharmacotherapy and Outcomes Science
Virginia Commonwealth University School of Pharmacy
Richmond, Virginia

Megan J. Ehret, PharmD, MS, BCPP
Behavioral Health Clinical Pharmacist
Fort Belvoir Community Hospital
Fort Belvoir, Virginia

Alexandre Endiakov, PharmD
Clinical MTM Pharmacist
Enhanced Medication Services, LLC.
Orlando, Florida

Anna Hall, PharmD, BCACP
Director of Quality Services
Enhanced Medication Services, LLC
Orlando, Florida

Heather C. Hardin, PharmD, BCACP
Clinical Assistant Professor
Medication Therapy Management Center
Department of Pharmacotherapy and Translational Research
University of Florida College of Pharmacy
Gainesville, Florida

Carol J. Hermansen-Kobulnicky, PhD, RPh
Associate Professor
School of Pharmacy
Adjunct Faculty
Fay W. Whitney School of Nursing
University of Wyoming
Laramie, Wyoming

Sarah E. Honaker, PharmD
Clinical Assistant Professor
Marshall University School of Pharmacy
Huntington, West Virginia

Andrew Y. Hwang, PharmD, BCPS
Assistant Professor of Clinical Sciences
High Point University
Fred Wilson School of Pharmacy
High Point, North Carolina

Jamie Kisgen, PharmD, BCPS-AQ ID
Pharmacotherapy Specialist-Infectious Diseases
Sarasota Memorial Health Care System
Sarasota, Florida

Robin Moorman Li, PharmD, BCACP, CPE
Assistant Director-Jacksonville Campus
Clinical Associate Professor
University of Florida College of Pharmacy
Jacksonville, Florida

Maria Maniscalco-Feichtl, PharmD
Associate Director
Interaction Design and Professional Development
Optum Care Services
Miramar, Florida

Karen D. McLin, PharmD
Regional Pharmacy Director
SinfoniaRx

Kyle Melin, PharmD, BCPS, AE-C
Assistant Professor of Pharmacy Practice
School of Pharmacy
University of Puerto Rico Medical Sciences Campus
San Juan, Puerto Rico

Alexander Miguel, PharmD, BCGP
Senior Director of Operations
Enhanced Medication Services
Orlando, Florida

Shannon A. Miller, PharmD, BCACP
Clinical Associate Professor
Department of Pharmacotherapy and Translational Research
University of Florida College of Pharmacy
Orlando, Florida

Cynthia R. Nacin, PharmD, MS, BCACP, CPh
Senior MTM Clinical Pharmacist
Center for Quality Medication Management at the University of Florida
University of Florida College of Pharmacy
Gainesville, Florida

David P. Nau, PharmD, PhD, RPh, CPHQ, FAPhA
Assistant Dean
College of Pharmacy
Nova Southeastern University
Ft. Lauderdale, Florida

Robert Navarro, PharmD
Clinical Professor
Department of Pharmaceutical Outcomes & Policy
University of Florida College of Pharmacy
Gainesville, Florida

Katie Neff-Golub, PharmD, BCGP, CPh
Director, Medication Therapy Management (MTM)
WellCare Health Plans, Inc.
Tampa, Florida

Kelechi C. Ogbonna, PharmD, MSHA, BCGP
Associate Dean of Admissions & Student Services
Associate Professor, Geriatrics
Virginia Commonwealth University
Richmond, Virginia

Kristyn M. Pardo, PharmD, BCPS, CACP
Clinical Pharmacy Specialist
North Florida/South Georgia Veterans Health System
Gainesville, Florida

Aditi V. Patel, PharmD
MTM Clinical Pharmacist
University of Florida
Gainesville, Florida

Jason G. Powell, PharmD
Assistant Clinical Professor College of Pharmacy
Pharmacotherapy and Translational Research
Assistant Clinical Professor College of Medicine
Family Medicine
University of Florida
Gainesville, Florida

Teresa E. Roane, PharmD, BCACP
Associate Director
Center for Quality Medication Management (CQM)
Clinical Assistant Professor
Department of Pharmacotherapy and Translational Research
University of Florida College of Pharmacy
Gainesville, Florida

Jennifer Salo, PharmD, BCACP, CPh
Director of Quality and Compliance
Center for Quality Medication Management and the University of Florida
Gainesville, Florida

Karen R. Sando, PharmD, BCACP, BC-ADM
Associate Professor of Pharmacy Practice
Nova Southeastern University College of Pharmacy
Davie, Florida

Jordan Sedlacek, PharmD, BCACP
Assistant Professor, Department of Clinical and
Administrative Sciences
Larkin University College of Pharmacy
Miami, Florida

Kathryn J. Smith, PharmD
Clinical Assistant Professor
University of Florida
Gainesville, Florida

Kathleen J. Vieson, PharmD
Affiliated Assistant Professor
University of South Florida College of Pharmacy
Tampa, Florida

Kristin W. Weitzel, PharmD, FAPhA
Clinical Professor of Pharmacotherapy and Translational Research
University of Florida
Gainesville, Florida

Karen Whalen, PharmD, BCPS, CDE
Assistant Dean for Clinical Education
Clinical Professor
Department of Pharmacotherapy and Translational Research
University of Florida College of Pharmacy
Gainesville, Florida

Michelle Zeigler, PhD, PharmD, BCACP
Clinical Assistant Professor
Center for Quality Medication Management
University of Florida
Orlando, Florida

原著感谢

诚挚感谢参与本书撰写的作者们，他们付出大量时间潜心写作，牺牲了与家人和朋友相聚的时光，为本版巨著提供了 MTM 领域里最准确、最详尽和最新的信息。

还要特别感谢“MTM 拓荒者”David Angaran 教授，是他的智慧、创新力和想象力引发了本书的构想。作为本书第一版的编辑，他给许许多多的作者和读者分享灵感和思路，赋予他们探索、参与和拓展 MTM 服务的信心和知识，促使 MTM 服务不断达到更新、更高的水平。对于 MTM 领域中的药师们和药学实践发展来说，David Angaran 教授的无限热情以及持续成功的巨大能量，一直延续至今。

目录

第 1 章　Medicare 和 Medicaid 简介.....001

Medicare.....001

Medicare 简介.....001
Medicare 福利的发展和演变.....002
Medicare Part A/B/C/D.....003
Medicare Part B 处方药保险覆盖范围和医疗服务场所管理.....004
Medicare Advantage（Part C）.....004
MMA 法案和 Part D 处方药保险福利.....005
Medicare 药物治疗管理计划.....009
Medicare 5 星质量评级计划.....009
Medicare 药品保险福利管理.....010
责任制医疗组织.....011
CMS 创新中心.....012
总结.....012

Medicaid.....012

Medicaid 简介.....012
Medicaid 的发展、演变和拓展.....012
Medicaid 保障和计划.....013
Medicaid 处方药保险福利.....015
Medicaid 和 CHIP 在 PPACA 法案中的延伸.....016
实施 Medicaid 的医疗成果.....017
总结.....017
参考文献.....017
复习题.....021

第 2 章　Medicare Part D 的药物治疗管理和其他相关服务.....023

背景和项目预期.....023
服务范围.....024
CMS 对参与 MTM 程度低于预期表示担忧.....025
MTM 升级模式（EMTM 模式）.....026
MTM：在 Medicare Part D 之外的发展.....026
MTM 在其他药品福利保险计划中表现出发展前景.....027
联邦法规行动支持 MTM.....028
总结.....028
参考文献.....028
复习题.....030

第 3 章　确立药物治疗管理服务实践模式的思考.....031

引言.....031
当前的 MTM 实践模式.....034
提供 MTM 的模式.....036
实践场所（执业环境）.....036
人员配置要求.....037
患者资格要求.....038
支付方视角.....040
处方者视角.....040
提供 MTM 服务的障碍.....041
其他注意事项.....041
技术、规范化和 SNoMED-CT 编码.....042
总结.....042
参考文献.....043
复习题.....045

第 4 章　药物治疗管理的质量和绩效改进...046

引言.....046
质量评估的基础.....049
MA 计划和 Part D 计划的绩效指标.....050
MTM 项目的质量保证.....056
参考文献.....056
复习题.....058

第 5 章　支付方视角.....059

引言.....059
确定 MTM 标准.....059
确定 MTM 项目服务.....061
自主实施与外包实施.....062

MTM 项目的结果上报 065
MTM 项目的持续改进 065
MTM 项目的审计 066
预测 MTM 项目的未来 066
参考文献 066
复习题 068

第 6 章　多方视角：患者、药师和医生对药物治疗管理的看法 069

引言 069
MTM 服务的参与率历来较低 070
接受 MTM 服务患者方面的障碍：“什么是 MTM……你是说‘ATM’吗？” 070
促进患者对 MTM 服务的了解——个性化服务 071
药师实施 MTM 服务的障碍 071
MTM 项目与医生当前的执业环境 072
MTM 服务：积极成果举例 073
医生对 MTM 的接受程度 073
建议 074
参考文献 074
复习题 076

第 7 章　实施全面用药评估 077

药物治疗管理和全面用药评估引言 077
准确性和完整性 078
全面用药评估中的信息不一致 079
全面用药评估前的准备工作 079
进行初步的全面用药评估 083
实施全面用药评估 087
全面用药评估后：监护计划 091
个人用药清单 091
用药行动计划 091
与处方者沟通 091
随访 092
总结 092
参考文献 092
复习题 093

第 8 章　药物治疗管理过程中的言语沟通和非言语沟通 094

引言 094
一般性沟通话题 095
倾听的技巧 097
全面用药评估：进行问诊 099
患者教育 102
促进行为改变 104
特殊话题和特殊人群 108
技术变革时代中的交流 112
总结 112
参考文献 112
复习题 114

第 9 章　文档记录 116

引言 116
药物治疗管理与文档记录 117
Medicare Part D 药物治疗管理项目的标准化格式 118
总结 126
参考文献 126
复习题 128

附 9-1　Medicare Part D 药物治疗管理项目标准化格式 129

标准化格式的使用说明 129
附函（CL） 131
用药行动计划（MAP） 133
个人用药清单（PML） 135
药物治疗管理项目标准化格式——空白版本 140
药物治疗管理项目标准化格式——示例 143

第 10 章　药师服务的经济补偿 147

简介 147
案例学习 157
总结 158
参考文献 158
复习题 159

第 11 章　复杂疾病的患者 160

人口老龄化特征 160
处方行为引起的医源性疾病 163
适当诊疗面临的障碍 164
适当诊疗的指导原则 166
用药评估 167
改善健康结局的干预措施 168
总结 171

参考文献 171
复习题 174

第 12 章　药物治疗管理资料集概述 175

MTM 资料集简介 175
MTM 资料集的组成部分 176
质量评估 179
资料集的可能用途 179
局限性 179
总结 180
参考文献 180
复习题 181

第 13 章　哮喘 MTM 资料集 182

哮喘简介 182
核心要素 1——哮喘患者的全面用药评估 186
核心要素 2——个人用药清单 191
核心要素 3——用药行动计划 191
核心要素 4——干预和 / 或转诊 191
核心要素 5——文档记录和随访 196
参考文献 198
复习题 199

第 14 章　心房纤颤 MTM 资料集 201

心房纤颤简介 201
核心要素 1——心房纤颤患者的全面用药评估 202
核心要素 2——个人用药清单 203
核心要素 3——用药行动计划 204
核心要素 4——干预和 / 或转诊 205
核心要素 5——文档记录和随访 213
参考文献 215
复习题 216

第 15 章　双相障碍 MTM 资料集 217

双相障碍简介 217
核心要素 1——双相障碍患者的全面用药评估 221
核心要素 2——个人用药清单 221
核心要素 3——用药行动计划 221
核心要素 4——干预和 / 或转诊 221
核心要素 5——文档记录和随访 228
参考文献 230
复习题 231

第 16 章　慢性肾脏病 MTM 资料集 232

慢性肾脏病简介 232
核心要素 1——慢性肾脏病患者的全面用药评估 235
核心要素 2——个人用药清单 235
核心要素 3——用药行动计划 236
核心要素 4——干预和 / 或转诊 240
核心要素 5——文档记录和随访 247
参考文献 249
复习题 251

第 17 章　慢性阻塞性肺疾病 MTM 资料集 252

慢性阻塞性肺疾病简介 252
核心要素 1——慢性阻塞性肺疾病患者的全面用药评估 253
核心要素 2——个人用药清单 254
核心要素 3——用药行动计划 254
核心要素 4——干预和 / 或转诊 255
核心要素 5——文档记录和随访 259
参考文献 261
复习题 262

第 18 章　慢性稳定型心绞痛 MTM 资料集 263

慢性稳定型心绞痛简介 263
核心要素 1——慢性稳定型心绞痛患者的全面用药评估 266
核心要素 2——个人用药清单 266
核心要素 3——用药行动计划 266
核心要素 4——干预和 / 或转诊 266
核心要素 5——文档记录和随访 272
参考文献 274
复习题 275

第 19 章　痴呆相关疾病 MTM 资料集 276

痴呆相关疾病简介 276
核心要素 1——痴呆相关疾病患者的全面用药评估 277
核心要素 2——个人用药清单 278
核心要素 3——用药行动计划 280

核心要素 4——干预和 / 或转诊 280
核心要素 5——文档记录和随访 282
参考文献 284
复习题 285

第 20 章　抑郁 MTM 资料集 287

抑郁简介 287
抑郁的次要原因 287
核心要素 1——抑郁患者的全面用药评估 288
核心要素 2——个人用药清单 291
核心要素 3——用药行动计划 291
核心要素 4——干预和 / 或转诊 291
核心要素 5——文档记录和随访 295
参考文献 298
复习题 300

第 21 章　糖尿病 MTM 资料集 301

糖尿病简介 301
核心要素 1——糖尿病患者的全面用药评估 303
核心要素 2——个人用药清单 306
核心要素 3——用药行动计划 306
核心要素 4——干预和 / 或转诊 306
核心要素 5——文档记录和随访 314
质量评估 314
参考文献 318
复习题 319

第 22 章　血脂异常 MTM 资料集 320

血脂异常简介 320
核心要素 1——血脂异常患者的全面用药评估 324
核心要素 2——个人用药清单 324
核心要素 3——用药行动计划 324
核心要素 4——干预和 / 或转诊 324
核心要素 5——文档记录和随访 332
参考文献 334
复习题 335

第 23 章　胃食管反流病 MTM 资料集 336

胃食管反流病简介 336
核心要素 1——胃食管反流病患者的全面用药评估 336
核心要素 2——个人用药清单 337
核心要素 3——用药行动计划 337
核心要素 4——干预和 / 或转诊 337
核心要素 5——文档记录和随访 340
参考文献 345
复习题 346

第 24 章　头痛 MTM 资料集 347

头痛简介 347
核心要素 1——头痛患者的全面用药评估 348
核心要素 2——个人用药清单 351
核心要素 3——用药行动计划 351
核心要素 4——干预和 / 或转诊 351
核心要素 5——文档记录和随访 355
参考文献 357
复习题 358

第 25 章　心力衰竭 MTM 资料集 359

心力衰竭简介 359
核心要素 1——慢性心力衰竭患者的全面用药评估 361
核心要素 2——个人用药清单 361
核心要素 3 ——用药行动计划 365
核心要素 4——干预和 / 或转诊 365
核心要素 5——文档记录和随访 373
参考文献 375
复习题 376

第 26 章　HIV 感染 MTM 资料集 377

HIV 感染简介 377
核心要素 1——HIV 感染患者的全面用药评估 379
核心要素 2——个人用药清单 383
核心要素 3——用药行动计划 383
核心要素 4——干预和 / 或转诊 383
核心要素 5——文档记录和随访 391
参考文献 394
复习题 395

第 27 章　高血压 MTM 资料集 396

高血压简介 396
核心要素 1——高血压患者的全面用药评估 397
核心要素 2——个人用药清单 398

核心要素 3——用药行动计划 398
核心要素 4——干预和 / 或转诊 398
核心要素 5——文档记录和随访 408
参考文献 409
复习题 411

第 28 章　尿失禁 MTM 资料集 412

尿失禁简介 412
核心要素 1——膀胱过度活动症患者的全面用药评估 414
核心要素 2——个人用药清单 414
核心要素 3——用药行动计划 414
核心要素 4——干预和 / 或转诊 414
核心要素 5——文档记录和随访 414
参考文献 422
复习题 423

第 29 章　骨关节炎 MTM 资料集 424

骨关节炎简介 424
核心要素 1——骨关节炎患者的全面用药评估 425
核心要素 2——个人用药清单 426
核心要素 3——用药行动计划 426
核心要素 4——干预和 / 或转诊 427
核心要素 5——文档记录和随访 433
参考文献 436
复习题 438

第 30 章　骨质疏松症 MTM 资料集 439

骨质疏松症简介 439
核心要素 1——骨质疏松症患者的全面用药评估 441
核心要素 2——个人用药清单 441
核心要素 3——用药行动计划 441
核心要素 4——干预和 / 或转诊 443
核心要素 5——文档记录和随访 447
参考文献 450
复习题 451

第 31 章　疼痛管理 MTM 资料集 452

疼痛简介 452
核心要素 1——疼痛患者的健康评估和全面用药评估 453
核心要素 2——个人用药清单 453
核心要素 3——用药行动计划 453
核心要素 4——干预和 / 或转诊 454
核心要素 5——文档记录和随访 468
参考文献 470
复习题 471

第 32 章　周围神经病变 MTM 资料集 472

周围神经病变简介 472
核心要素 1——糖尿病周围神经病变患者的全面用药评估 473
核心要素 2——个人用药清单 473
核心要素 3——用药行动计划 473
核心要素 4——干预和 / 或转诊 475
核心要素 5——文档记录和随访 476
参考文献 479
复习题 480

第 33 章　类风湿关节炎 MTM 资料集 481

类风湿关节炎简介 481
核心要素 1——类风湿关节炎患者的全面用药评估 483
核心要素 2——个人用药清单 484
核心要素 3——用药行动计划 484
核心要素 4——干预和 / 或转诊 484
核心要素 5——文档记录和随访 489
参考文献 490
复习题 491

第 34 章　精神分裂症 MTM 资料集 492

精神分裂症简介 492
核心要素 1——精神分裂症患者的全面用药评估 494
核心要素 2——个人用药清单 494
核心要素 3——用药行动计划 494
核心要素 4——干预和 / 或转诊 494
核心要素 5——文档记录和随访 504
参考文献 506
复习题 507

第 35 章　卒中 MTM 资料集 508
卒中简介 508
核心要素 1——卒中患者的全面用药评估 510
核心要素 2——个人用药清单 510
核心要素 3——用药行动计划 510
核心要素 4——干预和 / 或转诊 510
核心要素 5——文档记录和随访 518
参考文献 521
复习题 522

第 36 章　甲状腺疾病 MTM 资料集 523
甲状腺疾病简介 523
核心要素 1——甲状腺疾病患者的全面用药评估 525
核心要素 2——个人用药清单 525
核心要素 3——用药行动计划 525
核心要素 4——干预和 / 或转诊 525
核心要素 5——文档记录和随访 532
参考文献 535
复习题 536

索引 537

第1章

Medicare 和 Medicaid 简介

Robert Navarro, PharmD

关键点

- 联邦医疗保险（Medicare）和医疗补助（Medicaid）制度是美国三大医疗保险项目的两项计划，每项计划大约覆盖 6000 万受保人。雇主团体保险计划（商业保险）是美国最大的健康保险项目，大约承保 1.5 亿成员。
- Medicare 和 Medicaid 的建立对美国医疗服务融资和服务供给具有极为独特的作用和影响。两项保险计划都是政府承办的医疗保障项目，其各项政策、法规和实施程序相当复杂、晦涩难懂且时常变化。
- Medicare 和 Medicaid 的服务质量和成本绩效都受到严格的监控，如果医疗服务方或商业保险参与方违反了相应的合规政策，则都可能受到经济上的严厉重罚。
- 联邦 CMS 创新中心[1]（Centers for Medicare & Medicaid Services Innovation Center）正在积极探索服务支付和医疗服务的各种新模式、新理念及其他患者参保权利和质量改进激励计划。
- CMS 为各种福利药品的理赔、捆绑支付模式、预防性医疗和质量评估等级制定了各种支付标准规则（如果合适，通常被认可接纳或监督商业健康保险计划的运营）。因此，尽管 Medicare 和 Medicaid 分别只有雇主团体商业保险一半的市场规模，但联邦及各州政府管理权力以及合规处罚的条款都会影响雇主团体商业保险、医院和其他医疗服务项目的运作。
- Medicaid 由各州管理。虽然各州可以申请豁免和确定福利保障范围，但 CMS 兼具财务管理和监管职能，可以监督全部 54 个州和美国境内的所有 Medicaid 并发布建议和要求，以确保标准化且一致的保障覆盖底线。
- 如本章内容所述，基于《患者保护与平价医疗法案》[Patient Protection and Affordable Care Act；亦称为《平价医疗法案》（Affordable Care Act）；以下简称 PPACA 法案或 ACA 法案］相关条款，Medicare 和 Medicaid 都发生了重大变化，包括保障范围的变化和扩大。如今，两项计划都覆盖了住院和门诊处方药保险福利，但在覆盖的药品品种、获取规则和财务结构方面仍有较大区别。

Medicare

Medicare 简介

根据 1965 年的《社会保障法案》（Social Security Act，以下简称 SSA 法案）修正案第 19 条，美国设立了 Medicare 计划。最初设立 Medicare 的目的是为 65 岁及以上的公民提供医疗保障，经过 50 多年的发展和扩大，年轻的残疾人也被列为保障对象，并在住院和门诊两类核心医疗服务基础上增加了护理服务、临终关怀、居家医疗服务和预防性服务。2003 年，《医疗保险现代化法案》（Medicare Modernization Act，以下简称 MMA 法案）增加了门诊处方药的福利保障。Medicare 现覆盖了近 7000 万人，其中大部分人年龄超过 65 岁，且有约 1000 万双重资格❶残疾人（年龄可能低于 65 岁）。CMS 创新中心通过 Medicare 探索了新的报销模式和福利保障，例如多种按价值付费的计划[2]、Medicare Part B 特药的平均销售价格（average sale price，ASP）报销[3]、肿瘤医疗模式[4]、质量付款计划（Quality Payment Program）[5]以及《医疗保险可及性和 CHIP 再授权法案》（Medicare Access and CHIP Reauthorization Act，以下简称 MACRA 法案）[5]。这些都已修改完善，并被商业保险计划所采用。

年长的 Medicare 参保人更易患多种疾病（66% 患有 3 种或更多共病），其中 17% 的参保受益人是终身

❶ 译者注：双重资格指同时符合 Medicare 和 Medicaid 的参保条件。

残疾患者，31% 患有认知障碍，21% 的老人日常生活存在自理障碍且服用多种药物。在所有参保受益人中，5%（200 万）居住在长期护理机构。2014 年，一半参保人的年收入低于25000美元、储蓄低于64000美元[6]。图 1-1 展示了 Medicare 针对不同类型医疗保障服务支出费用的占比。

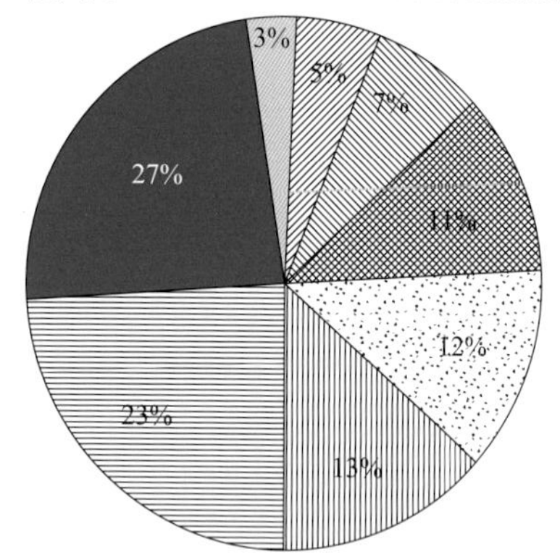

图 1-1 Medicare 费用支出（2015）

① 其他服务包括临终关怀、耐用医疗设备、Part B（由医师管理）药品、门诊透析、救护车、检验服务和其他 Part B 服务。

来源：Kaiser Family Foundation webpage, Figure 2, "Medicare Benefit Payments by Type of Service, 2015." Available at http://kff.org/medicare/issue-brief/an-overview-of-medicare/. Accessed 29 December 2016

Medicare 优惠计划（Medicare Advantage，MA）是最大的支出，因为其包括 Medicare Part A 住院医疗服务和 Part B 门诊医疗服务，还经常含 Part D 门诊处方药服务。作为单独的部分，门诊处方药服务（Part D）消耗的费用，仅次于住院医疗服务（Part A），大于门诊医疗服务（Part B）。2011 年开始生效实施的 PPACA 法案提出的医疗服务方支付改革（2012—2015），使得 Medicare 支出趋势逐渐放缓[7,8]。2016 年，Medicare 福利支出为 6890 亿美元[9]，占 2015 年联邦总支出约 15%，占国内生产总值（GDP）超过 3%[10]。目前，Medicare 福利成本预计 2018 年为 7080 亿美元，到 2020 年增长至 8390 亿美元，到 2022 年超过 1 万亿美元[11]。

Medicare 福利的发展和演变

SSA 法案于 1935 年通过立法并由富兰克林 • 德拉诺 • 罗斯福总统签署成为法律。该法案建立了“老年”财政福利（“老年准备金账户”财政福利）、对盲人和受抚养及残疾儿童的财政援助、各州公共卫生服务以及其他福利，并成立了社会保障委员会。尽管具有社会效益，但 1935 年 SSA 法案并未建立老年人或其他公民的医疗福利保障计划。

早在 1912 年，西奥多 • 罗斯福总统就提出了建立国民健康保险的构想，但直到 1945 年第二次世界大战结束后，哈里 • 杜鲁门总统要求国会考虑为所有美国公民建立国民健康保险基金时，这个想法才被认真考量。但是杜鲁门总统的健康保险提案未获通过，因为美国医学会（American Medical Association，AMA）游说反对，称其为“医药社会化”，所以提案被国会宣告无效[12,13]。直到 20 年后，美国才建立首个国民健康保险计划。

肯尼迪总统也未能通过国民健康保险，部分原因也是 AMA 的持续负面游说。肯尼迪遇刺后，林登 • 约翰逊总统宣布要建立 Medicare，并于 1965 年通过 SSA 修正案正式立法生效。

1965 年 1 月 4 日，美国第 89 届国会通过 HR6675 法案，即《社会保障修正案（1965）》[以下简称 SSA 修正案（1965）]，建立了 65 岁及以上公民的医院保险、补充医疗福利、扩展医疗援助计划（残疾人保险、低收入公民的医疗保健）及其他项目。修正案由林登 • 约翰逊总统于 1965 年 7 月 30 日签署立法，成为其“大社会”（Great Society）改革议程的组成部分。该法案第 18 条为 Medicare，包括 Part A（老年人医院保险）和 Part B（补充医疗保险）；法案第 19 条成了知名的 Medicaid，为各州提供相应的联邦资金对那些“达到或接近公共资助门槛”的个人给予相应的医疗经济援助。

1972 年，理查德 • 尼克松总统签署法律对 Medicare 进行重大改革，将 65 岁以下的严重残障人士和患有终末期肾病（ESRD）的患者纳入 Medicare 覆盖范围。OBRA80 法案（Omnibus Reconciliation Act of 1980）扩大了居家医疗服务。1982 年，增加了临终关怀服务。1988 年，在 Part A 和 Part B 中增加了参保人自付费用的上限规定，并引入 Part C（最初被称为“Medicare + Choice”，现被称为 Medicare Advantage）和质量评价体系。如前所述，在过去 50 年中，Medicare 一直在逐步发展，并增加不同部门负责的保障方式。2003 年和 2010 年分别通过其他两部重要医疗法案，持续完善了 Medicare。

MMA 法案（2003）

在其他重要福利基础上，MMA 法案（2003）增加了门诊处方药保险福利。老年公民更易患有需要多种处方药治疗的并发症，而药品福利的缺失似乎是 SSA 修正案（1965）的明显不足，虽然该法案已经涵盖 Medicaid 提供的选择性门诊处方药保险福利，但这并不适用于 Medicare 参保人。2003 年，美国通过 MMA 法案提出门诊药保险福利（Medicare Part D）修正了这一不足。Part D 还要求 Medicare 计划根据目标病种数量、服用 Part D 处方药数量及 Part D 处方药年度费用门槛，为所有符合这些条件的参保人提供药物治疗管理（Medicare Therapy Management，MTM）项目服务，并为这些参保人提供个体化药物治疗的指导干预服务。

如今，Medicare 计划覆盖近 7000 万美国公民，约6000万65岁以上人群，以及约1000万同时符合Medicaid资格（双重资格）的年轻残疾人。Medicare还涵盖了特定的严重慢性疾病，如慢性肾脏病。由于二战后婴儿潮时期的人口扩张，每天约有1万名美国公民达到65岁，这对Medicare提供的医疗资源和财务资金的稳定带来了挑战。

PPACA法案（2010）

最后，PPACA法案（2010）的条款扩大了Medicare的保障范围，改善了Part D处方药的可负担性，并涵盖了其他低收入人群的补助。ACA法案提高了Medicare预防性服务的可及性，例如得益于预防性服务和低收入患者的共担费用，大肠癌的确诊率增加了8%[14]。近期通过探索创新质量评价计划以及提供服务报销模式用于捆绑支付和激励诊疗质量的计划等，Medicare正不断发展和完善。

Medicare Part A/B/C/D

在过去50年中，Medicare健康保险计划已经进行了修订，并增加了医疗福利服务，这些服务主要分为4种类别。按照SSA修正案（1965）中最初的Medicare计划，包括Part A（住院医疗服务）和Part B（门诊医疗服务）。MMA法案（2003）增加了Part C（Medicare Advantage，MA）和Part D（门诊处方药服务）。

① Medicare Part A覆盖住院治疗服务、专业护理机构照护服务、临终关怀以及一些居家医疗服务。对于在年满65周岁后注册登记的美国公民，可直接免费获得基础Part A（Basic Part A）。在覆盖的保障范围内，Basic Part A仅报销80%的医疗费用，受益人需个人支付剩余20%的最高金额。Medicare参保人必须按月支出保费，并在可承受的共担费用范围内支付部分费用；而保险公司出售的Medicare补充保险，可覆盖剩余20%中的大部分。

② Medicare Part B覆盖门诊医疗服务（例如医师服务、由医师给药或监督给药的注射剂类药物）、医疗用品和耐用医疗设备（DME）以及预防性医疗服务。Part B的药品通常是指在门诊诊所、输液中心或通过居家医疗服务使用的注射剂类药物。总的来说，Part B涵盖了除药房调配的处方药以外的门诊医疗服务，也有例外。Medicare保险参保人可按月直接向Medicare支付Part B部分的保费，也可以商业运营的Medicare健康保险计划的会员身份支付保费，还可根据保障覆盖范围支付保险报销共担费用的一部分。本章后文设立了单独一节内容阐述Medicare Part B处方药的覆盖范围。

③ Medicare Part C（MA）由MMA法案（2003）批准通过，包括综合性住院服务和门诊服务，通常也涵盖了门诊处方药保险福利（Part D）。这些计划被称为“MA-处方药”（Medicare Advantage-Prescription Drug，MA-PD）计划。Medicare计划提供了住院和门诊相结合的保障，最初被称为“Medicare + Choice”。MA计划将在后文中讨论。

④ Medicare Part D始于2003年MMA法案，提供了门诊处方药保险福利。Part D药品通常在药房（社区药房、邮寄药房或特药药房）调配，患者自行服用或由照料者给药，药品剂型包括不需医师监督使用的口服制剂、皮下注射剂、吸入剂、贴剂和局部外用制剂。如上所述，Part D的保险金通常与Part C打包在一起，作为MA-PD计划。独立的Part D处方药保险福利（不含医疗服务福利）也由健康保险计划和药品福利管理公司（pharmacy benefit manager，PBM）单独出售，被称为“处方药保险计划”（prescription drug plan，PDP）。请参阅本章后文Part D小节介绍。

Medicare的成员可选择获得和支付各项保险计划的途径。他们可注册免费获得Basic Part A保险，并购买Part D的PDP保险；也可以购买Part C+Part D（MA-PD）保险计划；或者他们可免费获得Part A，并分别购买Part B和Part D作为补充。无论如何，在可承受的成本范围内，购买MA-PD计划可能可以提供最全面的医疗和处方药保险福利，尤其是在竞争激烈的Medicare参保地区。

Medicare处方药保险福利小结

总体而言，Medicare通过以下4项计划，为近6000万参保人提供处方药保障：

① Part A覆盖患者在医疗机构（例如医院）住院期间使用的所有药物。

② Part B涵盖在诊所、门诊输液中心或居家医疗服务点由医师监督使用的药物，通常是静脉注射类（Ⅳ）药物。

③ Part C涵盖Part A综合住院保障和Part B门诊医疗保障（包括Part B药物），也可能涵盖Part D门诊处方药保障。

④ Part D提供门诊处方药保障，报销的药物可以通过社区药房、邮寄药房或特药药房直接调配给患者或照料者。

Medicare的各种保障在提供福利、服务方理赔方式以及增加预防和生活方式干预项目等方面不断发展。为吸引和留住参保受益者，在Medicare商业保险的竞争市场中，尤其在Medicare高密度覆盖地区，往往提供高福利和低成本的Medicare保障项目供其选择。

Medicare Part B 处方药保险覆盖范围和医疗服务场所管理

Medicare Part B 覆盖医疗服务，例如门诊就诊、诊断性检验、其他医疗手术，一些医疗用品、设备，某些处方药。

Part B 药物通常是静脉输注类药物，静脉给药途径一般会限制或指定患者给药地点或医疗服务场所。通常是要求医师给药（或监督给药），因此医疗服务场所通常是医疗诊所、门诊输液中心或居家医疗服务点。医师给药（或监督给药）或护士居家医疗给药时，一般会收取医疗服务方和机构的注射成本和费用，由此增加了用药总成本。本章后文将详细阐述医疗服务场所管理的内容。

2014 年，Medicare 总支出 6133 亿美元，其中处方药支出为 970 亿美元（占总支出的 16%）。Part B 药物占当年 Medicare 总支出的 3%，而 Part D 药物占 13%[15]。Medicare Part B 涵盖的常见药物如下：

- 经耐用医疗设备（如喷雾器或输液泵）输注的药物
- 治疗绝经后骨质疏松症的注射类药物
- 治疗终末期肾病或其他类型贫血的促红细胞生成素
- 治疗血友病的凝血因子
- 在医师的监督下注射或输注的其他药物
- 静脉用营养素
- 静脉注射免疫球蛋白
- 疫苗，包括肺炎疫苗、乙肝疫苗
- 器官移植后的免疫抑制药物
- 部分口服抗肿瘤药物
- 化疗相关止吐药物
- 居家医疗服务使用的部分输注型药物

Part B 与 Part D 的覆盖范围可能会让人混淆。例如，当患者进行放化疗引起呕吐反应时，口服抗呕吐药昂丹司琼在 Part B，而该药在 Part D 中则按其他适应证作为门诊药物。Medicare Part B 参保人可能需支付 Medicare 覆盖费用的 20%，并可使用自负额（deductible）的费用。部分 Medicare 参保人已经购买了一份 Part B 补充保险，或者参加全面的 MA 计划包含了 Part B 药物，后一种选择可能会减少参保人的共担费用部分。

医疗服务场所管理

给药途径（route of administration，RoA）往往会决定患者给药场所，给药场所通常被称为医疗服务场所（site of care，SoC）。输注给药药物的医疗服务场所，通常是医师监督下的输液中心或诊所。在门诊医疗机构的 SoC 使用的 Part B 药物一般价格较高，所以很多保险计划和 PBM 总是试图选择将 SoC 换至成本最低的机构，例如从医院输液中心改为社区输液中心或配备有医师的医疗诊所。因此，Medicare 的保险公司一般都努力将 SoC 的管理作为一种重要的成本控制策略，并要求其服务方网络中成本最低的场所具备静脉注射业务。另一种策略是为患者将 Part B 的一种药物换为 Part D（门诊药房调配）中的一种替代药物，如将 Part B 的静脉注射药物换成 Part D 中的口服药物或皮下自我注射笔装置的药物。例如，在治疗类风湿关节炎时，Medicare 计划可能会要求先使用 Part D 中可自行皮下注射的抗肿瘤坏死因子（anti-tumor necrosis factor，TNF），只有在证明其无效的情况下，才可使用英夫利昔单抗并给予 Part B 报销。具体可参阅后文“Medicare 药品保险福利管理”的内容。在一项调查中，健康保险计划的医学 / 药学总监及管理 Part B 处方药保障的 PBM 表示，SoC 是很高优先级的费用管理事项。2015 年，79% 的受调查健康保险计划使用了或计划使用 SoC 管理事项[16]。这是所有保险计划中特药 PBM 成本管理的关键组成，尤其是可以为 Medicare 降低参保人的共担费用。

Medicare Advantage（Part C）

Medicare Advantage（MA）计划是一项全面的医疗健康保险计划，其在 2015 年为 30% 以上的 Medicare 参保受益人提供了医疗保障。根据《平衡预算法案》（1997），MA 计划始于“Medicare + Choice”[17]。这是“管理型”的 Medicare，即由 Humana、United Health Care、Aetna 以及其他区域性的商业健康保险计划开发和管理。在 Medicare + Choice 的“管理型”Medicare 计划之前，Medicare 通过 CMS 的 Medicare 办公室资助以及与医疗服务方签订合同来提供保障性医疗服务。这种非管理型的 Medicare 被称为“传统”模式的 Medicare。而 MA 计划通常是提供门诊处方药保险福利（Part D），但在激烈的竞争市场中提供了多种保险计划可供选择。

根据 MMA 法案（2003），“Medicare + Choice”更名为“Medicare Advantage（MA）”。MA 计划组合了 Part A 和 Part B 保障福利，提供住院医疗、门诊医疗、居家医疗和必需的预防性服务。如果 MA 计划再加上 Part D 的门诊处方药保险福利，则被称为“MA-PD”计划。2004—2016 年间，MA 计划的参保受益人翻了 3 倍。2016 年，Medicare 为 5700 万人提供了保障福利，其中约 1800 万人是通过 MA 计划实现的[17]。

最初，“Medicare ＋ Choice”对每个参保人而言都比传统 Medicare 更贵，但是 PPACA 法案中的支付改革将 MA 计划的费用降低到了传统 Medicare 水平。MA 计划之间的激烈竞争导致需要加入更多的保障福利并降低保费，以吸引并留住 Medicare 参保成员。PPACA 法案还基于 5 星质量评级，向高质量的 Medicare 计划提供奖励性给付，且要求大型 Medicare 计划至少将保费和支出的 85% 用于提供医疗服务［称为医疗损失率（medical loss ratio，MLR）］。

Medicare 参保受益人平均可以从 19 个不同的保险计划作出选择，尽管大约四分之一的参保受益人会根据所在区域情况选择 3 项以下的保险计划[18]。虽然共担费用一直在增加，但这些计划互相竞争，为了吸引并留住 Medicare 参保成员，往往会提供较低保费或免保费的保险计划。2016—2017 年，保费平均增长 4%，约占商业保险计划中保费增长的四分之一[19]。在可能的 5 星评级中，41% 的 MA 计划在 2017 年被评为 4 星或更高（请参阅“Medicare 5 星质量评级计划”部分）。2016 年，MA 平均保费为 38 美元，比 2015 年增加了 1 美元，但参保人员其平均自付费用（out-of-pocket，OoP）增长至人均 5223 美元，比 2011 年增加了近 1000 美元。三分之一的参保人参加了 OoP 支出最贵的 MA-PD 计划[20]。在高度竞争的市场中，近一半 MA-PD 计划实施 Part B 每月“零保费”福利。

MMA 法案和 Part D 处方药保险福利

MMA 法案（2003）由乔治 • 沃克 • 布什总统签署，并增加了 Medicare Part D，首次为 Medicare 参保人提供了选择性门诊处方药保险福利，虽然之前已经有一些 Medicare 计划自愿提供了有限的门诊处方药保险福利（通常只报销仿制药）。SSA 法案中最终法规执行 Medicare Part D 处方药保险福利对应美国卫生与公众服务部（HHS）为 CMS 发布的 CFR42 法规第 400、4003、417 和 423 条款，并于 2003 年 12 月 8 日在《Medicare 改善处方药使用现代化法案》(2003) 第 1 主题第 101 条生效成为法律[21]。

Part D 是一项全过程管理处方药使用的保险福利计划，类似于雇主保险计划的福利构成和管理策略。Part D 由 Medicare 参保人自愿参加并按月支付保费（市场竞争激烈地区的部分计划不需要保费），且通常要求参保人在处方药报销范围内共担部分费用。有些保险计划对某些仿制药不要求支付共担费用。Part D 还增加了药物治疗管理（MTM）计划，要求 Part D 根据目标疾病、处方药数量和年度费用总额情况，为符合条件的 Medicare 参保人持续提供个性化药物治疗的全面指导服务。

Medicare Part D 处方药保险福利的可及性

参保人可以通过 Medicare 保险计划或 PBM，购买 MA-PD 或单独购买处方药保险计划（PDP）以获得 Part D 保险福利。健康保险计划可能会销售 MA、MA-PD 或 PDP 计划；PBM 不提供医疗保险福利，只能提供 PDP 计划。获批销售 Part D 保险的机构通常被称为 Part D 计划的承保方。2016 年，美国共有 886 项 PDP 计划，由于合并或部分计划无利可图退市，2017 年减少至 746 项，人均可选数量为 22 项（各区域 18 ～ 22 项）。与 Part D 在 2007 年开始实施时的巅峰数量（1875 项）相比，市场规模大约缩减了一半。

Part D 处方药保险福利

Part D 处方药保险福利包括由患者自行服用或照料者给药的门诊处方药（在社区药房、邮寄药房或特药药房调配），包括口服制剂、自行皮下注射制剂、吸入剂、贴剂和局部外用制剂。Part D 的支出近 800 亿美元，占 2014 年 Medicare 支出总额（6133 亿美元）的 13%。2014 年，随着新型高效丙型肝炎病毒（HCV）昂贵药物的上市，Part D 的费用大幅增加。截至 2015 年 3 月，Part D 用于支付 HCV 药物的费用达到 8.64 亿美元。与 2014 年 11 月相比，在 4 个月内翻了一倍多[15]。

《Medicare 处方药保险福利手册》(CMS 制度手册系列 100-18）提供了 Part D 保障福利的完整说明，以及相关政策和程序要求。该手册分为若干章节，其中第 6 章介绍了药物目录要求，第 7 章介绍了 MTM 项目和质量改进计划[22]。

《Medicare 处方药保险福利手册》第 5 章介绍了 MA-PD 的 Part D 保障福利。MA-PD 和 PDP Part D 的承保方必须直接提供或间接通过签订合同实体提供符合要求的（经 CMS 批准）处方药报销范围，例如单独销售 Part D 计划的承保方（如有合作关系的 PBM PDP）可以选择如下方式的一种[23]：

① 处方药报销标准范围（手册第 5 章第 20.3 条），包括既定报销标准范围（第 20.3.1 条所述）和精算后等价的报销标准范围（第 20.3.2 条）。

② 替代处方药报销范围（手册第 5 章 20.4 条），包括基本报销替代范围（第 20.4.1 条）和高级报销替代范围（第 20.4.2 条）。

药品制造商价格优惠

CMS 针对保险覆盖缺口内保险补偿的原研药，要求药品制造商给予不少于 50% 的价格折扣。截至 2020 年，Medicare 参保人将为承保缺口内补偿的原研药或仿制药支付不超过 25% 的共保费用。如果保险计划承保方与药品制造商谈判价格优惠（折扣或返款），则必须将这些折扣费用让利于 Medicare 参保人。图 1-2 说明了 PPACA 法案的保险总额缺口缩小明细表。

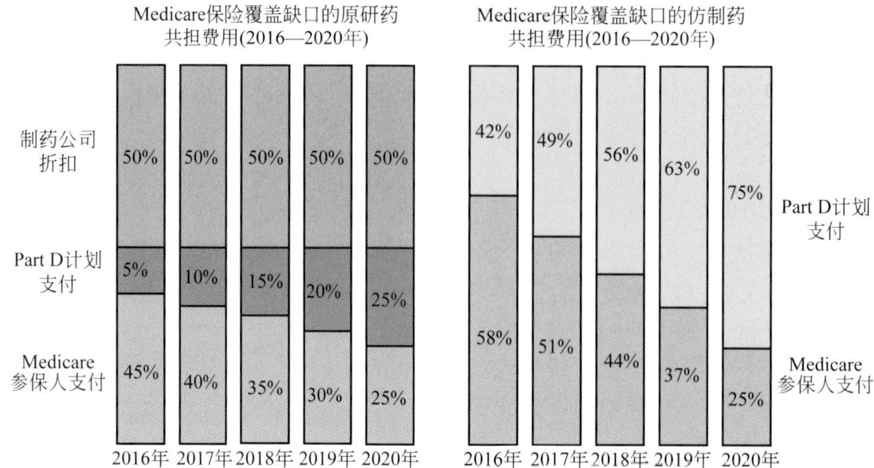

图 1-2　Medicare Part D 保险覆盖缺口（2016—2020 年）和保险覆盖缺口缩小明细中原研药和仿制药的共担费用情况

来源：Kaiser Family Foundation Medicare website. Focus on Health Reform, Figure 3. Available at http://kaiserfamilyfoundation.files.wordpress.com/2013/01/8059.pdf. Accessed 2 January 2017

向 Medicare 参保人营销 Medicare Part D 计划

Medicare 参保人在年满 65 周岁且登记参加了 Part A（在全年任何时间）时或在每年秋季开放登记期间自愿加入 Part D。Medicare 参保人如果缺失雇主保险或自己生活和收入状况发生重大变化，他们可以在全年任何时间登记参加 Part D。Medicare Part D 成员还可以在开放登记期间每年登记或更改一次计划。

Medicare 参保人可以通过 Medicare 成员门户网站的保险计划检索网页登记或更改 Part D 计划。Medicare 参保人可以使用 Plan Finder 网页工具，在该网页按照自己居住（邮政编码）所在地区，挑选符合自己经济承受能力和药品报销需求的保险计划。健康保险计划和 PBM Part D 的保险承保方必须向 CMS 提交明确的保险福利和药物信息，张贴在 Part D 患者登记的门户网页上，允许 Medicare 参保人在居住所在地可找到一份既提供低收入补贴以满足自己支付能力需要又能覆盖其医疗需求的 Part D 处方药保险计划。如果检索网页中的健康保险计划信息有误，Part D 的承保方将面临巨额罚款。虽然保险范围内的共担费用有所增加，市场竞争压低了患者保费，但 Medicare 参保人最高自付费用也在增加。

Medicare 保险计划承保方还必须公开其保险计划在 5 星质量评级中的排名情况（请参阅后文）。Medicare 参保人可以在每年开放登记注册期间（每年秋季的特定日期）选择或更改其保险计划。任何参与星级评定的保险计划都可以在对外开放登记注册期间刊登广告。然而，被评定为 5 星级的保险计划可以全年刊登广告。因此，所有公民都可在其 65 周岁生日当年的任何时间（包括秋季开放登记注册以外的其他时间）登记参加 Medicare 保险。因为更高质量的 5 星级保险计划可以全年广告宣传，很可能得到参保人的选择。

CMS 对 Medicare 保险计划进行严格的监管，健康保险计划和 PBM 开发和销售的保险项目都必须经其批准。CMS 还积极监督 Part D 的绩效表现和调研 Medicare 参保人的满意度，对不符合法规或持续绩效不佳的 Part D 发起成员或保险计划予以罚款或吊销资格。

Part D 的 PDP 计划和保费

注册参加 Medicare Part D 保险计划是自愿选择的。Medicare 参保人可以在其所在地区中的若干保险计划中选择其一。2017 年，美国共有 746 项 PDP，平均每个区域 22 项（共 34 个区域）。由 CVS Caremark（一家 PBM 机构）设立的 Silver Script Choice 是规模最大的单项 PDP，拥有 400 多万参保人（占 PDP 注册总人数 20.6%）[24]。AARP Medicare Rx Preferred PDP（保险增强计划）拥有 314 万参保人（占总人数 15.6%），而 AARP Medicare Rx Saver（基本保险计划）拥有 100 多万参保人。Humana 公司的 3 项 PDP［Preferred Rx basic、Humana-Walmart Rx (basic)、Humana Enhanced］有 460 万参保人[25]。

Medicare 参保人通常按月支付 Part D 的注册费（保费），费用取决于保险计划的保障水平和市场竞争程度。一些竞争激烈的地区（如佛罗里达州）可能会以“0 美元”保费来吸引参保人。据估计，2017 年全国 PDP 的平均保费为 42.17 美元 / 月（比 2016 年增长 9%），但差异很大（从 0 美元到 100 多美元 / 月）。2017 年，Humana-Walmart Rx PDP 计划的保费在大部分地区是最低的（16.81 美元 / 月）。16% 的参保人每月支付保费少于 20 美元，37% 每月支付 20 ～ 40 美元，44% 每月支付 40 ～ 100 美元，3% 每月支付 100 美元及以上。与 2016 年相比，在所有注册参保 Medicare Part D 中，25% 的项目保费有所下降（在符合 Medicare 资质的成员数较多的竞争市场），而 65% 的保费在上涨[25]。

低收入补贴（low-income subsidie，LIS）适用于无需支付保费或保费很低的参保人。33% 的 LIS 参保人零支付保费，13% 支付 1 ～ 20 美元，24% 支付 20 ～ 40 美元，22% 支付 100 美元及以上。选择增强保险金（比规定的标准保障水平更高）的 Part D 保险计划，其参保人平均每月支付 57.13 美元的保费。

限定标准的给付水平

标准 Part D 处方药保险计划包含 4 级（阶）结构，参见下文描述。根据 Medicare 范围内药物总支出和合同期内（通常按年计算）实际自付（true out-of-pocket，TrOoP）支出总额，Medicare 参保人可在不同级别间调整。

Part D 的 4 级给付水平（详见 CMS Part D 手册的第 5 章 20.3.1 条）如下所示：

① 2017 年 PDP 年度自负额的平均标准为 400 美元。自负额由受保人支付，然后支付年度自负额以上的实际费用的 25% 共保支付比例。

② 共保支付比例（coinsurance）是初始报销覆盖限额的门槛（2017 年为 3700 美元）。

③ 在保险覆盖缺口范围内要求共保支付比例，直至 2020 年缺口每年都在变化，届时所有药物的共保支付比例将固定为 25%。2015 年，原研药和仿制药保险的共保支付比例分别为 40% 和 51%；到 2020 年，原研药和仿制药均为 25%。

④ 一旦参保者药品报销范围内的实际自付（TrOoP）超过年度 OoP 门槛（2017 年为 4950 美元），会使用灾难性保险名义共担费用（2015 年为 5%）[26]。

图 1-3 说明了 Medicare Part D 限定标准的给付等级（或级别），以及决定参保人福利水平的总支出和实际自付（TrOoP）。

保险计划的等价精算原则

Part D 承保方可能会变更保险计划的标准范围，但相关修改必须符合 CMS 确定的等价精算（actuarial equivalence，AE）原则[26]。变更内容可能包括年度自负额、处方共担费用、药品保险覆盖缺口和灾难性保险的共保支付比例，并且应假设精算上所有 Medicare 参保人承担的费用是等价的。等价精算的概念是指就平均而言，参保人不会支付超过标准 CMS Part D 福利的费用，并且保障水平相当。通常，保障范围的变更不得超过标准保障范围的费用，或者保险金（benefits）水平至少等同。例如，保险计划承保方可以提供低于标准保险范围的共付额（copayment）和共保支付比例。与标准报销范围相比，等价精算的保险金可能更便宜，或在不允许更贵或有更多限制的前提下提供更多保险金。

63% 的 PDP 项目包含了自负额（在 Part D 报销前，参保人必须自行支付）的要求。这一数据低于 2016 年的 67%。这是等价精算（AE）原则在限定标准给付基础上灵活改善 PDP 保障水平（或降低费用）的实际体现。2017 年，标准 Part D 自负额是 400 美元（48% 的 PDP 包含），比 2016 年增长 40 美元。但是，自负额为零或很低的 PDP 项目通常是共担补偿昂贵的处方药费用。因此，有近 50% 的 Part D 受保人的保险持续增加其自负额。仅有大约 15% 的受保人，其保险的自负额低于平均水平 400 美元[27]。

保险计划承保方用于提高保障福利、满足等价精算原则的常用方法是，为仿制药提供零美元的共付额，免除仿制药的自负额，并减少保险覆盖缺口的共担费用。PPACA 法案呼吁到 2020 年消除受保人的保险覆盖缺口费用。届时，受保人将为原研药和仿制药支付 25% 的共担费用。药品制造商至少须支付 50% 的价格折扣，以报销保险覆盖缺口的原研药费用。

实际自付（TrOoP）费用

Medicare 参保人支付符合 Part D 处方药要求的自付总费用从合同期第一天开始计算（例如续签的年度

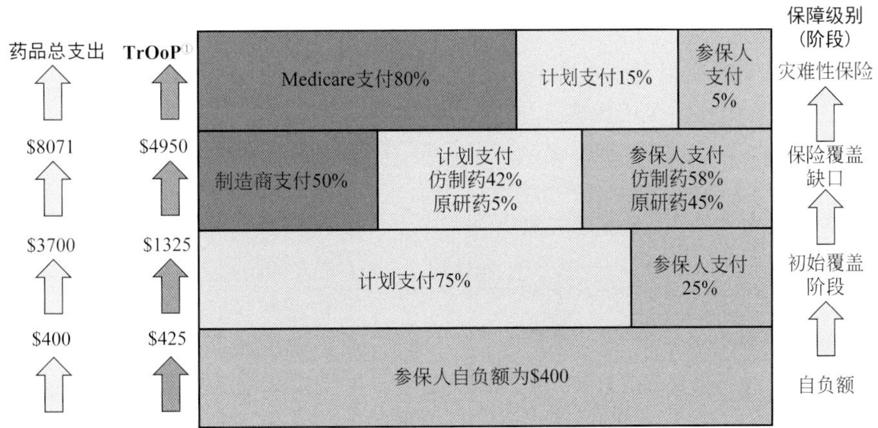

图 1-3 标准 Medicare Part D 药品保险给付水平（2017）

① 符合条件的 Part D 药品的实际自付费用。当 TrOoP 达到 4950 美元，参保人进入灾难性保险的范围。

来源：Kaiser Family Foundation. Medicare webpage. The Medicare Part D Prescription Drug Benefit, Figure 5. Available at http://kff.org/medicare/fact-sheet/the-medicare-prescription-drug-benefit-fact-sheet/. Data source: CMS Medicare Part D benefit, 2017. CMS Medicare Prescription Drug Benefit Manual. Available at https:// www.cms.gov/Regulations-and-Guidance/Guidance/Manuals/downloads/Pub100_18.pdf. Accessed 1 January 2017

合同为 1 月 1 日）。Part D 药物费用的自付总额决定了参保人进入更高级别 Medicare Part D 福利水平的时间。TrOoP 费用包括年度自负额和处方药共担费用，但不包括月度保费（如有），也不包括对不具 Medicare 报销资格的药物所付的现金。TrOoP 保障水平相较于接受 LIS 的参保人而言较低，且自付门槛金额可能会根据 CMS 决定而逐年变化。

如图 1-3 所示，当符合 Medicare 条件的药物总费用达到 3700 美元时，受保人会进入保险总额缺口池，需为原研药支付 40% 的共保支付比例（2020 年降至 25%）。这往往会造成患者缺乏支付能力而降低用药依从性。当 Medicare 药品总费用达到 8071 美元时，参保人进入灾难性保险池，并支付 5% 的共保支付比例。相比 2016 年，总费用增加了 556 美元。尽管 5% 的共担费用似乎很少，但进入保险覆盖缺口池的患者往往患有严重疾病或多种疾病，需要更为昂贵的特药治疗。除了其他医疗和生活费用外，每月 5000 美元药费的 5%（250 美元的共担费用）可能会成为经济负担和用药依从性的障碍。Medicare 保障水平的金额每年可能会变更。例如，2018 年的自负额从 400 美元升至 405 美元，初始报销限额门槛从 3700 美元增加到 3750 美元[28]。

Part D 药品目录结构和共担费用

Part D 保险承保方在建立和管理药品目录中，采取了类似于商业药品目录的管理方式和结构，使用了药品共担费用、处方开具和调剂文本、处方限制和约束条款等。药品目录的品种纳入和管理方式必须提前经过 CMS 批准。通常，保险计划承保方在保险计划使用的前一年春季向 CMS 提交初始药品目录。CMS 将对应保险计划反馈药品目录意见，并批准或提出修改建议，承保方可以在秋季签订合同前确定最终版本或进行增补。该目录须在开放登记注册前获得批准，并准确上传到 www.medicare.gov 网站的保险计划检索网页中，以避免违规和罚款。Medicare 的 PDP 药品目录通常分为 4 ～ 7 级，在初始保障期内最常见的是一份 5 级的保险计划。这 5 个等级和共担费用数额如图 1-4 所示。

目录分级	药物类别	共担费用示例
第 1 级	首选（最低费用）仿制药	2 美元的共付额
第 2 级	非首选（更高费用）仿制药	7 美元的共付额
第 3 级	首选（中等费用）原研药	40 美元的共付额或 20% 的共保支付比例
第 4 级	非首选（较高费用）原研药	40% 的共保支付比例
第 5 级	特药和费用最高的药物	25% ～ 33% 的共保支付比例

图 1-4 Medicare 5 级药品目录和共担费用示例

保险计划承保方采取与商业保险相似的药事管理与治疗学（Pharmacy & Therapeutics，P & T）委员会程序来确定药品目录，但是 Medicare 委员会必须包括一位医师和一位药师（他们对残疾人或老年人都必须具有丰富的照护实践经验）或者一位老年科医师。对上市的新药，P & T 委员会必须在 90 天内进行审评，并在后续的 90 天内做出是否纳入药品目录报销的最终决定（P & T 委员会做出是否纳入新药的最终决定共需 180 天）。

Medicare Part D 计划的 P & T 委员会必须定期开会，对新药和已在目录内的处方药进行审评，根据科学证据和药物经济学评价作出决策。所有会议都必须记录在案。除非基于临床需求，否则除了在续签合同时（例如 1 月 1 日），CMS 一般不允许从目录中调出药物，但保险计划承保方可以在合同期内随时增补药品。

Part D 的药品目录必须符合《美国药典》，在每个治疗类别中至少涵盖 2 种不同化学成分的药品（如果有 2 种可选），还要涵盖长期照护机构中常用的剂型。保险计划承保方可以使用药品分级目录结构、多样化的共担费用、阶梯治疗（step edits, 也称 step therapy）、事先核准（prior authorization，PA）、数量限制、最大获准成本（maximum allowable cost，MAC）清单以及其他合理治疗策略等。所有治疗策略、限制和约束条件都必须经 CMS 批准。如果药品目录间有明显差异且获得 CMS 批准，保险计划承保方可以使用多个药品目录。

高价药品（诸如特药）可以管理，但不能过度限制。保险计划承保方可以对阿片类产品进行数量和其他合理的限制，以此作为安全性文本要求。保险计划承保方可以在自负额减少或没有自负额的保险计划中，针对特药设置为支付 25%（或≤ 33%）的最高共保支付比例。

药品目录保护的类别

Part D 的药品目录必须包括以下六大类药物中“所有或绝大部分”[29]：

① 免疫抑制剂（用于预防器官移植排斥反应）。
② 抗抑郁药。
③ 抗精神病药。
④ 抗惊厥药。
⑤ 抗逆转录病毒药。
⑥ 抗肿瘤药。

保险要求覆盖这些类别中的全部和多数药品是为了确保正在使用这些药物的 Medicare 受益人不会被拒绝加入 Part D 计划，以及弱势群体患者的治疗连续性。Medicare 解释了“基本上全部”是指这 6 类中的所有药物和独特剂型。Part D 计划可以使用药品目录中的治疗策略［如阶梯治疗 (ST) 和事先核准（PA）］，但不能引导参保人放弃他们正在使用或需要的药品。通常，ST 和 PA 并未广泛适用于 HIV/AIDS 药品；在这 6 类药品中，对于使用药物的患者，建议保险计划选择使用阶梯用药。

Part D 承保外的药品

某些药品不在 Medicare Part D 的承保范围之内，包括减肥药或增重药（但不包括治疗因艾滋病而消瘦的药品）、美容药品（如生发药）、感冒止咳类的非处方药、治疗勃起功能障碍的药品、复合维生素和 OTC 类戒烟药物[30]。

Medicare 药物治疗管理计划

MMA 法案（2003）授权要求 Part D 计划承保方建立 MTM 计划，通过改善药物使用、减少药物不良事件和相互作用，以优化目标 Medicare 受益人的治疗结果[31]。此外，期望建立 MTM 计划，可以提高受益人对药物的理解和合理使用，提高依从性，并定期重新评估谁是高风险患者作为重点管理对象，而符合使用 Medicare 的药物数量、超过 Medicare 用药总费用和达到目标疾病的数量 3 个标准之一就可确定为高风险患者。CMS 制订了年度概况表，来记录反映 MTM 的标准、活动和结果[32]。全面用药评估或用药综合评估（comprehensive medication review，CMR）用于记录 MTM 干预措施、干预计划的流程和报告，反映了给受益人提供个性化 CMR 的情况。后续的 MTM 干预会更新 CMR，从而为受益人及其医疗服务方双方产生互动交流的动态药物治疗计划。ACA 法案规定 MTM 应根据年度 CMR 的最低要求修订流程，并提供 MTM 文档记录的标准化格式，以提升 MTM 干预和 CMR 的质量和一致性。MTM 可由药师或其他合适的医务人员实施，具体情况取决于 MTM 对受益人干预的强度和频率，CMS 负责提供 MTM 费用补偿。

Medicare 5 星质量评级计划

CMS 制订了 Part C 和 Part D 星级质量评级计划，以衡量、促进和改善 Medicare 参保受益人得到优质的医疗服务。5 星质量评级计划采用客观、透明的程序对 Medicare 保险计划提供的医疗服务质量进行排名和评分，并帮助参保受益人比较和选择自己的保险计划。星级评定计划通过改进质量和改革医疗体系来优化健康产出，以支持 CMS 质量战略（CMS' Quality Strategy）。该战略的目标反映了国家质量战略（National Quality Strategy）的六大优先事项，包括[33]：

① 安全性。

② 以个人及照料者为中心的体验和成果。

③ 临床协作。

④ 临床医疗服务。

⑤ 人口 / 社区卫生。

⑥ 效率和费用降低。

Medicare 保险计划的质量评级范围从 1 星到 5 星（最高质量的绩效表现）。对获得高星级评定的保险计划，其获益是将其质量评级与其他保险计划进行比较，以获得 CMS 的财政奖励（最多为 Medicare 收入的 5%），并吸引 Medicare 参保受益人加入其保险计划。高质量的 5 星计划可以全年向公众发布广告，而其他计划只能在秋季开放登记注册期间进行广告宣传。因此，对 65 周岁的个人而言，全年随时都可申请签约 Medicare，并且更有可能了解并选择 5 星级保险计划。在过去的几年中，CMS 取消了对低星级（低于 4 星）保险的财政奖励计划，并且可能逐步终止未能改善星级评定的低星级保险参与 Medicare。CMS 定期发布更新星级评定计划的技术说明[34]，以及评定和公布评估指标的清单[35]。CMS 从 4 方面收集星级评定数据：

① 医疗服务和处方药福利计划。

② CMS 的承保方（数据和研究单位）。

③ Medicare 参保受益人的体验调查。

④ CMS 管理数据。

5 星质量评级数据来源和评估领域

CMS 已经确定并收集了特定质量领域的评估数据，这些领域反映 Medicare 受益人获得高质量医疗服务的不同机会。CMS 定期调整这些领域的数量和各领域评估指标的组成，这些监测指标都是对应特定的保险类型和涵盖的 Medicare 服务。要获得一个领域评级高分，一项保险计划必须达到或超过该领域要求的最低数量评估项目。

星级评定计划包括 9 个医疗领域，不超过 47 个测量评估项目。采用的测量评估项目数量取决于 Medicare 保险产品的类型。例如，PDP 在 4 个领域中最多有 15 个测量评估项目。MA-PD 计划包括所有 9 个领域，最多 47 个测量评估项目，其中 44 个是唯一的（请参阅下文）。保险计划绩效的测量评估是用于确定该机构 Medicare 整体 5 星评定的结果。数据收集和测量评估存在 2 年的滞后期，2018 年发布的星级评定使用 2016 年的数据来反映保险计划的绩效表现。

健康保险计划总体星级评定所衡量的 5 个医疗服务领域[34]：

① 促进健康的能力：筛查、检测和疫苗。

② 管理慢性（长期）疾病的情况。

③ 会员体验健康保险计划的情况，主要是医疗服务提供方和服务体系消费者评估（Consumer Assessment of Healthcare Providers & Systems，CAHPS）的调查结果[36]。

④ 参保会员的投诉和健康保险计划的绩效变化。

⑤ 健康保险计划的客户服务。

Medicare Part D 处方药保险计划（PDP）围绕以下4个领域进行评价[37]：

① 药物计划客户服务。

② 参保会员的投诉和保险计划的绩效变化。

③ 参保会员对保险计划提供的药学服务体验。

④ 药品安全性和药品定价的准确性。

根据测量评估项目作为质量指标的重要程度，对其赋予不同的权重。权重为3的评估项目，测量评分是权重为1的评估项目的3倍。

Medicare Part D 5 星质量评级的用药情况评估

质量评级包括若干专门针对处方药使用和效果的评估项目，以及 Medicare 参保人获得处方药保障的体验。美国药学服务质量联盟（Pharmacy Quality Alliance，PQA）报告的2016年的评估项目如下[38]：

① 高风险药物（high-risk medication，HRM），即不应给老年人使用的药品的权重为3，较少使用 Beers 清单药品的保险服务评分更高。HRM 会在测量评估项目清单中持续更新。CMS 在制订 HRM 清单时，会参考 Beers 标准确定的老年人潜在不适当的药品清单（即 Beers 清单）[39]。

② 某些权重为3的口服药物的用药依从性。

a. 肾素血管紧张素系统拮抗剂（ACEI 和 ARB）。

b. 降低高胆固醇血症的药物（主要是他汀类药物）。

c. 糖尿病治疗用药（胰岛素除外）。

③ MTM 全面用药评估（CMR）完成率，其权重为1。

正如 PQA 网站所示，用药依从性是通过计算用药覆盖天数占比（proportion of days covered，PDC）估测的[40]。如果 PDC ≥ 80%，则 CMS 认为 Medicare 参保受益人完全依从用药。因此，依从慢性疾病治疗用药（上文所列）且依从率最终达到80%的保险受益人在星级评定测算中均视为“依从者”。用药依从性的评估指标权重为3，因此健康保险计划和 PBM 都投入了大量资源干预患者的依从性，以提高依从性测量值。

药师直接参与的依从性改善措施，通常包括原研药和仿制药的转换使用、处方同步、处方调剂从30日用量转换为90日用量（通过社区药房或邮寄药房调剂）、免费发放“药盒”、自动化用药提醒电话，以及通过动机式电话访谈了解特定参保受益人的需求，制订组合式干预措施。保险计划和 PBM 内部开发依从性干预项目，或与外部机构（如 MTM 公司、负责保险业务 PBM 的连锁药店等）合作，并且经常使用组合式干预项目。实施依从性干预项目的保险计划、PBM 和其他机构通常采取预测性分析，以评估参保受益人既往处方的历史数据来测算最适合患者的干预措施，例如对依从性好的参保会员给予积极反馈以鼓励坚持用药，或识别并干预不依从的参保会员。对于长期不依从的参保会员，如到7月份的测算期，他错过4次续方调配取药且在测算期内达不到80%的依从率，可被放弃、视为无法补救。干预资源直接转用于那些依从或基本依从的 Medicare 参保人，使其在测算期间获得依从性的正向星级评分。

星级公示指标

CMS 系统还引入了“测试”措施，称为“公示指标（Display Measure）”。CMS 会采集“公示指标”的绩效表现，但仅用于研究目的，对保险机构的质量评级没有影响。CMS 可将公示指标变为下一年度的常规有效措施，也可将有效措施调整至公示指标或从质量评级项目中删除。例如，MTM 的 CMR 完成率曾经是一项公示指标，现在变成一项权重为1的完整指标。高风险药物（HRM）的使用曾经是一项有效指标，但 CMS 已宣布在2018年将其调整为公示指标。

CMS 发布的2018年度公示指标如下[41]：

① 哮喘控制情况。

② 药品目录管理分析。

③ 高风险药物（HRM）管理情况。

④ 药物相互作用（DDI）发生情况。

⑤ 痴呆症患者抗精神病药的使用情况。

⑥ 非癌症患者通过多个服务方获取阿片类药物且（或）处方高剂量阿片类药物。

⑦ 糖尿病患者服用他汀类药物的情况。

总之，Medicare 5 星质量评级计划为各个健康保险计划提供了竞争和激励的机会，以持续改善 Medicare 参保受益人获得优质的医疗服务，并要求 Medicare 计划承保方向 Medicaid 成员承担保险内医师、医院、药房以及其他医疗服务方提供服务的责任。每年，星级评定的各项评估指标都在持续改进，以便更能反映出医疗服务质量。

Medicare 药品保险福利管理

Medicare 处方药保险福利覆盖范围是复杂且动态更新的。CMS 定期发布各种 Medicare 计划的方法变更预告[41]。这些通知（称为“通告函”）是 CMS 对 Medicare 计划变更做出的主动通知。例如，CMS 2018年的预告函中包括质量奖励支付的计算方法、Part C 与 Part D 报销比例的计算方法、Part D 福利结构、Part D 风险共担、参保受益人补贴、处方药保险福利覆盖范围缺口共保支付比例，以及其他保障和支付改革的更新信息。

如同所有健康保险计划一样，Medicare 受到严格监管，所有计划、费用和报销均受到 CMS 的监督和审批。Medicare 和 PDP 保险计划内的执业药师，可采用药房商业保险计划的处方药标准管理策略来确定和管理 Medicare 处方药（Part C 或 Part D）保险福利，但要符合或高于所有 CMS Medicare 福利的合规性要求。药房管理通用策略的总结如图 1-5 所示。

药房福利管理策略	目标
1. 提供 Medicare 专属设计的福利	管理准入，控制成本和使用率
2. 构建社区药房、邮寄药房和特药药房网络	提供准入和控制成本
3. 建立在线实时理赔申报和裁定	加强资质管理和药品目录管理
4. 提供强制性仿制药的药品分级目录	管理利用率，管理和共担成本
5. 提供制造商价格优惠	管理药品成本和准入
6. 实施临床服务质量保证项目，MTM	优化用药效果和患者健康

图 1-5　药房标准福利管理策略和目标

社区药房实践与 Medicare 受益人

在社区药房执业的药师会面向 Medicare 受益人，并依赖药房的在线实时理赔申报和判定管理系统，为特定 Medicare 受益人的用药资质和理赔申报的顺利处理提供准确信息。该计算机系统将为调配处方的药师提供收取受益人药品共担费用（如果有）的最新指南，理赔申报处理方（通常为 PBM）关于受益人和药品报销资格的保险覆盖指南，以及其他必要的报销范围信息。Medicare 的 MTM 项目还为药师提供执业实践的选择以及增加收入和提升患者忠诚度的途径。随着符合 Medicare 资格的美国公民增多，药师和其他医疗服务专业人员必须越来越需要具备提供最优质的适当诊疗服务的能力，并且需要符合复杂且持续变化的 CMS Medicare 保障法规的要求。

责任制医疗组织

ACA 法案建立了结余共享计划（shared savings program，SSP），作为服务提供方报销和质量改进变革的一项重要举措。CMS 出台的各项计划激励着对服务方补偿机制从按服务付费模式转为以质量或结果为导向的补偿奖励模式。结余共享计划后来变成了大家熟知的“责任制医疗组织”（accountable care organization，ACO）。如 ACA 法案所述，虽然“责任制医疗”补偿模式是由非 Medicare 的健康保险计划在实施，但 ACO 是专为 Medicare 服务方设计的。本节中仅讨论 Medicare 的 ACO。SSP 的目标包括：通过创新服务供给和报销补偿模式，为受益人提供更好的医疗服务、建设更健康的社区以及减少更多的 Medicare 费用[42]。ACO 支持质量绩效标准的要求，以满足 CMS 在以下 4 个关键领域的其他质量计划：

① 患者体验。

② 临床协作与患者安全。

③ 预防性卫生策略。

④ 高危人群管理。

ACO 还满足 Medicare 电子健康记录的激励计划、医师服务价格调整和医师服务质量报告系统的要求。所有相关活动的目的均是提升 ACO 服务方获取即时必要数据的能力，并根据激励措施改进实践模式，以实现最有质量的患者结局。准确的患者即时信息、激励性补偿以及基于质量的治疗方案，均有助于改善医疗质量、降低成本并提高服务方补偿费用。

ACA 法案和 CMS 将 ACO 描述为医师和其他专业医疗人员组成的团体，在申请成为 CMS 批准的 ACO 后至少为 5000 名 Medicare 受益人提供医疗服务。2017 年，CMS 报告称，共有 480 个 ACO 正在为 50 个州、华盛顿特区和波多黎各的 900 万指定受益人提供医疗服务[43]。ACO 并非 Medicare 健康保险计划本身，而是为支付参与各种 Medicare 健康和处方药保险计划的 Medicare 服务方建立的创新型激励补偿模式。

ACO 其实是风险分担模式，旨在激励 ACO 服务方提供高质量和具有成本效益的医疗服务。根据风险走廊❶定义的绩效要求，ACO 与 CMS 共担财务风险和共享结余。CMS 为 ACO 提供了 2 种风险共担选项。选项 1 是一种单边风险模式，其中 ACO 如果满足绩效要求，则可以共享节余，但不分担任何损失。选项 2 是一种双边风险模式，可提供更大的共享收益或结余，但需与 CMS 共担潜在的财务损失。

ACO 是医疗协作机制的一种形式，并且其理念与存在于十多年的以患者为中心的医疗之家（patient-centered medical or health home, PCMH）相一致[44]。CMS 创新中心继续探索并开展新型支付方式和服务供给模式，以改善患者医疗服务、更有效地利用医疗资源以及促进更健康的社会发展。有关 Medicare 医疗之家示范的更多信息，请参见下文的“CMS 创新中心”部分[45]。

在 ACA 法案的 ACO 法规中，尚未专门指定药师为给予费用补偿的医疗服务方。然而，合理用药体现成本效果，将有助于 ACO 服务方实现服务经济性和保障医疗质量的目标，这可能会增加财务收入。为此，有些 ACO 特别纳入了药师。有 ACO 报道，利用药师实施 MTM 策略可提高患者对药品的认知、增加依从性并改善患者治疗结果[46]。

❶ 译者注：风险走廊（risk corridor）机制是 ACA 法案设计的不同健康保险计划之间的风险分担机制，以降低保险公司发生亏损的可能性，吸引更多保险公司的参与。

CMS 创新中心

CMS 的管理权力以及 Medicare 和 Medicaid 规模不断扩大，为指导美国最大的两个健康保险计划的发展提供了机会，同时也极大地影响了商业保险及其他医疗服务系统的发展。CMS 创新中心（Innovation Center，IC）尝试医疗服务供给和服务方补偿的新模式，即根据质量结果进行预付款，而不是传统的按服务付费模式。IC 的官方职责是为 Medicare、Medicaid 或儿童健康保险计划（Children's Health Insurance Program，CHIP）的参保人开发"'创新的支付和服务供给模式，以减少计划支出……'，同时保持或提高医疗服务质量"[47]。

SSA 法案第 1115A 条授权创新中心开发和探索创新质量支付和服务供给模式。由创新中心参与实施的《服务质量支付制度》作为 MACRA 法案（2015）的组成部分，对服务方采用激励支付的方式，将 Medicare 的"可持续增长率"公式替换为高级选择性支付模式（advanced alternative payment model，AAPM）。通过这种方式，临床医师需为患者的治疗质量、成本结果以及其他标准承担一些风险。

PPACA 法案授权了 Medicare 结余共享计划，允许 ACO 可以承受上行下行风险。最近一次是 2015 年，国会授权 CMS 实施医师服务创新补偿模式，从 2017 年开始实施并延续到 2019 年。这项新计划，由 MACRA 法案（2015）更新了医师服务收费表，这是一个绩效激励支付系统（MIPS），并引入了全新的选择性支付模式（APM）。MACRA 法案、ACO 和其他创新的打包支付方式（bundled payment）有可能显著改变 Medicare 计划的融资方式。更重要的是，由于 Medicare 服务方和 ACO 会获得部分绩效激励的补偿，他们对于选择和利用流程、计划、设备和药品的方法，可能不仅考虑成本，还要从总成本、患者满意度、临床和经济结果等方面综合考虑医疗资源的长期价值或经济成效。

MACRA 法案描述了扩大其他专业医疗人员的服务补偿，但没有专门提到药师服务补偿。CMS 和 MACRA 法案涉及两项指标可确认药师的作用：出院后实施"用药重整"的质量控制指标以及基于人群的临床实践改进活动（CPIA）。总体而言，MACRA 法案是向按价值医疗付费迈进了一步。医师明白合理用药提高成本效益，将有助于高质量改善患者治疗结果和成本效果。从理论上讲，应该有助于改善医疗服务方的服务补偿。药师在为 Medicare 和其他保险的药品目录选择具有成本效益的药品将发挥自身优势的作用，并且通过与其他服务团体合作，为 CMS 创新中心达成经济和医疗质量的目标做出应有的贡献[48]。

总结

总之，Medicare 是一项极其重要且公开资助的健康保险计划，大约覆盖 7000 万公民（占总人口 20% 以上）。Medicare 不断发展并提供更多的福利以改善服务可及性、医疗可负担性和医疗结果，同时还探索创新型补偿模式，以鼓励服务方和参保人追求获得最具成本效益的医疗资源。随着人口老龄化，Medicare 将继续扩大且越来越重要。由于 CMS 创新中心出台的新政策以及 CMS 的监管和合规要求，提供 Medicare 的健康保险计划和 PBM 通常为其商业保险覆盖的人口也实施类似的福利保障和报销程序。因此，Medicare 的重要性不仅关乎 7000 万受益人，对全美医疗服务融资和服务供给系统也有广泛且不可估量的影响。

Medicaid

Medicaid 简介

Medicaid 是美国最大的健康保险计划之一，为 50 个州和 4 个属地的近 7000 万参保人提供医疗保障福利。Medicaid 是国家为低收入个人和家庭提供的基本健康保险计划，包括儿童、孕妇、无子女的成年人以及所有年龄段的严重残疾人。约有 1000 万 Medicaid 参保人因严重残疾也有资格享受 Medicare 福利（双重资格的参保人）。Medicaid 为 3200 多万儿童、2000 万非老年的成年人（包括父母）、700 万老年人和 1000 多万残疾人提供健康保险。Medicaid 的参保人大约 50% 是儿童。

Medicaid 主要是由州政府管理和资助，接受联邦的一些资助和 CMS 的监督。各州各自建立和管理 Medicaid 计划，并根据联邦指南确定服务的类型、数量和期限以及服务范围。联邦法律要求某些强制性 Medicaid 福利，包括医院服务、门诊医师服务、诊断性服务和居家医疗服务。各州可在此基础上增加处方药福利、物理治疗、作业疗法和其他服务。因此，与用于所有 Medicare 计划的单一 Medicare 福利不同，各州的 Medicaid 计划所提供的保障和医疗服务供给系统可能有所不同。各州的收入要求［联邦贫困线（federal poverty level，FPL）的百分比］和 Medicaid 参保人的资格期限也各不相同。

Medicaid 的发展、演变和拓展

Medicaid 于 1965 年与 Medicare 一起由 SSA 法案的第 19 条款授权设立。Medicaid 在联邦层面不断更新和修订，例如强制最低保障、药品制造商折扣共享以及在 PPACA 法案（2010）中由联邦资助的拓展计划。

尽管CHIP是在Medicaid计划成立35年后单独实施，但在功能上与Medicaid计划相关。CHIP向各州提供联邦配套资金，为那些不具备Medicaid资格、有收入但无力承担商业保险费用的家庭（至少为200% FPL），提供儿童保险。

Medicaid和CHIP服务中心（Center for Medicaid and CHIP Services，CMCS）是Medicaid、CHIP和基本医疗保险计划（Basic Health Program，BHP）相关的所有国家健康保险计划的政策和运营中心[49]。实施BHP是ACA法案的一部分，各州可以为低收入个体制订保障福利，作为健康保险市场（保险计划交换）中购买低成本保险的另一选择。未参保人群已经意识到，虽然市场上的健康保险计划有低微补贴，但价格仍然较贵。因此，为满足他们参保需求，BHP会进一步扩大规模。

2009年的《儿童健康保险计划再授权法案》（Children's Health Insurance Program Reauthorization Act，以下简称CHIPRA法案）通过扩大适格覆盖范围和优化管理流程，增加了儿童保障范围，同时还将未投保的孕妇纳入保障，并为各州提供财政支持，以便继续向低收入家庭儿童提供保障。此外，CHIPRA法案批准了“连接儿童福利保障”的全国行动，以加强社区百姓选择Medicaid健康保险福利的认知。CHIRPA法案于2015年再次获得授权[50]。

通过ACA法案的可用联邦资金，美国31个州和哥伦比亚特区扩大了他们的Medicaid计划，使Medicaid计划参保人增加了1700万，其中大多数是工薪家庭，包括300万儿童。2016年，Medicaid的拓展使尚未投保的美国人比例降至9%以下（约2800万人）。ACA法案还统一了各州间Medicaid的适格要求标准，包括在2014年扩大低收入（收入≤133%FPL）成年人的覆盖范围。因此，许多州认为，Medicaid实际上是针对那些不符合其他保险计划条件、满足收入或残疾适格要求(2017年为低于138%FPL)的个体和家庭健康保险计划的需求[51]。

Medicaid计划将继续发展和拓展，因为各州内新的立法和成功示范项目都确定了更有效提供医疗服务和项目财务可行性的供给系统。

Medicaid保障和计划

Medicaid是联邦政府与州政府合作，旨在为低收入个体以及儿童、家庭和残疾人服务的健康保险计划。许多州的适格要求规定要定期验证准入资格，因此导致Medicaid计划无法为暂时无法获得雇主健康保险的个人、长期残疾受益人以及儿童提供健康保险。Medicaid计划经历了不断的演变，特别是通过PPACA法案增加了强制性保障，并提供联邦资金激励各州拓展Medicaid适格范围。在31个扩大范围的州中，Medicaid计划通过临时的联邦资金进行扩大，但随着各州逐渐承担Medicaid计划拓展的资金，联邦资金逐渐减少。PPACA法案的Medicaid计划拓展将在下文讨论。

联邦CMS与州Medicaid管理机构之间的关系包括设定最低保障和筹资金额[52]。各州通过州预算和联邦医疗援助百分比（federal medical assistance percentage，FMAP）来资助Medicaid计划，援助百分比用于计算配套的联邦资金。这些联邦资金随年份、各州Medicaid成员和需求以及其他条件而变化[53]。

各州建立和管理各自的Medicaid计划，并确定医疗服务的类型、数量、持续时间和范围，但必须在联邦最低保障指南范围内设计，促进各州适格获得联邦的资助。联邦法律要求各州提供一些强制性保障福利，并允许各州选择是否覆盖其他选择性保障福利。强制性Medicaid福利包括住院医疗和医院门诊服务、医师服务、实验室和诊断性检查以及居家医疗服务等[51]。选择性福利包括牙科医疗服务、语言和听力障碍服务、足部医疗服务、验光服务、临终关怀、假肢、处方药（尽管所有州都包括一定的药品福利）、个案管理、物理治疗和作业疗法[54]。尽管这些重要服务中有许多是非强制性选择，但很多州还是选择在一定程度上提供大多数选择性福利。各州可能会提供选择性福利保险计划（Alternative Benefit Plan，ABP，下文将讨论）作为一种Medicaid最低福利的标准选择。ABP包含增加福利的要求，例如将处方药报销福利范围作为基本医疗保险福利（Essential Health Benefit，EHB）的一部分。EHB是由PPACA法案对建立适格健康保险项目（Qualified Health Plan，QHP）强制要求设立的。

Medicaid计划可以选择根据FPL的要求每月向参保人收取保费，并在覆盖处方保险福利时共担费用。例如，家庭收入超过150%FPL的孕妇和婴儿可能要每月支付保费。保费（如有）因各州和FPL而异。如有处方药共担费用，通常费用较低（如1～5美元），并且一般仅用于原研药。有的州允许Medicaid参保人在他们无力或拒绝支付共担费用的情况下获得处方药。仿制药共担费用通常为0美元或1美元。

选择性福利保险计划（ABP）覆盖范围

Medicaid法规允许各州自愿设立ABP制度，以提供满足某些Medicaid群体（例如医疗脆弱或衰弱群体、慢性精神活性物质滥用者或其他患者群体）需求而特别定制的ABP。如PPACA法案第1302（b）条要求，所有ABP都要包含10项EHB福利。这10项必不可少的福利包括[55]：

①门诊患者服务。

②急诊服务。

③ 住院服务。
④ 产妇和新生儿医疗服务。
⑤ 心理健康和精神活性物质滥用治疗服务。
⑥ 处方药。
⑦ 康复服务及设备。
⑧ 实验室检查服务。
⑨ 预防性和保健服务以及慢性疾病管理。
⑩ 儿科服务（包括口腔和视力保健）。

ABP 可选项目和覆盖范围的清单很丰富，允许各州根据 CMS 指南个性化定制其选择性项目计划[56]。CMS 正在开发类似 Medicare 5 星质量评级计划的 Medicaid 和 CHIP 质量评级系统（quality rating system，QRS），并允许各州制订符合 CMS 最低要求的 QRS[57]。

基本医疗保险计划（BHP）

ACA 法案第 1331 条规定，各州可以选择设立 BHP，为低收入群体或没有能力购买市场（“保险交易所”）的医疗健康保险的群体提供医疗保障。BHP 允许各州向收入在 FPL 适格线上下波动（133% ～ 200% FPL）的个人提供一种可负担得起的选择性保险计划[58,59]。Medicaid 有特定收入适格要求，收入波动的个体可能会时有时无 Medicaid 资格，从而影响他们获得医疗服务和治疗的持续性。

与其他适格健康保险项目（QHP）一样，BHP 必须至少涵盖 ACA 法案中指定的 10 项 EHB 福利，包括处方药保险福利。开展 BHP 的州将获得联邦资助，相当于保费税收抵免额的 95% 和减少共担费用，否则如果这些个体经健康保险市场参与了 QHP，那这些费用本应提供给适格的个体。

行为健康和精神活性物质使用服务

Medicaid 是美国最大的精神卫生服务的单一付费方，并且正在逐渐扩大提供心理健康和精神活性物质滥用疾病的服务。《心理健康均等和成瘾治疗公平法》（Mental Health Parity and Addiction Equality Act）[60] 规定，要为管理型 Medicaid 计划、州 ABP 和 CHIP 的 Medicaid 受益人提供心理健康服务。严重的精神疾病（如精神分裂症）通常会使个人无法维持就业并获得雇主提供的健康保险，且由于没有收入，这些个体往往无家可归。无家可归者在获得医疗服务方面面临多重挑战。精神健康疾病相关的药物通常是 Medicaid 计划中最常用的处方药。ACA 法案通过改善获得药物滥用和精神卫生服务的机会，扩大了《心理健康均等和成瘾治疗公平法》的适用范围[61]。Medicaid 提供了一系列资源和信息公告，阐明了 Medicaid 计划，以解决阿片类处方药物过量使用、误用和成瘾问题，这些都是 Medicaid 中的问题[62]。

州级 Medicaid 豁免权和第 1115 条款说明

SSA 法案的第 1115 条要求提供实验性示范项目，通过批准豁免权来推广 Medicaid 和 CHIP 计划的基本目标和原则。示范项目必须在预算上保持中立，并且应通过扩大适格范围或服务、加强服务方网络、改善结果以及配备具有成本效益的医疗服务供给体系来改善 Medicaid 计划[63]。Medicaid 网站上有多个州的豁免和示范项目的实例[64]。

一些州已经尝试了选择性供给体系、支付方式以及创新型保障计划等措施。SSA 法案允许各州申请豁免权，以探索创新计划的成本效益。Medicaid 网站上公开了 SSA 法案的第 1115 条和 1915 条所规定的州豁免权和示范项目清单[64]。缅因州针对 HIV/AIDS 患者的 Medicaid 改革示范就是一个获批的州 Medicaid 豁免案例[65]。

预防型和增强型 Medicaid 福利

Medicaid 保险福利涵盖了预防性健康保障，包括免疫接种、疾病和癌症筛查项目、行为健康服务以及健康生活方式的指导服务和自我管理项目。预防性健康服务已通过 ACA 法案进行了扩展，包括必需的预防性服务和疫苗接种，且无需共担费用。Medicaid 为儿童提供特殊保障，包括早期和定期诊断与治疗（early and periodic diagnostic and treatment，EPSDT）、牙科护理、青少年行为健康服务以及提升服务和费用数据透明度的新方法[66]。其他加强性和扩展健康福利包括 Maternal and Infant Health Initiative 计划、Strong Start for Mothers and Newborns 计划、CMS Text 4 baby 试点项目、计划生育服务和用品、孕产妇抑郁症筛查和治疗以及居家上门医疗服务[67]。

传统型和管理型 Medicaid 计划

传统意义上，各州直接与社区医疗服务体系、服务方团体和药房签约，为符合条件的受益人提供 Medicaid 服务。各州在按服务收费的基础上确定费用表，据此向服务方进行付款和补偿。目前，根据 CMS 报告，几乎 80% 的 Medicaid 都是通过 Medicaid 管理型医疗计划提供的[68]。除阿肯色州、康涅狄格州和怀俄明州以外，每个州都有管理型 Medicaid 项目可供选择。各州与管理型医疗组织签订风险分担协议，进行事先成本管理的能力，是管理型 Medicaid 增长的主要原因。

SSA 法案第 1902 条规定，各州有权与本州许可的适格健康保险项目和健康保险计划签订分包合同，提供 Medicaid 管理型医疗计划[69]。随后，PBM 被纳入 Medicaid 并只提供处方药保险福利计划。健康保险计划和 PBM 在服务质量和费用上相互竞争，以获得

Medicaid 管理型医疗风险共担的合同（风险全担或风险分担），允许各州设定固定费用的预算按人均支付 Medicaid 服务，允许 Medicaid 管理型计划采用标准化策略和原则来管理福利和成本，并要符合州和联邦共同提出的最低保障和准入要求。

Medicaid 处方药保险福利

虽然根据联邦 Medicaid 法律，药房覆盖是一项选择性福利，但目前所有各州都为适格的各类个人和参与该州 Medicaid 计划的其他大多数人员提供覆盖门诊处方药保险的福利。各州 Medicaid 都发布保险覆盖药品清单（药品目录），通常称为首选药物清单（preferred drug list，PDL），根据新药可及性、药品制造商的折扣合同、新药信息以及原研药专利到期情况，这些清单会不定时更新。Medicaid 保障的门诊药品最终规则发表在了 2016 年的《联邦公报》上，各州也可能会扩大保险覆盖范围或申请豁免保险覆盖范围[70]。

Medicaid 首选药物清单（PDL）和药品目录

各州 Medicaid 机构通过由医师、药师和其他医疗专业人员组成的委员会来确定符合 Medicaid 报销资格的药品，这一审核过程类似于健康保险计划、PBM 和其他医疗服务体系，也采用循证评价和决策的过程。各州根据各自药品目录管理委员会提供的数据制订其药品目录。

保险报销药品的动态清单通常被称为药品目录，在 Medicaid 计划中常被称为 PDL。最初是由一位或多位临床药师在检索药品文献和数据收集、进行分析和评估过程产生的。这些药师隶属于 Medicaid 机构、签约于健康保险计划或提供管理型 Medicaid 处方药保障的 PBM，也可能与这些机构是签约关系。这些初步分析和建议将提交给药品目录选择委员会（称为药品目录管理委员会或 P&T 委员会）。Medicaid 是一项政府公共项目，因此最终由药品目录管理委员会经会议将确定的药品保险范围面向公众公开。制造商代表可以在会议上通过口头陈述理由来支持其药物纳入报销范围。

PDL 反映了 Medicaid 参保人对处方药保险福利的需求。例如，大约 50% 的 Medicaid 参保人是儿童或年轻人，往往需要适当的儿科药物，包括疫苗和抗生素。Medicaid 还为许多参保人提供精神疾病治疗，抗抑郁药、抗精神病药和相关药物必须包含在 PDL 中。其他常用药包括用于 HIV/AIDS、HCV、癌症和其他地域性常见病和致残性疾病的药品。各州对一些药物不予报销，例如非处方药、维生素、巴比妥类药物以及各州可能存在差异的其他药物[71]。

总的来说，Medicaid 的 PDL 在可能情况下都会大力推广且首选仿制药，许多州会对很多昂贵的原研药、高风险特药或可能滥用的药品强制实行事先核准（PA）政策要求。Medicaid 计划要求报销的处方药调剂率应有 90% 以上的仿制药，比商业保险要求的仿制药使用率高 5% ～ 10%。通常药品目录或 PDL 清单会根据药物类型和共担费用激励的不同，对药品按“层级”排列，但这种层级一般不适用于 Medicaid 报销。Medicaid 计划通常不提供或提供非常低的共担费用，一般只有一个层级（包括所有药物），或是两级目录（第 1 级是首选仿制药，所有其他药物都在第 2 级）。CMS 允许各州向处于 FPL 的参保人收取 4 美元的原研药共付额，向收入处于 100% ～ 150%FPL 的参保人收取 8 美元的非首选药物共付额。如果参保人收入高于 150%FPL，使用非首选药物时则收取不超过 20% 的共保支付比例[72]。

快捷药方公司（Express Scripts, Inc.，是许多州 Medicaid 计划的 PBM）发布了最常用处方药的国家首选目录（例如，PDL），这些药品未指定等级，但指出：“……鼓励您要求医师在适当的时候开具仿制药处方[73]。”Medicaid PDL 首选仿制药，并采用 PA 政策来限制大多数原研药的使用。

PA 流程要求处方者联系 Medicaid 机构（或提供药品福利的 PBM）获得患者使用原研药的例外权限，这需要结合患者既往用药、药物治疗失败和特定疾病情形来确定。如果获得批准，必须定期（例如每 6 ～ 12 个月）更新一次 PA 申请。本文提供了 Medicaid 注册人数最多的州的 PDL 实例，以及一些管理型 Medicaid 药品保险服务方的示例，以说明保险政策以及使用等级、共担费用和 PA 限制政策：

- 佛罗里达州 PDL（由佛罗里达卫生保健管理局管理）[74]。
- 得克萨斯州 Medicaid PDL 和 PA 标准[75]。
- 纽约州 Medicaid PDL[76]。
- 加利福尼亚州 Medi-Cal PDL[77]。
- 南卡罗来纳州莫利纳保健 PDL[78]。
- 用于各种 Medicaid 计划的 Amerigroup PDLs[79]。
- WellCare 健康保险计划的肯塔基州 Medicaid PDL[80]。
- 快捷药方公司 PDL 例外清单[73]。

药物使用审核（DUR）计划

Medicaid 法规要求各州实施用药管理工具和系统，以提高患者的安全性并监督不恰当或危险药物的使用。DUR 计划监测药物相互作用、用药禁忌证、药物过敏以及其他形式的药物误用或滥用。DUR 计划还监测和识别药品欺诈、严重滥用和医疗上不必要的药物使用[81]。各州需在每年 6 月 30 日之前，向 CMS 中央办公室提交前一年 10 月 1 日至次年 9 月 30 日期间的 DUR 活动、调研结果和补救措施的总结[82]。虽然管理型 Medicaid 计划被认为应符合此 DUR 要求，CMS 每年只针对按服务收费的非管理型 Medicaid 发布各州的 DUR 总结报告[83]。

原研处方药收费项目和制造商折扣

PPACA 法案（2010）第 9008 条描述了原研处方药收费项目（Branded Prescription Drug Fee Program，BPD），明确了政府项目的要求（包括 Medicaid）向联邦财政部报告药品销售情况，以便根据药品销售给所有政府医保项目的总额来准确计算药品制造商支付的费用[84]。

对于通过管理型 Medicaid 处方药保险福利计划调配的处方药，药房通常会以平均批发价（average wholesale price，AWP）的折扣获得费用补偿。CMS 允许各州使用选择性药房补偿方法，例如基于药品实际采购成本（actual acquisition cost，AAC）或全国药品平均采购成本（national average drug acquisition cost，NADAC）的方法，这些药品成本每周都有变动[85]。

根据 SSA 法案第 1927 条，要求制药企业通过 Medicaid 药品折扣计划[86]对各州保险报销的药品提供折扣[87]。当时，要求制造商对各州 Medicaid 计划中报销覆盖的药物至少支付 15.1% 的折扣，尽管许多制造商为获得各州 PDL 的优先准入权支付了更高的折扣。一些州通过立法方式，要求制造商在标准 15.1% 折扣基础上再增加支付补充费用。PPACA 法案对创新的原研药最低折扣比例提高到制造商平均价格（average manufacturer price，AMP）的 23.1%，对凝血因子的折扣提高到 AMP 的 17.1%，专门用于儿科适应证的药品最低折扣为 AMP 的 17.1%。其中，基于 AMP 和支付原研药的其他折扣，对现有产品的新品规（“产品线扩展”）采用可变公式计算[86]。政府问责办公室（Government Accountability Office，GAO）发现，由于 Medicaid 处方药报销折扣、目录管控（对大多数多家制造商的仿制药的最大允许成本）和原研药的强制性折扣，与国防部和 Medicare 相比，Medicaid 支付的处方药平均净价格最低[88]。

约有 600 家药品制造企业参加折扣计划，通过与卫生与公众服务部部长达成国家折扣协议，并且必须通过 Medicaid 药物数据报告（Drug Data Reporting，DDR）系统提交产品定价数据[89]。这些折扣由药品制造企业按季度支付到各州，各州与联邦政府分享折扣，以抵销 Medicaid 计划下处方药的总成本。制造企业还必须参加 340B 药品定价计划，该计划要求制造企业向医疗服务体系（为 Medicaid 和 Medicare 参保人、州艾滋病药物援助中心、瑞安•怀特诊所、超份额医院、儿童医院以及其他安全网服务方等提供服务）提供折扣价[90]。

药房 Medicaid 处方药费用补偿

为 Medicaid 参保人配药的药房，直接从服务方合同完成传统保险或按服务付费的 Medicaid 计划得到补偿。通常基于折扣的平均批发价（AWP）（如 AWP 为 16%）加上配药费、或基于药房实际采购成本（AAC）、或全国药品平均采购成本（NADAC），按州确定补偿。假如对特定药品计算，药品成本必须低于联邦上限（federal upper limit，FUL）。CMS 须批准药品定价标准和药房使用的补偿方案[91]。药房通常倾向于使用 NADAC，可以根据药房提交的真实采购成本数据计算出来，并每周更新以反映市场价格[92]。联邦注册署对 Medicaid 药品价格计算、AMP、FUL 以及折扣计划进行全面的讨论[93]。

大多数管理型处方药保险福利成本计算，是采用以下三种定价标准中较低者来计算药品材料成本补偿的方法：①根据药房与补偿实体（通常为 PBM）签订的合同计算出材料成本；②药房计算的“常规和惯常”（usual & customary，U & C）价格（向尚未保险的患者收取现金的价格）；③ PBM 计算出多家来源仿制药的最大允许成本（maximum allowable cost，MAC）。这被称为“较低的”药品材料成本计算逻辑，由处理实体（通常为 PBM）根据合同、数据、已公布的药品成本以及药房提交的药品 U & C 数据自动确定[94]。大多数 Medicaid 机构已向药房发布指导性文件，要求药房必须将所有折扣计划、折扣卡和其他特殊价格纳入药房的 U & C 价格计算[95]。

Medicaid 和 CHIP 在 PPACA 法案中的延伸

2010 年，美国通过 PPACA 法案（公共法，第 111 ～ 148 条）和《医疗与教育协调法案》（Health Care and Education Reconciliation Act，公共法，第 111 ～ 152 条），共同将 Medicaid 覆盖面延伸到数百万低收入美国人，并对 Medicaid 和 CHIP 提供的医疗服务做了大量的改进。31 个州接受了联邦资金，按照 CMS 福利政策要求扩大 Medicaid 计划，联邦资金将稳步减少。因此，延伸的各州在 2015 年和 2016 年 Medicaid 支出有所减少，但随着联邦资金从 100% 减少到 95%，预计 2017 年 Medicaid 支出将增长 5.9%（相比于非延伸的州，Medicaid 计划增长 4.0%）[96]。

ACA 法案将 Medicaid 计划的覆盖范围延伸到年龄在 19 ～ 64 岁之间、2017 年收入高于 FPL 的 138%、或个人收入为 16643 美元的所有人。此外，登记注册流程简化并协调健康保险市场（保险交易所）。各州首次为没有子女的低收入成年人提供 Medicaid 保险，且无需豁免就可在每个州通过 Medicaid 得到保障[97]。

ACA 法案建立了一种新的方法确定适格 Medicaid，该方法基于修改调整后的总收入（modified adjusted gross income，MAGI）来确定 Medicaid 和 CHIP 的财务理赔资格，以及确定在健康保险市场获得保费税收抵免和降低共担费用的资格。通过一套收入确定规则和跨项目的单一申请，ACA 法案使人们更容易申请和注册适宜的保险项目。

ACA 法案中的其他 Medicaid 保障和资格提升，包括以下内容[98]：

① 如上所述，改进并扩大了资格范围。

② 联邦政府为州 Medicaid 扩大活动提供资金（到 2020 年将逐步减少到 90%）。

③ 所有项目均相互协调，采用单一申请流程。

④ 扩大基本医疗保险福利（EHB）的最低基准。

⑤ 为社区提供长期照护服务。

⑥ 通过质量评级体系进行医疗质量的干预和改进。

⑦ 拓展预防性和保健性服务。

⑧ 延长 CHIP 融资至 2019 年。

⑨ 提高双重资格福利的协调效率。

⑩ 100% 提供联邦配套资金，以提高服务方补偿水平。

⑪ 提高政策透明度。

⑫ 若干配套计划，以改善项目的完整性和合规性。

扩大 Medicaid 对未参保者的影响

在 ACA 法案下，通过联邦资金延伸 Medicaid 计划的州，由于新获得 Medicaid 资格的成年人及过去有资格但未参加 Medicaid 群体的加入，Medicaid 参保的人数增多、尚未投保的人数减少。这些 Medicaid 延伸的州还要求减免未投保患者的住院费用并提供无偿医疗服务[99]。

通过延伸 Medicaid 计划，众多以前尚未投保的人可以获得医疗服务，这提供了疾病治疗以外的其他多种福利。获得这些医疗服务，可以减轻个人焦虑和经济压力，并提供疾病预防计划、疫苗接种、诊断性检查以及社会其他支持服务。

实施 Medicaid 的医疗成果

Medicaid 为近 8000 万参保人提供医疗服务，其中有大约 50% 的儿童、弱势群体、残疾人和高风险的低收入个人。大约 70% 的美国医师参加了按服务付费的传统服务或管理型 Medicaid 计划，虽然与基层医师相比，专家更可能会接触新的 Medicaid 患者（儿科医师更有可能；精神科医师可能性较小）[100]。Medicaid 参保人获得必要的医疗资源和服务的机会，与商业保险投保人类似。但是，Medicaid 的 CHIP 计划中，大约有 5% 的儿童难以获得医疗服务，相比之下，拥有商业保险的儿童只有 2%[101]。

通过延伸 Medicaid 获得处方药保险福利，对患者用药的可及性和依从性产生了积极影响。一项研究发现，通过 Medicaid，未参保的处方药使用者减少 30%，个人自付处方费用减少 58%[102]。延伸 Medicaid 并增加保障范围，促使哮喘治疗、巴氏检测、体重指数评估和高血压控制等 4 项质量指标（共有 8 项）得到了改善，但结直肠癌筛查、糖尿病控制或冠心病患者的血脂降低情况未显示改善[103]。另一项关于 Medicaid 延伸对药物使用和费用的影响研究表明，这可能增加了 Medicaid 药品处方的数量，但对药品支出增长并没有显著的直接影响[104]。

总结

Medicaid 已经发展、扩大，并提高了准入资格要求，且要求提供强制性疾病预防和治疗保障，以提供至少与商业保险质量同等的医疗服务。Medicaid 为有特殊和重大医疗需求的参保人提供全套预防和医疗服务、儿科和成人保障以及特殊服务。Medicaid 可能成为事实上的州公民健康保险计划，尤其是在延伸的各州，可能是政府作为单一支付方的健康保险。虽然仿制药使用占到所有门诊调配处方药的 85% 以上，但 Medicaid 处方药品保障仍非常强调使用仿制药，甚至超过商业保险。Medicaid 包含针对重大医疗需求、医疗弱势和身体虚弱的人群亚组的专科计划和保护，因为按照定义，Medicaid 参保人的收入较低，可能无法代表自身的特殊需求。正是 ACA 法案，使 Medicaid 覆盖了 7000 多万成员，是无资格或无力购买其他保险的人群的保险来源。这些事实表明，Medicaid 始终是一项重要的健康保险计划，将继续拓展并为医疗上处于易受伤害、身体衰弱和严重残疾的儿童和低收入的个人提供医疗服务。

参考文献

1. CMS website. Available at http://cms.gov. Accessed January 17, 2017.
2. CMS. "What are the value-based programs" webpage. Available at https://www.cms.gov/Medicare/Quality-Initiatives-Patient-Assessment-Instruments/Value-Based-Programs/Value-Based-Programs.html. Accessed April 3, 2017.
3. CMS."Medicare Part B drug average sales price" webpage. Available at https://www.cms.gov/Medicare/Medicare-Fee-for-Service-Part-B-Drugs/McrPartBDrugAvgSalesPrice/index.html?redirect=/mcrpartbdrugavgsalesprice/10_vaccinespricing.asp. Accessed April 3, 2017.
4. CMS. "Oncology care model" webpage. Available at https://innovation.cms.gov/initiatives/oncology-care/. Accessed April 3, 2017.
5. CMS. "Quality payment program" website. Available at https://qpp.cms.gov. Also "Health Affairs Blog MACRA Final Rule: CMS strikes a balance; will docs hang on?" Available at http://healthaffairs.org/blog/2016/10/17/macra-final-rule-cms-strikes-a-balance-will-docs-hang-on/. Both Accessed April 3, 2017.
6. Kaiser Family Foundation. *Analysis of the CMS Medicare Current Beneficiaries 2011 Cost and Use File and the Urban Institute and Kaiser Family Foundation Analysis, 2015*. Stated in http://kff.org/report-section/an-overview-of-medicare-issue-brief/ (Figure 1).
7. Congressional Budget Office. *Budget and Economic Outlook: 2016 to 2026, pages* 16, 67. Available at https://www.cbo.gov/sites/default/files/114th-congress-2015-2016/reports/51129-2016outlookonecol-2.pdf. Accessed August 28, 2017.

8. Kaiser Family Foundation webpage. *Health Care Reform Pulling it Together: Implementation*. Available at http://www.kff.org/health-reform/perspective/pulling-it-together-implementation/. Accessed August 28, 2017.
9. Congressional Budget Office. *Medicare June 28, 2017 Baseline*. Available at https://www.cbo.gov/sites/default/files/recurringdata/51302-2017-06-medicare.pdf. Accessed August 28, 2017.
10. Kaiser Family Foundation webpage. *The Facts on Medicare Spending and Financing, July 18, 2017, figures 3 and 4*. Available at http://www.kff.org/medicare/issue-brief/the-facts-on-medicare-spending-and-financing/?gclid=Cj0KCQjw_o7NBRDgARIsAKvAgt25jYA2GujP5O0ZJreTYS_r9DHq4Bv8YzOBKAMYndADQWE3i0UdkwgaAvf0EALw_wcB. Accessed 28 August 2017.
11. Congressional Budget Office. *Medicare June 28, 2017 Baseline*. Available https://www.cbo.gov/sites/default/files/recurringdata/51302-2017-06-medicare.pdf. Accessed August 28, 2017.
12. Navarro RP, 2016; adapted from Kaiser Family Foundation webpage, "Medicare benefit payments by type of service, 2015" (see Figure 2). Available at http://kff.org/medicare/issue-brief/an-overview-of-medicare/. Accessed December 29, 2016.
13. The *New York Times* webpage, "How Medicare was made." Available at http://www.newyorker.com/news/news-desk/medicare-made. Accessed December 27, 2016.
14. Lissenden B, Yao N. "Aaron." Affordable Care Act changes to Medicare led to increased diagnosis of early-state colorectal cancer among seniors. *Health Affairs*. 2017;36(1):101-107. Accessed March 25, 2017.
15. Kaiser Family Foundation Medicare webpage, "10 essential facts about Medicare and prescription drug spending." Available at http://kff.org/infographic/10-essential-facts-about-medicare-and-prescription-drug-spending/. Accessed December 30, 2016.
16. *EMD Serono* (biopharmaceutical division of Merck KGaA) *Specialty Digest*, 12th ed., 2016, p. 28.
17. Kaiser Family Foundation. *Medicare Advantage Fact Sheet*, May 2016. Available at http://kff.org/medicare/fact-sheet/medicare-advantage/. Accessed April 21, 2017.
18. Kaiser Family Foundation Medicare website, "Turning the spotlight on Medicare Advantage for 2017." Available at http://kff.org/medicare/press-release/turning-the-spotlight-on-medicare-advantage-for-2017. Accessed December 22, 2016.
19. Kaiser Family Foundation website, "Medicare Advantage plans in 2017: Short-term outlook is stable." Available at http://kff.org/medicare/issue-brief/medicare-advantage-plans-in-2017-short-term-outlook-is-stable/. Accessed December 22, 2016.
20. Kaiser Family Foundation webpage, "Medicare Advantage 2006 spotlight: Enrollment market update." Available at http://kff.org/medicare/issue-brief/medicare-advantage-2016-spotlight-enrollment-market-update/. Accessed December 23, 2016.
21. CMS. *Medicare Prescription Drug Benefit Final Rule*. Available at https://www.cms.gov/Medicare/Prescription-Drug-Coverage/PrescriptionDrugCovGenIn/Downloads/CMS-4068-F3Column.pdf. Accessed December 29, 2016.
22. CMS. "Medicare Part D prescription drug benefit" website. Available at https://www.cms.gov/Medicare/Prescription-Drug-Coverage/PrescriptionDrugCovContra/Downloads/Part-D-Benefits-Manual-Chapter-6.pdf. Accessed December 29, 2016.
23. CMS. *Medicare Part D Prescription Drug Benefit Manual*, Chapter 5. Available at https://www.cms.gov/Medicare/Prescription-Drug-Coverage/PrescriptionDrugCovContra/Downloads/MemoPDBManualChapter5_093011.pdf. Accessed December 30, 2016.
24. SilverScript website. Available at https://www.silverscriptonline.com/ps/2017/brand03?infinity=ict2~net~gaw~ar~171298532376~kw~silverscript~mt~e~cmp~Brand%2BUS%2BENG%2BSPART~ag~SilverScript%2BEXACT&utm_medium=cpc&click=sem&gclid=Cj0KEQiAgJTGBRDLr5_az_Ouk44BEiQAIxaA4tulifmYbFUoBCZoDfxcTxAmg99qPlYeUEm3qsMqxeUaApSj8P8HAQ&gclsrc=aw.d. Accessed March 12, 2017.
25. Kaiser Family Foundation Medicare webpage. *Medicare Part D: A First Look at Prescription Drug Plans in 2017*. Available at http://files.kff.org/attachment/Issue-Brief-Medicare-Part-D-A-First-Look-at-Prescription-Drug-Plans-in-2017. Accessed January 1, 2017.
26. CMS. *Medicare Part D Manual*, Chapter 5, Section 20.3.2, "Actuarial equivalent standard coverage." Available at https://www.cms.gov/Medicare/Prescription-Drug-Coverage/PrescriptionDrugCovContra/Downloads/MemoPDBManualChapter5_093011.pdf. Accessed January 2, 2017.
27. Kaiser Family Foundation website. *Medicare Part D: A First Look at Prescription Drug Plans in 2017*. Available at http://files.kff.org/attachment/Issue-Brief-Medicare-Part-D-A-First-Look-at-Prescription-Drug-Plans-in-2017. Accessed March 10, 2017.
28. CMS. *Medicare Advantage and Part D Advance Notice and Draft Call Letter*. Available at https://www.cms.gov/Newsroom/MediaReleaseDatabase/Fact-sheets/2017-Fact-Sheet-items/2017-02-01.html. Accessed March 12, 2017.
29. CMS. *Medicare Part D Manual*, Chapter 6, Section 30.2.5, "Protected classes." Available at https://www.cms.gov/Medicare/Prescription-Drug-Coverage/PrescriptionDrugCovContra/Downloads/Part-D-Benefits-Manual-Chapter-6.pdf. Accessed January 7, 2017.
30. CMS Medicare Part D Prescription Drug Benefit website. Available at https://www.cms.gov/Medicare/Prescription-Drug-Coverage/PrescriptionDrugCovContra/Downloads/Part-D-Benefits-Manual-Chapter-6.pdf. Accessed December 29, 2016.
31. CMS Innovation Center. "Part D Enhanced Medication Therapy Management Model" webpage. Available at https://innovation.cms.gov/initiatives/enhancedmtm. Accessed March 12, 2017.
32. CMS. *2016 Medicare Part D MTM Programs Fact Sheet*. Available at https://www.cms.gov/Medicare/Prescription-Drug-Coverage/PrescriptionDrugCovContra/Downloads/CY2016-MTM-Fact-Sheet.pdf. Accessed March 11, 2017.
33. National Quality Strategy website. Available at https://www.ahrq.gov/workingforquality/nqs/nqs2011annlrpt.pdf. Accessed March 11, 2017.
34. CMS. "2017 Medicare Part C & D Star Rating Technical Notes" webpage. Available at https://www.cms.gov/Medicare/Prescription-Drug-Coverage/PrescriptionDrugCovGenIn/Downloads/2017_Technical_Notes_preview_1_2016_08_03.pdf. Accessed March 10, 2017.
35. CMS. "Part C and D performance data" webpage. Available at https://www.cms.gov/Medicare/Prescription-Drug-Coverage/PrescriptionDrugCovGenIn/PerformanceData.html. Accessed March 10, 2017.
36. CMS. "Consumer assessment of healthcare providers & systems (CAHPS)" webpage. Available at https://www.cms.gov/Research-Statistics-Data-and-Systems/Research/CAHPS/. Accessed March 12, 2017.
37. CMS. "Pharmacy Quality Alliance" webpage http://pqaalliance.org/measures/cms.asp. Accessed 10 March 2017.
38. CMS. "Pharmacy Quality Alliance proportion of days covered as a preferred method of measuring medication adherence" webpage. Available at http://pqaalliance.org/measures/default.asp. Accessed March 10, 2017.
39. "American Geriatric Society beers criteria" webpage. Available at http://www.americangeriatrics.org/files/documents/beers/2012AGSBeersCriteriaCitations.pdf. Accessed April 4, 2017.
40. CMS. "Pharmacy Quality Alliance proportion of days covered as a preferred method of measuring medication adherence" webpage. Available at http://www.pqaalliance.org/images/uploads/files/PQA%20PDC%20vs%20%20MPR.pdf. Accessed March 10, 2017.
41. CMS. *2018 Medicare Advantage and Part D Advance Notice and Advance Call Letter*. Available at https://www.cms.gov/Newsroom/MediaReleaseDatabase/Fact-sheets/2017-Fact-Sheet-items/2017-02-01.html. Accessed March 11, 2017.
42. CMS. "Accountable Care Organizations (ACO) webpage. Available at https://www.cms.gov/Medicare/Medicare-Fee-for-Service-Payment/ACO/index.html. Accessed March 12, 2017.
43. CMS. "ACO fast facts" webpage. Available at https://www.cms.gov/Medicare/Medicare-Fee-for-Service-Payment/sharedsavingsprogram/Downloads/All-Starts-MSSP-ACO.pdf. Accessed March 11, 2017.
44. Agency for Healthcare Research and Quality (AHRQ). "Patient-centered medical home resource center" webpage. Available at https://pcmh.ahrq.gov. Accessed March 12, 2017.
45. CMS. "Medicare medical home demonstration" webpage. Available at https://innovation.cms.gov/Medicare-Demonstrations/Medicare-Medical-Home-

Demonstration.html. Accessed March 12, 2017.

46. Brumel A, Lustig A, et al. Best practices: Improving patient outcomes and costs in an ACO through comprehensive medication therapy management. *J Manage Care Pharm*. 2014;20(12):1152-1158. Available at http://www.jmcp.org/doi/abs/10.18553/jmcp.2014.20.12.1152. Accessed March 11, 2017.
47. CMS. Innovation Center website. Available at https://innovation.cms.gov/. Accessed March 11, 2017.
48. Academy of Managed Care (AMCP) webpage. Joint Pharm. Org. comments to CMS on MACRA proposed rule final. Available at http://www.amcp.org/WorkArea/DownloadAsset.aspx?id=21186. Accessed March 11, 2017.
49. Medicaid program history website. Available at https://www.medicaid.gov/about-us/program-history/index.html. Accessed March 16, 2017.
50. Medicaid CHIPRA (Children's Health Insurance Program Reauthorization Act) website. Available at https://www.medicaid.gov/chip/chipra/chipra.html. Accessed April 3, 2017.
51. Medicaid. Medicaid & CHIP report. Available at https://www.medicaid.gov/medicaid/program-information/downloads/accomplishments-report.pdf. Accessed March 24, 2017.
52. CMS. Medicaid Federal Policy Guidance webpage. Available at https://www.medicaid.gov/federal-policy-guidance/federal-policy-guidance.html. Accessed March 23, 2017.
53. Assistant Secretary for Planning and Evaluation (ASPE). "Federal medical assistance percentages for federal financial participation in state assistance expenditures" website. Available at https://aspe.hhs.gov/federal-medical-assistance-percentages-or-federal-financial-participation-state-assistance-expenditures. Accessed March 23, 2017.
54. CMS."Medicaid list of Medicaid benefits." Available at https://www.medicaid.gov/medicaid/benefits/list-of-benefits/index.html. Accessed March 23, 2017.
55. CMS. Center for Consumer Information & Oversight webpage. Available at https://www.cms.gov/CCIIO/Resources/Fact-Sheets-and-FAQs/ehb-2-20-2013.html. Accessed March 23, 2017.
56. Medicaid and CHIP Implementation Guides webpage. Available at https://wms-mmdl.cdsvdc.com/MMDLDOC/abpIG.html. Accessed March 23, 2017.
57. Medicaid and CHIP Managed Care Final Rule (CMS-2390-F), April 25, 2016. Available at https://www.medicaid.gov/medicaid/managed-care/downloads/improving-the-quality-of-care-for-medicaid-beneficiaries-fact-sheet.pdf. Accessed March 24, 2017.
58. Medicaid Basic Health Program website. Available at https://www.medicaid.gov/basic-health-program/index.html. Accessed March 16, 2017.
59. CMS. Medicaid Basic Health Program website. Available at https://www.medicaid.gov/basic-health-program/index.html. Accessed March 23, 2017.
60. CMS. The Center for Consumer Information & Insurance Oversight webpage. Available at https://www.cms.gov/cciio/programs-and-initiatives/other-insurance-protections/mhpaea_factsheet.html. Accessed March 23, 2017.
61. *Federal Register* Medicaid and Children's Health Insurance Programs, May 31, 2016, *Final Rules*. Available at https://www.federalregister.gov/documents/2016/03/30/2016-06876/medicaid-and-childrens-health-insurance-programs-mental-health-parity-and-addiction-equity-act-of. Accessed March 24, 2017.
62. CMS. *CMCS Information Bulletin*. Available at https://www.medicaid.gov/federal-policy-guidance/downloads/CIB-02-02-16.pdf. Accessed March 24, 2017.
63. *Medicaid Section 1115 Demonstrations*. Available at https://www.medicaid.gov/medicaid/section-1115-demo/about-1115/index.html; also CMS Medicaid State Waivers List website. Available at https://www.medicaid.gov/medicaid/section-1115-demo/demonstration-and-waiver-list/waivers_faceted.html. Accessed March 23, 2017.
64. CMS. Medicaid State Waivers List website. Available at https://www.medicaid.gov/medicaid/section-1115-demo/demonstration-and-waiver-list/waivers_faceted.html. Accessed March 23, 2017.
65. MaineCare Services webpage. Available at https://www.medicaid.gov/Medicaid-CHIP-Program-Information/By-Topics/Waivers/1115/downloads/me/me-hiv-pa.pdf. Accessed March 23, 2017.
66. *Federal Register* Medicaid Programs. *Methods for Assuring Access to Covered Medicaid Services*, January 4, 2016. Available at https://www.federalregister.gov/documents/2015/11/02/2015-27697/medicaid-program-methods-for-assuring-access-to-covered-medicaid-services, and, Medicaid & CHIP Report, January 2016. Available at https://www.medicaid.gov/medicaid/program-information/downloads/accomplishments-report.pdf. Accessed March 24, 2017.
67. *Medicaid & CHIP Report*, January 2017. Available at https://www.medicaid.gov/medicaid/program-information/downloads/accomplishments-report.pdf. Accessed March 24, 2017.
68. CMS. "Medicaid managed care enrollment and programs characteristics 2014" webpage. Available at https://www.medicaid.gov/medicaid-chip-program-information/by-topics/data-and-systems/medicaid-managed-care/downloads/2014-medicaid-managed-care-enrollment-report.pdf. Accessed March 23, 2017.
69. Social Security."Compilation of the Social Security laws" webpage. Available at https://www.ssa.gov/OP_Home/ssact/title19/1902.htm. Accessed March 23, 2017.
70. *Federal Register* Medicaid Program. "Covered outpatient drug; Delay in changing definitions of states and United States" webpage. Available at https://www.federalregister.gov/documents/2016/11/15/2016-27423/medicaid-program-covered-outpatient-drug-delay-in-change-in-definitions-of-states-and-united-states. Accessed March 21, 2017.
71. "Medicaid excluded drug coverage" website. Available at https://www.medicaid.gov/medicaid/prescription-drugs/excluded-drug-coverage/index.html. Accessed March 23, 2017.
72. "Medicaid cost sharing out-of-pocket costs" webpage. Available at https://www.medicaid.gov/medicaid/cost-sharing/out-of-pocket-costs/index.html. Accessed April 3, 2017.
73. Express Scripts, Inc. webpage, *2017 National Preferred Formulary* (preferred drug list [PDL]). Available at https://www.express-scripts.com/art/open_enrollment/GASHBPRXPDFS_PrefDrugListherap.pdf. Accessed March 25, 2017.
74. *Florida PDL*. Available at http://www.fdhc.state.fl.us/medicaid/Prescribed_Drug/pharm_thera/pdf/PDL.pdf. Accessed March 23, 2017.
75. *Texas Medicaid PDL*. Available at https://www.txvendordrug.com/sites/txvendordrug/files/docs/formulary/2016-0721-preferred-drug-list.pdf. Accessed March 23, 2017.
76. *New York State Medicaid PDL*. Available at http://www.coalitionny.org/news_resources/prescription_drug_benefits/documents/NYRx_PDP_PDL.pdf. Accessed March 23, 2017.
77. *California Medi-Cal Drug Formulary*. Available at http://www.dhcs.ca.gov/services/pages/ff.html. Accessed 23 March 2017.
78. *Molina Healthcare of South Carolina PDL*. Available at http://www.molinahealthcare.com/providers/sc/medicaid/PDF/Preferred-Drug-List-2017.pdf. Accessed March 23, 2017.
79. *Amerigroup Medicaid Formularies*. Available at https://providers.amerigroup.com/QuickTools/Pages/FormularyCaid.aspx. Accessed March 23, 2017.
80. *WellCare Health Plans Medicaid Providers Preferred Drug List*. Available at https://www.wellcare.com/Kentucky/Providers/Medicaid/Pharmacy/Preferred-Drug-List. Accessed March 23, 2017.
81. *Medicaid Drug Utilization Review* webpage. Available at https://www.medicaid.gov/medicaid/prescription-drugs/drug-utilization-review/index.html. Accessed March 21, 2017.
82. *Medicaid Drug Utilization Review* annual report form. Available at https://www.medicaid.gov/medicaid/prescription-drugs/drug-utilization-review/index.html. Accessed March 21, 2017.
83. CMS. *Medicaid Drug Utilization Review State Comparison/Summary Report FFY 2015* annual report. Available at https://www.medicaid.gov/medicaid-chip-program-information/by-topics/prescription-drugs/downloads/2015-dur-summary-report.pdf. Accessed March 23, 2017.
84. Medicaid Branded Prescription Drug Fee Program webpage. Available at https://www.medicaid.gov/medicaid/prescription-drugs/branded-prescription-drug-fee-program/index.html. Accessed March 23, 2017.
85. National Average Drug Acquisition Cost (NADAC) Data Field Definitions webpage. Available at https://www.medicaid.gov/medicaid-chip-program-information/by-topics/prescription-drugs/ful-nadac-downloads/nadacdatadefinitions.pdf. Accessed March 23, 2017. See also Medicaid data

webpage. Available at https://data.medicaid.gov. Accessed March 23, 2017.

86. Medicaid Drug Rebate Program website. Available at https://www.medicaid.gov/medicaid/prescription-drugs/medicaid-drug-rebate-program/index.html. Accessed March 23, 2017.
87. Social Security. "Compilation of the Social Security laws payment for covered outpatient drugs" webpage. Available at https://www.ssa.gov/OP_Home/ssact/title19/1927.htm. Accessed March 23, 2017.
88. US Government Accountability Office. *GAO Prescription Drugs. Comparison of DOD, Medicaid, and Medicare Part D Retail Reimbursement Prices*. GAO-14-578, 2014 (June).
89. *Federal Register* Medicaid Program; Announcement of Medicaid Drug Rebate Program National Rebate Agreement. Available at https://www.federalregister.gov/documents/2016/11/09/2016-26834/medicaid-program-announcement-of-medicaid-drug-rebate-program-national-rebate-agreement. Accessed March 23, 2017.
90. Health Resources and Services Administration (HRSA) 340B Drug Pricing Program website. Available at https://www.hrsa.gov/opa/index.html. Accessed March 23, 2017.
91. CMS. Covered Outpatient Drug Final Rule with Comment (CMS-2345-FC) FAQs webpage. Available at https://www.medicaid.gov/federal-policy-guidance/downloads/faq070616.pdf. Accessed March 23, 2017.
92. Medication NADAC webpage. Available at https://data.medicaid.gov/Drug-Pricing-and-Payment/NADAC-National-Average-Drug-Acquisition-Cost-/a4y5-998d. Accessed March 23, 2017.
93. *Federal Register* CMS 42 CFR Part 447 Medicaid Program. *Covered Outpatient Drugs; Final Rule*. Available at https://www.gpo.gov/fdsys/pkg/FR-2016-02-01/pdf/2016-01274.pdf. Accessed March 23, 2017.
94. US Pharmacist. *Understanding Drug Pricing*. Available at https://www.uspharmacist.com/article/understanding-drug-pricing. Accessed March 23, 2017.
95. Oregon Health Authority Health Systems Division: Medical Assistance Programs Division webpage. Available at http://arcweb.sos.state.or.us/pages/rules/oars_400/oar_410/410_121.html. Accessed March 23, 2017.
96. The Kaiser Family Foundation. *Medicaid Enrollment & Spending Growth: FY 2016 & 2-17*. Available at http://files.kff.org/attachment/Issue-Brief-Medicaid-Enrollment-&-Spending-Growth-FY-2016-&-2017. Accessed March 24, 2017.
97. Medicaid Eligibility webpage. Available at https://www.medicaid.gov/medicaid/eligibility/index.html. Accessed March 24, 2017.
98. *Medicaid Affordable Care Act*. Available at https://www.medicaid.gov/affordable-care-act/index.html. Accessed March 24, 2017.
99. The Kaiser Family Foundation website. *The Effects of Medicaid Expansion Under the ACA: Findings from a Literature Review*. Available at http://files.kff.org/attachment/Issue-brief-The-Effects-of-Medicaid-Expansion-under-the-ACA-Findings-from-a-Literature-Review. Accessed March 24, 2017.
100. Centers for Disease Control and Prevention website. *Acceptance of New Patients with Public and Private Insurance by Office-Based Physicians: United States, 2013*. Available at https://www.cdc.gov/nchs/products/databriefs/db195.htm. Accessed March 24, 2017.
101. Medicaid and CHIP Payment and Access Commission (MACPAC) 2015. *Analysis of the National Health Interview Survey 2014*. Available at https://www.macpac.gov/wp-content/uploads/2016/06/Children's-difficulties-in-obtaining-medical-care.pdf. Accessed March 24, 2017.
102. Mulcahy AW, Eisner C, Finegold K. Gaining coverage through Medicaid or private insurance increase prescription use and lower out-of-pocket spending. *Health Affairs*. 2016;35(9):1725–1733.
103. Cole MB, Galarraga O, Wilson I, et al. *Health Affairs*. 2017;36(1):40-48.
104. Wen H, Borders T, Druss B. Number of Medicaid prescriptions grew, drug spending was steady in Medicaid expansion states. *Health Affairs*. 2015;35(9):1604-1607. Available at http://content.healthaffairs.org.lp.hscl.ufl.edu/content/35/9/1604.full.pdf+html?sid=e126daeb-6fb6-432e-9ff4-332fd53b5768. Accessed March 25, 2017.

复习题

1. 关于 CMS 的作用，以下哪项说法是正确的？
   a. Medicare 和 Medicaid 都是直接由 CMS 管理的联邦计划
   b. CMS 在监督或管理 Medicare 或 Medicaid 中不发挥任何作用
   c. CMS 从联邦层面管理 Medicaid，但各州可在没有 CMS 参与的情况下制订和管理本州的 Medicare 保险计划
   d. 虽然 Medicaid 主要由各州管理，但 CMS 在 Medicaid 和 Medicare 计划中兼具监管和财务管理职能
2. 以下哪项属于 MMA 法案（2003）授权实施的药物保险福利计划？
   a. Part B 门诊处方药保险
   b. Part C 居家医疗服务中的处方药保险
   c. Part D 门诊处方药保险
   d. Part A 住院患者处方药保险
3. 以下有关 Medicare 和 Medicaid 计划描述的最佳答案是
   a. Medicare 是针对低收入个体和家庭开发的健康保险，主要是针对儿童和单亲父母。Medicaid 仅适用于严重残疾人群
   b. Medicaid 只向符合双重资格的群体和家庭提供保障，要求该家庭成员中一人年龄在 65 周岁以上，而另一人不满 65 周岁
   c. Medicaid 主要针对 65 周岁及以上的公民，Medicaid 适用于低收入群体、家庭和儿童。大约有 1000 万残疾人同时符合这两项计划资格要求
   d. Medicare 和 Medicaid 的资格要求完全相同，个人可以根据其所在州的要求选择其中一个（但不能同时选择两个）
4. 以下有关 Medicare 组成部分描述的最佳答案是
   a. Medicare Part A 包括住院医疗服务；Part D 覆盖门诊处方药
   b. Medicare Part C 包括住院医疗服务；Part B 覆盖门诊处方药和居家医疗服务用药
   c. Medicare Part D 包括居家医疗服务用药；Part A 包括住院医疗服务，但不包括居家医疗服务用药
   d. Medicare Part B 包括住院使用的特药（高价，通常是注射类药物）和门诊药房调剂的药品
5. 以下有关 Medicaid 和 Medicare 药品目录描述的最佳答案是
   a. Medicaid 药品目录通常被称为首选药物清单（PDL），Medicare 药品目录一般只有一个层级，并且没有患者共担费用
   b. Medicare 药品目录通常是分层级的，包括原研药的共担费用，而 Medicaid 药品目录通常是一个层级或没有分层级，无共担费用或很低
   c. 根据 PPACA 法案，Medicaid 和 Medicare 药品目录必须完全相同，因为它们都必须符合适格健康保险项目（QHP）和基本医疗保险福利（EHB）的要求
6. 药品福利管理公司（PBM）通常提供哪种类型的 Medicaid 处方药福利计划？为什么？请从以下选项中选择最佳答案
   a. PBM 可以提供医疗和药品保障福利，经授权可通过 Part C 的 MA 计划提供 Part D 保险福利
   b. PBM 被禁止制订和提供 Medicare 的处方药保险计划，除非与 PartA 的 MA 计划签订分包合同
   c. PBM 不受 PPACA 法案中 Part D 法规和合规要求的约束，可以面向 Medicare 参保人开发和销售任何不受监管的处方药保险计划
   d. PBM 不提供医疗服务保险福利，因此可以通过处方药保险计划提供 Medicare Part D 保险福利
7. 药品制造商可对健康保险计划和 PBM 提供原研药的价格优惠。以下有关折扣（价格优惠的一种形式）描述的最佳答案是
   a. 在诸多 Medicare 和 Medicaid 处方药保险计划中，药品制造商通常会提供折扣，以换取原研药在药品目录中的优先层级
   b. 根据 PPACA 法案，Medicaid 计划的折扣是非法的，尽管 Medicare 计划要求原研药折扣最低为 23.1%
   c. 折扣减少了 Medicaid 计划使用药品的处方净成本，但由于 Medicare 中的政府保险计划将采用优惠券的方式，因此折扣对 Medicare 而言是违法的
   d. 由于 MMA 法案（2003）修订了定价透明度条款，折扣已完全被药品共担费用抵扣和折扣优惠券取代
8. 以下有关 Medicare 中标准 Part D 计划限定给付水平描述的最佳答案是
   a. 标准 Medicare 福利包括初始保险覆盖缺口、灾难性保险和初始保险。灾难性保险缺口将在 2020 年之前缩小
   b. 顺序依次是初始保险、初始保险覆盖缺口和灾难

性保险。到 2020 年，原研药与仿制药共担费用之间的保险覆盖缺口将消失

c. 根据 PPACA 法案，保险缺口现已缩小，Medicare 参保人支付原研药和仿制药的共担费用为 0 美元。居家医疗服务用药始终在保险缺口得到报销

d. 灾难性保险报销范围仅包括注射用高价抗癌特药。无论何时开具处方，均不在其他报销范围内，但到 2020 年将取消该政策

9. CMS 法规要求 Medicare 处方药保险计划必须涵盖六大保护类别中“所有或绝大部分”药品。为此，请在下面选择最佳答案

a. 受保护的 6 类药物都是在高风险药物（HRM）清单中的药品，这些药品必须覆盖报销，但也必须对其进行密切监测

b. 受保护的 6 类药物供医疗弱势群体使用，并且保险计划不得利用缺失覆盖率来限制他们参保

c. 受保护的 6 类药物是试验性和实验性的，但已证明对老年罕见病的治疗预期，因此必须不计成本给予保障

d. 根据 PPACA 法案，受保护的 6 类药物，其共担费用为 0 美元，而且必须与其他仿制药一起列入药品目录的第一级，以确保可负担性并提高依从性

10. 以下有关 Medicare 5 星质量评级计划描述的最佳答案是

a. Medicare 计划参加 5 星质量评级计划是自愿的，不会对该计划产生任何经济激励

b. Medicare 5 星质量评级计划允许每个 Medicare 计划全年宣传他们的星级评级

c. 对于在“质量评级计划”中获得 4 星和 5 星的计划，其财务奖励将在 2020 年结束，因为保险覆盖缺口的缩小

d. Medicare 5 星质量评级计划确定并奖励高质量计划，其中可能包括经济奖励，而 5 星计划可以全年刊登广告

答案

1. d	2. c	3. c
4. a	5. b	6. d
7. a	8. b	9. b
10. d		

蒋　蓉　葛文霞　译
康　震　校
金有豫　朱　珠　审

第2章

Medicare Part D 的药物治疗管理和其他相关服务

Alexander Miguel, PharmD, BCGP, and Cynthia R. Nacin, PharmD, MS, BCACP, CPh

关键点

- 参与 Part D 药物治疗管理（MTM）项目的热情低于预期，这让 Part D 计划的承保方和联邦政府都感到沮丧，尤其是看到一些 Medicaid 和商业保险项目中提供的 MTM 获得成功。
- CMS 将 MTM 定义为一种以患者为中心、全面改善用药质量、降低不良事件风险、提高用药依从性的方法。
- Part D 中要求的 MTM 服务范围正在不断演变发展，这就要求对相应 MTM 服务的文献和 CMS 信息进行持续跟进。
- 在 Part D 规则下，通常对符合 Part D 年度药品费用、处方药数量以及明确的慢性疾病患病率标准要求的注册参保人提供免费的 MTM 服务。
- CMS 创新中心已发展了 MTM 升级模式（EMTM 模式），给予医保承保方灵活的监管和财政资源，以设计最适合参保受益人需求的 MTM 项目。这种 MTM 创新模式的目标符合 Part D 计划承保方和 CMS 的共同利益。
- MTM 在其他非 Medicare 的药品福利保险计划中正显示出前景。
- PPACA 法案（公共法，第 111 ～ 148 条）授权所有医疗机构提供"药物治疗管理服务"（第 3503 条），并指出此类服务将帮助慢性疾病管理、减少医疗差错、提高患者依从性，同时减少急诊诊疗费用以及再入院率。然而，此前从来没有为这类服务专门拨款。
- Part D 本身的设计使得创建和维持 MTM 项目的活力变得特别具有挑战性。然而，CMS 研发中心于 2013 年确定了利用高效的药品保险计划推进有效的 MTM 业务。

背景和项目预期

联邦法律要求 Medicare Part D 药品保险计划的承保方必须提供 MTM 服务，以帮助目标注册参保人减少药物治疗相关问题并优化用药益处。2006 年，这样的项目被誉为健康保险、药师和受益人的共赢方案[1]。然而，如今 MTM 的参与程度低于预期，因此仍无法评估 Part D 的 MTM 项目是否发挥了预期作用。这让 Part D 计划的承保方和联邦政府都感到沮丧，尤其是看到一些 Medicaid 和商业保险项目中提供的 MTM 获得成功。本章介绍了 CMS 实施 MTM 的政策策略，以提高 MTM 参与度、提高健康产出，同时降低 Medicare 支出。此外，还介绍了 Part D 中标准 MTM 以外的其他药物治疗管理服务。

对于大多数人来说，"药师的服务"可能仅仅让人联想到传统的数药片和配药功能。然而，自 2006 年以来，Medicare 中自愿参与处方药福利保险——Part D 计划在扩大这类服务的范围方面发挥了重要作用。Part D 计划必须提供 MTM 服务，以帮助适格注册参保人解决药物治疗相关问题，并通过药物治疗获得预期的临床效益[2]。

在 2016 年，CMS 将 MTM 定义为一种以患者为中心、全面改善用药质量、降低不良事件风险、提高用药依从性的方法[3]。从历史上看，MTM 服务体现出一系列"药学监护"干预措施。药学监护（pharmaceutical care）是指药师直接与患者及处方者和其他医务人员合作，帮助患者达成预想的药物治疗效果的一种以患者为中心的执业模式[4]。

这种实践模式形成了预期有效实施 MTM 服务的支柱。许多观察者可能已经预料到，创建明确意图的 MTM 项目，其目标参与者恰是从药学监护升级服务中真正获益的参保人。这样提供 MTM 服务的药师所在整个网络更易获得支持，因为药师们的教育和培训背景突出了这些药师作为符合逻辑的 MTM 服务提供方（但并不一定是唯一的）。在 Part D 规定下，开展 MTM 项目必须是执业药师和医师合作进行，且 MTM 服务必须由药师或其他适格医务人员管理实施[3]。2016 年，所有 Part D 计划承保方都使用药师作为 MTM 服务的提供者。其他提供 MTM 服务的执业人员包括实习药师、护理执业者、注册护士、执业护士、医师和医师助理（图 2-1）[5]。然而，有些重点项目的实施结果仍不明确，参保人和可提供 MTM 服务的社区临床医师的参与程度都远低于预期。药师普遍未能将 MTM 服务成功整合到工作流程中（包括 Part D MTM 服务报酬，即药品保险计划酌情支付），只有少数是例外[6]。此外，政府对 Part D MTM 的初步评估发现"确定哪些参保受益人将从 MTM 中获得最大收益，哪些功能达到了预期结果，以及应该测量哪些结果来比较 MTM 项目绩效的证据有限。"[7] 2013 年他们针对慢性疾病患者 MTM 所做的研究报告[8]更具指导意义，本章后文将进行讨论。

本章分析了目前 MTM 项目的要求、不断变化的项目指标以及在 Part D 以外实施的几项成功的 MTM 项目。同时阐述了 CMS 的 MTM 升级试点模式以及 MTM 在药师临床实践中的其他应用。

服务范围

Part D 中要求的 MTM 服务范围已逐渐发展。最初的法规构建了"一个有利于保险承保方灵活推广最佳实践的总体框架。"[9] 因此，CMS 条款并未限定只由药师提供 MTM 服务，也未明确规定如何提供 MTM 服务。

最初，药品保险计划向目标患者邮寄有关其药物治疗的信件符合法律要求，合法地回避了 MTM 服务提供方与患者之间的实时交流。这种低技术含量的干预措施，使 MTM 项目成本降至最低，而这些成本必须纳入保险计划承保方向 CMS 提交的年度标书中。此外，MTM 服务必须免费提供给适格注册参保人。

这些基本的管理要点在 2006 年之前已经确定，但是从那时起，CMS 每年确定的 MTM 服务范围逐步扩大。目前，Part D MTM 项目必须提供以下服务要点：

① 对参保受益人和处方者都实施干预。

② 对参保受益人的年度综合评估：a. 由药师或其他适格服务提供方进行；b. 面对面或电话方式实施；c. 提供用药行动计划和个人用药清单的书面摘要。此类评估关注处方药、非处方药和膳食补充剂的使用情况，这样的评估框架和周期由保险计划斟酌决定。

③ 每季度进行目标性用药评估，必要时实施随访干预。

在 MTM 服务期间收集患者数据的程度及按照保险计划与处方者沟通的方法，都是可变的。根据 CMS 报告，2012 年 100% 的 MTM 项目在解决用药问题或优化药物治疗方面均与处方者进行了沟通，84% 通过传真、78% 通过电话、69% 通过邮寄。只有约 1/5（21%）的 MTM 项目与处方者共享患者用药清单[10]。

这些结果并未揭示 MTM 中临床医师的建议会在多大程度上产生预期治疗结果的改变，这是保险计划每年必须向 CMS 报告的内容，但并未在发布时公开报道。而且，传真、邮寄信件和电话都可能会延误向处方者及时反馈，或存在缺失相关反馈的风险（例如，很少有项目会共享患者正在用药的完整清单）。对于实施季度用药评估，处方者收到反馈至少需 3 个月的时间。处方者与 MTM 服务提供方之间较为及时可靠的数据交换，已证明是 Part D 外 MTM 项目的关键因素。目前，美国药学服务质量联盟（Pharmacy Quality Alliance，PQA）正在开发一项名为"MTM：解决药物治疗问题"的技术方法。该技术方法开发团队正在研究医学术语系统命名法—临床术语（SNoMED-CT）对照表，这将有助于将药物治疗问题的分类和报告标准化[11]。如果 CMS 最终确定并采用了该项技术方

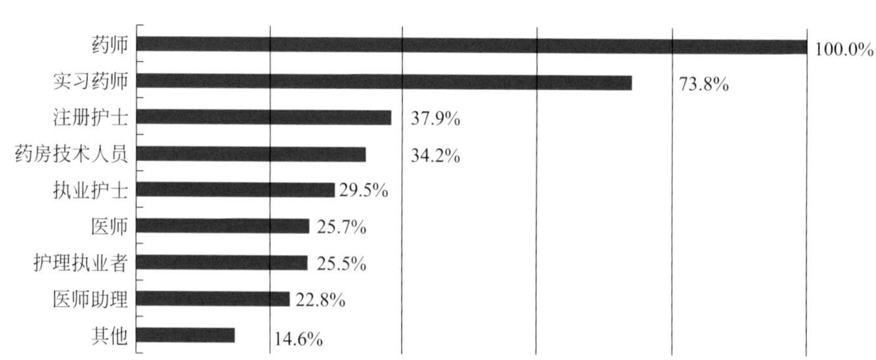

图 2-1 2016 年 MTM 服务中不同提供者所占比例

来源：Centers for Medicare and Medicaid Services (CMS). *2016 Medicare Part D Medication Therapy Management [MTM] Programs Fact Sheet Summary of 2016 MTM Programs*, May, 4, 2016. Available at https://www.cms.gov/Medicare/Prescription-Drug-Coverage/PrescriptionDrugCovContra/Downloads/CY2016-MTM-Fact-Sheet.pdf. Accessed February 1, 2016

法，则可以用于衡量不同 Part D 计划承保方提供的 MTM 项目质量，分析其识别和解决药物治疗问题的能力。实际上，在《MTM 项目指南和针对 Medicare Part D 计划承保方的申报说明（2017）》中，CMS 强调使用 MTM 服务，以促进医疗服务的协作。CMS 建议保险计划在对参保受益人进行年度健康体检之前协调实施年度 CMR，以便在体检期间与服务提供方共享患者用药行动计划和个人用药清单。CMS 还鼓励保险计划承保方采用标准化的卫生信息技术（health information technology, HIT），通过使用 SNoMED-CT 代码记录 MTM 服务，以简化服务提供方之间的信息传递[3]。

至于 Part D 注册参保人是否接受 MTM 核心服务，新数据表现并不乐观。2013 年，CMS 报告称，2011 年只有 11% 的注册 MTM 参保人（不包括长期护理机构的参保人）接受全面用药评估（CMR）——2010 年要求一定要对所有 MTM 参保人提供这项服务（2013 年起，要求至少每年向长期护理的参保受益人提供一次 CMR）[12]。2011 年单独的处方药保险计划（PDP）费率较低，仅为 7.3%，吸引了大多数 Part D 注册参保人。自 2012 年以来，CMS 对 Part D 计划承保方施加了较大压力，要求提高受益人 CMR 的比率，并于 2016 年采纳 CMR 完成率作为一项星级评定指标[13]。

有趣的是，2012 年一项全国性的调查报道称，65 岁及以上人群中有 2/3 的人，其医师或医疗服务提供者执行了 CMR[14]。这些受访者是否符合 Part D MTM 的资格，以及谁扩大了提供 CMR 的情况，他们的评价与 Part D 评价的范围有何不同，以及评价后产生了哪些治疗变化（如有），尚不清楚。

资格

在 Part D 规则下，通常对符合 Part D 年度药品费用、处方药数量以及明确的慢性疾病患病率标准要求的注册参保人提供免费的 MTM 服务。CMS 根据保险计划灵活制定这些标准，且自 2006 年以来已发生了变化。例如，适格参保人最初必须选择注册 MTM 项目；他们只能按年度申请 MTM 服务；2010 年前要求适格注册参保人必须服用 2 ～ 15 种药物。如今，注册已被取消，保险计划必须最少按季度为注册参保人提供 MTM 服务，参保人必须服用 2 ～ 8 种药物。最初要求适格注册的年度药品费用 4000 美元的阈值标准也发生了变化：2010 年 CMS 将其降低到 3000 美元。自 2012 年起，阈值调整为 3000 美元，外加强制性的年度增长百分比[15]。2017 年，适格费用阈值为 3919 美元[3]。随着时间的推移，这些不断变化的标准从方法上限制了对 Part D MTM 有效性的合理研究。表 2-1 详细列出了资格标准。

表 2-1 Part D 药物治疗管理（MTM）资格标准（2017 年）

年度药品费用≥ 3919 美元，包括保险计划费用和参保人费用的总和，加上 42 CFR § 423.104（d）（5）（ⅳ）中规定的年度增长百分比
不同处方药品数量范围的最小阈值为 2 ～ 8
注册参保人必须患有至少 2 种或 3 种慢性疾病 针对患有任何慢性疾病的参保受益人；或针对特定的慢性疾病 如果针对特定疾病患者，他们必须是9种重大慢性疾病中的至少5种：阿尔茨海默病、慢性心力衰竭、糖尿病、血脂异常、终末期肾病、高血压、呼吸道疾病、骨骼疾病（关节炎）或精神疾病
目标参保受益人注册接受 MTM 服务的频率：至少每季度一次
适格参保人将自动注册，并且必须允许可选择退出参加
必须对住在长期护理机构中注册 MTM 的参保人提供年度 CMR

来源：Centers for Medicare and Medicaid Services (CMS). *Memo: CY 2017 Medication Therapy Management Program Guidance and Submission Instructions*, April 8, 2016。

CMS 对参与 MTM 程度低于预期表示担忧

2010 年，CMS 预计，降低费用适格门槛（即 Part D 年度药品报销费用）至 3000 美元，将使得 25% 的 Part D 注册参保人有资格参加 MTM 项目[16]。相反，适格率从 2008 年的 11% 下降到 2009 年的 9.1%、2010 年的 8.2%，再到 2011 年的 7.9%[12,17]。多年来，实际参加人数似乎并没有显著增加，2013 年平均约占 Part D 计划的 10%[18]。CMS 对保险计划承保方通过 MTM 资格标准来限制适格注册参保人数的做法表示担忧。例如，在 2016 年，只有 25% 的项目使用了超过 CMS 最低要求的 MTM 资格扩大标准（表 2-2）。此外，CMS 还担心将使用率作为参与 MTM 的标准，会导致 MTM 资格呈现种族和民族差异。Wang 及其同事进行的 2 项研究发现，西班牙裔和非裔美国籍受益人由于就医率低的传统习惯，他们可能不太符合 MTM 资格标准[19,20]。

表 2-2 2016 年扩大资格标准的 MTM 项目百分比

资格标准	项目数量	项目占比 /%
只针对符合 CMS 要求的具体达标注册参保人	468	75.1
利用扩大的标准：既针对符合 CMS 要求指定达标的注册参保人，也针对满足其他保险计划具体达标的注册参保人	155	24.9
总计	623	100

来源：Centers for Medicare and Medicaid Services (CMS). *Fact Sheet: 2016 Medicare Part D Medication Therapy Management (MTM) Programs Fact Sheet Summary of 2016 MTM Programs*, May 4, 2016. Available at https://www.cms.gov/Medicare/PrescriptionsDrug-Coverage/PrescriptionDrugCovContra/Downloads/CY2016-MTM-Fact-Sheet.pdf. Accessed February 1, 2016。

2012 年发布的 CMS 数据，展示了符合和不符合 Part D MTM 资格注册参保人的全面概貌。2010 年，这两组患者之间的平均年度药品费用变化了 2.5 倍，处方调配量变化超过 2 倍，而进入 Part D 覆盖范围缺口的注册参保人百分比则有几乎 3 倍的差距。2010 年，这个“给付空窗”缺口使未获得低收入补贴（LIS）的注册参保人承担了全部药品费用。2011—2020 年，随着原研药和仿制药的折扣，这种差距正在逐步缩小。2010 年所有符合 MTM 资格的注册参保人中，约有一半（51.3%）获得 LIS[21]。该亚组趋于使用了最多量的处方药。

图 2-2 的数据描述了符合 MTM 资格的群体，但与 MTM 服务的实际受益人情况的匹配程度尚未公开。例如，CMS 正在研究符合 MTM 资格的 LIS 注册参保人与 2010 年获得 MTM 服务人群之间的关系，但未报告其实际参与情况 [22]。2013 年，CMS 发布了最终报告，研究了 2010 年间 MTM 对患有充血性心力衰竭、慢性阻塞性肺疾病或糖尿病的 Part D 注册参保人的影响 [8]。对于获得 CMR 的患者，充血性心力衰竭患者一年节省 526 美元的住院费用；与未接受 MTM 的 Part D 注册参保人相比，糖尿病患者平均一年可节省 399 美元的住院费用。

上述报告并未明确 MTM 注册参保者的补贴状态，因此不能确定其预计节省的费用是否适用于 LIS 人群。Medicare 支付咨询委员会的报告称，LIS 群体注册参保人的药品费用占 Part D 总支出的 55%[23]，因此了解提供给他们的 MTM 服务产生的临床和经济效果可能具有战略意义。其他研究发现，与非 LIS/ 非双重资格的参保人相比，LIS 群体参保人以及那些具有 Medicare 和 Medicaid 双重资格的常见慢性疾病患者住院率可能更高 [24]。某些 Medicaid 的 MTM 项目通过有效预防药物相关问题，成功降低了整个项目的费用（见下文讨论），但遗憾的是，Part D 的 MTM 项目依然没有定论。

MTM 升级模式（EMTM 模式）

目前，CMS 继续推进 Part D MTM 的创新策略以改善健康产出，同时减少 Medicare 净支出。2015 年 9 月，CMS 创新中心宣布了 Part D 的 EMTM 模式，并将于 2017 年 1 月开始在 5 个 Part D 地区实行，将运行 7 年时间 [25]。该模式旨在测试 Part D MTM 项目的改革成果、对目标参保者和干预措施实施灵活的监管，以更好地协调 Part D 计划承保方和 CMS 之间的利益分配。参与 Part D 计划的承保方还将按月、按会员人数获得升级服务的预付款，并且有资格通过降低 Medicare 医疗成本获得绩效的奖励性付款。这种奖励性付款通过增加政府给保险计划保费的拨款，以降低受益人的保费。

通过取消标准化的 Part D MTM 项目要求，CMS 使 Part D 计划承保方能够设计他们认为最适合其参保群体的 MTM 项目。在 EMTM 模式下，Part D 计划承保方具备提供多样化 MTM 服务的灵活性。各种 MTM 服务的目标都是解决各参保受益个体的用药相关风险，并探索不同的沟通策略，以改善参保受益人及其药师、医疗服务提供方之间的诊疗协作。CMS 还为 Part D 计划承保方提供其参保受益人的 Medicare Part A 和 Part B 数据的访问权限，以提高其目标人群的准确性和临床协作。

作为 EMTM 模式的一部分，参与该模式的保险计划必须每季度向 CMS 提交 MTM 升级版就诊数据。Part D 计划承保方必须提交下列 MTM 就诊数据：转诊、手术、医嘱和结果。这些就诊数据的每条记录应包含 17 种特别的数据元素。这样的话，CMS 可以确保保险计划承保方实施其获批的升级 MTM 项目，并衡量这种模式成功与否。

MTM：在 Medicare Part D 之外的发展

本章已经讨论过标准 Medicare Part D 的 MTM 项

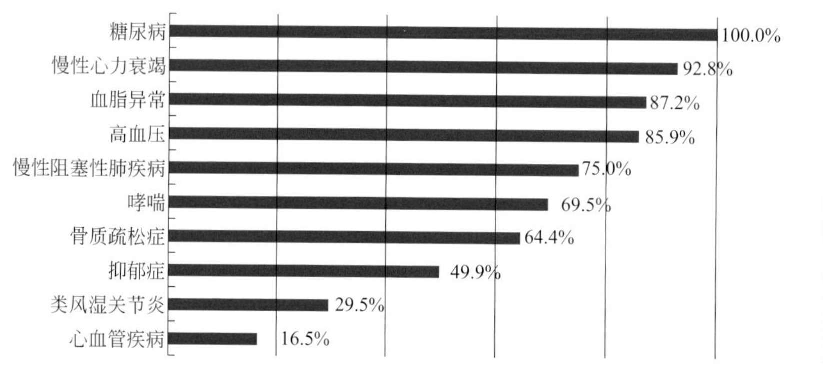

图 2-2 MTM 项目中排名前十位的目标疾病占比（2016 年）

来源：Centers for Medicare and Medicaid Services (CMS). *Fact Sheet: 2016 Medicare Part D Medication Therapy Management (MTM) Programs Fact Sheet Summary of 2016 MTM Programs*, May 4, 2016. Available at https://www.cms.gov/Medicare/Prescription-Drug-Coverage/PrescriptionDrugCovContra/Downloads/CY2016-MTM-Fact-Sheet.pdf. Accessed February 1, 2016

目。但是，Part D MTM 并不是提供药物治疗管理服务的唯一途径。2010 年，以患者为中心的基层医疗协作组织（Patient Centered Primary Care Collaborative，PCPCC）将药物治疗综合管理（comprehensive medication management，CMM）作为一种新的患者管理途径，其中包括对患者完整档案的审核与评估。2012 年，加利福尼亚州开始积极实施 CMM，将其作为加利福尼亚健康保险计划（California Wellness Plan，CWP）的一部分。提供药物治疗管理服务后，加利福尼亚健康保险计划成功证明了其产生的积极影响。2011 年，加州大学圣地亚哥分校（University of California San Diego，UCSD）对住院和门诊心力衰竭患者实施了认证药师管理的患者治疗交接服务。接受服务的患者在初次出院后 30 天内再住院率降低了 18.9%，对药物治疗的理解程度增加了 7%[26]。药物治疗相关问题是医疗卫生费用增加的最主要原因之一[27]。因此，持续改善患者治疗和提高专业人员的医疗知识至关重要。

美国临床药学学会（American College of Clinical Pharmacy，ACCP）定义 CMM 为"一种诊疗规范，以确保对每位患者的药物治疗（如处方药、非处方药、替代药物、传统药物、维生素或营养补充剂）进行个性化评估，确定每种药物对患者适宜，对疾病有效、安全（考虑了并发症和正在服用的其他用药），且患者能够按期服用"。实施 CMM 需要药师、医师、护士和患者之间紧密合作，确定患者治疗计划，以达成每位患者的治疗目标[28]。CMM 的目标是在改善患者治疗效果的同时，既要减轻慢性疾病的负担也要降低医疗成本。因此，药物治疗效果欠佳且医疗支出较高的高风险患者以及患有多种并发症的患者，通常是最有必要接受 CMM 服务的人群[26]。

在 CMM 中，签订药师、医师、非医师医务人员（nonphysician provider，NPP）与患者之间的合作实践协议是必不可少的[27]。根据各州法律和医师标准，合作实践协议允许药师执行各种临床治疗的权益，例如监测药物治疗、滴定给药剂量和调整治疗方案。实施合作实践协议使医师专注于诊断患者疾病，而不是常规监测药物治疗[26]。

在实施临床干预之前，药师负责评估每位患者的临床健康状况。因此，ACCP 建议将住院临床实践、执业注册后的经历以及协会技能认证作为药师提供 CMM 的资格要求[27]。就药师的权益来说，可能要求增加必要的培训，以履行 CMM 的职责，例如发现治疗缺口、潜在不适宜的药物（Beers 清单）、治疗药物替代、实验室化验值和临床目标[29]。因此，药师应在其执业和培训范围内执行 CMM 服务。没有掌握适当的知识，可能无法对患者进行充分的评估，最终导致临床治疗偏颇。

最初，患者找初级保健医师（primary-care physician，PCP）就诊诊断，然后转诊给临床药师。药师在实施 CMM 的评估服务时，指南要求进行四项工作：①评估患者药物治疗的相关需求；②发现患者药物治疗相关问题；③制订含个性化治疗目标和干预措施的治疗计划；④进行随访评估以确定患者的实际效果[30]。因此，患者必须同意积极配合，才能完成 CMM[26]。

认识到每个药物治疗管理项目提供的不同机遇是很重要的。尽管 CMM 和 MTM 表现出许多共同点，但两者存在鲜明的各自特征。CMS 制订了常规 MTM 服务资格要求的指南，因此会有许多限制。MTM 可能直接关注特定疾病状态或用药清单，而 CMM 关注年龄、潜在疾病状态等多个因素，而且 MTM 对用药数量的要求可能决定患者能否获得用药评估的资格[26,27]。然而，MTM 服务的优势是患者和药师都容易可及，因为只要场所合适就可以提供这些服务。CMM 和 MTM 之间的重要差异是能否使用患者病例表来评估临床状态。在践行 CMM 和患者随访时，医疗服务提供方与患者的合作能力和期望是其主要差异[26]。

疾病状态管理是患者和药师之间建立的特殊关系。哮喘、糖尿病、高血压、高胆固醇血症、心力衰竭和肾脏疾病患者，或许是能最大程度从此类计划中获益的常规目标人群[26]。这些疾病通常很复杂且难以控制，因此有必要帮助患者设定和实现个人目标。提高依从性、提高患者理解度、降低患者费用，都是药师可能影响患者诊疗的方式。药师是一线医务人员，患者往往最容易接触到并获得其提供的医疗服务。

随着药物治疗管理成为一种参与医疗整合和协作的服务，药师将有更多机会改善患者的健康状况。践行 CMM 的好处，通过改善患者生活质量，提高照料者、医务人员可及性和治疗连续性以及改善患者健康素养等，已经得到了证明，这为药师在医疗卫生社区中展现其作为医务人员的卓越价值铺平了道路[26]。

MTM 在其他药品福利保险计划中表现出发展前景

在实施 Part D 的同时，Part D 之外的一些 MTM 项目也已取得不错的成果。例如，明尼苏达州 Medicaid 计划从 2006 年开始提供 MTM，对服用 4 种及以上处方药以治疗 2 种及以上慢性疾病的患者，或因参保人存在药物治疗问题造成或可能造成重大非药物治疗费用的时候，药师为之提供 MTM 并做好记录，可以获得服务经济补偿。2007 年的一项评估发现，Medicaid 超过 1/3（36%）患有糖尿病接受 MTM 的参保者达到了最佳的规范治疗，而在全州范围内糖尿病治疗绩效标准的平均值为 6%[31]。

同样在明尼苏达州，对某整合型医疗体系给患者提供的 MTM 进行了为期十年的成本评估，认为其每 1

美元的投资回报（return on investment，ROI）为 1.29 美元。估算这个结果是基于 MTM 干预后有助于减少前往医师诊所、紧急照护和急诊次数，进而节省的费用。患者自付或保险公司报销的 MTM 服务，只提供面对面的服务。具有循证的临床治疗目标有助于确定患者个体的目标 [31]。

2000 年，爱荷华州对正在服用 4 种及以上处方药的 Medicaid 参保人实施了为期 9 个月的药学个案管理项目。药师接待了 900 多名患者，其中 2/3 患者的年龄在 45 岁及以上。他们发现每位患者平均存在 2.6 个药物治疗相关问题。药师最常给予的建议是：增加药物（52% 的患者）、更换药物（36% 的患者）或停用药物（33% 的患者）。在整个项目中，医师接受了将近一半（49.2%）的药师建议。即使如此，60 岁及以上的 Medicaid 患者仍然受益于药师的个案管理服务，他们会发现在药物治疗中减少了不适合老年人使用的药物 [32]。

目前爱荷华州类似的 Medicaid MTM 项目依赖于药师 - 医师团队；任一团队成员可以对患者干预给予建议，医师须复核或调整用药行动计划。在这类项目中，药师和医师均可获得提供药物治疗管理服务的经济补偿 [32]。

不同于当前 Part D MTM 的实践，上述示例中的患者可在如下几方面获益：①药师面对面提供的干预措施；②定期和频繁就诊，通常是每月一次；③ MTM 提供方及时获取患者的完整医疗、医院和实验室数据；④ MTM 干预的规范记录文档、随访和跟踪患者治疗的临床目标进展；⑤标准化的收费流程和 MTM 提供方的服务补偿；⑥ MTM 参与资格不受限于患者的年度药品费用；⑦项目的成功可以通过记录在案的系统性节余情况进行衡量，而不是单纯关注药品支出。

这些是一部分具有代表性的、被认为取得成功的非 Part D MTM 项目案例。

联邦法规行动支持 MTM

PPACA 法案（公共法，第 111 ～ 148 条）授权所有医疗机构提供“药物治疗管理服务”（第 3503 条），并指出此类服务将帮助慢性疾病管理、减少医疗差错、提高患者依从性，同时减少急诊诊疗费用以及再入院率。该条款的目的是产生可衡量的 MTM 结果，并将其复制到 Medicare、Medicaid、州健康保险交易市场和其他保险计划。美国医疗研究与质量管理署（Agency for Healthcare Research and Quality，AHRQ）是执行主导机构，但未获得任何拨款。尽管如此，2011 年迈出了重要的第一步，AHRQ 发布了详细的 MTM 研究议程，非常符合第 3503 条的主体思想 [33]。

同时，AHRQ 通过实施有效医疗服务项目（Effective Health Care Program）进行了一项多中心试验，以检验 MTM 干预措施的有效性。该试验招募了 600 位 65 岁及以上处于药物不良事件高风险的参与者。1/3 的参与者没有接受过 MTM 服务（表示仅接受常规医疗，即对照组）；1/3 的参与者接受 MTM 服务仅进行访谈采集患者信息（这“反映了大多数社区药师遇到的情况”）；1/3 的参与者接受了药师提供的 MTM 服务，药师可以获得处方者对患者治疗的临床数据。标准干预措施是患者在 6 个月内接受 2 次面对面的药师 MTM 服务。建议在临床就诊时招募患者，并在当天实施 MTM 干预，6 个月内再实施一次 MTM 即可。研究试验还确定在初级保健诊所中可以安排临床药师服务的理想状况，以便在诊疗时可以提供 MTM[34]。

总结

迄今为止，Medicare Part D 的政策争议大多集中在提高处方药可及性福利的主要目标上。这包括 PPACA 法案中填补 Part D 保险覆盖缺口（将持续至 2020 年）的条款。同时，优化药物治疗质量、预防药物相关问题等次要目标正在受到关注，将新的临床质量标准（例如药物治疗依从性）纳入 CMS 星级评定指标获得了部分支持。药物治疗管理面临挑战的另一研究结果是：发现仅仅 4 种药物或药物类别是造成 67% 的药物不良事件引起老年人住院的元凶 [35]。

2006 年以来，Part D MTM 项目发展缓慢，许多项目做了调整，没有专用预算，也没有共享节余的机会。这些问题造成了 MTM 项目要证明其成功所面临的挑战越来越大，并且愈发需要提高整个 Medicare 计划福利中 Part D 的价值。

PPACA 法案通过授权所有医疗机构提供“药物治疗管理服务”，再次肯定了 MTM 的价值，AHRQ 正在实施相关评估。随着以患者为中心的医疗和质量指标日趋成熟，人们逐渐认识到“需要有更强大的解决方案来提高整体药物治疗质量，而不仅是依从出院时的检查清单。[36]” MTM 有潜力来证明这样的解决方案。

随着 EMTM 模式的发布，CMS 释放了一个信号，即当前的 Part D MTM 项目可能不是最佳方案，但联邦政府内部仍有动力探寻成功策略。保险计划将获得财务奖励和宽松的监管环境，以发展最佳的 MTM 项目，获得更多可衡量的医疗结果的改善。

参考文献

1. MaCallan M. Testimony before the US Congress, House Ways and Means Committee, Subcommittee on Health, May 3, 2006. Available at https://waysandmeans.house.gov/Media/transcript/10205.html. Accessed February 11, 2017.
2. Public law 108-173, December 8, 2003. *Medicare Prescription Drug, Improvement, and Modernization Act of 2003*. Available at https://www.gpo.gov/fdsys/pkg/PLAW-108publ173/pdf/PLAW-108publ173.pdf. Accessed February 11, 2017.
3. Centers for Medicare and Medicaid Services. Memo: CY 2017 medication therapy

management program guidance and submission instructions. April 8, 2016. Available at https://www.cms.gov/Medicare/Prescription-Drug-Coverage/PrescriptionDrugCovContra/Downloads/Memo-Contract-Year-2017-Medication-Therapy-Management-MTM-Program-Submission-v-040816.pdf. Accessed February 1, 2016.

4. Hepler C, Strand L. Opportunities and responsibilities in pharmaceutical care. *Am J Hosp Pharm*. 1990;47(3):533-543.

5. CMS. *Fact Sheet: 2016 Medicare Part D Medication Therapy Management (MTM) Programs Fact Sheet Summary of 2016 MTM Programs*, May, 4, 2016. Available at https://www.cms.gov/Medicare/Prescription-Drug-Coverage/PrescriptionDrugCovContra/Downloads/CY2016-MTM-Fact-Sheet.pdf. Accessed February 1, 2016.

6. Mitchell P, Hall L, Gaines M. A social compact for advancing team-based high-value health care, *Health Aff*. 2012. Available at http://healthaffairs.org/blog/2012/05/04/a-social-compact-for-advancing-team-based-high-value-health-care/. Accessed February 11, 2017.

7. Shoemaker S, Hassol A. Understanding the landscape of MTM programs for medicare Part D: Results from a study for the centers for Medicare & Medicaid Services. *J Am Pharm Assoc*. 2011;51(4):520-526.

8. Perlroth D, Olinger L, et al. *Medication Therapy Management in Chronically Ill Populations: Final Report*. CMS. August 2013;242. Available at http://innovation.cms.gov/Data-and-Reports.

9. CMS. *2012 Medicare Part D MTM Programs, Fact Sheet*, November 2012. Available at http://www.cms.gov/Medicare/Prescription-Drug-Coverage/PrescriptionDrugCovContra/Downloads/CY2012-MTM-Fact-Sheet.pdf.

10. Ahern V. CMS presentation at Pharmacy Quality Alliance annual meeting, May 2013. Slides available at http://www.pqaalliance.org.

11. Pharmacy Quality Alliance. *PQA Measure Development Update*, October 2016. Available at http://files.constantcontact.com/e9a15233201/41eab207-63bc-4d14-a5c2-45c940a3780b.pdf?ver=1475544366000). Accessed February 1, 2016.

12. John A. Hartford Foundation. *How Does It Feel? The Older Adult Health Care Experience*, April 2012. Available at http://www.johnahartford.org/events/view/john-a.-hartford-foundation-public-poll-how-does-it-feel-the-older-adult-he. Accessed February 11, 2017.

13. CMS. *Medicare 2016 Part C & D Star Rating Technical Notes*, August 2015. Available at https://www.cms.gov/Medicare/Prescription-Drug-Coverage/PrescriptionDrugCovGenIn/Downloads/2016-Technical-Notes-Preview-1-v2015_08_05.pdf. Accessed February 1, 2016.

14. 42 *Code of Federal Regulations* §423,104(d)(5)(iv).

15. CMS. *2010 Medicare Part D MTM Programs, Fact Sheet*, June 2010. Available at https://www.cms.gov/PrescriptionDrugCovContra/Downloads/MTMFactSheet_2010_06-2010_final.pdf. Accessed February 11, 2017.

16. Tudor C. State of Part D:2006-2012. Powerpoint presentation presented at CMS Medicare Prescription Drug Benefit Symposium, March 20, 2012. Available at http://www.cms.gov/Medicare/Prescription-Drug-Coverage/PrescriptionDrugCovGenIn/ProgramReports.html.

17. CMS. *Advance Notice, Part D Payment Policies and 2013 Call Letter*. February 17, 2012. Available at 105-107. http://www.cms.gov/Medicare/Health-Plans/HealthPlansGenInfo/Downloads/2013-Call-Letter.pdf.

18. CMS. *2013 Medicare Part D MTM Programs, Fact Sheet*, September 2013. Available at https://www.cms.gov/medicare/prescription-drug-coverage/prescriptiondrugcovcontra/downloads/cy2013-mtm-fact-sheet.pdf.

19. Wang J et al. Disparity implications of Medicare eligibility criteria for medication therapy management services. *Health Serv Res*. 2010;45(4):1061-1082 (PMC, web Feb. 3, 2017).

20. Wang J et al. Historical trend of disparity implications of Medicare MTM eligibility criteria. *Res Social Adm Pharm*. 2012;9(6):758-769.

21. Medicare Payment Advisory Commission. *Report to the Congress: Medicare Payment Policy*, Chapter 13, Table 13-9, March 2012; 354. Available at http://www.medpac.gov/docs/default-source/reports/mar13_entirereport.pdf?sfvrsn=0. Accessed February 11, 2017.

22. Medicare Payment Advisory Commission. *Health Care Spending and the Medicare Program: A Data Book*, June 2011. Available at http://www.medpac.gov/documents/Jun11DataBookEntireReport.pdf.

23. Priest J, Buikema A, et al. Quality of care, health care costs, and utilization among Medicare Part D enrollees with and without low-income subsidy. *Popul Health Manage*. 2012;15(2).

24. Isetts B. *Evaluating Effectiveness of the Minnesota Medication Therapy Management Care Program. Final Report*, December 14, 2007. Available at http://archive.leg.state.mn.us/docs/2008/mandated/080113.pdf.

25. CMMI. *Announcement of Part D Enhanced Medication Therapy Management Model Test*, September 2015. Available at https://innovation.cms.gov/Files/x/mtm-announcement.pdf. Accessed February 1, 2016.

26. Butler A, Dehner M, et al. *California Department of Public Health. Comprehensive Medication Management Programs: Description, Impacts, and Status in Southern California*, Sacramento, CA, 2015. Available at http://www.cdph.ca.gov/programs/cdcb/Documents/CMMWhitePaperCDPH2015Dec23FINALrev.pdf. Accessed February 11, 2017.

27. Mcbane, SE, Dopp AL, et al. Collaborative drug therapy management and comprehensive medication management—2015. *Pharmacotherapy*. 2015; 35(4):E39-E50 (web Jan. 20, 2017).

28. American College of Clinical Pharmacy (ACCP). *Comprehensive Medication Management in Team-Based Care*. Available at https://www.accp.com/docs/positions/misc/CMM%20Brief.pdf. Accessed January 20, 2017.

29. American Society of Health-System Pharmacists (ASHP). *ASHP Guidelines: Minimum Standard for Ambulatory Care Pharmacy Practice*. Available at http://www.ashp.org/doclibrary/bestpractices/settingsgdlminamb.aspx. Accessed January 20, 2017.

30. Patient-Centered Primary Care Collaborative. 2012. *The Patient-Centered Medical Home: Integrating Comprehensive Medication Management to Optimize Patient Outcomes*, 2nd ed. Available at http://www.pcpcc.org/guide/patient-health-through-medication-management. Accessed January 20, 2017.

31. Ramalho de Oliveira D, Brummel A, Miller D. Medication therapy management: 10 years of experience in a large integrated health care system. *J Manage Care Pharm*. 2010;16(3): 185-195. See also Brummel A. Fairview MTM. Webinar, patient-centered primary care collaborative, July 26, 2012. Available at https://www.ncbi.nlm.nih.gov/pubmed/20331323. Accessed February 11, 2017.

32. ASHP. *Pharmaceutical Case Management Helps Iowa Medicaid Patients*. Available at http://www.ashp.org/menu/News/PharmacyNews/NewsArticle.aspx?id=1207. Accessed February 11, 2017.

33. Dolor R, Masica A, Touchette DR, et al. Patient safety-focused MTM: Challenges affecting future implementation. *Am J Manage Care*. 2012;18(7): e238-e244. Available at https://www.ncbi.nlm.nih.gov/pubmed/22823552. Accessed February 11, 2017.

34. Tudor C. *CY 2013 Part D Reporting Requirements–Request for Comments*. CMS, January 13, 2012. Available at https://www.cms.gov/Medicare/Prescription-Drug-Coverage/PrescriptionDrugCovContra/downloads/ReqforCommentson2013ReportingRequirements_01102012.pdf. Accessed February 11, 2017.

35. Wynia M, Classen D. Improving ambulatory patient safety: Learning from the last decade, moving ahead in the next. *JAMA*. 2011;306(22):2504-2505.

36. Stuart B, Loh E, et al. Increasing Medicare Part D enrollment in medication therapy management could improve health and lower costs. *Health Aff*. 2013;1212-1220. Available at http://content.healthaffairs.org/content/32/7.toc.

复习题

1. 以下哪项适用于 Part D MTM 服务？
   a. 所有转诊患者都需要
   b. 提供服务需要获得处方者批准
   c. 要求面对面服务
   d. 需要利用远程服务
   e. 必须运用组合选择标准来确认符合 MTM 条件的患者
2. 以下有关 Part D MTM 全面用药评估的选项，正确的是
   a. 适用于所有参加 PDP 或 MA-PD 计划的 Medicare 会员
   b. 仅适用于 MA-PD 计划
   c. 涉及处方药、非处方药、草药和膳食补充剂
   d. 需要获取病历
   e. 低收入补贴的参保人不包括在内
3. 以下属于药物治疗管理资格标准的是
   a. 慢性疾病原研药的数量
   b. 不依从的证据
   c. Part B 使用情况
   d. 特定慢性疾病的状态
   e. 自付费用限制
4. 以下哪项表述最能体现 Part D MTM 的特征？
   a. 参保会员的总体参与程度低于 CMS 的预期
   b. Part D MTM 已被证明可以改善参保会员结局
   c. ACO 必须向所有参保会员提供 Part D MTM
   d. 保险计划在选择 Part D MTM 资格标准时没有灵活性
   e. 禁止处方者实施 Part D MTM
5. Part D MTM 未解决的问题包括以下哪些？
   a. 哪些信息和数据可以提高参保受益人对 MTM 项目和服务的认知
   b. 对面对面互动的全面用药评估（CMR）和其他干预措施进行质量评估的最佳方法是什么
   c. Part D MTM 项目中哪些资格标准对参保受益人选择健康保险计划最有用
   d. 哪些参保受益人可以从 CMR 和其他 MTM 服务或干预措施中获得最大收益
   e. 以上都是
6. 2016 年 Part D MTM 的主要变化之一是什么？
   a. 需要获得完整的病历
   b. 需要采用 CMR 完成率作为星级评定指标
   c. 需要医师批准用药行动计划（MAP）
   d. 所有保险计划会员的 50% 必须接受 CMR
   e. 处方者必须接受并认可个人用药清单的副本
7. 以下哪一项不属于 Part D EMTM 模式的特点？
   a. EMTM 正在 Part D 的五个区域中实施
   b. Part D 计划承保方将按月按会员人数获得升级服务的预付款，并有资格获得绩效的奖励费用
   c. 每项保险计划都可以获得其参保受益人的 Medicare Part A 和 Part B 数据
   d. 保险计划必须每季度向 CMS 提交 MTM 升级版就诊数据
   e. 保险计划必须针对有依从性问题的人群，无论他们使用多少药物
8. 以下哪项符合注册 Part D MTM 的要求？
   a. 拒绝 MTM 的患者将被 Part D 计划取消注册
   b. 招募会员必须采用多种方法
   c. 资格标准使用周期为一年
   d. 禁止通过邮件招募参与者
   e. 注册要求必须包括面对面就诊
9. 以下哪项符合目标 Part D MTM 参与者的要求？
   a. 需要使用 8 种或更多 Part D 药物
   b. 所有 9 种主要疾病都是必需的
   c. 阿尔茨海默病患者因无法进行 CMR 而被排除在外
   d. 计算年度药品费用时包括 Part D 和 Part B 药物
   e. 参与者必须满足所有 3 个条件：疾病状态、药物以及药品费用
10. 为了增加成员参与 Part D MTM，CMS
    a. 设定了可退出的选项
    b. 取消了费用门槛资格
    c. 计划将符合 MTM 资格的参保成员完成 CMR 的百分比作为绩效指标
    d. 取消了疾病标准要求
    e. 取消了所需药物的最低数量

答案

1. e	2. c	3. d
4. a	5. e	6. b
7. e	8. b	9. e
10. c		

蒋　蓉　葛文霞　译
康　震　校
金有豫　朱　珠　审

第3章

确立药物治疗管理服务实践模式的思考

Teresa E. Roane, PharmD, BCACP, and Karen D. McLin, PharmD

关键点

- 药物治疗管理（MTM）实践模式，应力求建立以患者为中心的理念，提供服务应做到安全、及时、高效、有效、公平。
- 慢性疾病诊疗模式提供了适用于践行 MTM 的全面视角。
- MTM 有许多不同的模式，但鲜有证据支持哪种是提供 MTM 服务的最佳实践模式。
- 不同的 MTM 实践场所有其不同的 MTM 模式。
- 成功开展 MTM 服务，需要制定涉及这项业务各种人员作用和职责的纲领性文件。
- 提供 MTM 服务存在各种障碍，且因涉及的实体不同而有差别。

引言

慢性疾病诊疗模式

实施医疗服务质量评估正在迅速拓展，贯穿于整个美国医疗体系。2001 年，美国医学研究所的报告《跨越质量鸿沟：构建 21 世纪新医疗体系》把质量定义为“提高对个人和群体的卫生服务产生可能预期的健康结局并达到当前专业掌控的程度”。该报告旨在改善有效医疗服务的 6 个基本属性[1]：

① 安全：医疗应当直接面向患者，有利于患者而不是伤害患者。

② 有效：医疗及服务应当基于当前公认的科学知识。

③ 以患者为中心：医疗应当患者至上，满足患者需求。

④ 及时：医务人员应确保患者获得治疗，不被耽误及伤害。

⑤ 高效：医务人员应确保患者获得治疗，不浪费资源。

⑥ 公平：患者接受医疗的质量，不得因地理位置或个体特性（例如社会经济状况、人种或民族）而有所不同。

随着人口快速老龄化和慢性疾病患者寿命延长，我们不仅需要努力改善医疗质量也要改进服务供给方式。预测数据表明，到 2020 年可能有超过 1.57 亿人（占美国人口的 50%）会患慢性疾病，这需要医疗团队持续的治疗管理和互动沟通[2]。其中，几乎一半的人患有多种疾病，缺失有效管理[2][3]。妨碍这些患者治疗的各种原因包括：对执业人员需求的增加及时间限制，影响了他们遵循既定实践指南的能力；医疗团队之间缺乏协调；数据共享成了悖论；缺乏对患者的持续随访以确保最佳结果；患者缺少自我管理疾病方面的培训。

这些挑战的根本问题是整个医疗体系的设计，目前这个体系主要侧重于应对患者急性疾病的治疗，而不是将主动预防疾病放在首位。因此，团队健康研究院（Group Health Research Institute）将慢性疾病诊疗模式（chronic-care model，CCM）定义为改革医疗体系的多维解决方案，其确定了高质量慢性疾病诊疗必备的 6 个基本要素（表 3-1、图 3-1）。需要考虑的 4 个关键要素包括[3-7]：

① 有效的医疗组织应包括强大的领导力，给予激励、保障所需资源、消除可能影响或延迟质量改进的障碍。还要配备一个医疗供给体系，提供卓有成效的医疗服务，注重主动会诊和随访工作，使患者成为团队不可分割的一部分。

② 第 2 个关键要素是给予决策支持，即将最新的循证治疗指南应用于慢性疾病的治疗和管理，并鼓励执业者通过继续教育学习来更新这些指南规范。

③ 提供实时患者数据以及全面临床数据的信息系统，对于患者治疗计划的制订、与患者及其他医务人员之间的信息交流、治疗计划的效果监测及随访要求的支持至关重要。

④ 最后，患者自我管理是整个模式中最关键的要素之一。患者需要成为自身健康的积极管理者，而医疗人员则需要赋能患者，帮助他们提升自我管理技能。这些支持策略包括协助患者接受与慢性疾病共存的现实、制订切合实际的目标、制订行动计划、识别障碍并提升解决问题的技能。这并不是一项单一的行动，而是贯穿于患者连续治疗的持续过程。获得医疗服务，以及利用社区资源，可以进一步支持和提高患者对慢性疾病自我管理的能力。这些资源可包括教育服务、锻炼项目、支持小组或其他自我支持体系。

CCM 提供了改善慢性疾病患者诊疗的循证基础，已在许多医疗场所证明是指导医疗质量改进的成功策略。实际上，研究证据表明 CCM 的基本要素不仅可以提高质量，还可以降低成本[8,9]。对门诊糖尿病治疗管理项目的 Cochrane 综述，纳入了 39 项研究，涉及 200 多项业务及 48000 例患者，其中包括 1 ～ 4 个 CCM 要素作为每项研究的干预措施[8]。这些要素包括自我管理、决策支持、医疗服务体系设计和临床信息系统。同时，对这些研究的评价，是依据患者治疗指标［测量糖化血红蛋白（HbA1c）、尿白蛋白、血脂水平］或患者诊疗成效（降低 HbA1c、改善器官问题）是否有显著改善。表 3-2 根据使用的 CCM 要素对 39 项研究做了分组，其中有 32 项研究表明干预措施改善了糖尿病的至少一个过程指标或结局指标[9]。

表 3-1　慢性疾病诊疗模式（CCM）的关键要素

• 医疗组织	• 临床信息系统
• 医疗服务体系设计	• 患者自我管理
• 决策支持	• 社区资源

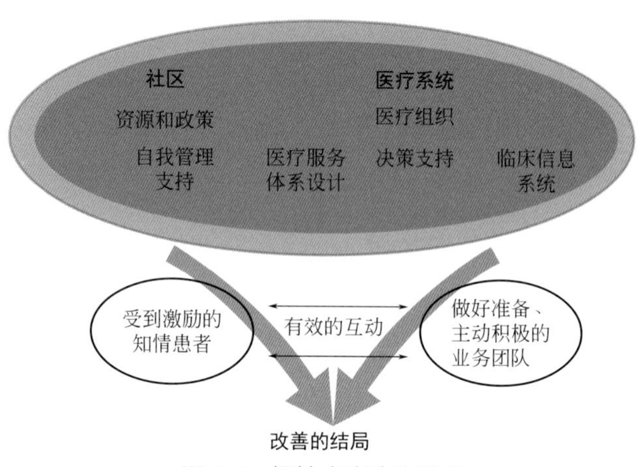

图 3-1　慢性疾病诊疗模式

来源：经许可，复制自 Wagner EH. Chronic disease management: What will it take to improve care for chronic illness? *Effect Clin Pract*. 1998;1:2-4

表 3-2　对糖尿病干预研究综述中的慢性疾病诊疗模式构成要素概要

慢性疾病诊疗模式构成要素	研究数量			
	全面的	积极结局①	积极过程①	积极结局或过程
4个构成要素				
SM、DS、DSD、CIS	5	5/5	2/2	5
3个构成要素				
SM、DS、DSD	2	1/1	1/1	2
DS、DSD、CIS	4	0/3	1/2	1
SM、DS、CIS	3	3/3	2/2	3
SM、DSD、CIS	3	2/2	1/2	3
2个构成要素				
DS、CIS	7	1/1	5/7	6
DS、DSD	2	2/2	0/0	2
SM、DSD	5	5/5	0/0	5
SM、DS	2	1/2	0/0	1
DSD、CIS	1	0/1	1/1	1
1个构成要素				
DS	2	0/2	1/1	1
CIS	2	0/0	2/2	2
DSD	1	0/1	0/0	0
总计	39	20/28	16/20	32

① 数字表示具有积极结局（至少一项）的研究数量除以检查结局或过程指标的研究数量。各列分母总和可能超过每行的研究总数，因为有些研究同时提供了结局指标和过程指标。

缩写：CIS = 临床信息系统；DS = 决策支持；DSD = 医疗服务体系设计；SM = 自我管理。

药学监护

Hepler 和 Strand[10] 将药学监护（pharmaceutical care）定义为提供药物治疗以实现改善患者生活质量的明确结果。这是以患者为中心的药物治疗管理服务，其正向的结果包括治愈疾病、消除或减轻患者症状、阻止或减缓疾病进程以及预防疾病或症状。这个过程涉及药师与其他医疗专业人员合作设计、实施和监测患者治疗的监护计划。在实现患者治疗目标、改善患者生活质量方面，药学监护突出药师的作用，强调药师在解决患者药物治疗需求、承担患者治疗结果中的职责，确保患者药物治疗明确适应证且安全有效，患者愿意并能够遵守必要的指导 [10]。

药物治疗管理（MTM）

MMA 法案（2003）确立了 MTM 概念。该法于 2006 年全面实施，提出为用药高风险的 Medicare 患者提供 MTM 服务的必要性，这些服务应由药师或其他具备资质的医疗服务人员提供。MTM 的定义是为特定患者优化治疗效果的一种差异性或成组服务。MTM 项目的目标是确保给予患者的药物治疗是适宜的，且通过合理用药、优化治疗效果并减少不良事件的风险 [11]。MTM 服务不同于药品调剂，而是关注对患者整体用药方案（不是单个药品使用）的评估以及对以患者为中心的诊疗过程的评价 [12]。

药师的患者监护流程

随着医疗的不断发展，药师逐渐成为医疗团队成员，其工作重点也从单纯调配药物转向优化患者治疗的临床服务。伴随这种演变，推动医疗服务一致性的需求受到关注，并成为药房执业者联合委员会（Joint Commission of Pharmacy Practitioners，JCPP）关注的重点。为了满足这一需求，JCPP 致力于开发患者监护流程（patient care process），本质上是建立药师与其他医疗人员之间的相互协作框架，提供以患者为中心的治疗服务，以优化患者健康和治疗效果为目标，构建药师与患者的相互支持关系 [13]。

患者监护流程包含循证实践支持理念的 4 个基本要素：收集、评估、计划、实施和随访（以监测和评价的形式）。具体而言，该流程概述了药师的相关职责：①采集必需的主观和客观信息；②对收集的信息进行评估和分析；③以协作方式制订治疗计划；④与患者和其他医疗人员合作实施治疗计划；⑤监测和评价计划的实施情况，必要时进行计划调整。这个流程持续进行并让药师始终如一地循环使用这些理念，以助力确保患者治疗的连续性、进行结局评价以及持续的治疗改进。值得注意的是，患者监护流程的基础，可被认为属于药学监护模式范畴以及构成药物治疗管理服务框架的核心要素 [13]。

MTM 融合了 CCM 和药学监护理念以及患者监护流程

CCM 和药学监护理念以及患者监护流程的基本前提可以很容易融入 MTM 服务中。实际上，MTM 项目中已经包含了许多 CCM 要素和药学监护理念，而这些理念在患者监护流程上体现出来。这些要素和理念包括建立一个高效的医疗服务体系，组成了药师领导的业务团队提供统一服务的框架。该团队专注于患者和医疗人员的合作，并建立一个清晰的临床和非临床任务体系。为了达成项目的最佳效率，应充分利用支持性员工。支持性员工包括一名非药师的团队成员，接受过涉及 MTM 服务的很多非临床工作培训（表 3-3）。支持性员工通过与患者互动交流，能提高药师效率，节省药师时间，使得药师可进行全面健康评估、关注个性化临床问题。应用临床信息系统，可以确保患者实时数据更新以及全面记录临床信息，对于推进全面的 MTM 服务是必需的。这为制订患者监护计划，与患者和其他医疗人员进行信息共享，评估治疗计划、记录治疗计划以及随访提醒，奠定了保障基础。

表 3-4 总结了全面用药评估（CMR）的关键要点。决策支持是这个流程中关键的一步，以确保最新的循证疾病治疗指南，并将其融入患者监护计划和用药行动计划中。

与患者互动交流，通常包括采集患者信息并提供疾病管理与预防教育，重点提供多种工具赋能患者管理其慢性疾病。作为 CMR 的一部分，用药行动计划尤其需要与患者共同合作完成，明确患者的责任，以帮助他们解决各种确认的问题。这种形式要求患者积极参与自己慢性疾病的管理。提供有关社区或国家资源的信息，以加强患者教育、提供额外支持或帮助患者实现目标，也是 CMR 流程以及个性化监护计划的一部分。

表 3-3 支持性员工可提供的非临床服务

解释 MTM 获益
协调预约和随访预约
收集用药史或续方配药
收集患者对生活方式问题的回答
其他行政管理工作：
收费
文件管理
传真 / 邮寄资料给患者 / 医务人员

表 3-4 全面用药评估（CMR）的要点

评估患者所有用药，包括但不限于：
处方药
非处方药
草药
样品药
评估其所有疾病，以确认药物治疗问题（medication therapy problem，MTP）
制订干预措施以减少 MTP、疾病和疾病进展的风险

将 CCM 的要素和患者监护流程融入 MTM 项目，有助于确保使用循证方法合作实施健康保险计划，以改善患者药物治疗效果（图 3-2）。这为表 3-5 所述的实现 MTM 总体目标以及测量目标实现度和医疗成效，提供了策略性方法。同时，也有助于实施持续诊疗和按需调整监护计划。

那么，哪种最佳方法可确保 MTM 项目满足这些既定目标？哪种最佳实践模式可确保实现这些目标？美国药师协会（American Pharmacists Association，APhA）与全国连锁药店协会（National Association of Chain Drug Stores，NACDS）合作构建了一个执业模式框架，描述了在药学实践中提供 MTM 服务的要点[11]。该框架的每个要点，对于提供 MTM 服务、实现 MTM 项目目标，都是必不可少的。此外，药师实施患者监护流程的基本步骤，也可以确保药师提供 MTM 服务的一致性。即使将这两者都融入 MTM 服务框架之中，CMS 依旧没有发布构成 MTM 项目的严格定义，也没有公认的 MTM 实践模式金标准。

本章主要涉及 MTM 实践模式设计以及提供 MTM 服务相关的信息。其中包括当前实践模式的概括，不同实践场所的各种实践类型，人员配备要求，患者资格要求，确定可能获得这些服务的患者、处方者和支付方的预期，文档记录软件，以及识别提供 MTM 服务时可能出现的各种障碍。

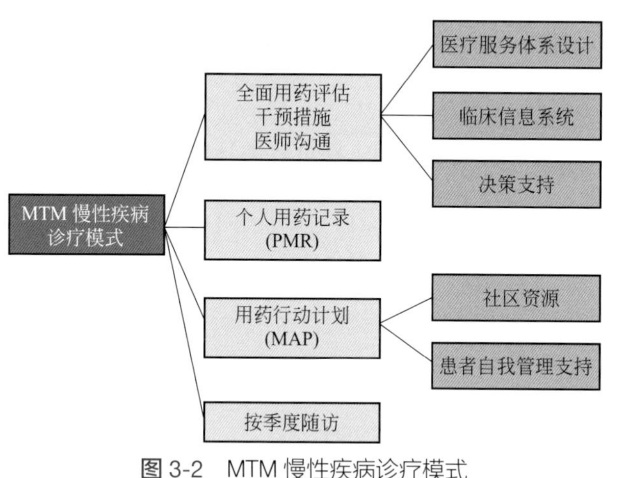

图 3-2 MTM 慢性疾病诊疗模式

表 3-5 MTM 的目标

确保最佳治疗效果
降低药物相关不良事件的风险
确保所有医疗服务提供者之间的协作
提高全面用药评估的百分比
产生潜在的成本节省（直接成本和间接成本）
提高依从性

当前的 MTM 实践模式

由于实践模式缺乏普遍公认的金标准，现有各种 MTM 实践模式或项目（表 3-6）。有的实践模式注重与患者的面对面互动，而有些模式运用电话沟通方式，还有一些是面对面服务和电话问诊相结合。在大多数实践模式中，尽管有的模式会雇佣护士或医师来提供这些服务，但是药师仍然是 MTM 服务的主要提供者。部分 MTM 项目将重点缩小到特定的目标慢性疾病或药物，有些项目则顾及多种慢性疾病状态和所有慢性疾病用药。各种项目为 MTM 服务提供方匹配了多种信息，或可访问患者的电子健康记录（包括处方者记录和实验室检验值），或仅限于获取处方相关信息。许多 MTM 项目（主要是那些提供面对面服务的项目）包含了一些附加服务，例如提供糖尿病、胆固醇和其他风险因素的即时检测服务。许多 MTM 项目甚至可以与疾病管理、个案管理等其他患者监护项目进行协调合作（表 3-7）。无论哪一种实践模式类型，提供 MTM 服务的终点和目标始终相同（表 3-5）。

表 3-6 MTM 实践模式的各种可调整内容

服务方式	面对面 电话 面对面和电话相结合
场所	呼叫中心 普通诊所 社区药房 医师诊室 长期护理机构 患者家中
提供者	药师 医师 护士 其他
疾病条件	所有慢性疾病 仅限特定的慢性疾病
信息来源	理赔数据 医学图表 ± 实验室检验值 患者 照料者
其他即时检测服务（主要是面对面模式）	糖尿病 血压 胆固醇 国际标准化比值（INR）
团队合作	诊疗协调 个案管理 疾病管理

表 3-7 MTM 实践模式的内容 / 范围

MTM 实践模式	主要关注点	MTM 提供方	干预频率	与患者电话联系	与患者面对面交谈	给患者邮寄资料	附加患者教育和支持	与处方者进行处方用药重整	疾病状态监测（如实验室结果）
混合式 MTM 疾病管理	MTM 作为一项核心工作，也教育患者进行生活方式改变和其他 DM	药师	按月或按续方调配或必要时	无呼叫中心；有些项目通过电话提醒患者续方配药	是	是；教育材料	是	是	是；MTM 服务方可在诊所或从患者病历中获得检验结果
医疗团队	MTM 作为一项核心工作，也教育患者进行生活方式改变和其他 DM	药师与医师、护士团队合作	按月或按续方调配或必要时	无呼叫中心；退伍军人管理局通过邮件提醒续方配药——不另设提醒；有些项目通过电话提醒续方配药	是	退伍军人管理局无；有些通过邮件发送教育材料	是；团队支持、教育、个案管理	是	是；MTM服务方可在诊所或者从患者病历中获得检验结果
按需协作	仅提供药物治疗管理	需要药师与医师协作	按患者需求提供（通常按月或按季度提供）	无呼叫中心；可以电话随访	是	否	否	是	MTM 服务方可获得检验结果
多种模式、全面的 MTM	仅提供药物治疗管理	药师	按患者需求提供（通常按月或按季度提供）	有的设立呼叫中心；有的采用电话进行简单随访	是	部分（Medicare Part D 计划）	部分	是	部分健康保险计划监测检验结果并修改处方
药房提供的疾病监测	药物治疗管理与监测检验结果（通常关注一种疾病）	药师	按月或按季度	采用电话进行简单随访	是	否	是	是	是；药师实施即时检测（如血脂、HbA1c）
电话模式 MTM	仅药物治疗管理	药师、护士对部分患者进行教育和用药提醒	有的按年，有的更频繁	通过电话提供所有 MTM，通常是呼叫中心实施	否	多数没有；部分邮寄教育材料	否	部分有，部分没有	部分健康保险计划监测检验结果并修改处方
居家护理患者药物治疗方案评估（medication regimen review，MRR）	仅提供 MRR	顾问药师	按月	否	不适用	不适用	不适用	在患者病历中为处方者给予用药重整的建议	是

来源：版权归美国药师协会（APhA）所有，经 APhA 许可转载。

提供 MTM 的模式

有关 MTM 服务的最佳模式（面对面或远程医疗）仍存在很多争议[14]。截至 2015 年，Medicare MTM 项目支付方报告 96% 的 MTM 服务是远程提供的（电话占 86%，网络或视频占 10%）。71% 的服务则是以面对面方式提供，其中有 62% 的人两种方式都使用[15]。各种沟通方式都存在明显的利弊（表 3-8）；然而，尽管可能有多种途径可以充分为患者服务，但目前尚无足够的数据证明哪一种是最佳模式。

实践场所（执业环境）

目前，MTM 服务可在不同的实践场所进行，包括呼叫中心、社区药房、专科药房、医师诊室、门诊诊所、医院、长期护理机构，甚至在患者家中。

远程医疗 / 呼叫中心

远程医疗（telehealth）是使用电子信息和电信技术来支持远程临床医疗服务、患者教育和专业健康教育、公共卫生和健康管理[16]。远程医疗技术包括视频会议、互动网站、流媒体和无线通信。远程医疗还包括通过便捷方式使用电话沟通提供有效的药物治疗。通常由呼叫中心的药师、药房技术人员和药房实习生拨打电话，发起和 / 或进行一对一全面用药评估（CMR）。在通话过程中，采集患者的生活习惯、过敏史、疾病情况、当前用药情况（包括处方药、非处方产品、维生素、草药补充剂和样品药）、疫苗接种史、病史和当前用药遇到的问题等信息。然后，在 MTM 服务之前，将患者提供的信息并入患者档案，并由药师进行评估。由药师（或指导药房实习生）进行的 CMR 会诊包括评估患者用药情况，以确定改善药物治疗安全性、降低医疗成本的机会，并通过识别临床实践指南的偏差以及对各类疾病总体评估来优化药物治疗方案。呼叫中心的药房工作人员主要受雇于健康维护组织（Health Maintenance Organization，HMO）、药品福利管理（PBM）公司、药物治疗管理供应商以及个人健康保险；但是，他们也可以在其他场所工作。

远程医疗还包括使用社交媒体，这不仅可以让患者参与 MTM 服务，还可以提供互动方式教育患者和照料者。社交媒体已成为现代医学服务的一部分，为患者提供了实时获取卫生信息、联系同类疾病患者并积极参与治疗决策的机会。运用社交媒体医疗服务已从 2010 年的 41% 快速上升到 2011 年的 90%[17,18]。医疗人员使用社交媒体作为工具分享实践挑战和信息、促进健康行为、发展专业网络、提高个人对新闻和发现的认识、激励患者并向社区提供卫生信息。这些工具还被用于改善临床教育[19]。“年轻的临床医师大量使用社交媒体，促使临床医学课程调整以反映新学员们的文化变化[20]。”然而，人们仍对借助社交媒体传播方法应用于医疗领域或提供 MTM 服务存在一些担忧，包括违反患者隐私保护和 HIPAA 法案而可能存在的违规行为以及分发劣质信息、发布非专业宣传内容，甚至超出个人专业范围以及资质问题。尽管这些担忧是正确的，但科技正在迅速发展以加强隐私管控保护，而且

表 3-8　面对面模式与电话模式的利弊比较

面对面		电话	
优点	缺点	优点	缺点
可实施患者身体评估	药房难以安排	患者所处环境舒适（例如，居家）	无法进行身体评估
可调动药房员工的现有关系	缺少专门服务场地（例如，在药房）	患者可以持有检验数据和其他病历信息	药师可能未与患者建立长久关系
患者可以携带处方药瓶，药师可以利用棕色袋方法检查患者用药①	当缺失患者，难以维持服务业务模式时，药房工作人员配备是一个挑战	安排会诊比较容易，无论患者在哪里，临床医师都可以协调就诊	数据缺失（例如，处方文件、患者病历、检验结果）
指导患者给药技巧，尤其是吸入剂、胰岛素和血糖监测	当专用场地放开时，可能存在隐私问题	会诊过程可以记录，以便监督和审计	
	药房可能没有关于患者病情或处方文件的完整信息	随着完成的病例 / 互动数量增加，药师可聚焦个案情况	
	药师可能受到干扰而被打断（如电话、其他患者或工作人员）	药师可以集中精力与患者互动，而不受其他药房工作人员的干扰	
		有机会接触居家或非门诊患者	

① 译者注：棕色袋方法，即 brown bag procedure，是了解患者用药情况的常见做法，鼓励患者将所有药物放在一个棕色袋子里前来面谈，有助于更好地了解患者用药体验，以系统的方法让患者讨论自己的用药。

医疗机构正在制定指南，以便将社交媒体流程安全有效地整合到医疗服务中（包括提供 MTM 服务）[18,21]。这意味着随着年轻医师加入工作群体，未来几年内社交媒体在医学领域的应用很可能会持续增长。

社区药房

社区药房的药师通常提供面对面 MTM 服务。有些大型国家性 Medicare 保险计划直接与社区药师或 MTM 服务方签订合同，为患者提供面对面服务[14]。MTM 服务可以由值班药师或安排承担 MTM 特定工作的药师执行。MTM 服务通常在预约的时间内进行，但是如果 MTM 药师有足够的时间（例如在自由工作时间或者工作间隙），也可以不用预约，直接提供。通常，经过专门训练、提供 MTM 服务的药师会前往患者所在地会面。社区药师还能提供其他服务，例如疫苗接种、戒烟计划和即时检测，以丰富其 MTM 服务。

处方者诊室 / 诊所

MTM 服务通常由处方者本人、药师或护士在医师诊室中提供。大多数处方者在全科或专科领域内具有高效管理药物的培训经历和临床经验，能够胜任提供 MTM 服务[15,22]。然而，当患者尚未达到临床治疗目标或自己时间有限时，处方者可能会在常规诊疗以外寻找其他专业人员会诊、管理患者药物治疗[22]。医师诊室或诊所内的 MTM 服务，通常是面对面与患者互动进行，但对于患者轻微小病的处理或者在患者交通不便时，也可能通过电话随访处理。

医院场所 / 门诊

尽管用药重整已有多年，但医院场所提供的 MTM 服务也在增加[15]。每年有 3400 多万出院患者，其中约 20% 的患者出院后因不良事件发生并发症，几乎 2/3 是用药造成的[15]。据美国医疗研究与质量管理署（AHRQ）定义，“用药重整（medication reconciliation）是将患者当前的用药方案对照患者的入院治疗、治疗交接或出院治疗单进行比较，发现用药差异来减少用药差错、降低患者伤害的一个过程”[23]。APhA 指出“用药重整……是 MTM 的关键要素，而不是主要要素。[24]”对医院提供 MTM 服务的日益关注可能表明，医院药师正在被纳入整合医疗模式以及参与治疗交接。整合医疗（integrated care）是医疗的新趋势，其重点是医疗服务的协调和整合。治疗交接或接诊都发生在出院时，这时患者因为治疗场所变化而可能容易受到药物治疗问题的困扰（例如，当患者入院 / 出院、或进出长期护理院时；患者更换处方者；或患者医疗保险报销范围有所变更）。这些类型的变化，通常会造成药物治疗发生变化，从而可能引起药物治疗相关问题。因此，建立相应体系尤为重要，以确保患者在这些过渡阶段获得适宜的药物治疗管理服务[11]。

长期护理机构

长期护理（long-term-care，LTC）这个术语包含了在专业护理机构、中级护理机构、辅助生活机构、精神病治疗中心、康复中心和亚急性护理场所中的药学实践。根据 1974 年的一项联邦强制规定，LTC 机构需聘请顾问药师，必须每个月为专业护理机构的所有住院患者提供至少一次用药方案评估。该法规实施范围在 1987 年扩大至中级护理机构，并在 1990 年进一步扩大以确保精神药物的合理使用以及优化住院患者的药物治疗方案。1999 年，Beers 标准被增补到护理机构住院患者药物治疗指南，以确保避免老年人使用某些不适宜或潜在不安全的药物[25]。除了满足这些要求之外，在可能的情况下，药师还应在 LTC 机构中给住院患者提供 MTM 服务。这些 MTM 服务可以由顾问药师面对面提供，也可以由其他药师通过远程医疗技术提供。

人员配置要求

药师

药师，因具备药物治疗方面的培训经历和专业知识而具有独特优势，被认为是提供 MTM 服务的最佳医务人员。根据 MMA 法案（2003），MTM 服务应由“药师或其他适格的医务人员”提供[26]。如美国卫生资源与服务管理局（Health Resources and Services Administration，HRSA）指出：“这项临床服务最好由药师提供，或者由医疗人员与药师合作提供[26]。”

大量研究证实，药师提供的 MTM 服务具有临床效益和经济效益[22]。“在执业药师的业务范围内，MTM 包含了广泛的专业功能和职责。”药师有能力获得准确的患者疾病和用药史，并全面了解个人用药方案的主要问题、并发症和药物作用。如果患者正在使用多种药物，则需要深入了解药物相互作用。在药物治疗问题领域，药师在某些疾病状态（包括糖尿病、哮喘、高血压、癫痫、高血脂、抗凝血和传染病）治疗药物的药理作用方面已经积累了专门知识[25]。药师的这些活动可构成一个预警系统，识别出治疗效果欠佳的患者及可能遭受药物相互作用、药效过强、药物不良反应或药物毒性的患者。

药师已经在用药安全、药物治疗问题预防、疾病管理和健康计划中，承担越来越多的角色。他们还在疾病预防和健康促进方面开展实践活动，尤其擅长降低肥胖、骨质疏松、心力衰竭、高血压、糖尿病和其他慢性疾病的发病率，帮助患者改善习惯和行为，如戒烟和提高依从性等。近几十年来，药物治疗已得到迅猛发展，也为在特定疾病治疗和服务具有专长的药房执业者创造了差异化的定位[25]。

根据 2013 年 MTM 趋势报告数据和 2016 年 CMS

事实报告对 Part D MTM 项目的介绍，药师目前是所有 MTM 项目中 MTM 服务的领先提供者[27,28]。药师可在各种场所提供 MTM 服务，且很多接受过高级培训，这些药师有 75% 拥有药学博士学位、28% 完成住院药师培训、21% 参加了 APhA 的 MTM 证书培训、5% 获得药房理事会认证的药物治疗专科证书，以及 2% 获得药房理事会认证的门诊药师证书[15]。

目前最前沿的药学话题是药师能否纳入医务人员的分类体系，以及确认为是一名医务工作者，或获得“医务人员身份”。目前，美国 SSA 法案的主要内容并未包括药师及其提供的服务。该法案决定了参与 Medicare Part B 等健康保险服务的资格[29]。由于 SSA 法案尚未将药师认定为医务人员，他们在提供以患者为中心的综合医疗服务时无法直接获得报酬，这已成为争议话题。服务身份的缺失还影响药师参与 ACA 法案中政府推进的整合医疗模式。“获得医务人员身份意味着医疗保险报销支付药师监护患者用药的服务并认可这些服务的价值[29]。”这还意味着改善患者获得药师服务的可及性以及提高药师对职业的满意度。

药房技术人员

美国药房全国理事会（National Association of Boards of Pharmacy，NABP）在其《标准州药房法》中定义药房技术人员为“在理事会注册的人员，可以在药师的指导下履行以下职能：协助调配药品、处理医疗保险报销、管理药品库存、收费出纳等，但不包括评估用药方案和解决临床问题；联系处方者沟通处方药医嘱或治疗调整；患者用药指导，调配流程验证，处方转移，以及接收新的处方药医嘱[25]。”NABP 还指出，药房技术人员是药房团队中具有技能和专业价值的成员，可协助药师提供优质的患者服务[25]。药房技术人员是团队的重要组成部分，多年来他们的角色不断演变，以协助药师履行各种职责。药房技术人员对监督他们的药师负责，而监督药师又对该药房服务的患者及其安全负有法律责任。许多州都要求药房技术人员达到高水平的实践能力，并通过国家考试和州药房理事会注册以证明知识掌握的程度。

药房技术人员在各种实践场所中工作，包括社区药房、医院、军队、家庭医疗、LTC、处方药邮购机构、管理型医疗场所、教育场所以及培训项目等[30]。根据美国劳工统计局的数据，约有 70% 的药房技术人员在零售场所工作，如社区药房、邮购药房或在线药房，而 13% 的药房技术人员在医院工作，还有 17% 在其他领域（包括养老院、药品批发商、联邦政府、医疗保险公司、PBM 以及 MTM 供应商[28]）工作[31]。

通过合适的培训，药房技术人员可以协助完成不需要药师专业或临床判断的工作，使药师有更多时间专注于临床活动，促使 MTM 项目更具可持续性。药房技术人员在许多领域都很有价值，包括安排患者的就诊预约和电话提醒。药房技术人员可以为患者提供有关 MTM 项目的教育、收集患者相关数据和信息（如生活方式和过敏等），并确定他们可能会向药师提出的问题。药房技术人员还可以协助药师收集数据，包括既往用药史，并创建图表、建档、收发表格以及记录患者收到的信息。同时，也有新的项目可以帮助给予药房技术人员培训，特别是 MTM 以及用药安全方面的培训。药房技术人员作用的拓展，使药师有更多时间专注于患者就诊的临床问题[31]。

学生药师（实习生）

学生药师在其高等教育的第三年和第四年学习中开始参加高级药学实践体验（advanced pharmacy practice experience，APPE）课程（实习轮转或岗位体验）以应用所学知识[32]。一些 APPE 课程侧重于通过面对面或远程就诊为患者直接提供医疗服务，这种实践体验是培养学生药师在其职业生涯中即将面临的挑战和机遇的重要方面。与药房技术人员一样，学生药师也在药师的直接指导下工作；然而，学生药师具备大量培训、教育经历和临床知识，因此他们在为患者直接提供医疗服务方面的角色有所扩大。学生药师的职责因州而异；不管怎样，在提供 MTM 服务时，学生药师可以成为宝贵的资产。根据 2016 年 CMS Part D 的 MTM 项目情况说明，学生药师（实习生）在所有 MTM 项目中的服务者中排名第二[28]。数据还表明，学生药师有机会获得信心能够向患者提供 MTM 服务，还可以发展技能用于克服提供 MTM 服务的障碍[32]。另一项研究表明，在社区药房实习的学生药师有能力做到以患者为中心实施 MTM 干预，多数患者与学生药师交谈后对药物治疗的认知感觉更好[33]。

其他专业人士

根据 MMA 法案（2003），MTM 服务应由药师或其他适格的医务人员提供[26]。尽管药师在大多数 MTM 项目中持续作为主要提供者，但某些项目则是聘用其他医务人员，包括护士、护士个案经理、医师和支持团队。支持团队包括药房技术人员、学生药师、药房个案协调员、个案工作者、社会工作者和 MTM 助理[28]。另可参见第 2 章图 2-1。

患者资格要求

MTM 项目最初的创建是应对 2003 年 MMA 法案的要求，并且围绕 Medicare Part D 参与者和 CMS 的要求开展的[26]。自 2006 年以来，对纳入 MTM 项目的患者资格要求已进行了修改。现在要达到 Medicare MTM 项目的注册资格，患者必须患有明确数量的慢性疾病，调配 Medicare Part D 计划报销范围内预定使用的处方药数量，并达到最低年度费用阈值。符合所有资格标准的患者会自动注册 MTM 项目，除非患者另有要求。此外，MTM 项目必须履行确定的义务，以确保符合 CMS 要求[28]。

非 Medicare 的 MTM 项目数量也在增加，但是资格要求并不明了。非 Medicare 的 MTM 项目包括州 Medicaid 保险计划、雇主团体保险（包括自主保险和非自主保险）和退伍军人事务部提供的那些项目，以及现金支付患者或患者照料者的项目。通常，非 Medicare 的 MTM 项目对资格标准的限制较少。例如，尽管有些非 Medicare 的 MTM 项目关注高费用患者，但其他一些项目（如 Project ImPACT、Asheville Project）针对的则是特定慢性疾病的目标患者[14]。然而，大多数非 Medicare 的 MTM 项目缺乏明确的资格标准，而是提供服务给临床医师或药师认为可以从 MTM 服务受益的那些患者（表 3-9）[14]。

表 3-9　Medicare 处方药保险计划：MTM 资格标准

	疾病的数量和类型			药物的数量和类型
大型全国性的 PDP 及其 PBM	≥ 5 种疾病，其中 2 种是： 糖尿病 哮喘 （近期会减少到≥ 2 种）	CHF COPD	高血压 血脂异常	Part D 计划中的任意 6 种以上药物
覆盖 4 个州的单项 PDP	3 种疾病中至少 2 种： 糖尿病	哮喘	血脂异常	Part D 计划中与特定慢性疾病相关的 2 种以上药物
大型全国性 PDP	6 种疾病中至少 2 种： 糖尿病 高血压 类风湿关节炎	心力衰竭 心房颤动	血脂异常	Part D 计划中与慢性疾病相关的 6 种以上药物
超过 100 万人注册参加的单项 PDP	5 种慢性疾病中至少 4 种： 糖尿病 哮喘	高血压 慢性疼痛	血脂异常	Part D 计划中的任意 10 种以上药物
单个州的 MA-PDP	5 种疾病中至少 4 种： 糖尿病 COPD	心力衰竭 CAD	哮喘	Part D 计划中的任意 7 种以上药物
单项 MA-PD	以下 2 种： 心力衰竭	COPD		4 种 ACEI，β 受体阻滞剂或吸入剂；家用氧气
区域性 MA-PDP	≥ 3 种常见慢性疾病，包括： 糖尿病 哮喘	心力衰竭 COPD	高血压 血脂异常	Part D 计划中的任意 5 种以上药物
包含 2 项 PDP 和 2 项 MA-PD 的保险计划	以下所有疾病： 糖尿病	高血压	血脂异常	治疗 3 种特定慢性疾病的 3 种以上药物
包含 1 项 PDP 和 1 项 MA-PD 的保险计划	≥ 5 种慢性疾病，包括以下至少 2 种： 糖尿病 哮喘	心力衰竭 COPD	高血压 血脂异常	Part D 计划中与慢性疾病相关的 12 种以上药物
包含 1 项 PDP 和 2 项 MA-PD 的保险计划	6 种疾病中至少 2 种： 糖尿病 哮喘	心力衰竭 COPD	高血压 血脂异常	Part D 计划中与慢性疾病相关的 5 种以上药物
包含 1 项 PDP 和 6 项 MAPD 的保险计划	≥以下 4 种： 慢性疼痛 糖尿病 血脂异常 哮喘	心绞痛 CAD COPD 甲状腺功能减退症	偏头痛 抗凝 类风湿关节炎	Part D 计划中的 12 种以上药物
大型全国性 MA-PDP	≥ 2 种慢性疾病			Part D 计划中与慢性疾病相关的 5 种以上药物
大型全国性 PDP	10 种疾病诊断中的 4 种： 哮喘 糖尿病 心力衰竭 阿尔茨海默病 / 痴呆	COPD ESRD 血脂异常	心绞痛 / 心律失常 类风湿关节炎 高血压	Part D 计划中的任意 10 种以上药物

续表

	疾病的数量和类型			药物的数量和类型
大型跨州的 MA-PD（案例研究）	以下 2 种或多种： 糖尿病 CAD 肺栓塞 CVA 深静脉血栓	血脂异常	高血压 心房颤动 外周动脉疾病 机械心脏瓣膜	以下药物中至少 2 种： 抗凝药 降血脂药 抗高血压药 造血因子 胰岛素 口服降糖药
	≥ 5 种慢性疾病，包括以下至少 2 种： 哮喘 / 慢性阻塞性肺疾病 CHF 高脂血症	糖尿病	高血压	Part D 计划中的任意 9 种以上药物

缩写：CAD= 冠心病；CHF= 充血性心力衰竭；COPD= 慢性阻塞性肺疾病；CVA= 脑血管意外；ESRD= 终末期肾病。

支付方视角

MTM 项目是 Medicare Part D 处方药保险计划承保方或健康保险计划的要求。这些 Medicare 计划以管理费的形式从政府获得资助，用来支付 MTM 项目建立和维护的费用。非 Medicare 的保险计划（例如州 Medicaid 的 MTM 项目）从各州政府获得资助。雇主资助的项目如果是自筹资金，则由雇主全额资助；其他则通过健康保险费来资助。

有些 MTM 项目会按人头收费获得资金，有些项目则提供绩效担保，而其他项目却采用按服务付费模式。按人头收费是在一定时期内针对一定数量的注册患者支付给服务提供方的费用，而不考虑患者是否获得服务。这种模式通常描述为“每月每人”费率。在绩效担保模式中，项目提供目标投资回报（ROI），ROI 是根据因药师干预而避免的医疗服务计算得出的。在多数社区药师使用的“按服务收费”模式中，针对不同的服务提前制定价格来收取费用[14]。

无论采用哪种支付方式，MTM 项目的支付方都对服务提供方和项目抱有一定期望。支付方期望从提供的 MTM 服务中获得价值，包括经济、临床或人文方面的价值。医疗服务质量和绩效指标结果（例如星级评定）的提高一直是支付方的主要关注点，其次是关注干预措施，降低医疗服务费用和整体医疗费用。其他被支付方认为有价值的服务，包括改善患者预后、提高患者满意度、加强跨学科医疗、优化用药并提高用药依从性、避免不良事件和药物相互作用的发生，以及留住参加健康保险计划的患者[15]。

此外，支付方关注 MTM 项目的质量，并由 CMS 使用 5 星评级系统对其进行评估。星级评定是按绩效指标创建的，并对健康保险计划的总体评级产生影响。5 星是最高评级。最近，评级体系将全面用药评估（CMR）的完成率作为绩效指标要素之一。CMS 对 CMR 完成率界定的计算方法是将报告期内接受 CMR 的受益人数，除以报告期初年龄 ≥ 18 岁的非临终关怀患者受益人总数。受益人必须满足特定的目标标准，并在报告期内注册参加 MTM 项目的时间不少于 60 天[34]。健康保险计划或支付方的最终目标是在特定绩效指标上达到并保持较高的星级评定。要了解更多支付方观点，请参见第 5 章以获取更多详细信息。

处方者视角

MTM 项目成功与否，医师或处方者对 MTM 服务的理解以及对 MTM 药师给予建议的接受程度至关重要。尽管已有证据表明药师提供的服务是有益的，但医师对其建议的接受率相对较低，并且通常取决于处方者与药师之间的关系[1]。尽管许多学院（药学、医学、护理类院校）都鼓励各健康专业学生互相协作开展跨学科医疗，并作为课程的组成部分，但在日常业务中，不同医务人员之间的协作仍然有很大的改进空间。提供 MTM 服务证明了这一点。

文献表明，医师通常认为“药师工作于医疗团队的外围”，这成为提供 MTM 服务的挑战[1]。MTM 服务通常通过电话提供，因此提出建议的服务方可能之前与处方者没有任何关系，甚至不在同一个州，这是新的挑战。处方者担心跟进药师建议需要耗费时间，并且对这些额外职责没有相应报酬表示不满。同时，他们不想让自己的处方决策被事后批评。此外，有的处方者可能觉得他们最适合提供 MTM 服务[35]。

然而，文献也提到处方者意识到了与药师合作的好处，并认识到药师发现药物治疗问题的价值[1,35]。处方者对于 MTM 服务后提供的完整用药清单（包括 OTC）表示肯定，并希望药师在患者未依从用药时通知处方者。处方者还强烈倾向于药师在医师诊室工作的执业模式，这显然是最理想的情况[35]。要了解更多医师的观点，请参见第 6 章以获取更多详细信息。

提供 MTM 服务的障碍

尽管药师和其他适格的医务人员具有提供 MTM 服务的必备技能和机会，但很多人都提出了项目成功实施的障碍（表 3-10）。数据显示，药师绝大多数都认为自己处于最佳位置（99.3%）、具备必要的临床知识（95.7%），并具有提供有效 MTM 服务所需的临床经验[14]。药师还认为，门诊环境会限制或阻碍他们实施 MTM 服务。最常见的障碍包括不同的健康保险计划有 MTM 服务的不同资格要求、报销事宜和高负荷工作量，以及缺失时间、人员配备不足、难于获得患者病历、缺失处方者的认可[15,36]。寻找满足 MTM 项目实施需求的软件是药师指出的另一个障碍[15]。

表 3-10 提供 MTM 服务的障碍

药师认定的障碍	各种保险计划的不同资格要求（例如，所需药物数量和报销的疾病类型） 高负荷工作要求下的时间不足 人员配备不足 经济补偿问题 难于获得患者病历 缺失处方者的认可 难于获得理想软件
支付方认定的障碍	患者和处方者对 MTM 认知不足 吸引患者（参保人员）参与到 MTM 项目 实现 MTM 项目的可扩展性 实施结局评估 缺乏最佳的软件平台 缺乏标准化的文档记录 缺乏理想的计费机制
服务相关的障碍	文化敏感性问题 语言障碍（翻译人员） 健康素养问题（患者可能无法阅读或书写） 隐私披露问题 技术问题（软件或互联网连接不正常） 联系信息问题（电话号码或地址错误 / 没有） 时间安排冲突（未显示预约） 患者认知障碍 欺诈 / 浪费 / 滥用问题 危机情形 进行此类私人谈话的场所

尝试提供 MTM 服务时，支付方面临以下障碍的挑战：提高患者和处方者的认知、吸引患者（参保人员）切实参与到 MTM 项目、实现 MTM 项目的可扩展性及实施结局评估等[15]。支付方认为寻找一个最佳的软件平台也是障碍，而且缺乏标准化的文档记录和计费机制[15,36]。

可能存在的其他障碍包括文化敏感性问题、语言障碍、识字问题、隐私披露问题、技术问题、患者联系信息缺失或不准确、时间安排冲突和未显示预约、患者认知障碍、欺诈 / 浪费 / 滥用问题、危机情形以及是否有合适的场所进行此类私人谈话等。尽管如此，通过对如何处理这些问题进行适当的考虑、方案设计和流程应用，是可以克服这些障碍的。

其他注意事项

投资回报（ROI）

虽然计算 ROI 很有挑战性，但许多 MTM 项目已经能证明可以改善患者结果并降低整体医疗成本。ROI 的定义是与服务总成本相比，服务所增加的价值[37]。在计算 ROI 时应注意：确定成功参与 MTM 服务的患者人数；这些服务对财务价值的影响，如减少住院、就诊医师、急诊室就诊等成本，因减少 / 中止不必要和不合适用药而实际节省的成本，患者参与 MTM 就诊的滞留时间，参与服务的人员总数，以及提供服务资源消耗的直接和间接成本[38-45]。ROI 通常难以计算，可能因所评估的患者人群、可用数据的受限（医疗和药房成本）以及各个服务环境的医疗成本不同而有所差异。然而，已经构建了各种模型可以计算 MTM 的 ROI[22]。从不同患者群体中所获得的结局数据非常好，ROI 高达 12：1，平均为 3：1 到 5：1[38-45]。ROI 的值可能有些保守，因为执业者（药师）通常会低估这些服务产生的结局对患者生活质量的影响。同样，很难衡量患者满意度和医师接受度[37]。尽管 CMS 并未直接计算 ROI，但 Acumen 报告指出“ Medicare 实施的 MTM 项目始终在帮助心力衰竭和 COPD 的注册患者提高对治疗方案的依从性，而且停止高风险药物的使用”，并指出 CMR “似乎对临床结局产生了重大影响，相比于未接受 CMR 的受益人而言，接受 CMR 的受益人更有可能从 MTM 项目服务产生的几乎所有结局中获益[46]”。随着医疗服务从“按服务付费”发展为“按绩效付费”，无论在哪一类实践场所中，确保有效计算 ROI 对于提供 MTM 服务是非常关键的，这样才能证实 MTM 为患者诊疗带来的价值。

平衡 MTM 的效率和有效性

在商业业务中，需要始终让员工保持产出和效率，才能同时满足商业模式和实践模式的需要。有效性是指目的和目标成功实现的程度，通常按绩效结局来衡量[47]。例如，在提供 MTM 服务时，可以按药师一天中实施 CMR 的数量来衡量 MTM 的生产力，而效率相当于药师超出生产力目标的程度，有效性是药师实施 CMR 时识别临床问题的能力。

平衡 MTM 的效率和有效性并不简单，在某种情形下必须权衡二者之间的关系。时限是影响 MTM 服务效率的一个变量。在多数医疗环境中，药师常常承担很多责任以及很多不同工作任务。在实施 CMR 时，为确保效率，药师和患者交流的时间很有限，所以需要权衡。药师必须尝试在相对少的时间里全面评估患者用药并尽可能解决更多的问题。虽然药师可能希望花更多时间与患者交流，但这样会降低生产力（产出）和效率。通过要求药师在更短时间完成更多 CMR 来提高效率和 / 或产出，可能会影响患者获得诊疗的质量[47]。

技术、规范化和 SNoMED-CT 编码

文档记录是提供 MTM 服务的核心工作之一[11]。一些 MTM 提供者（药师）可以用笔纸选择记录患者访谈的内容，但大多数人使用优势明显的电子记录系统。使用电子文档技术可以提升效率，促进诊疗的连续性，支持服务计费，促进各种结局的上报，以及减轻保存记录的负担。当前用于提供 MTM 服务的文档系统差异很大，常常受制于使用环境[48]。有些系统基于网页设计，只需要简单培训即可，而且相对容易使用，但是对于在工作时没有上网权限的 MTM 服务者而言并不方便；有些系统是嵌入到服务方日常工作的功能模块（如电子病历等）；有些系统则是完全独立的，需要服务方在两种文档记录平台学习和使用；有些系统允许健康保险计划与 MTM 提供者之间进行互动和数据交换，而有些系统并不允许这种交互。

很多倡议者支持文档记录系统的规范化，执行 CMS 规范的 MAP 和个人用药清单（personal medication list，PML）标准化格式。他们表示格式标准化可以促进相互协作，并帮助解决 MTM 药师面临技术问题存在的多数障碍[15]。标准化的目标是使软件系统具有交互性，从而允许在两个或多个系统之间进行信息交换。当医务人员致力于改善患者个体的医疗质量和结局时，人们期望信息的“交互性”和“卫生信息技术（HIT）有助于高效协作提供有效的医疗服务[48]。”

医学术语系统命名法－临床术语（SNoMED-CT）是临床通用编码系统，开发用于记录患者的诊疗过程。该系统已经使用多年，广泛覆盖了医疗相关的主题。作为 HIT 的组成部分，以及改善 MTM 服务的文档记录和结局上报的一种工具，SNoMED-CT 已经针对 MTM 服务开发了专用编码。“确保药师按其他医务人员建立相同的临床编码基础，有助于确保将 MTM 服务的文档记录整合到电子健康记录和全国性 HIT 交互系统。”SNoMED-CT 编码已经准备就绪可以使用。为了减少问题发生并促进使用，药师在记录过程中不需要记住甚至选择编码；这些编码已嵌入到计算机程序系统，并自动给予记录让药师使用文档选项[49]。通过使用编码，可以使药师在提供各种不同服务时保证一致性和可追溯性，也可以发现问题、上报治疗结果，从而有效改善患者诊疗质量。

ACA 法案对 MTM 实践模式的影响

近年来，政府经常提出医疗卫生体系的改革方案，但鲜有改革成果。随着 ACA 法案（PL 111 ～ 148）和《医疗服务与教育协调法案（2010）》（PL 111 ～ 152）的颁布，变革确实发生并被称为医疗卫生体系的立法改革[50]。ACA 法案的很多内容对药学专业产生了直接影响，为药师提供了更多直接参与患者诊疗的机会。ACA 法案还提出有必要向 Medicare 非高风险患者人群提供 MTM 服务，包括没有资格注册参加 MTM 项目但已确认存在风险的那些患者，如转院进行治疗交接（近期有住院治疗或从专业护理机构转院）患者等。MTM 服务至少应包括改善用药依从性和患者健康结局的策略。这些服务和策略包括[50]：

① 对每位接受 MTM 服务的患者健康和功能状态实施或获得必要的评估。

② 根据处方者和患者 / 照料者（或被授权的患者家属）商定的治疗目标，制订药物治疗计划。

③ 对药物治疗的选择、启动、修改、调整建议或管理。

④ 监测（包括访问、安排或执行实验室评估），以及评估患者对治疗的反应，包括安全性和有效性。

⑤ 执业药师或其他适格服务者可以使用面对面或远程技术（电话、视频会议等）实施首次 CMR，来确认、解决和预防药物治疗问题，包括药物不良事件。同时，按季度持续监测实施目标性用药评估，并与处方者合作安排进行额外的随访干预。

⑥ 提供教育和培训服务，以提升患者、照料者或其他授权家属对用药的理解和合理使用。

⑦ 提供信息、支持服务、资源和策略以提高为患者服务的质量。

⑧ 在提供给患者更广的医疗服务中，协调和整合 MTM 服务。

⑨ 在实施 MTM 服务的其他联邦项目中执行在药师执业范围内可以提供的其他诊疗服务。

ACA 法案还强调整合医疗模式在控制成本下，改善医疗质量。责任制医疗组织（ACO）、以患者为中心的医疗之家、社区卫生小组和居家基层医疗小组等都属于 ACA 法案的服务模式。在 ACO、医疗之家和其他临床团队小组中提供 MTM 服务可以帮助管理或预防药物治疗问题[26,51,52]。

总结

建立和运行 MTM 业务是一项艰巨的任务。为建立一个成功的实践模式，仍有很多事情需要考虑。MTM 业务要想成功，必须考虑本章中涉及的诸多内容。首先应确定业务目标，但随着业务需求的变化或法规的修订，常常需要在全年中进行调整。需要制订政策和程序来指导决策并确保根据已建立的业务协议提供服务。对人员配置需求应进行评估，并可能需要进行更改以适应业务需求，或根据绩效衡量标准进行调整。

在提供 MTM 服务之前，应先评估员工的准备情况，并确保出现新的临床信息时对员工持续开展培训。技术应当可以处理业务的初始要求，并具有适应法规或实践模式变化的能力。整合这些不同要素到实践模式将确保符合 MTM 服务的总体价值，以提高患者的医疗质量。

参考文献

1. Institute of Medicine. *Crossing the Quality Chasm: A New Health System for the 21st Century*. Washington, DC: The National Academy Press; 2001.
2. Robert Wood Johnson Foundation. *Chronic Conditions: Making the Case for Ongoing Care*. Baltimore, MD: Johns Hopkins University; 2004. Available at http://www.partnershipforsolutions.org/DMS/files/chronicbook2004.pdf. Accessed December 28, 2016.
3. Bodenheimer T, Chen E, Bennett H. Confronting the growing burden of chronic disease: Can the U.S. health care workforce do the job? Available at http://content.healthaffairs.org/content/28/1/64.full. Accessed December 28, 2016.
4. Wagner EH, Austin BT, Davis C, et al. Improving chronic illness care: Translating evidence into action. *Health Aff*. 2001;20(6):64-78.
5. Wagner EH, Austin BT, Von Korff M. Organizing care for patients with chronic illness. *Milbank Q*. 1996;74:511-544.
6. Wagner EH. Chronic disease management: What will it take to improve care for chronic illness? *Effect Clin Pract*. 1998;1(1):2-4.
7. NCHC-IHI. *Accelerating Change Today (ACT) for America's Health; Curing the System: Stories of Change in Chronic Illness Care*. Washington, DC: The National Coalition on Health Care and the Institute for Healthcare Improvement (NCHC-IHI); May 2002. Available at http://www.improvingchroniccare.org/downloads/act_report_may_2002_curing_the_system.pdf. Accessed December 29, 2016.
8. Renders CM, Valk GD, Griffin S, et al. Interventions to improve the management of diabetes mellitus in primary care, outpatient and community settings. *Cochrane Database Syst Rev*. 2001;(1):1-3.
9. Bodenheimer T, Wagner E, Grumbach K. Improving primary care for patients with chronic illness: The chronic care model, Part 2. *JAMA*. 2002;288(15):1909-1914.
10. Hepler CD, Strand LM. Opportunities and responsibilities in pharmaceutical care. *Am J Hosp Pharm*. 1990;47:533-543.
11. American Pharmacists Association and National Association of Chain Drug Stores Foundation. Medication therapy management in pharmacy practice: core elements of an MTM service model (version 2.0). *J Am Pharm Assoc*. 2008;48:341-353.
12. Academy of Managed Care Pharmacy. *Sound Medication Therapy Management Programs*, version 2.0. Available at http://www.amcp.org/sound_mtm_program/. Accessed December 22, 2016.
13. Joint Commission of Pharmacy Practitioners. *Pharmacists' Patient Care Process*; 2014. Available at https://www.pharmacist.com/sites/default/files/files/PatientCareProcess.pdf. Accessed December 22, 2016.
14. Shoemaker S, Hassol A. Understanding the landscape of MTM programs for Medicare, Part D: Results from a study for the centers for Medicare and Medicaid services. *J Am Pharm Assoc*. 2011;51:520-526.
15. American Pharmacists Association. Pharmacists emerging as interdisciplinary health care team members. *Medication Therapy Management Digest*; March 2013. Available at http://www.pharmacist.com/sites/default/files/files/MTMDigest_2013.pdf. Accessed December 22, 2016.
16. National Academy of Sciences: Institute of Medicine of the National Academies. *The Role of Telehealth in an Evolving Health Care Environment*; November 2012. Available at http://www.ic4n.org/wp-content/uploads/2014/06/IoM-Telehealth-2012-Workshop-Summary.pdf. Accessed January 27, 2017.
17. Bosslet G, Torke A, Hickman S, Terry C, Helft P. The patient-doctor relationship and online social networks: Results of a national survey. *J Gen Intern Med*. 2011;2:1-7.
18. Modahl M, Tompsett L, Moorhead T. *Doctors, Patients & Social Media*; September 2011. Available at http://www.quantiamd.com/q-qcp/DoctorsPatientSocialMedia.pdf. Accessed December 28, 2016.
19. Ventola CL. Social media and healthcare professionals: benefits, risks, and best practices. *P&T (Pharmacy and Therapeutics)*. 2014;39(7):491-499, 520.
20. Von Muhlen M, Ohno-Machado L. Reviewing social media use by clinicians. *J Am Med Inform Assoc*. 2012;19(5):777-781.
21. George D, Rovniak L, et al. Dangers and opportunities for social media in medicine. *Clin Obstet Gynecol*. 2013;56(3).
22. Patient-Centered Primary Care Collaborative. *The Patient-Centered Medical Home: Integrating Comprehensive Medication Management to Optimize Patient Outcomes. Resource Guide*. Washington, DC; 2012. Available at http://www.accp.com/docs/positions/misc/CMM%20Resource%20Guide.pdf. Accessed December 18, 2016.
23. Martin C. Avoiding errors during transitions of care: Medication reconciliation. *Consult Pharm*. 2012;27:764-769.
24. ASHP. *Improving Care Transitions: Optimizing Medication Reconciliation*. American Pharmacists Association, American Society of Health-System Pharmacists; March 2012. Available at https://www.pharmacist.com/sites/default/files/files/2012_improving_care_transitions.pdf. Accessed January 27, 2017.
25. Council on Credentialing in Pharmacy Practice. Scope of contemporary pharmacy practice: Roles, responsibilities, and functions of pharmacists and pharmacy technicians. *J Am Pharm Assoc*. 2010;50:e35-e69.
26. Medicare Prescription Drug, Improvement and Modernization Act of 2003. Public Law 108-173, 108th Congress. Available at https://www.congress.gov/108/plaws/publ173/PLAW-108publ173.pdf. Accessed January 27, 2017.
27. Bartholomew B, Tice B, Ansel M. *PharmMD 2011 MTM Industry Trend Report*. Available at http://amcp.org/pharmmd_mtm_trend_report/. Accessed December 18, 2012.
28. CMS. *2016 Medicare Part D Medication Therapy Management (MTM) Programs Fact Sheet*; May 4, 2016. Available at https://www.cms.gov/Medicare/Prescription-Drug-Coverage/PrescriptionDrugCovContra/Downloads/CY2016-MTM-Fact-Sheet.pdf. Accessed December 28, 2016.
29. American Pharmacist Association. *The Pursuit of Provider Status: What Pharmacists Need to Know*; September 2013. Available at https://www.pharmacist.com/sites/default/files/files/Provider%20Status%20FactSheet_Final.pdf. Accessed December 28, 2016.
30. Powers M, Bright D. Pharmacy technicians and medication therapy management. *J Pharm Technol*. 2008;24:336-339.
31. Bureau of Labor Statistics. *Occupational Outlook Handbook: Pharmacy Technicians*; December 2015. Available at https://www.bls.gov/ooh/healthcare/pharmacy-technicians.htm#tab-3. Accessed January 1, 2017.
32. Hardin H, Hall A, Roane T, Mistry R. An advanced pharmacy practice experience in a student-staffed medication therapy management call center. *Am J Pharm Educ*. 2012;76(6):110.
33. Hata M, Klotz R, Sylvies R, et al. Medication therapy management services provided by student pharmacists. *Am J Pharm Educ*. 2012;76(3):51.
34. Miller D, Roane TE, Salo JA, Hardin H. Evaluation of comprehensive medication review completion rates using 3 patient outreach models. *J Manag Care Spec Pharm*. 2016;22(7):796-800.
35. McGrath SH, Snyder M, Duenas GG, et al. Physicians perceptions of pharmacist-provided medication therapy management: qualitative analysis. *J Am Pharm Assoc*. 2010;50:67-71.
36. Gruber J. Medication therapy management: A challenge for pharmacists. *Consult Pharm*. 2012;27:782-796.
37. Lenz TL, MS Monaghan. Pay-for-performance model of medication therapy management in pharmacy practice. *J Am Pharm Assoc*. 2011;51:425-431.
38. Cobb CD. Optimizing medication use with a pharmacist-provided comprehensive medication management service for patients with psychiatric disorders. *Pharmacotherapy*. 2014;34(12):1336-1340.
39. Zeiger RS, Schatz M, Dalal AA, Qian L, et al. Utilization and costs of severe uncontrolled asthma in a managed-care setting. *J Allergy Clin Immunol Pract*. 2016;4(1):120-129, e3.

40. Bunting BA, Smith BH, Sutherland SE. The Asheville Project: Clinical and economic outcomes of a community-based long-term medication therapy management program for hypertension and dyslipidemia. *J Am Pharm Assoc.* 2008;48(1):23-31.

41. Isetts BJ, Schondelmeyer SW, Artz MB, et al. Clinical and economic outcomes of medication therapy management services: The Minnesota experience. *J Am Pharm Assoc.* 2008;48(2):203-211.

42. Barnett MJ, Frank J, Wehring H, et al. Analysis of pharmacist-provided medication therapy management (MTM) services in community pharmacies over 7 years. *J Manag Care Pharm.* 2009;15(1):18-31.

43. Chisholm-Burns MA, Graff Zivin JS, Lee JK, et al. Economic effects of pharmacists on health outcomes in the United States: A systematic review. *Am J Health Syst Pharm.* 2010;67(19):1624-1634.

44. Ramalho de Oliveira D, Brummel AR, Miller DB. Medication therapy management: 10 years of experience in a large integrated health care system. *J Manag Care Pharm.* 2010;16(3):185-195.

45. Lada P, Delgado G Jr. Documentation of pharmacists' interventions in an emergency department and associated cost avoidance. *Am J Health Sys Pharm.* 2007;64:63-68.

46. Marrufo G, Dixit A, Perlroth D, et al. *Medication Therapy Management in a Chronically Ill Population: Interim Report. Acumen, LLC.* Available at http://innovation.cms.gov/Files/reports/MTM-Interim-Report-01-2013.pdf. Accessed December 28, 2016.

47. Flood A, Shortell S, Scott WR. Organizational performance: Managing for efficiency and effectiveness. In: *Essentials of HealthCare Management.* Albany, NY: Delmar. 1997;381-420.

48. Millonig M. Mapping the route to medication therapy management documentation and billing standardization and interoperability within the health care system. *J Am Pharm Assoc.* 2009;49:372-382.

49. Pharmacy Health Information Technology Collaborative. *Documenting Comprehensive Medication Management in Team-Based Models Using SNoMED CT Codes;* August 2014. Available at http://pharmacyhit.org/pdfs/workshop-documents/WG2-Post-2014-03.pdf. Accessed January 2, 2017.

50. National Conference of State Legislatures (NCSL). *The Patient Protection and Affordable Care Act* ("PPACA"; Public Law 111-148). Available at http://www.ncsl.org/documents/health/ppaca-consolidated.pdf. Accessed March 3, 2013.

51. Lofton JC. APhA pharmacy law matters 2010: Focused on selected provisions of the affordable care act. *Pharm Today.* 2010;16(12):72-78.

52. Matzke GR. Health care reform 2011: Opportunities for pharmacists. *Ann Pharmcother.* 2012;46(Suppl 1):S27-S32.

复习题

1. 美国医学研究所的报告对质量的定义不包括哪项？
   a. 安全：医疗应当有利于患者，而不是伤害患者
   b. 有效：医疗及服务应当基于当前公认的科学知识
   c. 以患者为中心：医疗应当患者至上，满足患者需求
   d. 时间适宜性：给予药物应该符合有效性
   e. 高效：医疗服务应涉及减少浪费
2. 慢性疾病诊疗模式的最佳表述是
   a. 医师最有用的业务
   b. 过于限制 Part D 计划的 MTM 范围
   c. 提示有很多诊疗患者的工作超出医务人员的服务范围
   d. 仅适用于糖尿病等慢性疾病的诊疗
   e. 有局限性，因为模式不涉及药师
3. 药房技术人员在 Part D 计划的 MTM 服务中的角色包括
   a. 创建 MAP 内容
   b. 收集用药史
   c. 与医师沟通干预措施
   d. 为患者提供药物相互作用方面的指导
   e. 确定药物不良反应的因果关系
4. 关于目前 Part D 计划的 MTM 实践模式，下列选项正确的是
   a. 药师是 Part D 计划中唯一的 MTM 服务提供者
   b. 社区药房和呼叫中心是唯一的 MTM 实践场所
   c. 长期护理机构住院患者不纳入 Part D 计划的 MTM 服务
   d. 不要求访问查阅完整的病历
   e. 即时检测服务，例如需要测量血压和 HbA1c
5. 在未设立私密辅导诊室的社区药房，通过面对面交流提供 Part D 计划的 MTM 服务时，下列哪项规定是正确的？
   a. 必须记录身体评估
   b. 要求对处方药瓶进行检查
   c. 认知障碍不是一个问题
   d. 必须测试患者健康素养
   e. 没有规定最长或最短时间限制
6. 在 Part D 计划的 MTM 项目中，对呼叫中心和社区药房里面对面交流这两种方式间的比较表明
   a. 面对面交流比呼叫中心实施交流更有效
   b. Medicare 首选采用面对面方式
   c. 两者都符合互动要求的标准
   d. 患者在电话里不一定诚实
   e. 呼叫中心必须比面对面交流更快地完成 CMR
7. 以下哪项是 Part D 计划提供 MTM 服务的障碍？
   a. Part D 计划的 MTM 服务供小于求
   b. CMS 规定了 Part D 计划的 MTM 服务必须使用的软件要求
   c. PDP 选择退出 Part D 计划的 MTM 项目
   d. MA-PD 计划替代了 MTM 的疾病和个案管理
   e. 以上都不是
8. 以下哪项可能是 Part D 计划提供 MTM 服务的有效培训原则？
   a. 确保 CMR 和会诊活动卓有成效
   b. 定义在时间和患者信息有限情况下提供安全有效 CMR 的方法
   c. 激励和支持药房员工解决临床问题
   d. 平衡解决临床问题与非临床活动
   e. 以上所有内容
9. 以下哪项最可能是目前 Part D 计划实施 MTM 实践模式的最佳特征？
   a. 依赖于病历访问
   b. 使用 CMS 的标准化 PML 和 MAP
   c. 具有统一的药师执业经验和资格要求
   d. 需要与医师达成合作协议
   e. 独立于州药房法进行运作
10. 实践模式可能由下列哪一项组成？
    a. 每个医务人员和患者的角色、职责和期望
    b. 监护流程的描述
    c. 绩效评估指标
    d. 商业模式要求
    e. 以上所有内容

答案

1. d	2. c	3. b
4. d	5. e	6. c
7. e	8. e	9. b
10. e		

蒋　蓉　孙圆圆　译
康　震　校
金有豫　朱　珠　审

第4章

药物治疗管理的质量和绩效改进

Anna Hall, PharmD, BCACP, and David P. Nau, PharmD, PhD, RPh, CPHQ, FAPhA

关键点

- 美国医疗体系正从按服务付费的支付模式转向按价值购买的支付模式，法规对责任制医疗组织、医疗之家、捆绑支付等模式做出了明确规定，强调以服务质量为中心。
- 按价值付费的支付方式，是利用奖励机制鼓励医务人员提供特定质量标准的服务，达到构建临床和财务问责的目的。
- 在美国医疗体系中，质量评估正在迅速发展。通常使用绩效指标来衡量医疗服务质量。
- Medicare 的 MTM 服务提供者有必要了解 MTM 服务如何应用指标管理质量，这些将会直接影响他们的实践模式。
- MA 计划和 Medicare 处方药福利计划质量战略为 MA 计划、Medicare Part C 和 Part D 计划提供了一个衡量质量绩效的框架。CMS 建立了星级评定体系以衡量 Part C 和 Part D 计划的质量。
- CMS 通过公开报告评级结果鼓励 Part C 和 Part D 承保方改善服务质量，以吸引更多的参保人购买。这些指标也用来确定支付给 MA 计划承接机构服务的质量奖励金额（quality bonus payment，QBP）。
- Medicare Part D 的评级指标包括在患者安全和药物定价准确性评估项目下针对药物使用的各项评估指标。MTM 项目提供者为 Medicare Part D 计划提供 MTM 服务时，应注意药物使用、安全性和依从性等考核指标。
- 自 2016 年开始实施星级评定体系以来，CMS 纳入了针对 MTM 的质量评估指标，该指标由美国药学服务质量联盟（PQA）制定和维护，以评估接受全面用药评估的符合 MTM 服务标准的受益人所占的比例。
- CMS 计划在开发和批准 MTM 的其他过程指标和结局指标后采用它们。
- 除了参与 CMS 发布的星级评定和质量评估指标之外，MTM 项目和服务供应商应确保所提供服务的质量，就像所有医疗服务提供者一样。医疗保险支付方应可以信赖医患互动、书面沟通以及 MTM 会面记录的准确性、完整性和适宜性。

引言

以质量为中心的理念

2003 年的 MMA 法案开始推动美国构建以服务价值为基础的医疗体系。2009 年出台的 PPACA 法案也呼吁此举，该法案至少 214 次提及“价值”一词[1]。该法案推动 Medicare 支付方式改革，从按服务付费的支付模式转向按价值购买的支付模式，并对责任制医疗组织、医疗之家、捆绑支付等模式做出了明确规定。法案也强调以服务质量为中心的理念，例如实行“医院价值导向的购买计划”和“医生质量报告项目”升级措施，升级措施包括经济奖励（表 4-1）[1-3]。

价值（value）是指在质量和成本之间的平衡结果。价值的优化，是在降低成本的同时提高质量[4]。按价值付费（value-based payment）的支付方式，是利用奖励机制鼓励医务人员提供特定质量标准的服务，达到构建临床和财务问责的目的[5]。这种激励性支付计划被称为按绩效付费（pay for performance），缩写为 P4P。在以价值驱动的医疗体系中，通过达到 CMS 设定的绩效基准以及长期的绩效改进来决定质量[5]。美国以价值驱动的医疗倡议计划包含四大基石（表 4-2），其中两大基石为评估和发布质量信息、提高医疗服务质量和效率。这些基石旨在为消费者选择医务人员和治疗方案提供必要的信息。这不仅推动了消费者自主选择，也让医务人员能够比较各自提供的服务质量。这些调整旨在奖励高质量、具有价格竞争力的医疗服务的提供者和购买者[6]。

表 4-1 CMS 当前按绩效付费的倡议计划示例

倡议计划	服务方类型	激励 / 处罚
医院价值导向的购买计划①	医院	通过医院住院质量报告计划，依据上报医院服务质量绩效，提供住院急症治疗服务的奖励金额
再入院率降低计划②	医院	Medicare 可以减少对医院的支付来应对医院对急性心肌梗死、心力衰竭或肺炎患者管控不力致再次入院率升高的问题
绩效激励支付系统（MIPS）③	医生、医生助理、执业护士、临床专科护师以及认证注册的护理麻醉师	属于 Medicare 实施服务质量付费制度的两个激励途径之一；如果医疗服务方能每年向 Medicare 收取＞ 3 万美元的账单，为＞ 100 名 Medicare 参保患者提供服务，并参与了 MIPS，这些医疗服务方就能获得 Medicare 按绩效付费的调整；该调整是基于质量状况、改进工作、超前的服务信息和成本实施的
高级选择性支付模式（AAPM）③	医生和其他医疗服务方（如医院）的网络	属于 Medicare 实施服务质量付费制度的两个激励途径之一；2017 年，某些选择性支付模式（AMP）可被视为高级 AMP，并因承担一定的财务风险、执行质量评估和使用电子健康技术而获得 5% 的 Medicare Part B 保险的奖励支付
MA 奖金分配计划④	MA 计划承保方	在 5 星质量评级中，至少达到 3 星的 MA 计划给予奖金支付；能达到 4 星或 5 星评级的计划可以获得更多的奖励金额

① 医院质量倡议（Available at: http://www.cms.gov/Medicare/Quality-Initiatives-Patient-Assessment-Instruments/HospitalQualityInits/index.html?redirect=/hospitalqualityinits）

② 再入院率降低计划（Available at: http://www.cms.gov/Medicare/Medicare-Fee-for-Service-Payment/AcuteInpatientPPS/Readmissions-Reduction- Program.html）

③ MACRA 交付系统改革、Medicare 支付改革（Available at: https://www.cms.gov/Medicare/Quality-Initiatives-Patient-Assessment-Instruments/Value-Based-Programs/MACRA-MIPS-and-APMs/MACRA-MIPS-and-APMs.html）

④ CMS 情况清单（Available at: http://www.cms.gov/apps/docs/Fact-Sheet-2011-Landscape-for-MAe-and-Part-D-FINAL111010.pdf）

表 4-2 医疗体系改进的四大基石

目标	描述
可互用的卫生信息技术（医疗 IT 标准）	可互用的卫生信息技术有可能提高医疗服务效率。标准制定已经取得了重大进展，以确保卫生信息系统能够快速和安全地交流和交换数据，保护患者隐私。仍需制定更多的标准，在获得或升级所有医疗系统和产品时都应满足这些标准的要求
评估和发布质量信息（质量标准）	消费者需要优质的医疗信息，才能对医疗服务方和治疗方案做出自信的选择。同样，这些信息对于想要提高自身服务质量的医护人员也很重要。质量评估应该依据所有利益相关者达成共识建立评估指标，诸如 AQA（一个注重医生质量评估的利益相关多方团体）和医院质量联盟采用的过程指标
评估和发布价格信息（价格标准）	消费者还需要价格信息，才能对医疗服务方和治疗方案做出自信的选择。为了消费者的利益，目前正在努力制订统一方法来评估和报告价格信息。此外，正在制定策略来评估常见医疗服务总成本和常见慢性疾病的治疗手段
提高医疗服务质量和效率（激励）	所有参与方——医疗服务方、患者、医疗保险计划和支付方都应该参与各项安排，既要奖励提供高质量以及具有竞争价格的医疗服务方，又要奖励那些购买服务者。此类安排可能包括对医疗服务方实施绩效工资补偿，或者提供消费者导向的医保产品，例如对雇主资助的健康福利保险的参保注册者建立用户保险计划

来源：Institute of Medicine. *Crossing the Quality Chasm: A New Source*: Institute of Medicine. Rona Briere, ed. Health System for the 21st Century. Washington, DC: National Academy Press; 2001。

质量评估正在席卷整个美国医疗体系并迅速发展。2001 年，美国医学研究所的报告《跨越质量鸿沟：构建 21 世纪新医疗体系》把质量定义为“提高对个体和群体的卫生服务产生可能预期的健康结局并达到当前专业掌控的程度”[7]。该报告提出改善医疗服务的 6 个目标（图 4-1）。

医疗改善研究所构建的“三大核心目标”（Triple Aim）框架促进了医疗发展的三个方面：

① 更好的诊疗服务——改善患者治疗体验（包括质量和满意度）。

② 更健康的民众 / 更健康的社区——改善人口健康。

③ 更低的成本支出——降低人均医疗成本[8]。

美国以价值驱动的医疗倡议计划建立在公开透明的基础上，向消费者提供医疗服务供应商的服务质量绩效信息（图 4-2）[9]。这使得许多医疗服务方（包括医院、医生、长期护理机构和医保计划）的绩效数据得以公开[10]。为保持医疗服务方的认证状态，许多认证机构要求医疗服务方收集绩效指标评估数据。联合委员会和 CMS 发布医院和其他医疗机构服务方的绩效数据[11-13]。美国国家质量保证委员会（NCQA）负责维护医疗有效性数据和信息集（Healthcare Effectiveness Data and Information Set，HEDIS）并确定管理型医疗组织的综合评级，其中包括医疗服务的绩效，诸如涉及糖尿病和高血压管理的绩效指标[14]。表 4-3 提供了有关医疗服务方服务质量公告的示例。对服务质量报告卡的需求正在不断增长，并且随着 2015 年 MACRA 法案的实施，加速了按价值付费的支付模式的转变[15]。

安全——通过诊疗帮助患者，避免对患者造成伤害。
有效——基于科学知识向可能获益的所有患者提供服务，避免向不可能获益的患者提供服务。
以患者为中心——提供服务时尊重和满足患者个人偏好、需求和价值观，确保以患者价值观指导所有临床决策。
及时——减少接受治疗者和提供治疗者的等待，并减轻耽误引发的伤害。
高效——避免各种浪费，包括设备、医疗用品、想法和能源的浪费。
公平——医疗服务不因性别、种族、地理位置和社会经济地位等个人特征产生质量差异。

图 4-1 美国医学研究所提出的改善医疗服务的 6 个目标

来源：经许可，引自 Rona Briere, ed. *Crossing the Quality Chasm: A New Health System for the 21st Century*. Washington, DC: National Academy Press, Institute of Medicine; 2001

（1）联邦政府、个体私营雇主和医疗保险计划承诺共享医疗价格和服务质量信息。与此同时，政府和主要雇主为大约 70% 的美国公民提供医疗保险。
（2）联邦政府和个体私营雇主承诺与医学界共同制定服务质量和价格标准。这将有助于确保公平和准确地了解各方提供的诊疗质量，并提供统一的服务质量评估标准。
（3）联邦政府和个体私营雇主承诺建立卫生信息技术标准。卫生信息技术对消费者收集和利用最佳信息至关重要。这些标准对于全美公民实现电子健康记录的目标也是非常重要的。
（4）联邦政府和个体私营雇主承诺提供保险计划，回报那些选择高品质和具有价格竞争力的医疗服务的消费者。

图 4-2 促进医疗服务透明度的步骤

来源：US Department of Health and Human Services (HHS). *Value-Driven Health Care Home*. HHS.government archive. Available at http://archive.hhs.gov/valuedriven/. Accessed April 17, 2014

表 4-3 关于医疗服务方服务质量公告的示例

项目名称	服务方类型	公布网站（网址）
医院间质量对比	医院	http://www.medicare.gov/hospitalcompare/
养老院间质量对比	长期护理机构	http://www. medicare.gov/NHCompare
美国国家质量保证委员会（NCQA）健康保险报告卡制度	医疗保险计划	http://reportcard. ncqa.org/plan/external/ plansearch.aspx
CMS 5 星质量评级系统	MA 计划和 Medicare 处方药保险计划	https://www.medicare.gov/find-a-plan/questions/home.aspx
马萨诸塞州医疗服务质量合作伙伴	医生	www.mhqp.org

过去根本不要求零售药店或社区药房业务提交质量评估数据以及按价值支付药房费用。现在一些州要求社区药房提供质量保证和改进计划，主要是针对用药差错。然而，关注点现在从药房质量扩大到药物使用质量和与医生及健康保险计划绩效一致的药师绩效指标[4]。为了制订药学服务质量指标，并协调药房利益相关方介入制订这样的绩效指标，CMS 在 2006 年促成了美国药学服务质量联盟（PQA）的成立[4,16]。2007 年，PQA 测试了初始制订的一套药学服务质量指标，重点关注用药依从性、安全性和合理用药。该机构将继续制订新的绩效指标[16,17]。

美国药学实践认证中心（CPPA）和美国应用审查认证委员会（URAC）已经启动了社区药房认证计划，这将提高从药房收集质量信息的要求。尽管这两个认证项目目前都无需公告质量指标以维持认证，但两个项目都要求药房积极参与质量改进[18,19]。与用药相关的发病率和死亡率方面的年费用预计超过 1770 亿美元，因此毫无疑问需要关注药物使用体系的服务质量[20]。

MA 计划与 Part D 计划的质量战略

随着 Medicare Part D 的发展，美国国会意识到需要确保适宜、有效的合理用药，要求 Medicare 保险计划为特定受益人提供 MTM 服务[21]。为进一步确保 MA 计划与 Part D（PDP）计划的服务质量，CMS 制定了“CMS 服务质量改进战略”[22]。这一战略框架的制定是基于 2001 年度美国医学研究所报告和“三大核心目标”。扩展战略（2011）反映了 HHS 制定的“医疗质量改进的国家战略”思想，被称作“国家服务质量战略”与“国家预防战略”，符合 ACA 法案的要求[22]。这项战略要求所有参与 MA 计划的保险机构开发服务质量改进项目，以协调各保险参与方提高服务质量。Part D 计划必须为患者安全有效用药制订质量保障措施，并采纳 CMS 制订的七大考核维度来确定这些质量改进项目的质量和要求[22]。图 4-3 描绘了 MA 计划与 PDP 计划质量战略的内容。随着战略目标的确定，CMS 明确表态将持续努力实施各种改进服务质量的战略，以及监测 MA 计划与 PDP 计划实现战略目标的评估指标。

质量战略为评估 MA 计划与 Part D 计划的质量绩效提供了指导框架。为了向消费者提供保险计划的质量信息，确保 Medicare 保险高效优质，CMS 和 NCQA、PQA 等组织合作，制订并报道 MA 计划和 PDP 计划的绩效指标[22]。Part D 计划采用了 PQA 的方法评估用药质量。本章会详细介绍已公开的绩效评定分级体系。CMS 不会收集或公开报道各个药房的服务质量，而且目前 Part D 计划的绩效指标中只有一项针对 MTM 项目。无论如何，从 Part D 计划所承受的压力，到星级评定体系对表现优异的压力，将可能促使他们要求网内药房参与质量评估[4]。这也可能要求服务方在 MTM 服务中与患者的交流应围绕对患者用药质量评估评分的指标。

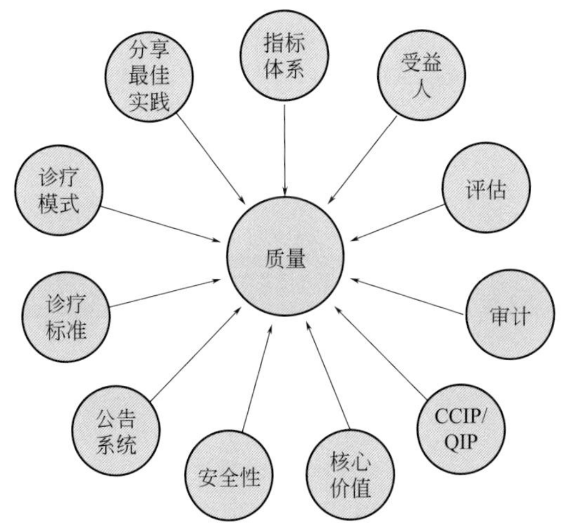

图 4-3　质量战略与质量改进项目对参与 MA 计划和 PDP 计划的 Medicare 受益人诊疗质量的影响因素

注：核心价值 =MA 计划与 PDP 计划质量战略的核心价值：1——具有活力；2——对客户友好；3——服务可比较；4——全面服务；5——透明机制。

缩写：CCIP=MA 计划承接机构的慢性疾病诊疗改进项目（为改善罹患多种慢性疾病且非常严重的患者健康而设计的系列干预措施，包括患者识别与监测）；QIP= MA 计划承接机构的质量改进计划（MA 计划承保方必须为每项保险计划建立持续的质量改进项目）。

来源：Centers for Medicare and Medicaid Services (CMS). Quality assessment. In: *Medicare Managed Care Manual*, Chapter 5. Available at http://www.cms.gov/Regulations-and Guidance/Guidance/Manuals/downloads/mc86c05.pdf

价值驱动型医疗与质量计划对 MTM 服务提供者的影响

MTM 服务提供者必须认识到，美国医疗系统正向价值驱动转型，且必须理解 Medicare 计划星级评定涉及的质量评估指标，这些指标必然对 MTM 实践模式的重心产生一定的影响。整个医疗体系的药房业务，很可能强制实施质量改进、数据公开以及绩效付费激励等新制度[4]。PQA 的 MTM Part D 工作组致力于制订 MTM 专用绩效指标，主要关注 MTM 干预措施和项目的有效性和质量。随着 MTM 项目在价值驱动型医疗体系内的实施开展，将很快会增加提供服务有效性和质量证据的新要求。为确保始终符合提供 MTM 服务相关要求，MTM 项目需为自身建立实践质量保障和改善项目。相关要求包括遵守 Medicare 处方药福利手册（PDBM）中设立的法规，保证能够提供高质量的客户服务以及有效的临床服务。

质量评估的基础

本节概述质量评估的基本概念和工具（详情参见教材《药学实践的质量与安全》，第 5 ～ 8 章[23-26]）。理解掌握这些基础知识对药师大有裨益。对实施用药过程的质量评估和质量保证来说，医疗保险创建了最佳的文化。

衡量质量的目的

如前所述，就像美国医学研究所给出的定义一样，医疗系统的质量是指为个人和群体提供医疗卫生服务增加预期健康结果的可能程度，并且符合当前的专业认知[7]。评估质量的目的是发现系统中存在的问题并可认为是改进的机会，随后按系统的变化监测改进成效。绩效指标数据可用来评估质量，改进医疗服务。为了激励绩效与提升服务质量，不同利益相关者可将绩效评估的数据用于不同情境。医疗机构（诸如医院和长期护理机构）利用数据，发现需要改进的地方，并指导政策和流程修订。资质认证机构利用数据来判定认证的资格。近期在美国，“按绩效付费”需使用绩效数据，即支付医疗服务方或医疗机构的部分费用，取决于其服务质量[4]。

医疗质量的绩效评估

Donabedian 创建了衡量医疗服务质量的基本方法，称为结构、过程、结局（SPO）模型[27]。在医疗体系中，结构（structure）是指构建一个医疗环境的所有元素，包括体系、资源、物理场所或机构场所、电子系统、政策制度与程序，甚至理念等[4,28]。

以提供给患者服务和产品或程序的形式而发生的活动称为过程（process），过程依赖于结构，可以从技术及人际关系的角度来评价过程。从技术角度评价时，通常需要对比临床指南或者对比过程对结局所产生的影响。结局（outcome）可以是临床性质，指对患者健康、经济与人文状况产生的影响，这也被称为临床人文经济结局（ECHO）模型[29]。结局可以是中间结局或者长期结局[4]。例如，因为用药依从率调节医疗过程和临床结局之间的关系，所以认为用药依从率是中间结果。Donabedian 理论表明，过程受医疗环境结构的影响，而结局则受提供医疗服务的影响[27]。

质量如何评估：绩效指标的应用

医疗服务的质量，常采用绩效指标（performance indicator, performance measure）衡量[30]。绩效指标可从结构、过程或结局三维评估整体质量。理想状态下，指标应该是定义清晰、可量化、可信赖、具有临床意义且可实行的[4]。绩效指标的常见数据源包括医疗记录（病历）、处方记录（药历）、医疗理赔或处方理赔数据、手术记录和患者自报信息。为了解读以及评估或对比质量，发现潜在问题并加以改进，必须搜集和整理绩效数据。例如，数据可以表格、图表、图形或者回归分析的形式展现，实现绩效的可视化比较。为了确定服务质量绩效的基准，参考资料的比较或范围必不可少。质量绩效可以逐步评估，或者比照一个外在标准[4]。指标可以是预警指标或聚合指标。如 Nau 所描述，预警指标表示需要进一步调研或进行因果分析，有时被称为“从未发生的事件”或“预期不会发生的事件”。聚合指标是汇总同一事件多个案例的频率和时效，可能是连续的，也可以是基于比率的[4]。在评价 Medicare Part D 计划绩效时，CMS 评价药物安全性的指标都是基于比率的。Nau 描述了构建基于比率的过程指标的步骤（图 4-4）[4]。

（1）确认问题所在。
（2）选择过程或过程片段进行研究。
（3）确定可用于过程评估测量的指标。
（4）确定指标的分子。
（5）确定指标的分母。
（6）确定数据采集的方法。
（7）选择工具，展示指标数据。

图 4-4 构建基于比率的过程指标的步骤

来源：Nau DP. Measuring pharmacy quality. *J Am Pharm Assoc*. 2009; 492: 154-163

虽然结局（如治疗成本、住院率、临床终点）似乎是医疗质量的理想指标，但这些指标通常很难衡量。结局可能是复杂且多维的，如 Uwe Rinehardt 近期指出，结局指标可以包含寿命和生活质量[31]。当结局难以衡量时，需要从过程中移除时，受到过程以外的因素影响时或过程本身有利可循时，必须使用过程指标[4]。有些人质疑说，医疗质量永远不能正确定义和评估，Rinehardt 对此运用了一句常见格言：“不要让完美成为美好的敌人！[31]”

临床用药和 MTM 的质量评估

随着人们越来越关注以价值为导向的医疗服务质量，药学服务包括 MTM 服务，也将需要证明自己的质量和价值。目前可以促进服务质量改进的方式有 3 种，即建立监管制度、公开发布信息以及给予财政激励政策[32]。长期以来，医院药房和社区药房（零售）一直接受各州药房理事会的监管，其中许多药房理事会已开始要求药房实施质量保证或质量改进计划。每年，联邦 CMS 向 MA 计划和 PDP 计划提供下一保险年度更新或修订管理办法的书面函件。随着对各保险计划进行绩效比较后，确定了最佳实践做法，因此要求各保险计划遵从这些修订的法规。最近，公开发布药房绩效指标信息取得了长足进步，这些考核指标与医疗服务方和医疗保险考核指标完全一致[17]。如前文所述，联邦 CMS 不仅公开发布了 MA 计划和 PDP 计划的绩效指标数据，还公开了对养老院、居家护理机构、医院、肾透析医疗等机构的服务质量绩效状况。

作为价值驱动医疗计划的一部分，对于提供高质量服务的医疗服务方会给予经济奖励。对于绩效评级突出的 MA 计划，CMS 将给予奖金激励，相关信息参见本章后续内容。正如医院实施 CMS 价值导向的购买计划所看到的那样，按绩效支付的奖励可采取不同发放形式：如果质量表现优异，则提供奖金；如果质量表现低于特定阈值要求，则扣留资金。医生质量报告系统允许医生就质量指标，公开上报他们为特定疾病提供服务的情况，并获得高质量服务奖金激励[33]。随着 MACRA 法案的实施，CMS 进一步加快了对医生服务实施绩效奖励制度。CMS 提出的 2019 年目标是将至少约 90% Medicare 按服务付费项目调整为按质量和价值付费模式[15]。显然，CMS 将通过建立监管制度、公开发布信息以及给予财政激励政策，来鼓励 Medicare 保险计划和 MTM 项目提高服务质量。

MA 计划和 Part D 计划的绩效指标

星级评定计划

为了让“三大核心目标”齐头并进，即提供更好的诊疗服务、维护大众健康和降低医疗成本，CMS 实施 Medicare 保险等级评定计划，又名星级评定计划，对 MA 计划和 Medicare 处方药福利计划（Medicare Part C 和 Part D 计划）进行质量评估[34]。CMS 继续重申承诺，即通过公开发布绩效数据和建立问责制度，以改善 MA 计划和 Part D 计划的质量[34]：

> 我们致力于不断改善 Part C 和 Part D 计划质量绩效考核体系，改善参保受益人结局，提升参保受益人满意度，保证公众身体健康，提高医疗服务效率。为了实现该目标，我们一直致力于创造一个更加强大的系统，对 MA 和 Part D（PDP）合同进行质量绩效评估。随着新考核措施的制订和实施，联邦 CMS 将新指标加入计划评分评估体系，Medicare 计划比价搜索（Medicare Plan Finder，MPF）网站每年公布各医保计划评分，帮助参保受益人找到最合适自己的医保计划，并用于确定质量奖励金额（QBP）的星级评定。

这些绩效指标，不仅让 Medicare Part C 和 Part D 计划承保方对向消费者提供的服务负责，还对医生、医院和其他方提供的医疗服务负责[34]。

Medicare 利用 5 星评级体系评估医保计划，以便给参保受益人提供有关计划质量和绩效的信息。该评定体系又名星级评定体系。评级为 3 星，表示达到平均绩效水平（图 4-5）[35]。5 星代表最高等级，该级别的保险计划被称为 5 星级保险合约。在 2017 保险年度，对没有附加处方药报销的 MA 计划设置了 32 项绩效考核指标（详细指标参见表 4-4），而对单独给予处方药报销的保险计划设置了 15 项绩效考核指标（详细指标参见表 4-5）[35]。在 2017 年，对附加处方药报销的 MA 计划（MA-PD 计划）设置了 44 项独特的绩效考核指标[35]。MA 计划和 Part D 计划都采用了 3 项评估指标并共享相同的数据来源，分别是健康保险或药物保险的投诉（CP）、参保收益人权益和绩效问题（BAPP）、参保人选择退保（MCLP）。因此，这些指标数据仅计入涵盖处方药报销的 MA 计划的总体评级中。排除这些指标和上述重复指标后，最终形成考核 MA-PD 计划的 44 项绩效指标。

Medicare 保险计划的年度评级结果可以在 MPF 和 CMS 网站上查到[34,36]。CMS 通过公开星级评分鼓励 Part C 和 Part D 承保方改善服务质量，以吸引更多的参保人购买[22]。绩效评估也用来确定向 MA 计划承保机构发放质量奖励金额。医疗有效性数据和信息集（HEDIS）、医疗服务提供方和服务体系消费者评估（CAHPS）、健康结局调查（HOS）以及行政理赔等多方数据，都用于计算保险计划的绩效评分[35]。

* 指绩效表现差
** 指绩效表现低于平均水平
*** 指绩效表现达到平均水平
**** 指绩效表现高于平均水平
***** 指绩效表现卓越

图 4-5 星级评定绩效水平

来源：Centers for Medicare and Medicaid Services (CMS). *Plan Quality and Performance Ratings*. Available at https://www.medicare.gov/find-a-plan/(S(1hp4zh45baqbl52pt1blig2m))/results/planresults/planratings/compare-plan-ratings.aspx?PlanType=MAPD&AspxAutoDetectCookieSupport=1. Accessed January 17, 2017

表 4-4 2017 版 MA（Part C）计划的等级与指标权重

指标名称	2017 版加权的指标类别	指标权重
乳腺癌筛查	过程指标	1
结直肠癌筛查	过程指标	1
年度流感疫苗接种	过程指标	1
改善或维护身体健康	结局指标	3
改善或维护心理健康	结局指标	3
监测体力运动	过程指标	1
成人 BMI 评估	过程指标	1
老年人诊疗——用药评估	过程指标	1
老年人诊疗——功能状态评估	过程指标	1
老年人诊疗——疼痛评估	过程指标	1
有骨折史女性的骨质疏松管理	过程指标	1
糖尿病诊疗——眼科检查	过程指标	1
糖尿病诊疗——肾病监测	过程指标	1
糖尿病诊疗——血糖控制	中间结局指标	3
糖尿病诊疗——胆固醇控制	中间结局指标	3
血压控制	中间结局指标	3
类风湿关节炎管理	过程指标	1
降低跌倒风险	过程指标	1
医保计划全因再住院	结局指标	3
获得必需的诊疗服务	患者体验和投诉指标	1.5
快速预约诊疗服务	患者体验和投诉指标	1.5
客户服务	患者体验和投诉指标	1.5
医疗质量整体评级	患者体验和投诉指标	1.5
保险计划总评级	患者体验和投诉指标	1.5
临床协作	患者体验和投诉指标	1
有关医保计划的投诉	患者体验和投诉指标	1.5
受益人权益可及性和绩效问题	服务可及性指标	1.5
选择退保的成员	患者体验和投诉指标	1.5
医保计划质量改进	结局指标	5
医保计划及时做出有关申诉的决策	服务可及性指标	1.5
申诉决策评估	服务可及性指标	1.5
呼叫中心——可提供外语翻译和文本电话（TTY/TDD）	服务可及性指标	1.5

来源：Centers for Medicare and Medicaid Services (CMS). *Part C and D Performance Data: 2017 Part C and D Performance Data: Technical Notes*. Available at http:// www.cms.gov/Medicare/Prescription-Drug-Coverage/PrescriptionDrugCovGenIn/ PerformanceData.html. Accessed September 20, 2017。

表 4-5 2017 版 Medicare 处方药福利计划（Part D）的等级和指标权重

指标名称	2013 版加权的指标类别	指标权重
呼叫中心——可提供外语翻译和文本电话（TTY/TDD）	服务可及性指标	1.5
申诉自动转交	服务可及性指标	1.5
申诉维护	服务可及性指标	1.5
有关医保计划的投诉	患者体验和投诉指标	1.5
受益人权益可及性和绩效问题	服务可及性指标	1.5
选择退保的成员	患者体验和投诉指标	1.5
药物保险计划质量改进	结局指标	5
药物保险计划评级	患者体验和投诉指标	1.5
获取所需的处方药	患者体验和投诉指标	1.5
MPF 提供价格的准确度	过程指标	1
高风险药物	中间结局指标	3
Part D 计划糖尿病用药依从性	中间结局指标	3
Part D 计划高血压用药依从性（RAS 拮抗剂）	中间结局指标	3
Part D 计划降胆固醇用药依从性（他汀类）	中间结局指标	3
全面用药评估完成率	过程指标	1

来源：Centers for Medicare and Medicaid Services (CMS). *Part C and D Performance Data: 2017 Part C and D Performance Data: Technical Notes.* Available at http://www.cms.gov/Medicare/Prescription-Drug-Coverage/PrescriptionDrugCovGenIn/PerformanceData.html. Accessed September 20, 2017。

保险计划的评级结构

保险计划星级评定涉及很多方面，包括客户服务、投诉情况、申诉情况、健康结局以及参保成员满意度等绩效指标[22]。MA 计划涉及 5 类绩效指标，而 Medicare Part D 计划评定包含 4 类绩效指标[35]。

MA 计划的绩效指标包括：

① 保持健康状态——筛查、检测、疫苗。

② 实施慢性和长期疾病的管理。

③ 参保成员对健康保险的体验。

④ 参保成员的投诉、服务可及性问题、保险计划绩效改进状况。

⑤ 保险计划的客户服务。

Medicare Part D 计划的绩效指标包括：

① 保险计划的客户服务。

② 参保成员的投诉、服务可及性问题、保险计划绩效改进状况。

③ 参保成员对处方药保险的体验。

④ 患者安全和药品计价的准确性。

评定等级的 5 类衡量指标分别是结局指标、中间结局指标、患者体验指标、服务可及性指标、过程指标（表 4-6）。每个衡量指标和每个模块都要计算出星级评分，最终形成 Part C 和 PartD 计划的总体星级评分。对于 MA-PD 计划，Part C 和 Part D 计划的总结评分组成了最终的星级评分[35]。

表 4-6 星级评定的指标分类

指标分类	描述
结局指标	结局指标侧重于医疗服务对于参保受益人健康改善的影响
中间结局指标	中间结局指标几乎等于真实治疗结局指标。例如，控制血压是中间结局，而具有治疗结果的意义是高血压参保收益人健康状况变得更好
患者体验指标	患者体验指标代表参保受益人对体验医疗服务的看法
服务可及性指标	服务可及性指标反映造成患者获得必需医疗的阻碍因素
过程指标	过程指标反映医疗服务的方式

来源：Centers for Medicare and Medicaid Services (CMS). *Announcement of Calendar Year (CY) 2013 Medicare Advantage Capitation Rates and Medicare Advantage and Part D Payment Policies and Final Call Letter.* Available at http://www.cms.gov/medicare/health-plans/healthplansgeninfo/downloads/2013-call-letter.pdf. Accessed April 17, 2014。

Medicare Part C 和 Part D 计划的评估指标选择

考虑到建立和维护质量评估指标的标准化方法，CMS 服务评估管理系统（Measures Management System，MMS）提供了一套业务流程和决策标准[37]。在选择 Medicare Part C 和 Part D 计划的评估指标时，CMS 与 NCQA、PQA 等独立机构合作，共同研发服务绩效指标，并且 CMS 可能会采纳这些指标来评定保险计划质量。根据评估指标的可靠性、临床建议和利益相关方的反馈以及数据问题等情况，CMS 每年会审核和更新这些绩效指标[33]。

星级指标的权重

由 CMS 来确定每个指标达到每一星级水平的门槛阈值（或者分界点），并将这些阈值数据发布在其网站的技术说明里[35]。对于多数指标，CMS 评价了所有医保合作方的绩效评分分布，并且使用统计学方法来确定每个指标最适合的分界值。当计算总评分时，因为各指标所占的权重不同，所以有一些指标会对最终评分有更大的影响。过程指标的权重设置为 1。所有新的指标在第一执行年的权重均为 1，接下来几年指标权重根据类别确定。结局指标和中间结局指标的权重是过程指标的 3 倍。患者体验和服务可及性指标的权重是过程指标的 1.5 倍（见表 4-4 和表 4-5）。因为 CMS 很重视逐年提高质量，所以质量改进指标的权重是 5。

公示指标

公示指标是 CMS 在其网站上通报各保险计划的绩效表现，但是公示指标不算入保险计划的星级评分。公示指标是由过去的保险计划评分指标但已转为公示指标组成，或者由正在接受检验成为计划评分的新指标组成。虽然公示指标不属于保险计划评分的一部分，但是 CMS 依然会收集、监控和公开发布，而且 CMS 声称低分将受到合规处罚 [36]。由于这些指标包含药物安全性问题，比如发生药物相互作用、口服糖尿病药物过度用量以及滥用阿片药物等问题，所以这些指标对 MTM 项目很重要。

对保险计划的影响

星级评定对 Medicare 计划带来了很大的影响。若保险计划评级高则获得奖励，若保险计划评级低于平均水平，则可能面临行政处罚和 / 或被 Medicare 剔除出局。按照 ACA 法案的要求，2012 年 CMS 开始对 MA 计划实施质量奖励付费制度 [38,39]。这一项目为期 3 年，依据星级评定，向 MA 计划给予质量奖励金额。这个项目为评级 3 星及以上的 MA 计划提供分级奖励，实现向现行的高风险报酬制度平稳过渡。自 2014 年起，MA 计划合约达到总评 4 星级，可以获得 5% 的质量奖励金额。在下一合同年，该奖励金额将算入保险计划的标价 [34]。

医疗保险计划质量评分得分越高，CMS 给予的返款百分比越高。返款（rebate）是指保险计划的标价和区域基准标价（针对由 CMS 支付的、提供 Medicare Part A 和 Part B 福利的保险计划）之间的差值份额 [39]。依据星级评定，获得较高百分比返款可以向高评分的保险计划提供奖励，以维持保险计划标价低于区域基准标价。

因为 Medicare 合约的星级评定基于历史数据，而且评为 4 星后的来年，质量奖励金额才用于保险协议服务竞价，所以绩效考核期和保险服务合约“奖励”之间存在相当大的时间延迟。比如说 2016 年的星级评定使用 2014 年的经营或管理理赔数据。若 Medicare 保险计划的承保方在 2016 年获得 4 星评级的，那么在 2017 年度合约竞标时，可使用质量资金奖励。因此，服务绩效考核期和奖励资金的使用之间有 3 年的延迟时间。

CMS 认为，保险计划如果连续 3 年都达不到 3 星的总评，那么该计划实质上没有遵守 Medicare 合同。CMS 每年会给低于平均等级的所有保险承保方寄出正式合规通知函，期望保险承保方采取纠正措施，遵守合约规定。CMS 详细审查这些保险计划的措施并通知低等级的保险承保方。CMS 明确表态，其目的是终止与低等级的承保方签订合同。为此，对于表现不佳的保险计划将采取一些措施，阻止他们招募参保成员。为了鼓励参保受益人注册评级较高的保险计划，CMS 会告知相应参保受益人注册的保险计划评分较低，并给予其一段特别注册期的机会，以转为选择更高质量的保险计划 [34]。

CMS 也利用 MPF 网站作为一种手段，设法阻止参保人注册表现不佳的保险计划。在 2011 年开放注册参保期间，CMS 使用低绩效保险图标作为视觉标记来识别连续 3 年评级低于 3 星总评分的保险计划。在 2012 年，CMS 增加警示信息提示受益人规避注册表现不好的保险计划 [38]。2013 年在开放投保期开始，无法对带有低绩效图标的保险计划开放在 MPF 网站进行在线投保，因此，要求参保受益人直接联系保险计划进行注册参保。

Medicare Part D 计划的用药绩效指标

Medicare Part D 计划在患者安全和药物定价准确性的评级，还包括了用药绩效指标。这一评价包括 1 个价格准确性指标，1 个用药安全性指标，1 个 MTM 服务指标以及 3 个用药依从性指标 [35]。用药依从性和安全性指标的权重是过程指标的 3 倍，因此在 Medicare Part D 计划总评级中，这些指标占了很大比例。因为 MTM 项目服务方代表 Medicare Part D 计划提供 MTM 服务，因此他们应注意用药安全性和依从性的绩效指标考核。针对 MTM 服务，PQA 开发了用药安全性和依从性的绩效指标（并且经国家质量论坛认可），评估指标涉及对高风险药物、口服糖尿病用药依从性，高血压用药依从性（RAS 拮抗剂）以及降胆固醇用药依从性（他汀类）等管理 [35]。

高风险药物指导致老年人处于严重不良反应高危风险的药物，其用药绩效指标计算是指 Medicare Part D 计划的参保受益人中年龄 ≥ 65 岁且服用 1 ～ 2 种高风险处方药的百分比 [35]。目前用于计算高风险药物绩效指标评分的处方药清单，参考了美国老年协会的临床建议，由 PQA 和 NCQA 共同维护 [35,40]。评分越低，服务质量越高。

针对口服降糖药物、抗高血压药物（RAS 拮抗剂）和降胆固醇药物（他汀类）这三类药物，采用 3 个用药依从性指标，评估参保者中使用三类药物的依从性至少大于 80% 的患者占比［即用药覆盖天数占比（porportion of days covered，PDC）］[35]。依从性指标都由 PQA 建立和认可。每个依从性指标的百分率越高，说明保险计划的绩效越好。

表 4-7 定义了每个百分率指标的分子和分母。利用 Medicare Part D 计划的处方理赔数据（也被称为处方药事件数据），严格计算高风险药物和 PDC 的指标 [35]。CMS 通过会员注册年数的报告比率计算仅在一年中的一部分时间内注册该保险计划的会员状况。每位受益人的会员年数，是用会员加入保险计划年度的月数除以 12 来计算的 [35]。用药依从率也依据 PDC 进行了调

整，以考虑评估期间参保成员的住院天数，因为患者住院期间的处方用药不在保险计划赔付范围内[35]。PDC不根据MTM门诊时收集的患者信息，或者根据MTM门诊结果提交给CMS的数据进行调整。计算PDC的方法，参见CMS网站的当前绩效指标技术提示[35]。

2012年秋季，CMS公示了首个为MTM项目制订的质量绩效指标数据。基于2011年MTM项目数据，该指标是2013年评级的公示指标，然后在2016年成为星级评定指标（依据2014年项目数据）。该指标由PQA设计、测试和认证，用于估测所有适格接受MTM服务的受益人接受过全面用药评估（CMR）服务的占比[41]。该评定的公示指标，其分子包含申报期分母中接受过全面用药评估的参保受益人，而分母包括在申报期开始时至少18岁且申报期中注册参与MTM项目至少已达60天的非长期护理参保受益人。根据CMS指南说明，每个承保方在合约中规定参加MTM项目参保人资格，而且只有参保受益人满足MTM服务资格，该合约才能将CMR纳入指标评级[35]。这项指标促进适格接受MTM服务的参保人接受CMR服务。参与CMR的参保人比率越高，表明保险计划的质量绩效表现越佳（表4-8）[35]。

很明显，这是MTM的第一个质量指标。CMS计划在开发和批准MTM的其他过程指标和结局指标后采用它们[34]。PQA有一个指标研发团队，致力于为Medicare Part D计划的MTM项目开发质量指标[41]。针对具有潜力的指标，美国PQA质量评估专委会评估了技术说明书草稿，在征求PQA会员意见前，将对这些潜力指标进行初步试验[41]。

表4-7 Medicare Part D中有关药物使用的星级评定指标

高风险药物（HRM）	分子：年龄≥65岁同样会员年数①参保人且调配相同高风险药物处方≥2次的人数 分母：年龄≥65岁同样会员年数参保人数
用药依从性	分子：在评估期间，年龄≥18岁且PDC②≥80%的注册参保受益人的数量 分母：在评估期间，年龄≥18岁且有≥2次调配评估类别药物的注册参保受益人的数量
CMR完成率	分子：参与MTM期间接受一次CMR服务并且满足分母条件的受益人数目 分母：报告期间参加MTM项目≥60天且在此期间不属于临终关怀的成人受益人数目

① 会员年数：对于每位受益人，登记的月数除以12。总体会员年数是每位患者个人会员年数的总和。

② PDC（用药覆盖天数占比）：同一药物（或其治疗类别中的另一种药物）的处方理赔所覆盖测量期间天数的百分比。

来源：Centers for Medicare and Medicaid Services (CMS). Part C and D Performance Data: 2017 Part C and D Performance Data Technical Notes. Available at http://www.cms. gov/Medicare/Prescription-Drug-Coverage/PrescriptionDrugCovGenIn/PerformanceData. html. Accessed September20, 2016。

Medicare Part D计划的改进策略

CMS合同承保方（Acumen，LLC）每月在“患者安全分析”网站上公布报告，MA计划和Part D计划承保方可以通过阅读这些报告监测其绩效考核状况。联邦Medicare合规署最多向保险计划承保方授予5个用户访问报告权限[42]。根据每份保险合同对各项服务的质量指标要求，这些报告从合同级别、服务方级别、受保利益方级别以及理赔级别等方面向保险计划承保方提供绩效分析结果。对合同进行分析，给出总体指标、保险级别和保险合同类型（MA或PDP）等各项指标评估，以监控保险合同执行的绩效表现。服务提供方的分析报告，为监督服务提供方（处方者和药房）、影响其保险计划评级，提供了数据信息。通过国家医疗服务提供者身份证（National Provider Identifier，NPI）或国家处方药计划委员会（NCPDP）号码，可识别服务提供方。理赔级别分析，可以提供每张处方理赔的个体处方药事件数据，包括评级分子中的受益人，从而有利于保险计划确定影响评级分数的个体受益人。

这些公开的报告不仅能使保险计划在自身合同范围内评价绩效表现，还能对照其他计划承保合同进行评估。保险计划能够确定对其质量评级产生异常影响的处方者、药房以及成员，也可以在整个测量期逐月监控绩效表现，并有助于监测在其评价期内改善最终评级的进度。CMS期望保险计划利用这些报告以及通过网站公开的数据，监测自身的绩效表现，并启动保险绩效的质量改进措施[42]。下文示例描述了保险计划利用“患者安全分析报告”为改善依从性采取措施，启动质量改进的工作。

保险计划可以利用“患者安全分析报告”的依从性数据，确认还需要多少参保人改善用药依从性才能达到4星或者5星的标准，以及需要进行依从性干预的具体参保对象。

① 合同级别分析按照合同类型（MA或PDP）列出依从率的总体水平。为了对照其他合同提升保险计划的评级（表4-9），各保险可以确定那些需要改善依从性的参保受益人数（现有药物类别PDC至少达到80%），以达到4星或5星级别。依据CMS公布的2017年医保项目星级评定分界值（数据来源于2015年）（参见表4-8），我们模拟出的PDP计划，即Plan X，目前绩效仅是3星评级[35]。为了达到4星级别（PDC-糖尿病＞82%），该计划在保险计划年度结束前（2015年12月）需要依从用药的参保受益人数达到123000位年度会员。以此类推，Plan X需要增加5250名依从性良好的参保年度会员，其绩效才能到达4星级。实现4星级绩效要求的不依从会员的实际人数将与5250有所不同，这将取决于Plan X中半年注册的参保受益人数量。此外，几乎可以肯定的是，保险计划提升患者用药依从性的干预措施不会100%成功，因此依据预测的干预措施成功率，Plan X的目标至少需要干预多于5250名不依从的参保人。

② 医保计划通过分析参保受益人群，确定在年底前达到 PDC > 80% 的参保会员人数，进一步对目标人群进行干预、改善依从性（表 4-10）。假设这些数据截至 2015 年 9 月 30 日，那么距离保险年度结束还有 92 天（计划年从 2015 年 1 月起算，12 月截止）。如果第一位参保受益人还留在保险年内的剩余时间里，那么他的测量周期总计 348 天。在保险年的剩余天数里，该参保人需要（按每张处方调配记录数据）使用药品至少 86 天，才能达到至少 80% 的 PDC 阈值。

但是第二位参保人在目前保险年期内 PDC 无法超过 80%。假设参保会员在保险年还剩 92 天才注册，其测量周期总计 332 天，该参保人需要用药覆盖 266 天，才能保证 PDC 达到 80% 阈值。因此，参保人还需要用药覆盖 118 天，但是截至 2015 年 9 月 30 日，该保险计划年只剩 92 天。利用参保人“患者安全分析报告”，保险计划可以在整个保险年度的不同阶段确定不同的目标会员人群，实施改善依从性的干预措施，以提升依从性整体评分。

指标权重分配（详见表 4-4 和表 4-5）可用于预估每个考核指标对于每年保险总评的贡献程度。2017 年，MA-PD 计划绩效评分共计 44 项指标，PQA 制订了 5 个用药绩效指标，占 Part D 计划总评分的 42%，占 MA-PD 总评分的 17%。尽管这些绩效指标低于总评分的 1/5，但常常是保险最难搞定的指标。如果 Part D 计划在这些指标上表现不佳，则很难达到 5 星评级。而且，对糖尿病、降胆固醇和高血压等用药依从性的干预措施与 Part C 计划指标的绩效结果评分直接关联：对糖尿病诊疗的要求包含血糖、胆固醇和血压控制的达标。个体质量改进指标有可能会影响到其他指标的评分[43]。因此，改善用药依从性的干预措施，远远超越对 PDC 评分的正面影响。

Medicare 保险计划的承保方使用多种办法改善诊疗质量。通过处方集管理、事先授权、疾病管理、用药评估、对处方者目标干预、按绩效付费、MTM 项目等措施，保险计划承保方努力降低医疗成本并确保诊疗质量。由于人们对于价值导向医疗和高质量服务的需求越来越大，保险计划也实行很多提升绩效的措施，比如借助预测性分析和质量改进平台，解决质量改进的有效性和效率[44-46]。保险计划需要实行全方位策略，才能保持高质量服务水平。

表 4-8 2017 年特定星级评定指标的分界值

保险计划类型	1 星	2 星	3 星	4 星	5 星
2017 年 D15 指标：MTM 项目全面用药评估完成率					
MA-PD	< 33.2%	≥ 33.2% ～< 47.8%	≥ 47.8% ～< 58.1%	≥ 58.1% ～< 76.8%	≥ 76.8%
PDP	< 12.6%	≥ 12.6% ～< 20.3%	≥ 20.3% ～< 33.9%	≥ 33.9% ～< 51.6%	≥ 51.6%
2017 年 D12 指标：糖尿病用药依从性					
MA-PD	< 70%	≥ 70% ～< 76%	≥ 76% ～< 79%	≥ 79% ～< 83%	≥ 83%
PDP	< 74%	≥ 74% ～< 78%	≥ 78% ～< 82%	≥ 82% ～< 86%	≥ 86%
2017 年 D13 指标：高血压用药依从性（RAS 拮抗剂）					
MA-PD	< 71%	≥ 71% ～< 75%	≥ 75% ～< 79%	≥ 79% ～< 83%	≥ 83%
PDP	< 77%	≥ 77% ～< 80%	≥ 80% ～< 83%	≥ 83% ～< 85%	≥ 85%
2017 年 D14 指标：降胆固醇用药依从性（他汀类）					
MA-PD	< 66%	≥ 66% ～< 73%	≥ 73% ～< 77%	≥ 77% ～< 82%	≥ 82%
PDP	< 70%	≥ 70% ～< 74%	≥ 74% ～< 80%	≥ 80% ～< 84%	≥ 84%

来源：Centers for Medicare and Medicaid Services (CMS). *Part C and D Performance Data: 2017 Part C and D Performance Data Technical Notes*. Available at http://www.cms.gov/Medicare/Prescription-Drug-Coverage/PrescriptionDrugCovGenIn/PerformanceData.html. Accessed September20, 2016。

表 4-9 “患者安全分析报告”中有关合同的依从率示例

合同	注册受益人年度会员数	依从受益人年度会员数	依从率 /%
所有合同	10000000	8000000	80.0
PDP	2000000	1620000	81
Plan X	150000	117750	78.5

表 4-10 虚拟保险计划的受益人数据示例①

受益人编号	出生日期（月 / 日 / 年）	性别（男 / 女）	糖尿病用药		
			测量周期天数	用药覆盖天数	PDC
1	1/1/1940	男	256	192	0.75
2	2/23/1932	女	240	148	0.61

① 报告日期：2015 年 10 月；测量周期（2015 年 1 ～ 9 月）；合同编号：1234；合同名称：虚拟保险计划。

MTM 项目的质量保证

除了参与 CMS 发布的星级评定和质量评估指标之外，MTM 项目和服务供应商应确保所提供服务的质量，就像所有医疗服务提供者一样。医疗保险支付方应可以信赖医患互动、书面沟通以及 MTM 会面记录的准确性、完整性和适宜性。

医患互动

为了确保 MTM 实施成功，药师必须能够说服患者参与 CMR。只有患者的成功参与，MTM 项目才有效。从接触患者的那一刻开始，MTM 药师必须提供卓越的客户服务，把患者当做消费者，为他们提供有用的用药经验。随着 Medicare MTM 服务新的质量评估指标要求对患者实施 CMR，MTM 药师找到克服妨碍患者参与的方法是非常必要的。MTM 药师需要权衡和评估各种接触患者方法的成功经验。他们需要评估接触客户的方方面面，以全面影响患者的参与；例如，患者资料的措辞、沟通方式、回答患者问题的准备度、宣传和信息材料、完成一次 CMR 需要的时间长度以及患者满意度。MTM 项目需要逐渐衡量他们让患者参与这些服务的能力。应该注意到，当该项目让患者参与服务的能力下降时，这个计划将调查导致能力下降的可能原因，提出可能的补救措施。

在执行 CMR 时，MTM 药师不仅需要熟练做好客户服务而且必须协调多项任务。药师必须采集精确的完整用药清单，其中包括但不限于药品名称、规格、适应证、处方者、给药剂量、服药频次、副作用和用药依从性。若一份用药清单有 15 种药品，那么仅仅针对这份用药清单，MTM 药师就可能需要收集超过 120 项信息。MTM 药师还必须确认、评估以及对药物治疗相关问题排列处理顺序；提供建议时，要考虑每位患者的社交、经济和情感需求。MTM 药师必须倾听、共情患者并克服交流障碍。为了确保进行高质量的患者互动，MTM 项目需要审计药师与患者的互动情况。审计评估 MTM 药师和患者之间的互动情况需要现场观察、聆听录音或观看视频录像。CMR 的稽查依据记录和最终向患者提供的信息，确认自述信息的准确性。为确保患者接受高质量服务，除了准确性之外，医保计划希望也能审计 MTM 药师提供的信息适宜性。

书面沟通

在 2013 年，CMS 采用了附信首页、个人用药记录和用药行动计划的标准格式，发给 Medicare Part D 计划的服务承接方实施 CMR 之用。MTM 项目必须确保这些书面材料始终符合 CMS 的要求。发送给患者的材料也需审计，这是 MTM 项目质量保证的关键一环。此类审计可能涉及的项目示例包括格式是否符合 CMS 要求、用药行动计划是否超过 CMS 建议的正反一页、个人用药记录的准确性（拼写、给药剂量等）以及个人用药记录的完整性（过敏史、药物名称、药物规格、用药说明以及处方者等）。

为了沟通药物治疗相关问题，MTM 药师同处方者的沟通函必须清晰、可信和简洁。MTM 项目希望确保与处方者的沟通质量，审计这些材料时，应明确说明药物名称、给药剂量、存在的问题和机会、给予明确的建议、给予相关患者个体的信息、准确参考的适宜建议以及避免拼写和排版错误。

文档记录和上报制度

文档记录和上报制度可能是保证 MTM 项目质量最关键的部分。为了服务报酬，MTM 项目服务者必须审计收费服务的文档记录，检查理赔申报和正确支付的准确性。MTM 药师必须始终如一记录所有 MTM 服务提出的建议和干预措施，尤其当一个项目依据估算的成本规避提出赔偿请求时[47]。文档记录必须包含提供的所有服务、建议以及干预措施，最终向服务支付方以及 CMS 等监管机构报告。审核 MTM 项目的记录文档和收费信息时，可能需验证是否有申请服务收费的证据。例如，如果执行一次 CMR 服务的付费申请，审计时则需核查患者个人用药清单、用药行动计划和患者互动情况（如果有记录）。给予处方者的建议记录，应该确实有证据支持，例如验证传真给医生的建议或记录与医生电话交谈的内容。

作为 MTM 的核心工作，文档记录也对项目和其他医务人员的诊疗连续性以及随访患者至关重要。由于服务内容的全面性，MTM 药师将会收到大量多余信息。为了更好地被其他医务人员和患者随访服务所用，需要对各种信息进行整理和总结。相比之下，注意到文献中几乎缺失对临床总结的研究，Feblowitz 等提出了一个用于整合和记录患者信息的模型，以生成一组对医疗服务有用的患者数据[48]。无论 MTM 业务模式的文档记录采用何种格式，该项目必须确保用户遵循一致的记录方法，并记录必要的信息。该项目可以结合手工图表审计和软件，捕捉到文档中潜在的错误来源，形成审核报告。

参考文献

1. GPO. *Patient Protection and Affordable Care Act*, PL 111-148; 2010. Available at http://www.gpo.gov/fdsys/pkg/PLAW-111publ148/pdf/PLAW-111publ148.pdf. Accessed March 10, 2013.
2. Quality Net. *Hospital Value-Based Purchasing Program Overview*. Available at http://www.qualitynet.org/dcs/ContentServer?c=Page&pagename=QnetPublic%2FPage%2FQnetTier2&cid=1228772039937. Accessed March 10, 2013.
3. CMS. *Statute Regulations Program Instructions*. Available at http://www.cms.gov/Medicare/Quality-Initiatives-Patient-Assessment-Instruments/PQRS/StatuteRegulationsProgramInstructions.html. Accessed March 10, 2013.
4. Nau DP. Measuring pharmacy quality. *J Am Pharm Assoc*. 2009;49(2):154-163.
5. CMS. *Roadmap for Implementing Value Driven Healthcare in the Traditional Medicare Fee-for-Service Program*. Available at http://www.cms.gov/Medicare/

Quality-Initiatives-Patient-Assessment-Instruments/QualityInitiativesGenInfo/downloads/vbproadmap_oea_1-16_508.pdf. Accessed March 10, 2013.

6. HHS. *Value-Driven Health Care: Four Cornerstones*. Available at http://archive.hhs.gov/valuedriven/fourcornerstones/index.html. Accessed March 10, 2013.
7. Briere R, ed. Institute of Medicine. *Crossing the Quality Chasm: A New Health System for the 21st Century*. Washington, DC: National Academy Press; 2001.
8. Berwick DM, Nolan TW, Whittington J. Triple aim: Care, health and costs. *Health Aff*. 2008;27(3):759-769.
9. HHS. *Value-Driven Health Care Home*. Available at https://archive.hhs.gov/valuedriven/. Accessed January 17, 2017.
10. Moore T, Nau DP. Reporting on health care quality. In: Nau DP, ed. *Quality and Safety in Pharmacy Practice*. New York, NY: McGraw-Hill; 2010. Available at http://www.accesspharmacy.com/content.aspx?aID=6496430. Accessed March 13, 2013.
11. The Joint Commission. *Quality Check*. Available at http://www.qualitycheck.org/. Accessed March 10, 2013.
12. *Hospital Compare*. Available at http://www.medicare.gov/hospitalcompare/. Accessed March 10, 2013.
13. *Nursing Home Compare*. Available at http://www.medicare.gov/NHCompare/. Accessed March 10, 2013.
14. NCQA. *HEDIS and Performance Measurement*. Available at http://www.ncqa.org/tabid/59/dealut.aspx. Accessed March 10, 2013.
15. CMS. *MACRA, MIPS and APMs*. Available at https://www.cms.gov/Medicare/Quality-Initiatives-Patient-Assessment-Instruments/Value-Based-Programs/MACRA-MIPS-and-APMs/MACRA-MIPS-and-APMs.html. Accessed September 27, 2016.
16. PQA. Report available at www.pqaalliance.org. Accessed September 17, 2016.
17. Pillittere-Dugan D et al. Development and testing of performance measures for pharmacy services. *J Am Pharm Assoc*. 2009;49(2): 212-219.
18. Center for Pharmacy Practice Accreditation Community Pharmacy Practice Standards. Report available at https://pharmacypracticeaccredit.org/. Accessed January 17, 2017.
19. Utilization Review Accreditation Commission (URAC). *Accreditation Programs*. Available at http://www.urac.org. Accessed September 27, 2016.
20. Ernst FR, Grizzle AJ. Drug-related morbidity and mortality: Updating the cost-of-illness model. *J Am Pharm Assoc*. 2001;41:192-199.
21. *The Medicare Prescription Drug, Improvement, and Modernization Act*, PL 108-173; 2003. Available at http://www.gpo.gov/fdsys/pkg/PLAW-108publ173/html/PLAW-108publ173.htm. Accessed March 10, 2013.
22. *Medicare Advantage and Medicare Prescription Drug Plan Quality Strategy: A Framework for Improving Care for Beneficiaries*; June 2012. Available at http://www.healthlawyers.org/Members/PracticeGroups/PPMC/MAPD/Documents/HPMS%20Memoranda/June%202012/Final%20Quality%20Strategy%20June%202012.pdf. Accessed March 10, 2013.
23. Scott GG, Legner D. Health care quality improvement. In: Nau DP, ed. *Quality and Safety in Pharmacy Practice*. New York, NY: McGraw-Hill; 2010. Available at http://www.accesspharmacy.com/content.aspx?aID=6494971. Accessed March 11, 2013.
24. Nau DP. Recognizing and defining quality problems. In: Nau DP, ed. *Quality and Safety in Pharmacy Practice*. New York, NY: McGraw-Hill; 2010. Available at http://www.accesspharmacy.com.lp.hscl.ufl.edu/content.aspx?aID=6495158. Accessed April 7, 2013.
25. Hincapie A. Identifying causes of quality problems. In: Nau DP, ed. *Quality and Safety in Pharmacy Practice*. New York, NY: McGraw-Hill; 2010. Available at http://www.accesspharmacy.com.lp.hscl.ufl.edu/content.aspx?aID=6495257. Accessed April 7, 2013.
26. Moczygemba LR. Statistical process control. In: Nau DP, ed. *Quality and Safety in Pharmacy Practice*. New York, NY: McGraw-Hill; 2010. Available at http://www.accesspharmacy.com.lp.hscl.ufl.edu/content.aspx?aID=6495445. Accessed April 7, 2013.
27. Donabedian A. Explorations in quality assessment and monitoring. In: *The Definition of Quality and Approaches of its Assessment*. Ann Arbor, MI: Health Administration Press; 1980:79-128.
28. Skledar SJ, Weber RJ. Measuring medication safety and quality. In: Nau DP, ed. *Quality and Safety in Pharmacy Practice*. New York, NY: McGraw-Hill; 2010. Available at http://www.accesspharmacy.com/content.aspx?aID=6495526. Accessed March 11, 2013.
29. Kozma CM, Reeder CE, Schulz RM. Economic, clinical and humanistic outcomes: A planning tool for pharmacoectonic research. *Clin Ther*. 1993;15:1121-1132.
30. Angaran DM. Selecting, developing and evaluating indicators. *Am J Hosp Pharm*. 1991;48:1931-1937.
31. Reinhardt U. Measuring the"quality" of health care. *New York Times*; February 1, 2013. Available at http://economix.blogs.nytimes.com/2013/02/01/measuring-the-quality-of-health-care/. Accessed March 10, 2013.
32. Nadkarni A, Nau DP. Is regulation the key to quality improvement? *Mich Pharm*. 2005;4:4-7.
33. CMS. *Physician Quality Reporting System*. Available at https://www.cms.gov/Medicare/Quality-Initiatives-Patient-Assessment-Instruments/PQRS/index.html. Accessed September 27, 2016.
34. CMS. *Announcement of Calendar Year (CY) 2013 Medicare Advantage Capitation Rates and Medicare Advantage and Part D Payment Policies and Final Call Letter*. Available at http://www.cms.gov/medicare/health-plans/healthplansgeninfo/downloads/2013-call-letter.pdf. Accessed September 27, 2016.
35. CMS. *Medicare 2017. Parts C and D Star Rating Technical Notes*. Available at http://www.cms.gov/Medicare/Prescription-Drug-Coverage/PrescriptionDrugCovGenIn/PerformanceData.html. Accessed September 27, 2016.
36. CMS. *Part D and D Performance Data*. Available at https://www.cms.gov/Medicare/Prescription-Drug-Coverage/PrescriptionDrugCovGenIn/PerformanceData.html. Accessed September 27, 2016.
37. CMS. *A Blueprint for the CMS Measures Management System*. Available at https://www.cms.gov/Medicare/Quality-Initiatives-Patient-Assessment-Instruments/MMS/Downloads/BlueprintVolume1-combined-v90.pdf. Accessed September 27, 2016.
38. CMS. *Announcement of Calendar Year (CY) 2012 Medicare Advantage Capitation Rates and Medicare Advantage and Part D Payment Policies and Final Call Letter*. Available at http://www.cms.gov/Medicare/Prescription-Drug-Coverage/PrescriptionDrugCovContra/downloads/Announcement2012final.pdf. Accessed September 27, 2016.
39. Kaiser Family Foundation. *Medicare Advantage Plan Star Ratings and Bonus Payments in 2012*. Data brief; November 2011. Available at http://kaiserfamilyfoundation.files.wordpress.com/2013/01/8257.pdf. Accessed September 27, 2016.
40. Fick D, Semla T, Beizer J, et al. American Geriatric Society updated Beers criteria for potentially inappropriate medication use in older adults. *J Am Geriatr Soc*. 2012;60(4):616-631.
41. Pharmacy Quality Alliance. *Information for Measure Development*. Available at http://pqaalliance.org/mdg/default.asp. Accessed September 27, 2016.
42. Tudor C. *Memo to All Part D Sponsors. Request for Comments Regarding Enhancements to the Patient Safety Analysis Website*; October 2012. Available at http://www.cms.gov/Medicare/Prescription-Drug-Coverage/PrescriptionDrugCovContra/Downloads/PatientSafetyWebsiteAnalysis.pdf. Accessed March 10, 2013.
43. Ta JT, Erickson SC, Qiu W, et al. Is there a relationship between Part D medication adherence and Part C intermediate outcomes Star Ratings measures? *J Manag Care Pharm*. 2016;22(7):787-795.
44. EQuIPP website. Report available at https://www.equipp.org/default.aspx. Accessed September 27, 2016.
45. RxAnte website. Report available at http://www.rxante.com/. Accessed September 27, 2016.
46. Inovalon website. Report available at http://www.inovalon.com/pages/default.aspx. Accessed September 27, 2016.
47. Barnett MJ, Frank J, Wehring H, et al. Analysis of pharmacist-provided medication therapy management (MTM) services in community pharmacies over 7 years. *J Manag Care Pharm*. 2009;15(1):18-31.
48. Feblowitz JC, Wright A, Singh H, Samal L, Sittig D. Summarization of clinical information: A conceptual model. *J Biomed Informatics*. 2011;44: 688-699.

复习题

1. 美国医学研究所实施改进医疗服务的策略包括
   a. 赔付不安全服务造成的伤害
   b. 将 Medicare 星级评定应用于社区药房业务
   c. 规定每个职业的作用
   d. 要求使用远程医疗技术
   e. 以上都不是
2. CMS 中 MTM 相关的星级评定
   a. 在药房监测和解决药物不良反应
   b. 主要关注 Part D 计划的 MTM
   c. 用于公示诊断错误率
   d. 可能会逐年变化
   e. 用于医疗机构认证的目的
3. MA-PD 计划的星级评定绩效表现不佳可导致
   a. 表现不佳受到民事罚款
   b. 成员被自动从保险计划中除名
   c. 失去质量奖励金额（QBP）
   d. 要求将 MA-PD 计划换成 PDP 计划
   e. 以上都是
4. CMS MA-PD PDP 星级评定指标最显著的特点是
   a. 一个基于评级的评估体系
   b. 证明可以改善患者的治疗效果
   c. 包含诊断准确性的评定指标
   d. 包含医生对建议调整治疗方案的接受率
   e. 主要围绕处方集设计
5. 根据 MA-PD 用药星级评定指标，MA-PD 计划单独的评分从 4 星提高到 5 星，将
   a. 使整体星级评定保持在 4
   b. 使整体星级评定保持在 4.5
   c. 使整体星级评定保持在 5
   d. 获得 5% 的服务质量奖金
   e. 没有影响，因为评级取决于其他绩效指标
6. CMS 质量改进框架包含以下哪项？
   a. 受益人
   b. 诊疗标准
   c. 公告系统
   d. 核心价值
   e. 以上都是
7. 以下哪项不属于 MA 星级评定指标？
   a. 保持健康：筛查、检测和疫苗
   b. 仿制药的使用率
   c. 慢性（长期）疾病管理
   d. 参保人保险计划体验
   e. 保险计划的客户服务
8. 在 PDP 评级中，用药相关的星级评定指标是
   a. 患者安全和药品定价准确性的评级
   b. 衡量药价准确性和稳定性的 5 项指标
   c. 专注对所有长期用药的依从性
   d. 设定药物不良事件可接受的发生率
   e. 每项评定指标的权重系数为 5
9. PDC 是
   a. 患者适当服药天数百分比
   b. 所有药物均达到 0.8 才可
   c. 需要与患者面谈才能计算
   d. 逐步根据处方理赔数据计算
   e. 检测合规的可能性
10. CMS 星级绩效评估指标
    a. 取消对 MTM CQI 项目的需求
    b. 取决于准确的 MAP
    c. 影响全面用药评估的重心
    d. 与 NCQA 和 JCAHO 指标相结合
    e. 不适用于不符合 MTM 资格的 Medicare 患者

答案

1. a　2. d　3. c
4. a　5. e　6. e
7. b　8. a　9. d
10. c

郑玉粉　裴毓瑶　李涵涵　林　妍　张　蔚　徐彤彤　译
康　震　校
金有豫　朱　珠　审

第5章

支付方视角

Angel L. Ballew, MBA, PharmD, BCPP, and Katie Neff-Golub, PharmD, BCGP, CPh

关键点

- 医保计划参与者出于各种原因，要求医保计划承保方提供药物治疗管理（MTM）服务。
- 有些医保计划是因为合同协议而向部分或全部参保会员提供 MTM 服务；其他医保计划提供 MTM 服务则是为了改善患者健康结局，降低医疗成本。
- Medicare Part D 计划的承保方被授权向符合 CMS 规定的特定要求的参保受益人提供 MTM 服务。
- CMS 创新中心宣布了一项为期 5 年的模式检验计划，以进一步探索 MTM 对 Part D 计划独立承保方带来的益处。
- MA 计划可以选择使用 MTM 项目，作为改善服务质量评估的补充措施。
- 在设立 MTM 项目时，医保支付方必须确定参保会员的纳入标准、服务内容和服务方式，以及确定 MTM 项目是自己实施还是外包，以达到预期结果。
- 医保计划可以利用国家层级的药学机构、MTM 服务供应商、药品福利管理公司以及个体 MTM 药师作为资源，以确定项目服务和可能的结局。
- MTM 服务提供者应该满足医疗保险计划的要求，提供相关的信息以及建议，才能被确认为是可能的医疗保险供应商。
- 医保计划可通过多种方式签订 MTM 服务赔偿合同。
- 提供 MTM 服务的供应商应随时准备接受医保计划支付方提出的审计要求（如委托审计、数据验证审计等）。
- 质量保证是保障每一个 MTM 项目实施的关键，每位 MTM 药师均应遵守。
- 所有临床项目，包括 MTM，都应持续进行评估，以确保达到预期结果并采取改进措施。

引言

医保计划承保方常常应医保计划内外方的要求，将药物治疗管理（MTM）作为一项医保计划服务，以改善患者的健康结局。支付方必须确定要注册什么样的会员、提供什么服务、使用哪些服务提供者以及考核服务的方法。

医保计划对 MTM 项目的建立、监督和管理的视角，随着其启动原因的不同而有所变化。商业保险、雇主团体和政府资助的医保计划，都倾向于建立 MTM 项目，既达到监管的要求又能很好控制医疗的成效，最终达成预期的投资回报（ROI）。

2003 年，MMA 法案要求所有承接 Medicare Part D 计划的承保方（保险公司）都必须提供MTM服务[1]。按照各州设定的运营指南，通过签订州合同，Medicaid 的承保方可通过合同规定的义务要求提供 MTM 项目。医保计划承保方根据预期的 ROI，确定参保人群参数，以保证 MTM 对患者进行药物治疗干预的效果。

MTM 在 Part D 计划单独保险服务的价值正在通过检验 Part D 计划 MTM 升级模式（EMTM 模式）得到进一步评估。CMS 创新中心宣布，该模式检验将运营一项为期 5 年的计划，旨在“确定创新策略以优化用药，提高临床协作，并强化医疗卫生系统的资源连接”[2]。

确定 MTM 标准

对设立 MTM 项目的任何支付方来说，确定参保会员的纳入标准是关键的一步。2003 年，MMA 法案要求所有 Part D 计划的承保方对符合明确标准的参保受益人提供 MTM 服务❶，标准如下：

① 患有多种慢性疾病。

② Part D 计划所涵盖的多种药物。

③ Part D 计划所涵盖的药物年度费用超过美国卫

❶ EMTM 模式不受这些要求的约束。作为 CMS 创新中心模式检验的一部分，参与 EMTM 的医保计划承保方需提交其具体的项目计划，以获得 CMS 批准，包括全部的准入标准。

生与公众服务部规定的范围[1]。

各州单独确定本州的要求，但通常受到各州试点项目审计驱动的影响，也可基于国家层级的药学机构确定的基本原则制订要求。除CMS或州政府规定的纳入标准外，医保计划也常会根据造成医保计划成本的人群因素来选择可获得MTM服务的参保人员。雇主团体也可能会考虑引起误工的各种因素。由于医保计划的人群特征很特别，因此各医保计划都侧重于那些患有某些疾病状态的会员并使用某些治疗类药物，以尽可能提高在MTM服务花费的成本获得的收益。除了那些符合CMS要求的Part D标准的参保会员外，参保会员可根据医保计划的要求参加MTM项目。这些会员的身份识别与那些加入商业或雇主计划的会员类似，在这些计划中没有强制规定的识别标准。政府有关机构可向各个医保计划提供建议，让更多的人群参与MTM项目。如在2014年度要求信函中，CMS建议将阿片类药物纳入使用人群，以及建议符合Millions Hearts™ 计划的人群使用[3]。MA计划希望用MTM项目纳入更多参保会员，作为Part C和Part D两个计划中改善其他服务质量的补充措施。美国国家质量保证委员会（NCQA）用来衡量医保计划医疗质量的工具——医疗有效性数据和信息集（HEDIS®）在很大程度上影响了Part C计划的质量评估[4]。药学服务质量联盟（PQA）机构的评估指标，显著影响了Part D计划对患者安全的质量评估[5]。表5-1列出了CMS针对2017年保险星级评定时使用的一系列指标，用来评估医保计划的服务质量，而MTM服务可能直接或间接地影响了保险的星级评定[6]。MTM服务可能也影响了Medicare Part C和Part D计划的其他星级评定指标，详见表5-2[7]。

表5-1　2017版Medicare Part C和Part D计划评级的绩效指标——星级评定

指标代码	指标名称
C01	乳腺癌筛查
C02	结直肠癌筛查
C03	年度流感疫苗接种
C07	成人BMI评估
C09	老年人诊疗——用药评估
C11	老年人诊疗——疼痛评估
C12	有骨折史女性的骨质疏松管理
C13	糖尿病诊疗——眼科检查
C14	糖尿病诊疗——肾病监测
C15	糖尿病诊疗——血糖控制
C16	血压控制
C17	类风湿关节炎管理
C18	降低跌倒风险
D11	高风险药物
D12	Part D计划糖尿病用药依从性
D13	Part D计划高血压用药依从性（RAS拮抗剂）
D14	Part D计划降胆固醇用药依从性（他汀类）
D15	MTM项目全面用药评估完成率

来源：改编自Part C and D performance data: 2017 Part C and D performance data technical notes. Centers for Medicare & Medicaid Services website. Available at http://www.cms.gov/Medicare/Prescription-Drug-Coverage/PrescriptionDrugCovGenIn/PerformanceData.html. Accessed January 30, 2017。

表5-2　2017版Medicare Part C和Part D计划评级的公示指标

指标代码	指标名称
DMC01	精神疾病住院后的随访（出院后30天内）
DMC02	抗抑郁药物治疗管理（6个月）
DMC03	持续β受体阻滞剂治疗
DMC04	对长期用药患者的适当监测
DMC05	骨质疏松检查
DMC06	慢性阻塞性肺疾病确诊检查
DMC09	肺炎疫苗
DMC10	就诊于初级保健医师
DMC12	慢性阻塞性肺疾病急性加重的药物治疗管理——全身皮质类固醇
DMC13	慢性阻塞性肺疾病恶化的药物治疗管理——支气管扩张剂
DMC14	启动对酒精或其他娱乐药物成瘾者的治疗
DMC15	对酒精或其他娱乐药物成瘾者治疗的预约安排
DMC16	预约提醒
DMC17	免疫接种提醒
DMC18	筛查提醒
DMC22	改善膀胱控制
DMC23	出院后的用药重整
DMC25	心血管疾病患者的他汀类药物治疗
DMC26	哮喘患者的药物治疗管理
DMC27	使用哮喘药物占比
DMD05	药物-药物间相互作用
DMD06	糖尿病药物剂量
DMD09	养老院老年参保人长期服用非典型抗精神病药物的比率
DMD15	续方调配的提醒
DMD16	服药提醒
DMD17	糖尿病患者服用他汀类药物的情况（SUPD）

来源：改编自Part C and D performance data: 2017 display measures technical notes. CMS website. Available at http://www.cms.gov/Medicare/Prescription-Drug-Coverage/PrescriptionDrugCovGenIn/PerformanceData.html. Accessed January 30, 2017。

EMTM 模式

CMS 创新中心宣布，EMTM 模式检验计划将于 2017 年 1 月 1 号启动，为期 5 年。过去，标准的 Part D 计划中的 MTM 项目要求有统一的服务和唯一的项目标准。然而，“一刀切”的统一方法可能无法确定或提供对患者健康结局最有积极影响的服务。

EMTM 模式检验计划为独立承接 Part D 处方药计划（保险仅覆盖处方药）提供了一个机会，以创新型 MTM 项目来代替标准的 CMS MTM 模式。该模式计划的目的是允许 Part D 计划承保方确定和实施创新 MTM 项目，并确认其纳入标准和服务内容。承保方提供的服务项目应是针对参保者制订的。EMTM 项目的纳入标准和为参保者制订的服务项目都需经 CMS 审核批准。该计划纳入了 6 个 Part D 计划承保方，共计启动 22 个保险福利套餐，覆盖 5 个 Part D 计划区域，分别为：第 7 区（弗吉尼亚州）、第 11 区（佛罗里达州）、第 21 区（路易斯安那州）、第 25 区（爱荷华州、明尼苏达州、蒙大拿州、内布拉斯加州、北达科他州、南达科他州和怀俄明州）和第 28 区（亚利桑那州）[2]。

确定 MTM 项目服务

支付方还需决定为参与 MTM 项目参保会员提供哪些服务。对 Part D 计划承保方，CMS 在《Part D 计划处方药福利手册》（PDBM）第 7 章[8]、年度呼吁函以及其他 CMS 材料中提供了指导。在 MTM 服务初期，CMS 允许医保计划承保方自行决定 MTM 的服务内容。2010 年，CMS 增加了指导，要求将全面用药评估（CMR）作为 MTM 项目的核心内容[9]。从 2013 年开始，CMS 要求在进行 CMR 之后，向参保会员提供一份标准化记录表格[10]。尽管过去十年中，CMS 对 Part D 计划承保方提出一些附加要求，但承保方对 MTM 提供的服务内容仍有一定决定权。2017 年，CMS 要求加入 EMTM 模式检验的 Part D 计划承保方，按照其在项目申请的服务内容提供相应服务[2]。

然而，除 Part D 计划外，MTM 服务不是强制性的，该指导意见仅限于国家层级的药学机构给予的建议和 MTM 服务供应商传达的信息。《社区药房实践的药物治疗管理：MTM 服务的核心要素》是 MTM 服务最重要的手册，是在 11 个国家层级的药学机构达成共识下制定的，其目的是创建一个模式，“最大化地提高在药房实践环境中提供 MTM 服务的有效性和成效性，以达成患者的持续治疗和健康结局的改善”[11,12]。除了本文件和国家层级的药学机构提供的其他资料外，当前正在为其他客户提供 MTM 服务的人也可以介绍 MTM 服务给保险相关方。例如，这可以包括 MTM 服务供应商、药品福利管理公司（PBM）以及诊所或零售环境的个体服务方。

用药评估

无论联邦是否有规定，为了保证让参保会员获益最大，医保计划提供的服务通常会涉及用药评估。对 Part D 计划承保方来说，也可称为全面用药评估（CMR）。

无论是从医保会员认可并完成服务的角度，还是从服务质量和患者满意度的角度，业界对于 MTM 服务最有效的提供方式仍存在争议。由于医保计划会为 MTM 服务付费，它必须考虑诸多因素如患者人群组成等，以确定提供服务的最佳方式，即采用面对面和电话服务的混合方式。在决定提供 MTM 服务方式时，重要的是要考虑面对面方式和电话方式的不同优势。

面对面方式

- 能够利用参保会员（患者）与其零售药店药师或顾问药师之间的确定关系。
- 在参保会员取药时，为其进行用药评估或为其预约用药评估。
- 能够将参保会员维系在长期护理机构照护，并与其医疗团队协商合理用药建议。
- 能够亲自查看药瓶或参保会员病历，确保参保会员所服的处方药物无误。
- 能够在接触参保会员时，评估其非言语沟通的含义。
- 能够现场演示特殊用药装置的合理使用技术（如吸入剂、胰岛素）。
- 在零售药房的处方调配同时，直接面对面提供 MTM 服务，省去预约步骤。
- 开展外展服务不一定完全依靠参保会员准确的联系信息（如地址和电话号码）。
- 能够依托支持人员或服务方走进参保会员家中，进行居家评估的外展服务或其他个案管理类型的功能服务（如病例管理护士、执业护士、家访医师）。

电话方式

- 能够记录 MTM 互动情况，用于实施监督和质量保证。
- 减少或消除零售药房可能存在的不便（例如，缺失配药功能、驾车直取服务或患者等候取药）。
- 能够联系到无法亲自来药房的参保会员（即行动不便的参保会员）。
- 当参保会员不能常与零售或社区药师联系时，药房可提供药品邮寄的增值服务。
- 如果参保会员与零售药店或社区药师无法建立联系，则可以作为替代方式。
- 可忽略服务方或参保会员基于身体和文化属性的真实和感知判断。

- 参保会员可以在自己熟悉的环境中接受 MTM 服务。

随着远程医疗作为提供临床服务的一种方式而持续受到关注，MTM 服务也采用这种方式提供就不足为奇了。但无论是采用亲自服务还是远程服务都必须记录在案，按照规定实施服务并将结果上报医保计划管理者，以验证投资回报，接受监督以保证质量，防止欺诈、浪费和滥用资源。

除用药评估外的附加服务

尽管多数 MTM 项目的主要内容（不管医保计划的类型如何）是实施某种形式的用药评估，各种医保计划也会探索其他附加服务。这些可以用来增加 MTM 项目的会员数，并提高会员对 MTM 服务的接受度，同时还可为 MTM 会员提供更多资源，帮助他们有效管理病情和用药方案。附加服务包括项目热线、提供给会员或药师的教育材料和保险计划品牌工具包等。参保会员可通过免费热线联系药师或其他临床医师，询问他们所用药物或疾病状态。有些热线是全年 365 天、全天 24h 服务参保会员，而其他项目热线仅为工作时间内访问的热线。会员简讯、宣传单页和小册子，均有助于提醒参保会员已参加的 MTM 项目以及所提供的服务内容。此外，这些还可强化药物相关概念，提供有关疾病的教育。秋季的流感疫苗接种提醒等季节性主题，也可作为管理参保会员健康的附加支持。其他材料可以培训提供 MTM 服务的药师，了解 MTM 项目开展的宗旨和目标，了解提供给参加 MTM 会员的服务内容以及患者可从中获益的理由。如果资料适用于每份医保计划的参加标准，这也是告知处方者如何登记参加和推荐会员参加 MTM 项目的一种方法。医保计划不仅可以为参保会员提供医疗和药房福利，也有利于会员的疾病状态协同管理、个案管理和其他健康服务。这不仅使得各业务部门之间传递一致的信息，更重要的是还可以在 MTM 和其他服务提供者之间协调诊疗。通过预约 MTM 的工作人员，参保会员可以选择使用电子邮件或短信提醒等方式作为续方调配的提醒。最后，品牌商品可以为会员提供有关用药管理和提示利用 MTM 项目服务的额外支持。品牌商品包括药盒、血糖日志和用于跟踪医疗提供者预约的日历。

自主实施与外包实施

MTM 服务可以完全内部解决，也可以部分或全部外包解决。医保计划所期望的项目类型、预计的参保会员人数以及预算分配是决定内包、外包或混合方式哪种最有利的几个因素。无论医保计划决定采用何种方式，都将在审查参保患者健康结局时对其进行重新评估。如可证明选择的方式有效，就会得到更多资金支持，有机会引入更多的内部和外部资源。此外，随着 MTM 的发展，即使过去未涉及的新领域，也可能会出现新的合作机会。

如果选择混合方式，医保计划必须确定如何保持监护服务的连续性。理想情况下，每个参保会员都有机会获得相同质量水平的服务，无论该服务是由自己的药师还是由外包的服务方提供。质量保证项目有助于维持各个服务者所提供服务的一致性。

当内部提供 MTM 服务时，医保计划的品牌推广在沟通交流中十分重要，药师不仅要精通 MTM 项目，对医保计划本身也要了解。这样，在用药评估过程中出现保险相关问题时，提供服务的药师和参保患者可进行更有效的沟通，减少碎片化体验。但是，只要合同中明确要求，即使外包服务也能够维护医保计划的品牌影响。

自主实施的 MTM 项目

如果医保计划全部或部分自主实施 MTM 项目，必须确认服务人员和场所的需求，并确定项目的构成。必须制定人员配备标准，以查看是否需要额外的资源或其他临床项目，是否可以吸收这些资源。初始人员设置可以从以下几个方面估算：预计注册登记的参保会员人数、预计接受各种服务的参保会员百分比、每项服务所需平均时间。医保计划内已设立的临床服务指标（即病例管理或涉及医师的质量措施），也可以作为指导。必须制定相关制度和流程，以确保提供项目服务的一致性和项目构成的合理性。

一旦确定了制度和标准操作流程，就应该对相关工作人员进行培训。有些医保计划可能要求员工取得某种认证证书或技能证书，或通过能力考核才能开展 MTM 服务。

自主实施的 MTM 项目，不仅要考虑人员配置标准和操作流程，还需要确定服务记录的形式，以便向监管部门、州政府、雇主团体和上层领导汇报。医保计划可能会选择现有的文档系统跟踪服务情况，如病例管理软件或开发文档记录工具专门追踪 MTM 服务，也可选择购买专门授权的 MTM 软件。医保计划选择追踪系统依赖于多种因素，包括预计容纳的数据量、使用该系统的员工人数、捕获报告所需必要数据的能力、系统安全性和备份能力等。

使用同一系统或将 MTM 专用软件直接连接到医保计划资源使用的其他系统，不仅有助于向内部工作人员提供参保会员的完整情况，还可以使服务参保会员及其药师们提供的建议、监护计划等保持一致。各方沟通一致，避免重复工作或信息传导失真，使 MTM 更有效运作。

完善的文档系统将确保数据是可检索和可汇报的，但它无法保证输入信息的质量。因此，医保计划可能会对提供服务的文档记录实施质量保证要求。通常情况下，质量保证审查可确保符合标准操作流程，但有些还可能包括临床质量评估。以电话方式或远程医疗模式提供的项目，在用药评估期间可实时监听电话或观看屏幕，以确保提供 MTM 服务的药师与参保会员之间的良好沟通。以面对面方式提供的 MTM 项目，可定期监测患者就诊情况，确保在其隐私不受干扰的环境下提供 MTM 服务且医患沟通顺畅。质量保证项目可确定提供 MTM 服务的药师个人、服务团队以及整个 MTM 项目需要改进的地方。

外包实施的 MTM 项目

如果医保计划选择全部或部分外包 MTM 项目，最可能通过其采购和法律团队制订的选择流程——信息请求（request for information，RFI）或提案请求（request for proposal，RFP），来确定与哪些执行服务的机构签订合同。然后，供应商提交相应文件接受初始审查，并提供额外文件解答医保计划提出的问题；潜在的供应商也可以展示其产品和服务。多数情况下，潜在的供应商会与医保计划签署保密协议，以保护双方的机密和专有信息在竞标期间或结束后不被任何一方泄露出去。Medicare、Medicaid 或商业公司在公布 MTM 竞标结果时，不会出现标准 RFI 和 RFP 文件。通常情况下，RFI 或 RFP 会包括以下部分：

- 组织概况（即关于该机构的重要统计数据、与其他组织的隶属关系）。
- 账户管理（即该医保计划的主要支持人员）。
- 提供的服务及其提供方式（即会员身份、文档记录系统、审查类型）。
- 人员资格证书（即技能证书、执照、培训）。
- 网络或服务区域（即医保计划的会员可获得服务的区域）。
- 质量保证和监督［即制度和流程，防止欺诈、浪费和滥用，保护受保护卫生信息（protected health information，PHI）的政策，投诉处理制度］。
- 文件和账单（如采集数据要素、计费相关数据、报销事宜）。
- 报告和数据验证（即报告数据要素、频率、数据验证程序，以确保报给医保计划的数据的准确性）。
- 结局评估流程（即评估结局的数据元素，包括计算过程）。
- 信息技术和数据传输处理（即如何安全传输数据、意外情况时数据备份程序、数据保留、服务器安全）。

医保计划可能会放弃选择供应商的过程，并通过其他机制选择服务外包，如通过其 PBM 提供 MTM 项目，尤其是当 PBM 可以证明患者健康结局良好且满足 ROI 的时候。如果签约 PBM 已开发药房网络，那么医保计划也可以直接单独与药房签订合同，或通过 PBM 签订合同。

医保计划还可以与传统 MTM 的服务机构关系之外的其他实体建立联系，包括通过责任制医疗组织（ACO）或以患者为中心的医疗之家（PCMH）与提供参保会员服务的药师建立联系。其他供应商也正在进入 MTM 领域，如通过提供居家类型的评估服务支持医保计划的供应商。这些供应商正在完成 CMR 和健康风险评估（health risk assessment，HRA），提供预防性服务，并缩小 HEDIS 和 CMS 星级指标的差距。

签订合同

当前存在许多与其他医疗服务付费结构一致的支付方式。典型的支付方式是按人头付费［每个会员每月（PMPM）或每个会员每年（PMPY）的费率］，以及按服务付费的交易方式。一些合同可能会明确规定一种混合支付方式，对在住会员或发展成一个评估个案收取 PMPM 费用，加上完成某些服务后按服务收取的费用。

一种医保计划选择的支付结构取决于多种因素，可包含该医保计划对 MTM 项目评估的体验（即会员百分比、参与百分比和服务完成情况），供应商愿意为所提供的全部或部分服务承担风险或提供绩效保证的意愿，以及 MTM 项目的预算。

在最初启动 MTM 项目时，医保计划可能发现按人头付费或 PMPM/PMPY 的支付方式可能更容易预算，因为项目总成本不取决于提供服务的数量。相反，一种保险可能会对服务的利用或完成率偏低，以及按人头付费模式下支付服务的成本可能高于按服务付费模式情况做出抉择。因此，各种保险可能要求供应商提供绩效保证，以确保服务完成率，从而使按人头付费或 PMPM/PMPY 的支付方式更有吸引力。在 CMS 星级评定中使用 CMR 完成率，可能会提高利用这种质量指标作为支付的一种驱动变量。

按服务付费的支付方式可避免将预算用于未参与 MTM 项目的会员。在这种情况下，医保计划会商定每项服务完成情况支付某一费用，费用通常是基于每种服务需要达到的临床服务水平确定的。医保计划还可选择提交通用程序术语（Current Procedural Terminology，CPT）代码，以支付 MTM 项目服务费用。美国药师服务技术咨询联盟（Pharmacist Services Technical Advisory Coalition，PSTAC）制订了三个 CPT 代码，于 2008 年 1 月 1 日生效，详见表 5-3[13]。由于这些代码按完成服务的时间计费，而不是按标准服务费用计费，因此使用 CPT 代码进行预算可能比其他方式更复杂。然而，随着 CPT 代码的广泛使用，医保计划很可能会更容易使用这种支付方式。

当 MTM 项目外包时，支付方还需牢记系统从服务供应商那里传送和接收数据的能力。要求 MTM 服务供应商使用自己的软件可能会限制支付方和供应商预期的参与量。目前的趋势是支付方与国家级 MTM 服务供应商签约，然后该供应商向药店提供基于网络的程序，让支付方能审查会员最新的完整用药理赔，并允许药房以便于支付方计费和报告的格式发送有关 MTM 就诊的信息。

表 5-3 MTM 服务的 CPT 代码

CPT 代码	释义
99605	药物治疗管理服务，由药师一对一、面对面提供，初次服务 15min，包括评估和干预（如果提供）；新诊患者，初次服务 15min
99606	复诊患者，初次服务 15min
99607①	每增加 15min（与主要服务代码分开罗列）

① 将 99607 与 99605、99606 结合使用。

来源：Medication therapy management service codes. Pharmacist Services Technical Advisory Coalition (PSTAC) website. http://www.pstac.org/services/mtms-codes.html. Accessed December 14, 2016。

委托授权

选择服务外包可能会限制 MTM 项目的日常运营，且不能取代监督的需求。医保计划应确保以经济有效的形式支付 MTM 服务，并保持一定服务质量水平，及时解决潜在问题。医保计划必须建立会员投诉应对机制，包括由 MTM 外包服务提供者产生的投诉。此外，还应有途径来监视其是否存在潜在的欺诈、浪费和滥用情况。

政府资助的 MTM 服务的提供者（即 Medicare Part D 计划）不得使用美国卫生与公众服务部监察长办公室禁用名单上的个体或实体，医保计划必须确定一个流程来解决这种情况。监察长办公室持有这份名单是为了追踪那些欺诈卫生与公众服务项目（包括 Medicare 和 Medicaid）的个体和实体，禁止他们为这些项目的参保者提供服务而从联邦预算获得费用补偿。这份个体和实体机构的禁用名单可公开下载，网址见：https://oig.hhs.gov/exclusions/index.asp。[14]

医保计划在签订合同期间就开始对 MTM 服务供应商和药师进行监督，其“委托授权”方式是医保计划委托他人代表其履行服务的过程。

医保计划必须通过预授权审计来确保受托的实体符合提供服务的最低要求。一旦实体已受托开展服务并签署合同，医保计划则应定期稽查该受托实体以确保其有能力持续提供签约的服务。审计周期取决于医保计划操作指南，该操作指南可能由监管机构或与客户签订的保险合同来确定。通常，至少每年都对受托实体审计一次。

审计所涉及的不仅仅是简单地衡量实体执行服务的能力，还会评估实体对政府要求法规的遵守情况，如 HIPAA 法案[15]，并考查其如遇突发情况复原数据的能力。MTM 的标准稽查文件不会同时发布；然而，医保计划在委托审计期间可能会审查的 MTM 具体要求包括以下内容：

- 实体的整体政策
  - 合规性（即如果出现合规性问题，实体将如何处理）。
  - HIPAA 法案中的隐私和安全（即实体如何保证 PHI 安全）。
  - 记录保存（即实体如何保存数据和文件以满足未来需求，包括记录保存期限）。
  - 欺诈、浪费和滥用（即实体如何识别和报告疑似案例）。
  - 信息技术（即复苏计划，包括意外灾害期间的业务连续性保证）。
- 行政管理文件
  - MTM 项目概述、政策和流程，以及医保计划提供的每项服务的操作文件。
  - MTM 服务提供者的岗位职责、培训计划和资格认证以及许可验证。
  - 抽查 MTM 服务文档，验证所汇报的数据元素及支持服务收费。

不符合确定要求的实体可能会被取消委托授权或接受纠错行动计划（corrective action plan，CAP）以整改相关问题。受托的实体必须满足 CAP 的时间，同时这期间是否可以继续提供服务，将取决于审计过程中发现问题的性质和严重程度。

质量保证

正如内部实施的 MTM 项目一样，受托实体代表医保计划履行服务，必须实施质量保证措施。对于外包服务项目，质量保证可以委托给实体本身（包括委托审计），或由医保计划执行质量保证，向受托实体持续提供反馈。然而，无论 MTM 是外包还是内部实施，应确保其操作和临床服务质量的过程都是一致的。如果医保计划采用混合方式开展 MTM，可执行类似的质量保证措施，以提供一个机会衡量和利用两组服务者之间的成功和失败，也可确定采用不同方式提供服务产生的差异。

无论 MTM 是外包还是内部实施，医保计划还必须考虑信息技术对确保项目顺利开展的必要性。除文档记录平台外，最低标准是用资质和药店数据来确认其是否合格并作为开展服务时的资源。如一个医保计划使用外包服务，则可能需要标准化的数据源，这意味着医保计划的信息技术部门将需要时间来协调和开发基本的基础架构。非 Part D 计划承保方可能希望获得医学和实验室数据，以帮助确认会员身份或为 MTM 药师提供患者背景资料。医保计划也有机会通过数据源来共享处方集或保险福利，为药师提供更多的个性化信息。

MTM 项目的结果上报

根据实施 MTM 后产生的结果，医保计划决定是继续还是扩展目前 MTM 项目服务范围。Part D 计划授权的项目和与州签约的合同仍然需要履行，但是除非 MTM 服务产生显著积极的结果，否则运行机制可能需要变化以期符合要求。随着节约医疗费用目标的实现，医保计划可能会决定将 MTM 服务扩展到非必须实施的会员。

CMS 要求上报 Part D MTM 项目服务的基本信息，目前每年都要上报参保受益人信息。多年来，CMS 对 Part D 计划的上报要求也有所变化，不仅要求追踪提供的服务，还要求上报 MTM 服务对参保受益人产生积极影响的结果。CMS 对 2016 年 Part D MTM 项目的上报要求如下[16]：

- 医保计划合同编号
- 受益人信息
  - 受益人医保计划理赔编号（Health Insurance Claim Number，HICN）或铁路退休委员会（Railroad Retirement Board，RRB）编号。
  - 名、中间名首字母、姓。
  - 出生日期。
- 项目登记信息
  - 提供或提交 CMR 时受益人的认知障碍状态。
  - 受益人登记日期。
  - 受益人符合 CMS 标准的日期（如果符合服务标准登记）。
  - 受益人选择退出的日期和原因。
- MTM 项目服务信息
  - 受益人最初获得 CMR 的日期。
  - 受益人获得 CMR 的次数及其对应日期。
  - CMR 的提交日期。
  - CMR 的提交方式（即面对面方式、电话方式等）。
  - 适格执行 CMR 的药师。
  - CMR 的接受者（即受益人、照料者等）。
  - 提供目标性用药评估的次数。
  - 给予药物治疗问题建议的数量。
  - 解决药物治疗问题的数量。

州立合同可能还需要特别上报的信息，但各州之间对这些信息要求没有标准。医保计划作为 MTM 服务的支付方，必须确保符合监管部门要求提交的数据准确并可验证。无论需要怎样明确的必需数据信息，医保计划必须收到 MTM 项目的数据，以便上报更高级别保险管理部门；为了保持有效性，必须对 MTM 项目进行持续评估。医保计划应确保投资 MTM 服务可产生医疗总成本的预想节余并改善参保会员的健康结局。医保计划还应确保对提供的服务进行正确的建档记录，以分析产出指标并保障服务质量，还必须避免报销未发生的临床服务费用，必须定期评估，以防止此情况发生并识别欺诈、浪费和滥用情况。

作为 MTM 成功的一个标志，患者健康结局的改善将增加药房收入、专业满意度并扩大 MTM 服务。此外，结局数据将是 EMTM 模式检验的重要部分，可进一步证明 MTM 在改善治疗质量和降低成本方面发挥的作用。

MTM 项目的持续改进

应持续评估临床项目，以确保达到预期结果。除可以保证质量外，还有几个好处。评估有助于医保计划全面了解项目的改进之处，从小调整到大修订。评估还有助于确保在不牺牲质量的情况下，争取最大数量的会员得到服务。MTM 服务运营可采用类似到医师诊所就诊的预约方式，需要对药师的可预约数和导致患者失约的因素进行评估，以此确定药师最大接待服务量。医保计划应监测完成次数，以判断是否需要技术升级或增加人员培训，帮助药师在保证质量下更高效服务患者。应持续评估质量保证流程，以确保达成最佳行业实践能力，这不仅应包括提供 MTM 的运营共识，还应包括更新循证医学的临床共识。

认可的质量指标也应该用于推动持续的质量改进。在 Medicare Part D 领域中，监测全面用药评估的完成率已经变得越来越重要。当服务时间作为公示指标之后，得到了 PQA 的认可，并被 CMS 采纳作为星级评定指标，这项质量指标可直接反映出药师提供 MTM 服务是否具有吸引会员并促进 MTM 关键服务实施的能力[5,17]。

内部评估不仅是质量改进的关键，更是获得外部反馈（如处方者，特别是参加 MTM 项目的会员）的重要方式。处方者可提供对收到的建议的类型以及这些建议对调整患者治疗具有价值的见解。参加 MTM 的会员，会对当前提供的服务、服务的药师以及从服务感知价值等满意程度进行评分。处方者和参保会员体验调查是获得反馈的常用方法，可以多种方式进行。有些是评估整个会员人群或整个签约医生小组，有些则是用随机样本，再外推到整个人群（处方者或会员）。这些类型的调查可以提供 MTM 项目的全貌，但有时可能会被那些选择不参与 MTM 服务的个体所歪曲，或如果服务和调查之间的时间间隔较长，则会受到回忆偏倚的影响。另一种方法是交互法，其要求接受用药评估服务后立即反馈。这包括提供给会员可带走的填写资料，以便填写完成后返回给医保计划，或在服务结束时直接进行反馈。交互法有助于减少回忆偏倚，但限制了对实际参与该项服务个体的反馈。这种方法确实有局限性，因为无法深入了解未参与者的看法，这可能是由于 MTM 项目的参与流程中存在缺陷。

随着 MTM 项目的发展，持续分析初始的 ROI 计算方法至关重要；计算方法可能需要调整，以展示服务产生的真实结果、服务和技术成本的变化或用于计算医疗成本的新方法。可使用多种计算方法，但最常见的是利用成本规避来估算通过 MTM 服务已节约的医疗费用。其他方法有分析医保计划真实的索赔数据、使用实际的医疗费用及其利用率、服务前后申请（药房理赔、医疗理赔）。支付方或提供 MTM 服务的药师可调整这些，或使用其他专有方法来计算预估或实际的 ROI。

MTM 项目的审计

正如支付方可以审计提供 MTM 服务的实体一样，医保计划也可对其 MTM 项目进行审计。目前 Part D 计划承保方每年都会参加上报要求的数据验证审计，CMS 也会对 Part D 计划承保方进行项目审计，以确保其遵守与 CMS 签约的合同要求。2016 年，MTM 项目作为项目审计的一部分，被纳入试点审计[18]。

在选择合作的服务供应商、提供的服务和交付方式时，医保计划要记住可能会被审计的项目，以确保对项目进行适宜的记录和监督。

CMS 对 MTM 项目的试点审计

2016 年开始，CMS 公布对 MTM 进行试点审计的方案，要求通过资料集（或数据库）评估医保计划是否能准确识别并招募目标受益人参与 MTM 项目，正确取消受益人登记，并为 MTM 参保者提供必需的服务。作为审计的一部分，CMS 使用了 3 个为期 2 年的数据库❶。医保计划必须在收到项目审计通知的 15 天内向 CMS 提交所需的数据库。在审核提交的数据库后，CMS 会从中抽取代表性样本案例和医保计划一起进行具体审查[18]。

审计的目的可能会保持不变，试点审计的调查结果将有助于明确未来所需的数据信息，以确保在未来几年遵守 MTM 相关指南。

审计准备

在收到即将开始审计的消息之前，医保计划公司通常会进行模拟审计，以确定文档记录、过程流向、数据完整性和结果存在的风险和差距。如果可能，医保计划应该要求提前审查审计材料，使其可以准备所需材料并有周转时间。内部审计也可为正式审计做准备。这种情况下，医保计划公司雇佣一个供应商对该计划各个方面进行审计。要像正式审计一样认真对待内部审计，意味着应该设置其相同的时间期限和要求。如果审计员发现仍有改进机会，医保计划应立即采取补救措施。如 MTM 服务外包，应将审计要求告知供应商，因为正式审计时可能会需要供应商提供信息。

审计期间，提供清晰更新的文档资料对展示项目至关重要。成立一个专门团队解答问题并指定专人传达额外的信息要求，有利于审计员获得他们所需的信息。支付方希望执行服务的受托实体提供文件资料并协助回答审核员的问题。

在审计完成时，支付方可进行质询，记录不足之处，查看审计员意见，在内部审计后采取相似措施，评估改进之处并采取补救措施。

预测 MTM 项目的未来

由于医保计划一直努力提供以降低成本、提高质量为导向的 MTM 解决方案，因此他们必须跟上不断变化的 MTM 规定，跟上人们对 MTM 服务方式和提供地点的发展期望的步伐。

Part D 计划承保方必须随时了解 CMS 报告、联邦公告和年度预报等消息，尤其要特别掌握年度提示函。其他医保计划提供者可通过查看各州有关 MTM 的 RFI 和 RFP 问题来了解情况，以发现可能的新要求。所有医保计划应持续跟踪研究临床文献，并参与专业组织活动，塑造 MTM 发展的未来。

MTM 药师不仅要适应 MTM 服务支付方的新要求和期望，还须调整提供服务的方式、文档记录要求、预期结局，这些新要求会在纳入新领域（如责任制医疗组织）时提出来。

自 2003 年发布 MMA 法案以来，MTM 已经得到持续的发展，促使医保计划持续寻找方式遵守法规和州立合同要求，同时还要敞开大门服务非规定要求患者，以改善其健康结局。然而，为此医保计划已面临需证明提供 MTM 服务对治疗结果的价值。医保计划也面临需确定最经济有效服务的方式，以提供高质量 MTM 项目，并允许适度监督和创造机会持续改进 MTM 项目。随着药师将成为未来提供 MTM 服务的主力，支付方参与实施这种特别 MTM 项目的机会会越来越多。MTM 服务供应商和提供服务的药师有责任向医保计划支付方证明提供的服务及其方式经济有效、合规、高质量，并可降低医疗成本和改善参保会员的健康结局。

参考文献

1. The Medicare Prescription Drug, Improvement, and Modernization Act, Pub. L. No. 108-173; 2003. Available at https://www.gpo.gov/fdsys/pkg/PLAW-108publ173/pdf/PLAW-108publ173.pdf. Accessed January 30, 2017.

2. Participants selected for Part D Enhanced Medication Therapy Management model. October 2016. CMS website. Available at https://www.cms.gov/Newsroom/MediaReleaseDatabase/Fact-sheets/2016-Fact-sheets-items/2016-10-03.html. Accessed December 28, 2016.

3. Announcement of calendar year (CY) 2014 Medicare Advantage capitation rates and Medicare Advantage and Part D payment policies and final Call Letter.

❶ 备忘录中提到的特定数据信息，包括患者唯一身份信息、信息登记状况、提供的服务和完成情况以及处方药事件（prescription drug event，PDE），以确保提交项目说明相关的身份标识。由于这一数据库已经提交给 CMS，因此在审计 MTM 项目时，承保方无需再次提供该数据库。

April 2013. CMS website. Available at https://www.cms.gov/Medicare/Health-Plans/MedicareAdvtgSpecRateStats/Downloads/Announcement2014.pdf. Accessed December 28, 2016.

4. HEDIS and performance measurement. NCQA website. Available at http://www.ncqa.org/tabid/59/dealut.aspx. Accessed January 30, 2017.
5. PQA measures used by CMS in the Star Ratings. PQA website. Available at www.pqaalliance.org. Accessed January 30, 2017.
6. Part C and D performance data: 2017 Part C and D performance data technical notes. CMS website. Available at http://www.cms.gov/Medicare/Prescription-Drug-Coverage/PrescriptionDrugCovGenIn/PerformanceData.html. Accessed January 30, 2017.
7. Part C and D performance data: 2017 display measures technical notes. CMS website. Available at http://www.cms.gov/Medicare/Prescription-Drug-Coverage/PrescriptionDrugCovGenIn/PerformanceData.html. Accessed January 30, 2017.
8. *Prescription Drug Benefit Manual*. Medication therapy management and quality improvement program. CMS website. Available at http://www.cms.gov/Medicare/Prescription-Drug-Coverage/PrescriptionDrugCovContra/Downloads/Chapter7.pdf. Accessed December 14, 2016.
9. Announcement of calendar year (CY) 2010 Medicare Advantage capitation rates and Medicare Advantage and Part D payment policies. CMS website. Available at http://www.cms.gov/Medicare/Health-Plans/MedicareAdvtgSpecRateStats/Downloads/Announcement2010.pdf. Accessed January 30, 2017.
10. Announcement of calendar year (CY) 2013 Medicare Advantage capitation rates and Medicare Advantage and Part D payment policies and final Call Letter. CMS website. Available at http://www.cms.gov/medicare/health-plans/healthplansgeninfo/downloads/2013-call-letter.pdf. Accessed January 30, 2017.
11. American Pharmacists Association; National Association of Chain Drug Stores Foundation. Medication therapy management in community pharmacy practice: core elements of an MTM service (Version 1.0). *J Am Pharm Assoc*. 2005;45(5):573-579.
12. American Pharmacists Association; National Association of Chain Drug Stores Foundation. Medication therapy management in pharmacy practice: core elements of an MTM service model (Version 2.0). *J Am Pharm Assoc*. 2008;48(3):341-353.
13. Pharmacist Services Technical Advisory Coalition (PSTAC). Current procedural terminology (CPT) codes for MTM services. Available at http://www.pstac.org/services/mtms-codes.html. Accessed December 14, 2016.
14. U.S. Department of Health and Human Services. Office of Inspector General (OIG) website. Available at https://oig.hhs.gov/. Accessed December 14, 2016.
15. Health Insurance Portability and Accountability Act, Pub. L. No. 104-191; 1996. Available at http://www.gpo.gov/fdsys/pkg/PLAW-104publ191/html/PLAW-104publ191.htm. Accessed December 14, 2016.
16. Medicare Part D reporting requirements. CMS website. Available at https://www.cms.gov/Medicare/Prescription-Drug-Coverage/PrescriptionDrugCovContra/Downloads/CY2016_Part-D-Reporting-Requirements-06092016.pdf. Accessed December 14, 2016.
17. Part C and D performance data: 2016 Part C and D performance data technical notes. CMS website. Available at http://www.cms.gov/Medicare/Prescription-Drug-Coverage/PrescriptionDrugCovGenIn/PerformanceData.html. Accessed January 30,2017.
18. CY 2016 pilot audit protocol release and updates: medication therapy management (MTM) and provider network accuracy [memorandum]. March 16, 2016. CMS website. Available at https://www.cms.gov/Medicare/Compliance-and-Audits/Part-C-and-Part-D-Compliance-and-Audits/Downloads/HPMS_Memo_MTM_Protocols_PNA_Update.zip. Accessed Dec 29 2016.

复习题

1. MTM 的承保方可以是
   a. CMS Medicare
   b. 雇主
   c. Medicaid
   d. 管理型医疗组织
   e. 以上都是
2. Part C 计划的绩效指标主要受到什么影响？
   a. NCQA 制定的 HEDIS
   b. JCAHO 制定的 HEDIS
   c. PQA 制定的 HEDIS
   d. CMS 制定的 HEDIS
   e. 创建 MTM 共识文件的药房组织制定的 HEDIS
3. 选择电话方式而不是面对面方式提供 MTM 的原因不包括
   a. 能够记录每次沟通服务的内容，以便监督和保证药师提供 MTM 的服务质量
   b. 减少零售药房可能存在的不便（例如，缺失配药功能、驾车直取服务或患者等候取药）
   c. 能够联系到无法亲自来药房的参保会员（即行动不便的参保会员）
   d. 已被证实比在繁忙的零售药房提供服务更有效
   e. 消除因药师或患者在身体和文化差异方面的错判
4. 提供 MTM 服务给未登记参加 Part D 计划的患者
   a. 不要求遵守 CMS 指南
   b. 要求遵守 HEDIS 评估
   c. 要求成为 ACO 的一部分
   d. 要求将药师作为服务提供者
   e. 要求提供一份用药行动计划
5. MTM 的补充项目包括
   a. 简讯
   b. 免费药店热线
   c. 教育材料
   d. 药盒
   e. 以上都是
6. 在决定 MTM 项目是自主实施还是外包实施时，需要考虑的因素不包括
   a. 质量评估过程
   b. 建立品牌的要求
   c. 信息技术操作的互动性
   d. 使用 CPT 代码计费的要求
   e. 能力、精力
7. MTM 的支付方式不包括
   a. 按每个会员每月付费
   b. 按人头付费
   c. 按 CPT 代码付费
   d. 按服务项目付费
   e. 按处方量浮动费率付费
8. Part D 计划中 MTM 服务的 RFP 不包括
   a. 提供的服务及其提供方式（即会员身份、文档记录系统、审查类型）
   b. 有效干预效率（LEIE）评级
   c. 人员资质证书（即技能证书、执照、培训）
   d. 网络或服务区域（即医保计划的会员可获得服务的区域）
   e. 保护受保护卫生信息（PHI）的政策
9. 委托审计不包括
   a. MTM 项目概述、政策和流程，以及医保计划提供的每项服务的操作文件
   b. PHI 和 HIPAA 法案的做法、政策和流程
   c. 记录保存，包括记录保存期限
   d. 承认欺诈、浪费和滥用的员工
   e. 发生意外时恢复数据的能力
10. CMS 对实施 Part D MTM 项目的上报要求不包括
    a. CMR 的提交方式（即面对面方式、电话方式等）
    b. 公司配备合适的药师
    c. 提供目标用药评估的次数
    d. 给予药物治疗问题建议的数量
    e. 解决药物治疗问题的数量

答案

1. e	2. a	3. d
4. a	5. e	6. d
7. e	8. b	9. d
10. b		

吴汀溪　田　月　译
康　震　校
金有豫　朱　珠　审

第6章

多方视角：患者、药师和医生对药物治疗管理的看法

Michelle Zeigler, PhD, PharmD, BCACP, Anna Hall, PharmD, BCACP, Alexandre Endiakov, PharmD, and Marvin A. Dewar, MD, JD

关键点

- 自从药物治疗管理（MTM）推出以来，Medicare Part D 计划要达成患者积极参与 MTM 服务的想法，已经受到挑战。
- 患者参与 MTM 服务的障碍包括不熟悉服务内容以及参与 MTM 的益处。
- 健康保险计划是以 MTM 执行全面用药评估（CMR）的完成率来衡量绩效的，因此，克服提供 MTM 的各种障碍，对于改善患者参与度至关重要。
- 药师在提供 MTM 服务时，通常要面对费用补偿、时间投入、人员配备以及各方协作等多种障碍。
- 在当前执业环境中医生面临的主要压力包括：处理日益增加的行政负担、整合电子健康记录（EHR）到业务工作流程以及医生收入下降的压力。
- 按价值购买（VBP）项目，越来越多地对医生按临床指标和效率指标进行评分，并将费用理赔（报销）与这些指标达成的绩效挂钩。
- 调查数据表明，医生对 MTM 服务项目的理解还不够充分。
- 医生对某些 MTM 服务很满意，例如常规的患者用药教育、发现处方错误、协助患者按时获得续方药物、制订准确的用药清单、提高患者依从性以及识别药物不良反应。医生对 MTM 项目中职业角色的界限定位、给医生增加额外的行政工作或时间负担以及对药师参与患者疾病教育和特定用药建议的培训不足，表示出了担忧。需要更多高质量的证据来证明 MTM 项目对最终的健康结局和降低成本产生的积极作用。
- 药师和医生在 MTM 领域的主要合作机会包括：支持对 MTM 有效性的更多研究、推动将 MTM 服务整合到电子健康记录（EHR）中的创新以及确立足够的 MTM 费用报销。

引言

药师通过与医生和其他医务人员合作来提供 MTM 服务，目的是优化每位患者的治疗结局。MTM 服务通常涉及药师和患者之间直接互动沟通及个体化的菜单式服务，包含但不限于以下服务：

- 个体患者药物治疗评估（medication therapy review，MTR）。
- 建立个人用药记录（PMR）。
- 建立个体化用药行动计划（MAP）。
- 提出干预措施和必要时转诊。
- 服务内容记录与随访安排[1]。

安全、有效的药物治疗管理在优化治疗结局方面发挥了关键的作用，基于这一点的认可，MTM 项目得以问世。为了阐明这一点，我们注意到美国每年有 150 多万起可预防的药物不良事件发生，这导致健康相关的成本支出超过 1770 亿美元[2,3]。在所有因药物治疗而住院的病例中，有高达 2/3 的病例源于患者的用药不依从性，而这显然可以通过干预得到改善，这进一步说明了过高的发病率和超额的费用是可以改善的[4]。MTM 服务可以改善这些不良结局是显而易见的，前景光明。

认识到药师可以协助解决药物治疗相关问题，且是医疗团队中不可或缺的一员，这种战略上的定位由来已久。实施 MTM 服务体现了药师在一些特定情况下提供这种服务的价值，并将这些服务系统性地融入规

模更大的患者群体项目。MTM服务最初放进私营管理型医疗保险计划（private managed care insurance plan）并最终实施于学术及安全的医疗环境，于2006年作为Medicare Part D计划的一项强制性配套要求时，MTM服务在医疗服务中的地位正式确立。可以说，到目前为止，Part D MTM服务并没有起到之前预测的所有效果，对此有多方面的原因：不同的Part D计划服务方实施MTM服务的情况各不相同；不了解MTM项目且承担部分服务费用的患者群体，无法完全接受MTM服务；Part D MTM的患者资格标准中并没有非常清楚地界定最受益的患者人群；进行Part D MTM服务时会有管理限制，而这些限制往往妨碍专业人员根据当地情况为患者提供个体化服务。

尽管面临诸多挑战，旨在优化药物治疗结局的MTM项目依然成为公共医疗和私营医疗保健管理计划中不可或缺的部分。大多数MA计划、超过一半州的Medicaid计划以及超过1/3私营健康保险支付方计划（private health insurance payer plan）都提供MTM服务[5]。尽管仍需更高质量的研究和证据，体现MTM项目能够促进良好健康结局的报告数量在不断增加[4]。CMS目前正在持续检验Part D计划实施MTM服务升级成效（即应该提高这些项目的效果和效益）。2016年EMTM模式检验将试运行项目的改进成效，包括增加管理措施的灵活性，使项目更好地适应当地需求；增加预先付费，以支付先前Part D MTM范围之外的服务；增加MTM计划的绩效付费，以满足MTM计划特定结果的需求。综合来看，MTM项目将非常有希望持续发展和改进，以更好地改善私营和公共医疗产生的健康结局[6]。

MTM服务的参与率历来较低

全面用药评估（CMR）是MTM服务中最重要的项目，其定义为："药师或有资格的专业人员，通过面对面或远程方式与受益人进行交互式沟通，对药物治疗进行评估和咨询服务，旨在帮助评估患者药物治疗并优化患者预后"[7]。最初的目的是向长期服用多种药物和合并多种疾病的患者提供CMR服务，帮助改善患者的治疗效果，因为这类患者的用药情况复杂。研究表明，与其他MTM服务相比，参加CMR服务的会员较少。Barnett等分析了7年来50个在社区药房施行的MTM项目，利用这些项目来分析2001—2006年间MTM服务的发展趋势[8]。他们发现，由这50个MTM项目处理的所有MTM付费中，只有3.3%提供CMR服务。2012年，Avalere Health进行了一项分析，发现在所有符合Part D计划条件的参保人中，只有11%的人注册了MTM项目。分析显示，在接受MTM服务的参保人中完成CMR服务的会员比例较低，比例从2.4%到9.6%不等[9]。Acumen提供的2013年关于慢性疾病群体MTM服务的报告中，研究人群完成CMR服务的比例为11%～14%[4,10]。美国国家质量保证委员会（NCQA）调查了20个MTM项目，发现PDP计划在CMR等需要选择的项目中的平均参与率为14%，而MA-PD计划的平均参与率为18%[10]。2016年，CMS宣布，CMR的完成率将成为健康保险计划的星级评定参考[11]。CMS利用5星评级系统来帮助服务对象比较不同健康保险计划，1星是最低等级，5星是最高等级[12]。2017年星级评定显示，MA-PD计划的平均CMR参与率约为45%；PDP计划的平均CMR参与率约为25%[13]。尽管MA-PD计划的完成率高于PDP计划，但完成率为45%的MA-PD计划在5星中只评为2星，而完成率为25%的PDP计划属于3星级别，因此5星评估系统有很大的改进空间[13]。鉴于CMS更加关注MTM项目的合格率和CMR参与率，接下来我们将探讨患者、药师和医生如何看待MTM服务，以及如何克服有关这些服务的认知障碍和提供服务时的障碍，以改善患者的治疗。

接受MTM服务患者方面的障碍："什么是MTM……你是说'ATM'吗？"

研究表明，普通民众并不熟悉MTM服务以及MTM服务的好处。一项在社区药房开展的调查和一项在Medicare Part D计划参保人中开展的互联网调查发现，60%～93%的受访者不熟悉或从未听说过MTM这个词[14,15]。对于那些没有意识到这项服务好处的人来说，MTM这个术语本身可能会让他们感到困惑或不熟悉。一位被调查者在接受MTM服务教育后指出了MTM缩写存在的一个问题："不缩写的话也许会好一点吧，缩写可能会让人感到困惑。MTM，就像ATM。[16]"事实上，70%的被调查者即使听了有关MTM服务的介绍后，他们仍然认为不需要MTM服务，40%的患者觉得他们不会从这些服务中受益[15]。如果患者已经对当前的药物治疗方案感到满意，他们可能会婉拒MTM服务[17]。其他人可能认为他们不需要这项服务，因为这些人只把这项服务理解为提供用药信息和教育，而不是与医生协作治疗的机会[18]。

此外，患者可能不会将药师视为专业人员，一项调查发现，患者认为调配处方和快餐店按菜单上菜有相似之处："快点拿药""快点说""照方拿药就行"以及"别拿错了。"[15]虽然大多数被调查者（54%）信任他们的药师，但约75%的人表示，对于任何药物治疗相关问题他们更愿意向医生请教[15]。患者还担心咨询药师会让医生觉得失去对他们的信任，有越界嫌疑，或者药师的建议可能与医生的建议相矛盾[16,19]。一位被调查者回答说："我比较倾向于让医生决定我要吃什么药。[20]"患者除了对MTM缺乏了解并对药师作为临床服务提供者感到担忧之外，文献还显示，他们还在意完成 CMR 要花自己多少时间，不好意思占用药师时间[16,19]。

进行 CMR 服务的地点也可能会对患者与药师讨论健康状况和药物时的舒适度产生影响。对于考虑接受 MTM 服务的患者来说，他们担心隐私保护的问题，也对讨论他们的健康状况和药物有顾虑[16]。一些患者可能更喜欢在他们常去的药房完成 CMR 服务[21]，而另一些人对通过电话完成的 CMR 服务很满意[22]。同时，完成电话评估的患者也提到他们想进行面对面的 CMR 服务[21,22]。因此，为患者提供可完成 CMR 服务的多种途径是重要的，以满足患者的个人喜好或解决其他障碍，如交通困难。

促进患者对 MTM 服务的了解——个性化服务

CMS 已逐步采取措施，确保健康保险计划可以持续推广并提高人们对于 MTM 项目的认识。CMS 在 2015 年申办 MTM 项目的说明中明确表示，要确保健康保险计划的客户服务人员熟悉保险中的 MTM 项目[23]。健康保险计划还负责任地在网站上以通俗易懂的语言给出 MTM 项目的具体信息，比如患者资格要求、联系人、项目说明、如何联系以及个人用药清单的空白副本。此外，Medicare Plan Finder 网站目前提供了介绍健康保险计划中 MTM 项目详情的链接。CMS 正试图从健康保险计划层面提高人们对于 MTM 项目的认识，以改善患者治疗。

尽管 CMS 正在努力从健康保险计划层面提高人们对于 MTM 服务的认识，但是鼓励个人参与这项服务本身是另一个挑战。在准备 CMR 的服务脚本时，MTM 提供者应该介绍该服务所涉及的内容，以便患者了解都提供了哪些服务。患者确实已经发现了 MTM 服务的一些好处，而这些都是服务者在给患者解释 MTM 服务时所要强调的重点。强调个体化服务可能会吸引患者，之前一位被调查者表示，他在了解 MTM 服务时更愿意听到“更注重个体感受的内容”[16]。研究发现，参与 CMR 的患者与运用患者用药自我评估（Medication User Self-Evaluation, MUSE）工具的患者人数存在正相关，因为受益患者可以通过 MUSE 工具来体验 CMR 可能带来的获益情况[24]。MTM 药师给患者发了一封信件，并给患者打了随访电话。在电话中，患者需要回答 7 个与用药和健康史有关的问题。通话快结束时，药师告诉患者，他们在接受 CMR 后获益的可能性。完成 MUSE 工具评估的患者与未接受 MUSE 工具干预的患者相比，前者接受 CMR 的可能性是后者的 3 倍。此外，采用标准化电话沟通脚本也已证明是一种成功的策略。在一项研究中，CMR 的脚本做了调整，以解释 CMR 的流程、会员如何从 CMR 中获益，并在沟通早期提供 CMR。采用调整后脚本推荐 CMR 给患者与采用原始脚本推荐 CMR 给患者相比，前者参与 CMR 的患者约增加 58%[19]。健康保险计划正在制订策略让更多的患者参与，以应对增加 CMR 参与度的预期结果。

接受过 CMR 的患者对提供的服务内容表示赞赏，比如给患者提供一份个人用药清单[17,21,22]，回答患者问题并提供个体化用药信息[17,21,22]，为患者协调其他专业人员[18,21]，改善患者整体的健康情况并尽可能降低治疗成本[17,18]。在与患者进行一对一互动介绍 MTM 服务时，这些都是要向患者强调的重点。患者也谈到，他们对自己的健康更具信心[21]，而且完成 CMR 让一位被调查者“确信药师对自己的药物治疗‘做了正确的事’，而且还获得了药师的专业建议。[16]”将这种个性化服务纳入 CMR 服务流程，可能有助于为接受 MTM 服务的患者提供所期待的个性化服务。

药师实施 MTM 服务的障碍

每年，美国药师协会（APhA）都会对 MTM 服务的药师和支付方进行一次市场调查并给予报告。2010 年的调查列举了提供 MTM 服务最明显的障碍：MTM 服务的收费、耗费时间和服务记录[25]。在接下来几年时间里，资金、时间和人员配置仍然是永恒不变的主题，也就是说，MTM 服务缺乏保险覆盖理赔、需要时间、费用补偿少、缺乏辅助员工以及患者不遵守预约规定等是最大的挑战[5,26]。2016 年，除了吸引患者参与服务方面的挑战以及无法获得完整病历等问题外，缺乏与医生的合作也是一个很大的问题[27]。在过去的调查中，药师已经表示，他们对收费和文档记录的培训感兴趣[28]。

计费与报酬

药师最担心的问题之一也许是自己提供的 MTM 服务获得报酬的问题。从 2001 年到 2007 年，“药师提供的 MTM 干预从对药物治疗新方案或方案改变进行患者重点教育和监测，转变为提供处方者对成本 - 效益管理的咨询服务。”[8] 如前所述，药师的职责过去一直被认为是关注用药教育，而 MTM 服务通常需要更多的时间和培训来评估患者药物治疗相关问题，并给予处方者合理建议。由于不同支付方的收费和费用结构不同，因此药师可能很难准确理解自己的服务获得补偿的方式。要了解 MTM 服务如何收费的更多详细信息，请参阅第 10 章。支付方可能对费用补偿也有要求，包括进行临床培训。在 APhA 对提供 MTM 药师的最新调查中，30% 的社区药师和 23% 整合型医疗组织（integrated health organizations，IHO）的药师需要获得证书或高级培训，以提供支付方购买的 MTM 服务[27]。具体证书可能包括药学博士学位以外的住院药师培训或专业委员会认证证书。这些培训项目和认证为药师适应开展更多MTM服务奠定了基础。

对参与MTM服务的药师来说，由于提供患者诊疗服务的报销率低而产生的收费难度和担忧始终是一个反反复复的核心问题[27,29]。对药师调查的一项报告表明，对于那些已经获得MTM费用补偿的药师来说，最常见的障碍是缺失费用补偿、获得费用补偿的能力、无结构的收费流程、药师作为服务者不被认可[29]。这表明，即使是获得MTM服务报酬的药师仍然觉得报酬不够，并且他们作为医务人员没有得到认可。许多州如加利福尼亚州、俄勒冈州、北达科他州和华盛顿州，已经采取行动支持药师的临床地位，并扩大药师的执业范围[27]。

时间、人员配备以及工作空间

对于已有严格工作安排的药师来说，时间、人员配备和工作空间是他们主要关心的问题。APhA和Lounsbury等对药师的调查均报告了药师对工作条件感到巨大的忧虑，比如时间受限、人员短缺、MTM服务空间太小、无法获得患者医疗信息，而且缺乏与医生的合作执业协议[27,29]。在194名受调查的药师中，超过80%的人认为以上4个问题需要得到关注[29]。事实证明，分配时间和工作人员精力是提供MTM服务的难点，尤其是药师这样做还没有经济补偿的话。威斯康星州药房服务质量协作网（Wisconsin Pharmacy Quality Collaborative，WPQC）的MTM项目对药师进行了调研，发现如果他们的时间受限，则没有信心提供MTM服务[30]。如果药房没有设置指定的服务区进行患者咨询与交流，药师很难能提供好的MTM服务。无法获取患者医疗信息也会使药师难以提供全面的MTM服务[27]。尽管存在这些挑战，但在患者同时出现多个问题时，药师仍有信心有能力处理这些问题，有效提供MTM服务[30]。此外，药房技术人员的作用也在扩大，28%的药师认为药房技术人员是合作者[27]，有助于缓解服务时间不足的困扰。

医疗信息和合作的可及性

从诊所到零售店再到呼叫中心，获取患者医疗信息在不同的环境中有很大差异。MTM药师可能无法访问患者的医疗信息（如疾病状态、实验室检查信息或其他相关药物信息），这可能会使药师在评估患者基本情况时难以全面地了解患者的情况。药师可能还会觉得与基层医生缺乏根据其执业地点而进行的合作。为改善MTM服务的团队合作，CMS于2012年发布《Medicare Part D药物治疗管理（MTM）计划医生指南》，其中提供了MTM服务说明和患者应收到的文档标准化格式示例，如附函、用药行动计划和个人用药清单[31]。IHO的药师从医生那里获得的MTM服务转诊人数（47%）明显高于社区药师（9%，$P < 0.001$）[27]，这可能是因为他们紧靠医疗团队。此前在WPQC的MTM项目中受访的药师表示，即使医生不接受他们的临床建议，但以自身的临床能力来说仍有一定的信心[30]。患者能够参与和认可MTM服务带来的好处，对药师能够提供MTM服务也很重要。WPQC的研究还表明，对于那些拒绝过MTM服务的患者，药师不太有信心能为他们提供该服务[30]。

执业合作中存在一些更具挑战性的问题，包括定义医疗团队从业人员的角色、药师服务的报销以及医生协作治疗的报销[28]。医生可能对于药师调整药物剂量持开放态度，但对启动药物治疗的态度则不是这样[28]。对医生的调查显示，医生认为提供患者完整的用药清单是MTM服务最大的好处，而且他们也认为药师在教育患者了解自己的用药以及Medicare Part D计划服务中所起到的作用是有价值的[28]。执业环境可能会影响医生转诊接受MTM服务的患者数量，也会影响药师与患者和其他专业人员合作的开放态度，下一节将对此进行探讨。

MTM项目与医生当前的执业环境

医生和药师之间建立合作工作关系，最大限度地发挥MTM服务的作用，就需要了解他们各自的执业环境和挑战。对于医生来说，目前执业环境的特点主要是日渐增长的行政负担和收入来源的压力。这导致医生的工作时间更长，而且，为了保持稳定的收入水平，他们需要接诊更多的患者。此外，随着时间的推移，医生群体正在变得更加多元，他们更加关注工作与生活平衡的问题，而且对于工作引起的倦怠感的关注程度也相应提高[32]。

医生诊室广泛引入电子健康记录（electronic health record，EHR）是医生工作环境中的另一个不利影响。尽管EHR可提高医疗服务的可靠性与安全性，特别是对用药管理给予很大保障，但实施EHR的早期体验受到许多限制，比如现行产品设计不成熟、EHR流程经常与现有的临床实践工作流程不兼容，而且人们普遍认为EHR降低了许多专业人员的效率。使用EHR保存用药记录和处方的确促使处方标准化用药剂量格式更加可靠，药物过敏史检查更为便利，也帮助专业人员发现过去可能未曾怀疑过的药物相互作用。另外，一些EHR附带处方集支持系统，以帮助临床医生确认患者保险计划的优选用药。但是，即使附带处方用药支持，也很有必要对当前EHR的设计进行实质性迭代改进。药物相互作用检查通常往往过于敏感，让临床医生陷入那些他们认为没有临床意义的潜在相互作用。

而且，EHR 的处方者与药房之间的网络连接是通过国家电子信息交换中心完成的，由于作用有限形成了一个僵化的系统，无法满足当地需求，而且实施改进措施的速度也很慢。最后，几乎没有 EHR 系统为处方者提供有意义的决策支持。

尽管 EHR 存在这些缺陷，但它仍是未来患者用药管理的平台，并且应该成为 MTM 服务成功的关键所在。医生可能更会积极反馈那些可以通过自家 EHR 平台提供的 MTM 服务，这样可以在自己工作的相同场所发送消息和任务，非常节省时间。与国家处方信息交换中心和 EHR 的供应商合作进行安全的患者续方业务和减少重复用药方案，监测用药依从性以及使用循证用药决策支持，是 MTM 药师和医生之间合作及联合倡议的坚实基础。

目前，医生执业环境最为巨大的变化之一是越来越多实施了按价值购买（value-based purchase，VBP）项目，通过衡量临床治疗结局和患者使用医生资源程度，将服务者部分费用报销与绩效指标进行捆绑，来评估医生执业的效果和效率。VBP 项目被称为“责任制医疗”或“量价比”计划，通常由私营保险公司、自保雇主（self-insured employer）和联邦或州政府共同承担。2015 年 MACRA 法案的通过，使得 VBP 成为以后所有医生提供 Medicare 服务的报销原则，推动了临床实践领域在这条道路上更快发展。VBP 项目中跟踪的许多临床质量指标都要涉及用药管理，而优化药物治疗管理的关键是最大程度地改善患者人群的临床结局和资源利用成效。VBP 项目日益普及，也越来越受到重视，为 MTM 项目和 MTM 药师创造了与医生合作的绝佳机会，因为在 MTM 项目上获得的成果应该有助于医生提升自己的 VBP 绩效表现。

MTM 服务：积极成果举例

影响医生积极接受 MTM 服务的一个关键因素是，这些项目明显改善患者临床结局的程度。尽管有很多关于 MTM 服务对临床产生积极影响的报道，但也有一个共识，即支持 MTM 项目在改善最终临床结局、提升效率方面有效性的证据质量数据库还需要扩大和完善[33]。这显然应该构建一个 MTM 药师和医生之间积极合作、共同互利的领域。

最近关于 MTM 项目对临床产生积极影响的一些报道包括：

- 临床药师为 β-地中海贫血儿童服务的一项随机试验显示，患儿血清铁蛋白水平显著降低，其满意度和生活质量指标显著提高[34]。
- MTM 项目通过电话提醒服务显著改善了 MA 计划患者群体的用药依从性指标[35]。
- 在一项对 70 名帕金森病患者的干预前后对照研究中，MTM 服务显著减少了用药问题并提高了患者依从性[36]。
- 对 166 名高血压患者进行的 MTM 服务的一项随机试验发现，研究组在第 6 个月时的血压已明显降低，而非在第 9 个月显效[37]。
- 在一项前后纵向研究中对 101 名参加员工健康计划的糖尿病患者进行 MTM 服务时，结果发现接受 MTM 的患者，其糖化血红蛋白降低 0.27%，收缩压和舒张压分别降低 6.0% 和 4.2%[38]。

医生对 MTM 的接受程度

医生们越来越对提供患者诊疗服务相关的官僚表示失望。在一定程度上，MTM 项目也被认为是医生的又一行政负担，很可能会遭到医生抵制。最近的一项研究发现，54% 的医生感到倦怠，并非以患者为中心的行政工作是主要的原因之一[39,40]。作者指出：

> 尽管大量的文献表明，影响医生倦怠的因素包括工作量过大、丧失自主性、过度行政负担造成效率低下、医生从工作中获得的成就感减少，以及难以平衡个人生活和职业工作，但很少有干预措施被验证过[40]。

医生参与 MTM 项目的程度，将受到临床、行政、经济和职业问题综合评估的驱动。在某种程度上，如果 MTM 项目在不增加医生行政工作量的情况下产生积极的临床结果，同时对医疗团队中不同专业人员的明确角色有所认知，且对医生执业的经济受益不产生负面影响，医生就会积极支持 MTM 项目。另一方面，MTM 服务在某种程度上也造成了专业人员的角色模糊，给医生增加了新的行政工作或时间成本，或降低了医生的收入，这样的话，得不到医生的完全支持也就不足为奇了。考虑到目前药物治疗水平存在差距，以及 MTM 项目在弥合这些差距中可能发挥的作用，MTM 药师和医生都应该找到合作的方法，以实现双方的互惠互利又造福患者。

2008 年，一项针对 500 名医生的邮件调查发现，医生对某些 MTM 服务很满意，例如常规的患者用药教育、发现处方错误、协助患者按时获得续方药物。但是对于药师协助设计药物治疗计划、给予患者或医生新的处方建议以及提供特定疾病状态的教育，医生表示担忧。约 60% 的受访医生表示支持与药师实施合作执业协议[41]。一项涉及初级保健医生（PCP）的焦点小组研究发现，PCP 对于 MTM 的总体了解很少。PCP 肯定 MTM 的一些积极方面，如制订完整和准确的用药清单、努力提高患者对药物方案的依从性、识别药物不良反应。但是 PCP 也提出了一些顾虑：患者对药师和医生的角色可能产生混淆；药师对患者不够了解，不能为其提供具体的临床建议；在提供 MTM 服务时专业人员可能跨越专业界限；药师在提供特定疾病教育之前需要更多的临床培训。这项研究强调了药师和医生之间共同努力建立的信任关系是获得成功的关键[42]。

保持清晰的专业角色，对促进药师和医生联合倡导 MTM 项目非常重要。药师是药物分发、给药和治疗监测的专家。医生是患者评估、诊断和疾病管理的专家。尽管在这些技能中肯定有一些重叠，但有明显的不同，而且药师和医生的互利合作逐渐发展，双方都以互补的方式致力于患者诊疗。当这种合作能给患者带来更积极的临床结局时，MTM 服务就可能获得医生最大程度的支持。值得注意的是，如果药师或医生在一定程度上专注于专业角色受到威胁或扩展，共同协作将变得更具挑战性[5,43]。事实上，将药师和 MTM 工作更直接地融入现行的临床实践体系中，这与目前以患者为中心的医疗之家渗入医疗团队的诊疗服务是一致的，这一概念作为当代医疗服务设计的最佳实践理念而广泛发展[44]。促进以团队为基础的诊疗服务、创造最佳的患者结局和提供最具成本效益的医疗服务将造福于患者和社会，也符合医生和药师普遍支持的价值观。

建议

根据 MTM 项目发展的现状以及 MTM 服务对改善临床结局和提高医疗成本效益带来的潜力，以下建议适用于医生和 MTM 药师。理想情况下，药师和医生应该共同推进每项建议。

① 继续推动 MTM 项目作为当代医疗服务体系的一个组成部分。

② 继续支持高质量研究验证 MTM 结果。目前具有中等水平的临床证据可以支持 MTM 服务改善临床结局的结论。关于 MTM 服务降低医疗成本的证据并不充足。

③ 强力促进医生和药师之间的专业合作和联系，认识彼此专业的互补作用。避免形成服务结构因专业角色模糊和诊疗责任不明确而引起患者困惑。

④ 完善 MTM 服务，使其能够尽量减轻医生的行政负担或时间负担。

⑤ 推动便携式个体化电子用药记录发展，并将 MTM 服务整合到 EHR 之中。

⑥ 倡导建立国家处方信息交换库，以改善电子处方界面。

⑦ 利用新兴的远程医疗平台提供 MTM 服务。

⑧ 在新一代的以患者为中心的医疗之家中，签署医生和药师之间的合作执业协议。

⑨ 建立 MTM 服务的支付结构，以促进服务的提供，并在药师和医生之间建立联系。

在一定程度上，只要医生和药师共同支持并实现这些目标，患者和支付方都是受益方。

参考文献

1. American Pharmacists Association; National Association of Chain Drug Stores Foundation. Medication therapy management in pharmacy practice: core elements of an MTM service model (version 2.0). *J Am Pharm Assoc.* 2008;48(3):341-353.
2. Ernst FR, Grizzle AJ. Drug-related morbidity and mortality: updating the cost-of-illness model. *J Am Pharm Assoc.* 1001;41(2):192-199.
3. Committee on Identifying and Preventing Medication Errors; Aspden P, Wolcott JA, Bootman JL, Cronenwett LR, eds. *Preventing Medication Errors.* Washington, DC: National Academies Press; 2007. *Quality Chasm Series.*
4. Perlroth D, Marrufo G, Montesinos A, et al. Medication therapy management in chronically ill populations: final report. CMS website. Available at https://innovation.cms.gov/files/reports/mtm_final_report.pdf. Accessed July 19, 2017.
5. American Pharmacists Association. *Medication Therapy Management Digest: The Pursuit of Provider Status to Support the Growth and Expansion of Pharmacists' Patient Care Services.* Washington, DC: American Pharmacists Association; March 2014. Available at https://www.pharmacist.com/sites/default/files/MTM%20Digest_2014%20FINAL.pdf. Accessed July 23, 2017.
6. CMS. Announcement of Part D Enhanced Medication Therapy Management Model Test [memorandum]. Available https://innovation.cms.gov/Files/x/mtm-announcement.pdf. Published September 28, 2015. Accessed July 19, 2017.
7. CMS. MTM program standardized format revisions (v07.15.14). Available at https://www.cms.gov/medicare/prescription-drug-coverage/prescriptiondrugcovcontra/mtm.html. Accessed July 19, 2017.
8. Barnett MJ, Frank J, Wehring H, et al. Analysis of pharmacist-provided medication therapy management (MTM) services in community pharmacies over 7 years. *J Manag Care Pharm.* 2009;15(1):18-31. doi:10.18553/jmcp.2009.15.1.18.
9. Pearson CF. Few Medicare beneficiaries receive comprehensive medication review services [press release]. http://avalere.com/expertise/managed-care/insights/few-medicare-beneficiaries-receive-comprehensive-medication-management-serv. Published August 7, 2014. Accessed July 19, 2017.
10. Academy of Managed Care Pharmacy. Sound medication therapy management programs; version 2.0 with validation study. *J Manag Care Pharm.* 2008;14(1 Suppl B):S2-44.
11. CMS. Announcement of calendar year (CY) 2016 Medicare Advantage capitation rates and Medicare Advantage and Part D payment policies and final Call Letter. Available at https://www.cms.gov/medicare/health-plans/medicareadvtgspecratestats/downloads/announcement2016.pdf.PublishedApril6, 2015. Accessed July 20, 2017.
12. CMS. Five-Star Quality Rating System. Available at https://www.cms.gov/medicare/provider-enrollment-and-certification/certificationandcomplianc/fsqrs.html. Updated June 28, 2017. Accessed July 20, 2017.
13. CMS. 2017 Part C and D Medicare Star Ratings data (v11 02 2016). Available at https://www.cms.gov/Medicare/Prescription-Drug-Coverage/PrescriptionDrugCovGenIn/PerformanceData.html. Accessed July 20, 2017.
14. Truong HA, Layson-Wolf C, de Bittner MR, Owen JA, Haupt S. Perceptions of patients on Medicare Part D medication therapy management services. *J Am Pharm Assoc.* 2003;49(3):392-398. doi:10.1331/JAPhA.2009.08008.
15. Law AV, Okamoto MP, Brock K. Perceptions of Medicare Part D enrollees about pharmacists and their role as providers of medication therapy management. *J Am Pharm Assoc.* 2003;48(5):648-653. doi:10.1331/JAPhA.2008.07084.
16. Garcia GM, Snyder ME, McGrath SH, Smith RB, McGivney MS. Generating demand for pharmacist-provided medication therapy management: identifying patient-preferred marketing strategies. *J Am Pharm Assoc.* 2003;49(5):611-616. doi:10.1331/JAPhA.2009.08089.
17. Huet AL, Frail CK, Lake LM, Snyder ME. Impact of passive and active promotional strategies on patient acceptance of medication therapy management services. *J Am Pharm Assoc.* 2003;55(2):178-181. doi:10.1331/JAPhA.2015.14091.
18. Schultz H, Westberg S, Ramalho de Oliveira D, Brummel A. Patient-perceived value of Medication Therapy Management (MTM) services: a series of focus groups. *Inov Pharm.* 2012;3(4). Available at https://conservancy.umn.edu/handle/11299/145818. Accessed July 20, 2017.

19. Miguel A, Hall A, Wei L, et al. Improving comprehensive medication review acceptance by using a standardized recruitment script: a randomized control trial. *J Manag Care Spec Pharm.* 2017;23(1):13-21. doi:10.18553/jmcp.2017.23.1.13.

20. Witry M, Chang E, Mormann M, Doucette W, Newland B. Older adult perceptions of a self-reported medication risk questionaire: a focus group study. *Inov Pharm.* 2011;2(3). Available at http://pubs.lib.umn.edu/cgi/viewcontent.cgi?article=1049&context=innovations. Accessed July 20, 2017.

21. Doucette WR, Zhang Y, Chrischilles EA, et al. Factors affecting Medicare Part D beneficiaries' decision to receive comprehensive medication reviews. *J Am Pharm Assoc.* 2003;53(5):482-487. doi:10.1331/JAPhA.2013.12233.

22. Moczygemba LR, Barner JC, Brown CM, et al. Patient satisfaction with a pharmacist-provided telephone medication therapy management program. *Res Social Adm Pharm.* 2010;6(2):143-154. doi:10.1016/j.sapharm.2010.03.005.

23. CMS. CY 2015 medication therapy management program guidance and submission instructions [memorandum]. Available at https://www.cms.gov/Medicare/Prescription-Drug-Coverage/PrescriptionDrugCovContra/Downloads/MemoContractYear2015MedicationTherapyManagementProgramSubmission050714.pdf. Published May 7, 2014. Accessed July 20, 2017.

24. Doucette WR, Pendergast JF, Zhang Y, et al. Stimulating comprehensive medication reviews among Medicare Part D beneficiaries. *Am J Manag Care.* 2015;21(6):e372-378.

25. American Pharmacists Association. *Medication Therapy Management Digest: Tracking the Expansion of MTM in 2010: Exploring the Consumer Perspective.* Washington DC: American Pharmacists Association; March 2011. Available at http://www.pharmacist.com/sites/default/files/files/mtm_2011_digest.pdf. Accessed July 22, 2017.

26. American Pharmacists Association. *Medication Therapy Management Digest: Pharmacists Emerging as Interdisciplinary Health Care Team Members.* Washington DC: American Pharmacists Association; March 2013. Available at https://www.pharmacist.com/sites/default/files/files/MTMDigest_2013.pdf. Accessed July 22, 2017.

27. American Pharmacists Association. *Pharmacists' Patient Care Services Digest: Building Momentum. Increasing Access.* Washington DC: American Pharmacists Association; March 2016. Available at http://media.pharmacist.com/documents/APhA_Digest.pdf. Accessed July 22, 2017.

28. Oladapo AO, Rascati KL. Review of survey articles regarding medication therapy management (MTM) services/programs in the United States. *J Pharm Pract.* 25(4):457-470. doi:10.1177/0897190012442715.

29. Lounsbery JL, Green CG, Bennett MS, Pedersen CA. Evaluation of pharmacists' barriers to the implementation of medication therapy management services. *J Am Pharm Assoc.* 2003;49(1):51-58. doi:10.1331/JAPhA.2009.017158.

30. Martin BA, Chui MA, Thorpe JM, Mott DA, Kreling DH. Development of a scale to measure pharmacists' self-efficacy in performing medication therapy management services. *Res Social Adm Pharm.* 2010;6(2):155-161. doi:10.1016/j.sapharm.2010.05.001.

31. CMS. A physician's guide to Medicare Part D medication therapy management (MTM) programs (10.12.12). Available at https://www.cms.gov/medicare/prescription-drug-coverage/prescriptiondrugcovcontra/mtm.html (2012). Accessed July 20, 2017.

32. Zimlich R. 5 things for you to worry about in 2013. *Med Econ eConsult.* December 11, 2012.

33. Ai AL, Carretta H, Beitsch LM, Watson L, Munn J, Mehriary S. Medication therapy management programs: promises and pitfalls. *J Manag Care Spec Pharm.* 2014;20(12):1162-1182.

34. Bahnasawy SM, El Wakeel LM, El Beblawy N, El-Hamamsy M. Clinical pharmacist-provided services in iron overloaded beta-thalassemia major children; a new insight to patient care. *Basic Clin Pharmacol Toxicol.* 2017;120(4):354-359. doi:10.1111/bcpt.12695.

35. Park H, Adeyemi A, Wang W, Roane TE. Impact of a telephonic outreach program on medication adherence in Medicare Advantage Prescription Drug (MAPD) plan beneficiaries. *J Am Pharm Assoc.* 2003;57(1):62-66.e62. doi:10.1016/j.japh.2016.07.006.

36. Foppa AA, Chemello C, Vargas-Peláez CM, Farias MR. Medication therapy management service for patients with Parkinson's disease: a before-and-after study. *Neurol Ther.* 2016;5(1):85-99. doi:10.1007/s40120-016-0046-4.

37. Hirsch JD, Steers N, Adler DS, et al. Primary care-based, pharmacist-physician collaborative medication-therapy management of hypertension: a randomized, pragmatic trial. *Clin Ther.* 2014;36(9):1244-1254. doi:10.1016/j.clinthera.2014.06.030.

38. Pinto SL, Kumar J, Partha G, Bechtol RA. Pharmacist-provided medication therapy management (MTM) program impacts outcomes for employees with diabetes. *Popul Health Manag.* 2014;17(1):21-27. doi:10.1089/pop.2012.0124.

39. Shanafelt TD, Hasan O, Dyrbye LN, et al. Changes in burnout and satisfaction with work-life balance in physicians and the general US working population between 2011 and 2014. *Mayo Clin Proc.* 2015;90(12):1600-1613. doi:10.1016/j.mayocp.2015.08.023.

40. Shanafelt TD, Boone S, Tan L, et al. Burnout and satisfaction with work-life balance among US physicians relative to the general US population. *Arch Intern Med.* 2012;172(18):1377-1385. doi:10.1001/archinternmed.2012.3199.

41. Alkhateeb FM, Unni E, Latif D, Shawaqfeh MS, Al-Rousan RM. Physician attitudes toward collaborative agreements with pharmacists and their expectations of community pharmacists' responsibilities in West Virginia. *J Am Pharm Assoc.* 2009;49(6):797-800. doi:10.1331/JAPhA.2009.08111.

42. McGrath SH, Snyder ME, Dueñas GG, Pringle JL, Smith RB, McGivney MS. Physician perceptions of pharmacist-provided medication therapy management: qualitative analysis. *J Am Pharm Assoc.* 2010;50(1):67-71. doi:10.1331/JAPhA.2010.08186.

43. American Medical Association letter to CMS's Dr. McClellan, providing comment on the Medicare Prescription Drug Benefit proposed rule. October 4, 2004.

44. Agency for Healthcare Research and Quality. Defining the PCMH. US Department of Health & Human Services. Available at https://pcmh.ahrq.gov/page/defining-pcmh. Accessed July 20, 2017.

复习题

1. 医生倾向于对以下 MTM 服务产生积极的反应，除了
   a. 用药教育
   b. 识别药物不良反应
   c. 制订独立的药物治疗计划
   d. 确保用药记录的准确性
   e. 监测和评估患者的治疗效果，包括安全性和有效性
2. 以下哪项因素影响医生对 MTM 的态度？
   a. 报销费用减少
   b. 行政负担增加
   c. 电子健康记录
   d. 明确职业角色
   e. 以上所有
3. 关于提高患者对全面用药评估（CMR）的接受率，以下哪一种说法是正确的？
   a. CMR 的脚本和解释对患者是否决定接受 MTM 服务没有影响
   b. Medicare Part D 计划不需要增加 CMR 的接受率，因为根据星级评定报告，CMR 的参与率超过 90%
   c. 患者已经熟悉 MTM 服务，所以药师不需要解释 CMR 的好处
   d. 药师可以根据患者的喜好，通过面对面方式和电话方式进行用药评估来提高 CMR 的接受率
4. 以下哪项是药师提供 MTM 服务的障碍？
   a. 时间
   b. 报销
   c. 人员配备
   d. 空间
   e. 以上所有
5. 以患者为中心的医疗之家不是为了
   a. 提高可及性和连续性
   b. 识别和管理患者人群
   c. 提供自我诊疗和社区支持
   d. 跟踪和协调诊疗服务
   e. 取消对 MTM 服务的需要
6. MTM 有潜力帮助改变和改善
   a. 协调诊疗服务
   b. 提高药物治疗依从性
   c. 降低医疗费用
   d. 以患者为中心
   e. 以上所有
7. 关于 Part D MTM 服务，以下内容都是正确的，除了
   a. 所有 Part D 服务者必须提供 MTM 服务
   b. Part D MTM 适合标准不能完全识别那些可能从 MTM 服务中受益的患者
   c. 不同 Part D 服务者所提供的 MTM 服务是相同的
   d. 需要持续收集高质量证据，记录 MTM 服务产生的影响
   e. MTM 项目在 Part D 项目中已牢固地建立
8. 医生关注药师提供的 MTM 服务不包括以下哪项？
   a. 药师获得 MTM 服务报酬的能力
   b. 缺乏临床培训
   c. 缺乏对患者的充分理解
   d. 对完整治疗方案的了解不够全面
   e. 对患者信息的了解不完整
9. 按价值购买项目
   a. 将医生服务的报销与患者诊疗指标挂钩
   b. 被越来越多的联邦政府或州政府和私人支付方使用
   c. 使用平衡计分卡检查临床资源利用参数对绩效进行评分
   d. 是 MTM 药师和医生共同合作的机会
   e. 以上所有
10. 可以通过以下哪项提高医生对 MTM 项目的接受度？
   a. 取消电子健康记录
   b. 药师 - 医生签署合作执业协议
   c. 取消按价值购买项目
   d. 减少医生和药师之间的接触
   e. 让患者为 MTM 服务付费

答案

1. c	2. e	3. d
4. e	5. e	6. e
7. c	8. a	9. e
10. b		

谢晓慧　李欣燚　吴一波　译

康　震　校

金有豫　朱　珠　审

第7章

实施全面用药评估

Heather C. Hardin, PharmD, BCACP, Jennifer Salo, PharmD, BCACP, CPh

关键点

- 全面用药评估（CMR）是药物治疗管理（MTM）的基本内容。CMR是以面对面或者远程与患者互动交流进行的用药评估。CMR是一个系统性过程，即收集患者个体信息、评估药物治疗方案、识别药物治疗相关问题并制订一份问题处理优先排序清单，然后创建一份计划，与患者、照料者和处方者共同解决这些问题。
- 科学合理的临床决策需要良好的信息支持；在向处方者提出建议之前，MTM药师应尝试利用可用的各种资源，收集患者最准确的用药信息。
- 任何医疗机构都可能发生用药信息不一致或不准确的问题，因此要进行用药评估；理解CMR过程中可能存在信息不一致的问题，是很有帮助的。所以应准备好，采取行动，采集患者最准确的用药清单。
- 患者和MTM药师都应当做好准备工作。
- 进行CMR之前，MTM药师应该收集患者可能的用药清单，明确患者可能的疾病状态，确认其医务人员及发现潜在的药物治疗相关问题。
- 在进行CMR时，药师必须考虑所有相关各方的目标，尽可能地收集必要的数据，并向患者的医疗团队提供准确和有用的建议，因此，MTM药师的工作效率至关重要。
- 记录患者监护计划反映出与患者的互动交流情况以及MTM决策的合理性，同时促进患者治疗的连续性，也通常作为报销凭据。
- 个人用药清单（PML）是专门为患者制作的，应该列出所有处方药、非处方药（OTC）和医疗用品等清单。
- 用药行动计划（MAP）是指导患者用药和疾病治疗的文字说明，应鼓励患者自我管理，协助患者达成共同商定的健康目标。
- 与医生沟通时，应尊重对方，并注重提供简明扼要的信息和建议。
- 通过随访患者，MTM药师可以监测问题是否解决，并发现新的药物治疗相关问题。

药物治疗管理和全面用药评估引言

定义

美国药师协会、全国连锁药店协会及CMS已经定义了MTM的5个核心工作：

① 全面用药评估（CMR）。

② 个人用药清单（PML）——记录患者所有的用药情况（包括处方药、非处方药、草药和膳食补充剂）。

③ 用药行动计划（MAP）——以患者为中心的文档，可赋能患者自我行动，跟踪自我管理进展。

④ 必要时，实施干预或转诊给其他医务人员。

⑤ 文档记录和随访[1]。

CMR是MTM的必需工作，CMS定义CMR为一个系统性过程，即收集患者个体信息、评估药物治疗方案、识别药物治疗相关问题并制订一份问题处理优先排序清单，然后创建一份计划，与患者、照料者和处方者共同解决这些问题。CMR是患者或其他授权人员（如处方者或照料者）与药师或其他具有MTM资质的服务者，通过面对面或远程进行实时互动交流，实现用药评估和指导。旨在帮助患者了解所使用的处方药、非处方药、草药及膳食补充剂；识别并解决实际存在或患者关心的问题；并赋能患者自我管理用药和健康状况[1,2]。

MTM的5个核心工作都需要花费时间和精力。CMS估计完成MTM这些所有工作的时间为40min，包括搜索信息资料、采集信息并完成整理及记录评估情况[3]。MTM需要的时间视患者病情的复杂程度而定。因此，所有事项的时间管理就很紧迫；找到患者诊疗及提高工作效率和质量之间的平衡变得十分重要。

全面用药评估及其他用药评估

医疗系统内常常实施用药评估。用药重整是用于发现患者是否是因药物治疗相关问题而入院，并确保患者在住院期间进行适宜的药物治疗[4]。用药重整是一个主动过程，可以发生在患者入院、护理等级病房调整及出院的任一治疗交接点上。其目的在于准确地收集患者的用药清单，并对照当前用药与下一治疗点的用药方案。像 CMR 一样，用药重整可以识别患者的药物治疗相关问题；与 CMR 不同之处在于，用药重整主要关注患者在治疗环境发生变化时的用药情况。当患者经历治疗交接时，可能还需要考虑，诸如是否存在重复治疗的潜在风险、治疗脱节、发生药物不良事件或治疗信息混淆等其他情况。MTM 可以帮助患者了解其所有的药物，尤其是在治疗地点发生改变以及出院时，患者需要知道如何以及何时用药。MTM 药师也可能需签订协议才能实施用药重整，从而实现 CMS 的具体绩效评估。

医生和护士在患者定期复诊时会进行用药评估，这些用药史会帮助医生发现多重用药及多重处方，搞清患者实际用药与处方药物是否存在差异，并识别患者依从性问题。这种评估结果是列出患者用药清单，帮助处方者解决患者持续治疗的问题。准确完成 CMR 可能需要 45min。医生身兼多个重要职责，可能没有时间完成这项评估[5,6]。MTM 是帮助处方者做出治疗决策的另一信息来源。

任何 Medicare Part D 处方药计划的适格 MTM 会员均需要进行 CMR；CMR 有助于创建准确和完整的用药清单，包括非处方药和草药，这份清单可以用于更新患者在其他地方治疗的用药史。因此，沟通是关键，实施 CMR 有助于确保所有处方者和医务人员之间对患者治疗范围的协调沟通；CMR 还能赋能患者参与自我保健，提高生活质量。

准确性和完整性

科学合理的临床决策需要良好的信息支持。不同的用药记录的准确性都有差异。表 7-1 列出了不同类型（来源）的用药记录及其各自的优缺点。每种来源的用药记录都有其具体的使用目的，过窄聚焦可能会限制其应用范围和完整性。此外，各种药物相关的数据可能存在错误。用药记录固有的相对准确性，可能不足以做出决策，也无法反映患者实际的用药情况。在提供 MTM 服务时，认识到各类药物数据的特殊局限性，有助于 MTM 药师做好准备，发现用药信息存在的不准确和不一致问题。在向处方者提出建议之前，MTM 药师应尽一切努力收集患者最准确的用药信息。

表 7-1 不同类型的用药记录

用药记录类型	信息优点	信息缺点
病历：住院患者	• 可以在患者入院、护理等级病房调整和出院时，进行用药重整 • 提供患者用药、适应证、不良反应和问题等信息 • 包括 Part B 和 Part D 的用药信息 • 再入院预防项目应该推进住院用药和居家用药信息的整合 • 包括所有医疗提供者的信息	• 范围有限：关注院内用药 • 医院处方集可能会影响患者常用药物，原研药和仿制药或其他替代用药可能有变化 • 在医院启动治疗的疾病用药还在继续 • OTC、草药、膳食补充剂信息可能缺失 • 缺乏门诊处方理赔数据信息；无法发现未调剂的处方或续方频次
病历：门诊患者	• 可了解到的信息： 　• 处方者 　• 替代当前药物或治疗新增的药物 　• 给药说明的口头变更 　• 药物适应证和问题 　• Part B 和 Part D 药物 　• 诊室给药 　• 样品药	• 可能不包含所有 OTC、草药、膳食补充剂的信息 • 患者未将所有药物（冷藏药物、滴眼液、吸入剂）带来医生诊室评估 • 缺乏处方理赔信息；无法发现未调剂的处方或续方频次 • 可能仅体现很多处方者中的一位为患者开具的医嘱情况
单体药房	• 可了解到的信息： 　• 已分发的药物 　• 已调剂但尚未取的药物 　• 续方模式 　• 可进行 PDC 计算	• 仅限于单一药房的用药记录 • 可能缺乏的信息： 　• OTC、草药、膳食补充剂 　• 药物适应证 　• 未调剂的处方 　• 互联网 / 加拿大药物 　• 借用的药物 　• 有限的 Part B 药物 　• 非 PDC 的依从性问题 　• 专科药房药物 　• 给药说明的口头变更

续表

用药记录类型	信息优点	信息缺点

零售连锁药店	• 零售连锁网络中各药店显示的用药清单
	• 可了解到的信息：
	  • 已分发的药物
	  • 已调剂但尚未取的药物
	  • 续方模式
	  • 未通过保险购买的药物
	• 可进行 PDC 计算
		• 可能缺乏的信息：
		  • OTC、草药、膳食补充剂
		  • 药物适应证
		  • 未调剂的处方
		  • 互联网 / 加拿大药物
		  • 借用的药物
		  • 有限的 Part B 药物
		  • 非 PDC 的依从性问题
		  • 专科药房药物
		  • 给药说明的口头变更

药品福利管理公司	• 可了解到的信息：
	  • 所有通过保险计划调剂的药物，不考虑调配地点
	  • 已分发的药物
	  • 已调剂但尚未取的药物
	  • 续方模式
	• 可进行 PDC 计算
		• 可能缺乏的信息：
		  • OTC、草药、膳食补充剂
		  • 药物适应证
		  • 未调剂的处方
		  • 互联网 / 加拿大药物
		  • 借用的药物
		  • 现金支付的处方
		  • Part B 药物
		  • 非 PDC 的依从性问题
		  • 患者访谈
		  • 给药说明的口头变更

个人用药清单（MTM CMR）	• 交互式访谈提供的患者客观信息
	• 包括所有处方药以及 OTC、草药和膳食补充剂信息
	• 将患者报告与理赔数据或其他医疗信息进行比较
	• 依赖患者准确完整地持续更新药物信息
	• 可能发现的信息：
	  • 未调剂的处方
	  • 互联网 / 加拿大药物
	  • 借用的药物
	  • 现金支付的处方
	  • Part B 药物
	  • 非 PDC 的依从性问题
	  • 给药说明的口头变更
		• 为患者自我报告的信息
		• 准确度和完整性缺乏系统复核
		• 每年一次，可能过期
		• 依赖患者准确、完整地持续更新

缩写：OTC= 非处方药；PDC = 用药覆盖天数占比。

全面用药评估中的信息不一致

不管什么医疗环境，用药信息不一致和不准确都可能发生[4,7]。意识到信息不一致，对于实施 MTM 干预很重要；信息不准确不仅会造成无效的监护建议，甚至可能导致患者受到伤害。实施 CMR 时，可以采集的用药信息来源较多，患者提供的信息可能不够准确[8]。当患者存在视觉或语言障碍时，可能无法提供准确的信息。某些疾病状态也可能导致患者无法自我报告用药情况。例如，阿尔茨海默病患者可能无法准确回忆他们的用药情况。医生提供的信息也可能不一致。处方者可能只口头给予患者医嘱，而非书面更新的处方。处方者也可能发给患者样品药，有可能导致患者用药数据不准确。表 7-2 列出了 CMR 期间可能发生的信息不一致、如何发现这些信息不一致以及可采取哪些措施来纠正这些信息不一致。在 CMR 期间，MTM 药师的目的是尽可能收集最全面和准确的用药史，以便向患者的医疗团队提供有用的建议。

全面用药评估前的准备工作

图 7-1 给出了 CMR 的常见流程。一旦确定了可能从 MTM 中获益的患者，应在患者和 MTM 药师均方便的时间安排患者进行 CMR。如果 MTM 药师业务允许，患者已做准备，可以立即开始 CMR，无需再预约安排时间。

表 7-2 CMR 中的信息不一致

问题	表现方式	解决方式

语言障碍（见第 8 章相关内容）	• 互动交流时表情 / 声音表现不清；在回答问题前用外语与他人讨论
	• 重复回答，有时答案不总是与问题一致（如对每个问题重复回答“是”）
	• 口音重
	• 难以表达完整的语句
		• 患者可能需要翻译人员
		• 培训翻译人员可能是必要的
		• 确保翻译人员受过 HIPAA 法案的培训且合格
		• 与其他服务者确认 CMR 内容
		• 理解通过翻译人员提供的信息可能不如英语为母语的患者提供的信息准确或完整
		  • 翻译时信息可能丢失
		  • 同理心、情感和小细节可能沟通不到位

健康素养低（见第 8 章相关内容）	• 无法阅读或拼写处方说明书，且无视觉障碍或认知受损
	• 以下人群疑似健康素养低：
	  • 使用英语作为第二语言的患者
	  • 低收入患者
	  • 健康状况较差的患者
	  • 英语水平有限的患者
	  • 65 岁及以上患者
		• 评估你的药房提供易懂信息的能力
		• AHRQ 工具：我们的药房是否能满足患者的需求？药房健康素养评估工具①
		• 使用“回授”方法，评估患者理解能力
		• 必要时，使用视觉演示和展示样品药
		• 采用书面沟通方式，确保患者达到适当的沟通水平（4～8 年级水平）
		• 确定是否需要将 PML 和 MAP 发送给指定人员
		• 与其他服务者确认 CMR 内容

心理健康	• 有精神疾病诊断（抑郁症、双相情感障碍、精神分裂症等）
	• 用药清单提示有精神疾病
	• 患者似乎表现出：
	  • 过度兴奋，思维跳跃，无法专注于接受用药评估
	  • 妄想或幻觉
		• 让患者或照料者携带药物来进行评估
		• 询问是否有其他人帮助患者用药
		• 如果出现临时问题，重新安排 CMR
		• 考虑换成其他医务人员实施 CMR
		• 确定是否需要将 PML 和 MAP 发送给其他人
		• 告知处方者，你无法进行 CMR
		• 与其他服务者确认 CMR 内容

认知障碍（痴呆、阿尔茨海默病、化疗后认知功能损伤等）	• 治疗认知功能损伤的药物（如胆碱酯酶抑制剂和美金刚）可能提示有潜在的记忆受损 • 可能影响认知功能的药物（如抗胆碱能负荷药物、化疗药物等） • 合并疾病（如抑郁症、心力衰竭、疼痛、戒断、卒中） • 近期手术 • 注意力不集中 • 表达困难或思维中断 • 患者可能认为自己并未用药，实际上该药物定期调剂 • 复述信息或频繁询问相同问题	• 让患者携带药瓶以及有关其健康状况的单据或文件进行用药评估 • 询问是否有其他人帮助患者用药或提供治疗 • 需考虑医务人员提供的 CMR • 确定是否需要将 PML 和 MAP 发送给其他人
视觉损害	• 已明确失明 • 询问是否能够增加字号 • 在阅读处方和标签说明时寻求帮助 • 患者对药物颜色或形状变化非常关注	• 询问是否有其他人帮助患者用药 • 确定放大字号是否有用 • 建议更改 PML、MAP 的字体大小 • 确定是否需要将 PML 和 MAP 发送给其他人

非处方药 / 草药 / 膳食补充剂往往被忽略	• 患者仅报告使用处方药
	• 存在补充和替代医疗（CAM）使用率高的疾病状态或症状：
	  • 肥胖
	  • 失眠
	  • 疼痛
	  • 过敏
	  • 胃食管反流病
	  • 感冒 / 流感
		• 询问每位患者是否在用保健的非处方药
		• 在 CMR 过程中采用系统方法，评估每种疾病状态或症状：
		  • 头痛
		  • 过敏
		  • 感冒 / 流感
		  • 胃部不适
		  • 肠道不适
		  • 疼痛
		  • 睡眠
		  • 身心健康
		• 常用和遗忘服用的非处方药包括：
		  • 每日服用的阿司匹林
		  • 维生素
		  • 止痛药
		  • 草药和其他补充剂

续表

问题	表现方式	解决方式
样品药	• 患者陈述正在服用药物，但不在保险理赔信息中 • 患者提供的药物无药房标签 • 患者出现不明原因的副作用或治疗状态改变 • 已知处方者提供样品药 • 患者前往诊所使用样品药	• 确定处方费用是否是一个因素 • 确定患者是否适格免费或减价药物项目 • 告知患者使用样品药可能发生造成误诊的药物相互作用或副作用，解释有必要确认药师和其他医务人员是否知道样品药
免费或现金支付的药物	• 患者陈述正在服用药物，但不在保险理赔信息中 • 患者药瓶上贴有药房标签，但保险理赔信息无该药物 • 患者出现不明原因的副作用或治疗状态改变	• 告知患者使用该类药物可能发生造成误诊的药物相互作用或副作用，解释有必要确认药师和其他医务人员是否知道该类药物免费或现金支付 • 确定是否有以下因素： 　• 处方费用因素 　• 患者对疾病治疗感到羞耻 　• 患者有隐私顾虑 　• 可能存在药物滥用
互联网 / 加拿大药物	• 患者陈述正在服用药物，但不在保险理赔信息中 • 患者出示带有州外药房标签的药瓶 • 患者出现不明原因的副作用或治疗状态改变	• 记录这些药品在哪里调配 • 指导患者，告知在一家药房调配所有药物的重要性和价值 • 指导患者，告知假药的风险 • 确定是否有以下因素： 　• 处方费用因素 　• 患者对疾病治疗感到羞耻 　• 患者有隐私顾虑 　• 可能存在药物滥用
在处方者诊室给予的药物	• 患者提到的药物不在保险理赔信息中 • 患者病历中遗失建议的注射药物信息 • 合并疾病： 　• 类风湿关节炎 　• 骨质疏松症 　• 多发性硬化	• 询问这些在医生诊室服用的药物；详细记录所有信息 • 如果处方数据是药物信息的唯一来源，那么通过医疗保险理赔而不是处方保险理赔处理，信息可能不会明确
借用的药物	• 患者提供的药瓶不在处方数据中，甚至药瓶上的名字可能是其他人的（家庭成员或其他人员） • 推迟续方取药，但仍有药物可用 • 患者出现不明原因的副作用或治疗状态改变	• 向患者解释用药评估和建立用药清单的重要性 • 确定是否有以下因素： 　• 处方费用因素 　• 患者对疾病治疗感到羞耻 　• 患者有隐私顾虑 　• 可能存在药物滥用
未调剂的处方	• 无相应药物的适应证 • 处方者认为患者正在接受药物治疗 • 临时处方（即哮喘发作时使用泼尼松） • 处方出现在保险理赔信息中，但尚未调配（处方“暂存”在药房） • 患者提交一张处方调配时，是从一些书面处方整理出来的	• 每次进行全面用药评估时，请询问患者是否有医生开具的处方，但患者决定不去调配 • 告知处方者 • 确定是否有以下因素： 　• 处方费用因素 　• 既往发生过药物不良反应 　• 患者不了解药物适应证 　• 患者认为无需使用药物 　• 患者对疾病治疗感到羞耻 　• 患者有隐私顾虑
处方已经调配但尚未取走	• 无治疗反应（疗效）	• 全面用药评估时，重点询问患者是否有未取的处方药物 • 告知处方者 • 确定是否有以下因素： 　• 处方费用因素 　• 既往发生过药物不良反应 　• 患者不了解药物适应证 　• 患者认为无需使用药物 　• 患者对疾病治疗感到羞耻 　• 患者有隐私顾虑

续表

问题	表现方式	解决方式
取药后但从未服用	• 无治疗反应（疗效） • 尚未续方调配	• 全面用药评估时，明确患者所有用药的依从性情况 • 记录依从性情况；解决依从性降低的问题
Part B 药物	• 患者是器官移植术后或癌症患者，提及他服用的药物不在 Part D 保险理赔信息中 • 患者要求使用雾化药物却不在保险理赔信息中	• 在药物清单中记录所有的移植相关或癌症药物 • 在药物清单中记录所有的雾化药物，明确药房记录中有患者所有 Part B 药物的记录

① O'Neal K, Crosby K, Miller M, et al. Assessing health literacy practices in a community pharmacy environment: experiences using the AHRQ pharmacy health literacy assessment tool. *Res Social Adm Pharm*. 2013;9(5):564-596。

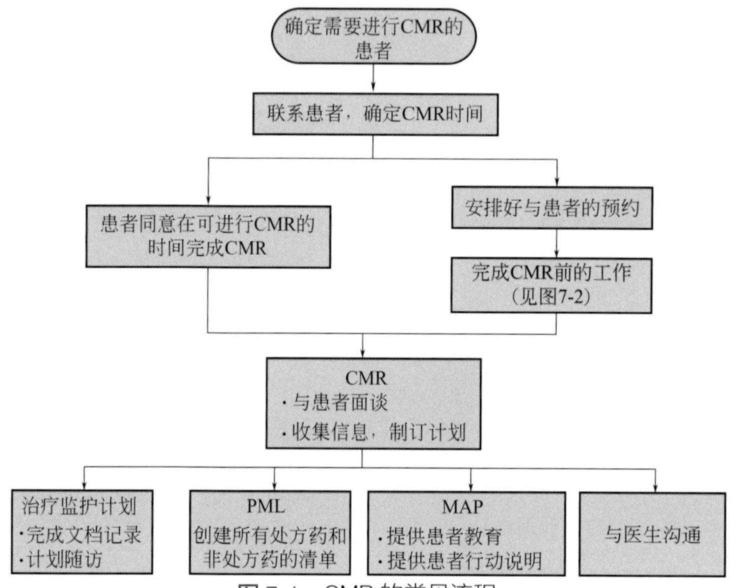

图 7-1　CMR 的常见流程

患者准备

有必要告知患者 CMR 预约的时间安排。提供提醒工具（如日历贴纸）和打提醒电话，可帮助患者避免错过预约。必要时还需要告知患者携带自己服用的药物、医生姓名以及近期的实验室检查结果。MTM 药师应询问是否有家庭成员或照料者一起参加 CMR 并协调好这些人。在 CMR 之前，预先让患者完成以下的文书工作以节省时间——HIPAA 表、一份完整的初始用药记录和基本健康信息表（如过敏、免疫接种、吸烟状态等）。还应告知患者 CMR 的目的、实施方法和地点以及大致的 CMR 目标。

MTM 药师的准备工作

各种机构或药店都做 MTM，这意味着 CMR 前 MTM 药师获得的信息数量和质量有可能不一样。表 7-3 显示了不同 CMR 情景下准备工作可能面临的困难和获益。除了了解 CMR 情景外，MTM 药师还必须具备丰富的临床知识。MTM 药师可以通过继续教育项目和各种药物治疗信息了解最新的疾病诊疗指南。最新版的 Beers 标准、老年人不恰当处方筛选工具（STOPP）和处方遗漏筛查工具（START）等，均有助于识别特定问题并用于 CMR 期间的评估和讨论[9,10]。爱荷华大学创建了 TIMER 工具，即评估改善老年人用药工具，有助于 CMR[11]。如果药师不熟悉患者的疾病，应花时间研究并做好 CMR 面谈的准备。

了解每个实体实施 MTM 的目标，可能会影响药师如何准备 CMR、如何进行 CMR 以及如何组织工作流程。CMS 为所有 MTM 项目都设定明确的目标；预期 CMR 可达到：

- 确保处方给目标受益人的 Part D 报销药物得到合理使用，并通过改善用药来优化治疗结局。
- 降低目标受益人发生不良事件（包括不良药物相互作用）的风险。
- 由药师或其他适格人员提供服务。
- 区分门诊服务和医院服务。
- 由具有执业资格的药师和医生合作开展[2]。

各支付方对 CMR 服务都有自己关注的目标和目的。支付方通常关注具体的绩效指标（例如，不依从长期用药的患者人数、使用高风险药物的患者人数；更多详情参见第 4 章和第 5 章）。此外，雇主可能对 MTM 药师也有一定的工作效率要求，例如，雇主可能要求每天完成一定数量的 CMR。要求工作效率可能会影响到与患者面谈及行政工作的时间分配。了解所有实体的优先顺序及预期目标，有助于搭建 CMR 体系，以便实现所有这些目标。

表 7-3 各种 CMR 情景的优缺点

情景	优点	缺点
可查阅完整病历	• 可提供更为高效准确的 CMR • 更好地识别药物治疗相关问题 • 发现尚未调配的书面处方 • 发现未予治疗的疾病 • 给予更适当的干预措施 • 提供医生诊疗模式 • 向治疗目标进展	• 可能无法提供所有医务人员的信息 • 信息量越大，越需要更长的准备时间 • 可能缺乏处方保险理赔信息，因此无法得知续方调配信息
仅有医疗保险理赔数据信息	• 记录已调配的处方 • 续方模式和 PDC 计算	• 通过药物推断的诊断，其准确性存疑 • 数据是最新的完整数据还是仅来自一家药店的数据? • 缺乏给药说明
只有患者提供的信息	• 可与患者建立关系 • 面对面；可感受肢体语言 • 患者主诉症状 • 能发现药物不良反应 • 可评估患者治疗目标 • 可交流价值观	• 信息准确性和完整性可能是个问题 • 文化水平和疾病的认识不同 • 专业术语不精确（例如，心力衰竭；是收缩性还是舒张性？）

电话交流	• 患者在家就可进行 CMR（大多数药物在家中放置）
	• 对双方来说，有更多隐私保护和可控的环境
	• 环境舒适
	• 缺乏可能阻止对话的视觉感受
	• 更容易问一些尴尬的问题
	• 无需出门
		• 无法进行体格检查
		• 缺乏直接对话的视觉感受
		• 无法视觉评估患者使用给药装置（如吸入器）
		• 如果通过手机交流：
		  • 通话时间限制
		  • 通话不畅
		  • 处于不安全状态沟通中（驾驶中）
		  • 公共环境谈论隐私问题
		• 长时间交谈存在注意力无法集中的风险
		• 语气会影响交流

面对面沟通	• 可感受肢体语言 • 互动交流更有亲近感 • 通过棕色袋药品检查可了解更多信息 • 可检查处方、瓶标签和药物	• 需要私人区域 • 双方的视觉感受可能会影响交流 • 需要外出进行；除非在家进行

对 MTM 服务收费也会影响 CMR 的进行方式。两种收费方式，即按完成 CMR 服务项目收费或按干预次数收费，可能导致两种不同的业务模式并影响 CMR 工作的重点。第 10 章详细介绍了服务补偿的更多信息。这些非患者因素，均会影响 MTM 服务的方式以及 MTM 药师准备 CMR 的方式。

进行初步的全面用药评估

在与患者面谈前，MTM 药师应进行初步的全面用药评估，以便了解患者的病史、处方用药和疾病状态，并识别潜在的药物治疗相关问题。药师在实施 CMR 之前记录潜在的问题，可以对面谈时极有可能出现的问题有所准备。MTM 专用软件可自动识别一些药物治疗相关问题，如药物相互作用和重复治疗等。图 7-2 给出了 CMR 前、CMR 中和 CMR 后相关工作的模板。在开始 CMR 前，应对 MTM 相关实体的绩效指标有所了解。表 7-4 列出了可能影响 CMR 决策的因素。由于参与 MTM 服务各方的预期目标会影响 CMR 的优先排序，应在 CMR 前予以确认。

CMR 前		
潜在的关注点	详细信息	优先级
绩效指标		
• 支付方		
• 雇主		

图 7-2

依从性 / 不依从			
• 不理解说明书			
• 还有更具成本效益的药物可用			
• 不愿用药（认为不需要用药或认为药物无效、用药过多、治疗方案复杂）			
• 忘记服药			
• 药物缺货			
• 无法吞咽 / 给药			
• PDC 计算			
• 药物过度使用			
适应证 / 治疗目标			
尚未治疗的适应证			
需要额外的药物治疗			
	潜在差距		
糖尿病	ACEI 或 ARB 类		
糖尿病	他汀类		
心力衰竭	ACEI 或 ARB 类		
心力衰竭	BB（或适用于心力衰竭的 BB）		
CAD	他汀类		
CAD	BB		
CAD	SLNTG		
CAD	阿司匹林 / 抗血小板药物		
脑卒中	阿司匹林 / 抗血小板药物		
心房纤颤	抗凝血药		
哮喘 /COPD	缓解症状的药物		
哮喘 /COPD	长期控制的药物		
骨关节炎	双膦酸盐类		
骨关节炎	钙剂 / 维生素 D		
长期使用类固醇	双膦酸盐类		
需要预防性药物治疗			
未免疫接种			
不必要的药物治疗			
• 重复用药			
• 无适应证用药			
• 治疗可避免的药物不良事件的药物			
• 使用成瘾 / 娱乐性药物			
安全性			
药物不良事件			
• 药物 – 药物相互作用			
• 药物 – 疾病相互作用			
• 药物 – 年龄相互作用			

• 药物－食物/酒精相互作用		
• 药物－妊娠相互作用		
• 过敏反应		
• 不良反应		
• 对患者不安全的用药		
• 给药方式不正确		
• 剂量增加/降低过快		
剂量过高		
• 剂量太大		
• 给药频次不恰当		
• 疗程不恰当		
• 药物相互作用（包括肾脏剂量问题）		
需要增加治疗监测		
有效性		
无效的药物治疗		
• 有更为有效的药物		
• 疾病对药物耐受		
• 剂型不恰当		
• 存在禁忌证		
• 药物对疾病无效		
剂量过低		
• 剂量太小		
• 给药频次不恰当		
• 疗程不恰当		
• 贮存方式不恰当		
给药方式不正确		
需要增加治疗监测		
CMR 中		
确认患者的顾虑		
收集已确认及新发现顾虑的详细信息（上文）		
CMR 后		
问题优先处理排序的考量基于		
• 绩效指标		
• 患者的预期		
• 问题的严重程度		
确定患者带走的行动计划（用药行动计划）		
确定需要与处方者沟通的问题		
缩写：ACEI = 血管紧张素转换酶抑制剂；ARB = 血管紧张素Ⅱ受体阻滞剂；BB = β 受体阻滞剂；CAD = 冠心病；SLNTG = 舌下含服硝酸甘油；COPD = 慢性阻塞性肺疾病		

图 7-2 CMR 工作模板

表 7-4　可能影响 CMR 决策的因素

<table>
<tr><th>实体</th><th>考虑因素</th><th>实体</th><th>考虑因素</th></tr>
<tr><td rowspan="2">患者</td><td rowspan="2">• 生活目标
• 治疗目标
• 财务目标
• 生活质量目标
• 对优质诊疗的理解
• 社会支持
• 尊重个人价值观和需求
• 对以下事宜的认知：
　• 诊疗价值
　• 风险
　• 报酬
• 医疗理念
• 社会经济状况
• 文化期望
• 医疗健康素养
• 根据个人意愿参与诊疗和决策
• 对医疗体系和医务人员的信任
• 疾病对他们意味着什么</td><td>家人 / 照料者</td><td>• 家庭在治疗决策中的作用
• 疾病状态对家庭 / 照料者的影响
• 对家人和照料者的治疗获益 / 伤害</td></tr>
<tr><td>处方者</td><td>• 处方者资质 / 专业知识
　• 专科
　• 专业职称（如 MD、ARNP、DO 等）
• 服务模式
　• PCMH 模式
　• 按服务付费
　• 捆绑支付
　• ACO 模式
　• 按人头 / 捆绑支付
• 服务 / 处方模式
• MTM 知识 / 意识 / 意见
• 处方者与药师的关系
• 处方者对药学的观点
• 交流方式的偏好</td></tr>
<tr><td rowspan="2">支付方</td><td rowspan="2">• 获利方式
• 竞争
• 会员
　• 年龄
　• Medicare
　• 双重资格
　• Medicaid
　• 种族和人种组成
　• 社会经济状况
　• 教育水平
　• 疾病患病率
　• 多种慢性疾病
• MTM 选择标准
　• 疾病选择
　• 药物选择
　• 费用
• MTM 绩效指标
• ROI 预期
• 质量奖励金额
• 星级评定（现在及未来）
• 会员保留率和满意度
• 发现欺诈、浪费和滥用
• 商业计划和绩效指标
• 其他诊疗项目（即疾病管理、病例管理）
• 支付方类型：雇主、自保、MA 计划、MA-PD 计划、PDP、MCO、SNP
• 诊疗的地域差异</td><td>执行 CMR 的人员</td><td>• 职业规范
• 药物治疗专业知识
• 时间
• 技术
• MTM 经验
• 执业场所的工作经验
• 团队合作
• 绩效指标和反馈</td></tr>
<tr><td>雇主期望</td><td>• MTM
　• 业务目标
　• 相对于整体业务的优先级
　• 绩效指标
• 员工总体工作效率</td></tr>
</table>

缩写：ACO = 责任制医疗组织；ARNP = 高级注册护士；DO = 骨科博士；MD = 医学博士；MCO = 管理型医疗组织；PCMH = 以患者为中心的医疗之家；PDP = 处方药计划；ROI = 投资回报；SNP = 特殊需求计划。

采集用药清单

通过处方信息，可以推断患者目前的用药情况。处方保险理赔数据可以较好地反映目前患者正在服用以及目前未使用的药物[12]。药房理赔信息、病历和管理型医疗记录，均可提供处方信息。这些数据，便于 MTM 药师在与患者交谈前即可进行用药评估，以确定可能存在的药物相互作用、重复治疗、治疗间断、昂贵药物、联合用药和高风险药物（老年患者）。

确定疾病状态

在 CMR 前，MTM 药师应尽可能了解患者的疾病状态。一些软件可以通过国际疾病分类（ICD）诊断代码报告患者的疾病信息。该信息也可通过电子病历直接查到。一些 MTM 软件项目将外部来源的 ICD 信息同化，以便 MTM 药师在 CMR 之前对疾病状态有所了解。如果无法获得具体信息，可根据患者目前的用药推断疾病状态。有些药物可明确指示患者的疾病状态，如糖尿病和高胆固醇血症，也有些疾病状态仅通过药物难以识别（有些药物可用于多种疾病，如抗抑郁药和抗癫痫药）。

在 CMR 前获得实验室结果有助于评估当前疾病状态管理的结局情况。如果在闭环的临床或医院环境中进行用药评估，MTM 药师有权限查询患者的病历，在 CMR 之前获得当前实验室检查结果就相对简单了。但是，上述情况不能代表所有 CMR 情况。无权限直接获取结果时，应尽快联系初级保健医生（或家庭医生），以获得所需的实验室检查结果。当然，患者本人也可能了解相关的实验室检查结果。

确定医务人员

同样重要的是，在 CMR 前应当确定患者当前的医务人员，以便 MTM 药师发现药物治疗相关问题时便于同其联系。整理一份包括医生、执业护士、助理医师等处方者的名单，了解其专业、地址、电话号码和传真号码。这样可以在 CMR 完成后及时与处方者进行有效沟通，并有助于在发现那些“四处求医的患者（doctor hopping）”。

确认潜在的药物治疗相关问题

接下来，应全面评估患者资料，确认并记录潜在的药物治疗相关问题。采用如图 7-2 列举的工具，可以帮助记录 CMR 前相关问题。同时，CMR 前应尽可能搞清楚患者用药的各个方面。

由于不依从用药会导致不必要的伤害和死亡，因此依从性是我们应该监测所有患者的一个重要指标。在美国，依从率约为 50%[13]。口服治疗糖尿病、高血压和高胆固醇的药物依从性，是 CMS 当前使用的质量指标，用于 Part D 处方药计划要求的星级评定。提高患者的依从率是 Part D 支付方的目标，因为这些星级评定与质量奖励金额相关联。PDC 计算，可以帮助了解患者对长期用药的依从性。PDC ≥ 0.8% 通常作为依从性的评估指标，而 HIV 用药通常推荐的依从率为 0.95%[14,15]。如果患者药物治疗依从性差，则无法从现有药物中得到最大治疗益处。如果医生未考虑到依从性问题，很可能会因疾病控制不佳而开具额外的不必要药物处方。

应分析适应证的用药问题：药物是否适合患者的疾病状态，是否符合现行指南和治疗目标。MTM 药师应记录可能存在的尚未治疗的疾病、缺乏推荐的药物治疗、未免疫接种和不必要的药物治疗等问题。例如，患者可能同时患有糖尿病和高血压，患者尚未按照现行指南推荐使用 ACEI 或 ARB。因此，在 CMR 前注意这点十分重要，在与患者交流时应评估缺乏药物治疗的原因。

在 CMR 前，应注意当前用药的安全性。不恰当用药可能会对患者造成伤害。例如，分析目前是否存在药物相互作用、剂量过大等。在 CMR 时与患者加以讨论，以便进一步判断是否存在临床相关的药物安全性问题。

在 CMR 前，还应记录当前药物治疗方案的有效性，以便在 CMR 时进一步评估。MTM 药师可以访问患者续方取药记录，这是有帮助的：可以了解患者当前的给药频率；从续方取药记录可以了解到患者服用按需使用药物的给药频率。处方者开具处方，但可能数月内都不联系患者，CMR 有助于发现和沟通这些重要信息。

如果条件允许，MTM 药师应采集患者既往用药史和病史，以及既往用药评估情况。这些报告提供了既往治疗失败的有用信息，进而在 CMR 时可以提出更为准确的治疗干预建议。

在 CMR 前，评估患者的整体状况有助于 MTM 药师了解预期，明确对于每种疾病状态需要询问的问题很重要。本书中各种疾病的最基本数据集的那些章节，可以帮助准备 CMR 时的适当措辞和要问的疾病特定问题。有时，CMR 可能会朝着 CMR 前尚未想到的方向发展——发现意外的情况，极具挑战。例如，在电话评估前，患者可能有过度使用控制症状的吸入剂问题；CMR 开始时的重点，可能就是改善患者哮喘的控制。MTM 药师可能对哮喘问题和辅导技巧有充分的准备，但在与患者交谈时，发现患者由于近期丧偶而不堪重负郁郁寡欢，那么抑郁就成为本次交流的主要问题。做好预期准备并应对非预期状况的出现，对于成功进行 CMR 至关重要。

实施全面用药评估

目标和时间管理

时间管理和效率，是完成 CMR 时需要考虑的问题。MTM 药师必须做到简明、有始有终、体贴细心。满足支付方和雇主的要求，同时在 CMR 前评估其中的问题，也具有一定的挑战性。患者的目标也需要解决，MTM 药师必须确保完成所需的任务，同时还要对患者及其需求表示关心和关注。CMR 的核心是患者；CMR 的主要焦点应是患者对其疾病和治疗药物的担忧。如果患者关心的问题没有得到解决，患者可能拒绝 MTM 药师的干预。了解患者的担忧，有助于在 CMR 时建立融洽和尊重的关系。

患者访谈（CMR）的目的是直接获得患者信息，以便清楚地识别和评估药物治疗相关问题，进而帮助 MTM 药师向患者的医疗团队提出建议，以改善患者的健康和福祉。

知情同意书

在 CMR 开始前，MTM 药师应该介绍自己、岗位头衔以及在收集患者信息方面的作用。应向患者简要说明进行面谈的原因以及如何进行用药评估。一旦患者理解 CMR 的方法和原理，应验证确认患者的出生日期、通讯地址、唯一的身份号等信息。务必确保所有记录文档符合 HIPAA 法案的相关法规，并告知患者任何类型的记录信息都受到保护。一旦患者同意并理解被采信息的使用、记录、归档和保存方法，谈话者可能还需继续收集信息。这也是 MTM 药师为患者或代表患者完成 CMR 的人设定期望的关键时期。MTM 药师一旦获得用药清单，可能会询问关于临床状况、生活方式和副作用等其他问题，对这些信息进行评估，确定行动计划，提高患者对药物治疗的理解，帮助患者管理疾病状态，并改善患者整体健康状况。

记录用药情况

在获得用药清单时，MTM 药师首先应确认药物规格剂量、服药时间、给药剂型、适应证和处方者等信息。所有来源的处方药（包括样品药、免费或者无成本处方药）、所有非处方药（包括维生素、草药和膳食补充剂），以及用于支持患者健康的其他各种药物情况都要收集。这些信息将汇编成个人用药清单，在 CMR 后交给患者。根据支付方的不同，个人用药清单记录药物可能都有具体的格式要求。例如，对于 Medicare Part D 会员，个人用药清单有一个非常具体的标准化格式 [3]。大多数药物通常以常规的剂量给药，记录简单。表 7-5 列出了频繁调整剂量的药物，并提供了如何记录的建议。

使用开放式问题，可以帮助评估患者对药物的理解。患者认知水平的差距，也是用药指导和患者教育的契机。用药清单可以作为 CMR 前观察到可能存在药物治疗相关问题的一个重要信息来源。创建一个工作流程，解决患者疾病状态忧虑，同时评估患者服用的药物，有助于简明高效实施药物治疗管理，并创建一个按逻辑指导开放式对话的氛围。

收集健康相关详细信息：全面用药评估模板

用药清单可与 CMR 工作模板（参见图 7-2）一起创建。MTM 软件还可以帮助收集用药数据。收集用药信息，通常有助于了解到患者健康状况的其他问题。这是收集和记录患者其他信息（包括疾病状态、手术）的适当时机：如是否需要或使用起搏器、止痛泵、静脉输液、注射器、胰岛素泵和除颤器；患者行动能力；是否使用耐用性医疗设施［氧气、轮椅、手杖、持续气道正压通气（CPAP）］；患者是否有社会和经济系统的支持。

在 CMR 时，可获得的其他信息包括临床诊疗方面，如患者是否居家进行血压或血糖监测。如果有，患者可提供具体的测量值或陈述病情是否稳定。可在 CMR 时用评估模板制作记录文档，文档包含患者潜在问题的详细信息和细节。

依从性

在 CMR 时，应注意依从性问题，了解和评估影响依从性的原因，诸如治疗成本、交通问题、健忘、用药方案的难施行与复杂性、对治疗重要性 / 有效性缺乏了解或缺乏信心等，还应记录并评价可能过度用药的情况。

适应证和治疗目标

MTM 药师可询问既往用药情况，以解决 CMR 前记录的适应证用药问题。例如，高血压合并糖尿病的

表 7-5 频繁调整剂量的药物

药物	调整原因	PML 说明的建议 / 示例
香豆素（华法林）	INR 结果	在星期一、星期三和星期五口服 1 片（__mg）。在星期二、星期四、星期六和星期日服用半片（__mg）。可根据 INR 调整剂量
胰岛素	按刻度调整剂量	血糖水平高于 __mg/dL 时，根据胰岛素给药刻度进行皮下注射
	血糖过低时调整基础胰岛素	睡前皮下注射 __U；如果血糖低于 70mg/dL，则暂停给药
泼尼松	维持治疗与急性治疗	口服 1 片 (__mg)，每日 1 次。哮喘发作期间可改变剂量
	剂量递减	按照药品说明书服用，并根据指示逐渐减量
血压调节药物	低血压	每天早晨口服 1 片（__mg）。如果收缩压（最高值）低于 90mmHg，则暂停给药
Colcrys（秋水仙碱）	维持治疗与急性治疗	口服 1 片（0.6mg），每日 1 次。首次出现痛风发作时可口服 2 片（1.2mg），然后至少 12h 后再次开始常规剂量给药
雾化吸入剂（如 DuoNeb）	维持治疗与急性加重治疗	使用雾化器吸入药物，每日 2 次。根据呼吸急促程度，每 4 ～ 6h 使用雾化器吸入 1 瓶药物
启动用药后逐渐减量	剂量逐渐调整	提供给患者完整的剂量递减方案，或者如果剂量调整过于复杂，且包含当前给药剂量，添加“遵医嘱调整剂量”的提示

缩写：INR = 国际标准化比值。

患者未服用 ACEI 或 ARB 处方药，如果记录患者存在这一治疗问题，药师可询问患者是否曾服用过“赖诺普利或缬沙坦”等药物。MTM 药师还可能询问疾病状况或解释没有治疗的情形问题。例如，患者可能患有重度肾功能不全，这是 ACEI 和 ARB 的禁忌证。

在 CMR 时，发现存在适应证但尚未治疗的可记录下来，并应在事后与患者的医疗团队沟通。此外，应分析存在用药但却缺失明确的适应证的情形。例如，患者在住院期间服用奥美拉唑作为预防措施，然而并未发现有胃食管反流或食管炎适应证却在继续用药，属于非适应证用药。

当患者存在需要特定免疫接种的指征时，MTM 药师也可以建议患者进行免疫接种。在 CMR 时，可以告诉患者免疫接种的价值，药师既可以提供即时接种服务（作为 MTM 服务的一部分），也可以向医生提出建议。

生活方式

生活方式既可影响适应证和疾病状态，也受到适应证和疾病状态的影响。确定患者正在遵从的任何特殊饮食，是 CMR 的重要组成部分，这些信息有助于 MTM 药师给予饮食指导，同时鼓励和赞赏患者遵守饮食建议。还应评估患者的锻炼能力或意愿，以及活动能力和身体状况是否限制其日常活动，如往返预约就诊或取药。记录和评估患者吸烟和违禁药物使用信息（治疗或娱乐目的）也很重要。

安全性

MTM 药师应询问患者药物不良反应，药物 - 药物相互作用、药物 - 疾病相互作用或药物 - 食物相互作用所致的任何症状，以及是否存在给药剂量问题的体征（如过量给药、不恰当给药）。若出现任何严重的用药安全问题，应立即告知处方者。

有效性

CMR 应评估患者对药物治疗方案是否有效的看法，并应可能进行临床观察，提示是否出现治疗效果改善。在 CMR 时，患者可能会告知某些疾病状态的治疗未达到满意的程度。例如，患者可能会说，尽管服用低剂量的加巴喷丁治疗神经疼痛，但疼痛仍持续存在。再比如，患者可能仅分享自我测量的临床指标（如空腹血糖值），这些数值表明需要更有效的治疗。

总结全面用药评估

每一次与患者互动沟通都是独一无二的，在 CMR 时可能出现一些引起我们注意的情况，或可能造成 CMR 提前得出结论的情况。有些情况的出现，患者必须立即转诊至其他医生那会诊或转诊至急诊抢救，或重新安排在其他时间段在进行 CMR。表 7-6 列出了 CMR 时可能发生的各种情景，并包括纠正这些问题的建议。

评估结束时，应给予患者机会表达更多问题或担忧。一旦用药评估完成，与患者或照料者汇总相关信息至关重要。MTM 药师应鼓励患者与当地药师和医生保持联系，以维持治疗的连续性。如患者在 CMR 时有其他需求，应寻找外部资源（包括财务支持、社会服务和危机顾问），并应讨论预约随访时间。在 CMR 结束时，MTM 药师可提供 PML（个人用药清单）和 MAP（用药行动计划）。如果不能当场给予，MTM 药师应告知患者交付的时间点。

表 7-6 CMR 时需要特别注意的情况

情景	应对行动
患者不说英语（见第 8 章相关内容）	• 招募一名懂医学和药学术语的家庭成员 • 使用翻译器或电话医学翻译器服务 • MTM 药师应考虑 MAP（用药行动计划）和 PML（个人用药清单）是否需要使用英语，是否采用患者母语
患者耳聋或听力障碍（见第 8 章相关内容）	• 询问患者是否有能够帮助完成 CMR 的签名亲属 • 解决“大声”对话的隐私问题 • 特别注意避免听力缺陷造成的误解 • 面向患者，便于读唇 • 调整电话音量 • 利用远程通信设备为听力障碍者服务 • 获得与患者照料者或亲属交谈的许可

患者在 CMR 时出现医疗相关的风险	• CMR 预评估可提供易发生医疗危象倾向（即 COPD、心绞痛等）患者的信息
	• 立即拨打急救电话，并协助以及提供医疗护理，直至急救服务到达
	• 患者不在急救电话救援区域；无法拨打区域外的号码。如果可能：
	  • 保持与患者的通话；查明危象情况
	  • 了解是否有其他人在患者身旁或附近
	  • 联系患者所在地的执法机构
	  • 保持电话通畅，直至救援人员到来并提供帮助

续表

情景	应对行动
患者表达自杀意念、想法或计划	• 确定能够立即提供即时支持和监测的家属或朋友 • 如果没有其他人，请联系当地自杀危机处理热线寻求立即帮助；与患者通话时直接转接电话：1-800-273-8255 全国热线 • 如果患者目前没有自杀想法，但过去有自杀想法，请在 MAP 中提供危机热线号码，以备参考 • 通知医生
患者需要经济支持或福利援助	• 进行网上检索以识别： 　• 社保办患者申请低收入补助联系方式 　• 州和地方财政援助计划（www.needymeds.org/state_programs.taf） 　• 特定昂贵药物的优惠券 　• 使用 www.medicare.gov 选择最佳 PDP 或 MA-PD 计划
患者通过电子邮件进行 CMR 或传送 PML 和 MAP（详见第 9 章）	• 电子邮件策略必须解决： 　• 访问控制 　• 审核控制 　• 身份认证 　• 传输安全性 • 让患者签署关于使用电子邮件的知情同意书 • 建立电子邮件使用指导原则： 　• 内容 　• 适当的受试者方式 　• 预期响应时间 　• 隐私声明
LTC 患者①	• 药物方案回顾不能取代 CMR • 必须提供 CMR、PML 和 MAP • 必须与受益人互动，除非其认知受损 　• 因身体和认知障碍可能需要其他替代人员或 LTC 护理人员 　• 招募 LTC 顾问药师可能有益 　• 护理人员可作为一个很好的信息资源（认知状态、照料者和药物） • 协调并整合 LTC 医疗机构和治疗计划 • 依从性不是这种环境的主要问题 • 重点关注过度用药、无明确适应证的用药、剂量欠佳和多重用药 • 使药物治疗符合受益人及医护团队的治疗目标和愿望
患者因不方便或时间安排不适而错过 CMR	• 当续方取药到期时，安排 CMR • 同步所有续取处方药可能对患者有帮助 • 设置提醒电话 • 调查隐私或尴尬问题；如果愿意，可使用电话 • 确定是否可以通过电话随访解决便利性问题（注意手机会议纪要）
患者拒绝共享医生采集的全部或部分信息	• 尽力阐述创建和维护完整的健康记录的重要性
确定何时应直接联系医生，而不是传真或电子邮件	• 发现严重不良反应 • 自杀想法或计划 • 阿片类药物滥用 • 存在欺诈、浪费和滥用等情形 • 因成瘾入院 • 身体、精神或行为症状明显恶化 • 建议患者立即就医 • 身体或心理虐待 • 急救电话紧急呼叫 / 急救护理

①CMS. CY 2014 Medication therapy management program guidance and submission instructions [memorandum]. April 5, 2013. Available at http://www.cms.gov/Medicare/Prescription-Drug-Coverage/PrescriptionDrugCovContra/Downloads/Memo-Contract-Year-2014-Medication-Therapy-Management-MTM-Program-Submission-v040513.pdf. Accessed April 17, 2013。

缩写：LTC = 长期护理。

全面用药评估后：监护计划

只有建立文档记录，与患者互动和决策过程的记录才是完整合理的。完整的文档记录可以了解治疗的连续性，也常作为报销凭据。患者访谈结束后，应记录确认的药物治疗相关问题。在记录对患者的评估时，应使用客观语言（例如，“患者报告他平时总是久坐不动，每天大部分时间都在沙发上看电视”，而不是“患者似乎很懒”），在描述患者或药物时应避免使用评判性词语[16]。文档记录有很多技巧，主观信息、客观信息、评估和计划（SOAP）格式就是一个例子，特定的 MTM 软件可提供独特的文档记录方法。

CMR 时，在 CMR 前阶段识别的有些药物治疗相关问题可能会被认为没有意义。而其他药物治疗相关问题则可能被确认更具有临床意义，此外，新发现的药物治疗相关问题也会逐渐凸显。其余临床药物治疗相关问题应优先考虑，MTM 药师应确定哪些需要立即采取措施，哪些可以推迟到下次随访时进行（见图 7-2，最右栏）。此外，必须确定哪些药物治疗相关问题需要引起医生的注意，哪些可以通过 MAP 与患者一起解决。如果有问题需要与处方者一起解决，药师应确定该问题是否需要立即致电药房或处方者，或者如问题属于非紧急问题则可通过传真、电子邮件或信函进行沟通。一旦确定了问题的优先处理顺序和干预方式，就应该在监护计划中记录对这些问题执行的行动计划和后续行动。

个人用药清单

个人用药清单（PML）应包含所有处方药、非处方药和医疗用品。PML 上每种药物应包含如下信息：药物名称、药物剂量、适应证、处方者姓名、使用说明和特殊说明。

如果患者不清楚药物的适应证，药师应尽力确定正在治疗的疾病，以维护 PML 的准确性。可告知患者药物的常见适应证，并询问患者是否有这些疾病既往史。如果探询无法确认患者情况，MTM 药师应给医生诊室打电话，以获得正确的适应证。药师还可以在 PML 中添加一个注释：“请与您的医生讨论您使用该药物的原因。”正确引导患者的陈述可以提醒患者自我教育，了解为什么使用这些药物。

PML 上的用药说明，应遵循与处方者医嘱相同的格式，这可能与患者所说的不同。例如，患者可能会说他每隔一天服用一次药物以节约费用；但说明仍应与处方者开具的处方保持一致，且应将不依从问题传达给处方者。有些药物的剂量会根据实验室检查值或因急性发作频繁调整，这可能导致 PML 中的信息有时不正确。为了防止 PML 上的这些药物出现混淆，可标注具体的给药剂量信息（见表 7-5）。PML 中可能的其他信息包括患者的出生日期、电话号码、紧急联系信息、初级保健医生和联系信息、药房名称和联系信息，以及过敏史[1]。

用药行动计划

用药行动计划（MAP）是关于潜在药物治疗相关问题和疾病相关问题的患者指南，或在执行 CMR 时 MTM 药师提供的通用指导。在访谈过程中，可能会讨论疾病状态并设定未来的健康目标，重要的是这些目标是患者自己可以实现的现实目标。MAP 应仅包括药师执业范围内的信息和目标，而不是需要处方者批准或指导的问题[1]。根据 CMS 指南，为 Medicare Part D 会员创建的 MAP 应包括与会员讨论采取的行动措施，建议将长度限制在两页以内。应优先考虑最关键的指导点，并且可以在与患者面谈时进行指导。这些提示可以让 MTM 药师将 CMR 聚焦于最关键的问题上，而将次要问题放在下次就诊时解决。

有关 CMS 对 MAP 和 PML 的其他要求，请参见第 9 章。应检查 MAP 和 PML 的用词选择、拼写和语法，以确保信息清晰且对患者有用。重要的是，信息应适合患者的阅读水平，但目前还没有关于哪种阅读水平最合适的具体规则。美国人平均的阅读水平估计为八年级[17]。一般认为执业标准是：按照四年级或五年级的阅读水平来书写诊疗信息。如果患者说的是英语以外的其他语言，可能的话，使用患者母语书写信息。

与处方者沟通

与处方者的沟通可以采取多种形式。MTM 药师应确定问题是否紧急，紧急的问题需要电话沟通，非紧急的问题则可通过传真、电子邮件或信件处理。可能需要立即与处方者沟通的情况包括患者服用华法林后出血过多或发生严重药物相互作用，其他问题则可以通过信件或传真适当沟通，包括患者遗漏了针对疾病状态的推荐药物（例如，心力衰竭患者未使用 β 受体阻滞剂），或患者正在服用的药物是某疾病禁忌和慎用的（例如，心力衰竭患者服用非二氢吡啶类钙通道阻滞剂），或可能减少治疗成本的机会。请参阅第 8 章了解与处方者进行电话沟通的相关内容，参阅第 9 章了解与医生沟通的具体信息。

在与医生沟通时，简明扼要很重要。应就相关问题提供充足的细节信息（包括问题的明确定义、患者症状以及主诉和记录的参考资料），但应尽量简洁，以便医生可以在繁忙的工作日内查看信息。向处方者提供具体的建议可以帮助医生迅速采取行动来纠正相关问题。例如，提供处方集药品替代非处方集品种，将节省患者和处方者的时间以及反复摸索的挫折感。另一个例子是，建议采用合适规格的仿制药替代昂贵的原研药。同时，与处方者的沟通绝不应表现出居高临下或指责的态度，秉承尊重的态度与处方者合作才有助于建立融洽和谐的关系，有助于之后建立更多的合作关系。

随访

CMR 的最后一部分是随访。随访的间隔时间可能因患者人群和药物治疗相关问题的严重程度而异。对于 Medicare Part D 患者，至少要求每季度进行一次随访。随访可包括电话随访、面谈，或至少审核患者当前的健康记录和续方取药史（如果有的话）。在 CMR 的监护计划中，确定了药物治疗相关问题的有关措施；在随访时应进行审查并重新评估，以解决这些问题或进一步采取措施。新添加或停用药物引起的药物相关新问题也可在随访过程中被发现。MTM 药师应记录这些问题并采取适当措施。有关 CMR 随访文件的更多指南，请参见第 9 章。

总结

CMR 是 MTM 过程的核心；MTM 的所有关键因素均应以患者为中心。CMR 应侧重收集患者的重要详细信息，以确认或解决潜在的药物治疗相关问题，并将该重要信息传达给患者的医疗团队。应该赋予患者权利参与自己的医疗和健康。

以患者为中心的 CMR 全面程度，使得 MTM 业务别具一格，给患者整体医疗增加了一份保障。这种面面俱到的服务，需要时间和精力。MTM 药师必须在实施以患者为中心的 CMR 和面面俱到之间统筹，取得平衡，同时解决支付方和 MTM 药师的各自要求和目标。具有明确的流程，可以帮助 MTM 药师卓有成效地完成 CMR。

参考文献

1. American Pharmacists Association; National Association of Chain Drug Stores Foundation. Medication therapy management in pharmacy practice: core elements of an MTM service model (version 2.0). *J Am Pharm Assoc (2003)*. 2008;48(3):341-353.
2. CMS. CY 2017 Medication Therapy Management program guidance and submission instructions [memorandum]. April 8, 2016. Available at https://www.cms.gov/Medicare/Prescription-Drug-Coverage/PrescriptionDrugCovContra/Downloads/Memo-Contract-Year-2017-Medication-Therapy-Management-MTM-Program-Submission-v-040816.pdf. Accessed August 4, 2016.
3. CMS. MTM Program standardized format revisions (v07.15.14) [ZIP file]. Medication Therapy Management Program standardized format—English form CMS-10396 (07/14). Available at https://www.cms.gov/Medicare/Prescription-Drug-Coverage/PrescriptionDrugCovContra/MTM.html. Accessed August 4, 2016.
4. Cornish P, Knowles S, Marchesano R, et al. Unintended medication discrepancies at the time of hospital admission. *Arch Intern Med*. 2005;165(4):424-429.
5. Hardin H, Hall A, Roane T, et al. An advanced pharmacy practice experience in a student-staffed medication therapy management call center. *Am J Pharm Educ*. 2012;76(6):110.
6. Tarn D, Paterniti D, Kravitz R, et al. How do physicians conduct medication reviews? *J Gen Intern Med*. 2009;24(12):1296-1302.
7. Fitz Gerald R. Medication errors: the importance of an accurate drug history. *Br J Clin Pharmacol*. 2009;67(6):671-675.
8. Wang P, Benner J, Glynn R, et al. How well do patients report noncompliance with antihypertensive medications? A comparison of self-report versus filled prescriptions. *Pharmacoepidemiol and Drug Saf*. 2004;13(1):11-19.
9. Fick D, Cooper J, Wate W, et al. Updating the Beers criteria for potentially inappropriate medication use in older adults: results of a US consensus panel of experts. *Arch Intern Med*. 2003;163(22):2716-2724.
10. Gallagher P, Ryan C, Byrne S, et al. STOPP (screening tool of older person's prescriptions) and START (screening tool to alert doctors to right treatment). Consensus validation. *Int J Clin Pharmacol Ther*. 2008;46(2):72-83.
11. Lee S, Schwemm A, Reist J, et al. Pharmacists' and pharmacy students' ability to identify drug-related problems using TIMER (tool to improve medications in the elderly via review). *Am J Pharm Educ*. 2009;73(3):52.
12. Caskie G, Willis S. Congruence of self-reported medications with pharmacy prescription records in low-income older adults. *Gerontologist*. 2004;44(2):176-185.
13. Haynes R, McDonald HP, Garg AX. Helping patients follow prescribed treatment: clinical applications. *JAMA*. 2002;288(22):2880-2883.
14. Pharmacy Quality Alliance. PQA measures used by CMS in the Star Ratings. Update on Medication Quality Measures in Medicare Part D Plan Star Ratings—2016. Available at http://pqaalliance.org/measures/cms.asp. Accessed September 2, 2016.
15. Gross R, Yip B, Lo Re V 3rd, et al. A simple, dynamic measure of antiretroviral therapy adherence predicts failure to maintain HIV-1 suppression. *J Infect Dis*. 2006;194(8):1108-1114. Epub 2006 Sep 12.
16. American Pharmacists Association. Medication therapy management services: documenting pharmacy-based patient care services. July 30, 2012. Available at http://www.pharmacist.com/sites/default/files/files/mtm_services_documenting_pharm_based_pcs_CPE.pdf. Accessed September 2, 2016.
17. U.S. Department of Health and Human Services Food and Drug Administration Center for Drug Evaluation and Research (CDER). Guidance for industry label comprehension studies for nonprescription drug products. August 2010. Available at http://www.fda.gov/downloads/Drugs/GuidanceComplianceRegulatoryInformation/Guidances/UCM143834.pdf. Accessed September 2, 2016.

复习题

1. 以下有关 CMR 的所有描述均正确，除了
   a. CMR 可在各种环境下进行
   b. 只有面对面服务，CMR 才有效
   c. 进行 CMR 的药师应评估处方药、非处方药、草药和维生素以及患者使用的任何其他产品对其健康的影响
   d. CMR 后生成的用药清单可与患者和处方者沟通，以帮助协调诊疗
   e. CMR 涉及直接与患者开展互动
2. 以下哪一项可能造成用药信息不准确和不一致？
   a. 精神问题或认知障碍
   b. 语言障碍
   c. 健康素养低
   d. 视力问题
   e. 以上都是
3. 在为患者准备 CMR 时，记住哪些信息是重要的？
   a. 提醒患者在 CMR 预约时携带相关检查检验的结果可以节省时间，并帮助药师在评估期间做出更合理的临床判断
   b. 应始终在药师最方便的时间安排 CMR
   c. 不建议使用提醒器来帮助患者参加 CMR 预约
   d. 药师不应在 CMR 时告知患者可以预期到什么，因为只会导致他们产生不切实际的期望
   e. 为了保护患者的隐私，照料者不应参与 CMR 面谈
4. 在准备 CMR 时，药师通过采集什么信息获益？
   a. 患者的疾病状态，可根据医嘱 / 药房记录或根据药物清单推断
   b. 来自医保理赔信息或其他医疗数据库的患者用药清单
   c. 患者的所有医务人员名单
   d. CMR 时可能需要评估的潜在药物治疗问题列表
   e. 以上都是
5. 许多实体都对 CMR 有目标和目的。哪种说法最不准确？
   a. CMS 希望 CMR 能够确保开具给目标受益人的 Part D 报销处方药能得到合理运用，以通过改善药物使用来优化治疗效果
   b. 支付方（健康保险计划）期望 CMR 帮助他们提高利润率
   c. MTM 药师的雇主们为药师设定提供 CMR 服务的工作目标和效率目标
   d. 以上说法都是对的
   e. 以上说法都是错的
6. 一位药师正在管理 MTM 业务，并培训新药师做好文档记录，向他们传达什么信息是不重要的？
   a. 支付 MTM 服务费用需要文档记录
   b. MTM 软件可以提高记录效率
   c. SOAP 记录有时用于记录 CMR
   d. 药师应该在主观记录中明确表述，例如：“史密斯夫人似乎有点疯狂。”
   e. CMR 记录有助于体现药师临床决策的合理性
7. 关于 PML，哪项陈述是正确的？
   a. Medicare 患者的 PML 必须符合特定的格式要求
   b. PML 应包含所有处方药、非处方药、维生素、草药和补充剂
   c. 创建 PML 作为患者的一份记录文件
   d. 以上都是对的
   e. 以上都是错的
8. 药师主管正在向新药师解释 MAP。药师主管解释说
   a. 创建 MAP 是为了赋能帮助患者影响其自身的健康和福祉
   b. 将 MAP 发送给医生
   c. MAP 为患者提供了前往药房的出行方向
   d. MAP 是患者所有用药的列表
   e. MAP 是 MTM 服务的账单
9. 与医生的沟通应表现出以下态度，但不包括
   a. 提供信息
   b. 给予建议
   c. 居高临下
   d. 给予尊重
   e. 简明扼要
10. 在 CMR 随访时，发现了药师在执行 CMR 时没有解决的药物治疗问题。最可能的原因是什么？
    a. MTM 药师未充分执行 CMR
    b. 另一位药师在 CMR 后查看了患者的资料，并删除了干预措施
    c. 问题来自 CMR 后、随访前开始使用的新药，MTM 药师没有发现，现在应进行评估
    d. 需要为此问题联系解决的医生从未接受药师的干预建议，因此 CMR 药师决定不解决该问题
    e. MTM 软件出现故障

答案

1. b	2. e	3. a
4. e	5. b	6. d
7. d	8. a	9. c
10. c		

赵　美　薛学财　黄　琳　封宇飞　译
康　震　校
金有豫　朱　珠　审

第8章

药物治疗管理过程中的言语沟通和非言语沟通

Carol J. Hermansen-Kobulnicky, PhD, RPh

关键点

- 以患者为中心、可解决患者需求和预期的诊疗照护，良好沟通是关键要素。
- 非言语沟通有助于彼此之间的理解，尤其是表达情感时。
- 就面谈、通电话和远程医疗等沟通方式而言，每种沟通都有其独特的必要条件。
- 与患者建立和谐关系，对于帮助他们接纳药物治疗管理（MTM）服务和 MTM 药师，至关重要。
- 开放式问题和封闭式问题均有助于引导患者坦诚倾诉他们的想法和病情。
- 为了更好地倾听，听者必须全神贯注，注意谈话者所说内容的细微差异，观察和注意非言语沟通线索，并做出适当回应。
- 注重倾听患者的述说并及时回应患者的心声，就是以患者为中心。
- 共情响应是指对患者表达的情感以及产生这种情感的原因感同身受，并把这种认同回应给对方。
- 为了保证服务质量，任何药学服务活动都需要标准化，服务模板就是非常有用的工具。
- 当药师直接推荐 MTM 服务时，自信和敬业是关键。
- 通过使用过渡语句、情况说明、提示和总结等技巧，可使结构化的问诊或咨询进一步优化。
- 根据 2003 年全国范围的《美国成人素养评估》研究结果显示，1.9 万余名成年受访者中，只有 12%“掌握”健康知识，65 岁及以上的老年人中只有 3% 的人掌握健康知识。
- 动机式访谈（motivational interviewing，MI）是在帮助当事人改变行为习惯时运用的一种沟通原则和技巧。
- SBIRT 循证干预工具是解决患者酗酒和其他精神类活性物质滥用的有效干预技术。SBIRT 代表筛查、短暂干预和转诊治疗（Screening，Brief Intervention and Referral to Treatment）。
- 与低收入和世代贫困的人有效合作，需要对这一群体有深刻的理解和认识，并知晓这一群体与原本中产阶级成员处在情境贫困的人之间的差异。
- SBAR（Situation，Background，Assessment and Recommendation）是与临床处方者沟通交流的有用工具。SBAR 代表情景、背景、评估、建议。
- 与医生建立合作型工作关系，是历经多个阶段的。

引言

以患者为中心、可解决患者需求和预期的诊疗照护，良好沟通是关键要素[1]。联合委员会公共政策倡议的白皮书呼吁采取行动改善医患之间的沟通，并列举了患者安全问题，以及与患者有效沟通的必要性，以在整个护理过程中改善医疗效果[2]。作为 MTM 项目的一部分，花时间反思和提高个人沟通技能，可以帮助医务人员提高以患者为中心的高品质诊疗服务。本章概述了在 MTM 服务时高效、有效沟通的方法，包括采集数据、共同讨论和应对难题；但这并不是要取代主动型临床实习。

本章的内容主要面向/帮助药师与患者进行有效沟通；同时，亦包括药房技术人员和其他药学人员与患者间，以及药师－医生间沟通的内容。本章先介绍了非言语沟通、建立融洽关系、询问和倾听等一般性沟通话题。继而讨论了 MTM 中三次关键沟通机会中的细微差别，MTM 的三次沟通机会是信息采集、患者教育和促进行为改变的讨论。还分析了面对面访谈、电话沟通和在线面对面（也称为在线视频）三种沟通方式的差别。本章最后总结了就敏感问题与患者有效沟通、与特殊人群成员（包括其他医务人员）沟通的方法。上述这些话题引用了线上资源以供进一步研究。

一般性沟通话题

非言语沟通

非言语沟通可明显促进人们的相互理解，尤其是表达情感时[3]。除词语外，非言语沟通包括肢体语言和接近他人的程度、语气、面部表情、沉默和语速等各个方面。图 8-1 描述了一项简单的活动，可帮助你更加注意自己的非言语沟通。图 8-2 介绍了第二项活动，以帮助确定你说话的语速。一个人如何解释和理解非言语沟通，部分与其文化背景相关，这个话题超出了本章的范围。有关文化能力的更多信息，请参见 DiPiro 等主编的《药物治疗：病理生理学方法（第 9 版）》的第 2 章“文化能力”(McGraw-Hill Education，2014)。其他有用的参考资源包括：美国卫生与公众服务部少数民族卫生办公室的文化能力部分（https://minorityhealth.hhs. gov/omh/browse.aspx ？ lvl = 1&lvlid = 6）和乔治敦大学国家文化能力中心（http nccc.georgetown.edu/resources/publicationstitle.html)。

一个简单的练习，可以让你在倾听时更加注意自己的非言语沟通，那就是让另一个人不间断地跟你说两分钟对他来说很重要的事情。你仅使用肢体语言和面部表情回应他，而不说话。然后休息一下，讨论你在倾听时所传递的内容，必要时考虑改进的方式。亲自反复这个练习或通过在线视频重复练习（如果与你的药学实践相关），以辨别表现的差异。如果你尝试通过电话进行练习，你会发现在被动倾听时必须使用的词汇，比如说“嗯哼”，因为说话者无法辨别你是否在听。如果听者没有反馈，说话者就无法判断。

图 8-1　安静的倾听

我是不是说得太快了?

或者说，我是不是说得太慢了？下面这段话有 156 个字。以正常的语速大声朗读，根据每分钟 125 ～ 150 个字的平均语速可以判断自己的语速。简单地测试一下……结果可能会让你大吃一惊!

一分钟朗读

专家们大都认为理想语速是每分钟 125 ～ 150 个字。以这种语速，听的人将很容易理解。在电话里，声音承载着想传达信息的 85%。因此，以可接受的语速讲话是很重要的。剩下 15% 的信息则是通过实际内容传达的，所以要明智地选择措辞。通过每个电话，都可以创建你和你组织的形象。确保所创造的形象是有益的，这样客户就会愿意再给你打电话。你知道别人在电话里的音色，那你的声音听起来怎么样？真诚还是不真诚？感兴趣还是漠不关心？花点时间来评估一下你自己，“如果你在一分钟内读完这段话，你的语速就非常好。”

图 8-2　测试语速的练习

来源：Melanson MS. Effective Telephone Communication Skills. Colorado Springs, CO: Help Desk Institute; 2003:18 (Figure 3-2)

一致性与不一致性　一个人的非言语沟通，可能与他所说的话一致，也可能不一致。言语沟通和非言语沟通不一致的意思是说，“吃两片药”却同时举起一只手指加予说明。当言语沟通和非言语沟通不一致时，也就是说，当没有传达出相同的信息时，往往会造成混淆。非言语沟通造成的干扰，常被认为是言语沟通的 5 倍[4]。注意自己的非言语信息，有助于确保听者收到的信息与他想要传达的信息相同。然而，非言语沟通可能很难控制，因为有时是下意识的。各种测谎试验都是基于一种假设，即一致的非言语沟通和言语沟通必须来自相信说话者自己所说的话。如果一个人用礼貌的语言问某事，但诚实地发现另一个人很烦人，很可能就会出现不协调；由于语调、面部表情、眼神接触水平和肢体语言的不同，“善意”信息可能不会被解释为善意。如果信息接收者注意到这种不一致，他可能就会相信非言语信息，并认为说话者不够真诚；女性信息接收者尤其如此。研究表明，女性对面部表情和肢体语言的直觉更为准确[4]。

因此，在鼓励患者行为改变时，让他相信你，是很重要的——无论是你对 MTM 益处的信心，还是真正对患者健康的关心。如果你不相信自己的信息，你需要问自己为什么。如果可能，修改你的信息，使之仍然有效，但不要违背你的信仰。如果你遵循服务模板，则可能需要修改措辞以保持信息的真实性，同时根据自己的方式或风格做点微调。

增进与患者和谐沟通的方法之一是使用开放的姿态，并在适当的时候微笑。开放的姿态，包括端正地坐在对方面前、稍微前倾、与对方眼神交流约占 50% ～ 75% 的时间。这种姿态告诉对方你正在倾听并参与对话。相比之下，封闭的姿态则传达出注意力不集中和不关心的信息，比如身体后倾或转身面向另一个人；眼神交流有限；双臂交叉放在胸前；或者双手支撑颈后，手肘外展。当面对面交流时，使用电脑会造成执业者怠慢患者的印象。在药师和患者之间放置一台小型笔记本电脑，屏幕小角度打开，这样不会造成视觉屏障，可能有助于解决这个问题。其实只要跟患者说一声，他说话期间你会边打字做笔记边认真倾听，且尽可能时常抬头看对方——注意，这样做并非那么的理想。

通常是通过电话或在线视频等远程提供 MTM 服务。当在线视频交流时，人们通常可以看到自己以及与之交流的药师[5]。在线视频提供 MTM 时，可尽量缩小自己的画面，将其放在屏幕上尽可能靠近摄像头的位置，并抵制观看的诱惑。另外，告诉患者在屏幕上或你面前有患者的个人资料或文档记录，在通话过程中你会一直看着他。除了看文档，一定要注意你自己的面部表情所传达的信息。当你在倾听的时候，是否经常皱起眉头，这样会容易被理解为困惑或怀疑？当患者讲述他的病情时，你是否会改变你的表情，包括皱眉、偶尔点头和微笑，以表示兴趣和接受？请同事帮忙监测 MTM 视频，以便稍后告诉你非言语沟通的呈现情况。

微笑能提高声音的音调，在电话里很容易辨认出来，特别是当没有视觉线索供其他人所用时[6]。研究证实，听众可以辨别出说话者是否在微笑（例如，通过电话交谈）[7]。显然，微笑并非总是合适的；然而，在问候和告别时，以及在明确要帮助患者时，适时的微笑能够传达出高度参与，而非恼怒或烦恼。

有些人建议仅当急需视频沟通时才使用视频通话。这是因为互联网视频通话存在一些不足，包括视频和音频不同步，无法真正实现眼神交流，以及会"干扰自然的交流节奏"[5]。大量示例说明，视频通话的优点可能大于缺点，包括需要演示药品使用（例如，吸入剂）或一方想要给另一方展示药瓶或药片的大小。不然的话，打电话也足够了，尤其是在与没有私人网络链接的患者合作时或提供随访治疗时。请记住，当电话沟通时，非言语沟通仅限于语调、语速和沉默的表达。要深入分析远程医疗的作用，请参阅美国医学研究所的《远程医疗在不断发展的医疗环境中发挥作用：研讨会摘要》[8]。

只要有可能，最好选择面对面咨询。除了能评估患者身体状况外，显著优势还包括可进行非言语沟通和言语沟通，以及有助于建立融洽医患关系的非正式互动机会[5]。在安排面对面咨询的空间时，应考虑患者的隐私需求、房间大小以及你与患者之间的距离。与人交流时理想的距离是 1.5 ～ 4 英尺，患者可在感觉舒心的距离范围内移动。文化水平以及谈话的积极或消极程度，会影响人们对社交距离的偏好[9]。此外，实验研究表明，房间太小实际上可能会限制患者自我披露信息的意愿[9]。在确保隐私的同时，足够空间的感知可能会带来较为舒心的感觉。

通过学习和改进非言语沟通中的开放姿态及对他人的接纳态度，可以增进有效、和谐的交流，但最终还是使用词语和行为传达出自己的理念和对他人的态度。把患者当作人对待，而不是"物体对象"，这是至关重要的[10,11]。为了深度讨论剖析我们如何欺骗自己，让自己认为对待他人的消极态度和采取的行为是有道理的原因，请阅读《领导力与自欺欺人》[10]或"选择把患者当作人对待"［阿宾格研究所（Arbinger Institute）这本药师版著作浓缩成了传播文本的一章[11]］。沟通底线是不宜自以为是或随意评判患者（例如对患者的消极态度或不健康的生活方式选择）。此外，即使你使用了中立或积极的词语，患者也肯定能辨别出你的消极情绪。交谈时，即使你很谨慎，如果患者对你的谈话没有反应或怀有戒备心理，你可能也能察觉到，患者的反应甚至可能与我们的希望正相反。在这些情况下，从传递出的信息看，患者可能会认为你交谈的内容不真实、不真诚甚至很粗鲁。同样，同时使用积极的词汇和消极的非言语沟通，也会造成信息不一致。

能够觉察出别人的非言语沟通与言语沟通不一致，也是很重要的。当患者说她正在按处方服药，但她的非言语沟通表明情况并非如此时（例如，患者明显犹豫不决或她的声音突然改变），药师可能需要采取另一种方式与她讨论。药师应该讨论不依从性和行为改变的原因，以免迫使患者觉得需要撒谎来顺应你。关于患者是否在说谎的判断方法，超出了本章的讨论范围，提供良好的 MTM 时也没有必要成为测谎专家。可以这样说，如果患者说的话让你怀疑是否真诚，那么你的潜意识可能会察觉出这种言行不一[4]。如果讨论这个话题很重要，那就需要采取不指责的方法。本章后面讨论行为改变时，将举例说明。

建立亲和感

与患者建立融洽的关系，对于帮助药师提供 MTM 服务并使双方都觉得心情舒畅至关重要。建立融洽的关系不仅是药师的事，也是技术人员、安排初次见面或在其他时间与患者互动的其他员工的事。对于初次接受 MTM 服务的患者来说，第一印象很重要；建立融洽关系的简单尝试，有助于一直留下好印象。因为每个人都有自己的个性、偏好和舒适度，建立融洽的关系不可能标准化。把患者作为人来对待的企业文化，更容易在 MTM 过程中构建和谐关系。见面时宜从举止友善和从容不迫、邀请患者提问、称呼患者的名字等细节做起，不宜以正式称呼（称呼全名，或称对方为某先生或某女士）开始。仅当获得患者允许后，才可以直呼患者的名字。请向患者表达你的关心，明确考虑到他的偏好，以表明你是把患者视为人，而不是一个号码。比如在电话开始时询问"现在对你来说还合适吗？"，或在面对面咨询时问患者是否想要一杯水，这些做起来并不难。

最后，从某种程度上说，幽默是建立融洽关系的一种方式，但运用幽默时还有一些重要的考虑。如果药师认可幽默（如大笑），患者使用幽默与药师建立关系可能有助于营造更轻松的氛围。另一方面，患者使用幽默来谈论严肃话题时，药师必须谨慎回应，以免错过讨论严肃话题的关键机会。以一种不"危及面子"的方式回应是关键；药师需要维护患者想要的自我形象（例如，一个有趣的人），同时很好地过渡到对严肃话题的公开讨论（例如，"这很难谈论，但确实很重要"）[12]。若药师启动幽默，会冒险引发文化上的误会或显得不专业，故不太建议这样做。

询问

开放式问题和封闭式问题 恰当提问，是 MTM

服务进行良好沟通最重要的要点之一。开放式问题和封闭式问题均有助于引出需要了解患者个性的线索，获取必需的信息。开放式问题不能用仅仅一两个词的陈述来回答，它通常以“什么”或“如何”开头。例如：“您在糖尿病方面遇到了什么困难？”或“您如何安排新药的服药时间？”然而，使用诸如“如何”和“什么”这样的起始词可能会产生误导。“您吃多少片？”是一个封闭式问题。询问患者“您好吗？”很容易得到一个可以预期的单个词答案“很好”——如果这个问题是为了帮助建立融洽关系，而不是帮助识别症状，那么这个答案就可以了。“您在服用什么非处方药？”可能会让一个患者说出用药清单，而另一个患者则会简短地封闭式回答“泰诺”。若询问“您是否服用了非处方药？”，这样的提问可为患者提供宽泛回答的机会，反之亦可引出回答“是”而无详细说明。

要听到患者体验的话题，很明显需要开放式问题，而不是封闭式问题。与其询问患者对药物反应的一系列具体问题，还不如以“自从开始使用新药以来，您感觉如何？”发起询问。根据患者情况、患者与药师的关系和当前情况，他可以有不同程度的讲述。随访时也可询问其他问题，例如，如果患者谈到副作用，在某个时候，你就可以很容易地问“您如何判断药物是否起作用？”来检查药物的有效性，问“您是怎么使用的？”来讨论患者的依从性，问“您对服药有什么想法？”来判断患者的接受度。

开放式问题对于悉心倾听患者的想法极为有益，尤其是当答案不可预测或较为复杂时。除了答案本身，开放式问题还可以了解到有关患者的、意想不到且有价值的大量信息，有助于判断患者对你和你所说内容的明白程度，判断患者是否在听并主动参与对话。开放式问题的启发性提问是“对您来说什么重要？”（而不是另一种开放式问题：“怎么样了？”），以遵循“以患者为中心服务的本质”[13]。除了采取开放式问题外，运用跟进式提示可鼓励沉默的患者提供更多细节，例如：“再跟我说点什么？”，“您能给我举个例子吗？”并重复患者使用过的单词或短语作为问题，例如问：“您感觉‘不一样了’吗？”

在实施全面用药评估（CMR）或随访 MTM 咨询时，药师需要使用封闭式问题来问，复核开放式询问中的问题。封闭式问题比较聚焦，回答就是一两个字。例如：“过去一周您多久吃一次药？”或“您有没有过恶心？”封闭式问题有助于获得所需的确切信息，提高效率，针对特定问题。过多使用封闭式问题的缺陷是不利于构建和谐关系，而且问题的起伏不定实际上会比使用一个有效的开放式问题开始要花费更多的时间。运用封闭式问题时，重要的是避免过早缩小问题焦点，避免产生和纠缠意想不到的话题。

诱导性问题、暗示性问题和因果式问题 应该避免诱导性或暗示性的封闭式问题。诱导性问题是指诱导听者给出一个特定答案，而答案通常是提问者希望或期望听到的。询问经历过可能是心脏病发作的某位患者，其疼痛是否辐射到了下巴，可能会引导患者想起发作的情形。药学方面常见的诱导性问题是：“这个药物有效吧？”这类问题使患者更容易做出肯定的回复，而不是诚实地承认自己违背治疗方案或已出现不良反应。诱导性问题通常是无意中提出的并且是善意的，因此，药师应头脑清醒，重在采集准确、完整的信息。工作时由于问诊时间有限，药师更倾向于这样提问，对患者来说最短的回答是“是的［我做得很好］。”在这个例子中，以开放式问题询问疗效会更好一些，较为可取的问题是“开始用药后，至今您感觉如何？”（开放式）或“服用这个药物时发生过什么问题？”（封闭式）。要避免的一个常见陷阱是：先问了开放式问题，然后很快又问一个没必要的（封闭式）诱导性问题。“这个药物对您效果如何？”如果不能立即得到回答，你会很容易接着说一句善意的话，“咱们调整用药后，现在是不是好多了？”

暗示性问题是诱导性提问，用于传递某人的判断。例如，暗示性问：“您是按照我们说的那样服药吗？”这不仅会诱导受诊患者回答一个你想得到的答案，而且会让受诊患者觉得如果他的回答不是药师想要的答案，他就不会受到重视。有些人很难意识到自己有诱导性提问和暗示性提问的习惯。因此，回放 MTM 咨询的录音 / 录像，有助于质量保障。

最好避免因果式问题，因为这样会引起患者的防御性反应。相反，更换询问方式，你就可以不加判断地得到相同的信息。例如，不要问“为什么您服用的药物与处方医嘱的药物不同？”而要问“您是如何决定服用那些与处方医嘱不同的药物？”

提问的顺序 先问开放式问题，然后混着问封闭式问题和开放式问题，对于 MTM 服务来说是一种有用的问诊模式。这使患者能够用自己的语言表达，便于药师在需要时聚焦谈话。先问不太敏感的问题，然后再问较私密的问题，这样可以在深入讨论比较困难的话题之前，有更多的时间来建立融洽关系。这种方法可以提高患者诚实回应的可能性，例如，尽量等到问诊快结束时才询问吸烟、饮酒和服用精神类活性物质的情况，除非这个话题是整个咨询过程的关键。

倾听的技巧

良好沟通中最重要的技巧，也许就是有效的倾听。为了更好地倾听，听者必须全神贯注，注意谈话者所说内容的细微差异，观察和注意非言语沟通的线索，并做出适当回应。表 8-1 列出了在客户服务领域广泛运用悉心倾听的基本技巧。此外，还有不同类型的倾听，包括被动倾听、提供肯定和为理解患者而倾听。被动倾听包括无需言语的倾听，或是极少的口头回应，例如“嗯哼”。本节的重点是为理解患者而倾听，因为这事做起来比较难。

表 8-1 倾听的行为守则

正确做法	错误做法
1. 集中注意	1. 打断谈话
2. 倾听想法	2. 结束客户的表述
3. 做笔记	3. 对客户作出假设
4. 评估客户的情绪状态	
5. 评估客户的知识水平	
6. 从字里行间中捕获信息	
7. 听到“暗含”的服务需求	

来源：经许可，复制自 Melanson MS. Effective Telephone Communication Skills. Colorado Springs, CO: Help Desk Institute; 2003:19, 22 (see Figures 3-3, 3-4)。

为理解患者而倾听

注重倾听患者的述语并及时回应患者的心声，就是以患者为中心。尽量不打断患者说话是一个良好的开端，但仅仅被动地听是不够的。悉心倾听时，可以用不同方式回应患者。“主动倾听”和“印证式倾听”等术语存在细微差别，有时可以互换。如果以患者为中心的诊疗是目的，那么重点应该放在理解患者身上，让他们知道你听到了他们的话，并且理解（或试图理解）他们的内心。可以用复述、释意、总结、共情响应和印证式倾听等技巧，倾听和理解患者。

复述、释意和总结 这里介绍三种主动倾听。复述是最简单的印证式倾听形式。有时使用患者用过的确切词语可能会特别令人心酸和动情。一个例子是对患者重复“有可能的”，这位患者早先对行为改变有抵触，但后来承认了做出改变的可能性。另一个例子是如果患者反复使用关键短语“每次”，你希望通过复述“每次”来确认和解决。释意即听者对患者所说内容的解释，这是一种印证式倾听，可以帮助听者以稍微不同的方式听到他所说的话。采取这种方法可以确认一些情感内容是否是最初传达的意思。如果患者沮丧地说：“我的医生更换了我的药，从一种便宜的药改成了一种更贵的药；我不知道他在想什么”，可释意为：“您的医生开了更贵的药，您不明白其原因。”总结涉及听者，在上述这个例子中，药师应把沟通要点传达给患者。如果做得好，甚至有助于揭示患者思维中的差异；如果需要的话，可帮助患者思考 / 理解决策。例如，如果一个患者对自己决定停药找了一个很长的借口来解释，药师可以用总结的方式把她纠结问题的两个不同方面并列起来分析，“所以您不喜欢副作用，觉得吃药很麻烦；但另一方面，您意识到您最终需要治疗自己的病情，而单靠节食是行不通的……所以这对您来说是一个艰难的决定。”

共情响应和印证式倾听 共情响应是指对患者表达的情感以及产生这种情感的原因感同身受，并把这种认同回应给对方。虽然运用开放式非言语沟通可以使患者知道你在倾听并关注他所说的内容，但真正的共情响应可以让患者清楚地知道你听到了他所说的话，理解其背后的情感深处。对于患者使用较昂贵药物来说，共情响应是：“您要付更多费用支付新药物，所以很沮丧。”想象一下，患关节炎的患者无法打开滴眼药瓶时，表示极度沮丧的心情，将药瓶砰的一声摔在桌上并大声喊道，“我连眼药水瓶都打不开了！”如果药师用“您不能打开瓶子”来回答，这将表明你已经听到并观察到了患者表达的部分情绪，但这可能被患者认为你是冷酷无情的。这是一个解释，但没有确认言语背后的情绪陈述。相反，像“您不能打开瓶子真的让您很恼火”这样的陈述则更有可能让患者感到被理解。后一种反应称为共情，因为它：①承认情绪（加重）；②说明原因（物理限制）。捕捉到情绪和原因的另一种反应，不言而喻但又心照不宣，是更高层次的反应。听者 / 观察者会意识到真正的问题不是打开瓶子，而是进行性关节炎越来越严重地使活动受限。这种反应的示例应该是：“关节炎的恶化，确实影响了您的生活。”

关于认知，经验法则是：当听者经历更高层次的认知需求时，当需要更多的思考才能知道如何回应患者的情感问题，共情响应是适宜的。说话者高度自我表露则需要听者对认知需求具备更高水平[14]。因为这会引起听者感到尴尬、不舒服或不知道该说什么的情形。这种更高层次的自我表露，通常被称为“信息过多”；然而对于医务人员来说，这些信息有助于解释患者为什么不愿接受治疗、无法执行建议，或出现健康相关的无数其他态度或行为。通过共情响应，说话者才可能感到放心，他的自我表露不是不恰当的或毫无意义的。

悉心倾听的注意事项

避免打岔 主动倾听让说话者（患者）知道你理解他所说的话，并让说话者继续自己的思路。当你与患者沟通时，全神贯注地听，鼓励他们敞开心扉倾诉，就会得到很多有效的相关信息，建立非常融洽的关系。相反，打岔会让患者（说话者）转移思路，或打断他的讲话[15]。表达出你的判断（“这对您不公平！”），说一些跳跃性的话（“我见过比这更糟的事”），或者在患者解释完之前以及在描述的经历得到确认之前提出试探性问题，这都是打岔。药师作为问题解决者，通常喜欢问问题，所以会看到药师在提供 MTM 过程中常常打断患者谈话。要是事先还没有就患者的谈话进行沟通，就不要急于探究和澄清问题，应该先倾听，再鼓励患者讲述。如果在开始解决问题之前掩盖了患者的情绪状态，可能会让患者感觉没人听他说话。其结果，他可能就不太愿意接受你的建议，下次也不太可能真诚地与你分享他的病痛。

应对患者的恼怒 如果跟你谈话的这个人（例如，患者、照料者或其他医务人员）生气了怎么办？要是这样的话，请不要说话，先倾听，让他讲完自己的故事，确保你的第一句话不带偏见[16]。通过安静地倾听，然后用共情响应化解对方的恼怒。只有这样，你才能解决这个问题。图 8-3 列出了应对恼怒者的其他建议。

执业者自我表露 在倾听患者讲述时，你可能会很想分享自己的经历，以此作为沟通方式来与患者建立更加融洽的关系。在医疗实践中经常发生执业者自我表露，目前还没有相关指南，对患者的作用尚不清楚[17]。执业者自我表露可能会使患者从个人体验转移开（跑题），或引起患者对执业者个人生活的过多好奇，某些情况下则有可能提高患者的配合度或改善医患关系[18]。因此，如果在与患者交谈时运用自我表露形式，请谨慎行事，权衡利弊。简单地承认你也有过类似体验的艰难时期，可能有助于患者感受到你的理解。避免泛化或使患者觉得他的经历或反应不合理。你肯定也不想过分表示自己的经历，应始终把注意力放在患者身上。即使是自我表露，也不要将患者的经历完全比作你自己的经历，因为无论是否真实，总会有所不同。

你真的理解吗 有一句话很容易被用来表达同理心，那就是“我明白”。这不太可能是真实的，真实的是你在试图理解。所以最好避免使用“我明白”的句式，除非你把“我明白，您是生气了”（意思是你意识到了恼怒）和“我理解您的处境”区分开来。任何人都不太可能真正理解一个人的人生阶段、疾病经历、难以得到良好的医疗、家庭状况、背景和经验，等等。一个年轻、健康、受过教育或富有的人，不会理解逐渐老去、疾病缠身、没受过教育或穷困潦倒是什么感觉。归根结底，当你有疑问的时候，最好把“我明白”排除在你的词典之外，以避免表达出一些不真实的东西而无意中冒犯对方。

全面用药评估：进行问诊

安排问诊

确定患者符合 MTM 资格后，就可以安排全面用药评估（CMR）了。如果与患者的医生一起出诊，CMR 或随访 MTM 服务应与其他门诊预约一并安排，以降低取消率[19]。相关服务提供者与患者之间的相互体验从第一次接触开始，通常是电话方式。无论是药房技术人员、药师还是其他受过培训的员工，即使是在这个初期阶段，倾听并对患者的担忧做出良好的回应，对于确保他们履行 CMR 的预约承诺，亦至关重要。在解决患者的药物治疗相关需求之前，动机式访谈（motivational interviewing，MI）可以帮助患者意识到 MTM 服务的益处（请参阅本章的“促进行为改变”）。

为了保证服务质量，任何药学服务活动都需要标准化，服务模板就是非常有用的工具[20]。应详细认真地编写、验证、讲解和演练服务模板。药房员工实践服务模板时，应该自然、贴切，并确保每次为每位患者服务时，无论是谁都应达到同质化的服务，探询同样的问题，获得并记录同样类型的信息。运用 MTM 模板时应包括分支场景，例如，当患者犹豫不决、似乎不大接受或似乎不理解这项服务的重要性时，以便提供不同的应对选择。佛罗里达大学 MTM 呼叫中心运用的服务模板，如图 8-4 所示。

• 倾听，全神贯注（包括保持开放的姿态）。 • 除非他在辱骂你，否则允许对方完整地讲述自己的故事，直到他说完为止。 • 不要打断。沉默表示尊重，一个人很难在没有意识到自己在制造骚动且周围安静的情况下长时间地大喊大叫。在电话里保持沉默是非常有效的，因为在某个时刻，这个人会因怀疑你是否还在听电话而停下来。 • 当这个人停止说话或喊叫时，同情地回应一下，承认对方情绪高涨及其原因。例如，“您真的对自己的问题处理方式感到不安。”使用“沮丧”这个词的常见缺点是不够强烈，不足以表达愤怒！ • 保持声音和音调在正常水平。无论怎样，你都不要提高声音来配合对方。 • 始终“高高在上”，保持专业。	• 如果这个人不停止叫喊，请拿纸和笔，写下他对你说（叫嚷）的话。告诉他，你正在记录以便记下他喊叫时对你说的一切。这向他传达了信息对你的重要性。如果这个人在大喊大叫，这样做有助于缓和局势。你可以合理地要求他放慢速度，因为你不能像他吼叫时那么快地记录他的话。请他放慢速度，他自然会降低音量。如果你不得不离开这个人去拿纸和笔，走开片刻可以更快地平息这个人的叫喊。如果你走开片刻去拿纸笔并简洁地解释一下，这个叫喊的人面前就没有人了。 • 如果此人对你进行辱骂或对患者诊疗环境造成太大破坏，你有权利和责任告诉此人这是不可接受的。如果需要，请大声说出来（不要像他那么大声，但要足够响亮），使用对方的名字。如果他的当面辱骂或干扰没有停止，可告诉他需要离开这里，或者你将设法将他从现场带走。如果是打电话，请冷静地告诉对方，如果他不停地喊叫，你就挂断电话（然后需要时就挂掉电话）。

图 8-3 缓解恼怒的方法

来源：Umiker W. Hostile People. In Coping with Difficult People in the Health Care Setting. Chicago, IL: American Society of Clinical Pathologists; 1994:215-224

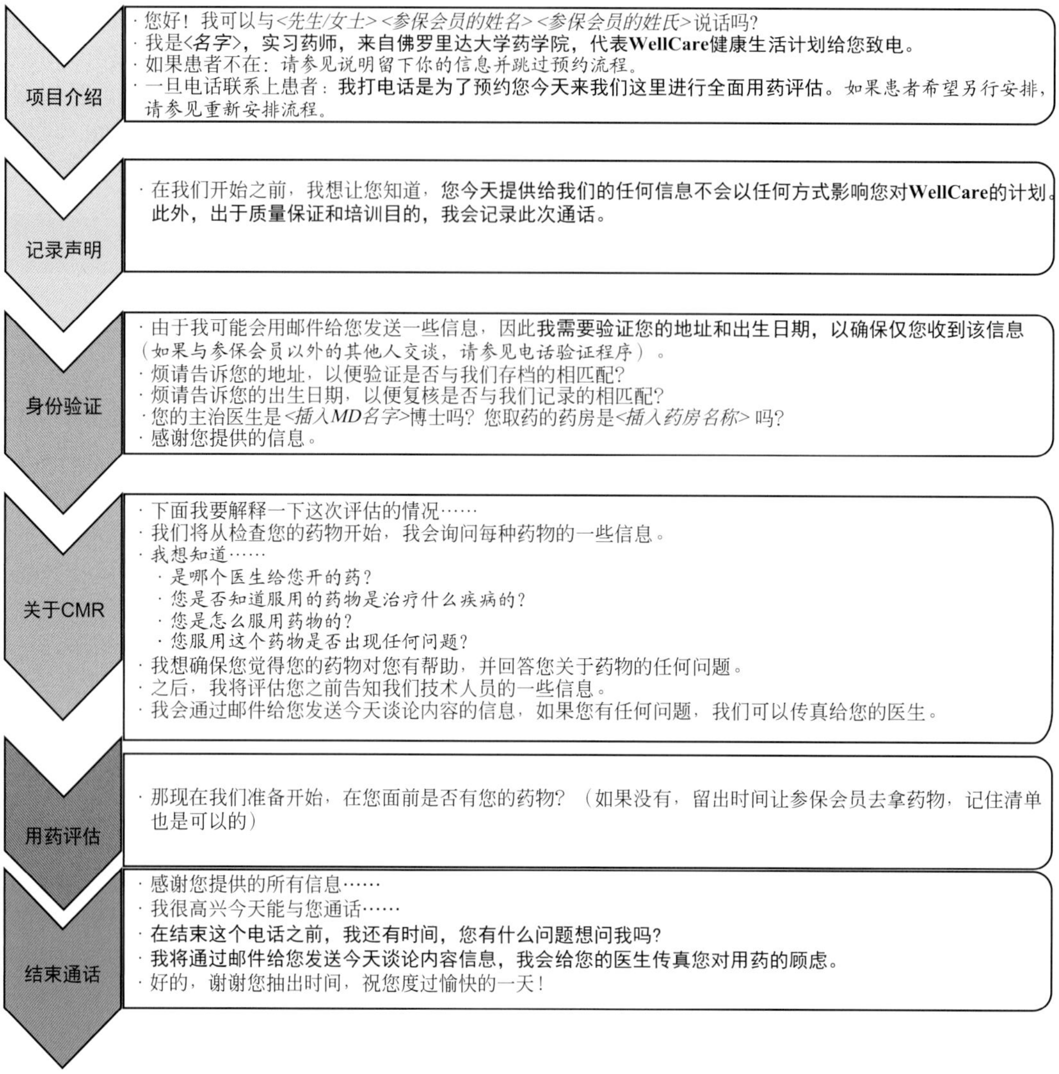

项目介绍	· 您好！我可以与<先生/女士><参保会员的姓名><参保会员的姓氏>说话吗? · 我是<名字>，实习药师，来自佛罗里达大学药学院，代表WellCare健康生活计划给您致电。 · 如果患者不在：请参见说明留下你的信息并跳过预约流程。 · 一旦电话联系上患者：我打电话是为了预约您今天来我们这里进行全面用药评估。如果患者希望另行安排，请参见重新安排流程。
记录声明	· 在我们开始之前，我想让您知道，您今天提供给我们的任何信息不会以任何方式影响您对WellCare的计划。此外，出于质量保证和培训目的，我会记录此次通话。
身份验证	· 由于我可能会用邮件给您发送一些信息，因此我需要验证您的地址和出生日期，以确保仅您收到该信息（如果与参保会员以外的其他人交谈，请参见电话验证程序）。 · 烦请告诉您的地址，以便验证是否与我们存档的相匹配? · 烦请告诉您的出生日期，以便复核是否与我们记录的相匹配? · 您的主治医生是<插入MD名字>博士吗？您取药的药房是<插入药房名称>吗? · 感谢您提供的信息。
关于CMR	· 下面我要解释一下这次评估的情况…… · 我们将从检查您的药物开始，我会询问每种药物的一些信息。 · 我想知道…… 　· 是哪个医生给您开的药? 　· 您是否知道服用的药物是治疗什么疾病的? 　· 您是怎么服用药物的? 　· 您服用这个药物是否出现任何问题? · 我想确保您觉得您的药物对您有帮助，并回答您关于药物的任何问题。 · 之后，我将评估您之前告知我们技术人员的一些信息。 · 我会通过邮件给您发送今天谈论内容的信息，如果您有任何问题，我们可以传真给您的医生。
用药评估	· 那现在我们准备开始，在您面前是否有您的药物？（如果没有，留出时间让参保会员去拿药物，记住清单也是可以的）
结束通话	· 感谢您提供的所有信息…… · 我很高兴今天能与您通话…… · 在结束这个电话之前，我还有时间，您有什么问题想问我吗? · 我将通过邮件给您发送今天谈论内容信息，我会给您的医生传真您对用药的顾虑。 · 好的，谢谢您抽出时间，祝您度过愉快的一天！

图 8-4 佛罗里达大学 MTM 呼叫中心的服务模板示例

来源：University of Florida College of Pharmacy MTM Call Center Reference Manual, MTM Exchange Version 2.0, p. 56

当患者同意接受 MTM 服务并安排第一次预约（可能包括 CMR）时，你就要对这次就诊、电话或在线视频通话做些准备。当与患者第一次接触时，他们可能对 MTM 的含义知之甚少。因而可能没有意识到参与 MTM 的价值。运用个人营销的基本原则，可以帮助患者更好地意识到他对 MTM 服务的需求。在患者诊疗的内容中，可运用 SPIN 方式提出一些试探性问题 [21]。SPIN 表示“当前情况、探询问题、给予提示和解决需求”的提问形式，示例如图 8-5。

一旦确定了需求，个人营销内容就是介绍 MTM 服务的特征和获益 [21]。服务特征包括时间长短、工作人员资质和就诊流程介绍。获益包括帮助患者更好地了解自己的用药，减少可能不必要的用药，节省患者的花销，或者减少或较好地管理药物副作用。如果患者提出异议，首先应该给予承认，但药师不用道歉或申辩；其次，可能需要进一步采集信息，以帮助你更好地理解异议；最后，你对异议做出回应处理，运用服务特性和益处向患者解释 MTM 服务如何能够解决他们的个性需求。图 8-5 显示了处理异议的示例。

推广 MTM 服务，可能需要你个人的营销技术、直接市场营销（直接邮寄给符合条件的患者）和广告宣传。个人推广 MTM 服务时，药师的敬业与自信是必不可少的。这就需要清楚地了解服务需要什么、如何提供以及预期实现什么。确保所有相关人员都理解这些原则并阅读这些原则，至关重要。学习如何面对面推荐这项服务，可以从阅读药师专用的服务营销参考资料开始 [21]。还需要有效的实践来实现。

除了个人推广之外，直接邮寄资料也很有用，使患者易于获得。请参见本章的“患者教育”部分，以获取有关资源，提升打印材料的可读性。还可以采取在机构网站中嵌入视频的形式进行广告宣传。视频能够向患者展示新服务的内容，解答常见的问题，让患者了解这种新服务，详情可参见 Fairview Pharmacy MTM 网页上展示的视频（http://www.fairview.org/Pharmacy/

MedicationTherapyManagement/ About/index.htm)。

使用试探性问题(运用 SPIN 方式)来阐明 MTM 服务可以解决的问题
当前情况(帮助药师更多地了解患者的背景和可能的需求)
• 您感觉如何?
• 您目前有什么疾病?
探询问题(帮助患者找到可以通过 MTM 解决的一些问题)
• 您经历过哪些副作用?
• 自从服用这种药物以来,您的关节炎情况如何?
给予提示(帮助患者思考所发现问题带来的影响;这些可能会导致……)
• 关节炎是否妨碍了您做自己喜欢的事情?
• 副作用是否使您无法参加您过去期待的社交活动?
解决需求(帮助患者明确地认识和陈述他们的需求)
• 如果这意味着要更常用手来做事的话,那么是不是值得去更换关节炎药物?
• 如果我们能尽量减少这些药物副作用,让您回到自己喜欢的工作中,您觉得怎么样?
处理异议
患者:我没有时间参与 MTM 服务。
药师或药房工作人员:您的时间确实很宝贵 [承认异议]。不过您是否考虑过每天要花多少时间和精力来处理如此复杂的药物治疗方案 [提出问题],参与 MTM 服务有可能帮助您简化药物治疗方案,并帮助您更好地梳理所有的用药需求 [回应]。

图 8-5 利用个人营销技术推荐 MTM 服务

来源:材料总结和改编自 McDonough RP, Doucette WR. Using Personal Selling Skills to Promote Pharmacy Services. 2003;43(3):363-374

开场与自我介绍

无论目的是什么,MTM 预约服务都应该是从友好问候开始,继而对使用新药的患者讲解后续常见步骤。最有效的开场白方式是:①介绍,确认对方的身份,告知自己姓名和头衔(职称),说明自己的身份;②解释将要发生的事情(针对患者的获益);③说明预计时长;④获得口头知情同意;⑤保密保证。无论服务人员的背景和角色,自我介绍并给出头衔(职称)或身份对于建立良好关系都是至关重要。要是没有说明自己的身份,患者可能会以为这是药师,而实际上是药房技术人员,反之亦然。当患者不仅要与药师建立信任关系,还要与整个团队人员建立信任关系时,这种身份确认很重要。相互信任程度会影响到患者完全遵循并诚实地披露重要信息的承诺程度。解释工作流程的过程中,告知患者应该做(和需要做)的事情,是很有用的。例如,实施 CMR 之初,可以请患者尽可能诚实地叙述病情,以确保完整地采集信息。另一个期望是请患者说出自己的疑虑,以确保他关心的问题得到解决。

进行 CMR 时,一定要记住:这是一次问诊,并且是结构化的问诊。药师应该控制对话的局面,同时考虑和平衡患者的需求。患者的需求可能包括分享主诉,或希望“被倾听”或得到证实(澄清)。如果是通过电话或视频进行问诊时,患者的需求可能会被打岔或打断。

专业判断力和经验将有助于确定如何应对与问诊无关的话题。对于与问诊无关的问题,礼貌而自信的态度是恭敬地说:“很感谢您能和我分享这一点。我想在不占用您太多时间的情况下确保我们能了解所有信息(或问题)。如果最后还有时间,您可以多聊一聊。”回答患者问诊相关问题的方法,包括通过指出“这真的很重要”或者“很高兴您告诉我这些”来认可谈话主题的重要性。接下来的事情,取决于药师的专业判断力。如果需要,可以告诉患者该话题将在问诊中涉及。某些情况下,应该紧跟患者话题,以确保不会错过患者自我表露的时刻。应进一步问诊,引导患者说出 CMR 需要的经历细节。当然,有经验的 MTM 药师很可能会更自然地紧跟患者的话题,并知道需要在此之后如何回到问诊的话题。有时,可能还需要改变话题。同样,重要的是要记住,药师必须控制谈话局面。

问诊的组织与流程

通过使用过渡语句、情况说明、提示和总结等技巧,可使结构化的问诊或咨询进一步优化。使用过渡语句,可以帮助患者知道提问的方向将会改变。例如,向患者发出信号,表示你希望话题从非处方药治疗转到处方药治疗。每当话题有可能让患者感到惊讶或不快时,都可以运用某种形式的情况说明对他加以引导。这比较简单,就是使用一些转换性的陈述,让患者知道提问的方向即将改变。在某些情况下,可能需要向他保证,下一个问题或一系列问题是对每个人都会问的。有时可以就询问原因,提供解释。例如,“因为您是一位育龄妇女,我需要问您几个其他问题。”另一种方法是通过陈述获得的信息来肯定患者,这将有助于确定最佳的药物治疗方案。例如,提示是让患者知道何时即将结束问诊。最后,总结是让患者知道你已认真倾听的一种方法,表明提问的方向正在改变或结束的信号。当然,它还可以帮助你确保获得完整的信息。以结构化形式进行问诊或咨询后,填写分时摘要模板是达到质量保证目的的正式方法。

结束问诊

以恰当方式结束问诊,会给患者留下印象并起到重要作用。对于问诊(和咨询),结束环节应该确定你和患者后续事宜,即预约或咨询的时间安排、服药说明或后续随访的详细步骤。让患者知道你打算使用收集的信息做什么,对于增加他们将来参与 MTM 的可能性是很重要的。将诊后总结(AVS)提供给全科医师,可为 MTM 提供更多的特别机会。最近的一项 AVS 有用性研究表明,AVS 可用于为患者定制随后的诊疗教育材料,运用 AVS 作为结束访谈后的教学工具 [22]。

患者教育

改善患者记忆和理解能力的技巧

提供信息和给予指导，并不是等同的活动。表 8-2 提供了从简单地向患者提供信息转换到指导患者的技巧，这些技巧代表了可改善患者记忆和理解能力的方法。有时还要鼓励患者参与进来，让 CMR 变成沟通方式，而不是药师一人唱独角戏。

沟通风险信息

与患者谈论药物的副作用和注意事项，可能会左右为难。重要的是，既不想用药物信息吓到患者，又没有明确的推荐方法来确定说多少合适。尽管风险沟通的研究表明，药师确实认为他们有责任传递服用药物的风险，但患者通常认为这是医生的责任[23]。因此，与患者谈论用药风险可能会给药师增添麻烦，即为告知用药风险而说服患者变成药师的职责之一[23]。表 8-3 中罗列了讨论药物副作用的技巧。这些技巧包括如何使信息更易于理解、记忆、使用和获取[1]。参照“展望理论”，在面对风险时，明智的做法是同时使用积极思维和消极思维，因为前者会导致较高的风险接受度，后者则会导致较低的风险接受度[24]。

表 8-2 提高患者记忆和理解能力

策略	举例
表达具体	• 不要简单地说“多喝水”，而是说明喝多一大杯水 • 不是说“空腹服药”，而是说明相距进餐的具体时间
进行信息分类或划分模块	如果提供了大量信息，请使用相关类别帮助患者记忆。例如，如果教授患者如何使用吸入器，可根据如何启动吸入器、如何呼气、如何使用吸入器以及如何维护吸入器，对信息进行分类。美国印第安卫生服务署的 PRIME 问题就是对药物信息分类的实例。其信息分类包括目的、说明和监测。当运用这个信息分类时，可参考印第安卫生服务署的前言或其类别介绍
运用主动语态	避免被动语态。不要告诉患者“药片随食物一起服用很重要”，而要说“把药片和食物一起服下”
避免使用左撇子式语句	不要使用左撇子式语句：“因为食物会降低药物的效力，请在早餐前 45 分钟服用这个药物”。宜在句子末尾给出解释：“请在早餐前 45 分钟服用这个药物，因为食物会降低药效。”
运用总结技巧	总结是主动倾听的一种形式；同时，它也被用来强化患者记忆，用它来突出该记住的重点。当使用带有字幕的在线视频时，请考虑向患者显示总结内容作为辅助的视觉信息
提供书面信息	帮助理解和提高可读性的基本原则包括： • 少用三个或三个以上音节的单词 • 使用短句 • 使用主动语态 • 使用要点或问题 / 答案格式 • 在页面上留一些空白，密密麻麻的文字更难读
要求患者演示	让接受复杂治疗的患者演示他使用了多少剂量，以确保他理解标签上的用药说明 • 例如，让患者演示如何使用吸入器或眼药水 • 让患者讲述他使用血糖监测仪或使用透皮贴片的步骤
使用强调技巧	• 强调特别重要的信息时说“这真的很重要……”或“真的要注意……” • 如果使用打印信息，在患者咨询过程中或咨询结束时，请在打印资料上勾画出需要注意的关键信息
避免或少用医学或药学术语	避免使用专业术语，如使用，需加以解释 • 尽可能把复杂的医学概念翻译成通俗易懂的内容 • 可以从文化上开发相关类比来解释常见的复杂话题。比如使用花园浇水用软管比喻来解释血压，或使用水槽堵塞比喻来解释动脉粥样硬化
使用“回授”验证患者是否听懂并理解了信息	“回授”有不同的方法，最好在整个咨询过程中分散使用，而不是只在咨询结束时使用。促进双向的对话，避免使“回授”看起来像“小测验” 向不熟悉“回授”技巧的患者介绍该技巧时，可运用下列引言： •“为了确保我说的清楚……” •“我刚才给您的信息太多了……” 运用开放式问题，可能比一两个字的回答更能有效沟通： • 您将如何把它纳入你的日程？ • 您怎么知道药物起作用了？ • 您会特别注意哪些副作用？ • 什么信息对您特别重要？ • 您什么时候联系我们或您的医生？ 如果你特别关注患者需要记住的特定信息，那么运用封闭式问题引出一两个字的回答，可能会有用： • 您什么时候吃第一剂药？ • 在使用吸入器之前，您会做些什么来确保它可以随时使用？

表 8-3 沟通风险信息的策略（关注副作用）

策略	举例
以平衡的方式呈现；不要孤立地只呈现副作用信息	“医生告诉过您期望什么吗？”用以讨论药物的获益和可能的副作用
同时使用积极思维和消极思维，为患者提供一个平衡的视角	积极思维：“服用这种药物将减少中风的机会……” 消极思维：“不服用这种药物，中风的概率会增加……”
强调治疗的预期获益，并考虑间接获益和直接获益	“您注射流感疫苗会降低患流感的可能性，这意味着您不太可能误工，也不太可能把流感传染给您的朋友和家人”
讨论自我监测的机会	“在治疗之前，请记下您现在的感觉。一旦有了变化（疗效），假如发现任何异常或意外情况，请致电我们……” “您怎么知道药物起作用了呢？”；“关于用药后的变化，我能给您些提示吗？”；“在咱们再次见面之前，您打算怎么记录这些变化？”
按副作用分类提供信息	• 那些患者可以逐渐耐受的 • 那些可能逐渐恶化的 • 那些更严重的或良性的 • 那些较为常见的或非常罕见的
用更容易理解的术语解释以百分比表示的风险	“0.1% 意味着服用这种药物的 1000 人中有 1 人会出现这种副作用” “如果这个有 10 万人口的城市里的每个人都在服用这种药物，100 人会经历这种副作用（而 99900 人不会）”
提供有关如何预防副作用或有效管理副作用的信息和建议	“服用这种药物时不要饮酒，因为两者合用会伤害您的肝脏” “如果您有肌肉无力的状况出现，请给我们或您的医生打电话，这非常重要” “可以和食物一起服用，以避免胃部不适”
描述副作用时，如果不危险，请使用“困扰”或“麻烦”这个词，通常是大多数患者都能理解的	“开始服用新药物后，要注意自己的感受。如果有什么事情开始困扰您，请告诉我们”
在可能的情况下，在个体层面（不仅仅是基于人群）呈现风险。药物基因组学方面的发展将有较大机会识别这种风险。在该技术普及应用之前，患者的知识水平因人而异，对存在风险较高的患者应告知相关信息和你的建议	“……因为您的年龄” “……基于您的其他情况” “……因为您对这种药物的嗜睡作用更敏感……”

健康素养

健康素养与总体健康自我评估相关[25]；健康素养越低，自我报告整体健康的评分越低。根据 2003 年全国范围的《美国成人素养评估》研究结果显示，1.9 万余名成年受访者中，只有 12%“掌握”健康知识，65 岁及以上的老年人中只有 3% 的人掌握健康知识[25]。这些数据很不乐观，对于发展医疗卫生体系、形成促进健康和预防疾病的习惯来说，掌握健康知识十分必要[26]。那些可能需要较多 MTM 服务的患者，其健康素养可能较低，这是一个重大挑战。

有传闻称，用正式笔试评估患者的健康素养有点人格屈辱，患者可能会因为识字能力差而感到羞辱[27]。正式笔试也不切实际。图 8-6 列出了健康素养较低者的行为线索。此外，可以向患者提几个问题来评估他们的健康素养。“单项识字筛查（SILS）”[28] 的表现还算不错，其内容是：“当阅读医生或药师提供的说明书、小册子或其他书面材料时，您需要求助他人帮助的频率程度？”建议的回答范围是“1”（从不）到“5”（总是）。回答 2 分或更高分的人，都应该被认为需要更多的帮助。由于这种情况较为普遍，有些人主张对于假设健康素养较低的人都提供便利，而不管其评估结果如何。

• 填写表格不完整或不正确。 • 将书面材料交给亲属或陪同的其他人。 • 当被要求阅读或填写表格时找借口，例如，“我回家后再读”。 • 经常错过预约。 • 在使用药物或自我照护说明时经常出错，因此被视为长期“不合规”。 • 阅读时，用手指指着文本。	• 不集中注意力，眼睛在阅读的页面上转来转去。 • 面对阅读时，表现出紧张、困惑、沮丧甚至漠不关心的迹象。 • 中断或逃避复杂学习的情况。 • 当被问及所读的内容时，给出错误的答案。 • 通过查看药片的颜色、大小和形状来识别药物，而不是根据容器的标签内容来识别药物。

图 8-6 健康素养较低者的行为线索

来源：Cornett S. Assessing and Addressing Health Literacy. *Online J Iss Nurs*. 2009;14(3):2. Signs of Low Health Literacy. Physicians and Other Providers. Pfizer. http://www.pfizerhealthliteracy.com/physicians-providers/SignsOfHealthLiteracy.aspx. Accessed 14 March 2014

图 8-7 提出了针对健康素养较低的解决策略，包

括营造支持性环境和改进书面材料。其中许多想法来自 Cornett 的一篇有用的在线文章[29]。从全面的角度出发，美国医疗研究与质量管理署（AHRQ）提供了“健康素养与综合预防工具包（第 2 版）”。该工具包包含各种工具，可帮助每个专业人员和组织改善言语沟通和书面沟通，并帮助患者实现自我管理。它还强调了在提供“棕色袋子用药评估”时应采取的具体行动，旨在提高获得准确用药史的可能性。该免费工具包可在线访问（https://www.ahrq.gov/sites/default/files/publications/files/healthlittoolkit2_4.pdf）。有关健康素养、信息和资源的更多信息，请访问国家医学图书馆网络的健康素养网站（http://nnlm.gov/outreach/consumer/hlthlit.html）。有关用通俗易懂的语言编写患者教育文字材料的建议，请访问 http://www.plainlanguage.gov/，以及 CDC 网站中“简明语言宣传材料”标题下的内容（http://www.cdc.gov/healthliteracy/developmaterials/PlainLanguage.html）。

- 帮助患者填写表格，最好是以保密的方式。
- 使用清晰的语言简化所有表格。
- 只要可能，为患者辩护（维护患者权益）。
- 可能时，使用非医学词语。
- 就常见疾病状态和用药，编写和使用通俗语言的说明材料。
- 与患者一起浏览用药说明并检查患者的理解情况。让患者用自己的语言进行回授演示。
- 对以图片和视频为基础的使用说明，补充语音讲解和文字说明（例如：www.videomd.com）。注意，不要依赖可能被误解的象形图。
- 鼓励患者提问（参见 https://www.ahrq.gov/topics/topic-questions-are-the-answer.html，请访问美国卫生保健质量局官网中“问题就是回答”标题下的有用视频资源）。
- 使用黄色或浅色纸和黑色墨水。
- 不要大写所有字母。
- 使用衬线字体而不是非衬线字体。
- 在每页上留出足够的“空白”（文本密度较低）。
- 使用易于阅读的书写格式，包括分开的“问题”和“回答”以及罗列的要点。

图 8-7　对健康素养较低患者的关照策略

来源：Cornett S. Assessing and Addressing Health Literacy. *Online J Iss Nurs*. 2009; 14(3): 2

促进行为改变

关注依从性

在 MTM 服务中，行为改变可能包括依从用药方案、戒烟、饮食调整、减重锻炼活动，等等。促进行为改变的惯常方法是教育患者改变的必要性，并试图激励他们做出改变。虽然药师用药学相关素养可以帮助患者改变各种行为，而用药依从性是主要的行为，也是本节的重点。

涉及药物使用的患者教育大多旨在提高患者依从性，无论是否明确说明。就患者正在服用的处方药进行讨论，会以某种形式的评估开始，以确定其依从性的程度和不依从性的原因。表 8-4 概述了可用于评估患者用药依从性的工具。其他工具包括实验室测试（检查药物的血清浓度）和治疗标志物（如血压降低），尽管后者可能会受到患者其他行为的影响。此外，在谈话开始时，可以问一些有关依从性的简单问题。例如：“过去 1 周内您有过多少次漏服？”和“过去 1 个月内，您在服药时遇到了什么困难？”值得注意的是，这些问题说明患者完全无法坚持服药。简单陈述，没有暗示（即，不诱导患者，不做评论）。

重要的是要记住，患者依从性可以是有意的，也可以是无意的。对于无意用药不依从，即患者无意中违背了处方医嘱的治疗方案，针对患者实施简化治疗方案和更好的指导，可能会解决问题。如果是有意行为，患者做出了违背处方医嘱治疗方案的选择。从患者的角度来看，这种违背行为可能是完全合理的；有可能是因不必要的副作用造成的，或没有充分感知用药的好处，或为了节省费用。这些决定多多少少与处方者的建议有关。处方者并未正式修改处方而允诺的调整，若缺乏与患者和 / 或处方者间的讨论就不会清晰明了。不管是哪种类型的不依从，建设性反馈忽略了言语沟通和非言语沟通中的判断和谦逊。训斥患者会使患者尴尬、烦恼，或为了“挽回面子”而撒谎，从而严重影响双方的沟通质量。

在大多数不依从的患者中，无论是无意的还是有意的，都需要有效干预。美国医疗研究与质量管理署（AHRQ）2013 年的一份报告总结了有关用药依从性干预有效性的现有文献，并得出结论：患者教育和病例管理是两种最有效的干预类型。基于自我管理的干预措施，也被确定为对患有某些症状性疾病的患者是成功的[30]。基于这些发现，实施 MTM 改善患者用药依从性的方法需要超越患者教育，提供更密集的病例管理或自我管理的方法。在解决患者有意不依从时，患者教育是不够的，因为患者有意识地决定以不同于处方的方式服用药物。患者的动机可能与健康行为不一致（在本例中，健康行为就是用药依从性）。正是在这种情况下，动机式访谈（MI）在劝说患者改变服药方法时，尤其有用。

动机式访谈

动机式访谈（MI）的精髓　动机式访谈是帮助个人改变行为的一种沟通技巧和理念，不是操纵人们改变的方式。动机式访谈与传统咨询方法的比较，见表 8-5。

表 8-4 各种用药依从性量表的积极元素

量表	问题的数量	可靠性① (Cronbach alpha)	确认服药行为的障碍	对低素养患者的验证②	评估自我效能?	床旁简单评分? ③
MAQ	4	0.61	健忘、副作用	是	否	是
SEAMS	13	0.89	确定具体的问题领域	是	是	否
BMQ	3④	NA；报告的总准确率为 95%	评估给药方案和回忆	否	是	否
Hill-Bone 合规量表	14⑤	0.65	健忘、副作用	否	是	否
MARS	10	0.75	健忘、副作用、药物治疗的价值	否	否	是

① 内部一致信度是判断调查项目结果一致性的能力；内部一致信度高，定义为 Cronbach alpha=0.7。
② 低素养的人群，包括高中文化程度或六年级阅读水平或以下的人。
③ 床旁简单评分是指只需要计算不超过 10 个数字来确定得分，不需要评分工具。
④ 有 3 个主要问题，随之引出多个问题。
⑤ 只有 9 个问题与用药依从性有关。

缩写：BMQ= 简要用药调查问卷；MAQ= 用药依从性问卷；MARS= 用药依从性评定量表；NA= 不适用；SEAMS= 适当用药量表的自我效能。

来源：经许可，复制自 Lavsa SM, Holzworth A, Ansani NT. Selection of a validated scale for measuring medication adherence. *J Amer Pharm Assoc*. 2011; 51(1):92 (Table 1)。

表 8-5 动机式访谈与传统咨询方法的比较

传统咨询方法	动机式访谈
• 执业者是医疗专家，假设患者缺乏知识，告诉患者该做什么，并希望患者遵循指示 • 执业者向患者提供信息 • 执业者支配医疗行为 • 目标是激励患者 • 执业者劝说患者改变行为 • 执业者期望患者给予尊重 • 执业者拯救患者	• 执业者与患者建立伙伴关系并交换信息，以便做出知情的决策。患者有权决定自己的诊疗 • 为了发现患者思维上的差异，执业者向患者提供一些信息 • 执业者和患者商讨行为问题，最终达成一致 • 目标是获取动机，并激发患者改变行为的决心 • 执业者理解并接受患者的行为 • 执业者必须赢得患者的尊重 • 患者自我拯救

来源：经许可，转载自 Possidente CJ, Bucci KK, McClain WJ. Motivational interviewing: a tool to improve medication adherence? Amer J Health-Sys Pharm. 2005;62:1312 (Table 1)。

动机式访谈原本是用来解决患者饮酒成瘾的问题，后来有效地应用于改变许多不同的健康相关行为。动机式访谈技巧可用于指导人们发现并激活自己的改变动机，帮助他们识别并调动资源来实现改变。动机式访谈的“灵魂”是协作性和唤起性，尊重他人的自主性[31]。正是因为执业者与患者形成合作伙伴关系，体现出其协作性，最终形成确认行为的共享决策过程。正是因为其目的是激活患者自身的动机和资源，体现出其唤起性，通过唤起患者所想、所知和所拥的东西改变其行为。尊重患者的自主性，意味着执业者应该真正接受患者自己做出的选择。切实在意患者的选择，执业者可引导患者对行为改变做建设性思考，而不是以直白方式告诉患者该做什么，这往往会适得其反[31]。要成功地做到这一点，医务人员必须避免掉进“专家陷阱”（专家陷阱是指专业人员进入一种误区，他们认为自己最有能力解决患者的问题）[32]。换言之，专业人员应促进自己与患者之间的“专业知识交流”，以免损害患者自身的专业知识、能力和自主性，并增加专业人员使用指导方法的可能性[33]。

决策平衡和改变的准备。动机式访谈与跨理论模型理念很一致。跨理论模型将行为改变解释为一个涉及五个阶段（尚未考虑、开始考虑、准备改变、开始改变和持续改变）的过程。这个模型吸纳了决策平衡概念，反映了做出任何改变时涉及的利弊权衡[34]。如果一个人的决策平衡显示反面因素（不改变的理由）多于正面因素（改变的理由），那么他很可能会抵触改变，因此也不会准备改变。如果一个人的决策平衡显示利弊等同，那么他可能会对改变心存矛盾。但变化中的个体还可能存在一种决策平衡机制，即利大于弊。动机式访谈技巧就是指导药师如何与心存抗拒、矛盾和不断变化的患者沟通。

准备改变，是动机式访谈中考虑的一个关键因素，需要从两个关键维度进行评估和解决：患者感知改变的重要性和患者自我改变的效能（信心和能力）。一个人要想改变一种行为，就必须认为行为改变很重要，并自信有能力做出行为改变。在实践中，先讨论重要性是很有帮助的。如果一个人觉得改变并不重要，那么他的自信程度会顺应这种无所谓态度。的确，抵触的患者对自己改变的能力可能很自信，但看不到应该改变的理由。“如果我想做的话，我肯定能做到。”这句话揭示了这一点。人们通常认为，大多数人对健康行为方式的改变心存矛盾。大多数人不会花太多时间考虑改变不健康的行为。这些人的决策平衡显示改变不健康行为和反对改变不健康行为的理由几乎相同。但是，当不做判断而去接触他们时，他们可能还愿意讨论行为改变；众所周知，就改变行为而言，他们内心犹豫不决。精通动机式访谈的执业者能够帮助他们思考做出改变的更多理由，并帮助他们走出改变的第一步，而不要被困难所吓倒。

提高个人认真考虑改变的可能性——获取所需资源，需要进行“以改变为主题的谈话”并讨论患者认定的价值[31]。进行以改变为主题的谈话是动机式访谈技巧的关键部分，使他们有机会说出支持行为改变的心里话。重要的是，让他们自己说出改变的必要性和理由，而不是被告知要改变及其理由。执业者需要掌握熟练提问和印证式倾听的技能。需要时，执业者可以运用尊重患者认知技术提供信息，鼓励患者反思并对信息做出反应（图 8-8）。对以改变为主题的谈话进行总结，也有助于发现思维的不一致，显示决策平衡存在的利弊[31]。这样做，有助于形成不同个体间思维的认知差异，导致相信一件事却做另一件事的情况。例如，如果一名患者分享了对孙子孙女的爱，但承认一直无法做出有助于延长寿命的健康选择，那么给该患者总结分析不同行为间的差异，解决行为改变会变得更容易些。从这个意义上说，引导并提醒患者记住自己的价值观（而不是临床医生的价值观），应该始终是讨论的重点。

引导—提供—引导①

药师：您如何理解为何华法林必须按处方服用？［引导］
患者：我知道这是为了防止我的血液凝结过多，不让我住院。
药师：是的，我可以再跟您分享几个理由吗？［恭敬地提供信息］
患者：好的。
药师：（继续进行患者教育）［提供］您对此有何看法？［引导］
患者：嗯，我的确没有意识到这个药和我吃的其他药有什么不同……

图 8-8　将动机式访谈应用于 MTM 服务的“告知”工具

① 引用自 Rollnick S, Miller WR, Butler CC. *Motivational Interviewing in Health Care: Helping Patients Change Behavior*. New York, NY: The Guilford Press; 2008:95-98

应用于药物治疗管理的动机式访谈技巧。动机式访谈可以帮助患者最终选择改变他们的行为。工具运用了指导的原理，而不是硬性监督或遵照执行。总的来说，这些工具都能应用于提问患者、倾听患者和通过教育告知患者[31]。指导的方式与硬性监督方式相反，监督方式在于让执业者专注于提供信息的质量，而不是倾听的质量。而指导的方式则是让执业者专注于倾听，而不是提供信息。

指导的方式有助于患者更多地思考自己的行为，并认识到根据自己珍视的价值观改变行为的好处。有些指导性工具提出了发人深省的问题，有些包含了关键的后续问题，而另一些则强调了提供执业者自己观点的尊重方式。印证式倾听和共情响应对动机式访谈是至关重要的，因为大量的问答需要主动倾听并认可患者的感受。

图 8-8 和图 8-9 为呈现沟通内容的工具示例。图 8-8 显示了告知工具“Elicit-Provide-Elicit（引导—提供—引导）”。图 8-9 给出了询问患者的典型一天、如何让患者参与制订活动安排、以及如何使用“量表”来鼓励患者参与以改变为主题的谈话的方式。运用量表评估，可以用来启动以改变为主题的谈话，说明改变对患者如何如何重要，患者对做出改变有多自信，或者两者一起使用，来解决患者对行为改变的思想准备。通过发现已觉察到的重要性，执业者可以帮助患者反思做出积极变化的理由。量表评估也可以用来帮助患者思考做什么改变更为重要。通过自信心方面的深入讨论，可以评估患者的行为改变或行动变化的能力和信念，并讨论相关资源。图 8-10 和图 8-11 提供了使用“典型的一天”和“引导—提供—引导”模式以及主动倾听等动机式访谈工具进行对话的示例。

与情绪抵触和犹豫不决的患者沟通　情绪抵触的患者不想谈论行为改变，从他们的话语和非言语沟通都会清楚地告诉你。他们可能会改变话题，转过身去，或者表现出反抗。知道如何做出恰当的反应，需要学会很多技巧。记住，要注重与情绪抵触的患者建立（专业）关系。告诉他们你关心他们的处境，你不会强迫他们谈论这个话题。一种基本的方法是承认他们的毫不在乎或无礼（例如，“您现在不想谈论戒烟”），表达你的担忧（例如，“我非常担心吸烟对您的哮喘有什么影响”），并让患者知道随时可以与你交谈（例如，“当您准备好谈论这个问题时，请联系我”）。

对于已经做出积极改变，或即将做出改变的患者，应该提高他们的自我效能和帮助他们设定目标。不要强加于患者，而要问患者想达到什么目标，帮助患者设定一个 SMART 目标（具体、可衡量、可实现、可回报和有时限）。例如，目标可能是在未来 4 个月减重 10 磅。帮助患者思考如何实现目标并制订一个循序渐进的计划。此外，患者可以选择在日常生活中增加锻炼。他首先需要找到距离最近的娱乐中心，办理会员资格，参观设施，购买步行鞋，并选定每天的某个时间段使用步行道，然后才真正开始常规锻炼。提高患者的自我效能，包括在他们表现好的时候给予鼓励，或者提供具有同样情况且已实现目标的其他实例。另一种方法是使用事先安排好并同意的短信友好提醒[35]。

培训熟练的动机式访谈　这里提供的材料简要介绍了动机式访谈（MI），其实还有许多的技巧和理念。在难以应对的情景下，要想熟练地运用动机式访谈技巧，需要进行培训和实践。互联网上有许多动机式访谈资源（商业的和政府的），包括 http://www.motivationalinterviewing.org/motivational-interviewing-training,http://www.integration.samhsa.gov/clinical-practice/motivational-interviewing 以及 http://www.mihcp.com/。

描述典型的一天①
与其询问一系列重点问题，不如邀请患者为你描述他们典型的一天生活。例如："告诉我，对您来说典型的一天生活是什么样的，您怎么安排用药时间。"这样的请求可能需要提示以引导患者说出所需的信息。在时间允许下，应保持好奇心并询问细节，但要急于开始解决患者的问题。如果通过电话沟通，而视觉上不能提供倾听的线索，则有必要使用"被动倾听"的声音和陈述，如"嗯哼"或"是的，继续"。情绪沉重的表露可能需要共情响应，以帮助患者感受得到理解并鼓励他们继续说下去，而不影响他们的解释。同样，询问药师关注的细节，是合适的；然而，如果不让患者说完就去解决患者问题，通常会破坏沟通，而且效率较低。允许患者详细阐述可以发现意想不到且具有价值的信息。

设定议程（活动安排）①
谈论行为改变的一个陷阱，是过早将谈话重点放在专业人员认为最重要的事情上。通过动机式访谈，策略是识别出患者最愿意改变的正是他们非常愿意讨论的内容。因此，邀请患者参与咨询的议程设定会有帮助。做法是使用拟讨论的主题清单，以书面形式呈现或口头告知。这个做法是为了知晓哪些话题可用，并询问患者准备讨论什么。具体做法是，你作为药师思考将要讨论的内容，但邀请患者进行选择并作为讨论的首要话题。例如：
药师："我知道您今天可能有些事情想谈。我想检查一下您的吸入器，确认您是否会正确使用。但是您想先谈什么？"
患者："我想了解一下医生给我服用的新药片的副作用。"
药师："好的，我们先谈谈副作用，然后再看看您使用吸入器的情况。"
另一个例子是记录亟待解决的诸多问题，并询问患者哪个问题是他想解决或讨论的。
药师："我很担心您的血糖情况以及您说的饮食情况。我还担心您在抽烟。血糖、饮食和吸烟这三个问题，您今天愿意和我谈谈吗？"

应用量表①**（关注重要性）**
药师："服用药物对您有多重要，从 1 到 10 的范围内，1 表示'一点都不重要'，10 表示'非常重要'。"［用量表评估患者是否做好改变准备，重点放在重要性上］
患者："大约 6 吧。"
药师："为什么是 6，而不是 3 或 4？"［使用后续问题作为量表评估的内容，引导患者说出依从医嘱方案的论据］
患者："他们说这有助于通过降低血压来预防中风。"
药师："所以，您有充分的理由服用药物，以避免出现中风。您认为把重要性的分值从 6 调到 8 怎么样？"［用肯定语气，然后用后续问题来获取信息，帮助药师评估阻碍患者紧密依从治疗方案的原因］
患者："嗯，我觉得我的血压没有那么高，真的，我没有出现头痛之类的问题。我们家从来没有人得过中风。"
药师："所以，一方面您知道这种药可以降低血压来预防中风，另一方面您并不认为自己真的有中风的风险，因为您没有出现严重的头痛或难受。"［使用总结技巧，并开始识别患者思维中的差异］

应用量表①**（关注信心）**
药师："所以增加锻炼对您来说非常重要，但您并不确定您能否做到。在 1 到 10 的范围内，1 表示'一点都不自信'，10 表示'非常自信'，您有多大信心通过增加锻炼来减肥？"
患者："我的信心大约是 5。"
药师："为什么是 5 而不是 1？"
患者："嗯，我以前经常锻炼，但是我做了膝盖手术，所以我停止了在健身房的晨练。"
药师："您的膝盖手术已经妨碍了您的正常锻炼。"［使用释意技巧作为主动倾听的一种形式］
患者："是的，没错。"
药师："您的膝盖现在怎么样了？"［用开放式问题探询］
患者：（犹豫了一下）"好多了，理疗师说可以重新开始锻炼，但是我的朋友们不再去购物中心散步了。"
药师："哦，锻炼是安全的，可以多用用膝关节了，但没有人陪您去购物中心了，有同伴一起去就好了。"［用印证式倾听的方式释意，注意到其愉悦的因素］"您认为您能做些什么？"［用开放式问题邀请患者解决问题，而不是强加自己的想法给患者］
患者："嗯，我想我可以给他们打个电话，看看是否有谁会再到那里跟我碰头。"
药师："听起来很合理。如果没有其他人愿意回购物中心散步怎么办？"［使用开放式问题提示患者进一步思考］
患者："我不知道。我想我还是可以去的。"
药师："即使没有人跟你一起去，您是否愿意承诺每周去购物中心散步一到两次？"［确保承诺是可行的，从"我可以"改为"我会"］
患者："好，我试一下每周去散步两次。购物中心早晨 6 点为步行者开放。这是大家习惯去的时间。也许我至少可以再约一两个人去散步。"
药师："听起来不错。"

图 8-9　动机式访谈用于 MTM 中的"询问"工具示例

① 引用自 Rollnick S, Miller WR, Butler CC. *Motivational Interviewing in Health Care: Helping Patients Change Behavior*. New York, NY: The Guilford Press; 2008:52-61

药师：［微笑］“琼斯先生，再次感谢您同意参加这次重要的电话访谈。我叫弗吉尼亚，是负责药物治疗管理的药师。我们在计划对您进行一次全面用药评估或称 CMR。我会问您一些问题，收集您服用药物的信息。我会对讨论的所有信息保密。您可以分享一下对药物的了解和体验，这样我们将能详细了解您的情况，看看是否可以给您些建议，以帮助您改善健康和生活质量，甚至节省些用药费用。访谈大约需要 45 分钟，现在可以开始吗？”［使用患者姓名，表示友好，自我介绍，给出对电话访谈的期望，确保秘密，对患者的期望，解释利益并寻求同意］
琼斯先生：［犹豫不决］“我不知道现在是否要花点时间。”
药师：“您怕耽误时间。”［释意］
琼斯先生：“嗯，是的。”
药师：“我知道咱们上周安排了这次电话访谈。您知道为什么您被转诊到我们这里接受这次服务吗？”［引出患者的想法但不加评论；使用“引导—提供—引导”工具］
琼斯先生：“我认为我的病没那么重，不需要这次评估。”
药师：“您觉得您的健康问题不多，不值得做这次评估。”［印证式倾听］
琼斯先生：“我想是的。”
药师：“我是否可以和您分享一下这项服务对您治疗的意义吗？”［恭敬地要求提供信息，而不是强行分享］
琼斯先生：“嗯，好吧。”
［药师提供关于 MTM 是什么以及如何改善治疗的患者教育，将其与患者表达对资质的担忧联系起来，使用患者可以使用的词语］
药师：“您怎么想的？”［开放式问题，以非判断方式引导患者做出反应；以“引导—提供—引导”工具结尾］
琼斯先生：“嗯，我没意识到，在我就诊时，这些对我的医生也有帮助。”
药师：“多了解一点这次电话的目的会有帮助。您觉得今天和我进行这次访谈怎么样？”［肯定，然后问一个开放式问题，寻求同意］
琼斯先生：“嗯，是的，我想很好。我确实没把这次当一回事，我想还是很重要的。”
药师：“那么我们应该可以进行问题的讨论了？”［获得同意］
琼斯先生：“是的，来吧！”

图 8-10　情景 1：启动全面用药评估时获取知情同意

格林太太：“我只是有时忘了吃药。对于我这个年纪的人来说，我的日程安排得相当忙。”
药师：“格林太太，您愿意告诉我您典型的一天是什么样子的吗，以及你是怎么服药的？”［询问典型一天的情况，以帮助诊断可能是无意不依从用药的问题］
格林太太：“嗯，大多数早上我都起得很早，和我的朋友露丝一起散步。多年来，每天早上我都和她一起散步。如果天气不好，我们通常在街对面的商店碰头喝咖啡。所以每天都在早上 8 点左右回到家才服药。我尝试过在出门前服药，但由于某种原因，服完后胃太不舒服，所以我回家后服药，再吃点早餐……。有时候晚上我们会去看我的孙子打篮球，或者我们喜欢去附近的社区学院看演出。由于我并不总在家，有时在下午 5 点到 9 点之间才服用晚上的药。有时我确实忘了服药。”
药师：“所以您大多数都是有规律服药，只是晚上不太规律，使得您很难记住晚上的药。”
格林太太：“是的。”
药师：“我能给您一点建议，帮助您防止晚上漏服剂量吗……”

图 8-11　情景 2：在随访咨询期间讨论无意不依从用药

特殊话题和特殊人群

讨论特殊话题

精神类活性物质使用和滥用　筛查、短暂干预和转诊治疗（SBIRT）是解决患者酗酒和其他精神类活性物质使用问题的一项有效技术。有关资料可在美国物质滥用和精神卫生服务管理局（SAMHSA）网站上查阅（http://www.integration.samhsa.gov/clinical-practice/sbirt）。现有的筛查工具包括对酗酒、吸烟和精神类活性物质筛查测试，被称为 ASSIST[36]。关于 ASSIST 的更多信息，也可在世界卫生组织的药物滥用管理网站上获得（http://www.who.int/substance_abuse/activities/assist/en/）。其他筛查工具，包括 CAGE、TWEAK 和 AUDIT-C，因性别和种族不同，有时呈现不同程度的敏感性[37]。这些工具都不能用于诊断。

美国国家酒精滥用和酒精中毒研究所（NIAAA）网站为需要解决酒精过度消费相关问题的临床医生提供了极好的信息资源，包括在线培训计划以及临床医生指南和视频片段（http://www.niaaa.nih.gov/guide）。NIAAA 提供了一份便利的袖珍指南，用于识别患者严重酗酒的筛查过程（http://pubs.niaaa.nih.gov/publications/Practitioner/PocketGuide/pocket.pdf）。该项目所教授的方法融合了动机式访谈的原理，帮助患者逐步改变不良行为。

讨论体重和减重　与患者谈论体重是一个敏感而又重要的话题，虽然许多人不愿谈及，但全国的肥胖趋势不断上升[38]。开始谈话的有用方式是询问“您目前体重是多少？”如果患者犹豫或拒绝回答，请简要说明了解自己体重对于准确给药的重要性。后续问题可以是：“这是您喜欢的体重吗？”如果患者只是回答“是”或“否”，而你想进一步讨论，可请他多聊聊。

如果他说了类似于“我可以减掉几磅”或“我知道我应该减掉一些体重”的话，可以此为开场白，继续认真聊下去。与动机式访谈技巧一致的开放式问题是：“您以前是怎么成功减肥的？”这有助于聚焦积极的行为和成功路径。如果患者过去没有取得任何成功，可以问“您认为减重 5 磅需要做什么努力？”这有助于患者开始思考实现小目标[39]。

除了提出一些问题，使用谈论超重者体重的词语也可能产生影响。最近的一项研究调查了那些寻求医疗减肥的患者对描述超重的词语的偏好程度。被研究者认为比较容易接受的词语是“体重”“BMI”“不健康体重”“不健康 BMI”“体重问题”和“超重”。这些患者认为最不容易接受的词语是“胖子”“过胖”“体型大”“肥胖”和“过重”[40]。

性健康　由于如此多的药物与性功能障碍有关，在 MTM 咨询期间与患者谈论他们的性健康可能会有所帮助［可参考 MedLine Plus 中的“可能导致阳痿的药物”（http://www.nlm.nih.gov/medlineplus/ency/article/004024.htm）］。要解决这个生活质量问题，首先要获得讨论性问题的许可[41]。一旦获得讨论许可，建议按照图 8-12 推荐的四个评估问题来问。这些问题代表了识别药物调整、终止或添加的机会。

因为有些药物会引起性功能副作用，我可以和您聊聊您的性健康问题吗？
- 您能告诉我您如何表达性需求吗？
- 对于满足持续的性需求，您有什么顾虑或问题？
- 随着年龄的增长，您与伴侣的性关系在哪些方式上发生了变化？①
- 我可以提供什么干预措施或信息来帮助您实现性需求？

图 8-12　性需求评估

① 特别适用于老年人的问题。

来源：The Hartford Institute for Geriatric Nursing, College of Nursing, New York University

特殊人群

非英语母语的患者　可用于在电话中翻译的资源包括：语言热线解决方案（Language Line Solutions）（https://www.languageline.com/interpreting）、CTS 语言链接（CTS Language Link）（http://www.ctslanguagelink.com/）、网络翻译服务（Network Interpreting Service）（https://networkinterpretingservice.com/）。翻译服务资源列表有时是在州内可用；而许多翻译服务包括多种语言，有些翻译服务专注于手语。

与翻译员一起工作，无论是面对面、视频还是电话，都需要你、翻译员和患者之间的深思熟虑和适宜的情况说明。不列颠哥伦比亚大学医疗传播部的网站上，提供了一个学习如何在医疗领域与翻译员合作的重要资源（http://www.chd.ubc.ca/dhcc/videos）。视频附带了一个工具包，其中包括关于使用翻译员的体会、与患者见面时如何适应翻译员的存在、如何通过翻译员与患者有效沟通、以及如何在患者见面后与翻译员跟进等各种指南。可以不再需要翻译员的潜在创新是，通过耳机即可帮助说不同语言的两个用户间的翻译（https://www.indiegogo.com/projects/meet-the-pilot-smart-earpiece-language-translator-headphones-travel#/）。

贫困患者　与经历世代贫困的人有效合作，需要对这一群体有深刻的理解和认识，并知晓这个群体与原本中产阶级成员处在情境贫困的人之间的差异。当连续两代人生活在贫困中或一个家庭与其他代际贫困的人一起生活时，就会出现世代贫困[42]。这与情境贫困形成对比，情境贫困是由于特定事件（如疾病或离婚）造成的。这两种类型的贫困之间的主要区别是，情境贫困者因孤傲而不愿接受慈善救助，世代贫困的群体共性为欠着别人的钱。讨论区分社会群体的不同语言形式和潜规则，超出了本章的范围，建议进一步阅读 Payne 等的参考文献[42]。图 8-13 给出了有效帮助和影响世代贫困患者的若干思考[42]。

建立关系	• 找到建立信任关系的方法，努力克服他们可能的不信任。 • 尝试克服那些妨碍患者与药师建立关系的路障。 • 理解处在与他们的关系中成功的主要动机。 • 尊重他们关系中的优先事项和要求。
设定目标	• 帮助他们设定目标。 • 不要告诉他们需要通过健康和行为改变达到什么目标。
提供资源	• 帮助他们找到资源和选项。 • 不要判断他们没有价值或没有可用的资源。
幽默与讲故事	• 认可他们的幽默和个性的重要性。 • 认识到讲故事是一种常见的沟通方式。 • 听他们讲故事，可以帮助你了解他们，了解他们的健康经历。 • 倾听话外之音，接受这样一个事实：他们可能不想和你分享他们处境的某些细节。 • 用故事来教育和指导患者的行为。

图 8-13　如何更好地帮助和影响世代贫困的患者

来源：Payne RK, DeVol PE, Smith TD. In: Bridges Out of Poverty: Strategies for Professionals and Communities. Highlands, TX: aha! Process, Inc., 2001

名为“社会需求筛选工具包”的新出版物是个重要资源（https://healthleadsusa.org/wp-content/uploads/2016/07/Health-Leads-Screening-Toolkit-July-2016.pdf），可用于谈论个人的各种社会需求。其内容涉及健康的几个社会决定因素，提供多种筛查工具（各种问题集），可用来询问人们有关粮食不安全、住房不稳定、交通需求和财政资源紧张等话题。

代际交流和与老年人的合作　MTM 服务可能涉及老年患者。应考虑代际交流，包括避免年龄歧视的言论、态度和行为，调整自己的语言以适应沟通，认识到患者年龄相关的优势。老年歧视（ageism）在一定程度上表现为对老年人的许多贬义词。专业人员不太可能使用“老头子”或“怪老头”等年龄歧视词语，但像“资深民众”和“退休人员”这样的词语被认为比“年老者”或“老年人”更常见、更进步些，也更能为年长者和年轻人所接受[43]。当面对老年人的一连串提问时，切记注意避免年龄歧视措辞，这可能会导致跳过你认为不相关的问题，有意包括或掩盖精神类活性物质使用或性健康方面的问题，而实际上，这两个问题对老年成人和任何其他人都同样重要。

与老年人交谈时（如果可能的话，也包括所有患者），应减少“左分支”从句的数量[43]。不要说“因为您的既往病史……，我们需要……”，而是说，“我们需要……因为您的既往病史……”在主要陈述之前加上一个冗长的从句，会使其更难理解。另外，注意说话的速度。降低语速并加入停顿，以便患者有时间进行处理和反思，这将有助于认知加工，可以帮助老年人；同理，对大多数人也是如此。如果你放慢了说话的节奏，请注意不要过度迁就，这只是“相对于听者的需要、愿望或理想而言，使用的特定语言或交流方式”[43]。过度迁就可能会导致施慧语言（一种避免刻板的语言策略），而不是把听者当作成年人。当严重强调老年人的缺陷时，可能会导致过度迁就。重要的是要承认老年人的优势，他们有丰富的经验、知识和适应力。

一个有趣的警示提醒是，老年患者对看似良性问题的反应可能与年轻患者不同。问“您好吗？”或“您的健康状况如何？”会引发患者情绪紧张、高度自我表露，讲述痛苦的故事经历，可能会同时造成年轻听者的不适及给年长患者带来授权的感觉[44]。意识到这种可能性，可以帮助年轻的执业者做好准备应对患者的反应。高度自我表露需要适当主动倾听。对这些故事做出共情响应，表示理解这些情绪化的内容，可以被患者欣然接受。这样做，可以帮助患者不会在意到表露是否恰当，而执业者可能发现那些表露的内容已经回答了很多患者对治疗反应方面未经询问的问题。

重听和失聪患者　根据美国国家耳聋和其他沟通障碍研究所的数据，大约3600万（17%）的美国成年人有一定程度的听力损失，并且听力损失的可能性随着年龄的增长而增加。在65～74岁的成年人中，有30%的人有听力损失；75岁或以上的成年人中，有近一半的人有听力损失。值得注意的是，实际使用助听器的人中只有1/5的人能够从助听器中受益[45]。基于这些原因，请考虑如何才能更好地与听力受损的人沟通。

为听力下降的患者提供MTM服务，可能需要面对面沟通、文本电话（text telephone，TTY）服务，如果使用视频通话，则需要共享文档。重听和失聪患者可以使用TTY服务，前提是本人必须自愿使用。有关如何使用TTY的说明，请参阅联邦通信委员会网页上的“711电话通讯传递服务”网页（https://www.fcc.gov/consumers/guides/711-telecommunications-relay-service）。

直接或间接评估听力困难的程度，可以通过询问“您听得清我说话吗？”，或注意其对开放式问题回答“是”或“否”是否恰当。最终，最好与患者协商如何应对。使用电话进行MTM访谈时，可以要求患者关闭电视或尽量减少家中其他背景噪音。使用电话或视频通话时，他们可能会提高收听音量，或者你可以提高麦克风音量，这样你就不必提高声音。当然，不要说得太大声而显得像叫嚷。尤其是女性的声音，保持较低的音调很重要，这对多数人来说更容易听到。

与失聪患者交流需要翻译，因为他的第一语言（可能也是唯一的）可能是手语。对于冗长的问诊或咨询来说，写过来写过去是不切实际的。当面对面交流进行较短时间的咨询时，不要假设失聪患者可以唇读，并且注意不要使用可能被误解的手势。如果你的客户中有失聪患者，可学习如何指法拼写，以便偶尔使用。在没有翻译员的情况下，如果患者能用英语读写，你可以与患者协商用书面交流。如果使用UbiDou 2（一种便携式设备，设计用于帮助失聪患者在不需要Wi-Fi的情况下与另一个人进行实时通信）可以简化这一过程。它有一个内置的无线网络，用于保密的面对面（打字）通信。如果通过电话交谈，除了TTY之外，失聪患者还可以使用视频中继服务，因为他们允许失聪患者使用手语向翻译员打手语，然后翻译员通过电话说给你。这比打字更快更简单，使交流更流畅。更多相关信息，请参见美国联邦通信委员会的在线视频中继服务指南（http://transition.fcc.gov/cgb/consumerfacts/videorelay.pdf）。

LGBTQ患者　LGBTQ代表女同性恋者、男同性恋者、双性恋者、跨性别者和酷儿（和/或对其性别认同感到疑惑的人）。这个缩写代表了具有不同医疗相关需求和记载健康差异的特殊亚群。最近的研究表明，特别是跨性别者和酷儿（和/或对其性别认同感到疑惑的人），在医疗服务以及在医疗环境中，可能会遭遇拒绝及很多不尊重的行为[46]。由人权运动基金会为药师和药房工作人员提供的一份资源指南，为增进对LGBTQ人群的了解提供了有用的信息，并建议了药师可以帮助的领域(http://hrc-assets.s3-website-us-east-1.amazonaws.com//files/assets/resources/LGBTQ_Pharmacy_Guide_2016.pdf)。此外，还有一份已发表的在线文件，提供了与医疗机构中跨性别者和性别不合者进行沟通的策略（http://www.lgbthealtheducation.org/wp-content/uploads/13-017_TransBestPracticesforFrontlineStaff_v6_02-19-13_FINAL.pdf）。

与照料者的沟通　照料者常常是非正式家庭成员或朋友。照料者要做的事情很多，包括代表家人维持每日的服药、看护和对复杂治疗方案的判断[47]。研究表明，他们比非照料者运用更多的医疗知识，这可部分归因于看护服务的精神压力[48,49]。与照料者沟通的一个显著压力是，随着患者对照料者的依赖程度越来越高，照料者 - 患者之间的关系也在发生性质上的变化。例如，如果认为照料者逐渐削弱了患者的自主性，就会随之发生分歧[47]。对于照顾痴呆患者的人所陈述的用药管理的独特策略，应予以认可并加以讨论。这些策略包括：建立较为常规和简化的用药规程，使用各种单剂量用药管理工具，可能时使用口服液体药物[47]。

与其他医务人员的沟通

自信是与其他医务人员有效沟通的必要条件。简单地说，自信性沟通尊重信息发送和信息接收者的权利。与此相反，被动沟通比较缺乏自尊，且攻击性沟通忽视了信息接收者的权利。跨专业的沟通始终坚持以患者福祉为中心的理念。做到自信就是避免不必要的道歉和借口。感谢处方者给你回电话，并承认他的时间很重要，这是一种职业礼貌。在确保及时解决是正确的事情时，为打断处方者的工作而道歉通常是不必要的，并且被认为是被动的。使用“我”这个词以及清晰的陈述，也是很有主见的。例如，告诉一位药房工作人员：“我需要你给患者回电话，给他安排 CMR”，比问“你能给患者回电话给他安排 CMR 吗”更自信。

不当行为和恐吓。关于医务人员的不适当和破坏性行为“逐渐削弱医疗安全文化”，联合委员会于 2009 年发布了警讯事件通报[50]，制定了一项新标准，要求认证机构应制定相关行为准则，界定这类不适当行为，并要求其实施对此类行为的管理方法。

胁迫恐吓和破坏行为被定义为缺乏尊重和事无巨细的控制欲，同样的不当行为还包括轻视、欺凌和为达目的而使用武力或攻击[51,52]。此类行为可造成讨厌、厌恶、工作场所人员变动和不安全实践行为不被报告[52]。面对这些行为，不要沉默，鼓励职业对抗；然而，许多人厌恶对抗，特别是在等级制度和害怕报复的背景下[50,52]。为了防止或限制来自医务人员的胁迫恐吓，提倡实施保护性措施，包括建设扁平化等级制度、明确岗位角色和责任、实施团队训练的整合，以及对胁迫恐吓和破坏行为的零容忍政策[53]。联合委员会的通报包含了对医疗机构的其他建议行动[50]。除了整个组织范围内的变革外，面对此类恐吓时应保持自信，以确保患者获得安全和高质量的诊疗服务。

临床沟通。在提供 MTM 服务时，与其他医务人员（包括处方者）的临床沟通是一个重要的考虑因素。此处强调的非书面沟通包括美国医疗研究与质量管理署 STEPPS 等部分工具：国家实施项目中的 SBAR 和 Check-Back[54]，自信沟通，与处方者建立合作性工作关系，并号召处方者亲自向患者推广 MTM 服务理念。

与处方者交流时，记住 SBAR 很有用[54]，它代表情景、背景、评估和建议。这是一种在非紧急患者诊疗情况下进行简洁、清晰和完整的沟通信息方式。当与处方者沟通时，Check-Back（核对）是另一个有用的工具，作为一种验证手段[54]。关于这些工具的解释及举例说明，参见表 8-6。

与医生建立合作性工作关系。在开展社区 MTM 实践时，可能需要与你所在地区的医生建立合作关系。选择医生时需要全科医生，你可能会发现与这些全科医生更容易交谈，且这些全科医生显然都有相当数量的适格患者。McDonough 和 Doucette 详细介绍了在社区环境中与医生建立合作工作关系的模型[55]。该模型是从第 0 阶段（专业意识）开始，药师与医生的接触仅限于离散性交流；到第 4 阶段时达到高潮，建立了执业合作协议（CPA）或其他协议。这一模型的基本前提在于药师必须努力获得社区医生的信任，通过为

表 8-6 与处方者沟通时运用 SBAR 框架①及 Check-Back（核对）工具①

组成部分	内容	示例
情景	患者怎么了？发生了什么事？	“您好，格林医生。我是瓦妮莎·施特劳斯，社区药房的药师。我打电话是为了乔治·琼斯的治疗。他是您的非裔美国人患者，72 岁，从一月份开始接受我们的 MTM 项目服务。我今天见到他，他主诉……”
背景	临床背景是什么？	“琼斯先生有……的疾病诊断，正在服用……。他对自己的用药方案表示担忧……他的症状包括……他还经历了不明原因的体重增加……”
评估	你认为问题出在哪里？	“我相信他的体重增加可能是……也可能是……由于……”
建议	你会建议或要求处方者考虑改变什么？	“根据他的临床表现和治疗指南……我想建议咱们改变他的剂量……并考虑增加……。您看如何？”
Check-Back（核对）	发送者（这里是指处方者）发言后，接收者（药师）接受消息并给予反馈确认。然后发送者验证消息是否被正确接收。	处方者：“让我们增加他的……让他这周来找我就诊……” 药师：“好的。我们会增加他的……我会告诉他这周和您约个时间……” 处方者：“是的，没错。谢谢。”

① Agency for Healthcare Research and Quality (AHRQ). Teams EPPS®: National Implementation. Available at http://teamstepps.ahrq.gov/. Accessed November 7, 2012。

医生及其患者提供卓越的服务来获得专业认可，从而超越期望。药师是向第1阶段（专业认可）医生提供更高水平服务的专业人员；如果医生接受了药师提议，则医生进入第2阶段（探索和试验），会继续测试药师提供服务的能力以及对医生需求和期望的承诺。磨合的时间最终进入关系发展期（第3阶段：专业关系的扩展），在这一阶段内，单方的交流变成了双边的互动交流。当然，自然会出现双方的摩擦，如果摩擦增多，则需要重新定义各自角色。关系模型的最后阶段是第4阶段（对合作性工作关系的承诺），在此阶段应该建立合并流程和执业合作协议。

从该模型的第1阶段到第2阶段，需要药师向医生“宣传推广”MTM服务[21]。尽管这种沟通工具在向患者推广时已在前面介绍过，但同样的原则也可以应用并适用于向医生推荐MTM服务以获得转诊。在这种情况下，需安排与医生见面。你的推荐信息应聚焦于MTM服务是怎样满足医生的需求。这就要求搞清楚医生的需求是什么，医生在药物治疗管理中遇到了什么问题。就像面对患者一样，此时亦需要运用开放式问题，并认真倾听。

如前所述，应用SPIN方式可帮助定义问题（对于你和医生）。此外，要介绍MTM服务的特点和益处，并准备好回应反对意见。请记住，所介绍的服务特点和益处应该是专门针对医生而言，并列举与他特别相关的益处，如提高对处方医嘱的药物治疗方案的依从性。在医生视角谈论与社区药师合作的研究中，作者得出结论是，如果药师提供的服务旨在帮助患者更加依从处方医嘱方案，则可能更容易被接受[56]。在与医生面谈结束之时，应该主动提议，欢迎医生未来提供转诊的机会，以提高该医生的患者的用药依从性。

技术变革时代中的交流

并非所有的技术变革都显示出改善沟通的前景，但有些值得一提。依从性技术不断发展，提供了更准确的依从性测量，以及对患者及相关人员的提醒和通知。这种技术的实例是Medacheck（www.medacheck.com）。电子化信息沟通，为医疗系统和专业人员联络患者提供了更多的机会。例如，向患者发送有关其健康的电子邮件，包括转发其个人健康信息。尽管存在风险，不一定要加密，但需要保护措施[57]。由于MTM服务更多涉及疾病的治疗交接，因此管理治疗交接中的信息沟通是值得注意的。在一份白皮书中，突出强调的最佳实践包括通过语音呼叫、电子邮件或短信和智能提醒信息等自动延伸的双向服务，允许所联络的患者或照料者在需要转诊时由医疗机构呼叫中心进行重新安排[58]。2016年5月起，联合委员会允许对所有认证项目的医嘱（包括处方药）发送短信，仅限使用安全的平台[59]。关于此类短信系统更新后的效果，正在评估中。

最后，在用药背景下，运用科学技术改善与患者沟通的独特方法是创建“沟通处方”。这样的沟通，目的是利用新兴技术提供以患者为中心的“治疗计划信息沟通，以提高治疗的效率和效果，实现个人层面和特定人群的治疗目标”[60]。这种用于沟通的处方信息或治疗计划，可以运用现有科学技术及患者和特定人群所接受的方式，根据患者的健康需求和能力进行调整[60]。

总结

本章概述了沟通的原则，即提供MTM服务的一般原则和特有原则；包括参考资料、在线资源链接、工具、模板和示例等形式的资源，用于改善与患者和与之合作的专业人员之间的沟通。随着医疗环境、科技和患者需求的不断变化，成为有效沟通者的需求将会一直存在。正如一位激情演说家和作者曾经说过的那样，“我们与他人和我们自己的沟通方式，最终决定了我们的生活质量”[61]。愿你的沟通质量营造出优质的工作环境并使患者获得良好的诊疗效果。

参考文献

1. Institute of Medicine. *Envisioning the National Health Care Quality Report*. Washington, DC: National Academies Press; 2001.
2. The Joint Commission. "What did the doctor say?": improving health literacy to protect patient safety. Available at http://www.jointcommission.org/What_Did_the_Doctor_Say/2007. Accessed March 8, 2013.
3. Mehrabian A. *Nonverbal Communication*. Chicago, IL: Aldine Transaction; 2007.
4. Pease B, Pease A. *The Definitive Book of Body Language*. New York, NY: Bantam Dell; 2004.
5. Kappas A, Kramer NC, eds. *Face-to-Face Communication Over the Internet: Emotions in a Web of Culture, Language and Technology*. Cambridge: Cambridge University Press; 2011.
6. Juslin PN, Laukka P. Communication of emotions in vocal expression and music performance: different channels, same code? *Psychol Bull*. 2003;129(5):770-814.
7. Drahota A, Costall A, Reddy V. The vocal communication of different kinds of smile. *Speech Comm*. 2008;50(4):278-287.
8. Institute of Medicine. *The Role of Telehealth in an Evolving Health Care Environment: Workshop Summary*. Washington, DC: The National Academies Press; 2012. Available at http://www.iom.edu/Reports/2012/The-Role-of-Telehealth-in-an-Evolving-Health-Care-Environment.aspx
9. Okken V, Van Rompay T, Pruyn A. Exploring space in the consultation room: environmental influences during patient-physician interaction. *J Health Comm*. 2012;17(4):397-412.
10. The Arbinger Institute. *Leadership and Self-Deception*. San Francisco, CA: Berrett-Koehler Publishers; 2010.
11. Berger BA, Smith RE. Choosing to see patients as people. In: Berger BA, ed. *Communication Skills for Pharmacists*, 3rd ed. Washington DC: American Pharmacists Association; 2009;33-47.
12. Schöpf AC, Martin GS, Keating MA. Humor as a Communication Strategy in Provider–Patient Communication in a Chronic Care Setting. *Qual Health Res*. 2017;27(3):374-390.
13. Kebede S. Ask patients "What matters to you?" rather than "What's the matter?" *BMJ*. 2016; 354:i4045.
14. Weisel JJ, King PE. Involvement in a conversation and attributions concerning

excessive self-disclosure. *South Comm J*. 2007;72(4):345-354.

15. Miller WR, Rollnick S. *Motivational Interviewing: Helping People Change*. 3rd ed. New York, NY: The Guilford Press; 2013.
16. Umiker W. Hostile people. In: *Coping with Difficult People in the Health Care Setting*. Chicago, IL: American Society of Clinical Pathologists; 1994;215-224.
17. Arroll B, Allen ECF. To self-disclose or not self-disclose? A systematic review of clinical self-disclosure in primary care. *Brit J Gen Pract*. 2015;Sept:e609-e616.
18. Lussier MT, Richard C. Self-disclosure during medical encounters. *Canad Fam Phys*. 2007;53(3):421-422.
19. Dolor RJ, Masica AL, Touchette DR, Smith SR, Schumock GT. Patient safety-focused medication therapy management: challenges affecting future implementation. *Am J Manag Care*. 2012;18(7):e238-e244.
20. Holdford DA. *Designing Pharmacy Services in Marketing for Pharmacists*. Washington, DC: American Pharmaceutical Association; 2003;75-99.
21. McDonough RP, Doucette WR. Using personal selling skills to promote pharmacy services. *J Am Pharm Assoc*. 2003;43(3):363-374.
22. Lyles C, Gupta R, Tieu L, Fernandez A. Primary care implementation of after-visit summaries for patients with limited health literacy. National Academies Commissioned Paper. Available at http://www.nationalacademies.org/hmd/~/media/Files/Activity%20Files/PublicHealth/HealthLiteracy/Commissioned-Papers/AVS%20for%20Patients%20with%20Limited%20Health%20Lit.pdf?la=en. Accessed February 19, 2017.
23. Schommer JC, Pederson CA, Worley MM, et al. Provision of risk management and risk assessment information: the role of the pharmacist. *Res Soc Admin Pharm*. 2006;2(4):458-478.
24. Tversky A, Kahneman D. The framing of decisions and the psychology of choice. *Science*. 1981;211(4481):453-458.
25. Kutner M, Greenberg E, Jin Y, Paulsen C. *The Health Literacy of America's Adults: Results From the 2003 National Assessment of Adult Literacy (NCES 2006-483)*. Washington, DC: United States Department of Education, National Center for Education Statistics; 2006.
26. U.S. Department of Health and Human Services, Office of Disease Prevention and Health Promotion. *National Action Plan to Improve Health Literacy*. Washington, DC; 2010.
27. Osborne H. *Health Literacy from A to Z: Practical Ways to Communicate Your Health Message*. Boston, MA: Jones & Bartlett Publishers; 2005.
28. Morris NS, MacLean CD Chew LD, Littenberg B. The single item literacy screener: evaluation of a brief instrument to identify limited reading ability. *BMC Fam Prac*. 2006;721. doi:10.1186/1471-2296-7-21.
29. Cornett S. Assessing and addressing health literacy. *OJIN: Online J Iss Nurs*. 2009;14(3):2. Available at http://www.nursingworld.org/MainMenuCategories/ANAMarketplace/ANAPeriodicals/OJIN/TableofContents/Vol142009/No3Sept09/Assessing-Health-Literacy-.aspx. Accessed February 26, 2013.
30. McDonald KM, Chang C, Schultz E. Through the Quality Kaleidoscope: Reflections on the Science and Practice of Improving Health Care Quality. Closing the Quality Gap: Revisiting the State of the Science. Methods Research Report. Rockville, MD: Agency for Healthcare Research and Quality; February 2013.
31. Rollnick S, Miller WR, Butler CC. *Motivational Interviewing in Health Care: Helping Patients Change Behavior*. New York, NY: The Guilford Press; 2008.
32. Glossary of Motivational Interviewing Terms. Motivational Interviewing Network of Trainers. Available at http://www.motivationalinterviewing.org/sites/default/files/glossary_of_mi_terms-1.pdf. Accessed February 20, 2017.
33. Berger BA, Villaume WA. *Motivational Interviewing for Health Care Professionals: A Sensible Approach*. Washington, DC: American Pharmacists Association; 2013:16.
34. Prochaska JO, Redding CA, Evers KE. The transtheoretical model and stages of change. In: Glanz K, Lewis FM, Rimer BK, eds. *Health Behavior and Health Education: Theory, Research, and Practice*. 2nd ed. San Francisco, CA: Jossey-Bass Publishers; 1997;60-84.
35. Ybarra ML, Holtop JS Bosi ATB, Emri S. Design considerations in developing a text messaging program aimed at smoking cessation. *J Med Internet Res*. 2012;14(4):e103. doi:10.2196/jmir.2061.
36. World Health Organization ASSIST Working Group. The alcohol, smoking and substance involvement screening test (ASSIST): development, reliability and feasibility. *Addiction*. 2002;97(9):1183-1194.
37. Fagbemi K. Q: What is the best questionnaire to screen for alcohol use disorder in an office practice? *Cleve Clin J Med*. 2011;78(10):649-651.
38. Morbidity and Mortality Weekly Report. Vital Signs: State-Specific Obesity Prevalence Among Adults—United States, 2009. 59(30):951-955.
39. Ideas based on personal communications with Beth Martin, PhD, RPh, February 2013.
40. Dutton GR, Tan F, Perri MG, et al. What words should we use when discussing excess weight? *J Am Board Fam Med*. 2010;23(5):606-613.
41. Kazer MW. Sexuality assessment for older adults. *Try This: Best Practices in Nursing Care to Older Adults*. 2012;10.
42. Payne RK, DeVol PE, Smith TD. *Bridges Out of Poverty: Strategies for Professionals and Communities*. Highlands, TX: aha! Process, Inc; 2001.
43. Williams A, Nussbaum JF. *Intergenerational Communication Across the Life Span*. Mahwah, New Jersey: Lawrence Erlbaum Associates; 2001;108.
44. Gallois C. Group membership, social rules, and power: A social-psychological perspective on emotional communication. *J Pragmat*. 1994;22:301-324.
45. Quick Statistics. National Institute on Deafness and Other Communication Disorders. National Institutes on Health. Available at http://www.nidcd.nih.gov/health/statistics/Pages/quick.aspx. Accessed March 11, 2013.
46. Macapagal K, Bhatia R, Greene GJ. Differences in healthcare access, use, and experiences within a community sample of racially diverse lesbian, gay, bisexual, transgender, and questioning emerging adults. *LGBT Health*. 2016;3(6):434-442.
47. Gillespie R, Mullan J, Harrison L. Managing medications: the role of informal caregivers of older adults and people living with dementia. A review of the literature. *J Clin Nurs*. 2014;23:3296-3308.
48. Brodaty H, Green A. Defining the role of the caregiver in Alzheimer's Disease and treatment. *Drugs and Aging*. 2002;19:891-898.
49. Robison J, Fortinsky R, Kleppinger A, Shugrue N, Porter M. A broader view of family caregiving: effects of caregiving and caregiver conditions on depressive symptoms, health, work, and social isolation. *J Gerontol B Psychol Sci Soc Sci*. 2009;64(6):788-798.
50. Behaviors that Undermine a Culture of Safety. Sentinel Event Alert. The Joint Commission. 2008;40(July 9):1-3.
51. Lamontagne C. Intimidation: a concept analysis. *Nurs Forum*. 2010;45(1):54-65.
52. Maxfield D, Grenny J, McMillan R, Patterson K, Switzler A. *Silence Kills: The Seven Crucial Conversations for Healthcare*. VitalSmarts, L.C.; 2005.
53. Nadzam D. Nurses' role in communication and patient safety. *J Nurs Care Qual*. 2009;24(3):184-188.
54. Agency for Healthcare Research and Quality (AHRQ). TeamSTEPPS®: National Implementation. Available at http://teamstepps.ahrq.gov/. Accessed November 7, 2012.
55. McDonough RP, Doucette WR. Developing collaborative working relationships between pharmacists and physicians. *J Amer Pharm Assoc*. 2001;41(5):682-692.
56. Kucukarslan S, Lai S, Dong Y, Al-Bassam N, Kim K. Physician beliefs and attitudes toward collaboration with community pharmacists. *Res Soc Admin Pharm*. 2011;7:224-232.
57. West Healthcare. *White Paper: Six Communication Best Practices for Transitional Care Management*. Available at https://www.west.com/wp-content/uploads/2016/04/Six-Comm-Best-Practices-for-TCM.pdf. Accessed February 19, 2017.
58. Health and Human Services. Health Information Privacy. Does the HIPAA Privacy Rule permit health care providers to use e-mail to discuss health issues and treatment with their patients? Available at https://www.hhs.gov/hipaa/for-professionals/faq/570/does-hipaa-permit-health-care-providers-to-use-email-to-discuss-health-issues-with-patients/. Accessed February 19, 2017.
59. Update: Texting Orders. *Joint Commission Perspectives*. 2016;36(5):15. Available at https://www.jointcommission.org/assets/1/6/Update_Texting_Orders.pdf. Accessed February 19, 2017.
60. Angaran DM. MTM and the Communication Prescription. Presentation, Gainesville, FL, February 14, 2012.
61. BrainyQuote. Tony Robbins Quotes. https://www.brainyquote.com/quotes/quotes/t/tonyrobbin147783.html. Accessed February 19, 2017.

复习题

1. 与他人交谈时，开放的姿态包括哪些？
   a. 双臂舒适交叉放在胸前
   b. 身体后倾，保持社交距离
   c. 头部保持不动
   d. 眼睛交流约占 50% ～ 75% 的时间
   e. 双手支撑颈后，手肘外展
2. 关于提问，哪种说法是正确的？
   a. “您好吗？”（美国主流文化里）最佳归类为开放式问题
   b. “您是如何决定改变服药时间的？”是一种不使用“为什么”一词而提出“为什么”问题的方式
   c. “您能自己输注吗，或者来访的主管护士还在帮您吗？”是一个开放式问题
   d. “您还好吗？”是一个暗示性问题
   e. “哪种副作用最困扰您？”是一个双关语问题
3. 关于倾听患者的主诉，哪种说法是错误的？
   a. 提出试探性问题是主动倾听的一种方式，因为它可有效地向患者传达你已听到了他的讲述
   b. 共情响应是认可患者情绪的反应及其原因
   c. 主动倾听包括总结或释意患者刚刚讲述的内容
   d. 向患者保证一切都会好起来，属于“打岔”，因为这会造成患者改变自己正在讲述的内容
   e. 安静地倾听，只说“嗯哼”“是的”等简短话语属于被动倾听
4. 最初回应患者愤怒时的建议是什么？
   a. 请告诉对方他需要冷静下来
   b. 开始解决问题，以解决引起愤怒的问题
   c. 捍卫你的立场
   d. 共情响应
   e. 静静倾听
5. 关于在 MTM 中使用的“服务模板”，下列哪个陈述是正确的？
   a. 应为提供相同服务的每个人单独编写一份文件
   b. 它使用助记符“SPIN”来解决患者对服务的询问
   c. 它是一种质量保证工具，有助于确保每次为每位患者提供相同的服务质量
   d. 它需要进行动机式访谈训练，以改变服务接受者的行为
   e. 精简问答内容是必要的，以防止过多的“延伸”需要
6. 关于进行全面用药评估（CMR）的过程，下列哪个陈述是错误的？
   a. 作为一次问诊，需要结构化，这意味着药师应在确认和满足患者需求的同时，控制谈话
   b. 建议在介绍 CMR 中简要说明患者在问诊中的角色
   c. 建议药师首先应认识到患者询问的重要性，然后对患者的询问进行回复
   d. 组织问诊时，总结可作为一种手段，让患者对可能惊讶或不悦的内容有个心理准备
   e. 有效结束 CMR 应包括患者和药师的下一步安排
7. 在 MTM 就诊过程中，创造机会给患者提供信息的动机性式访谈工具被称为
   a. 议程设定
   b. 引出—提供—引出
   c. 量表评估
   d. 描述典型的一天生活
   e. 以上都不是
8. 与老年人有效沟通的建议包括以下所有内容，除了
   a. 避免过度迁就，这可能产生高人一等的言论
   b. 减少长“左分支”句式，以提高语言理解能力
   c. 跳过关于性健康或精神类活性物质使用的某些问题，以避免尴尬
   d. 在询问他们做得如何时，为可能的高度自我表露做好准备
   e. 认识到他们的适应力、知识和经验
9. 与其他医务人员沟通时，SBAR 工具是
   a. 用作验证的一个手段
   b. 最适用于紧急患者诊疗的情景
   c. 以其攻击性为特征
   d. 在《行为准则》中提倡解决医疗专业人员的不恰当和破坏性行为
   e. 用于沟通患者的当前情况和背景，以及你自己的评估和建议
10. 关于合作工作关系模型（由 McDonough 和 Doucette 开发），下列哪种说法是正确的？
    a. 药师的合作目标是专科医生，而不是全科医生
    b. 专业认可阶段（第 1 阶段）的特征是制定执业合作协议
    c. 药师和医生有望共同努力地发展工作关系
    d. 关系发展中间阶段的特点是医生测试药师做出承

诺和胜任能力的磨合期

e. 以上都正确

答案

1. d 2. b 3. a
4. e 5. c 6. d
7. b 8. c 9. e
10. d

夏 雨 梁馨玉 黄 琳 封宇飞 译
康 震 校
朱 珠 审

第9章

文档记录

Aditi V. Patel, PharmD, Amber M. Connelly, PharmD, and David M. Angaran, MS, FCCP, FASHP

关键点

- 掌握如何记录文档，是药师成为医疗团队成员的必修课。俗话说："没有记录，就等于没有干事"，这在今天仍然是真理。
- 在药房、诊所、医院，甚至在患者家中，药师都可以提供药物治疗管理（MTM）服务。由于执业地点的不同，药师与处方者间会存在独特的障碍，药师在建立文档记录之前需有所考虑。
- PPACA 法案强制要求药师应记录每次提供 MTM 服务的各种信息。但是，尚未确定文档记录的方法。
- 目前整个药学界仍然在寻找实施路径，以实现临床信息和药物治疗相关信息的双向互通。
- 文档记录的难点包括但不限于：MTM 服务如何融入零售药店的工作流程，药师对记录患者访谈情况的感受，以及如何利用患者完整的病历来整理其 MTM 服务过程文档。
- Medicare 对每次提供 MTM 时的记录要求是：接受 MTM 服务预约的患者必须收到个人用药清单（PML）和用药行动计划（MAP）。
- CMS 还没有建立向处方者传达药师建议的规范途径。最终，PML、MAP 和与处方者之间的沟通都是要融入多学科诊疗意见，形成完整的患者诊疗计划。
- 为了使所提供的医疗服务被 Medicare 认可并支付服务费，医疗服务提供者需要知道如何正确记录其服务，药师亦不例外。为了成为 MTM 药师并获得 Medicare 支付，有必要建立文档记录流程。
- 电子健康记录（EHR）提高了诊疗的连续性，MTM 软件应遵守类似的标准化要求。
- 随着患者查阅自己健康记录的需求增加，个人健康记录（PHR）需要符合 HIPAA 法案的要求且方便使用。
- 文档记录的评价，过去关注于有无记录以及临床资料的准确性；当前，面临的挑战是构建对每位医疗服务提供者的文档记录的质量评估方法。
- 药师应做到准确、完整、简明、一致、谨慎地记录文档，减少差错。

引言

大多数职业都要求做文档记录。长期以来，药学专业极少查阅和接触病历。当前，药师职业正处于法律、法规、绩效考核、重构医疗、财务调整和卫生信息技术之间相互融合的发展阶段，做好文档记录对药师职业的成长至关重要。"没有记录，就等于没有干事"这句老话可以扩展为："如果你的文档记录不与医疗团队分享，你就不是团队成员"。

药师想要成为 Medicare 认定的医疗服务提供者，就要遵循 Medicare 关于评估和管理（E&M）的规则，才能获得服务费用偿付，并避免因文档记录不全而受到处罚。此外，质量改进要求每个人的贡献或不足都成为评估记录的一部分。药师就非处方药的口头用药指导，单凭口说，不足为据，无法评价，奢谈改进。

另一个信息孤岛

药房的日常执业实践通常远离患者，不大了解医师对患者的总体治疗目标。药师给患者发药时的建议往往没有记录，或缺少与医生及其他医疗团队成员的沟通。这种缺乏信息交流和诊疗协调、各自为政的工作模式，不利于药师与其他医疗团队成员建立专业合作关系（参见第 6 章）。目前的 MTM 又增加了一些新的复杂性。有些事项需要考虑：

1. 患者为什么不告诉我这个信息　全面用药评估（CMR）是 MTM 实践中的特别访谈环节，常常会发现医生不知道的一些事实，而患者常常更有信心向药师倾诉一些并没有告诉医生的症状或疑虑，这样的话，药师就把这些信息记入永久病历中。可想而知，已长期建立信任关系的患者却未向自己倾诉这些症状或疑虑，让医生备感尴尬。

2. 自上次就诊后，我就没有再注意过这个患者 医生和药师之间的互动常常是因处方中的事宜而彼此联系一下，最常发生于患者刚从医生诊所看病后取药时。而 MTM 访谈可能是在患者上次就诊的几周或几个月后进行的，处方者收到药师的干预建议后，需要重新审视患者的病历，确定相应的诊疗方案调整。这样的返工修改（被动的而非主动的），正是每个质量改进计划试图避免的（由于费时费力、没有收益，医生颇有微词）。详见第 6 章。

3. 为什么 MTM 传真很重要 医生常常收到来自药师、保险公司和药品福利管理公司等关于药物治疗相关问题的大量电话和传真。尽管 MTM 方面的沟通体现出以患者为中心的理念，但如何把 MTM 传真与常规数据提醒或理论上的药物相互作用区分开，是个难题。

4. PPACA 法案 PPACA 法案指出，应该将 MTM 协调整合到患者的多方医疗管理服务中。遗憾的是，如何实现这一目标，还没有具体的指南。

药物治疗管理与文档记录

PPACA 法案明确规定："MTM 药师应该记录其提供的药学服务内容，并及时向患者的其他医护人员分享有关 MTM 服务的基本信息，包括用药评估的小结及药师建议。"[1] MTM 是药师转型的号角，除了要记录处方理赔数据和用药评估的简单干预外，还应开始记录 MTM 服务。随着药师角色转向"认知服务提供者"，并期望获得除调剂药品之外的服务偿付，我们可以通过研究医师同事如何看待药师文档记录的问题和效用来学习。关于文档记录的讨论，常常集中在如何获取对认知服务的偿付。

对用于偿付的记录文档，Koshy 等给出了医生的观点，但强调除了用于获得认知服务的偿付外，文档记录还有许多重要用途：

> 文档记录是核准临床编码、验证住院时间、资源利用、医生档案、病例管理、疾病严重程度、死亡风险、质量管理、风险管理、临床结局、关键路径、监管合规、联合委员会认证、管理型医疗和费用偿付等信息的关键。优质的文档记录可以最大限度减少编码差错，减少理赔拒付，并优化费用偿付。实施质量改进策略，将文档记录和编码作为组织优先事项，对 MTM 的运营、服务和收入可产生积极影响[2]。

推动药学行业迈向执业记录规范化

高效而全面的文档记录至关重要。2008 年美国药师协会主办的会议指出了有必要创建一个系统，将 MTM 文档记录整合到医疗体系中[3]。MTM 文档记录软件的最终目标，是让药师在 MTM 实践中可使用整合文档和计费系统，该系统应满足：

- 与配药系统整合。
- 运用已建立的行业标准，促进连接性和互通性。
- 基于系统之间的功能竞争，而不是基于专利数据元素和有限的接口。
- 促进患者个体化医疗并改善临床结局。
- 改善药师和医疗系统在 MTM 服务计费、文档记录、标准化方面的效率和有效性，并提高系统的互通性，在遵循既定策略的同时进行竞争（例如，系统不应在数据元素和接口上进行竞争，而应在功能上进行竞争）。

美国药学执业认证中心（CPPA）新近的一些项目，尝试推动药师迈向执业记录规范化和格式共用性。他们的社区药房实践标准提出以下建议：

> 药房执业信息系统支持高效的文档记录嵌入到患者用药（或药学实践）和/或病历中。药房执业信息系统可以记录处方药、非处方药、膳食补充剂、化验值、疾病诊断以及患者诊疗服务所需的其他信息。药学实践推进了临床信息和药物治疗相关信息的双向互通策略。
>
> 药学实践正在探索与电子健康记录（EHR）对接的策略。患者的药历/病历以电子档案形式存储，有助于药师在实践中与其他药师、患者、照料者、处方者或其他适宜的医务人员或机构进行有效的沟通[4]。

文档记录的障碍

表 9-1 列出了实施前述系统以及推动药师迈向执业记录规范化的整体战略计划过程中所面临的各种挑战[5]。遗憾的是，CPPA 并没有解决根据处方量重构当前零售业务模式的问题。挑战仍需要解决，包括但不限于如下内容：

① 药师的全面用药评估和审核患者病历工作，应纳入零售业务的哪个部分?

② 由于可供药师评估的信息较多（例如，患者心电图显示 QTc 间期延长？），MTM 药师当前能否对药物治疗相关问题负责?

③ 谁该书写病历，是全科医生，还是参与患者诊疗的各位医生和药师?

临床药师对执业活动和结果进行完整的记录，应作为临床工作的重要内容，但他们却没有投入时间和训练用于适宜的文档记录，可以说这是临床药学发展过程中最不幸的疏忽之一。处方记录是自动生成的，而且只限于有限的数据。因此，文档记录差、计费混乱、人员不足和缺乏时间，成了提供 MTM 服务的障碍，就不足为奇了[6]。

表 9-1　MTM 文档记录的挑战

- 获准访问病历并得到 MTM 服务所需的信息，可能非常困难
- 执业中是否可以使用符合 HL7 标准的电子健康记录（EHR）系统
- 通过卫生信息交换系统连接时，药师遇到的联通可变性和 / 或障碍
- 当前药房管理系统的实用性
- 药师使用的文档记录方法和流程不统一
- 多数社区医疗尚未安装使用符合 HL7 标准的 EHR 系统
- 社区医疗未启用 EHR 的原因如下：
  - 接受诊疗服务的患者数量不足
  - 社区医疗支付和商业模式均不足，难以吸引大量资本投资
- 有些药师在 MTM 实践中没有安装 EHR 系统，只是依靠医院 / 卫生系统的 EHR 系统来为确定的患者群体提供服务
- 为了给患者提供 MTM 服务，MTM 实践需要连接多个卫生信息交换系统
- 纳入各信息交换系统的要求可能不同
- 耗费时间长
- 多数社区药房正在使用建立在 NCPDP 标准的药房管理系统，该系统最初是为管理处方调剂记录而设计的
- 不同的软件系统造成了 MTM 服务文档记录的水平不同
- 一些社区药店投资升级了药房管理系统，新系统可以实现不同程度的患者医疗文档记录，具备（或不具备）存储和检索附件的能力
- 一些社区药店投资配备了 EHR 系统，在不同程度上与药房管理系统实现对接
- 部分卫生信息交换中心不承认药师作为适格医务人员
- 有关文档记录的培训差异很大
- 简明记录患者诊疗的标准化模板，在 MTM 实践中还不常见
- 结构化的电子文档，如药学服务记事本（Pharmacy Care Note），还没有内置到药师记录工作的系统之中
- 社区药师的文档记录形式多样，包括纸质、门户网站及药房管理系统
- 社区药师仍然依赖传真来进行信息交流，而不是电子化交流

来源：参考文献 [5]。

药师不愿意做记录的原因有很多，包括担心增加自身责任、希望维持与处方者的专业关系、缺乏临床自信。大约 30 年前，Broadhead 和 Facchinetti 报道了药师对记录药学观察结果的焦虑和矛盾心理：

我认为文档记录不是好事，因为从法律上讲，是很麻烦的！在纸条上写明患者用药应该调整剂量，然而在治疗后，如果患者起诉，这张记录着药师说剂量有误的纸条就会成为证据！你也知道，给药剂量是否起作用常常是学术问题，但在法庭上并不这么看。如果患者拿病历记录来起诉，那太让人难以接受了。

我宁愿和医生当面交谈，尝试用不带威胁的口吻纠正他的错误。我想告诉医生，“我不想因出现这次差错而责备您，但我希望您能重新考虑一下。”这并不是说我害怕面对医生，或者因为医生比我地位高就讨好他。我只是想维持与医生的关系，而互动方式很重要……我认为最关键的是尝试与当事人面谈，而不是在病历上留下一条记录。如果我想纠正一个差错，留下记录也许是我最不愿意做的，那样会引起所有人的注意，每个看病历的人都会知道发生了一次差错，当事人可能会更加心存戒备[7]。

由上述内容可知，药学实践已经走过了漫长的路程。一定要记住，只要药师记录他们的建议，即使处方者不接受，他们也一直在尽可能为患者提供最好的诊疗。每当药师出于害怕被拒而没有提出建议和 / 或没有记录在案时，患者的医疗质量就可能会受到影响。药师的建议，无外乎是被处方者采纳或是被拒绝。药学行业已经接纳了药学监护原理和 MTM 的理念，药学教育现在也广泛开展药物治疗学的教育。药师融入临床医疗团队的成功案例，已有大量文献报道。然而，2012 年网上发布了这样一条内容：“我们在一家住院医的门诊部执业。我们的药师的确在患者预约就诊之前对患者的病历进行全面的审核，并把药物治疗的建议记录在临时‘便笺’上供住院医师参考。”[8] 虽然“便笺”使用的原因不得而知，但这表明，药师的工作还没有落实到位，药师给予的建议仍然遵从医生的裁量权。文档记录确实关乎责任担当，它向世人表明：“这是我（药师）对当前问题的理解，这是我的建议。”文档记录意味着来自掌握临床知识的自信，它把自己的建议告诉阅读者，以帮助优化对患者的诊疗。作为药师，我们有责任在各个诊疗机构中给出临床建议，以确保安全用药，其中所做的一部分工作就是记录这些建议。

记录内容和格式

完整的 MTM 记录究竟由什么构成，还有待定义。绝大多数的临床药学研究都是在可以随时查阅传统病历的环境下进行的。如果当时没有病历，药师的职责就受限于当前的认知。随着药师承担起更多治疗决策的责任，对药师而言，传统病历中没有一部分是“可有可无”或不重要的。以患者为中心的理念，意味着了解和理解患者的家族史、社交史、种族、文化、其他医务人员的诊疗计划、客观数据（如化验结果和 X 片）、治疗史等。现在的问题不是没有可用的信息，而是如何处理患者所有的已知信息。很难设想如何在传统的调剂药房中获得患者的完整病历，并将这些记录工作纳入 MTM 服务。

Medicare Part D 药物治疗管理项目的标准化格式

Medicare 对个人用药清单（PML）和用药行动计划（MAP）（见附 9-1）的内容和结构制定了详细的指

南[9]。仅 PML、MAP 和与处方者的沟通，不足以作为合格的文档记录（如表 9-2 和表 9-3 所述）[10,11]。这两个表格都对文档记录的内容进行了全面概述，但都没有指导如何简洁清晰地总结可信的信息资料。各种 MTM 平台或项目确实努力为录入用药清单留出空间，有些甚至能抓取依从性数据并能在用药清单旁录入药物副作用信息。其他平台也提供了特有的文档记录空白处，但这些空白处中填写什么，取决于药师完成 MTM 访谈的情况。药物治疗相关问题需要进行逐一确认，如果采取了行动（例如，将建议发给处方者或患者），则需要进行文档记录。药师可在这些空白处高效地记录面谈情况小结，写明临床判断的理由，以避免沟通隔阂。SOAP 格式（主观信息、客观信息、评估和计划）已被广泛使用（表 9-4）[12]。另一种格式是 SBAR 格式（情景、背景、评估和建议），示例如下：

情景（S）：Doe 女士在接受 MTM 访谈时说，她在过去 3 周内出现了剧烈干咳的症状。

背景（B）：她于 2013 年 3 月 17 日（也就是 3.5 周前）开始每天服用赖诺普利 10mg 治疗高血压。尚未发现其他用药变化，她也没有其他不适主诉。

评估（A）：咳嗽可能与赖诺普利有关。ACEI 引起的咳嗽通常发生在治疗早期，不会自行消失。

建议（R）：可以考虑用 ARB 类药物替代赖诺普利，这是应对 ACEI 引发咳嗽问题的解决建议。可以选用处方集中 ARB 类药物氯沙坦（Cozaar）。

CMS 的标准化表格没有提及因 CMR 需要与处方者沟通的内容和结构。处方者和药师之间的沟通方式，可能会影响处方者对 MTM 干预措施的接受程度以及与药师的职业关系。例如，与处方者面对面的沟通比向其诊室发传真建议更有效。大多数 MTM 服务都是在无法获得完整病历的情况下进行的，而且患者与处方者之间的关系也不尽相同。在缺乏全面了解患者病情、诊疗计划和医生治疗策略的情况下，如何准确地传达信息将是 MTM 药师面临的挑战（信息缺乏如何影响药师建议的措辞和准确性，请见后文示例）。

表 9-2　全面用药评估的文档记录指南

1. 患者用药体验的记录（包括对用药的理解、顾虑、偏好、信念、行为） 2. 药物过敏（包括过敏表现、持续时间和严重程度的描述）和不良反应（分为剂量相关的和可预防的） 3. 用药史（含免疫接种史），包括用药日期、有效性、诉求记录、存在的问题等 4. 当前用药记录（包括所有的药物，无论其来源、给药方式或处方者）；用药指征、品种、剂量和疗程以及实际用药方式 5. 实际存在的药物治疗相关问题清单，全面记录每个问题的原因（药物治疗相关问题的病症以及针对药物治疗相关问题所用的药物） 6. 患者和医生的药物治疗计划（患者和处方者版本的治疗计划应可查阅、提供和交流）。为了开展药物治疗管理服务，电子治疗记录必须具备以下功能： （a）将适应证（用药原因）与特定药品、剂量、疗程以及各种疾病的实际治疗结局相互关联起来 （b）识别、解决和预防药物治疗相关问题： **适宜性：** • 去除不必要的用药 • 启用治疗需要但尚未服用的药物 **有效性：** • 判定对特定患者最有效的药物治疗 • 增加给药剂量直至有效浓度水平 **安全性：** • 消除毒性作用 • 识别不良反应 **依从性：** • 增强患者依从用药方案的意愿 上述每个药物治疗相关问题的原因也需要记录下来 （c）记录和评估药物治疗的实际结果 • 记录个体化治疗目标，并根据疾病结局指标进行评估 • 根据治疗用药和给药剂量的变化，绘制实验室检查结果变化图 • 记录因用药细节的变化而产生的治疗结果变化 （d）药品上市后对其适宜性、有效性、安全性和依从性进行监督 （e）记录与药品、疾病和患者参数对应的药物治疗相关问题 （f）提供临床决策支持和分析 （g）支持患者参与药物治疗和治疗决策（使用依从性工具、保存记录等） （h）为患者提供个体化的用药信息并对治疗计划进行补充

来源：参考文献 [10]。

表 9-3　MTM 患者的文档记录

药师必须对每个就诊患者进行文档记录。记录内容必须包括但不限于：
患者信息
• 名
• 姓
• 中间名
• 地址
• 电话号码
• 性别
• 出生日期
• 现患疾病
• 既往病史
• 过敏史
• 主治医生及其联系方式
其他信息
• 就诊日期
• 记录日期
• 访谈时长
• 所有处方药和非处方药及其适应证的清单
• 列出药品的剂量、用法说明和预期用途
• 所有相关医疗装置的清单
• 列出所有的膳食补充剂、草药产品
• 饮酒史和吸烟史
• 影响患者的环境因素列表
• 已确认的用药问题；评估用药问题应包括但不限于：
• 判定用药是否有适宜的指征
• 判定患者是否需要额外的药物治疗
• 判定现用药物是否是对当前病情最有效的治疗
• 判定药物的给药剂量是否可达到治疗目标
• 判别药物所致的不良反应
• 判定药物是否过量并引发毒性反应
• 判定患者是否正确服用药物以达到治疗目标
• 评估当前药物治疗的有效性和安全性
• 制订书面计划，包括解决当前药物治疗相关问题所需的目标和行动
• 对药物治疗计划的目标实现情况进行评价
• 为患者提供的信息、说明和资料
• 药师与患者的其他医务人员的沟通内容
计费
支付水平基于患者需求，患者需求分为 1 ～ 5 级水平。支付水平按满足所有资格标准的最低水平进行计算：
• 患者当前正在服用的药品数量
• 患者当前存在的药物治疗相关问题数量
• 患者当前正在接受治疗的疾病数量

来源：参考文献 [11]。

根据患者主诉及其理赔数据识别药物治疗相关问题时，对书面沟通表达的确定性程度是个挑战。面对明显的药物治疗相关问题，谨慎的做法是避免陈述明确的因果关系，假定是处方者犯错或忽略了告知患者，其措辞会大不相同：

- **避免使用"……是由于"**，例如，"咳嗽是由于赖诺普利引起。"
  - **而是提出可能性**，例如，"可能是由于""已有报告""通常与……有关。"

表 9-4　SOAP 格式的文档记录

1. 主观信息：患者或照料者口头表达的症状。临床医生可根据这些描述判断患者病情严重程度、功能障碍程度、疾病进展和疼痛程度。
2. 客观信息：临床医生检查（望、闻、问、切）的各项指标，例如生命体征、脉搏、体温、肤色、水肿和诊断检测。
3. 评估：评估患者病情，列出优先处理顺序。评估内容可包括疾病控制程度、疾病控制的潜在混杂因素、病情相关的阳性或阴性体征和症状、相关的循证医学目标、药物治疗中的顾虑和辅助生活措施。
4. 计划：针对患者和医务人员的诊疗计划制订行动步骤。这些步骤包括要求实验室检查或诊断性评估、药物治疗方案调整、生活方式建议、诊疗规范、特殊指导、转诊、自我监测、紧急联系电话和随访预约

来源：参考文献 [12]。

- **避免做出判断**，例如，"您的患者对 ×× 药没有反应。"
  - **而是报告事实**，例如，"患者的血压为 150/100mmHg""患者的疼痛评分为 9 分（总分为 10 分）"。
- **避免使用评判性语言**，例如，"患者的糖尿病治疗不足。"
  - **而是引用依据**，例如，"美国糖尿病协会（ADA）指南对 2 型糖尿病患者加用他汀类药物为 A 级推荐。"
- **避免质疑医生的知识**，例如，"您可能没有意识到该患者正在服用非处方药和草药。"
  - **而是表述事实**，例如，"患者自述服用了以下非处方药和草药。"
- **避免居高临下的语气**，例如，"由于您的患者有心力衰竭，她需要服用 ACEI 和 β 受体阻滞剂。"
  - **而是引用依据**，例如，"美国心脏协会（AHA）关于心力衰竭的指南建议使用 ACEI 和 β 受体阻滞剂。"
- **避免指责**，例如，"患者缺乏信息或被误导。"
  - **而是转述状况**，例如，"患者无法理解自己的病情。"
- **避免使用"不必要的药物"和"多重用药"等词语。**
  - **而是使用以患者为中心的表达方式**，例如，"患者希望减少他服用的药物数量""患者没有发现以下治疗的适应证。"
- **避免使用"禁忌"这个词。**
  - **而是引用依据**，例如，"应谨慎使用；我们查到的资料建议，在这种病情 / 这种情况 / 出现过敏反应时，如果可能的话，应避免使用这种药物。"
- **避免作出诊断**，例如，"患者有抑郁症。"
  - **而是陈述事实**，例如，"患者自述非常伤感，体重减轻，睡眠不好，注意力不集中。"

诊疗计划

即使你已完成个人用药清单（PML）、用药行动计划（MAP）以及与处方者沟通，仍然需要写阶段小结和诊疗计划，以确保随访和医疗连续性。表 9-5 概述了诊疗计划的基本要素 [3]。

表 9-5　诊疗计划

诊疗计划应由患者、照料者和医务人员根据他们的偏好与责任药师共同制订和管理。诊疗计划的内容应包括但不限于： • 患者的诊断或病症 • 更新的用药清单 • 随访诊疗的预约 • 可能影响病症的环境因素或社会因素 • 可能影响病症的其他已知因素，包括资产和毅力 • 关于诊断或病症的诊疗计划，包括预防性治疗 • 代理决策者对患者诊疗的文档记录 • 患者确认的自我管理培训和技能 • 所参与的日常活动形式及参与度的评估 • 预立嘱托 **依据国家质量管理机构（NQF）优先工作条款 22 条** 各种治疗的交接过程中，所有诊疗数据应跟随患者，并应适合各种治疗交接，在整个治疗交接期间应可随时查阅。这些核心数据应包括但不限于： • 医疗诊断和重大健康问题 • 临床状态 • 用药列表 • 该机构内已完成的治疗 / 手术 • 所有治疗［耐用医疗设备（DME）、药物、疗法］，包括交接后的治疗 • 既往相关病史 • 功能状态 • 沟通能力 • 患者和照料者对诊疗的优先排序 • 转诊的偏好 • 预立嘱托

来源：参考文献 [13]。

到目前为止，CMS 没有要求在患者的其他医务人员之间共享 PML 和 MAP。不难想象，MTM 的 PML、MAP 与医生或其他医务人员提出的诊疗计划之间缺乏协调，会导致混乱以及可能的负面后果。如何将 PML、MAP、与处方者之间的沟通等整合到多学科诊疗计划并协调其他医疗专业人员，还有待解决。

用于计费的文档记录

直到最近，随着通用程序术语（CPT）药学编码的出现，用于报销目的的适宜文档记录格式亟待解决。药师如何使用 CPT 编码，将在第 10 章中讨论。要想成为合格的 MTM 药师并实现医保付费，他必须学会复杂的计费方法。

Edsall 和 Moore 从医生的角度概述了如何记录接诊，以获得医保付费。他们根据合适的 CPT 编码和医保支付，破解了这一问题的复杂性：

> 理由是，这些记录步骤都意味着你现在需要获得更多更复杂的数据。具体来说，CMS 要求记录人确保文档记录反映以下内容：

- 在接诊时所开具的医嘱、治疗计划、治疗安排或执行检查等诊断性服务的性质。
- 审核所执行诊断性检查的结果。可以在病程记录中输入“白细胞计数升高”或“胸部 X 线检查无明显异常”，记录人只需在检查结果报告上签上姓名首字母和日期。
- 审核既往病历或非患者来源的病史后作出的任何决定。
- 审核既往病历或获得其他病史记录后的相关结果——或备注进行了此类审查但未发现额外信息的结果。只写“既往病史已审核”或“从家人获得的补充家族史”是不够的，记录人需要给出相关结果，或者明确地说没有相关结果。
- 记录人与开具或解释诊断性检查或服务的医生之间所有讨论的结果。指南中提到“对相互矛盾的或意想不到的检查结果的讨论”（着重强调）至少表明了开具检查单的医生可能会质疑对检查结果的讨论，除非结果是相互矛盾的或意想不到的。
- 对于另一医生已经或将要解读的“影像、示踪检查或标本”，记录人进行直接查看和独立解读。同样，诸多指南提示，这种独立审核不应成为常规，只是“偶尔”发生即可 [14]。

电子健康记录

除了向 CMS 提供必要的表格和报告之外，MTM 软件还明显缺乏规则和指导原则。因此，电子健康记录（EHR）将是本节的重点，预计 MTM 和 EHR 在许多情况下可以互相交换，可参照 HIMSS：

> EHR 是纵向的电子记录，记录患者到所有医疗服务机构一次或多次就诊产生的卫生信息。这些信息包括患者一般情况、病程记录、病症、药物治疗、生命体征、既往病史、免疫接种、实验室数据和影像学报告。EHR 帮助临床医生自动记录和简化工作流程，能生成患者就诊的完整记录，并通过接口直接或间接地支持医疗相关的其他活动，包括循证决策支持、质量管理和结果报告 [15]。

使用纸质病历的日子已经屈指可数了。EHR 的优势巨大但也带来了一些挑战，它的优点之一是确保支持患者诊疗的连续性以及医疗质量绩效的可测性。符合法律要求的 EHR 要素，如表 9-6 所示 [16]。这些标准同样适用于所有 MTM 软件。

表 9-6 符合法律要求的 EHR 的基本内容

不要以为现有的 EHR 会满足合法记录的所有要求。随着 EHR 市场对这些内容的认知提高，相关产品将继续改进。以下四个方面值得关注：

如何创建文档记录?

- 记录人在文档中是否准确记录每个条目（包括生命体征、主诉、现病史、医嘱、诊疗计划和处方）?
- 如何处理连续就诊的不同记录（在签名之前）？
- 签名程序和工具是否符合所在州和医疗机构的要求？

随着时间的推移，如何管理和保存文档记录？

- 签字后，如果需要对文档内容进行更正、解释或修改，是否能分清楚哪些是原始记录，哪些不是？如果需要，所有原始文档记录能否恢复？
- 如何保护文档在系统中的所有部分（包括基础数据库）不被修改？
- 新模板、指导原则、表格等应如何创建、保存、撤销？
- 所有的临床信息和临床行为（提示等）是否可重复和可恢复？
- 其他定期的和必要的工作（如创建报告和审计）是否也会使文档暴露于额外的安全风险中?
- 关键支持功能（如审计）是否始终可操作且可合理访问?或者它们是否需要供应商支持或其他额外费用？

文档记录与计费系统如何互动？

- 信息系统会提示用户添加“提高收入”的文档吗？
- 信息系统在文档记录尚未完成前会发送账单信息吗？
- 在无法保证确实完成检查的情况下，系统会发送各种检查账单的信息吗？

文档记录如何呈现？

- 当需要浏览或打印就诊记录时，系统提供的视图符合本医疗机构合法记录的要求吗？
- 如果文档记录已经被修订或以其他方式更改，在查看和打印版本中有清晰可见的修改痕迹吗？

来源：参考文献 [16]。

Medicare 意识到 MTM 当前是一个信息孤岛。CMS 越来越意识到，需要积极鼓励对可能需要变化的信息进行整合，以应对即将到来的变革：

鼓励保险计划的承保方采用卫生信息技术（HIT）实施 MTM 服务标准化文档记录。结构化的通用代码可用于记录向受益人提供 MTM 服务的临床代码，如检查结果、建议和结局状态等。标准化编码系统的使用提高了 MTM 药师的文档记录效率，支持保存统一的临床记录，促进了医务人员和受益人之间的信息传递，并能更好地收集和分析 MTM 服务对受益人诊疗产生的影响。CMS 正在考虑扩展 MTM 报告系统，以收集在 CMR 期间讨论的、受益人用药行动计划（MAP）列出的检查结果和建议。标准化编码系统（如 SNoMED）和行业支持的模板相结合，也将使承保方能够根据数据库和 EHR 中的标准元素，采用标准化格式更新和打印 CMR 摘要，而不是采用自由格式的文本 [17]。

想象一下由俄文、英文和中文书写的信息段落组成的医疗记录吧。

虽然有些夸张，但这份记录代表了当前电子化信息交换面临的挑战。医学术语系统命名法—临床术语（SNoMED-CT）代码是一套标准化命名法，允许以电子方式提交数据。这套代码是由国家医学图书馆开发的，现在需要作为 EMTM 模式的一部分。

使用 SNoMED-CT 代码来记录患者诊疗情况，可实现以下功能：

使用结构化数据可以自动生成全面用药管理（comprehensive medication management，CMM）记录文档，易于检索、分类整理和分析，来指导个体患者的治疗；也可用于总结报告和质量改进。此外，这些数据可以关联到药师服务对患者治疗产生的结局变化。

CMM 记录文档应以适用于卫生信息的格式进行记录，以便把患者数据整合到 EHR 中，并可以与其他操作系统互通共用 [18]。

参考 SNoMED-CT 文件，可解决 MTM 服务代码的开发和运用 [18]。表 9-7 提供了一个 SNoMED-CT 代码如何用于 CMM 访谈的示例。

表 9-7 展示 2：药学服务的全面文档记录（示例 1）

受益人序列	接诊日期	接诊代码	接诊代码含义
1	20170110	435411000124108	通知患者适格接受药物治疗管理服务（情况）
2	20170117	448337001	与患者进行远程医疗咨询（程序）
3	20170201	432341000124108	服用多种药物治疗慢性疾病（结果）
4	20170201	448177004	药物之间不良的相互作用（病症）
5	20170201	408377007	与患者讨论依从性问题（结果）
6	20170210	11429006	咨询（程序）
7	20170210	447871000124109	处方者接受的药物治疗管理建议（情况）
8	20170210	395006008	因相互作用而停止用药（情况）

续表

受益人序列	接诊日期	接诊代码	接诊代码含义
9	20170215	435441000124107	设置用药提醒装置（程序）
10	20170305	448337001	与患者进行远程医疗咨询（程序）
11	20170305	414059009	药物治疗依从性观察（结果）
12	20170305	359746009	患者的病情稳定（结果）
13	20170507	1991000124105	自我转诊（结果）
14	20170507	448337001	与患者进行远程医疗咨询（程序）
15	20170507	448511000124101	从急症治疗转为自我照护（结果）
16	20170507	6021000124103	目标性药物治疗评估（程序）
17	20170507	473234001	血脂异常用药评估（程序）
18	20170507	473226007	心力衰竭用药评估（程序）
19	20170507	423167009	慢性疾病病程教育（程序）
20	20170507	162667001	患者状况不佳（结果）

来源：CMS. Medicare Part D Enhanced Medication Therapy Management (MTM) Model, Enhanced MTM Model Encounter Data Specification Plan. July 28, 2016 (version1). https://innovation.cms.gov/files/x/mtm-encounterplan.pdf. Accessed December 22, 2016。

EHR 在内部使用之外的挑战，是对医患关系和沟通产生的影响。Lown 和 Rodriguez 指出：

EHR 引入“第三方”进入诊疗空间的互动，重塑患者与医生的接诊模式，改变患者叙述，并把医生注意力从患者身上移开。这削弱了以患者为中心的互动关系，进而影响了医患关系。正如 Marshall McLuhan 在 50 年多前所说：“媒介就是信息。”媒介会改变我们的思维方式、行为方式以及我们的角色。通过 EHR 这一新的媒介，富有同情心和以患者为中心的高效诊疗，会在转变中迷失吗[19]？

他们进一步指出，“屏幕化”的信息和行为可能会减少医生对患者社交心理和情感问题的认识，而这些对于具备同情心和以患者为中心的医疗是必不可少的。此外，处理患者和屏幕之间的多重任务，可能会引发差错[19]。

个人健康记录（personal health record，PHR）

随着患者变得越来越积极参与决策过程，他们在诊疗记录方面的作用不断变化。互联网使患者得以自学其疾病知识和治疗方法，并可与其他相似病情的患者分享经验。患者信息最终的重要来源是病历。CMS 已告知患者应继续成为记录过程的积极参与者：

由于个人信息可用于包括健康保险的注册申请、费用支付、理赔裁定、病例或医疗记录管理系统等的健康保险计划，且为了做出有关个人的决策（45 CFR 164.501），这些记录信息可全部或部分地用于健康保险计划，因而 HIPAA 法案规定了获取个人卫生信息的权限[8]。“蓝钮按钮倡议”（Blue Button Initiative）是 Medicare 鼓励 MA 组织机构的保险受益人下载 PHI 的途径。“蓝色按钮倡议”是退伍军人事务部创建的，可以免费登录其网址并扩展使用（http://www.va.gov/bluebutton/）[17]。

“蓝色按钮倡议”及鼓励保险受益人下载自己的健康记录，离下文 CMS 讨论的 PHR 只有一步之遥：

一般来说，PHR 是由个人管理的，可以与照料者、家庭成员和医务人员等人员分享。这与医务人员使用的 EHR 不同，EHR 由医务人员管理，就像当前使用的纸质病历一样。理想情况下，“PHR”是对个人健康情况和病史的全面总结；病史资料使用了各种来源的数据，包括患者本人录入的信息（过敏史、非处方药、家族史等）[20]。

表 9-8 向消费者说明了 PHR 的用途并解释了相关疑虑。表 9-8 的内容涉及所有医务人员，因为他们都在转型使用 PHR。一项重要的创新性工作是检查给予患者查阅自己病历的情况，这项工作被命名为“开放式笔记”。虽然尚无定论，但该研究确实支持如下结果：即共享笔记可能改善患者与医务人员之间的沟通、安全感（信任）和关系，并激励患者更多地参与自己的治疗。这对所有医疗从业者意义重大。最有趣的尝试之一是翻转式门诊就诊的概念，患者到诊室就诊前阅读其诊疗记录，以便有更多的时间敞开交流。亦可能存在多方面挑战，包括文档记录对敏感话题或观察结果的更改方式，如何恰当措辞，以及如何解决对记录解释的分歧，等等。真正致力于医疗信息透明化和以患者为中心，将是未来医疗的发展方向[21]。

表 9-8　个人健康记录（PHR）

PHR 的属性
以下属性较完整地描述了理想的 PHR：
功能
• 帮助纸质记录转向电子记录
• 允许个人以电子方式续方调配
• 在文化和语言背景下，解决个人健康素养能力（阅读和写作）的主要问题
• 允许个人或机构选择性检索和格式化信息
• 便携性（随身携带）
• 帮助个人整理自己的卫生信息
• 对患者进行个人卫生信息的教育宣传
• 协助个人进行决策、健康管理和保健（例如，提醒健康活动、健康风险评估以及公共卫生和患者安全警报）
• 灵活可扩展，以满足个人和家庭不断变化的健康需求
格式和内容
• 持续更新的动态记录
• 电子标准化格式
• 融入纸质文件和其他媒介格式
• 连接或含有服务提供者的合法记录或电子记录及其副本
• 可识别原始信息和直接来源信息
• 包括所有信息的录入日期和发生日期
• 包含终身的卫生信息
• 未被视为一份完整的记录
• 不受限于任何一种格式
• 并非服务提供者的法律记录或电子健康记录
• 不受文化或语言的限制
• 服务提供者使用患者提供的病史，运用自身的专业判断力，为患者提供临床决策支持或健康管理
隐私权益和管理
• 私密且安全
• 由个人管理
• 个人可在任何地点和时间查阅
• 可在紧急情况下查阅
• 个人对该信息负主要责任
维护与安全
• 稽查轨迹可显示哪些信息被谁查看，何时查看的
• 可通过原始来源进行修改，以保持记录的完整性
• 个人决定将哪些内容纳入自己的记录
互通性
• 通过使用通信和健康词汇标准，与他人进行轻松、准确和一致的交流
• 以标准为导向，支持不断发展的卫生信息技术
• 支持对患者进行结构化数据收集，并使用既定词汇表存储信息
• 链接到支持性教育、管理、生产力和质量知识库

来源：参考文献 [20]。

质量改进

文献中有关药房文档记录的质量评估很少。在笔者印象中，尽管每所药学院校都教授口头交流的课程，但有关文档记录的艺术性与科学性内容却不在课程大纲范畴。Milchak 等人描述了一个管理型医疗机构的同行评审过程（图 9-1）[22]。虽然他们的同行对数据收集表的评审提出了一种有效的途径，解决他们认为必要的那些内容，但忽略了一些重要的信息，如措辞表达和风险管理。

对文档记录的评估，主要集中在是否有文档记录，以及文档记录是否包含所有正确的数据元素。未来的挑战是如何衡量、评定和提高从业人员的记录能力，使记录清晰、简明、可信和完整。这种记录能力的不足与药学课程中缺乏对写作技巧的评估和指导有关。当然，这也反映出目前药师除了填写与处方或药物过敏有关的基本数据外，不需要记录其他内容。

PML、MAP 和与处方者的沟通，都受益于对如何吸引受众、进行有效教育和激发适当行动的理解。虽然关于写作技巧的完整讨论超出了本章的范围，但表 9-9 提供了一些例子和有价值的参考 [23,24]。

评审季度：______ 临床药学专家成员：______ 主管药师：______

患者 ID：______ 记录日期：______

第一部分：内容（必填）

1a. 转诊的来源和记入病历的理由是否明确说明？ 是□ 否□

评审意见：______

1b. 患者病情或转诊的原因是否明确说明？ 是□ 否□ 不适用□

评审意见：______

1c. 对于所有新开、停止或调整的用药医嘱，是否有口头或书面的医嘱记录？ 是□ 否□ 不适用□

评审意见：______

1d. 开具的药品和化验医嘱是否准确？ 是□ 否□ 不适用□

评审意见：______

1e. 如果适当或必要，随访是否可以解决？ 是□ 否□ 不适用□

评审意见：______

1f. 记录是否有医生的批准，给予评论或联合签名？ 是□ 否□ 不适用□

评审意见：______

1g. 是否适宜或必需，是否清晰陈述主观信息、客观信息和治疗计划？ 是□ 否□ 不适用□

评审意见：______

1h. 计划是否有循证和 / 或合理？ 是□ 否□ 不适用□

评审意见和其他潜在的治疗选择：______

第二部分：药物治疗协作管理（CDTM）（视情况而定）

2a. 调整用药和化验医嘱是否与相应的 CDTM 协议一致？ 是□ 否□ 不适用□

评审意见：______

2b. 随访是否与相应的 CDTM 协议一致？ 是□ 否□ 不适用□

评审意见：______

2c. 治疗记录是否在 24h 内被送到适当的医务人员处？ 是□ 否□

评审意见：______

2d. 在凯撒永久医疗保险服务（KPHC）的"供参考"（FYI）标签中是否适当地记录了 CDTM 转诊？（如果 CDTM 只是一次性转诊，则不适用） 是□ 否□ 不适用□

评审意见：______

2e. 研究生二年级住院药师的自动病历记录上是否有基层医疗临床药学服务带教老师的签字？ 是□ 否□ 不适用□

评审意见：______

第三部分：非处方集药物评估（视情况而定）

3a. 申请非处方集的药物之前，是否明确记录服务提供者的医疗必要性声明？ 是□ 否□

评审意见：______

3b. 部门主管或指定人员的参与情况是否明确说明？ 是□ 否□ 不适用□

评审意见：______

3c. 批准或拒绝非处方集药品是否记录在药房信息管理系统（共识意见）和 KPHC 中？（包括 KPHC 问题清单中的说明） 是□ 否□

评审意见：______

3d. 是否符合非处方集药物的时限要求？ 是□ 否□

评审意见：______

3e. 如果请求被拒绝，记录是否包括给患者的 3 种其他选项？ 是□ 否□ 不适用□

评审意见：______

第四部分：药房文档记录系统（必填）

4a. 是否正确记录了转诊来源？ 是□ 否□

评审意见：______

4b. 适应证部分是否合适？ 是□ 否□

评审意见：______

4c. "采取行动"部分是否合适？ 是□ 否□

评审意见：______

4d. 年供应量的计算是否正确？ 是□ 否□ 不适用□

评审意见：______

评审人签字：______ 日期：______

图 9-1 基层医疗临床药学同行评审数据收集表

来源：经许可，复制自 Milchak JL, Shanahan RL, Kerzee JA. Implementation of a peer review process to improve documentation consistency of care process indicators in the EMR in a primary care setting. *J Manag Care Pharm*. 2012;18(1)46-53

表 9-9 以患者为中心的语言

通俗易懂的语言	
急性的	突然开始，短期的，快速的
额外的	追加的，更多的
管理	给予，管理，照顾
激怒	变得更糟，受伤，愤怒，伤害
使用主动语态，以对话的方式写作 主动语态是英语中最常见的语句结构，清晰而直接，是日常谈话中最常用的句式。它可以有几种形式，基本形式是主语执行动词的结构，如作家写作；孩子们玩耍；客户阅读。它可以带一个宾语：作家写书；孩子们玩游戏；客户阅读标志。使用“胰岛素可导致低血糖”的表达方式，而不是“低血糖可能由胰岛素引起”。 为了使你的表达不拘一格，具有吸引力，可使用“咱们”和“你们”。为了使信息直接和容易理解，用主动语态来写。使用“您”“您的”和“您们的”来直接称呼读者。提供积极的行动：“注射您的流感疫苗”。	
保持大部分句子相对简短。 使用简单的连接词（或、但是、和）。 限制句子中解释性或限定性从句的数量。 清晰而有效的资料能达到以下目的： • 吸引目标读者的注意力。在 MAP 中，患者是否能轻易找到并理解最重要的句子？ • 保持读者的注意力。是否采用主动语态，并针对患者及其情况进行个性化描述？ • 认可并尊重患者。不是每个人都是健康文盲，也没有人喜欢被人说三道四。你是用六年级的表达水平来写你的指导说明，还是用医学院的水平呢？ • 帮助患者理解信息。这有助于患者记住 CMR 中所谈到的内容。 • 鼓动患者采取行动。给出清晰简明的积极行动步骤	

来源：参考文献 [24]。

风险管理

随着药师对患者的了解越来越多，文档记录的风险管理对他们来说应该变得更加重要。有了 MTM，药师再也不能通过声称对患者了解不够而不承担责任来保护自己，并且以相应信息匮乏来支持这一说法。规范的 CMR 将经常发现新的事实，这些事实将被记录下来，并需要做出某种回应（无论是患者教育，还是对处方者的服务，或两者的结合）。

风险管理与情感服务的 5C 原则

1. 准确性（Correct） 表达的准确性至关重要。记录保存和交流中的大多数错误都是由于未能准确传达信息造成的。

2. 完整性（Complete） 文档记录必须包含病历记录，必须告诉患者所有的信息，以便持续对患者实施高水平治疗。

3. 简明性（Concise） 口头指导和患者记录都应该扼要简洁。字斟句酌的回答才能防止可能引起误解或怀疑或指责的陈述。

4. 一致性（Consistent） 无论口头意见还是书面意见，避免词不达意而导致偏差。

5. 谨慎性（Cautious） 粗心大意的用语，甚至是最无害的评论或符号的含义，都可能会导致人们误解。

总结

MTM 文档记录对于提供安全、有效、高效和以患者为中心的医疗服务，至关重要。药师必须积极主动地发展商业模式，并构建支持准确和完整记录诊疗过程的文化。当前各种形式的卫生信息技术的发展，为药学行业带来了巨大的机遇和挑战。

参考文献

1. The Patient Protection and Affordable Care Act, Pub. L. No. 111-148, §2702, 124 Stat; 2010. http://www.gpo.gov/fdsys/pkg/PLAW-111publ148/pdf/PLAW-111publ148.pdf. Accessed December 22, 2016.
2. Koshy S. Documentation tips for pulmonary medicine implications for the inpatient setting. *Chest*. 2012;14(2):1035-1038.
3. Millonig MK. Mapping the route to medication therapy management documentation and billing standardization and interoperabilility within the health care system: meeting proceedings. *J Am Pharm Assoc*. 2009;49:372-382.
4. Vision for Center for Pharmacy Practice Accreditation (CPPA) Programs. Community pharmacy practice standards: draft for public comment. American Pharmacists Association website. http://www.pharmacist.com/sites/default/files/files/DraftCPPAStandards.pdf. Accessed December 22, 2016.
5. PQA Quality Forum. The changing landscape of pharmacy HIT. CMS/PQA Webinar, PQA Quality Forum: The changing landscape of pharmacy HIT. April 28, 2016. Available at http://pqaalliance.org/images/uploads/files/Apr%202016%20Quality%20Forum_The%20Changing%20Landscape%20of%20Pharmacy%20HIT_Wilkins_Spiro_Owen.pdf. Accessed December 22, 2016.
6. American Pharmacists Association. *Medication Therapy Management Digest: Tracking the Expansion of MTM in 2010.* Washington DC: American Pharmacists Association; 2011.
7. Broadhead RS, Facchinetti NJ. Drug iatrogenesis and clinical pharmacy: the mutual fate of a social problem and a professional movement social problems. *Social Programs*. 1985;32:425-436.
8. American Society of Health-System Pharmacists. Student Association of Community Pharmacists. Ambulatory Care Practitioners Digest for Monday December 31, 2012. Janna Fett. Clinical intervention documentation tool. Available at http://connect.ashp.org/communities/all-discussions/discussions-moderation/message?MID=16490&ssopc=1&ct=36bfa6394ba8c82da8b57ab9c03b77832b0cba0d12ef32cead78bb9243c2d0960415347d38cb640faf51a7086c4c91230a88cb40d294430049d1d850fa203cb1. Accessed December 22, 2016.
9. CMS. Medicare Part D Medication Therapy Management Program. Standardized format. Effective as of January 1, 2013 Form CMS-10396 (01/12) Form Approved OMB No. 0938-1154. CMS website. https://www.cms.gov/Medicare/Prescription-Drug-Coverage/PrescriptionDrugCovContra/Downloads/MTM-Program-Standardized-Format-English-and-Spanish-Instructions-Samples-.pdf. Accessed December 22, 2016.
10. McInnis T, Webb E, Strand L. *The Patient-Centered Medical Home: Integrating Comprehensive Medication Management to Optimize Patient Outcomes*. 2nd ed. June 2012. Appendix A: guidelines. http://www.accp.com/docs/positions/misc/CMM%20Resource%20Guide.pdf. Accessed December 22, 2016.
11. Minnesota Department of Human Services. The 2005 Minnesota legislature directed the Minnesota Department of Human Services (DHS) to pay qualified pharmacist for medication therapy management services (MTMS) for Medicaid or general assistance medical care recipients. Revised August 8, 2015. Available

at http://www.dhs.state.mn.us/main/idcplg?IdcService=GET_DYNAMIC_CONVERSION&RevisionSelectionMethod=LatestReleased&dDocName=dhs16_136889. Accessed December 12, 2016.

12. Zierler-Brown S, Brown TR, Chen D, Blackburn RW. Clinical documentation for patient care: models, concepts, and liability considerations for pharmacists. *Am J Health-Syst Pharm*. 2007;64(17):1851-1858.
13. McDonald KM, Schultz E, Chapman T, et al. Prospects for care coordination measurement using electronic data sources (Prepared by Stanford University under subcontract to Battelle on Contract No. 290-04-0020–AHRQ SQI-II.) AHRQ Publication No. 12-0014-EF. Rockville, MD: Agency for Healthcare Research and Quality; March 2012.
14. Edsall RL, Moore KJ. Thinking on paper: documenting decision making. *Fam Pract Manage*. July/August 2010;10-15.
15. Electronic health records. Available at http://www.himss.org/library/ehr/?navItemNumber=13261. Accessed December 22, 2016.
16. The Legal Electronic Health Record. http://www.himss.org/legal-electronic-medical-record-himss. Accessed December 22, 2016.
17. CMS. Advance notice of methodological changes for calendar year (CY) 2014 for Medicare Advantage (MA) Capitation Rates, Part C and Part D Payment Policies and 2014 Call Letter. https://www.cms.gov/Medicare/Health-Plans/MedicareAdvtgSpecRateStats/Downloads/Advance2017.pdf. Accessed December 22, 2016.
18. Pharmacy Health Information Technology Collaborative. Documenting Comprehensive Medication Management in Team-Based Models Using SNOMED CT Codes August 1, 2014. http://www.pharmacyhit.org/pdfs/workshop-documents/WG2-Post-2014-03.pdf. Accessed December 22, 2016.
19. Lown BA, Rodriguez D. Commentary: lost in translation? How electronic health records structure communication, relationships, and meaning. *Acad Med*. 2012;87(4):392-394.
20. Burrington-Brown J, Fishel J, Fox L, et al; AHIMA e-HIM Personal Health Record Work Group. Defining the personal health record. *J AHIMA*. 2005;76(6):24-25.
21. Sigall K, Bell MD, Deblanco T, Walker J. OpenNotes: how the power of knowing can change health care. Published October 27, 2016. http://catalyst.nejm.org/opennotes-knowing-change-health-care/?utm_campaign=Connect+Weekly&utm_source=hs_email&utm_medium=email&utm_content=36802887&_hsenc=p2ANqtz--yJlbu9cxdQrlEgMULK3QQzZqGarnRi-FjCnuiD7Kay2mHRLOkvU68VGqllEVg_BbK4fMKyQBFzbhIVWAjLQAqcnxkYw&_hsmi=36802887. Accessed December 22, 2016.
22. Milchak JL, Shanahan RL, Kerzee JA. Implementation of a peer review process to improve documentation consistency of care process indicators in the EMR in a primary care setting. *J Manag Care Pharm*. 2012;18(1):46-53.
23. Plain Language Thesaurus: National Center for Health Marketing Draft Version 10 2009. Available at http://www.plainlanguage.gov/populartopics/health_literacy/thesaurus_v-10.doc. Accessed December 22, 2016.
24. CMS. Toolkit for making written material clear and effective. ToolkitPart01-03Files.zip [ZIP, 3MB]. http://www.cms.gov/Outreach-and-Education/Outreach/WrittenMaterialsToolkit/index.html?redirect=/WrittenMaterialsToolkit/. Accessed December 22, 2016.

复习题

1. 药师文档记录的障碍不包括以下哪一项？
   a. 药房文化和与医生的关系
   b. 药师岗位描述没有把文档记录作为主要责任
   c. 技术限制
   d. 缺乏文档记录的经验
   e. 因为药师不是 Medicare 的适格服务者，所以不需要文档记录
2. MTM 文档记录的挑战不包括以下哪一项？
   a. 不同的文档记录方法
   b. HIPAA 法案禁止药师记录患者的社交史和家庭史
   c. 使用 SNoMED 术语
   d. 药学实践环境的多样性
   e. MTM 软件缺乏互通性
3. 以下关于 MTM 所需文档记录的描述，哪种说法是正确的？
   a. MAP 必须包括所有确认的问题
   b. PML 可能仅包含 Medicare Part D 的药物
   c. 诊疗计划不是 MTM 文档记录的一部分
   d. 与医生沟通必须通过传真发送
   e. 与医师沟通必须采用 SOAP 格式
4. 创建用药行动计划（MAP）需要
   a. 患者必须填写行动计划并将其交还给 MTM 药师
   b. 书写行动计划需做到引起关注，保持关注，达成理解
   c. 使用 CMS 批准的病情 MAP 内容
   d. 医生必须在 MAP 上签字
   e. MAP 必须包含对用药依从性和取得低价药物给予的评语
5. 以下哪个问题是患者使用个人健康记录（PHR）应该提出？
   a. 我能允许我的医生或家人为我查阅我的 PHR 吗？
   b. 如果医生提供 PHR，我能用来续方配药或预约服务吗？
   c. PHR 的隐私和安全要求是什么？
   d. 如果我退出健康保险或更换医生，我的 PHR 信息会发生什么变化？
   e. 上述所有的
6. 以下所有内容都是记录观察结果采用的风险管理适当策略，除了
   a. 记录对评估或患者治疗必需的阳性结果
   b. 记录在类似情况下通常记录的阳性结果
   c. 避免包含阴性结果，因为它们会使文档太长
   d. 持续过程无变化时，不需要记录
   e. 记录中的所有列表都应该是完整或包含一般总结性声明
7. PML、MAP 和医生信函不符合完整记录 MTM 接诊的标准，因为
   a. 不包括医生的进度记录
   b. 采用的是 SOAP 格式
   c. 不是按照六年级表达水平书写
   d. 未纳入病历中
   e. 以上都不是
8. 以下哪种说法最能描述电子健康记录（EHR）？
   a. 改善了患者与医务人员之间的口头交流
   b. 使“蓝色按钮倡议”成为可能
   c. 消除了药师记录文档的文化障碍
   d. 消除了药师记录文档的时间障碍
   e. 实现了系统之间的互通性
9. 记录药物治疗相关问题时，以下措辞应避免的是？
   a. 患者的水肿可能是由于服用 10 mg 氨氯地平片所致
   b. 患者自述他因喘息需要每天使用 3 次吸入器
   c. 医生没有意识到患者情绪低落
   d. 患者无法辨别哪种吸入器用于维持治疗，哪种吸入器用于症状处理
10. 以下哪个说法准确描述了理想的 MTM 文档记录软件？
   a. 该软件可与药品调配系统整合起来（如果适用的话）
   b. 该软件不与其他网络连接或通信
   c. 临床决策基于自动化反应实现标准化；个体化诊疗不适合该系统
   d. 界面复杂，延长了患者预约时间

答案

1. e	2. b	3. c
4. b	5. e	6. c
7. e	8. b	9. c
10. a		

李丹丹　张　超　译
康　震　校
朱　珠　审

附 9-1

Medicare Part D 药物治疗管理项目标准化格式

标准化格式的使用说明

此修订版（2012 年 8 月 15 日）的变更适用于认知受损的参保受益人（译者注：原著中有关西班牙语的内容不会用到，故删除）：

对认知受损的参保受益人进行 CMR 总结时使用标准化格式的建议，参见第 130 页、第 132 页、第 138 页。

a. 各级医疗机构都应向参保受益人提供 CMR 服务的要求，参见第 130 页。

b. "内部地址" 和 "附加空间" 字段的填写内容，参见第 132 页。

c. 副本（carbon-copy）的使用，参见第 132 页。

d. 在个人用药清单（PML）里添加参保受益人代理人的姓名作为信息来源，参见第 138 页。

引言

Medicare Part D MTM 项目标准化格式是全面用药评估（CMR）的书面总结。CMR 是由药师或有资质的医务人员通过面对面或远程互动的方式对参保受益人进行用药问诊和评估（包括处方药、非处方药、草药和膳食补充剂），旨在帮助评价患者药物治疗方案和改善患者预后。Part D 承保方必须每年为目标参保受益人提供至少一次 CMR 和一份书面总结。书面总结的格式需符合 CMS 的要求（2013 年 1 月 1 日版）。

背景

ACA 法案第 10328 条第 1860D-4（c）（2）（ii）部分要求处方药福利保险计划承保方需要通过面对面或远程技术至少每年提供一次 CMR。CMR 必须包括对个人用药进行评估，将总结评估结果形成用药行动计划（MAP），以手写或打印的书面形式提供给接受评估的目标个人。该法案进一步要求制订行动计划和总结的标准化格式。这些文件的标准化格式有望提高 MTM 的服务质量，并保证参保受益人在不同 Medicare Part D 项目中沟通的一致性。

如前所述，CMR 是由药师或有资质的医务人员通过面对面或远程互动的方式对参保受益人进行用药问诊和评估（包括处方药、非处方药、草药和膳食补充剂），旨在帮助评价患者药物治疗方案和改善患者预后。有关 CMR 的更多信息，请参阅《处方药福利手册》第七章 "药物治疗管理和质量改进计划"（http://www.cms.gov/Medicare/Prescription-Drug-Coverage/PrescriptionDrugCovContra/DownDownl/Chapter7.pdf），以及其他 Part D 保险计划相关的指导原则（http://www.cms.gov/Medicare/Prescription-Drug-Coverage/PrescriptionDrug-CovContra/MTM.html）。

相关格式适用于所有的规则、法规和行业标准，包括但不限于 1996 年的 HIPAA 法案和《康复法案》第 508 条。

目的

本书的目的是提供 MTM 项目标准化格式［表 CMS-10396（01/12），OMB 批准号 0938-1154］的详细说明和填写示例。

标准化格式的组成

标准化格式是在完成对参保受益人 CMR 之后形成的书面总结，包括三个文档：

- CMR 附函（CL）
- 用药行动计划（MAP）
- 个人用药清单（PML）

标准化格式不是营销材料，不应包含任何营销信息、营销免责声明或其他销售信息。

标准化格式的个性化微调

标准化格式为 CMR 之后书面总结的模板。这些格式不能修改，但是需要依据 Part D 保险计划和 MTM 项目要求，以及参保受益人的实际情况填写特定的内容。针对 Part D 保险计划的要求，可能需要增加一些附加信息，例如补充说明和治疗目标等。这些个性化微调是为了在基本要求之上满足每个参保受益人的特殊需求，并促进创新。

标准化格式应作为创新的基础，以改善参保受益人的健康结局、提高医疗质量、降低医疗成本并实施医疗技术的新标准。鼓励 Part D 保险计划在需要时提供补充材料，以满足参保受益人的健康需求。CL 的随函标注或附言作为标准化格式系列的补充材料，可一起列出或描述。

与参保受益人的沟通

鼓励进行 CMR 的药师或其他有资质的医务人员向参保受益人解释标准化格式（即 MAP 和 PML）的创

建目的是帮助参保受益人获得最大的用药收益，并追溯他们的用药状况。

CMR 提供者应与参保受益人讨论标准化格式的递送方式，例如通过邮政快递服务、电子邮件或安全网站传送。Part D 保险计划可以在 CMR 之后即向参保受益人交付标准化格式，如果分开交付，则必须在 14 个工作日内寄出材料。

格式的通用规范 ❶

- **纸张方向**：要求所有文档都是纵向格式。
- **纸张大小**：
  - 纸张大小为 8.5 英寸 ×11 英寸。
  - 纸张应有一定厚度（20 ~ 22 磅），防止信息从背面透出来。
  - 可以使用不同颜色的纸以更好地显示重点内容。CMS 建议使用白色或米黄色亚光面纸与黑色字。
- **页边距**：所有页边均在 0.9 ～ 1 英寸之间。
- **字体**：除非额外规定了字体大小（比如**制订日期**字段、页脚），一律用 14 号字。如果指定了特定字体，则可以使用具有相同大小、行距、衬线规格以及外观的字体替代（例如，用 7 号 Arial 字体代替 7 号 Helvetica）。文本部分和字段条目必须使用衬线字体打印，例如 Times New Roman 或 Cambria。页眉和标题以粗体、无衬线字体（例如 Arial 或 Calibri）打印。禁止使用窄字体或压缩字体。
- **对齐**：除以下指定位置外，所有字段均保持左对齐（例如，MAP 和 PML 上的**制订日期**字段为右对齐）。
- **页眉**：Part D 保险计划 /MTM 项目标识应与其他 Part D 保险计划 /MTM 项目出版物的标识一致。Part D 保险计划 /MTM 项目的图标应打印在 CL、MAP 和 PML 的第一页的页眉部分，不得出现在其他页上。
- **页脚**：
  - **CMS 表单号和 OMB 批准号**必须写在 CL、MAP 和 PML 每一页的页脚中。CMS 要求页脚使用 Helvetica 或同等字体，7 号字。

表 CMS-10396 (01/12)	OMB 批准号 0938-1154

  - **文书工作缩减法案（PRA）声明**必须包含在 PML 最后一页的底部或在 CMS 要求的页脚内。PRA 声明应使用 Helvetica 或同等字体，7 号字。

> 根据 1995 年“文书工作缩减法案（PRA）”，除非显示有效的 OMB 编号，否则您有权拒绝回答信息采集询问。本次信息收集的 OMB 编号为 0938-1154。完成以上信息的收集平均需要花费的时间为 37.76 分钟 / 人，包括浏览填表说明、查找现有数据资源、收集所需数据以及完成和复核信息。如果您对以上估算时间的准确性或改进该表有任何意见和建议，请联系：CMS, Attn: PRA Reports Clearance Officer, 7500 Security Boulevard, Baltimore, Maryland 21244-1850。

  - **页码**：CL、MAP 和 PML 表单应分别编页码，使用 12 号衬线字体，该字体与文档的文本部分相同。每个文档的页码必须从“第 1 页 / 共 Y 页”开始。
  - **隐私声明**：如果需要，Part D 保险计划的特定隐私声明应包含在某个文件或所有文档的最后一页，在 CMS 要求的页脚上方以及 PML 的 PRA 声明上方。为匹配文档的文本部分，隐私声明应使用 14 号衬线字体。
- **格式的装订顺序**：必须按照以下顺序准备和交付表单：首先是 CL，然后是 MAP，最后是 PML。MAP 和 PML 表可以单独交付，也可以与其他格式一起交付。每个表格的第一页必须在一张新纸上开始，并且页码从第 1 页 / 共 Y 页重新开始。
- **格式说明**：以 < > 符号内斜体字显示的格式说明，在转交给参保受益人之前必须删除。
- **填写语言**：为了便于理解，鼓励 Part D 保险计划和 MTM 药师使用通俗易懂的语言、具体名词和主动语态，在每个文档中首先介绍最重要的信息。

认知受损的参保受益人

无论什么情况，要求 Part D 保险计划为所有参保受益人提供 CMR 服务。如果参保受益人存在认知受损并且无法做出自己医疗需求的决定，CMS 建议 MTM 药师与参保受益人的处方者、照料者或其他授权人员（如参保受益人的代理人或法定监护人）联系，邀请其参与 CMR。在本使用说明中，针对认知受损的参保受益人有一些特殊建议。

填写表格

后文内容提供了标准格式的填写说明。在发送给参保受益人之前，请删除斜体字（例如，<*插入日期*>）。空格中的条目可以由 MTM 药师键入（首选）或手写，但应足够大（即，大约 14 号字），以便于阅读。

进行 CMR 时，CMS 建议审核至少 6 个月的数据来确认患者用药、处方者以及评估用药疗效。除了回顾用药历史和现有数据，互动式实施 CMR 可以采集、

❶ 译者注：附录 9-1 中有关字体、字号等信息为原著英文内容的直接翻译，并不是指中文版式。

核对和更新参保受益人的相关信息，包括当前处方药、非处方药和其他未提及的药品以及参保受益人的顾虑。尽管 PML 数据最初可来源于理赔的数据信息、EMR 或其他文件，但 MTM 药师必须与参保受益人进行逐个核对确认。这个步骤还可以识别患者依从性问题，以便通过用药行动计划予以解决。

附函（CL）

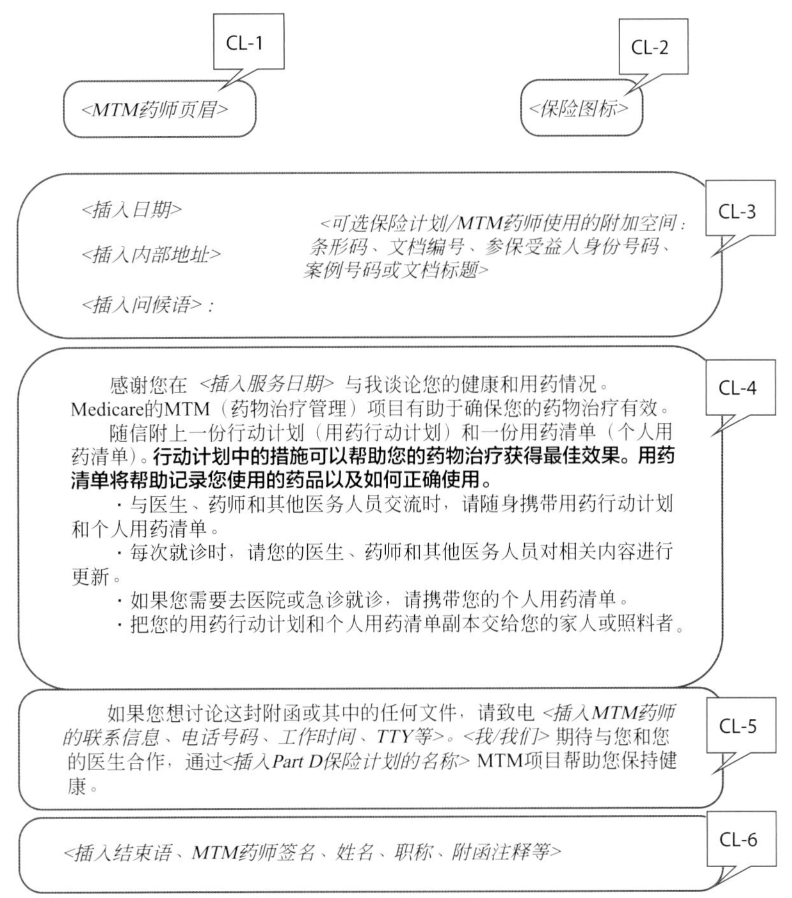
CL-1
<MTM药师页眉>

CL-2
<保险图标>

CL-3
<插入日期>
<插入内部地址>
<插入问候语>：
<可选保险计划/MTM药师使用的附加空间：条形码、文档编号、参保受益人身份号码、案例号码或文档标题>

CL-4
感谢您在 *<插入服务日期>* 与我谈论您的健康和用药情况。Medicare的MTM（药物治疗管理）项目有助于确保您的药物治疗有效。
随信附上一份行动计划（用药行动计划）和一份用药清单（个人用药清单）。**行动计划中的措施可以帮助您的药物治疗获得最佳效果。用药清单将帮助记录您使用的药品以及如何正确使用。**
· 与医生、药师和其他医务人员交流时，请随身携带用药行动计划和个人用药清单。
· 每次就诊时，请您的医生、药师和其他医务人员对相关内容进行更新。
· 如果您需要去医院或急诊就诊，请携带您的个人用药清单。
· 把您的用药行动计划和个人用药清单副本交给您的家人或照料者。

CL-5
如果您想讨论这封附函或其中的任何文件，请致电 *<插入MTM药师的联系信息、电话号码、工作时间、TTY等>*。*<我/我们>* 期待与您和您的医生合作，通过*<插入Part D保险计划的名称>* MTM项目帮助您保持健康。

CL-6
<插入结束语、MTM药师签名、姓名、职称、附函注释等>

目的

CL 的目的是提醒参保受益人进行 CMR 时将发生的事情，介绍 MAP 和 PML 作用，并告知参保人联系 MTM 项目人员的方法。

CL 不是营销材料，不应包含任何营销信息、营销免责声明或其他销售信息。

长度：如果双面打印，CL 的长度限制为一张纸；如果单面打印，CL 的长度限制为两张纸。

CL-1： *<MTM 药师页眉>*

- *<MTM 药师页眉>*：包括 MTM 药师的身份信息，除非 Part D 保险计划的 MTM 项目除外这部分内容。请删除斜体字"*<MTM 药师页眉>*"。
- *<MTM 药师页眉>* 仅出现在 CL 的第一页。

CL-2： *<保险图标>*

- *<保险图标>*：包括 Part D 保险计划图标。请删除斜体字"*<保险图标>*"。
- *<保险图标>* 仅出现在 CL 的第一页。

CL-3：

<插入日期> *<插入内部地址>* *<插入问候语>：*	*<可选保险计划/MTM 药师使用的附加空间：条形码、文档编号、参保受益人身份号码、案例号码或文档标题>*

Part D 保险计划可以定制信件并个性化填写信件正文内的内部地址、问候语、结束语以及其他字段。

- *<插入日期>*：以年、月、日的格式输入信函的准备日期（例如，2013 年 4 月 12 日）。请删除斜体字

“<*插入日期*>”。

- ◆ <*插入内部地址*>：输入参保受益人的姓名和邮寄地址。请删除斜体字“<*插入内部地址*>”。

当 MTM 药师与代表认知受损参保受益人的法定授权代理人（诸如照料者或处方者）进行该患者 CMR 时，应与参保受益人代理人讨论并确定治疗计划等材料应该邮寄的对象及地址。如果能够获得，CMS 希望将 CMR 材料（如医疗委托书）邮寄至参保受益人的法定代理人手里。当向参保受益人的法定代理人邮寄 CMR 时，内部地址应注明参保受益人的姓名，由<*法定代理人的姓名和地址*>转交。

- ◆ <*插入问候语*>：输入问候语和参保受益人姓名（例如，“亲爱的 Smith 先生”）。请删除斜体字“<*插入问候语*>”。
- ◆ <*可选保险计划 / MTM 药师使用的附加空间……*>：日期 / 地址 / 问候语区域右侧的空间，是供 Part D 保险计划 /MTM 药师使用的附加区域。该区域可用作 Part D 保险计划标题区域的扩展，或用于条形码、文档编号、参保受益人身份号码、案例号码或文档标题等项目。此区域也可以留空。请删除斜体字“<*可选保险计划 / MTM 药师使用的附加空间……*>”

当与认知受损参保受益人的法定代理人进行 CMR 时，CMS 建议保险承保方在 CL 右上角的“附加空间”部分填写解释性说明，例如：

> 注：在<*进行 CMR 的日期*>与您的代理人<*参保受益人代理人的姓名*>对您的用药进行了评估。以下是您的用药评估概要。

CL-4：

> 感谢您在<*插入服务日期*>与我谈论您的健康和用药情况。Medicare 的 MTM（药物治疗管理）项目有助于确保您的药物治疗有效。
>
> 随信附上一份行动计划（用药行动计划）和一份用药清单（个人用药清单）。**行动计划中的措施可以帮助您的药物治疗获得最佳效果。用药清单将帮助记录您使用的药品以及如何正确使用。**
>
> - 与医生、药师和其他医务人员交流时，请随身携带用药行动计划和个人用药清单。
> - 每次就诊时，请您的医生、药师和其他医务人员对相关内容进行更新。
> - 如果您需要去医院或急诊就诊，请携带您的个人用药清单。
> - 把您的用药行动计划和个人用药清单副本交给您的家人或照料者。

- ◆ <*插入服务日期*>：以年、月、日的格式输入参保受益人与 MTM 药师互动交流的日期（例如，2013 年 4 月 12 日）。请删除斜体字“<*插入服务日期*>”。

CL-5：

> 如果您想讨论这封附函或其中的任何文件，请致电<*插入 MTM 药师的联系信息、电话号码、工作时间、TTY 等*>。<*我 / 我们*>期待与您和您的医生合作，通过<*插入 Part D 保险计划的名称*>MTM 项目帮助您保持健康。

- ◆ <*插入 MTM 药师的联系信息、电话号码、工作时间、TTY 等*>：输入 MTM 药师的姓名（如果是内部管理，请输入 Part D 保险计划的名称）、联系信息和方法（视情况而定）、工作时间和其他相关信息。CMS 建议，应注明进行 CMR 的药师姓名和联系信息，除非 Part D 保险计划的 MTM 项目除外这部分内容。请删除斜体字“<*插入 MTM 药师的联系信息、电话号码、工作时间、TTY 等*>”。
- ◆ <*我 / 我们*>：根据需要选择“我”或“我们”，并删除斜体字。请删除未选定的词（如选择“我”，则将“我们”删除）和“<>”符号。
- ◆ <*插入 Part D 保险计划的名称*>：输入 Part D 保险计划的名称。请删除斜体字“<*插入 Part D 保险计划的名称*>”。

CL-6：

> <*插入结束语、MTM 药师签名、姓名、职称、附函注释等*>

<*插入结束语、MTM 药师签名、姓名、职称、附函注释等*>：输入结束语（如“真挚地”）。如果可能的话，该附函应该由与参保受益人互动进行 CMR 的人手写签名，并附上印刷体姓名以便理解。如果使用打印姓名代替手写签名，建议使用草书字体。如果合适的话，建议在印刷注释下方书写附件注释。CL 的后记可用于描述通过 TTY、盲文或替代语言以及其他语言翻译工具获得的补充材料。请删除斜体字<*插入结束语、MTM 药师签名、姓名、职称、附函注释等*>。

当 MTM 药师与认知受损参保受益人的法定授权代理人（诸如照料者或处方者）以外的其他人进行 CMR 后，如果符合治疗目的，相关摘要的副本也可以抄送给参与 CMR 的参保受益人代表。

用药行动计划（MAP）

MAP-1

<MTM药师页眉>

MAP-2

<保险图标>

MAP-3

用药行动计划 *<插入参保受益人姓名，出生日期：月/日/年>*

MAP-4

如果您执行以下步骤，本行动计划将帮助您获得最佳的药物治疗效果：

1.阅读“我们谈论了什么”。
2.采取“我需要做什么”框中列出的行动计划。
3.填写“我做过什么，什么时候做的”。
4.填写“我的随访计划”和“我想问的问题”。

当您与您的医生、药师或其他医务人员交流时，请携带这份用药行动计划。同时，您的家人或照料者也需要知晓这份用药行动计划。

MAP-5

制订日期： *<插入日期>*

MAP-6

我们谈论了什么： *<插入谈论的主题>*	
我需要做什么： *<插入建议参保受益人做的事>*	**我做过什么，什么时候做的：** *<留空给参保受益人填写>*

我们谈论了什么：	
我需要做什么：	**我做过什么，什么时候做的：**

我们谈论了什么：	
我需要做什么：	**我做过什么，什么时候做的：**

我们谈论了什么：	
我需要做什么：	**我做过什么，什么时候做的：**

我们谈论了什么：	
我需要做什么：	**我做过什么，什么时候做的：**

MAP-7

我的随访计划（添加下一步计划的内容）：
<留空给参保受益人填写>

MAP-8

我想问的问题（包括药品和治疗）：
<留空给参保受益人填写>

MAP-9

如果您对您的行动计划有任何疑问，请致电*<插入MTM药师的联系信息、电话号码、工作时间等>*。

目的

MAP 描述了实施 CMR 评估后商讨的具体行动事宜、参保受益人的责任，以及医务人员可能会干预参保受益人任务的活动。

MAP 不是营销材料，不应包含任何营销信息、营销免责声明或其他销售信息。

MAP 是行动计划，目的是帮助参保受益人解决目前药物治疗存在的问题，实现药物治疗目标。它可能也记载和强化某些个人喜好。MAP 不应包括 MTM 药师的行动计划，也不是作为与其他医务人员沟通的模板。MTM 药师必须根据参保受益人的关注点、治疗需求及其理解和执行能力，为参保受益人制订最重要的行动计划。

可能有些 CMR 并没有发现参保受益人目前的药物治疗问题或特定的行动计划。标准化格式允许保险计划承保方根据参保受益人的情况在 MAP 中输入其他建议，例如加强依从性、维持目前的行为或认同参保受益人在药物治疗过程中成功实施的做法。在进行 CMR（包括 MAP）后，即使没有新的行动措施，参保受益人也能更好地理解自己的药物治疗情况。

行动计划的顺序：Part D 保险计划需要对行动计划进行排序，例如按所涉及药品或健康状况的首字母顺序。CMS 建议最重要的行动计划应列在最前面。

行动计划的数量和长度：行动措施的数量应基于实施 CMR 期间讨论参保受益人的需求和 MTM 药师的专业判断。CMS 建议 MAP 的内容不超过一张纸（单面或双面），可以删除空白部分。建议 Part D 保险计划和 MTM 药师在打印行动计划时不要分页或分区域显示。

边框和分隔线：

- MAP 标题周围和行内的细线为 0.5 磅。
- MAP 外周的粗线为 2.25 磅。

字号和字段描述符：格式没有限定字数。Part D 保险计划报告格式限定了字段区域的高度，但可根据实际情况自动扩展以容纳输入的信息。参保受益人录入数据的字段应有固定的高度和宽度。各字段要求详见附表 9-1。

附表 9-1　MAP 各字段要求

用药行动计划（MAP）	行高 / 单元格宽度要求
我们谈论了什么	行高至少为 0.70 英寸；单元格宽度为 6.5 ～ 6.7 英寸
我需要做什么	行高至少为 0.90 英寸；单元格宽度为 3.25 ～ 3.35 英寸
我做过什么，什么时候做的	行高至少为 0.90 英寸；单元格宽度为 3.25 ～ 3.35 英寸
我的随访计划	行高为 1.15 英寸；单元格宽度为 6.5 ～ 6.7 英寸
我想问的问题	行高为 1.15 英寸；单元格宽度为 6.5 ～ 6.7 英寸

MAP 各部分之间的间距：MAP 中各计划之间的水平间距为 0.20 英寸。

MAP-1： *<MTM 药师页眉>*

- *<MTM 药师页眉>*：包括 MTM 药师的身份信息，除非 Part D 保险计划的 MTM 项目除外这部分内容。请删除斜体字“*<MTM 药师页眉>*”。
- *<MTM 药师页眉>* 仅出现在 MAP 的第一页。

MAP-2： *<保险图标>*

- *<保险图标>*：包括 Part D 保险计划图标。请删除斜体字“*<保险图标>*”。
- *<保险图标>* 仅出现在 MAP 的第一页。

MAP-3： **用药行动计划** *<插入参保受益人姓名，出生日期：月 / 日 / 年>*

- **用药行动计划：**此标题为 14 号字并加粗。
- *<插入参保受益人姓名，出生日期：月 / 日 / 年>*：输入参保受益人的姓名，出生日期（月 / 日 / 年，如 11/15/1925），字体为 14 号。请删除斜体字“*<插入参保受益人姓名，出生日期：月 / 日 / 年>*”。

MAP-4：

> 如果您执行以下步骤，本行动计划将帮助您获得最佳的药物治疗效果：
> 1. 阅读“我们谈论了什么”。
> 2. 采取“我需要做什么”框中列出的行动计划。
> 3. 填写“我做过什么，什么时候做的”。
> 4. 填写“我的随访计划”和“我想问的问题”。
> 当您与您的医生、药师或其他医务人员交流时，请携带这份用药行动计划。同时，您的家人或照料者也需要知晓这份用药行动计划。

在实施 CMR 期间，MTM 药师应与参保受益人讨论收到 MAP 时应做的这四件事。

MAP-5： **制订日期：***<插入日期>*

- **制订日期：***<插入日期>*：输入 MAP 的制订日期，格式为月 / 日 / 年（例如，12/14/2013）。该日期可能和参保受益人与 MTM 药师交流的日期不一致。此字段右对齐，16 号字且加粗。请删除斜体字“*<插入日期>*”。

MAP-6：

我们谈论了什么：*<插入谈论的主题>*	
我需要做什么：*<插入建议参保受益人做的事>*	**我做过什么，什么时候做的：***<留空给参保受益人填写>*

- **我们谈论了什么：***<插入谈论的主题>*：输入与参保受益人谈论的主题，包括待解决的用药或治疗问题或可鼓励的习惯。Part D 保险计划或 MTM 药师有权选择如何呈现用药或治疗问题，比如他们可以

自主决定应在方框中首先列出药品还是在特定文本中进行强调。在某些情况下，可以写明药物治疗目标，或告知参保受益人：MTM 药师将与医生或其他医务人员合作对其进行随访。行高至少为 0.70 英寸；单元格宽度为 6.5 ～ 6.7 英寸。请删除斜体字“< *插入谈论的主题* >”。

- **我需要做什么：**< *插入建议参保受益人做的事* >：输入建议参保受益人做的事情（例如，“每天早上测量血压，并将血压值记录在您的治疗日志中”）。在某些情况下，可以告知参保受益人：在 MTM 药师与医生或其他医务人员的随访之前，无需采取任何行动。行高至少为 0.90 英寸；单元格宽度为 3.25 ～ 3.35 英寸。请删除斜体字“< *插入建议参保受益人做的事* >”。
- **我做过什么，什么时候做的：**此字段应在参保受益人完成 CMR 后填写。请删除斜体字“< *留空给参保受益人填写* >”。告知参保受益人该部分内容应由其本人填写。例如，MTM 药师之前可能会教育参保受益人应随餐服用某些药品以增加吸收（如碳酸钙），参保受益人应在这个表格中填写他是什么时候开始这么做的以及这样做之后的效果（如果有）。行高至少为 0.90 英寸；单元格宽度为 3.25 ～ 3.35 英寸。

MAP-7：

> **我的随访计划**（添加下一步计划的内容）：< *留空给参保受益人填写* >

- **我的随访计划**（添加下一步计划的内容）：这部分供参保受益人填写。告知参保受益人该部分内容应由其本人填写。行高为 1.15 英寸；单元格宽度为 6.5 ～ 6.7 英寸。请删除斜体字“< *留空给参保受益人填写* >”。

MAP-8：

> **我想问的问题**（包括药品和治疗）：< *留空给参保受益人填写* >

- **我想问的问题**（包括药品和治疗）：告知参保受益人填写这个表格。例如，参保受益人可能想知道他所出现的症状是否是药物的副作用。行高为 1.15 英寸；单元格宽度为 6.5 ～ 6.7 英寸。请删除斜体字“< *留空给参保受益人填写* >”。

MAP-9：

> 如果您对您的行动计划有任何疑问，请致电 < *插入 MTM 药师的联系信息、电话号码、工作时间等* >。

- < *插入 MTM 药师的联系信息、电话号码、工作时间等* >：输入 MTM 药师的姓名（如果是内部管理，请输入 Part D 保险计划的名称）、联系信息和方法（视情况而定）、工作时间和其他相关信息。CMS 建议，应注明进行 CMR 的药师姓名和联系信息，除非 Part D 保险计划的 MTM 项目中除外这部分内容。请删除斜体字“< *插入 MTM 药师的联系信息、电话号码、工作时间等* >”。

个人用药清单（PML）

目的

PML 是在实施 CMR 时为参保受益人制作的用药清单（即正在使用的药品）。这部分内容可以由 Part D 保险计划实施人提前填写，但是必须由参保受益人和/或照料者在就诊时完善和更新。Part D 保险计划要求收集参保受益人使用的药品、告知治疗目的和进行用药指导。在实施 CMR 过程中，应该同时收集患者非处方药信息并填写在 PML 中，这对用药评估非常重要。

PML 旨在帮助参保受益人了解他们所用的治疗药物及其作用；鼓励参保受益人参与药物治疗管理；并改善其与医务人员之间关于药物和用药记录（包括自购药）的沟通交流。PML 可以帮助参保受益人实现药物的自我管理，但需要注明新加的药品以及开始日期、停用的药品以及停药日期和原因。

PML 不是营销材料，不应包含任何营销信息、营销免责声明或其他销售信息。

PML 不是钱包卡片。有些 MTM 项目也可能提供补充文件，例如 AHRQ 的补充文件，见 http://www.ahrq.gov/consumer/safemeds/walletform.pdf。

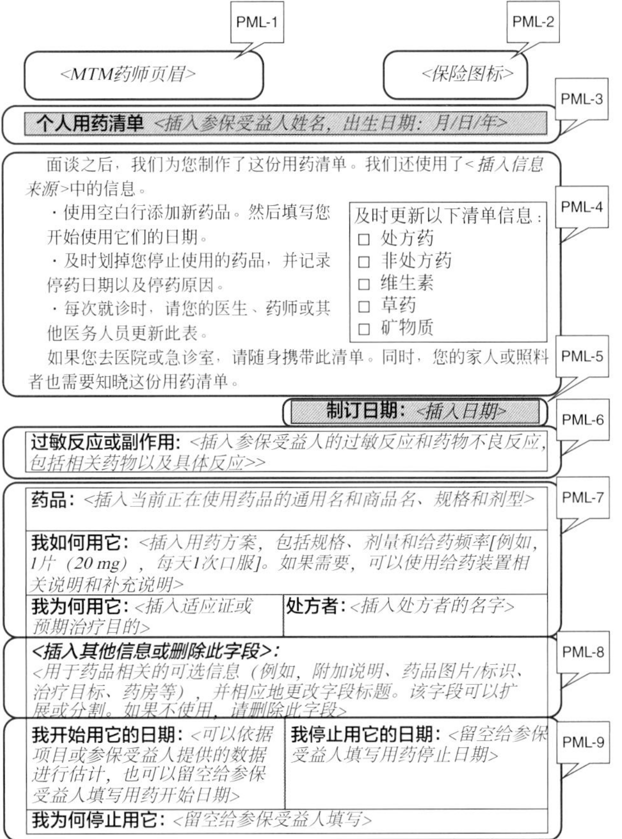

PML-1　<MTM药师页眉>

PML-2　<保险图标>

PML-3　**个人用药清单** *<插入参保受益人姓名，出生日期：月/日/年>*

PML-4

面谈之后，我们为您制作了这份用药清单。我们还使用了<*插入信息来源*>中的信息。

- 使用空白行添加新药品。然后填写您开始使用它们的日期。
- 及时划掉您停止使用的药品，并记录停药日期以及停药原因。
- 每次就诊时，请您的医生、药师或其他医务人员更新此表。

及时更新以下清单信息：
- □ 处方药
- □ 非处方药
- □ 维生素
- □ 草药
- □ 矿物质

如果您去医院或急诊室，请随身携带此清单。同时，您的家人或照料者也需要知晓这份用药清单。

PML-5　**制订日期：***<插入日期>*

PML-6　**过敏反应或副作用：***<插入参保受益人的过敏反应和药物不良反应，包括相关药物以及具体反应>>*

PML-7

药品：*<插入当前正在使用药品的通用名和商品名、规格和剂型>*	
我如何用它：*<插入用药方案，包括规格、剂量和给药频率[例如，1片（20 mg），每天1次口服]。如果需要，可以使用给药装置相关说明和补充说明>*	
我为何用它：*<插入适应证或预期治疗目的>*	**处方者：***<插入处方者的名字>*

PML-8　***<插入其他信息或删除此字段>：***
<用于药品相关的可选信息（例如，附加说明、药品图片/标识、治疗目标、药房等），并相应地更改字段标题。该字段可以扩展或分割。如果不使用，请删除此字段>

PML-9

我开始用它的日期：*<可以依据项目或参保受益人提供的数据进行估计，也可以留空给参保受益人填写用药开始日期>*	**我停止用它的日期：***<留空给参保受益人填写用药停止日期>*
我为何停止用它：*<留空给参保受益人填写>*	

个人用药清单 *<插入参保受益人姓名，出生日期：月/日/年>*

药品：	
我如何用它：	
我为何用它：	处方者：
<插入其他信息或删除此字段>：	
我开始用它的日期：	我停止用它的日期：
我为何停止用它：	

药品：	
我如何用它：	
我为何用它：	处方者：
<插入其他信息或删除此字段>：	
我开始用它的日期：	我停止用它的日期：
我为何停止用它：	

药品：	
我如何用它：	
我为何用它：	处方者：
<插入其他信息或删除此字段>：	
我开始用它的日期：	我停止用它的日期：
我为何停止用它：	

药品：	
我如何用它：	
我为何用它：	处方者：
<插入其他信息或删除此字段>：	
我开始用它的日期：	我停止用它的日期：
我为何停止用它：	

药品：	
我如何用它：	
我为何用它：	处方者：
<插入其他信息或删除此字段>：	
我开始用它的日期：	我停止用它的日期：
我为何停止用它：	

个人用药清单 *<插入参保受益人姓名，出生日期：月/日/年>*

药品：	
我如何用它：	
我为何用它：	处方者：
<插入其他信息或删除此字段>：	
我开始用它的日期：	我停止用它的日期：
我为何停止用它：	

药品：	
我如何用它：	
我为何用它：	处方者：
<插入其他信息或删除此字段>：	
我开始用它的日期：	我停止用它的日期：
我为何停止用它：	

药品：	
我如何用它：	
我为何用它：	处方者：
<插入其他信息或删除此字段>：	
我开始用它的日期：	我停止用它的日期：
我为何停止用它：	

其他信息：

PML-10

如果您对您的用药清单有任何疑问，请致电*<插入MTM药师的联系信息、电话号码、工作时间等>*

PML-11

根据1995年“文书工作缩减法案（PRA）”，除非显示有效的OMB编号，否则您有权拒绝回答信息采集询问。本次信息收集的OMB编号为0938-1154。完成以上信息的收集平均需要花费的时间为37.76分钟/人，包括浏览填表说明、查找现有数据资源、收集所需数据以及完成和复核信息。如果您对以上估算时间的准确性或改进该表有任何意见和建议，请联系：CMS，Attn：PRA Reports Clearance Officer，7500 Security Boulevard，Baltimore，Maryland 21244-1850。

药品顺序：MTM 项目可以选择依据不同的药品分类顺序列出清单，例如按字母顺序、目的、处方者或类型（如处方药、非处方药、维生素类、草药补充剂）。

长度：PML 的页数取决于参保受益人使用的药品数量。PML 可以单面或双面打印。为了便于参保受益人填写用药变化情况，PML 的最后一页应至少保留三个空白行。建议 Part D 保险计划和 MTM 药师打印用药清单时不要分页或分区域显示。

边框和分隔线：

- PML 标题周围、PML 的文本框以及行内的细线为 0.5 磅。
- PML 外周的粗线为 2.25 磅。

字号和字段描述符：格式没有限定字数。Part D 保险计划报告格式限定了字段区域的高度，但它可根据实际情况自动扩展以容纳输入的信息。参保受益人录入数据的字段应有固定的高度和宽度。各字段要求详见附表 9-2。

PML 各部分之间的间距：PML 中各药品部分之间的水平间距为 0.20 英寸。

文书工作缩减法案（PRA）：在 PML 最后一页的底部或 CMS 要求的页脚内，必须注明 PRA 声明。请使用 Helvetica 或同等字体，7 号字。

根据 1995 年“文书工作缩减法案（PRA）”，除非显示有效的 OMB 编号，否则您有权拒绝回答信息采集询问。本次信息收集的 OMB 编号为 0938-1154。完成以上信息的收集平均需要花费的时间为 37.76 分钟 / 人，包括浏览填表说明、查找现有数据资源、收集所需数据以及完成和复核信息。如果您对以上估算时间的准确性或改进该表有任何意见和建议，请联系：CMS, Attn: PRA Reports Clearance Officer, 7500 Security Boulevard, Baltimore, Maryland 21244-1850。

Part D 保险计划建议 MTM 药师将 PML 空表邮寄至参保受益人或告知其获取空白 PML 表格的方法。

PML-1：*<MTM 药师页眉>*

- *<MTM 药师页眉>*：包括 MTM 药师的身份信息，除非提供 MTM 服务的药师不是 Part D 保险计划的指定人员。请删除斜体字“*<MTM 药师页眉>*”。
- *<MTM 药师页眉>* 仅出现在 PML 的第一页。

PML-2：*<保险图标>*

- *<保险图标>*：包括 Part D 保险计划图标。请删除斜体字“*<保险图标>*”。
- *<保险图标>* 仅出现在 PML 的第一页。

PML-3：个人用药清单 *<插入参保受益人姓名，出生日期：月 / 日 / 年>*

- **个人用药清单**：此标题为 14 号字并加粗。
- *<插入参保受益人姓名，出生日期：月 / 日 / 年>*：输入参保受益人的姓名，出生日期（月 / 日 / 年，如 11/15/1925），字体为 14 号。请删除斜体字“*<插入参保受益人姓名，出生日期：月 / 日 / 年>*”。

附表 9-2 PML 各字段要求

个人用药清单（PML）	行高 / 单元格宽度要求
过敏反应或副作用	行高至少为 0.45 英寸；单元格宽度为 6.5 ～ 6.7 英寸
药品	行高至少为 0.23 英寸；单元格宽度为 6.5 ～ 6.7 英寸
我如何用它	行高至少为 0.23 英寸；单元格宽度为 6.5 ～ 6.7 英寸
我为何用它	行高至少为 0.23 英寸；单元格宽度为 3.25 ～ 3.35 英寸
处方者	行高至少为 0.23 英寸；单元格宽度为 3.25 ～ 3.35 英寸
<插入其他信息或删除此字段>	该字段可以扩展或分割。如果不使用，请删除此字段。行高至少为 0.23 英寸；单元格宽度为 6.5 ～ 6.7 英寸
我开始用它的日期	行高为 0.23 英寸；单元格宽度为 3.25 ～ 3.35 英寸
我停止用它的日期	行高为 0.23 英寸；单元格宽度为 3.25 ～ 3.35 英寸
我为何停止用它	行高为 0.23 英寸；单元格宽度为 6.5 ～ 6.7 英寸
其他信息	行高为 1.15 英寸；单元格宽度为 6.5 ～ 6.7 英寸

PML-4：

面谈之后，我们为您制作了这份用药清单。我们还使用了 < *插入信息来源* > 中的信息。

- 使用空白行添加新药品。然后填写您开始使用它们的日期。
- 及时划掉您停止使用的药品，并记录停药日期以及停药原因。
- 每次就诊时，请您的医生、药师或其他医务人员更新此表。

如果您去医院或急诊室，请随身携带此清单。同时，您的家人或照料者也需要知晓这份用药清单。

及时更新以下清单信息：
☐ 处方药
☐ 非处方药
☐ 维生素
☐ 草药
☐ 矿物质

- < *插入信息来源* >：输入信息来源，例如处方理赔信息、电子病历、药房记录、医生或照料者等。如果信息来源于医生或照料者（例如对于认知受损的参保受益人），此处应包括该人的名字。患者还可以自报使用的处方药和非处方药。请删除斜体字“< *插入信息来源* >”。

PML-5： **制订日期：**< *插入日期* >

- **制订日期：**< *插入日期* >：输入 PML 的制订日期，格式为月 / 日 / 年（例如，12/14/2013）。该日期可能和参保受益人与 MTM 药师交流的日期不一致。此字段右对齐，16 号字且加粗。请删除斜体字“< *插入日期* >”。

PML-6：

过敏反应或副作用：< *插入参保受益人的过敏反应和药物不良反应，包括相关药物以及具体反应* >

- **过敏反应或副作用：**在此处输入参保受益人的过敏反应和药物不良反应。这是此表中唯一填写相关信息的地方，不应将过敏反应与药物不良反应分开。记录参保受益人的用药情况以及服药后的反应。如果 MTM 药师能够区分过敏和不良事件，则应在引起过敏反应的药品后面注明“过敏”。行高至少为 0.45 英寸；单元格宽度为 6.5 ～ 6.7 英寸。请删除斜体字“< *插入参保受益人的过敏反应和药物不良反应，包括相关药物以及具体反应* >”。

PML-7：

药品：< *插入当前正在使用药品的通用名和商品名、规格和剂型* >	
我如何用它：< *插入用药方案，包括规格、剂量和给药频率［例如，1 片（20mg），每天 1 次口服］。如果需要，可以使用给药装置相关说明和补充说明* >	
我为何用它：< *插入适应证或预期治疗目的* >	**处方者：**< *插入处方者的名字* >

- **药品：**输入参保受益人当前正在使用的药品通用名（商品名，如果适用）、规格和剂型，包括起始药品（例如，样品药）、处方药、非处方药、草药、维生素和矿物质。对于原研药和仿制药来说，请同时列出通用名和商品名，例如，呋塞米（Lasix）。对于仿制药，将药品名称列为“通用名”（例如，呋塞米）。这样可以确保格式一致：“通用名（商品名，如果适用）”。如果需要，在相应药品后面增加药品相关装置的使用信息。行高至少为 0.23 英寸；单元格宽度为 6.5 ～ 6.7 英寸。请删除斜体字“< *插入当前正在使用药品的通用名和商品名、规格和剂型* >”。
- **我如何用它：**输入用药说明和补充说明。用药说明必须具体，包括剂量、给药频率和给药途径（按照处方药的医嘱或自购药品的给药方式）。对于参保受益人正在使用药品的剂量，应适宜且合理，包括药片 / 胶囊 / 茶匙等的数量和规格［例如，每 8 小时口服 3 茶匙（27mg）］。需要时，输入补充说明和给药装置相关说明（例如，“测量剂量前，摇晃药瓶 1 分钟”），或在可选的“*插入其他信息*”字段中输入。行高至少为 0.23 英寸；单元格宽度为 6.5 ～ 6.7 英寸。请删除斜体字“< *插入用药方案，包括规格、剂量和给药频率［例如，1 片（20mg），每天 1 次口服］。如果需要，可以使用给药装置相关说明和补充说明* >”。
- **我为何用它：**输入使用药品的原因、适应证或预期目的。这里可以写参保受益人更容易理解的非专业术语（如血压高），而不是医学术语（如高血压）。MTM 药师也可以在此处填写治疗目标。行高至少为 0.23 英寸；单元格宽度为 3.25 ～ 3.35 英寸。请删除斜体字“< *插入适应证或预期治疗目的* >”。
- **处方者：**输入为参保受益人开具处方者的姓名。该字段还可以输入其他处方数据，例如执业者类型（如医学博士、助理医师或执业护士）、电话号码、地址、执业地点等。例如，J. Johnson-Smith，执业护士。对于非处方药，请输入“自购”或将此字段留空。行高至少为 0.23 英寸；单元格宽度为 3.25 ～ 3.35 英寸。请删除斜体字“*< 插入处方者的名字 >*”。

PML-8：

< 插入其他信息或删除此字段 >：*< 用于药品相关的可选信息（例如，附加说明、药品图片 / 标识、治疗目标、药房等），并相应地更改字段标题。该字段可以扩展或分割。如果不使用，请删除此字段 >*

- ***< 插入其他信息或删除此字段 >***：这是一个选填字段，可以供 Part D 保险计划或 MTM 药师酌情使用。此字段旨在记录 Part D 保险计划和 MTM 药师希望包含在药品列表中的其他药物相关的信息，例如药品图片、治疗目标、其他产品标识、补充说明或评论。因此，此字段的名称及其内容由 Part D 保险计划或 MTM 药师确定。可以依据填入的具体内容来定义合适的标题。行高至少为 0.23 英寸；单元格宽度为 6.5 ～ 6.7 英寸。请删除斜体字“*< 用于药品相关的可选信息（例如，附加说明、药品图片 / 标识、治疗目标、药房等），并相应地更改字段标题。该字段可以扩展或分割。如果不使用，请删除此字段 >*”。字体、大小和重点应与其他字段标题匹配。该字段可以扩展或分割。如果不使用，请删除此字段。
- 在供参保受益人填写用药信息的空白处，***< 插入其他信息……>*** 必须依据填入的药品信息重新命名或删除，也可以依据填入的信息给予其他适宜的标题，比如“**注释**”。

PML-9：

我开始用它的日期：*< 可以依据项目或参保受益人提供的数据进行估计，也可以留空给参保受益人填写用药开始日期 >*	**我停止用它的日期**：*< 留空给参保受益人填写用药停止日期 >*
我为何停止用它：*< 留空给参保受益人填写 >*	

- **我开始用它的日期**：Part D 保险计划可以依据参保受益人提供的信息或合理的估计填写该信息；也可以将该字段留空给参保受益人填写。此字段中不应该填入最新的处方日期。行高为 0.23 英寸；单元格宽度为 3.25 ～ 3.35 英寸。请删除斜体字“*< 可以依据项目或参保受益人提供的数据进行估计，也可以留空给参保受益人填写用药开始日期 >*”。
- **我停止用它的日期**：该字段由参保受益人自己记录停止用药的日期。请删除斜体字“*< 留空给参保受益人填写用药停止日期 >*”。将该字段留给参保受益人填写停药日期。与参保受益人讨论不再使用该药品的日期，由其自己填入停药日期和停药原因。行高为 0.23 英寸；单元格宽度为 6.5 ～ 6.7 英寸。
- **我为何停止用它**：该字段由参保受益人自己记录停止用药的原因。请删除斜体字“*< 留空给参保受益人填写 >*”。将该字段留给参保受益人填写备注信息。与参保受益人讨论不再使用该药品的日期，由其自己填入停药日期和停药原因。行高为 0.23 英寸；单元格宽度为 6.5 ～ 6.7 英寸。

PML-10：

其他信息：

- **其他信息**：该字段可以针对参保受益人的情况进行填写，诸如填写参保受益人的医疗状况、初级保健提供者、初级药房药师或紧急联系人信息等。行高为 1.15 英寸；单元格宽度为 6.5 ～ 6.7 英寸。

PML-11：

如果您对您的用药清单有任何疑问，请致电 *< 插入 MTM 药师的联系信息、电话号码、工作时间等 >*

- *< 插入 MTM 药师的联系信息、电话号码、工作时间等 >*：输入 MTM 药师的姓名（如果是内部管理，请输入 Part D 保险计划的名称）、联系信息和方法（视情况而定）、工作时间和其他相关信息。CMS 建议，应注明进行 CMR 的药师姓名和联系信息，除非 Part D 保险计划的 MTM 项目除外这部分内容。请删除斜体字“*< 插入 MTM 药师的联系信息、电话号码、工作时间等 >*”。

药物治疗管理项目标准化格式——空白版本

<MTM 药师页眉>　　　　*<保险图标>*

<插入日期> *<插入内部地址>* *<插入问候语>*：	*<可选保险计划 /MTM 药师使用的附加空间：条形码、文档编号、参保受益人身份号码、案例号码或文档标题>*

感谢您在 *<插入服务日期>* 与我谈论您的健康和用药情况。Medicare 的 MTM（药物治疗管理）项目有助于确保您的药物治疗有效。

随信附上一份行动计划（用药行动计划）和一份用药清单（个人用药清单）。**行动计划中的措施可以帮助您的药物治疗获得最佳效果。用药清单将帮助记录您使用的药品以及如何正确使用。**

- 与医生、药师和其他医务人员交流时，请随身携带用药行动计划和个人用药清单。
- 每次就诊时，请您的医生、药师和其他医务人员对相关内容进行更新。
- 如果您需要去医院或急诊就诊，请携带您的个人用药清单。
- 把您的用药行动计划和个人用药清单副本交给您的家人或照料者。

如果您想讨论这封附函或其中的任何文件，请致电 *<插入 MTM 药师的联系信息、电话号码、工作时间、TTY 等>*。*<我 / 我们>* 期待与您和您的医生合作，通过 *<插入 Part D 保险计划的名称>* MTM 项目帮助您保持健康。

<插入结束语、MTM 药师签名、姓名、职称、附函注释等>

用药行动计划 *<插入参保受益人姓名，出生日期：月 / 日 / 年>*

如果您执行以下步骤，本行动计划将帮助您获得最佳的药物治疗效果：

1. 阅读“我们谈论了什么”。
2. 采取“我需要做什么”框中列出的行动计划。
3. 填写“我做过什么，什么时候做的”。
4. 填写“我的随访计划”和“我想问的问题”。

当您与您的医生、药师或其他医务人员交流时，请携带这份用药行动计划。同时，您的家人或照料者也需要知晓这份用药行动计划。

	制订日期： *<插入日期>*
我们谈论了什么： *<插入谈论的主题>*	
我需要做什么： *<插入建议参保受益人做的事>*	**我做过什么，什么时候做的：** *<留空给参保受益人填写>*
我们谈论了什么：	
我需要做什么：	**我做过什么，什么时候做的：**
我们谈论了什么：	
我需要做什么：	**我做过什么，什么时候做的：**
我们谈论了什么：	
我需要做什么：	**我做过什么，什么时候做的：**
我们谈论了什么：	
我需要做什么：	**我做过什么，什么时候做的：**
我的随访计划（添加下一步计划的内容）： *<留空给参保受益人填写>*	
我想问的问题（包括药品和治疗）： *<留空给参保受益人填写>*	

如果您对您的行动计划有任何疑问，请致电 *<插入 MTM 药师的联系信息、电话号码、工作时间等>*。

<MTM 药师页眉>	*<保险图标>*

个人用药清单 *<插入参保受益人姓名，出生日期：月 / 日 / 年>*

面谈之后，我们为您制作了这份用药清单。我们还使用了 *<插入信息来源>* 中的信息。

- 使用空白行添加新药品。然后填写您开始使用它们的日期。
- 及时划掉您停止使用的药品，并记录停药日期以及停药原因。
- 每次就诊时，请您的医生、药师或其他医务人员更新此表。

如果您去医院或急诊室，请随身携带此清单。同时，您的家人或照料者也需要知晓这份用药清单。

及时更新以下清单信息：
- ☐ 处方药
- ☐ 非处方药
- ☐ 维生素
- ☐ 草药
- ☐ 矿物质

	制订日期： *<插入日期>*
过敏反应或副作用： *<插入参保受益人的过敏反应和药物不良反应，包括相关药物以及具体反应>*	
药品： *<插入当前正在使用药品的通用名和商品名、规格和剂型>*	
我如何用它： *<插入用药方案，包括规格、剂量和给药频率［例如，1 片（20mg），每天 1 次口服］。如果需要，可以使用给药装置相关说明和补充说明>*	
我为何用它： *<插入适应证或预期治疗目的>*	**处方者：** *<插入处方者的名字>*
***<插入其他信息或删除此字段>*：** *<用于药品相关的可选信息（例如，附加说明、药品图片 / 标识、治疗目标、药房等），并相应地更改字段标题。该字段可以扩展或分割。如果不使用，请删除此字段>*	
我开始用它的日期： *<可以依据项目或参保受益人提供的数据进行估计，也可以留空给参保受益人填写用药开始日期>*	**我停止用它的日期：** *<留空给参保受益人填写用药停止日期>*
我为何停止用它： *<留空给参保受益人填写>*	
药品：	
我如何用它：	
我为何用它：	**处方者：**
***<插入其他信息或删除此字段>*：**	
我开始用它的日期：	**我停止用它的日期：**
我为何停止用它：	
药品：	
我如何用它：	
我为何用它：	**处方者：**
***<插入其他信息或删除此字段>*：**	
我开始用它的日期：	**我停止用它的日期：**
我为何停止用它：	
药品：	
我如何用它：	
我为何用它：	**处方者：**
***<插入其他信息或删除此字段>*：**	
我开始用它的日期：	**我停止用它的日期：**
我为何停止用它：	

药品：	
我如何用它：	
我为何用它：	处方者：
<插入其他信息或删除此字段>：	
我开始用它的日期：	我停止用它的日期：
我为何停止用它：	
药品：	
我如何用它：	
我为何用它：	处方者：
<插入其他信息或删除此字段>：	
我开始用它的日期：	我停止用它的日期：
我为何停止用它：	
药品：	
我如何用它：	
我为何用它：	处方者：
<插入其他信息或删除此字段>：	
我开始用它的日期：	我停止用它的日期：
我为何停止用它：	
药品：	
我如何用它：	
我为何用它：	处方者：
<插入其他信息或删除此字段>：	
我开始用它的日期：	我停止用它的日期：
我为何停止用它：	
药品：	
我如何用它：	
我为何用它：	处方者：
<插入其他信息或删除此字段>：	
我开始用它的日期：	我停止用它的日期：
我为何停止用它：	

其他信息：

如果您对您的用药清单有任何疑问，请致电 *<插入 MTM 药师的联系信息、电话号码、工作时间等>*。

根据 1995 年“文书工作缩减法案（PRA）”，除非显示有效的 OMB 编号，否则您有权拒绝回答信息采集询问。本次信息收集的 OMB 编号为 0938-1154。完成以上信息的收集平均需要花费的时间为 37.76 分钟 / 人，包括浏览填表说明、查找现有数据资源、收集所需数据以及完成和复核信息。如果您对以上估算时间的准确性或改进该表有任何意见和建议，请联系：CMS, Attn: PRA Reports Clearance Officer, 7500 Security Boulevard, Baltimore, Maryland 21244-1850。

药物治疗管理项目标准化格式——示例

Jane Doe 博士
1500 Main Street
Anytown, MD 21201

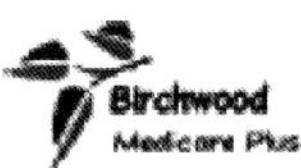

2013 年 1 月 30 日
John Smith 先生
999 Straight Road
Washington, DC 80008

亲爱的 Smith 先生：

感谢您在 2013 年 1 月 14 日与我谈论您的健康和用药情况。Medicare 的 MTM（药物治疗管理）项目有助于确保您的药物治疗有效。

随信附上一份行动计划（用药行动计划）和一份用药清单（个人用药清单）。**行动计划中的措施可以帮助您的药物治疗获得最佳效果。用药清单将帮助记录您使用的药品以及如何正确使用。**

- 与医生、药师和其他医务人员交流时，请随身携带用药行动计划和个人用药清单。
- 每次就诊时，请您的医生、药师和其他医务人员对相关内容进行更新。
- 如果您需要去医院或急诊就诊，请携带您的个人用药清单。
- 把您的用药行动计划和个人用药清单副本交给您的家人或照料者。

如果您想讨论这封附函或其中的任何文件，请在周一至周五的上午 9 点至下午 5 点之间致电 1-800-222-3333 与 Jane Doe 博士联系。我期待与您和您的医生合作，通过 Birchwood Medicare Plus MTM 项目帮助您保持健康。

真挚地，

Jane Doe

Jane Doe, 药师
药房经理
Jane Doe 博士
1500 Main Street
Anytown, MD 21201

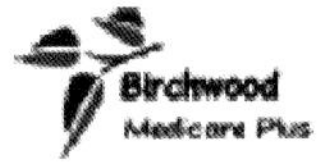

Jane Doe 博士
1500 Main Street
Anytown, MD 21201

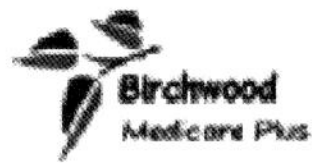

用药行动计划 Smith 先生，出生日期：07/04/1940

如果您执行以下步骤，本行动计划将帮助您获得最佳的药物治疗效果：

1. 阅读“我们谈论了什么”。
2. 采取“我需要做什么”框中列出的行动计划。
3. 填写“我做过什么，什么时候做的”。
4. 填写“我的随访计划”和“我想问的问题”。

当您与您的医生、药师或其他医务人员交流时，请携带这份用药行动计划。同时，您的家人或照料者也需要知晓这份用药行动计划。

	制订日期：01/14/2013
我们谈论了什么： • 胆固醇高	
我需要做什么： • 监控饮食：少吃高胆固醇食物（有关更健康的选择，请参阅饮食小册子）。 • 检查胆固醇。	**我做过什么，什么时候做的：**
我们谈论了什么： • 血压高——1/14/2013 就诊时血压为 154/92mmHg	
我需要做什么： • 每周测量血压至少 3 次，并记录在日志上。 • 保持血压低于 130/80mmHg。 • 监控饮食中的盐含量，增加日常锻炼。 • 预约医生进行血压检查并将血压记录情况告知医生。	**我做过什么，什么时候做的：**
我们谈论了什么： • 糖尿病	
我需要做什么： • 继续每天监测 1 次血糖水平。 • 保持空腹血糖在 70 ～ 120mg/dL。 • 1 个月内预约看足科医生。	**我做过什么，什么时候做的：**
我们谈论了什么： • 如何使用定量吸入装置——沙丁胺醇	
我需要做什么： • 关于如何正确使用吸入装置，请参阅随附的小册子。 • 使用吸入装置时与储雾罐一同起用。 • 这是一种“急救吸入器”，要随身携带。	**我做过什么，什么时候做的：**
我的随访计划（添加下一步计划的内容）：	
我想问的问题（包括药品和治疗）：	

如果您对您的行动计划有任何疑问，请在周一至周五的上午 9 点至下午 5 点之间致电 1-800-222-3333 与 Jane Doe 博士联系。

个人用药清单　Smith 先生，出生日期：07/04/1940

面谈之后，我们为您制作了这份用药清单。我们还使用了 Medicare Part D 保险理赔中的信息。 • 使用空白行添加新药品。然后填写您开始使用它们的日期。 • 及时划掉您停止使用的药品，并记录停药日期以及停药原因。 • 每次就诊时，请您的医生、药师或其他医务人员更新此表。 如果您去医院或急诊室，请随身携带此清单。同时，您的家人或照料者也需要知晓这份用药清单。	及时更新以下清单信息： ☐ 处方药 ☐ 非处方药 ☐ 维生素 ☐ 草药 ☐ 矿物质

制订日期：01/14/2013

过敏反应或副作用：青霉素致荨麻疹和吞咽困难

药品：辛伐他汀 20mg/ 片

我如何用它：每天晚上口服 1 片（20mg）

我为何用它：胆固醇高	**处方者：**Joe Anne 医生

治疗目标：
- LDL (低密度脂蛋白) <100 mg/dL。
- HDL (高密度脂蛋白) >40 mg/dL。

我开始用它的日期：2009 年 1 月	**我停止用它的日期：**

我为何停止用它：

药品：格列吡嗪 XL 5mg/ 片

我如何用它：每天 1 次，每次 1 片（5mg）口服

我为何用它：2 型糖尿病	**处方者：**Joe Anne 医生
我开始用它的日期：2010 年 6 月	**我停止用它的日期：**

我为何停止用它：

药品：对乙酰氨基酚 325 mg/ 片

我如何用它：根据疼痛程度，需要时口服一片（325mg）(通常每天 3 ～ 4 片）

我为何用它：膝盖疼痛	**处方者：**本人

提醒：
- 每天服用对乙酰氨基酚 >3000mg 可能会增加您的肝毒性风险。
- 服药期间请勿喝酒，否则会增加患肝病的风险。

我开始用它的日期：	**我停止用它的日期：**

我为何停止用它：

药品：硫酸沙丁胺酯吸入溶液（Ventolin HFA）

我如何用它：呼吸困难发作时，每 6 个小时使用 2 喷

我为何用它：呼吸的问题	**处方者：**Joe Anne 医生

提醒：
- 关于如何正确使用吸入装置，请参阅随附的小册子。
- 这是一种“急救吸入器”，请随身携带。

我开始用它的日期：2011 年初	**我停止用它的日期：**

我为何停止用它：

药品：

我如何用它：

我为何用它：	**处方者：**

***<插入其他信息或删除此字段>*：**

我开始用它的日期：	**我停止用它的日期：**

我为何停止用它：

药品：

我如何用它：

我为何用它：	处方者：
<插入其他信息或删除此字段>：	
我开始用它的日期：	我停止用它的日期：
我为何停止用它：	
药品：	
我如何用它：	
我为何用它：	处方者：
<插入其他信息或删除此字段>：	
我开始用它的日期：	我停止用它的日期：
我为何停止用它：	
药品：	
我如何用它：	
我为何用它：	处方者：
<插入其他信息或删除此字段>：	
我开始用它的日期：	我停止用它的日期：
我为何停止用它：	
药品：	
我如何用它：	
我为何用它：	处方者：
<插入其他信息或删除此字段>：	
我开始用它的日期：	我停止用它的日期：
我为何停止用它：	

其他信息：

如果您对您的用药清单有任何疑问，请在周一至周五的上午 9 点至下午 5 点之间致电 1-800-222-3333 与 Jane Doe 博士联系。

根据 1995 年“文书工作缩减法案（PRA）”，除非显示有效的 OMB 编号，否则您有权拒绝回答信息采集询问。本次信息收集的 OMB 编号为 0938-1154。完成以上信息的收集平均需要花费的时间为 37.76 分钟 / 人，包括浏览填表说明、查找现有数据资源、收集所需数据以及完成和复核信息。如果您对以上估算时间的准确性或改进该表有任何意见和建议，请联系：CMS, Attn: PRA Reports Clearance Officer, 7500 Security Boulevard, Baltimore, Maryland 21244-1850。

李丹丹　张　超　译
康　震　校
朱　珠　审

第10章

药师服务的经济补偿

Daniel E. Buffington, PharmD, MBA, and Kathleen J. Vieson, PharmD

关键点

- 医疗服务账单是医疗保健提供者和支付方之间的一个基本流程。
- 在美国，医疗服务账单系统基于美国医学会（American Medical Association，AMA）的通用程序术语（Current Procedural Terminology，CPT）代码系统。
- 药师服务账单必须在服务文档和理赔表格中获得并使用国家医疗服务提供者身份证（NPI）号码。
- 药物治疗管理服务（Medication Therapy Management Services，MTMS）代码（99605、99606和99607）是专门用于描述药师的患者监护服务所编制的。
- “附带”账单（“Incident to” billing）是指医生服务作为主要收费方，便于向患者提供监护服务的其他医疗保健专业人员或工作人员支付的费用。
- 2013年，延续性护理管理服务（Transitional Care Management Services，TCMS）代码被增补到AMA CPT代码系统，反映了这一服务对于降低患者再次入院的重要性。
- 综合慢性病护理管理服务（Complex Chronic Care Management Services，CCCMS）代码描述了由医生或其他有资质的医疗保健提供者及其工作人员每月在门诊提供以患者为中心的管理和临床支持服务。
- 在提供医疗服务或治疗之前，一定要确认支付方是否可以为此付费。

简介

医疗服务账单（medical service billing）是医疗保健提供者和支付方之间财务结算的一个基本流程。支付方与医疗保健提供者之间的关系可以有多种不同的模式，包括按服务付费（FFS）、按绩效付费、按人头付费、费率表、捆绑付费和整合健康保险（雇主模式）。由于药师不断发展扩大监护患者的服务范围，因而也就建立了类似医生服务的传统医疗收费流程（即美国医学会通用程序术语代码），以确保药师的可行收入以支持提供这些临床服务[1]。医疗服务账单，包括药师服务账单，不仅限用于商业保险或政府医疗管理部门。一般情况下，医疗保健提供者可直接给患者开具选择性和专科性服务或手术的费用清单。医疗服务支付可通过多种不同实体获得，包括：

- 个人自付（患者、家属、照料者）
- 健康保险
- 健康保险计划
- 以患者为中心的医疗之家
- 责任医疗组织（ACOs）
- Medicare Part D（州处方药计划）
  - 政府卫生管理机构［Medicare、Medicaid、美国军队医疗保险（Tricare）、退伍军人管理局（VA）］
  - 基于雇主的计划
  - 退休保险计划
  - 自我投保公司
  - 贫困人群健康保险计划
  - 340B处方药计划
  - 慈善项目

对于药师而言，重要的是在向患者提供监护服务之前，需要理解医疗服务账单流程的基础，以确保合规的遵从。药师在融入国家医疗服务账单运行环境方面，已取得了明显进展，并且目前被认为是医疗保健提供者，在医疗体系中协助优化患者的药物治疗、改善健康结局并降低药物治疗相关的风险方面，发挥了重要的作用。

医疗服务账单体系

在美国，医疗服务账单系统基于AMA CPT代码系统进行结算收费。CPT体现了一套医疗服务和治疗的账单代码、说明以及医疗服务和程序的指南。过去CPT代码册（CPT codebook）是以医生为中心的，但现在也涵盖其他医疗专业人员和医疗机构。CPT代码册分为评估与管理、麻醉、手术、放射、病理/实验室检查、药物、Ⅱ类代码、Ⅲ类代码、附录和索引等部分。这些部分每年都会被审查和更新[2]。

CPT代码分为三类（表10-1）。Ⅰ类代码在CPT代码集（CPT code set）内属于完全或永久状态存在的代码，并且其功能是完全属于收费目的。Ⅱ类代码提供了一种机制以清晰说明服务绩效或质量评估的目的，但不影响服务或手术治疗的报销。Ⅲ类代码通常是临时性代码，因而可用于确认、但尚未在整个医疗卫生系统中广泛实施的新技术或新被知晓的技术、服务或产品。在具有两个证明（目前许多医疗专业人士以及许多不同的医疗机构都在提供这项服务，或Ⅲ类产品/或程序已获得FDA批准）之一的情况时，CPT编委会（CPT editorial panel）可以将Ⅲ类代码转换为Ⅰ类代码。支付方通常会推迟使用Ⅲ类代码，直到已证明其效用和利益对支付是合理之时。Ⅰ类代码更有可能获得全体支付方的接受和报销。

表10-1　CPT代码分类

类别	说明
Ⅰ类	主要代码
Ⅱ类	追踪及绩效指标补充代码
Ⅲ类	临时性或新兴技术

AMA CPT的组织结构包括来自几乎所有医学和有关的医疗专业的提供方代表。其参与者包括一名提供方成员和一名来自其各专科机构的人员代表。CPT的提供方成员被称为CPT顾问。由当选成员所组成的核心执行组称作CPT编委会，它是一个核心决策组织。然而，CPT编委会还作为主题专家的整个CPT顾问团队来投入、指导和参与其运作。

药师通过药师协作组织（Pharmacists Collaborative，代表美国许多领先的药师职业组织的集体机构）参与了AMA CPT的编制[3]。

2006年，药师获得了初步批准的、用于描述MTMS的Ⅲ类（临时性）代码。到2008年，在示范广泛使用代码和提供服务之后，这些代码被转换为Ⅰ类（永久性）代码状态。目前CPT MTMS代码是99605、99606和99607[4]。

医疗服务账单代码是以电子或手动方式提交给支付方。如果门诊服务和治疗代码是手动提交（打印件），则是以CMS编制的CMS-1500表格形式提交（图10-1），而住院服务和治疗代码是以UB-04表格形式提交，也称为CMS-1450（图10-2）[5,6]。药师服务账单必须在服务文档和理赔表格中获得并使用国家医疗服务提供者身份证（NPI）号码[7]。

药师服务账单代码

药师为提供患者监护服务可以使用多种医疗账单CPT代码。AMA CPT代码册中的“药物”(“Medicine”)以及“评估与管理”(“Evaluation and Management，E&M”)两个主要章节代码最适用于药师（表10-2）。“药物”一章包含了专门详尽阐述药师的患者监护服务的MTM代码(99605、99606和99607)。“评估与管理”一章包含了药师根据执业情况和场所[包括但不限于诊室或其他门诊服务（初诊患者、复诊患者）、TCMS和CCCMS]也使用的一些医疗服务账单代码[8]。确定使用哪种账单代码可能会受到患者的医疗保险覆盖范围和支付方政策的影响。尽管MTMS代码是专门用于药师服务的，但并不妨碍支付方允许药师使用其他CPT代码，这些CPT代码可能明确说明某些其他服务或执业模式（即医生和药师联合服务或“附带”服务）。支付方的支付流程和政策是对MTM服务使用哪种账单代码最主要的决定因素。

表10-2　药师服务的CPT代码

章节	描述	代码
药物	药物治疗管理服务（Medication Therapy Management Services，MTMS）	99605, 99606, 99607
E/M	诊室或其他门诊服务（“附带”）	99211, 99212, 99213, 99214, 99215
E/M	延续性护理管理服务（Transitional Care Management Services，TCMS）	99495, 99496
E/M	慢性病护理管理服务（Chronic Care Management Services，CCMS）	99490
E/M	综合慢性病护理管理服务（Complex Chronic Care Management Services，CCCMS）	99487, 99489

服务提供者通常会使用一份专门的业务表格（其中列出常见的服务和代码），也称大账单（superbill）（图10-3）[9]。大账单是一份内部文件，作为执业者特定的服务收费记录，也是使用业务收费单与会计人员进行沟通的一种有效方式。医疗大账单上的各种数据信息通常包括患者信息、服务提供者信息、服务日期、服务地点、诊断代码[国际疾病分类10 (International Classification of Diseases 10，ICD10)]、医疗账单代码(CPT)和支付方信息。大账单可能会关注服务范围以及侧重于不同提供者和机构提供的程序[10]。药师也应以标准方法去选择准确的账单代码和服务层级，作为详细、及时编制文档记录的一部分。

健康保险理赔表

国家统一理赔委会员 (NUCC) 批准 2012年2月

PICA　　　　PICA

承保方

1. MEDICARE (Medicare号码) MEDICAID (Medicaid号码) TRICARE (ID号码/DoD号码) CHAMPVA (会员 ID号码) 团体健康保险 (ID号码) FECA BLKLUNG (ID号码) 其他 (ID号码)

1a. 被保险人的ID号码 (对于条目1中的项目)

2. 患者姓名（姓、名、中间名首字母）

3. 患者生日 月 日 年 性别 男 女

4. 被保险人姓名（姓、名、中间名首字母）

5. 患者地址（街号）

6. 患者与被保险人的关系 本人 配偶 子女 其他

7. 被保险人地址（街号）

城市 州

8. NUCC备用

城市 州

邮政编码 电话(包括区号) (　　)

邮政编码 电话(包括区号) (　　)

9. 其他被保险人姓名（姓、名、中间名首字母）

10.与患者病情相关的是：

11.被保险人的保单组号或FECA号码

a. 其他被保险人的保单号码或组别编号

a. 工作?（现在或过去） 是 否

a. 被保险人出生日期 月 日 年 性别 男 女

b. NUCC备用

b. 汽车事故？ 是 否 地点（州）

b. 其他理赔ID（NUCC指定）

c. NUCC备用

c. 其他事故? 是 否

c. 保险计划名称或项目名称

d. 保险计划名称或项目名称

10d. 理赔编码（NUCC指定）

d. 是否有其他福利计划? 是 否 如果有，请填写项目9、9a和9d

填写并签署本表格前，请阅读本表背面内容

12.患者或授权人签名 我授权发布处理此理赔所需的任何医疗或其他信息。我还要求向本人或向下述指定的一方支付政府福利。

签名 日期

13.被保险人或授权人签名 我授权向下述签字的医生或供应商支付医疗福利

签名

患者（被保险人）信息

14. 当前疾病、损伤或妊娠日期(末次月经) 月 日 年 识别号

15. 其他日期 识别号 月 日 年

16. 患者无法从事当前工作的日期 从 月 日 年 至 月 日 年

17. 转诊提供者或其他资源的名称

17a.

17b. NPI

18.与当前服务相关的住院日期 从 月 日 年 至 月 日 年

19. 额外的理赔信息（由NUCC指定）

20.外部检验? 是 否 费用（美元）

21. 疾病或损伤的诊断或性质:将A-L与下列服务项目(24E)联系起来 国际疾病分类索引

A. B. C. D.

E. F. G. H.

I. J. K. L.

22. 重新提交代码 原有参考号码

23. 原先授权号码

24.A. 日期 从 月 日 年 至 月 日 年	B. 服务地点	C. 紧急事件	D. 流程、服务或医疗用品（解释异常情况） CPT/HCPCS 修改语	E. 诊断指标	F. 费用（美元）	G. 天数或单位数	H. EPSDT 家庭计划	I. ID 识别号	J. 提交提供者的ID号码
1								NPI	
2								NPI	
3								NPI	
4								NPI	
5								NPI	
6								NPI	

25.联邦税务识别号 SSN EIN

26. 患者账号

27. 是否接受指派? 有关政府索赔，请参阅背面 是 否

28. 费用总额（美元）

29. 支付金额（美元）

30. NUCC使用的备用

31. 医生或服务提供者的签名，包括学位或证书（我证明背面的声明适用于本账单，并构成本账单的一部分）

签名 日期

32. 服务机构位置信息

a. NPI b.

33. 账单提供商信息和电话号码 (　　)

a. NPI b.

医生或服务提供者信息

可访问www. nucc.org阅读NUCC说明手册　　请印刷或打印　　批准文号OMB-0938-1197，来自CMS-1500（02-12）

图 10-1　CMS-1500 门诊医疗服务理赔表[5]

缩写：CHAMPVA（Civilian Health and Medical Program of the Veterans Administration）= 退伍军人事务部平民健康和医疗计划；CPT/HCPCS（Current Procedural Terminolog/Healthcare Common Procedure Coding System）= 通用程序术语 / 医疗保健通用程序代码系统；EIN（Employer Identification Number）= 雇员身份号码；EPSDT（Early and Periodic Screening, Diagnosis, and Treatment）= 早期和定筛查、诊断以及治疗；FECA BLKLUNG（Federal Employees Compensation Act，black lung disease）= 联邦雇员补偿法—黑肺病；SSN（Social Security number）= 社会安全号码；TRICARE= 美国军人医疗保险

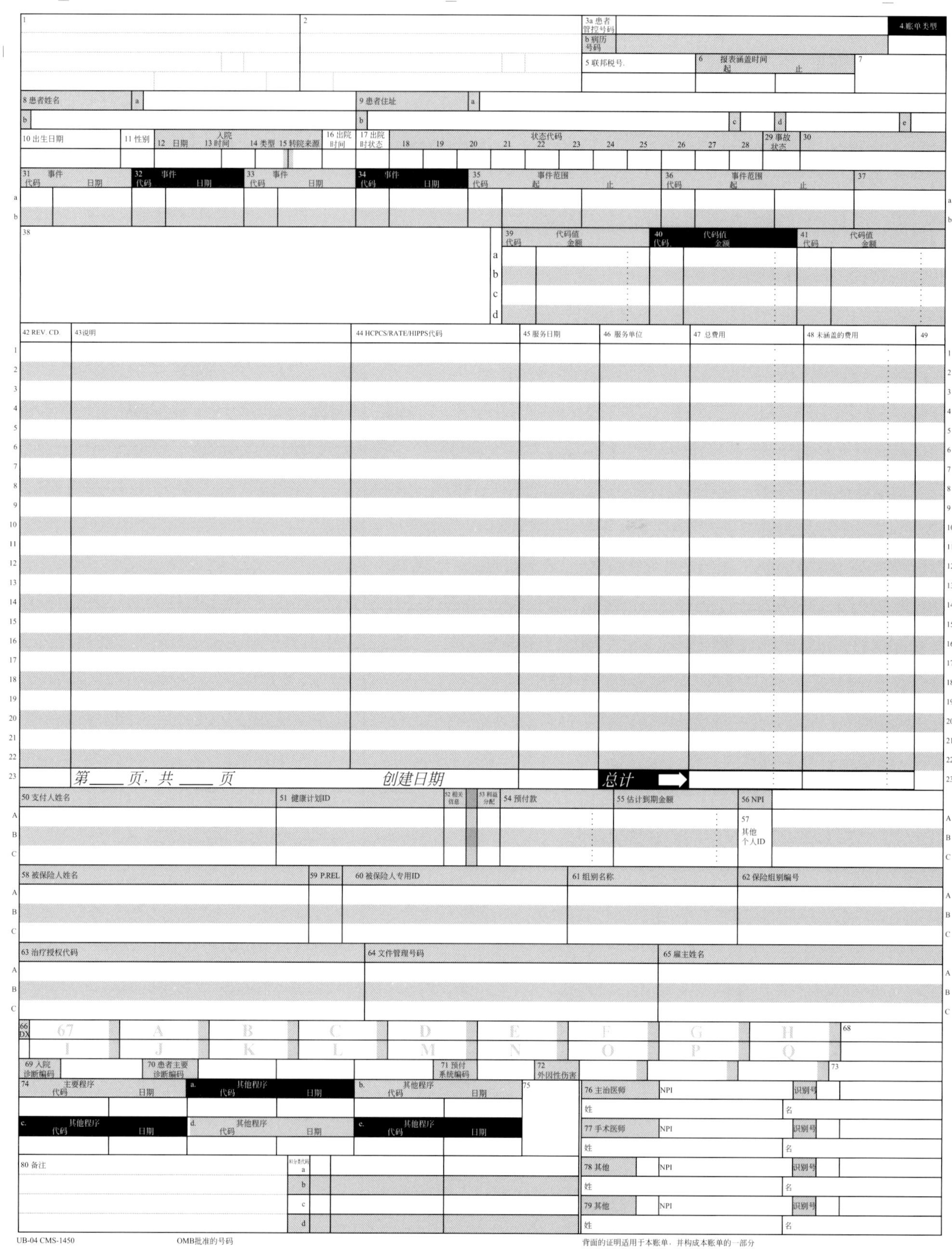

1　2　3a 患者管控号码　4 账单类型
b 病历号码
5 联邦税号.　6 报表涵盖时间 起 止　7
8 患者姓名 a　9 患者住址 a
b　b　c　d　e
10 出生日期　11 性别　入院 12 日期 13 时间 14 类型 15 转院来源　16 出院时间　17 出院时状态　状态代码 18 19 20 21 22 23 24 25 26 27 28　29 事故状态　30
31 事件 代码 日期　32 事件 代码 日期　33 事件 代码 日期　34 事件 代码 日期　35 代码 事件范围 起 止　36 代码 事件范围 起 止　37
a
b
38　39 代码 代码值 金额　40 代码 代码值 金额　41 代码 代码值 金额
a
b
c
d
42 REV. CD.　43 说明　44 HCPCS/RATE/HIPPS 代码　45 服务日期　46 服务单位　47 总费用　48 未涵盖的费用　49
1
2
3
4
5
6
7
8
9
10
11
12
13
14
15
16
17
18
19
20
21
22
23 第____页，共____页　创建日期　总计
50 支付人姓名　51 健康计划 ID　52 相关信息　53 利益分配　54 预付款　55 估计到期金额　56 NPI
A　57 其他个人 ID
B
C
58 被保险人姓名　59 P.REL　60 被保险人专用 ID　61 组别名称　62 保险组别编号
A
B
C
63 治疗授权代码　64 文件管理号码　65 雇主姓名
A
B
C
66 DX　67　A　B　C　D　E　F　G　H　68
I　J　K　L　M　N　O　P　Q
69 入院诊断编码　70 患者主要诊断编码　71 预付系统编码　72 外因性伤害　73
74 主要程序 代码 日期　a. 其他程序 代码 日期　b. 其他程序 代码 日期　75　76 主治医师 NPI 识别号
姓　名
c. 其他程序 代码 日期　d. 其他程序 代码 日期　e. 其他程序 代码 日期　77 手术医师 NPI 识别号
姓　名
80 备注　81 分类代码 a　78 其他 NPI 识别号
b　姓　名
c　79 其他 NPI 识别号
d　姓　名
UB-04 CMS-1450　OMB批准的号码　背面的证明适用于本账单，并构成本账单的一部分

NUBC™ National Uni form LIC9213257

图 10-2　UB-04 或 CMS-1450 住院医疗服务理赔表[6]

缩写：HCPCS/RATE/HIPPS (Healthcare Common Procedure Coding System/RATE/Health Insurance Prospective Payment System)= 医疗保健通用程序代码系统 / 费率 / 健康保险预期支付系统；P.REL（Patient's Relationship to Insured）患者与被保险人的关系

服务日期：	账户号码：	以前的余欠：
患者姓名：	保险：	现今的收费：
地址：		现今的支付：
	医生姓名：	尚欠余额：
电话：	NPI 号码	
出生日期： 年龄： 性别：	税务识别号码	

纵列	诊室就诊	初诊	复诊
	最简略		99211
	以问题为重点	99201	99212
	扩展	99202	99213
	详尽	99203	99214
	全面（复诊患者）	99204	99215
	全面（初诊患者）	99205	
	重大，单独服务	-25	-25
	出诊	**初诊**	**复诊**
	＜1 岁	99381	99391
	1～4 岁	99382	99392
	5～11 岁	99383	99393
	12～17 岁	99384	99394
	18～39 岁	99385	99395
	40～64 岁	99385	99396
	65 岁及以上	99387	99397
	Medicare 预防性服务		
	年度健康就诊，首次		G0438
	年度健康就诊，后续		G0439
	巴氏检查（宫颈涂片检查）		Q0091
	骨盆和乳房		G0101
	前列腺 / 前列腺特异性抗原		G0103
	烟草咨询（3～10min）		G0436
	烟草咨询（＞10min）		G0437
	欢迎来到 Medicare 体检		G0402
	包含心电图检查的“欢迎来到 Medicare 体检”		G0403
	柔性乙状结肠镜检查		G0104
	潜血，免疫测定		G0328
	流感疫苗接种		G0008
	乙型肝炎疫苗接种		G0010
	肺炎疫苗接种		G0009
	会诊 / 术前清理		
	扩展		99242
	详尽		92443
	全面 / 中度复杂		99244
	全面 / 高度复杂		99245
	其他服务		
	下班后		99050
	晚上 / 周末预约		99051
	居家保健认证		G0180
	居家保健再认证		G0179
	术后随访		99024
	延长 /30～74min		99354
	特殊报告 / 表格		99080
	残疾 / 工人补偿		99455
	延续性护理管理服务 / 中度复杂		99495
	延续性护理管理服务 / 高度复杂		99496
	放射学科		

诊断	
1	
2	
3	
4	
随后的诊室就诊	
复检・预约・需要时	____DWMY
说明：	
转诊	
转诊至： 说明：	
医生签名	
X________________	

纵列	诊室检查		
	肛门镜检查		46000
	听力检查		92551
	清除耳垢 / 每耳		69210
	阴道镜检查		57452
	阴道镜检查 / 附活体组织检查		57455
	心电图检查 / 附判读		93000
	心电图检查，节律带		93040
	子宫内膜活体组织检查		58100
	柔性乙状结肠镜检查		45330
	柔性乙状结肠镜检查 / 附活体组织检查		45331
	骨折护理，石膏 / 夹板 部位：______		29______
	雾化器		94640
	雾化器演示		94664
	肺功能测定		94010
	肺功能测定，治疗前和治疗后		94060
	鼓室听力测定		92567
	输精管结扎		55250
	皮肤手术		**单位**
	烧伤护理，初步	16000	
	皮肤异物，单纯	10120	
	皮肤异物，复杂	10121	
	脓肿，切开和引流	10060	
	血肿 / 血清肿，切开和引流	10140	
	撕裂伤修复，简单 部位：___ 大小：___	120___	
	撕裂伤修复，已分层 部位：___ 大小：___	120___	
	病灶，活体组织检查，1 处	11100	
	病灶，活体组织检查，每增加 1 处	11101	
	病灶，破碎，良性，1～14 处	17110	
	病灶，破碎，恶变前期，1 处	17000	
	病灶，破碎，恶变前期，每增加 1 处	17003	
	病灶，切除，良性 部位：___ 大小：___	114___	
	病灶，切除，恶变 部位：___ 大小：___	116___	
	病灶，削皮 / 切除，1 处	11055	
	病灶，削皮 / 切除，2～4 处	11056	
	病变，剃毛 部位：___ 大小：___	113___	
	去除指甲，部分	11730	
	去除指甲，根除	11750	
	皮赘，1～15 处	11200	
	药物		**单位**
	氨苄西林，最高 500 mg	J0290	
	维素 B_{12}，最高 1000μg	J3420	
	肾上腺素注射液 0.1 mg	J0171	
	曲安奈德，10mg	J3301	
	利多卡因，静脉注射，10 mg	J2001	
	甲泼尼龙	J1030	
	甲泼尼龙钠	J2930	
	生理盐水，1000/mL	J7030	
	异丙嗪，最高 50 mg	J2550	
	孕酮，1mg	J1050	
	头孢曲松，250 mg	J0696	
	睾酮，200mg	J1080	
	曲美苄胺，最高 200mg	J3250	
	酮咯酸，15 mg	J1885	
	流感疫苗		
	Afluria	Q2035	
	FluLaval	Q2036	
	Fluvirin	Q2037	
	Fluzone	Q2086	

纵列	实验室检查		
	静脉穿刺		36415
	血糖监测装置		82962
	血糖，目测检测试纸		82948
	血细胞计数 / 具自动分类		85025
	血细胞计数 / 无自动分类		85027
	胆固醇		82465
	潜血，愈创木脂		82270
	潜血，免疫测定，非 Medicare		82274
	糖化血红蛋白		83036
	脂质套餐		80061
	肝功能套餐		80076
	氢氧化钾制剂（皮肤、头发、指甲）		87220
	代谢套餐，基础		80048
	代谢套餐，全套		80053
	单核细胞增多症		86308
	妊娠，血液		84703
	妊娠，尿液		81025
	肾功能套餐		80069
	沉降率		85651
	链球菌，快速，抗体		86403
	链球菌培养		87081
	甲型链球菌，快速，直接，观察		87880
	结核菌		86580
	尿液分析，全部，非自动化		81000
	尿液分析，不含微晶，非自动化		81002
	尿液分析，含微晶，非自动化		81003
	尿菌落计数		87086
	尿培养，预测		87088
	湿片 / 氢氧化钾		87210
	疫苗		
	白喉疫苗，＜7 岁		90702
	白喉、破伤风类毒素和无细胞百日咳疫苗，＜7 岁		90700
	流感疫苗，无防腐剂，6～35 月龄		90655
	流感疫苗，无防腐剂，3 岁以上		90656
	流感疫苗，四价，活病毒，鼻内		90672
	流感疫苗，灭活，亚基，含佐剂，肌内注射		90653
	甲型肝炎疫苗，成人		90632
	甲型肝炎疫苗，儿童 / 青少年，2 剂		90633
	乙型肝炎疫苗，成人		90746
	乙型肝炎疫苗，成人，2 剂		90739
	乙型肝炎疫苗，儿童 / 青少年，3 剂		90744
	乙型肝炎 -b 型流感嗜血杆菌疫苗		90748
	b 型流感嗜血杆菌疫苗，4 剂		90645
	人乳头瘤病毒疫苗，二价		90650
	人乳头瘤病毒疫苗，四价		90649
	灭活脊髓灰质炎疫苗		90713
	麻疹腮腺炎风疹三联疫苗（MMR）		90707
	肺炎疫苗		90732
	肺炎结合物疫苗，＜5 岁		90669
	白喉、破伤风类毒素和无细胞百日咳疫苗，＞7 岁		90715
	水痘疫苗		90716
	免疫接种和注射剂		**单位**
	过敏原，1 种	95115	
	过敏原，多种	95117	
	免疫接种，1 次	90471	
	免疫接种，每增加 1 次	90472	
	免疫接种，鼻内，1 次	90473	
	免疫接种，鼻内，每增加 1 次	90474	
	免疫接种，＜19 岁，面对面咨询	90460	
	免疫接种，＜19 岁，面对面咨询，每增加 1 次	90461	
	关节注射，小	20600	
	关节注射，中	20605	
	关节注射，大	20610	
	注射，治疗 / 预防 / 诊断	90772	
	注射，触发点	20552	

图 10-3 一页大账单的示例 [9]

2006 年 Medicare Part D 计划启动后，亟需一个 Medicare 批准的 Part D 计划签约的保险计划［如处方药福利计划（PDP）］以便为 Medicare 受益人提供患者专有的支持服务。这些服务是确保改善患者健康结局和避免药物不良事件的发生所必需的。一些健康保险公司担任了 MTM 的第三方管理机构，并根据 CMS 在 Part D 计划确定的具体选择标准，协助 PDP 确定符合接受 MTM 服务条件的患者。MTM 的第三方管理机构向 PDP 以及 CMS 提供患者和项目的结果数据，作为 PDP 的合同义务的一部分。随着该组织和基础设施的实施，以记录 MTM 服务及其对 PDP 的绩效的影响，突显了药师服务的积极影响。

过去，CMS 与 PDP 签订合同，以执行 Medicare Part D 计划提供的药品福利交付，并推断对那些符合 Medicare Part D MTM 人口标准的患者，应按合同要求对 PDP 实施一定程度的监督或干预患者治疗的 MTM 服务。由 CMS 支付 PDP 并不取决于 PDP 执行的 MTM 倡议的类型、性质或数量。PDP 合同并未对 MTM 的干预确定一个预估值或费率。CMS 也不能报销 PDP 或药师为 Medicare 受益人提供 MTM 服务的费用。MTM 的参与度比预期的低得多，因而也难以评价 Part D 计划的 MTM 项目是否按照预期实施。这使 Part D 计划健康保险承保方和联邦政府十分沮丧，尤其是看到 MTM 在一些 Medicaid 和私营项目中开展得十分成功。即使是看到药师服务对联邦支出和患者预后都产生显著的积极影响，但市场还是将 MTM 项目支出视为一个 Medicare PartD 计划的非资助强制政策或合同合规要求（图 10-4）。为了促进参与 Part D MTM 项目和减少支出，CMS 于 2017 年 1 月宣布启动药物治疗管理升级模式（EMTM Model），该计划覆盖了 5 个 Part D 计划范围（详见第 2 章“Medicare Part D 的药物治疗管理和其他相关服务”）。

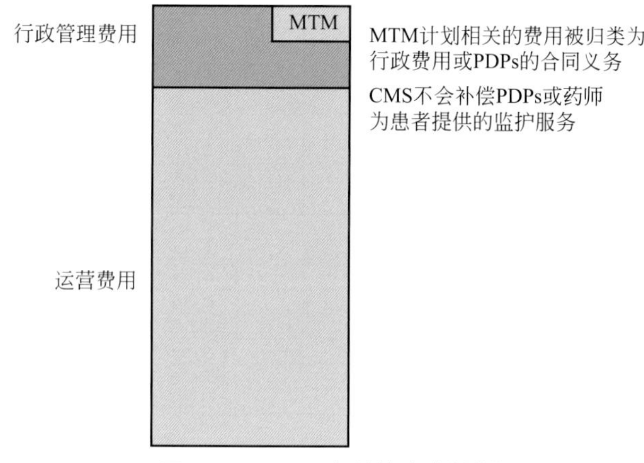

图 10-4 CMS 支付处方药计划

药物治疗管理服务

代码：99605、99606、99607 MTM 是一个总括性的术语，表示药师为患者提供的临床服务。MTM 服务是在处方者提供的服务以外、为优化药物治疗而提供的支持和合作服务[11]。2006 年，由数个美国药学学术组织共同成立的药师服务技术咨询联盟（Pharmacist Services Technical Advisory Coalition，PSTAC）向 AMA CPT 编委会提交了有关药师对患者提供监护服务的专用代码的申请。这些 CPT MTMS 代码（表 10-3）旨在描述药师提供服务的范围和多样性，并以 15min 作为增量计价估值时间（如，按时间计费）[12]。药师的 MTMS 代码描述了药师提供患者监护服务相关的所有非调剂业务的服务，这些服务可能涉及管理患者药物治疗和疾病情况相关的临床、财务、沟通或管理服务。CPT MTMS 代码实际上是特别为药师使用制定的。

表 10-3 MTMS 的 CPT 代码

CPT 代码类型	Ⅰ类
CPT 章节	药物章节
代码标题	药物治疗管理服务（MTMS）
代码背景	MTMS 描述了由药师按要求向患者进行面对面评估和实施适宜的治疗干预；提供的 MTMS 在于优化用药效果或管理与治疗相关的药物相互作用或并发症 MTMS 包括下列已成文的要素：回顾有关患者的病史，药物治疗（处方药和非处方药）清单以及为改善健康结局和合并症的建议；这些代码不得用于描述从配药点或任何其与配药相关活动所提供的产品特定的信息
代码	99605　由药师一对一、面对面提供（如果是初诊患者，初次 15min）评估和干预的药物治疗管理服务 99606　复诊患者，初次 15min 99607　每增加 15min（与主要服务代码分开罗列）
这些代码的注意事项如下： ① 如果患者是初次就诊或距离上次就诊已超过 3 年，则认为是新患者。 ② 支付方可以授权对于面对面和远程视频提供的 MTMS 予以报销补偿。 ③ 基于时间的账单代码是按照“增量”模块而不是按所延长的确切分钟数进行计算的（例如，对一位初诊患者进行了 25min 的服务，应按 1 次 ×99605+1 次 ×99607 提交）	

诊室或其他门诊服务（“附带”）

代 码：**99211、99212、99213、99214、99215** 当一位结盟的医疗保健专业人员，如药师，和医生一起为患者提供医疗服务时，这次服务可以使用“附带”（“incident to”）账单方法。“附带”账单是指医生服务作为主要收费方，以便为由另一位医疗保健专业人员或工作人员参与提供为患者的监护服务的付款（图 10-5）。在不同类型的支付方（例如，保险公司、健康保险项目和 CMS）之间，“附带”账单的定义和指南有所不同。

医生或其他有资质的医疗保健服务提供者会初步评估患者情况并制订治疗或监护计划。随后，次要服务提供者或支持人员会根据既定的治疗方案或监护计划执行任务或开展服务。在每个病例，主要服务提供者必须是可及的（尽管不一定实际参与），而次要服务提供者执行了服务。根据定义，服务应在主要服务提供者的直接监督下进行，或服务提供者应在医疗服务区域内，并且随时能得到帮助或监督。CMS 历来对服务提供者的可及性的定义限制最严格；然而，随着时间的推移，它自己的标准却变得更加灵活，其他的支付方标准也是如此。各 CPT 代码的主要服务提供者的费用报销金额为 100%，并且不会减少，因为在整个监护过程中提供者自始至终地参与和尽责。

按“附带”账单流程中使用的基准 CPT 代码是“诊室或其他门诊服务—复诊患者”代码（“Office or Outpatient Services-Established Patient” codes， 即 99211、99212、99213、99214、99215）[8]。最初，治疗强度代码中最低级别的 99211 是被用作“附带”服务的主要账单代码。但是，现在许多使用“附带”账单方式的医疗场所会对所有治疗强度的级别（包括 99212、99213、99214 和 99215）进行收费[13]（表 10-4）。提供服务的临床文档记录必须支持所选的代码级别。采用“附带”报销方法，支付方会跟踪并处理支付主要服务提供者的款项，不管次要服务提供者是谁或个人提供服务的多少。

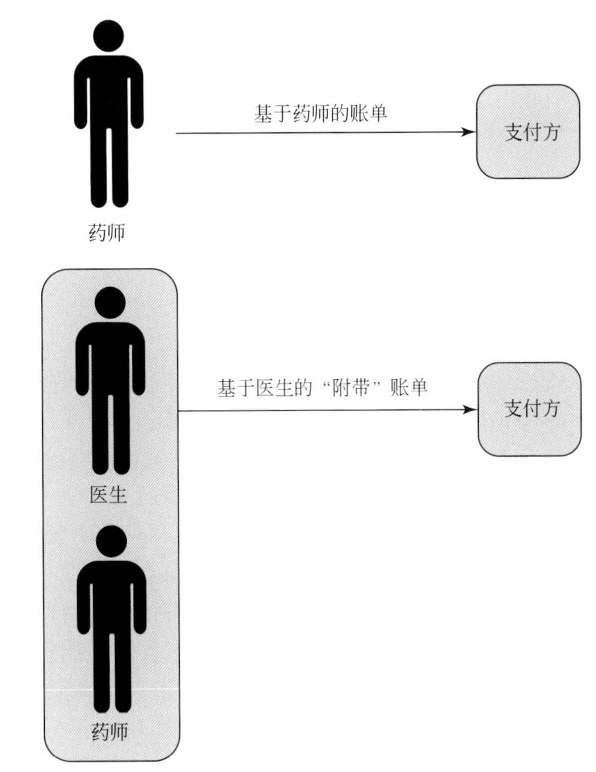

图 10-5 基于药师和医生的账单模式

表 10-4 CPT“附带”代码

CPT 代码类型	Ⅰ类	
CPT 章节	评估与管理	
代码标题	诊室或其他门诊服务	
代码描述	复诊患者	
代码	99211	诊室或其他门诊就诊，用于评估与管理复诊患者，可能不需要医生或其他有资质的医疗保健专业人员在场 通常表现出的问题较小；完成这些服务只需 5min
	99212	诊室或其他门诊就诊，用于评估与管理复诊患者，至少需要以下 3 个主要部分中的 2 个： • 以问题为重点的病史 • 与问题为重点的检查 • 直截了当的医疗决策 根据问题的性质以及患者或家属的需求，与其他医生、其他有资质的医疗保健专业人员或机构提供服务的咨询和协调 通常表现出的问题具有自限性或是轻微的；一般与患者或家属面对面服务需要 10min
	99213	诊室或其他门诊就诊，用于评估与管理复诊患者，至少需要以下 3 个主要部分中的 2 个： • 扩展的以问题为重点的病史 • 扩展的以问题为重点的检查 • 低度复杂的医疗决策 根据问题的性质以及患者或家属的需求，与其他医生、其他有资质的医疗保健专业人员或机构提供服务的咨询和协调 通常表现出的问题具有自限性或是轻微的；一般与患者或家属面对面服务需要 15min

续表

代码	99214	诊室或其他门诊就诊，用于评估与管理复诊患者，至少需要以下 3 个主要部分中的 2 个： • 以详尽为重点的病史 • 以详尽为重点的检查 • 中度复杂的医疗决策 根据问题的性质以及患者或家属的需求，与其他医生、其他有资质的医疗保健专业人员或机构提供服务的咨询和协调 通常表现出的问题具有自限性或是轻微的；一般与患者或家属面对面服务需要 25min
	99215	诊室或其他门诊就诊，用于评估与管理复诊患者，至少需要以下 3 个主要部分中的 2 个： • 以全面为重点的病史 • 以全面为重点的检查 • 高度复杂的医疗决策 根据问题的性质以及患者或家属的需求，与其他医生、其他有资质的医疗保健专业人员或机构提供服务的咨询和协调 通常表现出的问题具有自限性或是轻微的；一般与患者或家属面对面服务需要 40min

护理管理服务

2015 年，AMA CPT 代码册中增加了护理管理服务（Care Management Services）部分，以描述由医生或其他有资质的医疗专业人员在家或是在医疗机构为患者提供的管理和支持服务，并 / 或包括根据所有疾病、社会心理和日常生活所需来提供、管理及 / 或协调服务。根据 AMA CPT 专业代码册的定义，药师属于“其他有资质的医疗保健提供者”。护理管理服务代码支持与医疗改革支付模式一致的多学科方法。本节描述的这些服务包括延续性护理管理服务、慢性病护理管理服务、综合慢性病护理管理服务和高级护理计划。

促进所有这些护理管理服务的是一份与患者和 / 或照料者共享的在案护理计划。这是一项对于在身体、心理、认知、社会、功能和环境评估等方面的所有健康问题的全面计划。护理管理诊室 / 实践必须具备以下能力：

- 为患者和 / 或照料者提供 24/7（一日 24 小时，一周 7 日）都能得到医生或其他有资质的医疗专业人员或临床支持人员的服务；
- 护理团队指派的成员所提供护理的连续性；
- 为急诊科就诊后的随访及时地提供联系和管理；
- 使用电子健康记录（EHR）；
- 使用标准化方法确认需要护理管理服务的患者；
- 采用内部护理管理流程，确保已确认有需求的患者可以及时开始接受护理管理服务；
- 在病历中使用标准的表格和格式；
- 密切联系和教育患者和照料者；
- 协调所有服务专业人员对各自患者的护理。

延续性护理管理服务（TCMS）

代码：**99495、99496**　TCMS 代码在 2013 年添入 AMA CPT 代码册中（表 10-5）。制定这些代码是应对加强那些已经增加了的、关于改善从医院或住院环境转移到社区环境（例如患者住所或辅助生活机构）的过程中存在的患者护理服务的协调和管理。这些代码关注的是那些从住院环境（如医院急诊科、康复机构、长期急诊护理机构或专业护理机构）转移到患者所在社区环境、存在医疗和 / 或社交心理问题且需要中度或高度复杂医疗决策的患者。从患者出院之日到出院后的 29 天内，医生或其他有资质的医疗保健专业人员都可以使用 TCMS 代码收费 [8]。

TCMS 包括结合远程医疗服务的面对面就诊。首次面对面就诊必须在规定的时间范围内进行，而且由医生、其他有资质的医疗保健提供者或临床支持人员提供附加的远程服务。医生或其他有资质的医疗保健提供者可提供的服务有：

- 收集和评估患者出院信息；
- 确定随访活动的需求；
- 与其他医疗保健提供者互动；
- 教育（患者或照料者）；
- 转诊协调；
- 与其他医疗保健提供者和服务协调随访活动。

临床支持人员在医生或其他有资质的医疗保健提供者的直接指导下，可提供的远程服务有：

- 关于护理问题的沟通（患者或照料者）；
- 与其他护理提供者或服务的沟通；
- 对患者和 / 或家人 / 照料者的教育；
- 治疗方案的评估；
- 社区和卫生资源的确定；
- 促进获得护理和服务。

表 10-5 CPT TCMS 代码

CPT 代码类型	Ⅰ类	
CPT 章节	评估与管理	
代码标题	延续性护理管理服务（TCMS）	
代码	99495	TCMS应包含以下要素： • 在出院后 2 个工作日内与患者或照料者沟通（直接联系、电话、电子邮件） • 服务期内的至少为中度复杂的医疗决策 • 出院后 14 个日历日内，面对面就诊服务
	99496	TCMS 应包含以下要素： • 在出院后 2 个工作日内与患者或照料者沟通（直接联系、电话、电子邮件） • 服务期内的高度复杂的医疗决策 • 出院后 7 个日历日内，面对面就诊服务
这些代码的注意事项如下： ① 在患者的 30 天的延续期间内，一般认为只有 1 名提供者可上报这些代码 ② TCMS 账单的提供者不得在同一期间提交 MTM 代码（99605、99606 和 99607）		

慢性病护理管理服务（CCMS）

代码：99490 2015 年，AMA CPT 代码册中增加了 CCMS 代码（表 10-6），它描述了当患者的医疗和 / 或社会心理的需求需要制订、实施、修订或监测护理计划时，临床工作人员提供的以患者为中心的病情管理和临床支持服务[8]。CCMS 患者有 2 种或 2 种以上的慢性健康状况或偶发性健康状况，预计至少持续 12 个月或直到患者死亡，并将患者置于死亡、急性加重 / 失代偿或功能下降的重大风险中。当临床工作人员在 1 个月内至少有 20min 时间用于患者护理管理活动时，可使用这一代码。

支持人员提供的护理管理服务通常包括以下内容：

- 与患者、家属、监护人、照料者、代理决策者和 / 或其他专业人员的约定与沟通；
- 与患者使用的居家卫生机构和其他社区服务沟通；
- 收集患者健康结局数据和注册文件；
- 对患者和 / 或家人 / 照料者进行教育，以支持患者的自我管理、独立生活和日常活动；
- 评估并支持治疗方案依从性改善和用药管理；
- 确定现有的社区和卫生资源；
- 促进获得护理和服务；
- 不作为"延续性护理管理服务"的一部分上报的延续性护理；
- 持续评估患者状态，包括评估实验室检查和其他不作为"评估与管理（E/M）"上报的研究；
- 制订、沟通和维护全面护理计划。

综合慢性病护理管理服务（CCCMS）

代码：99487、99489 这些 CCCMS 代码（表 10-7）阐明了既定月份内提供的以下服务，包括 CCMS 标准以及全面护理计划的制订或实质性修订；需要中度或高度复杂医疗决策的医疗、功能和 / 或心理社会问题；以及在医生或其他医疗保健专业人员的指导下，临床工作人员护理管理至少 60min。医疗决策的制订，是按报告人员所报告的问题，根据"评估与管理（E/M）"指南的定义而确定的。

需要 CCCMS 的患者可以通过专科规范或其他已发布的路径来确认，这些路径可识别多种疾病、多种用药、日常生活无法自理、需要照料者和 / 或反复住院或急诊就诊的患者。所有患者都必须患有 2 种或 2 种以上慢性健康状况或偶发性健康状况，预计至少持续 12 个月或直到患者死亡，并将患者置于死亡、急性加

表 10-6 CPT CCMS 代码

CPT 代码类型	Ⅰ类	
CPT 章节	评估与管理	
代码标题	慢性病护理管理服务（CCMS）	
代码	99490	由医生或其他有资质的医疗保健专业人员指导的 CCMS，每个日历月至少要有 20min 的临床工作人员时间，应包含以下要素： • 患者有多种（≥ 2 种）慢性健康状况，预计至少持续 12 个月或直到患者死亡 • 慢性健康状况将患者置于死亡、急性加重 / 失代偿或功能下降的重大风险中 • 有已制订、实施、修订或监测的全面护理计划
这些代码的注意事项如下： 在 1 个日历月内，持续时间不足 20min 的 CCMS，不单独上报		

表 10-7 CPT CCCMS 代码

<table>
<tr><td>CPT 代码类型</td><td colspan="2">Ⅰ类</td></tr>
<tr><td>CPT 章节</td><td colspan="2">评估与管理</td></tr>
<tr><td>代码标题</td><td colspan="2">综合慢性病护理管理服务（CCCMS）</td></tr>
<tr><td rowspan="2">代码</td><td>99487</td><td>综合慢性病护理协调服务（Complex Chronic Care Coordination Services）(60 ～ 89min)，包括以下要素：
• 患者有多种（≥ 2 种）慢性健康状况，预计至少持续 12 个月或直到患者死亡
• 慢性健康状况将患者置于死亡、急性加重 / 失代偿或功能下降的重大风险中
• 全面护理计划的制订或实质性修订
• 中度或高度复杂的医疗决策
• 在医生或其他有资质的医疗保健专业人员的指导下，每个日历月要有 60min 的临床工作人员时间</td></tr>
<tr><td>99489</td><td>在医生或其他有资质的医疗保健专业人员的指导下，每个日历月的临床工作人员时间每次增加 30min（与主要服务代码分开罗列）</td></tr>
<tr><td colspan="3">这些代码的注意事项如下：
① 应该只有 1 名提供者在日历月内上报这些代码
② 如果治疗计划没有变化或只需要做微小的变化（例如，只改变药物治疗或要求调整治疗方式），医生或其他医疗保健提供者不能申报 CCCMS
③ 对于在 1 个日历月内，其服务持续时间少于 60min 者，或首次 CCCMS 60min 服务后再增加的时间< 30min 者，不开账单
④ CCCMS 账单的提供者不得在当月内提交 MTM 代码（99605、99606 和 99607）</td></tr>
</table>

重 / 失代偿或功能下降的重大风险中。典型患者的病情和发病原因复杂，可能出现以下一种或多种情况：

- 需要协调多个专业和服务；
- 患者无法进行日常起居活动和 / 或存在认知障碍，导致没有照料者帮助的话就无法依从治疗方案；
- 患者的精神和其他医学共病（例如，痴呆和慢性阻塞性肺疾病或精神活性物质滥用和糖尿病）增加了治疗难度；
- 社会支持需求或获得护理困难。

通常，需要 CCCMS 的典型成人患者服用 3 种或 3 种以上处方药，并可能正在接受其他类型的治疗干预（如物理治疗、作业治疗）；典型的儿童患者需要 3 种或 3 种以上的治疗干预（药物、营养支持、呼吸支持）。

药师在医疗决策和综合慢性病护理协调的持续过程中发挥着关键作用。根据其专业培训水平、执业范围和已建立的患者护理服务，药师符合 AMA CPT 代码册中定义为“其他有资质的医疗保健提供者”的要求。

通用程序术语的代码估价

有多种方法确定医疗账单代码的估价值或估价值范围。在 AMA 的 CPT 编委会制定和批准医疗账单代码后，该代码通常会提交到美国医学会 / 专科协会相对价值量表更新委员会。相对价值量表更新委员会（RUC）是一个由 CMS 批准的多专科和多学科的委员会，负责执行标准化财务调研，以确定代码估价的范围[14]。

基于资源的相对价值量表（resource-based relative value scale，RBRVS）是一种用于确定代码价和支付给医疗保健提供者费用范围的图表。然后 RBRVS 会根据美国地理区域，对费用范围进行变化调整。每个代码由三个主要功能组成：①执行任务；②执业费用；③承担代码相关的职业责任（医疗事故费用）。

为了确保实际和有效的结果，RUC 邀请受代码影响的提供者和专业组织作为服务方和资源，以确定涉及执行特定代码的预估项目的真实性，如执业时间、支持人员时间、营运费用、责任和资源等。

需要注意的是，根据设计，RUC 负责并仅限于对适用于 Medicare Part B 提供方的代码执行估价过程。如果这些代码主要由并不提供 Part B 服务的提供方使用，则 AMA 的 RUC 不会对其进行估价。没有被 RUC 定价的一些代码称为市场价（market value），这意味着这些代码没有 RUC 所衍生的估价值范围。付款方可自行进行计算和调查，以确定这些市场价代码的费率表。

从提供方的角度来看，确定医疗服务代码率（medical service code rate）应包括以下内容：执业者花费的时间、支持人员花费的时间、各种资源、责任保险、营运费用和利润幅度。医疗服务费率（medical service rates）仅仅基于提供者的时间和执业者服务费率（professional service rate）用来确定价格是一个常见的错误，它不能提供足够的收入来支持提供服务和相关开支。有许多算法和方法可以用来估算服务费率，并且方法相对于不同的服务类型（即诊断类、治疗类或判断类服务）而有所不同。

随着从药师处获得临床干预的需求和依赖性的增加，执业者和支付方均已开始分析在各种执业环境中提供 MTM 相关的费用成本。执业者调查、业务管理数据和成本分析软件都提供了各种信息，这些信息最终将确定为满足药师提供的各种服务的准确的收费表。全面的成本分析应包括对直接成本、间接成本、盈亏平衡的分析评估以及成本范围——所有的均应在事先采用一个期望的利润范围。没有对这些关键因素进行评估，可能会对药师实践模式的可持续发展产生不利影响[15]。

为了模拟 AMA CPT 的 E/M 代码的分级强度模型（tiered-intensity model），明尼苏达州的药师根据分级标准制定了一个费率表[16]。对于新的诊室或其他门诊服务的 E/M 账单代码涉及五个层级（99201、99202、99203、99204 和 99205）；99201 是强度最低的代码，而 99205 是强度最高的代码。服务提供者负责根据指标组合（即病史级别、检查级别和医疗决策的级别）选择患者在就诊期间的代码和相应显示的支付水平。明尼苏达州 MTM 定价模型曾使用了一组更适合以药师为中心的标准（即，医疗适应证数量、用药数量和存在药物治疗问题的数量），作为阐明药师的患者监护接触强度水平的基础。然而，如果试图将类似明尼苏达州模型的“基于资源的相对价值量表”（RBRVS）作为标准化方法推广使用，可能会引起记录文档的混淆。患者并发症风险和负性结局与这些类型的指标并无直接关联。例如，一位患者仅患单一严重疾病，可能只需要服用 1 种或 2 种高风险药物，在该量表评分较低，但 MTM 接触的影响和价值将十分重大。RBRVS 强度标准应始终确保服务方能够根据患者的风险因素和提供的支持服务来说明服务的强度，而不受单纯数值计算的限制。明尼苏达州开发类似 RBRVS 的评分系统的努力取得了很大成果，并为商业保险和 Medicaid 的患者人群改进了支付方对药师服务支付系统的实施。

医疗服务方应积极参与和维护包括在 CPT 代码定价范围之内的决策，以确保支付方使用合理的方法和适宜的价格范围，来保证药师提供高质量的医疗保健服务。

服务前付费方式的确定

提供临床服务之前，服务提供者应评估患者的医疗服务涵盖面和受益范围。这是为了确保患者和服务提供者都能遵守支付方的指南和政策。如果患者没有医疗保健覆盖，或如果支付方不覆盖患者、专科或特定服务，那么报销方法是个人自付。如果患者有医疗保健覆盖，那么重要的就是要确定受益范围是否包括药师及其患者监护服务。

保险公司和健康保险项目习惯于让服务提供者快速了解患者的保险范围或了解患者是否具有接受特定服务和治疗的资格。药师应联系一个支付方的服务提供者服务部门，作为这个信息的主要联系点。许多情况下，甚至可以从支付方网站在线访问，获得患者医疗保健覆盖的详情（即患者 ID、出生日期、组别编号和保单号码）。

必须事先识别和确认支付方能否为这些服务和程序付费。通常，支付方都有事先的授权系统以确认或拒绝支付未覆盖的服务或程序和医疗保健产品。MTMS 提供者常常可以获得事先授权批准，即使是个案申请，也可为患者提供监护服务。

重要的是在于追踪并记录该流程的细节以及使用付款人表格和流程来优化支付的可能性。有关事先授权和付款的历史信息更为关键。这就可确保当患者未来需要后续服务时的服务效率。

案例学习

案例学习 1

情景	门诊
执业模式	药师执业
支付	健康保险计划，包括在报销福利范围内（无需事先授权）
服务描述	MTMS：全面用药评估（面对面），初诊患者
服务时间	45min
代码	CPT：MTMS 1 次 ×99605（初次 15min） 2 次 ×99607（每增加 15min）
表格	CMS-1500

案例学习 2

情景	门诊
执业模式	医师执业（按医生“附带”提供药师服务）
支付	健康保险计划，包括在报销福利范围内（无需事先授权）
服务描述	抗凝服务访视、面对面、实验室监测、药物剂量调整以及患者和照料者教育；包括以下标准：①扩展的以问题为重点的病史；②扩展的以问题为重点的检查；③低度复杂的医疗决策
服务时间	20min
代码	CPT：“附带” 1 次 × 99213
表格	CMS-1500

案例学习 3

情景	门诊
执业模式	药学
支付	个人自付
服务描述	MTMS：用药评估和药物遗传学分析（面对面），复诊患者
服务时间	30min
代码	CPT：MTMS 1 次 × 99606（初次 15min） 1 次 × 99607（每增加 15min）
表格	患者发票 + CMS-1500（如果患者要求提交给支付方）

案例学习 4

情景	门诊
执业模式	药师与医生团队一起执业
支付	健康保险计划
服务描述	延续性护理管理服务 (TCMS)，出院后 2 日内面对面就诊，出院后 7 日内面对面就诊，患者具有高度复杂性
服务时间	2.0h
代码	CPT：TCMS 1 次 × 99496 TCMS，面对面就诊，高度复杂性患者，出院后 7 日内随访
表格	CMS-1500

案例学习 5

情景	门诊
执业模式	药师与医生团队一起执业
支付	责任制医疗组织
服务描述	综合慢性病护理管理服务 (CCCMS)
服务时间	3.5h
代码	CPT-CCCMS 1 次 × 99487（第 1 个小时） 5 次 × 99489（每增加半小时）
表格	CMS-1500

总结

药师提供基本的医疗保健服务，包括药物治疗的协调、准备和交付，以及专注于诸如适宜治疗、优化健康结局、提高患者安全以及对无论有和没有医疗保险的患者保持获得药物治疗等的直接患者护理服务。随着 MTM 的 CPT 代码的开发，支付方拥有了机械和物流工具，以将药师和 MTM 服务纳入医疗福利标准范围。虽然许多商业医疗计划、州 Medicaid 计划和 Medicare Part D 的服务提供方（即处方药福利计划）都包括了不同程度的药师服务获取和支付，但 MTM 尚未普遍纳入健康福利的标准范围。CMS 目前并未根据 Medicare 法中的行政条款支付药师服务费用。Medicare 法包括一个被称为“Medicare Part B 合格提供者身份”的部分。该法中的这一段列出了有资格通过 Medicare 基金获得患者护理服务付款的医疗专业人员名单。目前，药师不包括在这一名单中，并且被排除 Medicare 向 Medicare 受益人提供服务的报销范围之外。由于 CMS 代表了国家层面上最大的付款方，因此，急需解决的是必须将 Medicare 受益人的定义扩大到包括药师。

尽管 CMS 在为 Medicare 患者提供 MTM 服务方面表现了逻辑上的挑战，但并没有任何事情能限制药师为直接支付患者和其他健康保险的功能性报销模式。

参考文献

1. AMA. *CPT® Process: How a Code Becomes a Code*; American Medical Association. Available at https://www.ama-assn.org/practice-management/cpt®-process-how-code-becomes-code. Accessed February 6, 2017.
2. AMA. *Current Procedural Terminology (CPT) 2015, Introduction*. Chicago, IL: American Medical Association; 2014.
3. Buffington DE. Pharmacist current procedural terminology codes and medication therapy management. *Am J Health Syst Pharm*. 2006;63(11):1008-1010.
4. Medication Therapy Management Service Codes. *PSTAC Pharmacist Services Technical Advisory Coalition*; 2010. Available at http://www.pstac.org/services/mtms-codes.html. Accessed February 6, 2017.
5. CMS. *Medicare Billing: 837P and Form CMS-1500*. Available at https://www.cms.gov/Outreach-and-Education/Medicare-Learning-Network-MLN/MLNProducts/Downloads/837P-CMS-1500.pdf. Accessed February 6, 2017.
6. Blue Cross Blue Shield. *Guide for Completing the CMS-1450 (Institutional Claims) Form*. Available at https://www.bcbsil.com/pdf/education/tutorials_user_guides/ub_user_guide.pdf. Accessed February 6, 2017.
7. National Provider Identifier. *NPPES*. Available at https://nppes.cms.hhs.gov/NPPES/StaticForward.do?forward=static.npistart. Accessed January 25, 2013.
8. AMA. *Current Procedural Terminology (CPT) 2015, Evaluation & Management*. Chicago, IL: American Medical Association; 2014.
9. AAFP. *Superbill*. American Academy of Family Physicians. Available at http://www.aafp.org/fpm/icd9/fpmsuperbill.pdf. Accessed January 5, 2013.
10. *Superbills: ICD-9 vs. ICD-10*. Available at https://www.aapc.com/ICD-10/superbills.aspx. Accessed September 29, 2014.
11. American Pharmacists Association (APA), National Association of Chain Drug Stores Foundation. *Medication Therapy Management in Community Pharmacy Practice: Core Elements of an MTM Service*, version 2.0. Available at http://www.pharmacist.com/sites/default/files/files/core_elements_of_an_mtm_practice.pdf. Accessed March 19, 2012.
12. AMA. *Current Procedural Terminology (CPT) 2015, Evaluation & Management*. Chicago, IL: American Medical Association; 2014.
13. Nicoletti B. *Billing Incident to Services. Physicians Practice*, April 29, 2010. Available at http://www.physicianspractice.com/pearls/billing-incident-services. Accessed February 6, 2013.
14. AMA. *RBRVS Overview*; 2013. Available at https://www.ama-assn.org/rbrvs-overview. Accessed January 15, 2013.
15. Rupp MT. Analyzing the costs to deliver medication therapy management services. *J Am Pharm Assoc*. 2011;51(3):19-27.
16. Isetts BJ. *Evaluating Effectiveness of the Minnesota Medication Therapy Management Care Program*. Available at http://archive.leg.state.mn.us/docs/2008/mandated/080113.pdf. Accessed January 23, 2013.

复习题

1. 向药师支付提供 MTM 服务的费用可能来自以下所有项目，但不包括
   a. 个人自付（患者、家属、照料者）
   b. 健康保险
   c. Medicare
   d. MA-PD 计划
   e. PDP
2. 仅为 MTM 的通用程序术语（CPT）的支付代码为
   a. 99605
   b. 99495
   c. 99487
   d. 99211
   e. 99215
3. 大账单是
   a. 与 99606 相同的
   b. CMS 对 MTM 账单要求的
   c. PDP 对 MTM 支付要求的
   d. 对 MTM 以外的服务有用
   e. 延续性护理管理要求的
4. 通用程序术语（CPT）99605 代码的要求是
   a. 与患者面对面相互沟通
   b. 患者的治疗目标
   c. 已完成的治疗计划
   d. 减少多重用药
   e. 改善患者健康结局
5. “附带”账单的要求是
   a. 创建首次护理计划
   b. 支付主要服务提供者的额外费用
   c. 在已提供的监护服务范围内完成
   d. 医生必须亲自到场
   e. 必须减少药物不良事件
6. 可委托的延续性护理管理服务包括
   a. 收集和评估患者出院信息
   b. 确定随访活动的需求
   c. 与其他医疗保健提供者互动
   d. 与其他医疗保健提供者和服务协调随访活动
   e. 以上都是
7. 护理协调服务可包括以下所有内容，但不包括
   a. 与患者或照料者的沟通
   b. 与支持护理机构和服务提供者的沟通
   c. 保证健康结局
   d. 自我管理教育（患者或照料者）
   e. 评估治疗依从性和药物治疗管理
8. 基于资源的相对价值量表（RBRVS）计算包括以下所有内容，但不包括
   a. 药房费用
   b. 地区差异
   c. 专业知识
   d. 执业费用
   e. 医疗事故成本
9. 以下所有关于相对价值评量表更新委员会（RUC）的内容都是正确的，但不包括
   a. 为美国医学会委员
   b. 设置 Medicare Part B 的医师服务收费
   c. 涉及医师专业协会
   d. 设置市场价值的价格
   e. 不包括收费中的利润幅度
10. 通过商业保险计划确定 MTM 支付
    a. 使用 RUC 市场价值支付金额
    b. 将与明尼苏达州的 Medicaid 支付模式相匹配
    c. 药师是否获得 APhA MTM 认证的因素
    d. 将需要与该保险首席医疗官进行讨论
    e. 取决于患者受益的范围

答案

1. c	2. a	3. d
4. a	5. c	6. e
7. c	8. a	9. d
10. e		

吴汀溪　田　月　译
康　震　校
金有豫　审

第11章

复杂疾病的患者

Kelechi C. Ogbonna, PharmD, MSHA, BCGP, Krista L. Donohoe, PharmD, BCPS, BCGP,Jenna S. Clemons, PharmD, and Jeffrey C. Delafuente, MS, FCCP, FASCP

关键点

- 多种慢性疾病（MCC）共存给老年患者及其医务人员带来挑战。
- 老年综合征不是具体的疾病，而是常见于老年人的一系列症候群。
- 老年人群用药广泛，增加了药物不良事件（ADE）、药物 - 药物相互作用、疾病 - 药物相互作用、食物 - 药物相互作用的风险，从而导致患者用药依从性变差。
- 服务患者的医务人员之间缺乏有效的临床协作和沟通是造成老年人出现 ADE 的原因之一。
- 处方级联效应通常与多药联用或多重用药有关。
- 给 MCC 患者提供的医疗服务，常常呈现片段化、低效、复杂、混乱且昂贵等特征。
- 当把老年人从一个医疗环境转移到另一个医疗环境，他们很容易受到环境改变和医务人员之间沟通不畅的影响。
- 许多现有的临床实践指南对身体残疾、服用多种药物和患有多种共病的患者人群缺乏考虑，而这些问题都是老年人群常见的。
- 为患有复杂疾病的老年人诊疗，需要掌握关于老年药物治疗学的特定技能和知识。
- Beers 标准、老年人不恰当处方筛查工具（STOPP）/ 处方遗漏筛查工具（START）以及用药适宜性指数（MAI），提供了评估用药适宜性的多种方法。
- 在帮助 MCC 患者改善健康结局方面，尚缺少辨别有效方法的研究。
- 对复杂多重共病患者，需要团队合作来优化和协调其诊疗服务。
- 照料者负担是指照料者提供患者照护服务所付出的代价，可定义为“照料患者过程对其身体、心理、情感、社交和经济压力等多维体验产生的反应”。

人口老龄化特征

2014 年，美国 65 岁及以上的老年人口有 4620 万人，占总人口的 14.5%。在 2000—2010 年的 10 年间，老年人口增加了 540 万，即 15.3%，几乎是 65 岁以下人口增长速度的 2 倍，预计未来 10 年将增加 36%（图 11-1）[1,2]。到 2030 年，65 岁及以上老年人口预计将达到 7210 万，是 2000 年的 2 倍多。2010 年美国人口普查发现，年龄≥ 100 岁的人有 53365 人，比 20 年前增长了 53%，而且这一趋势将持续下去。在老年人中，女性与男性的比例为 1.32 ∶ 1；年龄≥ 85 岁人口中，女性与男性的比例增加到 2.06 ∶ 1[2]。

平均来说，65 岁的女性可以再活 20.5 年，而男性可以再活 18 年。自 20 世纪 90 年代中期以来，随着医疗条件逐步改善，美国老年人的预期寿命增加了 4 年

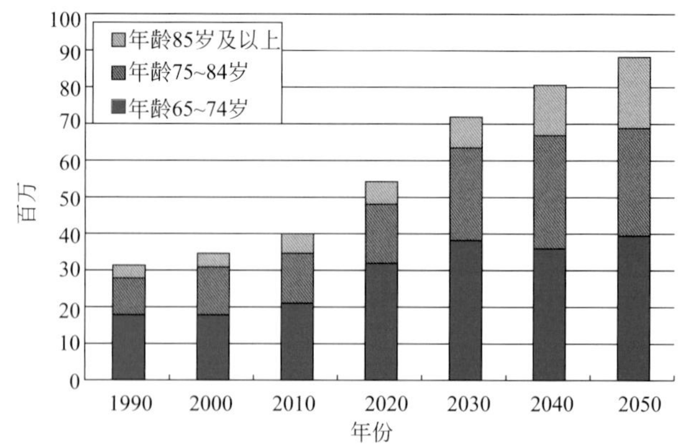

图 11-1　在未来 25 年老龄人口将会急剧增加

来源：Administration for Community Living, U.S. Department of Health and Human Service.*Aging. Projected Future Growth of the Older Population.* Available at http://aoa.gov/AoARoot/Aging_Statistics/future_growth/future_growth.aspx. Accessed May 23, 2014

多。然而，与其他高收入国家相比，寿命的增长幅度要小，主要是因为老年人在年轻时重度吸烟[2]。其他因素，比如肥胖、饮食、锻炼以及经济水平不平等，也造成了美国和其他高收入国家之间预期寿命的差异。

老年人的慢性疾病

慢性疾病在老年人群中很常见。表 11-1 列举了 Medicare 人群中最常见的慢性疾病。高血压、高脂血症及关节炎在老年女性中比较常见，而心脏疾病多见于老年男性。多种慢性疾病（MCC）的定义是指患有 2 种或 2 种以上的慢性疾病，2/3 的 Medicare 人群有 MCC，最为常见的是患有 3 种或 3 种以上的慢性疾病（图 11-2）。比如，在 Medicare 受益人群中，大约 50% 的心力衰竭或脑卒中患者通常同时患有 5 种或 5 种以上的其他疾病[3]。总体而言，33% 的老年人患有 2 ～ 3 种慢性疾病，而 21% 的老年人患有 5 种甚至更多种疾病。随着年龄的增长，慢性疾病的种类也会增加，在年龄 85 岁及以上的老年人群中，超过 50% 的人患有 4 种或 4 种以上的慢性疾病（表 11-2）。在患有 3 种慢性疾病的 Medicare 受益人群中，患有高血压、高脂血症并伴随其他疾病如糖尿病、缺血性心脏病和关节炎是最常见的情况（表 11-3）。种族和民族差异对老年人 MCC 的发生几乎没有影响[3]。随着婴儿潮一代人口年龄的增长，慢性疾病的患病率将会显著增加。

表 11-1 65 岁及以上 Medicare 受益人群中常见慢性疾病的患病率

慢性疾病	患病率 /%
高血压	58
高脂血症	48
关节炎	31
缺血性心脏病	29
糖尿病	27
慢性肾脏病	17
心力衰竭	15
抑郁症	14

来源 : Centers for Medicare and Medicaid Services (CMS). *Chronic Conditions Among Medicare Benefciaries;* Chart Book, 2014 ed. Baltimore, MD。

表 11-2 2010 年 Medicare 根据慢性疾病的数量和年龄按服务付费（FFS）的受益者百分率

慢性疾病的数量	65 ～ 74 岁 /%	75 ～ 84 岁 /%	≥ 85 岁 /%
2 ～ 3	34	33	29
4 ～ 5	20	27	29
≥ 6	9	18	25

来源：Centers for Medicare and Medicaid Services (CMS). *Chronic Conditions Among Medicare Beneficiaries*; Chart Book, 2012 ed. Baltimore, MD。

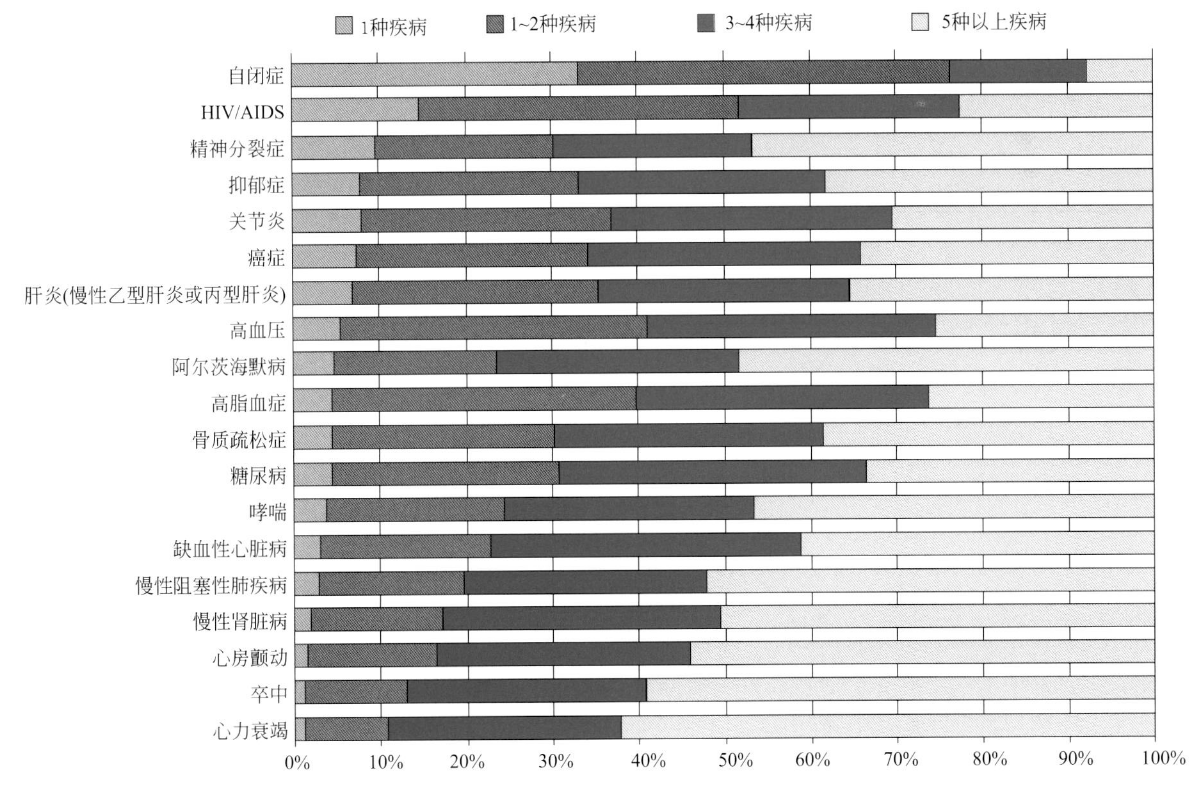

图 11-2 患有 3 种或 3 种以上慢性疾病在 Medicare 受益人群中很常见

来源：*Chronic Conditions among Medicare Beneficiaries*, Chart Book, 2014 ed. Baltimore, MD: Centers for Medicare & Medicaid Services

表 11-3　Medicare 按服务付费（FFS）受益者的慢性共病情况

慢性共病	患病率 /%
高脂血症、高血压、缺血性心脏病	33.7
高脂血症、高血压、糖尿病	29.9
高脂血症、高血压、关节炎	25.7
高脂血症、糖尿病、缺血性心脏病	21.5
高脂血症、缺血性心脏病、关节炎	19.3

来源：Centers for Medicare and Medicaid Services (CMS). *Chronic Conditions Among Medicare Beneficiaries*; Chart Book, 2012 ed. Baltimore, MD。

MCC 会导致患者更差的临床结局、身体功能受限，并造成高住院率及高昂的医疗费用[3]。随着慢性疾病数目的增加，住院率、再入院率、急诊就诊率以及家庭医疗服务使用率均有升高[4]。日常生活活动（activities of daily living，ADL）包括洗澡、穿衣、进餐、床椅转移、行走、如厕等。工具性日常生活活动（instrumental activities daily living，IADL）包含更高水平的活动，如做饭、理财、使用电话以及正确服药等行为。而在老龄人口中，存在 ADL 和 IADL 障碍的人口在不断增加（图 11-3）。超过 27% 的 65 岁以上社区居民完成 ADL 有困难，并且 13% 的人需要别人帮助完成 IADL[2]。而 37% 的老年人存在其他类型的障碍，如视力、听力、认知、行走或自我照护等方面问题[2]。不能自我照顾的老人需要看护才能维持日常生活。而小部分老年 Medicare 人群（11%）需要由照料者提供有偿或无偿的个人护理服务。

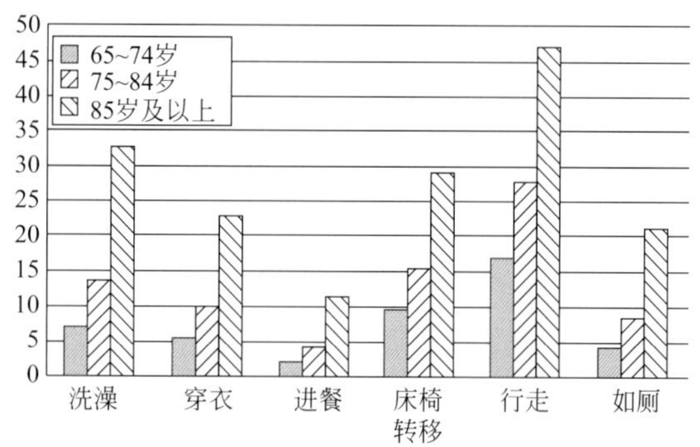

图 11-3　随着年龄增长，日常生活活动受损增加

来源：Administration on Aging, US Department of Health and Human Resources.*A Profile of Older Americans;* 2011. Available at http://www.aarp.org/content/dam/aarp/ livable-communities/learn/demographics/a-profile-of-older-americans-2011-aarp.pdf

服务复杂疾病老年人所面临的挑战

对复杂疾病老年患者进行综合评估需要专业知识和时间。除了体格检查外，还需要做功能、心理以及社交评估。如果老年人存在认知、视觉、听觉等障碍或不能进行沟通交流，那么采集患者既往病史信息是非常困难的。同时，老年人会因为害怕自己被诊断为灾难性疾病（痴呆、癌症），或被送进疗养机构或认为自己的症状只是一种正常的衰老现象而低报自己的疾病症状。询问一些关于功能能力的问题对发现他们潜藏的疾病至关重要，比如：让一名老年人描述昨天他做了什么，可能会发现他存在久坐的生活方式，并且，进一步询问可能会发现是疼痛限制了其活动。

获得 MCC 患者全面而准确的用药清单也不容易。医疗保险理赔数据不报销非处方药及患者自购药物，而且患者可能在多个药店购买药物。多重疾病患者通常会找多个医生就诊，而一个医生可能并不知道另一个医生也在诊疗该患者且为其开具了药物。

了解一个患者的社会状态必须花一定的时间，才能确认患者的生活状态，（如他是否独居，能否照顾自己）。需要确认患者的照料者或者监护人，并且让他们参与患者的诊疗决策。同时，了解患者的经济状况也很重要，以确保有足够的资源用于购买药物、食物及医疗服务。如果没有足够的经济支持，患者可能需要联系当地的社会服务机构。

老年人的疾病表现常常不典型，其诊断过程更加复杂。生理储备减少，机体内平衡容易被破坏；一个系统的疾病可能在另一个系统出现症状。由于老年人大脑的生理储备减弱，即使病因性疾病集中在另一器官系统，谵妄和认知障碍等症状也经常会出现。既往存在风险因素的老年人，其感染和贫血的应激反应可能表现为心力衰竭，因而展开对心力衰竭的救治，而此时本应该对某处的原发病灶进行适当治疗。例如，心肌梗死可能会表现为虚弱或者神志不清，而不是典型的胸痛；消化性溃疡可能不出现疼痛。因为一些共病的临床表现很相似，对于患有多种慢性疾病的患者来说，可能对多种慢性疾病患者发生的新症状进行诊断变得十分困难，因而容易造成误诊。另外，区分已有慢性疾病症状和新发疾病症状是非常重要的，也很有挑战性。

老年综合征不是具体的疾病，而是常见于老年人的一系列症候群。老年综合征有多种定义，通常包括跌倒、急性意识混乱、晕厥、体重减轻、尿失禁和头晕等症状。老年综合征会导致发病、功能衰退和死亡的增加。潜在疾病和药物应被视为这些综合征的潜在诱因。药物不良反应会导致老年综合征，损害个体完成 ADL 和 IADL 的能力。

衰弱（frailty）通常定义为包括体重在 12 个月内无意中减轻 10 磅以上、身体疲惫、握力测量显示变弱、步行速度下降以及体力活动减少等一系列症状[5]。出现 3 种以上（含 3 种）这些症状的患者，被认为是衰弱。出现以上 1 种或 2 种症状的人被认为是衰弱前期（prefrail）[6]。由于对衰弱的定义不同，社区老年人衰弱患病率的估测范围较为宽泛，从 4% ～ 59% 不等。平均约有 42% 的社区老年人处于衰弱前期，而 11% 的老年人为衰弱。衰弱随年龄的增长而增加，80 ～ 84 岁人群患病率为 15.7%，≥ 85 岁人群患病率为 26.1%[7]。衰弱增加了 MCC 患者治疗的复杂程度。要确定衰弱是否至少有一部分原因是药物治疗导致的，必须进行全面用药评估。但药物治疗也可以改善衰弱问题，比如，有效的关节炎治疗可提高握力及步行速度，或治疗此前未发现的抑郁症。

对 MCC 患者的治疗面临诸多困难。在 MCC 患者中，老年人比例较高（见图 11-2），他们服用药物品种数也比较多。老年人中，药物不良事件（ADE）的发生率随着服用药物品种数的增加而增加。多重用药不仅会引发用药依从性问题，还会增加用药成本。ADE 的症状，常被误诊为是现有疾病的恶化，或误诊为新发疾病。

许多老年人的慢性疾病始发于青年时期，随着年龄的增长，这些患者会出现疾病终末期的临床表现。例如，长期糖尿病患者可能会出现神经病变（增加跌倒风险）、视网膜病变和周围血管疾病以及其他需要特殊治疗的慢性疾病。又如患有几十年类风湿关节炎的老年患者，他的双手严重受损，以至于其无法自行用药。其他问题还包括当 2 种或 2 种以上的慢性疾病需要给予药物治疗却存在禁忌证的情景。诸如使用乙酰胆碱酯酶抑制剂治疗痴呆患者，但他却在使用抗胆碱能药物治疗膀胱过度活跃症，而抗胆碱能药物可能会拮抗乙酰胆碱酯酶抑制剂的作用，从而加重痴呆病情。

处方行为引起的医源性疾病

日益增长的问题

在美国，老年人门诊处方药占比为 33% 以上[2,8]。这一比例不包括草药、补充剂和非处方药 (OTC)，如果增加这些占比，那么将会使人口规模与药物使用之间的比例更加失衡。老年人群用药广泛，增加了药物不良事件（ADE）、药物 - 药物相互作用、疾病 - 药物相互作用、食物 - 药物相互作用的风险，从而导致患者用药依从性变差[9,10]。

为什么这些人群会有所不同，我们又该如何制订这些复杂的治疗方案呢？这些问题很重要，但它们往往受到多种因素影响且不容易解决。衰老伴随着生理机能的衰退和疾病的增加，老年人寿命的延长也会带来更多人与慢性疾病共存的现象[11]。为了与这些疾病作斗争，医生会开具更多的药物来维持生命或提高生活质量。然而，界定药物治疗的利弊可能是困难的，特别是老年人的治疗。随着患者年龄增长，添加药品的速度大于重新用药评估和停药的速度[12]。这种不平衡不仅增加了处方药物的数量，而且还可能导致意想不到的后果。

不适宜处方行为

处方行为引起的医源性疾病（prescribing iatrogenesis）也被称为处方级联效应（prescribing cascade），已被大众熟知[13-16]。其最被认同的定义是在 20 世纪 90 年代由 Rochon 等提出的，他们认为当一种药物的副作用被误认为是一种新病情时，就会发生处方级联效应，从而导致使用第二种药物[16]。老年人治疗中这种情况非常普遍，启用一种额外的药物来治疗一种被认为是新发的疾病，这就造成了医师为患者第 14 次、第 15 次，甚至第 19 次开具新的药物。

执业医师和患者的个性影响着开具处方的难度，但并没有确定哪种因素是造成复杂处方的主要原因[17]。临床医生未能及时意识到 ADE 并对其采取行动的原因，可能在于老年人无法将身体产生的新症状与药物联系起来，或者医务人员将这种身体或心理上发生的新变化归咎于衰老，而没有将其认定为 ADE[18]。无论如何，不明原因的 ADE 可能造成严重的后果。

图 11-4 说明了处方级联效应的潜在意外后果。患者用非处方药布洛芬治疗关节疼痛，布洛芬继而对其血压产生不利影响。患者预约就诊血压问题，医生处方了利尿药治疗其血压升高问题。患者随后又去泌尿科就诊，医生针对尿频等症状选择了奥昔布宁进行治疗。这种无意识地解决药物副作用的处方行为，书面上看关联很明显，医生在临床实践中却很难识别。如前所述，患者或医务人员都可能缺乏相关意识，就会开具新的处方药物而引起医源性疾病。此外，临床协作不佳也会妨碍医生对药物相关不良反应的识别。

临床协作不佳，也就是给患者诊疗的几个医疗人员之间沟通不足，这被认为是老年人药物 - 药物相互作用和 ADE 的潜在诱因[19-21]。Green 等评估了医生给老年患者开药的数量与该患者自我报告 ADE 的可能性之间的相关性。该研究对 405 名年龄≥ 65 岁且有医疗保险的老年人进行了电话调查，内容涉及处方医生数量、慢性疾病、药物、ADE 和一般健康状况。研究人员发现，处方医生的数量是患者自我报告 ADE 的独立危险因素。事实上，在这项研究中，每增加一位医生给患者开具处方，其报告 ADE 的概率就会增加约 29%[22]。

正如人们所料，对老年人实施全面用药评估是进行适当诊疗的必要条件。医务人员必须仔细调查新发疾病的病因，很有必要反复重新评估患者服用的每种药物。正如 Gurwitz 所说的，“老年患者出现的任何症状，都应该考虑为药物的副作用，除非有其他证据表明不是药物引发的”[23]。遵循这一建议，可以帮助识别药物相关的不良事件，避免持续发生处方级联效应。

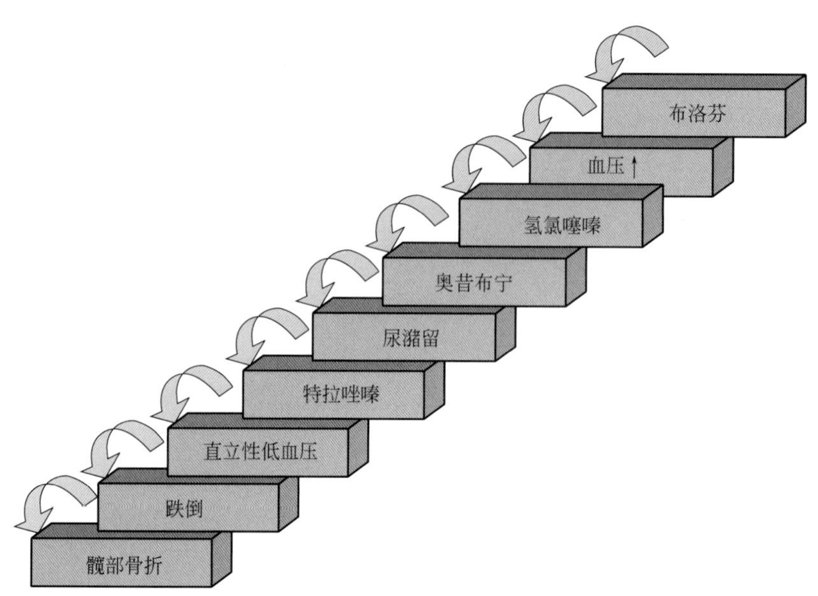

图 11-4　当一种药物引起不良事件需要使用另一种药物治疗时，继而又引起另一种药物治疗相关问题，然后又需要使用另一种药物进行治疗，这就是处方级联效应。图中的布洛芬引发血压升高，然后加用利尿药治疗高血压，出现尿频后却被误诊，患者又接受了奥昔布宁治疗，引发尿潴留，继而又用特拉唑嗪治疗。特拉唑嗪引发直立性低血压，从而导致跌倒和骨折

多重用药

由于以疾病为重点的研究取得了成功，许多有效治疗急慢性疾病的新药已经上市。然而，大多数研究都只证明了这些新药对单一疾病的有效性和安全性。而复杂疾病的患者，通常不在上市前临床试验范围之内。很少有人评估老年人同时使用多种药物治疗多种疾病的有效性和安全性[24]。由于缺乏治疗 MCC 老年患者的数据，许多医生为患者的每种疾病各开具一种处方药，而不是有所侧重。因此，复杂疾病的老年患者可能因过度用药而出现依从性变差、产生更高的医疗费用和发生更多不良事件的问题[25]。

处方级联效应通常与多药联用（polymedicine）或多重用药（polypharmacy）有关。多药联用是指随着医疗问题数量的增加，使用药物的数量随之增加，而多重用药是指不必要地服用超出临床适应证的药物[26]。多重用药可进一步定义为治疗方案过多导致服药的数量增加。这个数量因患者和环境而异，通常认为是服用 5 种或 5 种以上的药物[27,28]。如处方级联效应所示，了解和识别多重用药，可帮助临床医生减轻患者用药负担和降低方案复杂性。

随着年龄的增长，患者服用的药物数量增加，医务人员有更多的机会去评价和重新评估药物使用情况。减少多重用药治疗的策略包括全面用药评估、患者与医务人员的沟通、临床协作以及患者确定的诊疗目标，其中最重要的是患者确定的诊疗目标。

适当诊疗面临的障碍

MCC 患者对医疗的需求和渴望，有别于存在较少医疗问题的患者。当患者从单一的慢性疾病进展到 MCC 时，他们的需求也发生了变化。医务人员必须关注多种主诉，以往解决单一主诉人群的应对方式可能会削弱这个治疗过程。有限的诊疗时间妨碍了医生对复杂疾病老年患者主诉的适当关注，因为解决患者的这些诉求需要增加诊疗时间。问诊时间不足，会造成患者就诊的次数增加，这对于存在交通问题、共付资金受限以及行动不便的患者来说，就诊困难且十分不悦。获得充分的诊疗，不仅患者本人受益，其家庭或照料者也受益。缺乏社会适当的支持，可能会造成不利的健康结果。

便利的医疗服务，对老年人来说很重要。这些患者需要有人协调他们的诊疗，细致清晰沟通个性化治疗计划，优先解决他们多种疾病存在的问题需求，并与专科医生和医生的延伸服务者（药师）等监护人员维持长久的治疗关系[29]。如果患者的诊疗缺乏协调和连续性，患者难以获得最佳治疗[30]。患者希望医务人员能够倾听并了解他们的需求。患者对问题需求的优先级排序，不同于其医务人员考虑的优先级别，这种矛盾也是造成患者无法获得适当诊疗的另一个障碍。

临床协作

给 MCC 患者提供的医疗服务，常常呈现碎片化、低效、复杂、混乱和昂贵等特征[31]。表 11-4 展示了患者和照料者对无法提供高质量诊疗造成其不良健康结局产生的不同认知[32]。患者和他们的照料者认为，临床协作不佳、医务人员之间沟通不畅以及对医疗系统缺乏信心，是导致不良健康结局的主要原因。美国退休人员协会（AARP）的一项调查发现，一些照料者报告说缺乏提供护理服务的必要技能[32]。该调查还发现，大多数 MCC 患者有多次就诊专科医生的记录，差

不多有 30% 的患者在 3 年的时间里就诊专科医生的次数≥ 13 次，46% 的患者就诊专科医生的次数为 5 ～ 12 次。患者和照料者还报告说，他们从多个医务人员那里得到了相互矛盾的信息；有 20% 的受访者认为，他们的健康状况恶化源于医务人员之间的沟通不畅。

表 11-4 慢性疾病患者及其照料者报告的诊疗质量问题

提出的诊疗问题	患者报告 /%	照料者报告 /%
就诊医疗机构后未随访就诊	5.5	14.9
患者未得到应有的诊疗	8.7	16.8
临床协作不佳	18.2	25.2
医务人员之间沟通不畅	19.7	30.9
对医疗系统缺乏信心	24.9	34.9

来源：AARP Public Policy Institute. *Beyond 50.09 Chronic Care: A Call to Action for Health Reform;* 2009. Available at https://www.giaging.org/documents/beyond_50_hcr.pdf (page59)。

延续性护理

当把老年人从一个医疗环境转移到另一个医疗环境，他们很容易受到环境改变和医务人员之间沟通不畅的影响。延续性护理包括一系列广泛的服务，其目的是提供连续性治疗服务，防止出现不良结局，特别是高危慢性疾病患者在不同级别诊疗机构之间转移时。因为延续性护理业务还正处于发展阶段，目前还没有确定的标准 [33]。当把患者从急诊环境转移到居家环境、康复机构或长期护理机构时，常常处于风险之中，其中一个问题就在于，急诊医疗的医务人员很少参与后急诊医疗，而后急诊医疗的医务人员也极少或不会收到出院时提供的沟通信息 [34]，新型住院医生（医院里的家庭医生）的发展趋势加剧了这一问题。来自 Medicare 受益人的数据表明，30% 以上的出院患者在出院后 30 天内会经历至少 2 个医疗机构间的转诊，其药物治疗及治疗计划连续性是延续性护理的重要因素 [34]。由于各个医疗环境之间的照护衔接较多，用药差错的风险及沟通不畅不断增加 [35]。

Medicare 数据显示，患者出院后 30 天内再次入院的情况很普遍 [33]。转诊记录文档常常信息不全，缺少住院治疗过程及出院治疗计划等具体细节记录；另外，记录文档可能过于简短或手写潦草且难以阅读 [34]。约 20% 的 Medicare 受益人在出院后 30 天内再次入院，34% 在 90 天内再次入院，超过 50% 的患者在 1 年内再次入院 [36]。再次入院的原因往往不同于初次诊断，例如，因心力衰竭住院的患者常常在 30 天内因肺炎、肾功能不全及营养或代谢相关问题再次入院 [36]。老年人更容易因住院产生不良结局，例如睡眠障碍、精神压力增加、卧床造成的肌肉萎缩，以及因进行诊断性检查耽误进餐而造成营养不良等，这些均可导致病情的进一步恶化或体质衰弱。住院的老年人经常出现谵妄，这是延长住院时间和出院后产生问题的危险因素。这些类型的医源性医院相关事件，使老年人面临出院后不良健康结局的风险，被称为“出院后综合征”[37]，该综合征是一种获得性的暂时性疾病状态，常发生于患者急性疾病后的康复期。老年患者由于生理机能下降，更易罹患“出院后综合征”。为预防出院后综合征，临床医生应在住院期间及出院后更加注意避免其引起的睡眠障碍、营养不良、疼痛管理不良等原因 [37]。关注患者整体而不仅仅是关注患者住院的直接原因，可能会降低再次住院率。

缺乏适宜的用药重整可严重导致延续性护理不佳。入院时获得不准确的用药清单，会加剧这一问题的发生，特别是在没有可供所有医务人员查阅的统一数据库时。入院时不完整的用药史导致的处方差错，占医院所有处方差错的 25% 以上。在入院时发现患者的处方药和非处方药与用药史不一致的情况，发生率在 27% ～ 48%[38]。

在长期护理机构实施全面用药评估

对于居住在长期护理机构（LTCF）的 Medicare Part D 参保受益人，如果符合 MTM 服务标准，必须给予全面用药评估（CMR）。实施 CMR 的方式为面对面访谈或远程进行，这会面临一些困难。首先，LTCF 内的许多人患有严重痴呆，这也是他们不再居住社区的原因，与他们面对面互动交流很可能毫无成效；其次，对没有认知障碍的患者进行 CMR 评估时，这些机构既不提供电话，也不提供远程视频设备。实施 CMR 的药师也可能变成混合角色，给患者提供有矛盾的信息或与该护理机构的顾问药师相反的建议。理想的情况下，每月负责医嘱审核及不良反应监测的顾问药师，也应提供 CMR。然而，处方药保险计划 (PDP) 有责任安排 CMR 服务，但 PDP 可能无法与顾问药师签约，或可能会派遣自己的 CMR 药师。将 CMR 药师的建议与 LTCF 医务人员及顾问药师协调一致，可能是一项艰巨的任务。

CMR 药师想发挥作用，必须克服阻力，在不了解复杂疾病患者病史的情况下，提供 CMR 是有难度的；为了给出合理用药的建议而追溯既往病史是非常耗费时间的，而且这种详细的调查不太可能得到费用补偿。据 CMS 估计，进行一次年度 CMR 花费的时间为 40min。对于没有严重医疗并发症的社区老年居民来说，40min 是合理的，但对于居住在 LTCF 的复杂疾病患者来说，这点时间还是被低估了。

多数顾问药师已常年服务这样的机构，且每月都会到场提供服务，因而对居住患者的病史、用药史可能都非常熟悉。患有认知障碍的患者家属或授权书可能已经做出治疗决定而 CMR 药师并不知情，可能会添加有冲突或相互矛盾的用药建议。由于对 LTCF 居住患者进行 CMR 的要求是新近提出的，其中许多问题亟待处理，需要对应的解决方案。

适当诊疗的指导原则

基于指南的实践：质量重于数量

大多数老年人至少有 3 种慢性疾病 [39]。通常依据临床实践指南（clinical practice guideline，CPG）决定慢性疾病患者的治疗方法、治疗时间。这些指南提供了临床证据、专家共识和最佳实践的综述，以便改善整体诊疗过程。由于 CPG 只关注单一病种疾病，因此对患有多种疾病老年人的指南应用是有限的 [39]。例如，现有的糖尿病 CPG 没有考虑到可能与患者共病治疗相关的每一种药物 - 疾病相互作用或药物 - 药物相互作用，这些相互作用可能是实施指南推荐意见的结果。此外，许多现有指南并不是基于存在身体残缺、服用多种药物和患有多种共病人群制订的，而这些问题都是老年人群常见的 [40,41]。

更为复杂的是，运用 CPG 建立绩效付费模式和诊疗质量标准，可能无法反映患者的诊疗目标或准确描述医生对老年患者诊疗的质量 [39,41,42]。例如，初级保健医生有一个医疗质量指标，即帮助所有糖尿病患者的糖化血红蛋白（HbA1c）达到＜ 7% 的目标。一名医生随访了一位 95 岁的糖尿病患者，其实验室结果提示 HbA1c 为 8%；考虑到患者可能存在低血糖和跌倒的风险，该医生决定不敦促患者或者不开具额外的药物让他达到 HbA1c ＜ 7% 的目标 [43]。然而，如果诊疗质量指标设定为 HbA1c ＜ 7%，并且只是适当诊疗的唯一决定因素，那么该医生可能被视为不合格人员。

诸如 HEDIS 2016 和 ADA 糖尿病诊疗标准等更新的指南，为老年人等特殊人群制订了较宽松的 HbA1c 控制目标 [44,45]。2014 年，美国第八届全国联合委员会小组（Eighth Joint National Committee，JNC8）发布了成年人高血压管理的循证指南。该指南推荐，对年龄≥ 60 岁的成年人放宽血压控制目标，收缩压控制目标为＜ 150mmHg，舒张压控制目标为＜ 90mmHg [46]。

认识到老年人需要不同的诊疗方法很重要，也是朝着正确方向迈出的重要一步。不幸的是，某些疾病诸如高脂血症，可能没有足够数量的老年人（＞ 75 岁）参加随机对照试验，这些老年人无法根据循证建议来决定何时启动或是否启动、继续使用或是停止使用他汀类药物 [47]。由于老年患者的疾病复杂性，在推荐治疗干预措施之前，需要深思熟虑，从患者的角度出发，并考虑对生活质量产生的影响。需要更多针对老年人群的指南和随机对照试验，以确保老年人得到适宜的循证医疗。

Boyd 等 [39] 评估了 CPG 对假设的 79 岁女性患者的适用性，该女性患有 5 种慢性疾病（高血压、糖尿病、骨关节炎、慢性阻塞性肺疾病和骨质疏松症）。从每个现行的指南中，作者提取了药物类型、检测、饮食、运动、自我监测、环境变化、专科医生和其他临床医生参与随访的频率数据，以为该患者创建一份诊疗综合计划。

如果该患者的治疗方案依照每份特定疾病的指南，那么整个治疗将涉及 12 种每月花费超过 406 美元的药物以及 14 种非药物治疗建议和活动。这个方案需要每天分 5 次间隔时间，服用 19 剂药物。这项研究最令人震惊的发现是，存在药物 - 药物相互作用和药物 - 疾病相互作用的可能，同时缺乏患者的配合。所有接受评估的 CPG 均未考虑综合治疗计划对患者或照料者造成的经济负担 [39]。

这项研究强调了在治疗老年患者时将 CPG 作为唯一信息来源的局限性。为了优化老年患者的诊疗，医生应该使用 CGP 作为参考点，但要考虑每一种疾病，因为它与患者的共病和诊疗目标相关。对复杂疾病患者的有效管理，并不是由特定疾病需要使用的药物数量决定的。只有当一种治疗方案利大于弊，且对患者生活质量没有显著影响时，治疗方案才是成功的。

患者的思虑

制订治疗决策时，应考虑患者偏好——这个观念既不少见也不新颖。然而，正确的治疗选择具备科学基础的假设，在临床实践中依然根深蒂固 [48]。美国医学研究所（IOM）2001 年的报告《跨越质量鸿沟》，提出了以患者为中心的诊疗概念，让患者参与临床决策。该报告进一步提出，临床医生应该确保“患者的价值观融入所有临床决策” [49]。医务人员往往为患者选择治疗方案，目的是改善健康，但没有充分说明替代方案或所选治疗方案的风险，这种类型的治疗决策通常只是基于医务人员的信念、偏好及厌恶，而未顾及患者的信念、偏好及厌恶 [50]。

共享决策（shared decision-making）被定义为医生和患者以不带任何偏见的方式评价所有可用治疗方案的获益和风险的沟通过程，同时结合患者的个人因素来决定优选的方案 [50]。有些患者可能安慰自己“医生最懂诊疗”，却忘记了临床医生对自己看重的价值或认为优质的生活质量知之甚少。治疗或不治疗的医疗决策能够对生活质量产生重大的影响，也很有可能导致治疗相关并发症甚至死亡，因此推进诊疗的共享决策理念尤其重要 [51]。

医务人员的思虑

为患有 MCC 的老年人诊疗，需要掌握关于老年药物治疗学的特定技能和知识。如果医务人员因缺乏老年医学相关知识，而认为自己已经为患者提供了恰当的治疗服务，就可能会造成意外伤害。经典的例子就是反复出现处方级联效应。医务人员掌握年龄相关药代动力学和药效学变化是必不可少的技能，就如同要能识别疾病症状与药物不良反应症状一样。能够评估老年人的功能、心理和经济状况，与评估其身体状况同等重要。由于许多老年人存在认知、听力和视力障碍，这使得与其沟通变得更加困难，同时延长了药物治疗管理（MTM）服务时间，因此问诊老年人也需要特定的技能。药师与其他医务人员一样，可能会因为不应用老年诊疗原则而伤害老年人。

药师向老年人提供 MTM 服务，应具备老年药物治疗知识。这些基础知识可以通过登录美国老年医学会网站获得，网址为 http://www.americangeriatrics.org。该学会出版的《Geriatrics at Your Fingertips》手册（印刷版、网络版和移动版）还提供了老年人用药及剂量推荐指南、临床指南、计算方法、评估工具等内容。此外，美国顾问药师协会（http://www.ascp.com）也是一个可用的资源。该协会的网站为向老年人进行诊疗的药师提供了有用的临床信息，如老年人药物治疗的在线继续教育。该协会还提供针对老年药学实践的现场继续教育。

用药评估

药物处方中存在的多方面问题，会影响患者治疗的质量和适宜性。避免使用不适当的药物、识别药物相关的不良事件和药物相互作用，以及鼓励患者参与治疗，将会对患者诊疗结局产生有利的影响[52]。应用识别处方药物是否适宜恰当的筛选工具，是评估和改善处方质量的一种方法。

Beers 标准

Beers 标准是最广泛用于评估不适当处方的工具，最初于 1991 年以专家共识的形式面世[53]。早期的标准明确列出 30 种药物清单，无论诊断什么疾病，均不适宜处方给疗养院老年患者；随后 Beers 标准相继更新了 4 次（1997 年、2003 年、2012 年和 2015 年），以便适用于更广泛的老年人群[54-56]。美国老年医学会修订的最新版本，不仅包括了先前提到的老年人潜在不适当药物清单，还增加了需要根据患者肾功能调整给药剂量的药物清单，以及老年患者联合用药时可能产生特定伤害的药物 - 药物相互作用的概述。

Beers 标准的第一部分提供了相关用药建议，以及药物在特定疾病或身体状况使用的条件。这意味着无论患者有何种合并症，医务人员对本部分确定的任何药物均应加以注意。例如，该标准建议避免使用多沙唑嗪，而应选择风险效益比较高的替代品。本部分纳入多沙唑嗪的理由是，其存在直立性低血压的高风险和替代药物的可及性。这一部分内容为筛查患者可能存在不适当用药提供了统一的标准。

第二部分讨论了由于药物与疾病或药物与症状之间存在相互作用而应避免使用的药物，并确认了可能加重或恶化疾病与综合症状的药物。例如，痴呆患者应避免使用抗精神病药，因为抗精神病药的使用与痴呆患者卒中和死亡的风险增加相关。除非非药物治疗失败且患者对其自身或他人构成威胁，否则 Beers 标准建议在该人群中应谨慎使用抗精神病药。本部分重点介绍了当为患者一种疾病开处方时，还需同时考虑到其共患疾病的影响。

新版标准的第三部分介绍了老年人应谨慎用药的总体指导。本部分内容考虑了年龄相关生理功能下降的状态。例如，由于老年人出血的风险更大，达比加群被列为谨慎使用的药物。另外，目前还尚未对肾功能不全患者使用达比加群进行临床试验的全面评估。本部分内容强调的是谨慎使用，因为这些药物可能会对老年人造成严重后果，但尚无证据支持将其列为避免使用的药物。

Beers 标准新增的第四部分重点探讨了药物和药物之间的相互作用，同时处方合用时显示可引起伤害。本部分内容重点介绍的是非抗感染药物，并介绍了同时处方某些药物时可能发生的累加效应。例如，该标准建议避免将皮质类固醇与非甾体抗炎药（NSAIDs）合并使用，因为这会增加消化性溃疡和胃肠道出血的风险。如果无法避免合用，可以考虑给予胃肠道保护。

第五部分列出了根据个体肾功能调整剂量或完全避免使用的药物清单。这些建议是基于循证，同时还考虑了肾功能不全的程度（如轻度、中度或重度）。Beers 标准最后列出了已知的强效抗胆碱能药物清单。一份替代的药物清单可在附件中找到，这使得避免使用上述药物的要求更加可行。

Beers 标准的优势在于它可以在多种临床环境广泛应用于所有类型的老年患者。另一方面，Beers 标准并没有考虑到患者的个体特征或特殊情况，因此也不一定适合处方确认的药物。重要的是，要记住该清单最初是作为研究工具设计的，只能识别可能不适当的药物。使用者应仅将 Beers 标准用作识别工具。一旦被确定为潜在不适当用药，请考虑开药的临床使用环境，然后就其适用性做出临床决定。通常而言，Beers 标准中列出的药物都有较好的替代方法。当然，也有使用 Beers 标准药物是适当的情况。患者使用 Beers 标准列出的药物时，应密切观察药物不良事件和药物疗效。

老年人不恰当处方筛查工具 / 处方遗漏筛查工具

老年人不恰当处方筛查工具（STOPP）和处方遗漏筛查工具（START）是改善老年人群用药处方行为而开发的系列工具。这两种筛查工具均在 2015 年进行了更新，并将受肾功能影响的药物纳入其中[57]。

STOPP 为筛查潜在不恰当用药确定了 80 个具有

临床意义的标准，重在消除医嘱差错行为（开具潜在不适宜的药物）。例如，给患有痴呆、青光眼、慢性便秘或良性前列腺增生（BPH）的老年人开具奥昔布宁，STOPP 就会提示这个药物不适宜。同时，STOPP 还针对使用每一种药物提出了临床相关的监护点。在上述例子中，STOPP 会提示老年人使用奥昔布宁后可能会产生意识混乱（痴呆）、病情恶化（青光眼和便秘）和尿潴留（BPH）等问题。与 Beers 标准更新版类似，STOPP 也为不适宜治疗提供替代方案。如 STOPP 推荐使用行为疗法治疗急性尿失禁、采用饮食疗法治疗便秘，而不是服用奥昔布宁。

START 包含了 34 个老年人群常见疾病的处方提示。该工具是为了识别处方不足或用药遗漏(未开具一种有益于老年人的适当药物)而开发的。START 提供了老年人常见疾病和没有禁忌证情况下推荐的治疗药物。例如，骨质疏松症患者推荐服用钙剂和维生素 D。该工具帮助医务人员确保患者的每一种疾病都得到适当的完整治疗。然而，正如 START 所指出的，重要的是确保患者从建议的治疗中获益并且确保治疗方案与患者诊疗目标相一致。

与 Beers 标准相比，STOPP 和 START 具有考虑患者特性及识别处方不足的优势。然而，无论是 STOPP 还是 START，都无法提供整个老年医疗实践需要的详尽方案。临床医生可以使用这些工具来发现潜在的药物治疗相关问题及药物治疗疏漏的差错，优化对患者的诊疗服务。请记住提出的建议并不适用于所有患者。

用药适宜性指数

用药适宜性指数（MAI）是一份由 10 个问题组成的列表，临床医生开具每种单独的药物时应该问自己这 10 个问题[58]：

① 患者有这种药物的适应证吗？

② 药物对这种疾病有效吗？

③ 给药方案正确吗？

④ 用药指导正确吗？

⑤ 用药指导实用吗？

⑥ 是否存在具有临床意义的药物 – 药物相互作用？

⑦ 是否存在具有临床意义的药物 – 疾病 / 症状相互作用？

⑧ 是否与其他药物存在不必要的重复用药？

⑨ 治疗疗程可以接受吗？

⑩ 与其他同等疗效的药物相比，这种药物是最便宜的选择吗？

这份问卷以结构化的系统方式，为临床医生提供了一种评估每种药物的简化方法。与传统的筛查工具不同，MAI 可以也应该在每一次接诊患者时使用。

MAI 重点关注药物适应证、有效性、剂量、正确用药说明、实用性指导、药物 – 药物相互作用、药物 – 疾病相互作用、重复用药、疗程和费用。例如，如果一个患者一天必须 8 次服用药物，但是病情未得到缓解且负担不起药费，那么这张处方可能不适宜。在这种情况下，用药指导说明是不实用的，药物也是无效的，也没有考虑治疗费用。所有这些参数都会影响患者的依从性、耐受性和患者治疗结局[58]。MAI 应该成为临床医生记住的复核清单，针对每次接诊患者时所用药物应该解决的各个参数。

超越理赔数据

Beers 标准、STOPP/START 和 MAI 是评估用药适宜性的工具。然而，这几个工具还不够全面，不能满足所有患者的全面需求。处方理赔数据也可以谨慎使用。在进行 MTM 评估时，医务人员不应该将处方理赔数据作为唯一的信息源。处方理赔数据可以作为更好了解患者用药情况的指导，但是这些数据并不能提供药物的应用背景。医务人员如果无法获得患者的医疗记录，那么很难获得足够的信息并作出循证治疗的推荐。在这些情况下，患者问诊变得越来越重要。患者可能正在服用的某种药物，但并不在保险理赔范围中；或者患者正在服用用现金购买的药物，因为药费低于保险自付费用及处方药福利计划的共付费用；或者他们可能正在服用非处方药或别人的处方药。患者或照料者可以提供如何服用、何时服用以及为什么要服用特定药物的基本看法。MTM 药师应该期望患者提供必要的用药记录或信息，以便做出明智的决定。仅依赖理赔数据而不进行全面的问诊，可能会导致信息误解及伤害患者。

改善健康结局的干预措施

建立药师与患者的关系

有效的 MTM 服务需要建立患者 - 药师间相互信任的关系。患者可能不愿意与素不相识的药师坦诚沟通，尤其是 MTM 药师通过电话沟通时。因此，在药师对于患者来说是陌生人时，双方必须建立互信关系。药师可以通过简单的自我介绍及介绍简短的职业经历与患者建立信任关系。由于 MTM 服务相对较新，许多患者对陌生人询问自己的个人信息并提供他们根本不了解的服务时，会有质疑。他们可能认为自己的医生才应该提供 MTM 服务，而药师提供 MTM 服务是不必要的。如果患者之前没有接触过药师，那么让他同意接受 MTM 服务就会比较困难。患者必须了解就诊 MTM 的目的，知晓药师通过 MTM 服务采集信息后所做的事情。在进行 MTM 过程之前，应该让患者提出问题并直接给予明确的解答。为了帮助建立双方互信关系，必须让患者感到他们的利益 / 诊疗需求才是药师关注和 MTM 就诊的核心。匆忙问诊而不解决患者关心的问题，会妨碍患者与药师建立高质量的互信关系。患者必须与药师相处轻松愉快，才可能讨论药物治疗问题，如依从性变差、药物负担增加和可能发生的药物不良反应。

给患者赋权

由于 MTM 药师不是基层医疗机构医生，MTM 评估后的建议是否能够实施还面临挑战。MTM 药师和处方者之间的良好协作 , 对于加强临床协作、用药管理以及改善患者结局 , 都是至关重要的。尽管如此，药师与处方者的关系并非推动患者积极变化的唯一因素，患者才是实施 MTM 过程的关键要素。当药师和处方者之间尚未建立合作时，应该给予患者必要的信息，让患者主导所获医疗服务的各个方面；鼓励患者提出问题并期待结果。适当的随访和诊疗行动 , 都是由患者落实的。

识别衰弱

纽约州中西部健康基金会和雪城大学（Syracuse University）老龄化研究所共同建立了一个研究模型，用于识别可能引起社区居住老年人逐渐衰弱的潜在事件或变化 [59]。这些触发因素可能来自老人自身（例如经济压力、精神和行为健康状况、急性疾病、慢性疾病、对食物 / 营养的可及性）、家庭 / 社区（如临床协作混乱、虐待老人、照料者问题）和 / 或社会 / 医疗系统层面（例如 , 药物治疗管理、交通出行困难、诊疗衔接 / 医疗系统引导、资源差异）多种因素 [60]。如何有效减少这些触发衰弱的因素，目前还缺乏科学的干预经验，现有两个可用的工具。维持自理的综合服务研究项目（Program of Research to Integrate Services for the Maintenance of Autonomy，PRISMA-7）[61,62] 就是一款用于判别老年人是否处于衰弱风险的筛查工具，继而用综合衰弱评价指标（Comprehensive Frailty Assessment Index）[63] 做评估。一旦筛查出来，应该根据患者的需要，及时将他们转诊到以患者为中心的多维诊疗项目和老年医学慢性疾病管理专科医生。通过识别引起衰弱的触发因素并及时尽可能干预，可以使老年人在老年社区里自理生活的时间更长一些。

干预措施的效果

在帮助 MCC 患者改善健康结局方面，尚缺少辨别有效方法的研究 [64,65]。一篇 Cochrane 数据综述文章发现，针对特定风险因素或患者难以完成特定任务——诸如用药管理或生活自理功能等方面的干预，可能会有效果 [64]。其他资料亦证实，MCC 患者存在多重用药和复杂药物治疗方案的管理问题，针对这些问题进行干预可能比其他策略更有效 [66]。个案管理、改善医疗服务方式等宽泛的干预方法，不如有针对性的干预措施有效。对于有慢性疾病和复杂诊疗需求的患者进行门诊个案管理，并不会降低总体死亡率、改善功能状态、减少开支或减少住院 [67]。

临床协作

必须加强临床协作，以提高对 MCC 患者的诊疗质量。卫生政策专家杰拉德 · 安德森博士在美国参议院老龄问题特别委员会的听证会上说 :“如果 Medicare 计划想要降低支出同时改善结果，优化临床协作至关重要。Medicare 计划非常迫切需要更完善的临床协作。对于 23% 患有 5 种以上慢性疾病的医保受益人及患有痴呆症的医保受益人来说，临床协作尤其重要，因为他们可能难以协调自己的诊疗 [68]”。

不幸的是，美国的医疗体系在很大程度上不够协调，医院、长期护理机构、综合医疗门诊和居家护理服务方都各自为政 [69]。有证据表明，由一名患者的主治医生和其他医务人员组成的跨专业基层医疗团队的效果，比常规诊疗方式更好，不仅节约了医疗资源，还降低了成本。作为医疗团队成员，已经证明药师可以改善患者用药依从性、完善处方质量，并改善特定疾病患者的治疗效果，有效减少再住院 [69]。

为了改善临床协作和健康结局，正在测试一些新型诊疗服务模式。建立以患者为中心的医疗之家（PCMH）和责任制医疗组织（ACO）的目的，是为了解决一些问题，尤其是那些病情复杂患者的问题。建立临床协作机制是基层医疗的核心功能，但在医疗系统处于分散状态的情况下很难管理。PCMH 和 ACO 的建立，将有助于改善这样的临床协作机制，并确立两个基本目标：

①“建立信息传递机制。将诸如患者病史、药物清单、检查结果和患者偏好等信息，从一个医疗机构传递到另一个医疗机构的医务人员手里；这也包括诊疗信息与患者间的往来传递。”

②“明确患者整体诊疗中各个环节的主体责任人，建立问责机制。这包括明确谁是主要的治疗负责人，责任范围有哪些，以及何时与其他医护人员进行责任转交。如果诊疗流程中任何一个环节出现问题，有关责任主体 (无论是医务人员，还是医疗团队或医疗机构) 就该承担其相应责任。患者或家属有时也可能是责任主体 [70]”。

对 MCC 患者，需要团队合作来优化和协调其诊疗服务。团队中选定的成员各有特定职责，以确保诊疗照护的协调、优化医疗功能状态并降低患者住院风险 [70]。临床协作机制有 6 项具体工作：

① 确定并更新临床协作的需求。

② 创建并更新诊疗方案。

③ 承担医疗服务团队内部沟通，不同机构医疗团队之间的沟通，医务人员与患者及其家属之间的沟通。

④ 促进诊疗衔接。

⑤ 与社区资源的连接。

⑥ 推进医疗资源与群体需求的相互匹配。

个人的协调能力取决于其身体状况、社会和心理需求，还取决于患者对诊疗的偏好及其预期的健康目标。因此，对已建立的诊疗计划，需定期评估以确定目标是否达成、诊疗照护或结局是否存在差距，计划是否要按需求更新。医务人员内部、医务人员与患者及其照料者之间、两个医疗环境之间的良好沟通，对良好的临床协作至关重要。当在两个医疗机构之间诊疗衔接时，患者是脆弱无助的。为了促使潜在的风险最小化，两个医疗机构之间必须有移交责任和信息传递。老年人的照护需求，可以由社区资源来满足。地方老龄管理组织机构可以帮助人们与所需资源建立联系。在网址 www.eldercare.gov 上，按邮政编码或城市可查找相关社区资源和帮助。

治疗计划

处理老年人的复杂病情不能停留在发现疾病问题，应依靠临床医生和患者共同制订治疗计划来解决每个问题。给老年人制订有效的治疗计划时，要考虑预期寿命、获益时间、治疗目标和治疗目的[71]。治疗计划一旦解决了这些病症，医务人员就可以和患者一起商议某些药物治疗是否应该添加、继续或停用。

设定治疗目标时，还必须同时考虑生活质量和预期寿命。特别是对高龄（年龄≥85 岁）老年人来说，生活质量通常比寿命时间更为重要。就患者或照料者的偏好而言，如果治疗干预降低了剩余寿命的生活质量，则放弃治疗可能是个适宜的选择。由于复杂病情的患者有 MCC，可能使用了多种药物，为治疗新问题而添加药物可能造成更多的损害。诊疗决策时，治疗计划的复杂性是应考虑的一个方面，患者能否依从治疗计划？患者是否负担得起药物费用、是否配合治疗监测或能否理解相关说明？存在认知障碍的患者使用治疗指数狭窄的药物（如华法林）而发生不良事件的风险较高。患者服用过多或过少药物时，发生伤害的风险是否大于其潜在获益呢？

问题处理优先级

复杂病情的患者通常存在多种问题，设定治疗目标和问题处理优先级可能很困难。问题的紧急和严重程度，通常决定了治疗的优先次序。临床医生发现并认为重要的问题，可能不同于患者或照料者的认知。这种情况就需要与患者或照料者进行坦率的讨论。如果患者不依从治疗计划，那么一起制订的治疗计划就是徒劳的。在确定问题处理的优先次序时，还应考虑患者的治疗目标。如果糖尿病患者的 HbA1c 为 10.5%，同时患有骨关节炎性膝关节疼痛，那么患者可能不愿意先改变生活方式来控制糖尿病，而是先解决膝关节疼痛。

在 CMR 时，应将重点放在对患者日常生活影响最大的问题上，最优先解决这些问题。对患者来说，如若费用是问题，那么选择便宜的仿制药可能会很有用。如若患者的治疗方案过于复杂，会导致依从性变差，那么简化治疗方案、减少用药数量和/或给药频次，将是该患者优先要解决的问题。

如果病情允许，最好一次解决一个问题。如果同时实施两种或多种干预措施，患者病情变化时就可能无法判别究竟是哪一种干预措施所致。此外，同时实施太多治疗方法，可能会使患者或照料者感到困惑。

照料者负担

照料者负担（caregiver burden）是指照料者提供患者照护服务所付出的代价，可定义为“照料患者过程对其身体、心理、情感、社交和经济压力等多维体验产生的反应。[72]”照料者可能表现出抑郁、焦虑或紧张等，并述说其他身体上和心理上的症状[73,74]。照料者往往会忽略自己的健康，与非照料者相比，照料者负担是这类人死亡率较高的风险因素[73,74]。年龄较大的照料者照料配偶时，尤其容易产生不良健康结局[75,76]。患者越需要接受日常生活活动和工具性日常生活活动的帮助，照料者负担就越大。照料需要的时间越长，照料者负担越大，两者呈相关性[73]。

大多数照料者是女性，通常是女儿或儿媳妇。照料患者可能会妨碍自己的工作，也增加照料者的压力。照料时间越长，自己的工作时间可能就会减少，收入也会减少，甚至影响自己晋升和发展，这样就会增加自己每周的工作时间。花费时间照料患者，可能会造成自己失业。随着照料者照料时间增加，其自己的休闲时间、假期和陪伴家人时间就会减少。由于夫妻间长期的亲密关系，配偶之间的照料负担高于其子女[74]。由于居家的日常互动和承担更大的照料患者责任，与被照料者一起生活的照料者也要承受更高的负担（压力）。

痴呆在老年人中很常见，近 50% 的老年人表现出痴呆症状[77]。相对于没有痴呆的老年人的照料者，患有痴呆的老年人的照料者更有可能是其配偶，对痴呆患者的护理时间越长，照料者负担就越大[78]。由于痴呆是一种进行性疾病，随着患者进行日常生活活动和工具性日常生活活动的能力逐渐下降，患者需要看护的时间将持续延长。

如何帮助照料者

经常询问照料者如何应对和判别医疗需求，及其对资源的需求，是至关重要的。一些筛查工具可以帮助评估照料者负担，这将有助于临床医生确定在哪些方面提供具体帮助[79]。地方老龄组织机构可以免费或象征性收取相关费用，为照料者提供护理救助、食物配送和临时看护等工作，可有效减轻照料者负担。

美国退休人员协会（AARP）推荐了 10 种帮助照料者应对压力的方法[80]：

① 优先解决身体需求。合理饮食、进行适当运动和保持充足睡眠是至关重要的。必要时寻求专业帮助，解决身心健康问题。

② 保持与朋友或家人的联络。交流可缓解压力；照料者应该有与朋友和家人共度的时光。

③ 寻求帮助。应该求助他人来帮助照料患者或给照料者帮个忙。

④ 寻求社区资源。寻求社区管理机构或宗教组织帮助。

⑤ 适当休息。暂时给自己放一天假或休假，求助朋友、家人或者社区临时看护机构帮忙照料患者。

⑥ 处理情感。与朋友或家人分享您的感受。有时压抑情绪会影响身心健康。

⑦ 适当放松。找到并花时间去做一些让自己心情愉悦的事情，这是必不可少的。

⑧ 条理做事。按优先级排列事项，优先处理最重要的工作，不要觉得每件事都必须处理好。

⑨ 敢于拒绝。不要因拒绝他人求助而感到内疚。

⑩ 积极乐观。不要总想着没做好的事，多想做得好的事。

总结

随着老年人年龄的增长，他们所患慢性疾病的数量和严重程度在不断增加，他们的处方药物数量也随之增加，越来越难以区分新发疾病或疾病恶化和药物引起的不良事件，而且通常并没有意识到药物治疗导致处方级联效应是产生临床问题的可能原因。现在已经开发出了一些工具，可以帮助临床医生识别老年人应避免使用的药物。

改善临床协作和延续性护理，是确保治疗计划顺利实施及改善临床结局的基础。由于患者接受多个医生的治疗，医疗机构和医务人员之间往往存在沟通不畅或沟通误解问题。因而，缺乏良好的临床协作是产生不良结局的风险因素。

诊疗老年患者的临床医生必须关照患者的照料者，照料者自身的健康对照顾患者至关重要。照料者负担大小是其自身健康不良的风险因素，照料者可能不愿意求助他人。花些时间关心和理解照料者，了解其做事的方式，可能会发现一些问题，通过借助现有社会资源来解决。尽管照料复杂病情的老年人存在许多障碍和挑战，但患者、照料者和医务人员可以通过多种方式对患者的健康结局产生积极的影响。

参考文献

1. Administration on Aging, US Department of Health and Human Services. *Projected Future Growth of the Older Population*. Available at https://aoa.acl.gov/Aging_Statistics/future_growth/future_growth.aspx#age. Accessed December 29, 2016.
2. Administration on Aging. *A Profile of Older Americans: 2015*. Available at https://aoa.acl.gov/Aging_Statistics/Profile/2015/docs/2015-Profile.pdf. Accessed December 29, 2016.
3. CMS. *Chronic Conditions Among Medicare Beneficiaries*. Chart Book, 2011 ed., Baltimore, MD. Available at http://www.cms.gov/Research-Statistics-Data-and-Systems/Statistics-Trends-and-Reports/Chronic-Conditions/Downloads/2011Chartbook.pdf. Accessed December, 2012.
4. CMS. *Chronic Conditions among Medicare Beneficiaries*, Chart Book, 2012 ed., Baltimore, MD. Available at http://www.cms.gov/Research-Statistics-Data-and-Systems/Statistics-Trends-and-Reports/Chronic-Conditions/Downloads/2012Chartbook.pdf. Accessed December, 2012.
5. Morley JE, Haren MT, Rolland Y, Kim MJ. Frailty. *Med Clin North Am*. 2006;90:837-847.
6. Lacas A, Rockwood K. Frailty in primary care: A review of its conceptualization and implications for practice. *BMC Med*. 2012;10:4.
7. Collard RM, Boter H, Schoevers RA, Oude Voshaar RC. Prevalence of frailty in community-dwelling older persons: a systematic review. *J Am Geriatr Soc*. 2012;60:1487-1492.
8. National Institute on Drug Abuse. *Prescription Drugs: Abuse and Addiction*. Washington, DC: Nida Nih Dhhs; 2011;8.
9. Hepler C, Strand LM. Opportunities and responsibilities in pharmaceutical care. *Am J Hosp Pharm*. March 1990;47(3):533-543.
10. Salazar JA, Poon I, Nair M. Clinical consequences of polypharmacy in elderly: Expect the unexpected, think the unthinkable. *Expert Opin Drug Safety*. 2007;6:695-704.
11. Hanlon J, Artz MB. Drug-related problems and pharmaceutical care: what are they, do they matter, and what's next? *Med Care*. 2001;39(2):113-122.
12. Knight E, Avorn J. Quality indicators for appropriate medication use in vulnerable elders. *Ann Intern Med*. 2001;135(8 Pt 2):703-710.
13. Burkhardt H, Gladisch R. Pharmacotherapy of elderly patients from the clinical viewpoint. *Internist* (Berlin). 2003;44:959-967.
14. Gill SS, Mamdani M, Naglie G, et al. A prescribing cascade involving cholinesterase inhibitors and anticholinergic drugs. *Arch Intern Med*. 2005;165:808-813.
15. Rochon PA, Gurwitz JH. Optimising drug treatment for elderly people: The prescribing cascade. *Br Med J*. 1997;315:1096-1099.
16. Rochon PA, Gurwitz JH. Drug therapy. *Lancet*. 1995;346:32-36.
17. Simonson W, Fau-Feinberg, Janice L, Feinberg JL. Medication-related problems in the elderly: Defining the issues and identifying solutions. *Drugs Aging*. 2005;22(7):559-569.
18. Bates DW. Frequency, consequences and prevention of adverse drug events. *J Qual Clin Pract*. 1999;19(1):13-17.
19. Tierney WM. Adverse outpatient drug events: a problem and an opportunity. *N Engl J Med*. 2003;348:1587-1589.
20. Hajjar ER, Hanlon JT, Artz MB, et al. Adverse drug reaction risk factors in older outpatients. *Am J Geriatr Pharmacother*. 2003;1:82-89.
21. Zhan C, Correa-de-Araujo R, Bierman AS, et al. Suboptimal prescribing in elderly outpatients: Potentially harmful drug-drug and drug-disease combinations. *J Am Geriatr Soc*. 2005;53:262-267.
22. Green JL, Hawley JN, Rask KJ. Is the number of prescribing physicians an independent risk factor for adverse drug events in an elderly outpatient population? *Am J Geriatr Pharmacother*. 2007;5:31-39.
23. Gurwitz J, Monane M, Monane S, Avorn J. Polypharmacy. In: Morris JN, Lipsitz LA, Murphy K, Bellville-Taylor P, eds. *Quality Care in the Nursing Home*. St. Louis, MO: Mosby-Year Book; 1997;13-25.
24. Stewart RB, Cooper JW. Polypharmacy in the aged. Practical solutions. *Drugs Aging*. 1994;4:449-461.

25. Mansur N, Weiss A, Beloosesky Y. Looking beyond polypharmacy: Quantification of medication regimen complexity in the elderly. *Am J Geriatr Pharmacother*. 2012;10:223-229.

26. Hajjar ER, Cafiero AC, Hanlon JT. Polypharmacy in elderly patients. *Am J Geriatr Pharmacother*. 2007;5:345-351.

27. Rollason V, Vogt N. Reduction of polypharmacy in the elderly: A systematic review of the role of the pharmacist. *Drugs Aging*. 2003;20:817-832.

28. Fulton MM, Allen ER. Polypharmacy in the elderly: A literature review. *J Am Acad Nurse Pract*. 2005;17:123-132.

29. Bayliss EA, Edwards AE, Steiner JF, Main DS. Processes of care desired by elderly patients with multimorbidities. *Fam Pract*. 2008;25:287-293.

30. Bower P, Macdonald W, Harkness E, et al. Multimorbidity, service organization and clinical decision making in primary care: A qualitative study. *Fam Pract*. 2011;28:579-587.

31. Mollica RL, Gillespie P. *Care Coordination for People With Chronic Conditions*. Baltimore, MD: Partnership for Solutions, Johns Hopkins University; 2003. Available at http://www.partnershipforsolutions.org/DMS/files/Care_coordination.pdf. Accessed May 23, 2014.

32. AARP Public Policy Institute. *Beyond 50.09 Chronic Care: A Call to Action for Health Reform*. Available at http://www.aarp.org/health/medicare-insurance/info-03-2009/beyond_50_hcr.html. Accessed December 2012.

33. Naylor MD, Aiken LH, Kurtzman ET, Olds DM, Hirschman KB. The care span: The importance of transitional care in achieving health reform. *Health Aff* (Millwood, VA). 2011;30:746-754.

34. Boling PA. Care transitions and home health care. *Clin Geriatr Med*. 2009;25:135-148, viii.

35. Kane RL. Finding the right level of posthospital care: We didn't realize there was any other option for him. *JAMA*. 2011;305:284-293.

36. Jencks SF, Williams MV, Coleman EA. Rehospitalizations among patients in the Medicare fee-for-service program. *N Engl J Med*. 2009;360:1418-1428.

37. Krumholz HM. Post-hospital syndrome: An acquired, transient condition of generalized risk. *N Engl J Med*. 2013;368:100-102.

38. Tam VC, Knowles SR, Cornish PL, et al. Frequency, type and clinical importance of medication history errors at admission to hospital: a systematic review. *Can Med Assoc J*. 2005;173:510-515.

39. Boyd CM, Darer J, Boult C, et al. Clinical practice guidelines and quality of care for older patients with multiple comorbid diseases: implications for pay for performance. *JAMA*. 2005;294:716-724.

40. Tinetti ME, Fried T. The end of the disease era. *Am J Med*. 2004;116: 179-185.

41. Tinetti ME, Bogardus ST Jr, Agostini JV. Potential pitfalls of disease-specific guidelines for patients with multiple conditions. *N Engl J Med*. 2004;351:2870-2874.

42. Mangin D, Sweeney K, Heath I. Preventive health care in elderly people needs rethinking. *Br Med J*. 2007;335:285-287.

43. Hornick T, Aron DC. Managing diabetes in the elderly: Go easy, individualize. *Cleve Clin J Med*. 2008;75:70-78.

44. Anonymous. Standards of medical care in diabetes–2016. *Diabetes Care*. 2016;39(Suppl 1):S1-S112.

45. National Committee for Quality Assurance. *The Healthcare Effectiveness Data and Information Set (HEDIS) & Quality Management*. Available at http://www.ncqa.org/tabid/59/default.aspx. Accessed December 5, 2016.

46. James PA, Oparil S, Carter BL, et al. Evidence-based guideline for the management of high blood pressure in adults report from the panel members appointed to the eighth joint national committee (JNC 8). *JAMA*. 2014;311(5):507-520.

47. Stone NJ, Robinson JG, Lichtenstein AH. 2013 ACC/AHA guideline on the treatment of blood cholesterol to reduce atherosclerotic cardiovascular risk in adults: A report of the American College of Cardiology/American Heart Association Task Force on Practice Guidelines. *Circulation*. 2014; 129(25 Suppl 2):S1-S45 (Epub Nov. 12, 2013).

48. Mulley AG, Trimble C, Elwyn G. Stop the silent misdiagnosis: Patients' preferences matter. *Br Med J*. 2012;345:e6572.

49. National Research Council. *Crossing the Quality Chasm: A New Health System for the 21st Century*. Washington, DC: National Academies Press; 2001.

50. Moulton B, King JS. Aligning ethics with medical decision-making: The quest for informed patient choice. *J Law Med Ethics*. 2010;38:85-97.

51. Welch HG, Albertsen PC, Nease RF, Bubolz TA, Wasson JH. Estimating treatment benefits for the elderly: The effect of competing risks. *Ann Intern Med*. 1996;124:577-584.

52. Spinewine A, Schmader KE, Barber N, et al. Appropriate prescribing in elderly people: How well can it be measured and optimised? *Lancet*. 2007;370:173-184.

53. Beers MH, Ouslander JG, Rollingher I, et al. Explicit criteria for determining inappropriate medication use in nursing home residents. UCLA Division of Geriatric Medicine. *Arch Intern Med*. 1991;151:1825-1832.

54. Beers MH. Explicit criteria for determining potentially inappropriate medication use by the elderly. An update. *Arch Intern Med*. 1997;157:1531-1536.

55. Fick DM, Cooper JW, Wade WE, et al. Updating the Beers criteria for potentially inappropriate medication use in older adults: results of a US consensus panel of experts. *Arch Intern Med*. 2003;163:2716-2724.

56. American Geriatrics Society 2015 Beers Criteria Update Expert Panel. American Geriatrics Society 2015 updated Beers Criteria for potentially inappropriate medication use in older adults. *J Am Geriatr Soc*. 2015;63:2227-2246.

57. O'Mahony D, O'Sullivan D, Byrne S, O'Connor MN, Ryan C, Gallagher P. STOPP/START criteria for potentially inappropriate prescribing in older people: Version 2. *Age Aging*. 2015;44:213-218

58. Hanlon JT, Schmader KE, Samsa GP, et al. A method for assessing drug therapy appropriateness. *J Clin Epidemiol*. 1992;45:1045-1051.

59. Brown MT, Williams K. *White Paper: Identifying Interventions to Address Triggers of Decline in Vulnerable Older Adults*, 2016. Available at http://asi.syr.edu/wp-content/uploads/2016/03/Policy-Brief-WHITE-PAPER-1.pdf. Accessed December 5, 2016.

60. Health Foundation of Western and Central New York. *Triggers of Decline*. Available at https://hfwcny.org/resource/the-triggers-of-decline/. Accessed December 5, 2016.

61. Clegg A, Rogers L, Young J. Diagnostic test accuracy of simple instruments for identifying frailty in community-dwelling older people: A systematic review. *Age Aging*. 2015;44(1):148-152.

62. Hoogendijk EO, Van Hout HPJ. The identification of frail older adults in primary care: Comparing the accuracy of five simple instruments. *Age Aging*. 2013;42(2):262-265.

63. De Witte N, Verte D. The comprehensive frailty assessment instrument: Development, validity and reliability. *Geriatr Nurs*. 2013;34(4):274-281.

64. Smith SM, Soubhi H, Fortin M, Hudon C, O'Dowd T. Interventions for improving outcomes in patients with multimorbidity in primary care and community settings. *Cochrane Database Syst Rev*. 2012;4:CD006560.

65. Smith SM, Soubhi H, Fortin M, Hudon C, O'Dowd T. Managing patients with multimorbidity: Systematic review of interventions in primary care and community settings. *Br Med J*. 2012;345:e5205.

66. Haynes RB, Ackloo E, Sahota N, McDonald HP, Yao X. Interventions for enhancing medication adherence. *Cochrane Database Syst Rev*. 2008;(2): CD000011. doi:CD000011.

67. Hickam DH, Weiss JW, Guise J-M, et al. *Outpatient Case Management for Adults With Medical Illness and Complex Care Needs*, Comparative Effectiveness Review 99 (prepared by the Oregon Evidence based Practice Center under Contract 290-2007-10057-I.); AHRQ Publication 13-EHC031-EF. Rockville, MD: Agency for Healthcare Research and Quality; January 2013. Available at http://effectivehealthcare.ahrq.gov/ehc/products/240/733/CER99_OutpatientCaseManagement_FinalReport_20130102.pdf. Accessed May 23, 2014.

68. Anderson G. The future of Medicare: Recognizing the need for chronic care coordination. Hearing before the Special Committee on Aging. United State Senate 110th Session, Washington, DC, May 9 2007. Available at http://aging.senate.gov/publications/592007.pdf.

69. Boult C, Green AF Boult LB, et al. Successful models of comprehensive care for older adults with chronic conditions: Evidence for the Institute of Medicine's retooling for an aging America report. *J Am Geriatr Soc*. 2009;57:2328-2337.

70. Meyers D, Peikes D, Genevro J, et al. *The Roles of Patient-Centered Medical Homes and Accountable Care Organizations in Coordinating Patient Care*. AHRQ Publication 11-M005-EF. Rockville, MD: Agency for Healthcare Research and Quality. December 2010. Available at https://pcmh.ahrq.gov/sites/default/files/attachments/Roles%20of%20PCMHs%20And%20ACOs%20in%20Coordinating%20Patient%20Care.pdf. Accessed January 14, 2017.

71. Holmes HM, Hayley DC, Alexander GC, Sachs GA. Reconsidering medication appropriateness for patients late in life. *Arch Intern Med*. 2006;166:605-609.

72. Etters L, Goodall D, Harrison BE. Caregiver burden among dementia patient caregivers: A review of the literature. *J Am Acad Nurse Pract*. 2008;20:423-428.

73. Kim H, Chang M, Rose K, Kim S. Predictors of caregiver burden in caregivers of individuals with dementia. *J Adv Nurs*. 2012;68:846-855.

74. Carretero S, Garces J, Rodenas F, Sanjose V. The informal caregiver's burden of dependent people: Theory and empirical review. *Arch Gerontol Geriatr*. 2009;49:74-79.

75. von Kanel R, Mausbach BT, Dimsdale JE, et al. Cardiometabolic effects in caregivers of nursing home placement and death of their spouse with Alzheimer's disease. *J Am Geriatr Soc*. 2011;59:2037-2044.

76. Capistrant BD, Moon JR, Berkman LF, Glymour MM. Current and long-term spousal caregiving and onset of cardiovascular disease. *J Epidemiol Community Health*. 2012;66:951-956.

77. Alzheimer's Association. 2012 Alzheimer's disease facts and figures. *Alzheimer Dement*. 2012;8:131-168.

78. Ory MG, Hoffman RR, 3rd, Yee JL, Tennstedt S, Schulz R. Prevalence and impact of caregiving: A detailed comparison between dementia and nondementia caregivers. *Gerontologist*. 1999;39:177-185.

79. Parks SM, Novielli KD. A practical guide to caring for caregivers. *Am Fam Physician*. 2000;62:2613-2622.

80. AARP. *10 Ways to Deal With Caregiver Stress*. Available at http://www.aarp.org/relationships/caregiving/info-06-2010/crc-10-caregiver-stress-managment-tips.html. Accessed December, 2012.

复习题

1. 下列哪个慢性疾病不是老年人十大慢性疾病之一？
   a. 失眠
   b. 糖尿病
   c. 高血压
   d. 心力衰竭
   e. 缺血性心脏病
2. 老年综合征最典型的特征是
   a. 具体疾病状态
   b. 不是药物治疗引起的
   c. 仅见于痴呆的患者
   d. 与死亡率增加有关
   e. 以慢性疼痛为特征
3. 下列哪项是衰弱的特征？
   a. 体重在 12 个月内无意中减轻 10 磅以上
   b. 步行速度下降
   c. 握力变弱
   d. 在 85 岁及以上人群中患病率＞ 25%
   e. 以上均是
4. 常见的老年人群慢性疾病群包括
   a. 高脂血症、高血压、缺血性心脏病和痴呆
   b. 高脂血症、高血压、糖尿病和卒中
   c. 高脂血症、糖尿病和缺血性心脏病
   d. 高脂血症、缺血性心脏病和睡眠呼吸暂停
   e. 高脂血症、关节炎、抑郁症和痴呆
5. 对患有多种慢性疾病患者适当诊疗的障碍包括
   a. 缺乏沟通
   b. 缺乏这方面的研究
   c. 有多方面医务人员的参与
   d. 照料者负担
   e. 以上均是
6. 下列哪一项会造成老年患者再次住院？
   a. 出院记录文档不够详细
   b. 缺乏详细的治疗计划
   c. 住院期间出现谵妄
   d. 住院期间睡眠不足
   e. 以上均是
7. 现有治疗指南的推荐意见不适用于患有 MCC 的老年患者，其原因不包括
   a. 缺乏用于合并多种慢性疾病（人群）的强证据
   b. 缺乏用于老年人的强证据
   c. 没有考虑不同的预期寿命
   d. 促进使用昂贵的原研药
   e. 排除患者的治疗目标
8. 对 MCC 老年人的用药评估，下列哪项陈述是正确的？
   a. Beers 标准用于识别无效的药物
   b. STOPP 只适应于住院患者
   c. START 关注治疗医嘱遗漏
   d. STOPP 和 START 的组合涉及患者的治疗目标
   e. MAI 衡量治疗效果
9. 下列关于 MCC 患者的临床协作，叙述正确的是哪项？
   a. 建立以患者为中心的医疗之家和责任制医疗组织以增进资源协作
   b. 社区资源的联络至关重要
   c. 每次患者的诊疗衔接都可能产生治疗问题
   d. 全面的治疗计划至关重要
   e. 以上均是
10. 患者照料者可以通过下列哪种方式缓解压力？
    a. 优先解决身体需求。合理饮食、进行适当运动和保持充足睡眠是至关重要的，并且照料者应该寻求专业帮助，解决身心健康问题
    b. 保持与朋友或家人的联络。交流可缓解压力；照料者应该有与朋友和家人共度的时光
    c. 寻求帮助。应该救助他人来帮助照料患者或给照料者帮个忙
    d. 适当休息。暂时给自己放一天假或休假，求助朋友、家人或者社区临时看护机构帮忙照料患者
    e. 以上均是

答案

1. a	2. d	3. e
4. c	5. e	6. e
7. d	8. c	9. e
10. e		

李京峰　逄雪超　续茜桥　张　晶　张清华
李　莎　金志国　季文媛　周晓林
姚文鑫　李雪丁　王晓彤　译
马英杰　孟庆莉　顾红燕　姜德春　校
康　震　审

第12章

药物治疗管理资料集概述

Karen Whalen, PharmD, BCPS, CDE, and Heather C. Hardin, PharmD, BCACP

关键点

- 药物治疗管理（MTM）资料集是指导药师对疾病药物治疗进行评估的简明指南。
- MTM 资料集的内容包括简介、核心要素 1——全面用药评估，核心要素 2——个人用药清单、核心要素 3——用药行动计划、核心要素 4——干预和 / 或转诊、核心要素 5——文档记录和随访。
- 资料集的汇编对那些需要与学生药师或 MTM 服务受训人员一起工作的人员是有益的。MTM 资料集的汇编是对 MTM 软件和药物数据库的有益补充。
- MTM 资料集的局限性是仅简要列出了某些药品不良反应以及有限的药物相互作用信息。
- 如果使用得当，MTM 资料集可以促进医疗专业人员之间更好的交流和协作，促进药物的安全有效使用，并最大程度地提高治疗效果。

MTM 资料集简介

为了对制订 MTM 资料集的原因提供一点背景知识，请想象以下场景：

你有一个绝好的机会开展一项新的 MTM 业务，可以通过电话或面对面的方式每周为数百名患者提供 MTM 服务。为了完成这一项任务，你可以雇用数名药师（MTM 服务提供者）和药房技术人员，而且你将得到实习药师和正在进行高级药学实践体验（APPE）的高年级药学专业学生的协助。所有的这一切都听上去不错，直至你意识到你需要对每一个人进行培训，以及这项服务将在几个月内开始运行。为了使这件事情变得更加有趣，药学专业学生将每月轮流开始这项实践，因此需要不断对新加入的学生进行培训。你很快就会发现，你需要一个快速的方法来培训所有这些新员工和学生。此外，如果有一本快速参考指南，就便于他们准备 MTM 访谈，同时在进行 MTM 时，如果遇到自己感到困难或不熟悉的领域，可以进行查阅。

上述假设情景与佛罗里达大学药学院的体验非常相似，他们成立了 MTM 交流和监护服务中心［现为药物治疗管理质控中心（Center for Quality Medication Management，CQM）］[1]。面临需要对大量药师和培训生进行 MTM 服务培训的挑战时，负责培训的人员很快有了制订资料集的想法，目的是给受训人员提供进行成功的药物治疗评估所需的基本信息。简言之，受训人员在接受 MTM 培训时，需要一份能够回答下列问题的资料：

- 我应该如何进行患者访谈？
- 我应该收集患者的哪些信息？
- 我应该如何向患者解释复杂的健康理念或医学术语？
- 对于特定疾病患者，通常我能发现哪些药物治疗相关问题（MRP）？
- 对于特定疾病患者，常规推荐哪些干预措施？
- 我应该如何记录对患者进行的干预措施和随访内容？

每个 MTM 资料集都是由具有 MTM 临床实践经验的执业药师参与制订的。资料集的设计初衷是便于从事某种临床情境的执业者和学生都可以查阅使用，因此编写风格简单明了，没有高深的技术性内容。每个资料集都是一套基于疾病的独立手册，用于实施药物治疗评估，而且每个资料集都融合了 MTM 实践所需的核心要素内容[2]：

- 全面用药评估（comprehensive medication review，CMR）
- 个人用药清单（personal medication list，PML）
- 用药行动计划（medication action plan，MAP）

- 干预和 / 或转诊
- 文档记录和随访

> 什么是 MTM 资料集？ MTM 资料集是一份指导药师对疾病实施药物治疗评估的简明指南。每个资料集都包含了针对特定疾病实施 MTM 核心要素的实践要点。

为了更好地进行药物治疗评估，执业者不仅要了解如何执行和记录工作的核心要素，还需要了解疾病的发生发展过程。因此，每个 MTM 资料集的简介部分均包含了对疾病和治疗目标的基本概述。由于 MTM 资料集的宗旨是简明、实用，而不是全面，为了更有效地提供必要信息，通常配以图、表和路径图。

MTM 资料集对于培训多名人员进行繁忙的 MTM 实践（如佛罗里达大学的药物治疗管理质控中心）肯定是有用的[1]，而且，资料集对于其他 MTM 相关实践也具有重要价值。药师从事 MTM 时存在的主要障碍包括缺乏沟通技巧和面谈技巧，或尚未更新药物治疗知识[3]。对于从事 MTM 之前打算提升沟通和临床技能的专业人员，特定疾病的 MTM 资料集可以提供指导。MTM 资料集可以指导执业者进行高质量的全面用药评估、制订患者个人用药清单和用药行动计划，同时更好地与患者沟通，给予解决药物治疗相关问题（MRP）的建议。对于新进入 MTM 领域的医疗专业人员，MTM 资料集可以帮助他们精炼临床专业知识，做到临床实践与时俱进。此外，MTM 资料集可以帮助药师学习如何与其他医疗专业人员有效协作，如何优化药物使用以增加临床和经济效益、减少药物相关不良事件。

综上所述，MTM 资料集是药师提供疾病 MTM 服务的简明指南。每个资料集都包括疾病概述以及针对特定疾病状态实施 MTM 核心要素时所需的信息。MTM 资料集全文围绕 MTM 项目的前十种目标疾病[4]，以及 MTM 药师常遇到的一些其他疾病。汇编资料集的目的是作为《药物治疗学：病理生理学方法（第 10 版）》（*Pharmacotherapy: A Pathophysiologic Approach*, 10th edition）在线版本的配套工具[5]。因此，资料集中的许多图表是从该书相应章节提取的或可链接到相应章节的图表。

MTM 资料集的组成部分

所有 MTM 资料集都遵循类似的格式，先是简介部分介绍疾病，然后介绍 MTM 的五个核心要素。必要时，还会增加疾病相关的关键质量评估的内容。表 12-1 列出了 MTM 资料集各部分的内容。表格之后是资料集各部分的详细讨论，以帮助大家进行药物治疗评估时充分利用这一实用工具。现以高血压 MTM 资料集作为示例说明。

表 12-1　MTM 资料集的组成部分

组成部分	内容
简介	原发疾病的定义 继发性病因 / 促发因素 并发症 治疗目标 治疗成功的标准 治疗失败的标准
核心要素 1——全面用药评估	评估疾病状态和药物使用时建议问的问题 预防 / 评估医疗紧急情况应问的问题 患者可能会问的问题及解答 相关术语的通俗解释
核心要素 2——个人用药清单	CMS- 标准化格式的个人用药清单示例
核心要素 3——用药行动计划	CMS- 标准化格式的用药行动计划示例
核心要素 4——干预和 / 或转诊	非药物治疗 　饮食 / 生活方式 　医用装置或手术 　支持性疗法 　补充和替代疗法 　认知行为疗法 药物治疗 　处方药和非处方药 　草药 　常见 / 严重副作用 　黑框警告 目前治疗路径 转诊（急诊或其他）
核心要素 5——文档记录和随访	药物治疗相关问题的药师文档记录示例 MTM 药师的沟通示例 建议随访的时间间隔（如适用）

简介

MTM 资料集的第一部分首先对疾病进行介绍，包括疾病的定义，以及疾病的分期或分级。例如，根据收缩压和舒张压水平，高血压可分为高血压前期、1 级高血压或 2 级高血压[6]。为了使 MTM 药师更广泛地了解该疾病及其相关情况，本部分还包含与该疾病相关的其他定义（如高血压危象、单纯收缩期高血压、直立性低血压、假性高血压）。

简介中还列出了疾病的继发性病因，如其他疾病、治疗药物、可激发或导致原发疾病恶化的情况。例如，高血压的继发性病因包括但不限于慢性肾脏病、肥胖、阻塞性睡眠呼吸暂停、处方药、非法药品、非处方药、天然药物和食物[6,7]。对于 MTM 药师来说，了解疾病的继发性病因是很重要的，这样才可能在药物治疗评估过程中讨论或排除这些病因。如果能成功干预某种疾病的继发性病因，可以对原发疾病的治疗产生重要影响，同时可以改变药物治疗管理计划。简介中还讨论了疾病的并发症。MTM 药师应熟悉疾病可能的并发症，并准备推荐药物治疗以预防或管理并发症。

最后，简介还会介绍疾病的治疗目标。例如，对于大多数高血压患者，血压控制目标值为< 140/90mmHg。然而，在某些情况下，目标值可能为< 150/90mmHg 或< 130/80mmHg[6,8,9]。MTM 资料集可以帮助药师为每位患者确定合适的治疗目标。设定治疗目标提供了评估治疗成功或失败的依据，同时可促进患者合理监测血压。对于高血压来说，需要注意的是，并非所有血压监测的方法都同样精确。MTM 资料集提示 MTM 药师关注血压监测的细微差别，如诊室内和诊室外（非卧床、自我监测）血压监测之间的差异，以及读数不准确的可能原因[10,11]。每个资料集都介绍了特定疾病治疗失败的相关情况，以帮助 MTM 药师认识患者未达到其治疗目标的情况，明确使患者面临较高治疗失败风险的因素（如依从性差），及在减少并发症和住院治疗方面采取有针对性的干预措施。

核心要素 1——全面用药评估

进行有效的患者面谈和收集关键信息是全面用药评估（CMR）的基础，且对于确定 MRP 至关重要，因此在面谈前必须进行充分准备，特别是对于刚刚从事这项工作或缺乏经验的 MTM 药师。MTM 资料集的这部分提供了一套疾病相关问题，便于 MTM 药师在 CMR 期间询问患者。例如，对于高血压，通常可以提出以下问题：

① 您患高血压多久了？是什么时候确诊的？

② 您了解如果血压控制不好，可能会导致哪些风险吗？

③ 您在家多久测量一次血压？

MTM 面谈的重要工作之一就是直接询问帮助患者预防目前疾病相关的紧急情况或制订相关行动计划的问题。对于高血压，可能包括以下问题：

① 心脏病发作或脑卒中的预警信号是什么？如果出现，您会采取什么措施？

② 当您从坐着或躺着的位置起身时，有没有出现过跌倒、头晕、视物模糊或心跳加速的情况？

③ 您是否曾因高血压住过院？

许多 MTM 药师都感觉遵循面谈问题示例更容易提问，但当患者可能反问一些不确定性问题时，又会感觉不安。就像我们准备工作面试一样，CMR 准备的内容还应包括预备回答患者可能提出的问题。MTM 药师应通过回顾患者通常提出的问题和查阅 MTM 资料集的相应章节中的对应答案进行准备。对于高血压，患者可能提出的问题示例如下：

① 什么是高血压？

② 高血压是什么原因引起的？

③ 哪些健康问题与高血压有关？

④ 为什么服用降压药那么重要？

⑤ 我不知道自己什么时候血压高，如果我感觉良好，可以停药吗？

在 MTM 面谈期间，MTM 药师应鼓励患者积极理解和管理他们自己的药物治疗和身体健康。然而，由于医疗专业人员使用复杂或令人困惑的医学术语，患者往往难以理解健康信息并采取相应行动。许多患者的健康素养较低，因此难以应对和理解解剖、生理、诊断、预后、药物、其他治疗和治疗目标相关的基本医学信息。根据美国医学研究所的数据，将近一半的美国成年人在理解和正确使用健康信息方面存在困难，这导致了住院率、急诊服务使用和医疗费用的增加[12]。使用通俗用语或非专业术语，可以帮助患者克服理解医学术语的障碍。为了帮助患者充分了解情况，并使 MTM 药师与患者就医疗决策问题更好地沟通和协作，每个 MTM 资料集都包含相关术语的通俗解释。例如，当询问高血压患者有关利尿药的问题时，MTM 药师应该询问用于降压的“增加尿量的药片”。

核心要素 2——个人用药清单

MTM 资料集的这部分包含一个 CMS- 标准化格式的个人用药清单（PML）示例[13]。示例仅适用于资料集中特定疾病及 / 或并发症的治疗药物。MTM 药师应创建一个全面的用药清单，包括患者所患其他疾病的治疗药物。在创建 PML 时，MTM 药师应注意使用简洁易懂的语言。图 12-1 提供了高血压患者的 PML 示例。该示例仅适用于降压药。

个人用药清单 *<插入患者姓名，出生日期：月 / 日 / 年>*	
药品：氢氯噻嗪片 25mg	
我如何用它：每天早晨服用一片（25mg）	
我为何用它：高血压（利尿药）	**处方者：**Jones
我开始用它的日期：1/6/2016	**我停止用它的日期：***<留空给患者填写>*
我为何停止用它：*<留空给患者填写>*	
药品：雷米普利胶囊 2.5mg	
我如何用它：每晚就寝时服用一粒（2.5mg）	
我为何用它：高血压	**处方者：**Jones
我开始用它的日期：10/9/2011	**我停止用它的日期：***<留空给患者填写>*
我为何停止用它：*<留空给患者填写>*	

图 12-1　高血压患者的个人用药清单示例

核心要素 3——用药行动计划

MTM 资料集的这部分包含 CMS- 标准化格式的用药行动计划（MAP）示例[13]。示例仅适用于资料集中特定疾病患者的行动计划。还应增加针对其他疾病的 MRP 或其他 MRP，并单独列出。一般仅列出几个最重要的行动计划，以免给患者太大压力。MTM 药师可以在后期随访时对患者自我管理提出其他问题。MTM 药师在创建 MRP 时应注意使用简洁易懂的语言。图 12-2 提供了一个高血压患者的 MAP 示例。该示例仅适用于高血压患者。

<table>
<tr><td colspan="2" align="right">制订日期：<插入日期></td></tr>
<tr><td colspan="2">我们谈论了什么：
需要注意新药对血压的影响。</td></tr>
<tr><td>我需要做什么：
1. 每周在家至少测量 3 次血压。
2. 把我的血压记录在日志本上。如果我的血压高于 180/120mmHg 或低于 110/60mmHg，通知诊所。
3. 下次我去诊所的时候，带上我的日志本和血压仪。</td><td>我做过什么，什么时候做的：<留空给患者填写></td></tr>
</table>

图 12-2　高血压患者的用药行动计划示例

核心要素 4——干预和 / 或转诊

MTM 资料集的这部分包括非药物治疗和药物治疗干预方式。对任何疾病来说，非药物治疗干预方式（如改变生活方式、外科手术和支持疗法）都是关键要素。MTM 药师应该熟悉这些干预方式，因为这些干预可能会对药物治疗产生影响，例如针对处方药物提出停服、开始使用、调整或严密监测的建议。改变生活方式包括节食、锻炼、减重、戒烟、适度饮酒等。外科手术包括植入装置（如起搏器、支架）、冠状动脉旁路移植术 (CABG) 等。支持疗法包括物理治疗、作业疗法、认知行为治疗和 / 或语言治疗。

每个 MTM 资料集都介绍了特定疾病的药物选择。如果有参考资料，还会包含目前推荐的治疗路径。在为患者个体提出针对处方药或非处方药的建议时，MTM 药师可以查阅这些内容。在这部分内容中，药物是按治疗作用类别排列（如高血压治疗药物——噻嗪类利尿剂、β 受体阻滞剂、钙通道阻滞剂）。然而，当患者开始用药、调整剂量或突然停药时，药物治疗还可能导致非预期的不良反应。而且有些不良反应可能很严重，这就会显著影响患者的用药依从性，或必须停药或调整剂量。MTM 资料集列出了相应治疗药物的几种最常见和最严重的不良反应。建议 MTM 药师参考相关内容，让患者了解治疗药物的常见或典型不良反应，并筛查可能影响药物依从性的潜在不良反应。此外，这部分内容还将帮助 MTM 药师做出治疗决策，监测患者用药并提出建议，以及确认特定不良反应的根本原因。

MTM 资料集简明扼要，仅向 MTM 药师提供临床最相关的信息，因此药物不良反应列表并不全面，不包括不常见和较为轻微的不良反应。对于需要了解全面信息的 MTM 药师来说，可以查阅药品说明书中的不良反应部分，获取完整的不良反应信息。此外，MTM 资料集还针对每个药物类别提供黑框警告、禁忌证和 FDA 妊娠期用药安全性分级信息。MTM 药师必须使用这些关键信息来帮助预防或降低药物不良反应的发生频率和严重程度。例如，高血压资料集不推荐将 ACEI、ARB 或直接肾素抑制剂用于妊娠期高血压。

除了解患者应用处方药和非处方药治疗原发疾病外，MTM 药师还应了解患者应用草药补充剂的情况。许多患者服用草药或天然药物，尽管一些天然药物可能有益，但其他一些可能有潜在危害或易与已证实有效的多种疗法产生相互作用。MTM 资料集中的草药补充剂内容来源于 Natural Medicines，该数据库由医务人员和研究人员创建，旨在提供有关补充和替代疗法的循证信息[14]。MTM 资料集列举了获益证据级别较高的产品，以及每种补充剂的常规剂量、费用和证据等级。针对高血压，大蒜和辅酶 Q_{10} 是资料集所列产品中的两种。

对于 MTM 药师来说，简明透彻了解各种健康状况至关重要，但还不够。他们还应为医疗紧急情况做好准备，能够识别医疗紧急情况，并了解在发生医疗紧急情况时应采取的行动。因此，MTM 资料集针对每种疾病介绍了需要告知患者拨打急救电话、去急诊的情况，或对于不太严重的问题，告知患者在下次就诊时向医生说明。由于可能通过电话进行 MTM 访谈，资料集同样可以帮助 MTM 药师评估潜在风险。总之，MTM 药师与患者的密切合作非常重要，共同制订针对紧急情况的行动计划，使患者对紧急情况做好充足准备。

核心要素 5——文档记录和随访

MTM 资料集的最后一部分是有关文档记录和随访的信息内容。清晰、简洁地对药物治疗相关问题（MRP）和建议进行记录是 MTM 服务的重要组成部分。

文档记录必须详细说明患者的问题、相关建议和进展情况，必要时，还可以作为医保报销的记录。为了帮助 MTM 药师，每个资料集中都包含特定疾病的 MRP 示例和沟通示例。表 12-2 为高血压患者潜在 MRP 的示例。

表 12-2　高血压患者的药物治疗相关问题

药物治疗相关问题分类	药物治疗相关问题示例
不依从性	• 患者时常忘记服药，导致血压控制不理想 • 患者因费用问题不服用降压药
不必要的药物治疗	• 重复用药（如同时用两种钙通道阻滞剂）

图 12-3 展示了 MTM 药师针对药物治疗相关问题与医生进行沟通和建议的文本示例。与医生的沟通信中可以提出药物替代的简单建议和 / 或提醒医生关注患者重要的 MRP 及其相关诉求。通过提前编写好这些文字脚本，MTM 药师可以更方便记录，同时快速向医生提出干预建议。传递建议的途径可以是传真、电话、文书或安全电子媒介。下面提供的示例仅用于示范目的。MTM 药师应根据建议的类型、患者的具体情况以及与处方者的关系，做个性化调整。

情景：患者使用了缬沙坦样品药，但用完样品药后，无法负担处方药的费用。
MRP：依从性差。

评估：
患者服用缬沙坦 80mg，血压控制不佳。可能是因为缬沙坦费用高，导致的不依从。对于该合并 2 型糖尿病的患者，可将缬沙坦换为其较能承担费用的 ACEI 类药物，后者可提供同样的血压控制及肾脏保护作用。
计划：
请考虑停用缬沙坦，加用赖诺普利 10mg，每日 1 次，调整剂量至达到目标血压＜ 140/90mm Hg。

图 12-3 与处方者沟通高血压治疗事宜的文本示例

来源：ADA. Standards of medical care in diabetes—2017. *Diabetes Care*. 2017;40(Suppl 1):575-587

为了确定是否达到了治疗目标，同时确保监护计划的安全性和有效性，必须对患者进行密切的监测和随访。随访的时间间隔取决于许多因素，包括疾病的严重程度、干预措施的类型以及患者的个体因素（如年龄、共患疾病和后续接受随访的能力）。

每个 MTM 资料集都介绍了相应的监测指标和建议的随访间隔，以最大限度地减少 MRP 的发生。对于高血压患者，血压达标是治疗成功的指标。根据不同的降压治疗方案，可能还需监测其他指标，包括钾、血尿素氮（BUN）、血肌酐和心率。

质量评估

MTM 服务的支付方有责任为其受益人（患者）提供高质量的医疗服务。这些支付方通常指医疗保险计划，受到 5 星评定系统的“分级”监督，评为 1 星反映服务质量最低，评为 5 星体现出服务质量最高标准。医疗保险计划从多个维度进行评估，从特定疾病的控制到客户服务质量等多维度考量。MTM 药师有机会确保患者用药的安全和有效，同时改善和管理患者健康的复杂状况。因此，支付方将 MTM 视为一种解决药物使用和疾病管理的有价值服务，因此需要改善服务质量的星级评定体系。如果 MTM 资料集应用适当，可以辨别出受 MTM 服务影响的具体质控措施。表 12-3 展示了 MTM 药师对高血压患者进行用药评估后对质量评估产生影响的示例。

表 12-3 高血压相关的 Medicare 星级评定

评定指标（Part D 的评定指标）	具体目标
高血压药物治疗的依从性（RAS 拮抗剂）	应用降压药的参保患者定期开具降压药，定时应用药物的时间不少于医嘱要求的 80%（“降压药”是指 ACEI、ARB 或直接肾素抑制剂） • 5 星要求≥ 83% • 4 星要求≥ 79% 至＜ 83%

资料来源：参考文献 [15]。

资料集的可能用途

如前所述，对于一项由多名执业者和受训人员参与的大型 MTM 业务来说，MTM 资料集的汇编肯定具有实用价值。然而，对于任何需要与学生药师或 MTM 服务受训人员一起工作的人员，该汇编可能都有帮助。许多场合都可以用到，包括教学的课堂环境、专业实践实验室以及体验场所。对于希望开展新型 MTM 项目的个体执业药师来说，MTM 资料集也是有用的资料。此外，一些 MTM 软件包整合了 MTM 资料集的一部分内容，以及临床决策工具。但是，目前的 MTM 软件和药物数据库不包括资料集特有的内容，如术语的通俗解释、非处方药、草药和文档记录示例。因此，MTM 资料集的汇编是对 MTM 软件和药物数据库的有益补充。

局限性

我们也需要了解使用 MTM 资料集的局限性。平均而言，药师可能需要 45min 或更少的时间来进行初始 CMR。这就决定了通常没有足够的时间来全面分析患者的每个健康问题和整个药物治疗方案。由于时间有限，MTM 药师必须根据严重程度和患者诉求来综合判断解决 MRP 的优先级，关于确定复杂患者 MRP 优先级的方法内容，可参见第 11 章。MTM 资料集可以通过将每个疾病的相关内容浓缩成简洁易读的格式来帮助 MTM 药师确定优先级。

如前所述，MTM 资料集中干预部分提供的药物不良反应列表并不完整。有关药物不良反应的详细信息可查阅说明书，或咨询监测患者用药安全的机构以获取最新信息。此外，资料集还不包含药物相互作用信息。由于许多药物存在广泛的潜在相互作用，MTM 药师在进行 CMR 或提出药物治疗建议之前应查阅全面的药物相互作用信息。

最后，请切记每个患者都是特别的个体。虽然指南和治疗路径给出了治疗建议，但治疗方案的制订必须满足患者个体情况、期望、需求和成本要求。MTM

药师在制订以患者为中心的药物治疗管理计划时必须依靠临床判断。

总结

总之，MTM 为药师、实习药师和药房技术人员提供了一个参与患者治疗、改善患者健康和降低医疗总成本的机会。MTM 资料集是一个独特而又全面的资料汇编，为药师、学生药师（实习生）和其他 MTM 实践者提供参考。在实施 CMR 时，MTM 资料集提供了一个基于疾病的实践指南。资料集包含了前十种目标疾病和其他常遇到的多种疾病，内容上包括临床知识点、术语的通俗解释和问题集。如果使用得当，MTM 资料集可以促进医疗专业人员之间更好的交流和协作，促进药物的安全有效使用，并最大程度地提高治疗效果。

参考文献

1. Center for Quality Medication Management. Report available at http://cqm.pharmacy.ufl.edu/. Accessed May 11, 2017.
2. APhA (American Pharmacists Association). Medication therapy management in pharmacy practice: Core elements of an MTM service model (version 2.0). *J Am Pharm Assoc*. 2008;48(3):341-353.
3. APhA. *Medication Therapy Management Digest 2011*. Available at http://www.pharmacist.com/sites/default/files/files/mtm_2011_digest.pdf. Accessed May 11, 2017.
4. CMS. *2016 Medicare Part D Medication Therapy Management (MTM) Programs Fact Sheet*. Available at https://www.cms.gov/Medicare/Prescription-Drug-Coverage/PrescriptionDrugCovContra/Downloads/CY2016-MTM-Fact-Sheet.pdf. Accessed May 11, 2017.
5. DiPiro JT, Talbert RL, Yee GC, Matzke GR, Wells BG, Posey LM, eds. *Pharmacotherapy: A Pathophysiologic Approach*, 10th ed. New York, NY: McGraw-Hill Education; 2017. Available at http://accesspharmacy.mhmedical.com.lp.hscl.ufl.edu/book.aspx?bookID=1861. Accessed May 11, 2017.
6. Chobanian AV, Bakris GL, Black HR, et al. Seventh Report of the Joint National Committee on Prevention, Detection, Evaluation, and Treatment of High Blood Pressure. *Hypertension*. 2003;42:1206-1252.
7. Saseen JJ, MacLaughlin EJ. Hypertension. In: DiPiro JT, Talbert RL, Yee GC, Matzke GR, Wells BG, Posey LM, eds. *Pharmacotherapy: A Pathophysiologic Approach*, 10th ed., Chapter 13. Available at http://accesspharmacy.mhmedical.com.lp.hscl.ufl.edu/content.aspx?bookid=1861§ionid=146233698. Accessed May 11, 2017.
8. James PA, Oparil S, Carter BL, et al. 2014 evidence-based guideline for the management of high blood pressure in adults. Report from the panel members appointed to the Eighth Joint National Committee (JNC8). *JAMA*. 2014;311(5):507-520.
9. Anonymous: Blood pressure management in CKD ND patients without diabetes mellitus. In: *Kidney Disease Improving Global Outcomes*, Chapter 3; *Kidney Int Suppl*. 2012;2:357-362.
10. Pickering TG, White WB. ASH position paper: Home and ambulatory blood pressure monitoring. When and how to use self (home) and ambulatory blood pressure monitoring. *J Clin Hypertens*. 2008;10:850-855.
11. Hodgkinson J et al. Relative effectiveness of clinic and home blood pressure monitoring compared with ambulatory blood pressure monitoring in diagnosis of hypertension: Systematic review. *Br Med J*. 2011;342:d3621.
12. Institute of Medicine. *Health Literacy: A Prescription to End Confusion*. Washington, DC: National Academy Press; 2004:81-103.
13. CMS. *Medicare Part D Medication Therapy Management Program Standardized Format*. Available at https://www.cms.gov/Medicare/Prescription-Drug-Coverage/PrescriptionDrugCovContra/Downloads/MTM-Program-Standardized-Format-English-and-Spanish-Instructions-Samples-v032712.pdf. Accessed May 11, 2017.
14. Natural Medicines [database online]. Somerville, MA: Therapeutic Research Center; 2017. Report available from: https://naturalmedicines.therapeuticresearch.com/.
15. Centers for Medicare and Medicaid Services (CMS). *Medicare 2017 Part C & D Star Rating Technical Notes*. Available at https://www.cms.gov/medicare/prescription-drug-coverage/prescriptiondrugcovgenin/performancedata.html. Accessed May 13, 2017.

复习题

1. 以下哪一项最能描述创建 MTM 资料集的初衷？
   a. 满足对多名 MTM 药师进行培训的持续需求
   b. 满足获取全面药物信息资源的需求
   c. 满足 MTM 临床决策支持工具的需求
   d. 满足明确 MTM 核心要素的需求
2. 下列哪一项不是 MTM 资料集汇编的潜在用途？
   a. 在 MTM 实践环境中，作为培训学员的工具
   b. 作为 MTM 软件的补充资源
   c. 作为执业药师开展新型 MTM 项目的资源
   d. 作为筛查 MTM 患者药物相互作用的工具
3. 下列哪一项是 MTM 资料集的局限性？
   a. 缺少治疗路径图
   b. 缺少不良反应的完整列表
   c. 缺少建议的 MTM 访谈问题
   d. 缺少用药行动计划示例
4. 下列哪一项最能描述每个 MTM 资料集的基本编写架构？
   a. 按药物治疗相关问题的类型编写
   b. 按 MTM 的核心要素编写
   c. 按 MTM 服务的付费水平编写
   d. 按患者药物治疗问题的复杂性编写
5. 安排一名 MTM 药师访谈一名健康素养较低且患有多种疾病的患者。如果需要与这名患者沟通较为复杂的专业医学内容，MTM 资料集的哪部分内容可提供参考？
   a. 术语的通俗解释
   b. 期望从患者那里得到的问题
   c. MTM 药师沟通示例
   d. 支持性疗法
6. 与传统的药物数据库相比，下列哪一项是 MTM 资料集的独特内容？
   a. 处方药按药物治疗类别分类
   b. 提供药物常见或严重的不良反应
   c. 提供药物的黑框警示信息
   d. 包括处理紧急不良反应时的转诊策略
7. 下列哪一项不是 MTM 资料集“简介”部分的内容？
   a. 对疾病的概述
   b. 继发性病因或促发因素
   c. 疾病的并发症
   d. 通常的治疗干预措施
8. 首次提供 MTM 服务的药师对即将与新患者进行 MTM 访谈感到焦虑。MTM 资料集的哪部分内容可提供在访谈过程中需要向患者提出的一些问题？
   a. 全面用药评估
   b. 用药行动计划
   c. 干预和 / 或转诊
   d. 简介
9. MTM 资料集的哪一部分包含特定疾病的治疗目标？
   a. 全面用药评估
   b. 文档记录和随访
   c. 干预和 / 或转诊
   d. 简介
10. 一名学生药师即将进行 MTM 访谈，她想提前查阅一些案例，以便于筛查药物治疗相关问题。MTM 资料集的哪个部分最有可能为她提供所需的信息？
   a. 个人用药清单
   b. 用药行动计划
   c. 文档记录和随访
   d. 干预和 / 或转诊

答案

1. a	2. d	3. b
4. b	5. a	6. d
7. d	8. a	9. d
10. c		

温爱萍　译
康　震　校
金有豫　朱　珠　审

第13章

哮喘 MTM 资料集

Maria Maniscalco-Feichtl, PharmD, and Kyle Melin, PharmD, BCPS, AE-C

关键点

- 哮喘是一种病症，可能会伴随整个人生；虽有时缓解或表现症状不同，但气道炎症始终存在。
- 通过改变生活方式，并在需要时进行药物治疗，可以预防和控制哮喘症状。
- 为了达到最佳效果，药物治疗管理（MTM）咨询过程中，对患者的辅导必须包括避免诱发因素和自我管理方法。
- 在患者每次来访时，MTM 药师都要评估其使用吸入器和/或装置的技术，以确保哮喘药物治疗的最大疗效。

哮喘简介

哮喘（asthma）是一种以气道炎症和气道阻塞为特征的疾病。当暴露于各种环境诱发因素时，有遗传倾向的某些患者气道会出现炎症和高反应性，导致支气管收缩、产生黏液栓和气道堵塞。哮喘的常见症状是咳嗽、呼吸困难、喘息和/或胸闷。在许多国家，哮喘是一种影响所有年龄段人群的严重肺部疾病[1,2]。虽然哮喘是常见疾病，但由于其固有特征，临床表现差异大。因此，专家们制订了全球性临床防治措施来指导哮喘治疗（表 13-1）。

对尚未使用长期控制性药物[controller medication，也称为维持性药物（maintenance medication）]的患者，其哮喘症状的严重程度可以通过表 13-2 所示的损伤和风险两方面来评估。下列症状可用来判断患者是否存在间歇性、轻度、中度或重度哮喘损伤：夜间憋醒、使用短效支气管舒张药快速缓解急性症状、缺勤工作日、患者参与正常日常活动的能力以及生活质量。一般来说，如果患者有 2 次或 2 次以上需要口服皮质类固醇治疗的哮喘加重病史，则认为其哮喘失控的风险高。表 13-3 概述了需要启用控制性药物治疗的持续性哮喘症状患者的症状标准和治疗药物。除了评估哮喘症状的方法外，还有一些有效的患者自我评估手段可用于评估控制程度，包括哮喘治疗评估问卷©（Asthma Therapy Assessment Questionnaire©，ATAQ）和哮喘控制测试表™（Asthma Control Test™，ACT）[1]。

表 13-1　全球哮喘评估指标概述

对哮喘的评估和监测，均涉及严重程度、控制和治疗反应性这三个概念
严重程度①是指患者疾病过程的内在强度
控制是指症状控制及未来出现不良后果的风险
治疗反应性是指哮喘症状被药物治疗控制的难易程度
严重程度和控制均包括“损伤”和“风险”②
损伤是指患者正在经历或最近经历过的症状及随后功能受限的频数
风险是指哮喘加重、肺功能进行性下降或药物不良反应的可能性

① 严重程度，在没有接受长期控制性药物治疗的患者中最容易衡量。
② 损伤，可通过访问患者和/或护理人员，对过去 2～4 周内事件的回忆进行评估；风险，则根据过去 1 年报告的症状和肺功能进行评估[1]。
来源：参考文献 [1] 和 [2]。

肺功能数据（spirometric data）是用于评估哮喘的另一种工具。第 1 秒用力呼气容积（在用力呼吸的第 1 秒钟测量，FEV_1）与用力肺活量（FVC）之比 (FEV_1 / FVC) 是衡量受损严重程度的敏感指标；与 FEV_1 相比，它是提示病情恶化风险的有效方法[1]。肺功能测定通常用于哮喘诊断，每 1～2 年进行一次监测。

与哮喘相关的其他术语如下：

- 急性加重（也称为“发作”）——暴露于危险因素或诱发因素（如空气污染物、体育锻炼、病毒感染、过敏原和/或天气变化）而导致短暂的哮喘加重[2]。
- 难治性哮喘——患者因合并症、治疗依从性差和/

或过敏原暴露导致哮喘症状控制不佳。遗传可能也是一个因素[2]。

- 运动诱发性支气管痉挛（exercise-induced bronchospasm，EIB）——剧烈活动期间或之后几分钟内发生的哮喘加重。定义为 FEV_1 较运动前基础值下降≥ 10%。运动后数小时可能出现晚期反应[1,3]。
- 夜间哮喘——在睡眠期间症状加重。通常是持续性哮喘治疗不充分的征兆[3]。
- 严重哮喘——患者出现进展性气流限制，通过现行治疗无法完全逆转（难治性）[2]。

当患者暴露于某些诱发因素时，哮喘的状况与症状加重有关。诱发因素是指事件（如呼吸道感染）或接触某种物质（如霉菌），可导致呼吸急促、胸闷或咳嗽等不适症状。消除诱发因素后，症状可能消失。应鼓励患者记录诱发日志，以确定可能加重哮喘症状的因素。日志应该包括环境（如过敏原）、食物、心理社会反应和季节变化等诱发因素。表 13-4 列出了哮喘症状的常见诱发因素。此外，过敏性鼻炎、月经、胃食管反流病（GERD）或肥胖等因素，可能导致或加重哮喘患者的症状。

表 13-2　目前尚未使用长期控制性药物的患者哮喘严重程度分类

	0～4 岁和 5～11 岁儿童				
	组成部分	间歇性	持续性		
			轻度	中度	重度
损伤	症状	≤ 2 天 / 周	> 2 天 / 周，但并非每天	每天	全天
	夜间憋醒 0～4岁 5～11岁	 0 ≤ 2 天 / 月	 1～2 天 / 月 3～4 天 / 月	 3～4 天 / 月 > 1 天 / 周，但并非每夜	 > 1 天 / 周 常为 7 天 / 周
	使用 SABA 控制症状或体征	≤ 2 天 / 周	> 2 天 / 周，但并非每天	每天	每天数次
	影响正常活动	无	轻度限制	中度限制	极度限制
	肺功能 5～11岁	FEV_1 > 80%	FEV_1 > 80%	FEV_1 60%～80%	FEV_1 < 60%
		FEV_1/FVC > 85%（> 0.85）	FEV_1/FVC > 80%（> 0.80）	FEV_1/FVC 75%～80%（0.75～0.80）	FEV_1/FVC < 75%（0.75）
	加重	间歇性	持续性		
风险	0～4 岁	0～1 次 / 年	6 个月内≥ 2 次，或每年≥ 4 次喘息发作，持续时间> 1 天		
	5～11 岁	0～2 次 / 年	> 2 次 / 年		
	开始治疗的建议阶梯	第 1 阶梯	第 2 阶梯	第 3 阶梯，并考虑短期口服皮质类固醇	
	≥ 12 岁的少年和成人				
	组成部分	间歇性	持续性		
			轻度	中度	重度
损伤	症状	≤ 2 天 / 周	> 2 天 / 周，但并非每天	每天	全天
	夜间憋醒	≤ 2 天 / 月	3～4 天 / 月	> 1 天 / 周，但并非每夜	常为 7 天 / 周
	使用 SABA 控制症状或体征	≤ 2 天 / 周	> 2 天 / 周，但并非 1 次 / 天	每天	每天数次
	影响正常活动	无	轻度限制	中度限制	极度限制
	肺功能①	FEV_1 > 80%	FEV_1 > 80%	FEV_1 > 80%	FEV_1 < 60%
		FEV_1 /FVC 正常	FEV_1/FVC 正常	FEV_1 /FVC 降低 5% (0.05)	FEV_1 /FVC 降低> 5%（> 0.05）
	加重	间歇性	持续性		
风险		0～2 次 / 年	> 2 次 / 年 →		
	开始治疗的建议阶梯	第 1 阶梯	第 2 阶梯	第 3 阶梯，考虑短期口服皮质类固醇	第 4 阶梯～第 5 阶梯，考虑口服皮质类固醇

① 正常 FEV_1/FVC：8～19 岁为 85%（0.85）；20～39 岁为 80%（0.80）；40～59 岁为 75%（0.75）；60～80 岁为 70%（0.70）。

缩写：SABA= 短效 β_2 受体激动药。

来源：经许可，转载自 DiPiro, JT, Talbert RL, Yee GC, Matzke GR, Wells BG, Posey LM, eds. *Pharmacotherapy: A Pathophysiologic Approach*. 10th ed. New York, NY: McGraw-Hill; 2017。

表 13-3　GINA 对成人和青少年启用控制性药物治疗的建议

症状表现	首选治疗（证据级别）
有哮喘症状或需要 SABA ＜ 2 天 / 月；上个月没有因哮喘而憋醒；无加重的危险因素，包括上一年	不用控制性药物
偶有症状，但患者有加重的危险因素，如肺功能低下、上一年使用 OCS 治疗哮喘、曾因哮喘入住重症监护室治疗	低剂量 ICS
2 天 / 月～ 2 天 / 周之间出现哮喘症状或需要使用 SABA，或患者因哮喘而憋醒≥ 1 次 / 月	低剂量 ICS
有症状或需要 SABA ＞ 2 天 / 周	低剂量 ICS①
大多数日子或清醒时出现的不适症状≥ 1 天 / 周，尤其是存在任何危险因素时	中剂量 / 高剂量 ICS（A）或低剂量 ICS/LABA②
临床症状与哮喘严重失控或急性加重一致	OCS 短疗程治疗和开始高剂量 ICS（A）或中剂量 ICS/LABA②

① 不太有效的选择是 LTRA 或茶碱。

② 不建议对 6 ～ 11 岁儿童启用控制性药物治疗。

缩写：GINA= 哮喘全球倡议；ICS= 吸入性皮质类固醇；LABA= 长效 β_2 受体激动药；LTRA= 白三烯受体拮抗药；OCS= 口服皮质类固醇；SABA= 短效 β_2 受体激动药。

来源：参考文献 [2]。

表 13-4　诱发哮喘的药物和事件

呼吸道感染：呼吸道合胞病毒（RSV）感染、鼻病毒感染、流感、副流感、支原体肺炎、衣原体感染
过敏原：空气中的花粉（草、树、杂草）、屋尘螨、动物皮屑、蟑螂、真菌孢子
环境：冷空气、雾、臭氧、二氧化硫、二氧化氮、烟草气味、木材气味、空气污染
情绪：焦虑、压力、大笑
运动：特别是在寒冷干燥的气候下
药物 / 食品防腐剂：阿司匹林、非甾体抗炎药（环氧化酶抑制药）、亚硫酸盐、苯扎氯铵、非选择性 β 受体阻滞药
职业性刺激：面包师（面粉粉尘）；农民（干草霉菌）；从事香料和酶的工人；印刷工（阿拉伯胶）；化学工作者（偶氮染料、蒽醌、乙二胺、甲苯二异氰酸酯、聚氯乙烯）；从事塑料、橡胶和木材加工的工人（甲醛、西柏木、二甲基乙醇胺、酸酐）
宿主因素：肥胖、非裔美国人、西班牙裔、社会经济地位低下

哮喘的并发症

哮喘的并发症差异明显，与患者的诸多因素相关，如年龄、未控制症状的持续时间、诱发物高反应性的严重程度、气道生理学、合并症（如慢性阻塞性肺疾病、心力衰竭）等。表 13-5 列举了哮喘的并发症。

表 13-5　哮喘的并发症

并发症的类型	举例
急性加重	呼吸困难 难以进行正常活动 睡眠不足 可能需要机械通气
慢性并发症	持续咳嗽 肺功能永久性下降 药物的副作用，如皮质类固醇的副作用
手术期间和术后	哮喘会增加以下情况的风险： 气管插管导致急性支气管收缩 低氧血症 高碳酸血症 咳嗽排痰效力下降 肺不张 呼吸道感染 乳胶暴露，可能导致病情加重 曾经使用过的某些麻醉药，可能会在再次暴露时诱发哮喘加重
妊娠①	哮喘会增加以下情况的风险： 先兆子痫 早产 低体重早产儿 围生期死亡

① 适当控制哮喘对母婴健康至关重要。

来源：参考文献 [1] 和 [2]。

哮喘的治疗目标

哮喘患者的治疗目标是实现适当控制哮喘、维持或改善生活质量、降低病情恶化风险、防止气道重塑。图 13-1 概述了哮喘治疗的建议目标。通过观察哮喘的损伤和风险，可评估哮喘控制情况。从症状、夜间憋

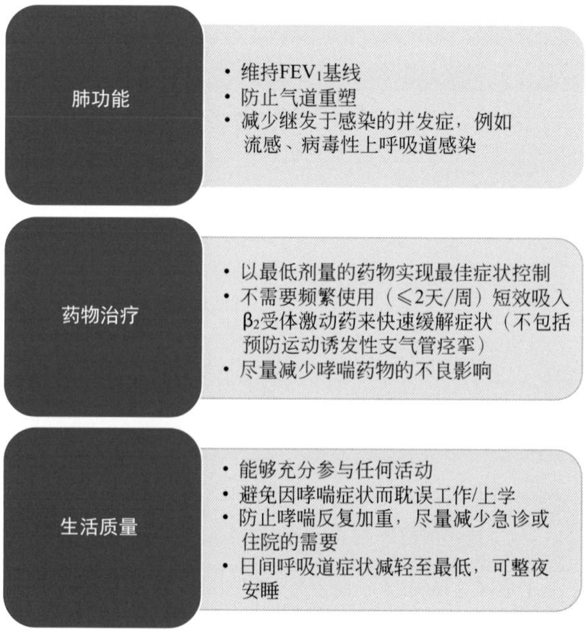

肺功能	• 维持 FEV_1 基线 • 防止气道重塑 • 减少继发于感染的并发症，例如流感、病毒性上呼吸道感染
药物治疗	• 以最低剂量的药物实现最佳症状控制 • 不需要频繁使用（≤2天/周）短效吸入 β_2 受体激动药来快速缓解症状（不包括预防运动诱发性支气管痉挛） • 尽量减少哮喘药物的不良影响
生活质量	• 能够充分参与任何活动 • 避免因哮喘症状而耽误工作/上学 • 防止哮喘反复加重，尽量减少急诊或住院的需要 • 日间呼吸道症状减轻至最低，可整夜安睡

图 13-1　哮喘的治疗目标

来源：参考文献 [1]、[2] 和 [3]

醒、日常活动的能力、使用短效支气管舒张药、FEV_1/FVC 以及完成有效的患者自我评估问卷等，可衡量损伤情况。风险评估侧重于病情严重程度、监测肺功能情况或与治疗相关的副作用。如表 13-6 所示，连续 3 个月症状稳定，可作为临床评估哮喘控制的标志，来启用降阶梯治疗药物（例如，从第 3 阶梯降到第 2 阶梯）。表 13-7 展示了哮喘咨询时需要完成的工作。

吸入剂使用技术是每个哮喘患者必须掌握的技能。不同的吸入装置，操作方法不同。表 13-8 展示了现有的多种装置，而且药物生产企业仍在不断研制新装置。为了帮助患者掌握正确的操作，MTM 药师可利用药品说明书、药物生产企业的网站和在线教程等资源。

表 13-6　控制症状与降低风险的 GINA 阶梯疗法 [2-4]

阶梯	首选方案（证据级别）	其他建议方案（证据级别）
第 1 阶梯	根据需要使用 SABA（A）	除了根据需要使用 SABA 外，考虑对有加重风险的患者使用低剂量 ICS（B）
第 2 阶梯	低剂量 ICS，必要时加用 SABA（A）	LTRA（A） 低剂量 ICS/LABA（A） 出现过敏性哮喘症状时开始应用 ICS，仅用于季节性治疗（D）
第 3 阶梯	成人 / 青少年使用低剂量 ICS/LABA，必要时加用 SABA（A） 或低剂量 ICS/ 福莫特罗作为维持和缓解药（A） 6 ～ 11 岁儿童使用中等剂量 ICS，根据需要可加用 SABA	成人 / 青少年使用中等剂量 ICS（A） 低剂量 ICS，加用 LTRA（A）或低剂量缓释茶碱（B）
第 4 阶梯	成人 / 青少年使用中等剂量的 ICS/LABA，必要时加用 SABA（B） 或中等剂量 ICS/ 福莫特罗作为维持和缓解药（A） 6 ～ 11 岁的儿童请咨询哮喘专家	有加重史的成人或青少年加用噻托溴铵治疗（B） 大剂量 ICS/LABA 中等剂量 ICS/LABA，加用 LTRA 或低剂量缓释茶碱
第 5 阶梯	转诊给专科医生并考虑添加治疗	12 岁及以上者使用噻托溴铵（B） 中重度过敏性哮喘者使用奥马珠单抗（A） 12 岁及以上严重嗜酸性粒细胞性哮喘者使用美泊利珠单抗或瑞利珠单抗（B） 根据嗜酸性粒细胞＞ 3% 的程度进行诱导痰法治疗（A） 对部分重症哮喘成人患者可进行支气管热成形术（B） 加用低剂量 OCS（泼尼松等效剂量≤ 7.5mg/d）（D）

来源：参考文献 [2]、[3] 和 [4]。

表 13-7　哮喘初诊的建议

准则	信息	技能
• 预约就诊 • 评估 　哮喘控制情况 　患者的治疗目标 　用药 　生活质量	• 以通俗语言介绍哮喘的定义 • 介绍哮喘控制的定义： 　白天几乎无症状 　无哮喘引起的夜间憋醒 　可从事正常的日常活动 　肺功能正常	• 讲授 / 介绍或演示以下内容： 　吸入器操作技术 　储雾罐或单向阀储雾罐的操作技术 　峰流速仪监测 • 审核患者自我监测的技能： 　辨认症状强度或频率的基线变化 　监测哮喘引起的夜间憋醒 　使用快速缓解吸入剂和/或药物 　辨认运动耐力的降低 • 制订 / 审核书面的哮喘行动计划 • 提供 / 推荐的免疫接种并做患者教育： 　每年接种“流感疫苗” 　2～64岁的患者接种“肺炎疫苗”，65岁及以上者外加一次加强接种 　年龄≥60岁的成年人接种“带状疱疹疫苗” 　接种Tdap疫苗“预防百日咳和破伤风”

资料来源：参考文献 [1]、[3] ～ [6]。

表 13-8　各种吸入装置的特性

装置	药物	加强呼吸	剂量计数器	其他辅助剂	缺点
MDI	各类药物	否	无 / 有	抛射剂、表面活性剂、助溶剂	需要启动和吸入的协调性；大量沉积于咽部；指导有难度
Pressair	阿地溴铵	是	有	乳糖填充剂	需要快速吸入才能激活
Respiclick	沙丁胺醇	是	有	乳糖填充剂	需要快速吸入才能激活
MDI 附带单向阀储雾罐	各类药物	否	无	—	比单独使用 MDI 贵一些；便携性较差；释药效果不均衡；首选无静电的储雾罐
喷射雾化器	各类药物	否	—	有些溶液中含有防腐剂	具有显著的品牌间差异；昂贵且费时；效率低于 MDI；有污染的可能；制剂可能对光和温度敏感（保质期短）
超声雾化器	色甘酸溶液、短效 β_2 受体激动药溶液	否	—	在有些溶液中含有防腐剂	与喷射雾化器一样，也不能用于混悬剂；其电池驱动便于携带
Flexhaler	布地奈德	是	有	乳糖填充剂	需要高吸气流量（60L/min）；咽部沉积 未获准用于 6 岁以下患者
Diskus	氟替卡松、沙美特罗、氟替卡松 / 沙美特罗	是	有	乳糖填充剂	未获准用于 4 岁以下患者 需要吸气流量 30 ～ 60L/min
Ellipta	糠酸氟替卡松、氟替卡松 / 维兰特罗	是	有	乳糖填充剂	未获准用于 12 岁以下患者（18 岁可用氟替卡松 / 维兰特罗） 需要吸气流量 60L/min
Aerolizer	福莫特罗	是	—	乳糖填充剂	单剂量胶囊；未获准用于 5 岁以下患者 需要吸气流量 30 ～ 60L/min
Neohaler	茚达特罗	是	—	乳糖填充剂	单剂量胶囊；未获准用于儿童 需要吸气流量 60L/min
Handihaler	噻托溴铵	是	—	乳糖填充剂	单剂量胶囊；未获准用于儿童 需要吸气流量 20L/min
Twisthaler	莫米松	是	有	乳糖填充剂	未获准用于 4 岁以下儿童
Respimat	噻托溴铵、沙丁胺醇 / 异丙托铵、奥达特罗	否	有	防腐剂	需要慢而深的呼吸 未获准用于 12 岁以下儿童

来源：经许可，转载自 DiPiro, JT, Talbert RL, Yee GC, Matzke GR, Wells BG, Posey LM, eds. *Pharmacotherapy: A Pathophysiologic Approach.* 10th ed. New York, NY: McGraw-Hill; 2017。

峰流速仪（peak flow meter，PFM）是哮喘患者每天使用的一种监测气道症状的工具，有助于预测何时可能出现哮喘加重。当正常呼气流量峰值（peak expiratory flow，PEF）读数下降时，对患者是一个提示信号。这也是临时需要增加哮喘药物的信号，应确保患者身边随时都有一个快速缓解症状的吸入剂。峰流速仪，可以在药房或医疗设备商店购买，也可以由美国肺脏协会（American Lung Association）当地分支机构的工作人员提供。

治疗失败

如果患者当前使用的控制性药物不能充分控制哮喘症状，则可认为哮喘治疗失败。例如，当患者报告每周使用 SABA 超过 2 天、每周有 1 ～ 3 次夜间从睡眠中憋醒或 ACT 评分为 16 ～ 19 分时，则认为哮喘未控制。每天多次使用 SABA、每周有至少 4 次出现夜间憋醒、和 / 或 ACT 评分≤ 15 分，则认为哮喘控制极差。

核心要素 1——哮喘患者的全面用药评估

表 13-9 列出了对哮喘患者进行全面用药评估时建议问的问题。表 13-10 汇总了随访中应该询问的问题。在随访期间，MTM 药师应该收集信息，以确定对当前哮喘症状的适当管理，降低哮喘的风险和损伤。问题的数量和类型将取决于几个因素，包括面谈时长、同时存在的药物治疗相关问题（MRP）的数量、MRP 的紧迫性，以及患者提供准确信息的可靠性等。如果时间有限或患者情况非常复杂，则 MTM 药师可以选择询问有助于确定或排除医疗紧急情况的问题（见表 13-11 中“预防 / 评估医疗紧急情况应问的问题”）。MTM 药师应记住，在面谈期间使用通俗易懂的语言（图 13-2），同时为患者可能提出的有关哮喘的疑问做好准备（表 13-12）。

除了这些建议问的问题外，还可以通过美国国家心肺和血液研究所（National Heart, Lung, and Blood Institute，NHLBI）指南获得诸如哮喘治疗评估问卷（ATAQ）、哮喘控制问卷（ACQ）和哮喘控制测试表（ACT）等有效工具，进行完整或有针对性的用药评估[1]。

重要的是要讨论哮喘的不可预见性，评估患者对突发症状，特别是急性剧烈呼吸急促的准备程度。表 13-9 包含了评估哮喘患者自我监护能力的问题，重点是通过早期预防来减少损伤和风险。

表 13-9 建议询问哮喘患者的问题

哮喘的初步评估[1,3]
在过去的 12 个月里…… 您是否有过突然的严重发作或反复发作，如咳嗽、喘息、胸闷或呼吸急促？（注：初步评估宜分别询问每个症状。若以完整的句子询问，对患者来说是一种认知负担。） 您是否患过转向胸部不适的感冒或10天以上才痊愈的感冒？ 在特定的季节，您有过咳嗽、喘息或呼吸急促的经历吗？ 您是否在某些地方或接触某些物品（如宠物/动物、烟草气味或香水）时出现过咳嗽、喘息或呼吸急促？ 您有没有用过能让呼吸好受一些的药物？用了多久？ 您用这些药物后症状减轻了吗？ 在过去 4 周内，您是否有咳嗽、喘息或呼吸急促的症状： 是在夜里憋醒吗？ 是在醒着的时候吗？ 是在跑步、适度运动或其他体力活动之后吗？ 您如何使用吸入器？（请患者演示）
评估和监测哮喘控制情况[1]
要评估和监测哮喘控制情况，可以问患者以下问题： 您有没有因为哮喘在夜间或凌晨憋醒过？ 您是否比平时需要使用更多的快速缓解型支气管舒张药物？ 您的哮喘是否需要紧急医疗护理，例如临时去看医生或去急救诊所/医院急诊科？ 您有没有参加平时愿意参加的活动？ 测量您的峰值流量时，您是否发现测量值低于您的个人最佳水平？ 您用药后感觉如何？ 您是否错过或停止用任何常规剂量的药物？是在上周吗？ 您在配药时是否遇到过困难（例如，费用方面是否有负担）？ 您每天会使用多少次吸入型快速缓解药物？ 在过去的1个月中，您用过多少个吸入器？ 您是否尝试过其他药物或疗法？ 您的哮喘药物是否引起过诸如震颤、紧张、口臭、咽痛、咳嗽、胃部不适、声音嘶哑或淤青等问题？

来源：参考文献 [1] 和 [3]。

表 13-10 对哮喘患者进行随访时建议问的问题

监测哮喘的体征和症状
可以问下面的问题： 自上次就诊以来，您的哮喘是好转还是恶化了？ 您是否注意到您的哮喘在某个特定的季节会变得更严重？请举例说明具体的事件。 在过去的 2 周内，您有多少天里出现过： 白天有咳嗽、喘息、呼吸急促或胸闷的经历。 夜间因咳嗽或其他哮喘症状而从睡眠中憋醒。 早上醒来时出现哮喘症状，且使用快速缓解吸入剂15min内，哮喘症状并没有改善。 在锻炼或玩耍时出现症状。 因为哮喘而无法从事一些日常活动（例如爬楼梯）。
监测肺功能
可以问下面的问题： 您有峰流速仪吗？自上次就诊以来，测得的最高值和最低值分别是多少？ 自上次就诊以来，测量值是否已降至您个人最佳水平的80%以下？如果是，您采取了哪些措施来控制您的哮喘？ 您是如何测量峰值流量的？（请患者演示一下） 您通常在一天中的什么时候测量峰值流量？

续表

衡量生活质量
自上次就诊以来，因您的哮喘症状导致以下情况的天数有多少： 缺勤或缺课。 参与活动的能力下降。（对于家长：您是否因为孩子的哮喘而更改日程安排？） 临时去过急诊科或医院。
监测病情加重史
自上次就诊以来，您是否经历过比平时严重得多的哮喘发作？如果是，那么： 请描述一下您认为导致症状加重的诱因是什么。 请描述您采取了哪些措施来控制症状。 您的工作或家庭环境是否有变化？例如，是否领养宠物或隔壁公寓搬入吸烟者？
监测药物治疗
可以提出以下请求和问题： 请列出您目前正在使用的所有药物。 您用药后感觉怎么样？ 参照以下标准，检查每种药物： 您知道这种药物是用来治疗什么疾病的吗？ 请描述一下您是如何使用这种药物的。 您多久会出现一次忘记用药的情况？ 当您意识到您忘记使用规定剂量的药物时，您会怎么做？ 您觉得这个装置（例如，MDI或雾化器）容易操作吗？请演示一下您是如何使用这个装置的。 您获得这种药物有困难吗？（例如，买得起吗？是否在供应目录里？） 您使用这种药物后出现了哪些副作用？ 使用这种药物期间，您是否有过震颤、紧张、口臭、咽痛、咳嗽、胃部不适、声音嘶哑？ 您使用哪种吸入剂来快速缓解症状？维持/控制症状用哪种药？ 请演示一下您是如何使用这个吸入器的。 您今年接种流感疫苗了吗？ 您接种过肺炎疫苗吗？

来源：参考文献 [1]。

表 13-11　预防 / 评估医疗紧急情况应问的问题

危机应对： 您是否因哮喘发作去医院治疗过？ 请描述哮喘发作的体征。当您经历这些症状时，您的行动计划是什么？ 咱们回顾一下重要的信息：告诉我哪些哮喘症状会让您认为应该使用更多的哮喘药物。出现症状时，您会更多地使用哪些药物？ 请描述哪些症状会让您打电话给我或您的医疗服务提供者。 如果您无法联系上任何人，您会去哪个医院的科室就诊？ 请向我演示一下您用于处理急性呼吸急促（突然无法呼吸的感觉）的呼吸技巧。 复习“腹式呼吸”（又称腹部呼吸）练习： 您可以躺下，也可以坐着。 集中精力通过鼻子慢慢呼吸。 当您吸气时，您的腹部（而不是胸部）应该有扩张的感觉。 慢慢呼气，同时向内缩进腹部。（理想情况下，呼气时间应该是吸气时间的2倍。）

来源：参考文献 [1]、[2]、[3] 和 [5]。

表 13-12　哮喘患者可能会问的问题及解答

哮喘患者通常会问以下问题： **什么是哮喘？** 哮喘是一种呼吸道疾病，有时会导致呼吸困难。哮喘患者的气道对某些诱因非常敏感，这会导致呼吸急促、咳嗽或喘不过气来。 **导致哮喘的原因是什么？** 哮喘的“诱因”有很多。这些诱因可能与环境有关，例如暴露于花粉、宠物皮屑、温度的快速变化、草或树木过敏，或接触与工作有关的粉尘或化学烟雾。其他诱因包括接触香烟烟雾（被动或主动）或接触汽车尾气或浓烈香水等气味。您的身体对伤风 / 感染或压力的反应也可能引发哮喘。对有些人来说，大笑到喘不过气来也可能会引发哮喘。

续表

什么是哮喘失控? 感觉呼吸急促或咳嗽或喘息的时间＞2 天 / 周，和 / 或感觉需要使用快速缓解吸入剂的时间≥2 天 / 周（不包括锻炼前使用）。 **哮喘失控与哪些病症相关?** 它直接影响到生命质量。参与活动时对不能呼吸的恐惧和焦虑，笼罩于心；去急诊及随之的花费，成为心中的大事；因浑身无力而告假、无法参与日常活动，成为常态；由于害怕在玩耍中晕倒，儿童避免参加那些需要大口呼吸的体育锻炼或活动。长期的哮喘失控能够引起气道结构永久改变，出现总是喘不上来气、用药也不能缓解的感觉。 **我怎么知道自己是否有哮喘?** 如果您感到呼吸急促、胸闷或经常咳嗽，请记下出现这些症状的每一天。想一想您那天吃了什么或吸入了什么，或者天气的变化，然后记录下来。如果您有哮喘家族史，也要记下来，拿给您的医生看，并请求进行哮喘诊断相关检查。 **为什么哮喘的药物治疗如此重要?** 因为当您不能呼吸的时候，其他的什么都做不了了。哮喘的药物治疗可帮助您的肺部对困扰您、但不会困扰其他人的日常事件和情况（诱因）做出正常反应。哮喘药物可以让您的气道保持畅通，让您感觉更好。患儿使用哮喘药物后，可有助于空气轻松进出患儿肺部，患儿能够跑步和玩耍。需要药物但不使用的患者，可能会出现无法控制的哮喘症状，这可能导致住院、缺勤 / 缺课，以及对进行日常活动（例如爬楼梯）感到焦虑。 **我无法判断自己的哮喘什么时候会失控。如果感觉好些了，我可以停止用药吗?** 哮喘药物并不治愈您的病症。用药物治疗哮喘，是为了帮助身体抵御日常遇到的诱发因素。药物的目的是预防呼吸急促、胸闷和咳嗽。有些人的哮喘在某些季节（例如春天或秋天）会加重，他们在这些季节期间可能会使用较多的药物，而在这些季节过后可能会使用较少的药物。至于什么时候可以停止用药，可以和您的医生一起制订计划，请勿自行停药。同时，请与您的医生一起审核您的哮喘行动计划。每个有哮喘病史的患者都应该随身备有快速缓解吸入剂，以备紧急情况之需。 **如果我停止使用哮喘药物会发生什么?** 在没有计划或未经医生同意的情况下停止使用哮喘药物，可能会导致哮喘发作，并可能导致住院。这种影响也可能较为轻微——在进行诸如洗衣服或爬楼梯等日常活动时，每天都感觉不舒服，这可能会导致对无法呼吸的焦虑或恐惧。 **我应该什么时候就自己的哮喘给医生打电话呢?** 如果您对处方治疗没有反应（走路或爬楼梯或从睡梦中醒来时感到呼吸急促，同时伴有胸部不适或咳嗽）或者出现副作用，请给您的医生打电话。如果您有以下哮喘症状：咳嗽、胸闷、使用快速缓解吸入剂不能缓解的呼吸急促，或每周需要使用快速缓解吸入剂的时间＞2 天（不包括锻炼前使用），请给您的医生打电话。 **如果我不知道如何使用吸入器，应该怎样办?** 吸入性药物是通过许多不同的装置给药的。药房提供的药品说明书上附有各个装置的使用说明。如果您没有收到说明书，请致电您获取吸入器的药房，并向其索要说明书副本。更好的办法是，让药师教您如何使用该装置。把装置带到您的医生那里，请医生或护士看着您给自己一剂吸入性药物，这样更稳妥。如果您想查找其他视频教学，YouTube 网站上提供了关于如何使用吸入器的短视频。

ACEI（血管紧张素转换酶抑制剂）——用于帮助降低血压的药物；也可能有助于预防心脏和肾脏的改变或损害。ACEI 最常见的副作用是咳嗽。

不良事件——不舒服或坏的反应，和 / 或原因不详或非预期的作用。

AHRQ——美国医疗保健研究与质量局（Agency for Healthcare Research and Quality）。

气道——肺部的管状结构，供空气进出身体。

过敏原（参见“诱因”）——您可能会接触到的物质，如灰尘、宠物、烟雾、香水或天气变化，这些会加重哮喘症状。

AQLQ——哮喘生活质量调查问卷（Asthma-related Quality of Life）。您所填写的一份问卷，可以帮助您在改变生活方式或哮喘药物治疗方面做出最佳选择。

心律失常——心跳不规律，某次心跳被漏过，心脏问题；这可能是一些哮喘药物的副作用。

动脉血气——血液中的氧含量。

哮喘——会导致呼吸困难的肺部疾病。

哮喘行动计划——一份书面计划，可帮助您识别症状并采取治疗措施，包括使用何种药物以及何时使用。

哮喘控制测试表（ACT）——您所填写一份表格，可以帮助您在改变生活方式或哮喘药物治疗方面做出最佳选择。

哮喘突发（也称为“加重”或“发作”）——突然感到呼吸困难，并出现胸闷、咳嗽或喘息。

ATAQ——哮喘治疗评估问卷（Asthma Therapy Assessment Questionnaire）。您所填写的一份问卷，可以帮助您在改变生活方式或哮喘药物治疗方面做出最佳选择。

Beta 受体阻滞剂（通常用希腊符号书写，β 受体阻滞剂）——部分哮喘患者在开始使用这种类型的降压药或心脏药物时，他们的哮喘症状会加重。

BMI——体重指数。相对于身高的体重指标。较高的 BMI 表示肥胖，而肥胖会使哮喘症状加重的风险更高。

CBC——全血细胞计数。检测不同类型血细胞并测量血细胞数量的血液学检查。

慢性的——持续的、无止境的、不能消除的。

控制性（维持性）药物——您每天使用的药物，用以控制哮喘，减轻症状或让症状消失。

咳嗽——最常见的哮喘症状。暴露于刺激呼吸道的物质会导致您的身体采取行动来清除这些物质（如黏液）。当这种物质进入您的血液而您无法将其吐出时，可能会发生干咳。

CPAP——持续气道正压通气。由一种装置提供，有助于在睡眠时维持氧气。

Diskus——一种吸入装置，可将粉末直接吸入肺部。

剂量计数器——在吸入装置上的一个小视窗，您可以通过它来查看吸入器内还剩余多少次剂量。

图 13-2

运动诱发性支气管痉挛（EIB）——一种类似哮喘的疾病。在进行任何运动或活动之前使用快速缓解药物可以防止这种情况发生。
心电图（EKG）——一项旨在检查心脏是否有损伤或问题的检查。
电解质——在血液中的一类必需的盐，如钠、钾和钙。
呼出的一氧化氮（eNO）——身体产生的一种化学物质。目前正在进行将 eNO 作为身体管理哮喘症状的标志物的研究。可以测量，以帮助您戒烟。
加重（也称为“哮喘突发”或“发作”）——突然感到呼吸困难、胸闷、咳嗽或喘息。
用力呼气量（FEF）——用于测量您将空气排出肺部的能力。
第 1 秒用力呼气容积（FEV_1）——1 秒钟用力呼出的空气量。
6 秒用力呼气容积（FEV_6）——6 秒钟用力呼出的空气量。
用力肺活量（FVC）——您能够从肺部排出的空气总量。
GERD——胃食管反流病。有时 GERD 会引发哮喘症状。
GINA——全球哮喘防治倡议（Global Initiative for Asthma）。这是一份临床医生可以用来帮助您确定缓解和 / 或防止哮喘恶化的最佳步骤的文件。
心率——心脏每分钟跳动的次数。
血细胞比容——一种测量红细胞数量的血液检查。数值非常低可能是贫血的迹象。
HEPA——高效微粒空气过滤器。推荐用于空调、吸尘器和空气净化器的过滤器类型，用于去除呼吸空气中的过敏原（也称为“诱因”）。
HFA——氢氟烷烃。一种使药物从罐中喷出的吸入推进剂。
高钾血症——血液中含有大量的钾。血钾非常高是一种医疗紧急情况，可能会改变心跳方式。
低钾血症——低钾，可能会导致肌肉无力和痉挛。
ICS——吸入性皮质类固醇。用作“控制性药物”。如果按照指示使用，可以防止哮喘症状恶化。当需要快速打开气道时，请勿使用 ICS（参见“快速缓解药物”）。
ICU——重症监护室。医院的一个科室，当您的哮喘完全失控，您的身体无法为自身器官供氧时，医生会在医院的这个科室为您提供治疗。
吸入器——一种用于将药物直接推入肺部的装置［如 Diskus、Turbohaler、Aerolizer、Handihaler 或定量吸入器（MDI）］。
IVIG——静脉注射免疫球蛋白。一种直接注入静脉的药物，用于治疗患有严重失控哮喘和过敏症的患者。
LABA——长效 β_2 受体激动药。一类控制性（维持性）吸入药物。
生活方式改变——通过改变生活方式来帮助您预防哮喘症状恶化。包括保持健康的体重、避免某些食物以及避免吸烟。
LTRA——白三烯受体拮抗药。当暴露于诱因时用的一类口服药物，可阻止体内某种化学物质的释放。通过阻断这种化学物质，将会减少和减轻哮喘症状。这类药物还可以帮助您控制过敏症状。
肺——体内用于呼吸的器官。
MDI——定量吸入器。输送特定数量的、固定剂量药物的装置。
黏液——因气道发炎而在肺内产生的黏稠物质。
NAEPP——美国国家哮喘教育和预防计划（National Asthma Education and Prevention Program）。临床医生可用来帮助您确定缓解和 / 或防止哮喘恶化的最佳行动方案的文件。
雾化器——通过泵和面罩 / 口罩输送哮喘药物的一种装置。
NHLBI——美国国家心肺和血液研究所（National Heart, Lung, and Blood Institute）。这是一个协调所有编写 NAEPP 的医疗专业人员的组织。
一氧化氮（NO）或二氧化氮（NO_2）——氮氧化物，身体产生的一种化学物质，也是身体管理哮喘症状的标志物。
NSAID——非甾体抗炎药。能缓解疼痛的药物，如阿司匹林或布洛芬。许多哮喘患者在服用 NSAID 后哮喘症状加重。
肥胖——体重指数（BMI）$> 30kg/m^2$。这会增加患高血压、糖尿病、心血管疾病和哮喘症状的风险。
超重——体重指数 $> 25kg/m^2$。这会增加出现哮喘症状的风险。
PCP——初级保健提供者或医生。
呼气流量峰值（PEF）——您能够呼出的空气量，单位为 L/min；用峰流速仪测量。
峰流速仪（PFM）——一种手持设备，可以测量您将空气排出肺部的能力。
快速缓解药物——当咳嗽 / 喘息或感到胸部不适时使用的药物。它能迅速使您呼吸更顺畅。如果您每周使用该药物 2 次以上，请确保您的医生知道此事。
SABA——短效 β_2 受体激动药（吸入性）；也称为快速缓解吸入剂，当哮喘症状使您感到不舒服（胸闷或咳嗽等）时使用。
SaO_2——血氧饱和度。在全身血液循环中的氧含量。
血清钾——一种检查血液中钾离子含量的指标（参见“高钾血症”和“低钾血症”）。
副作用——用药后的意外后果。例如，服用苯海拉明可能会使黏液分泌、吐出。
睡眠呼吸暂停——一种睡眠障碍，通常在夜间出现呼吸暂停；这可能会导致哮喘加重，因为它会减少睡眠时进入肺部的氧气量。
戒烟——帮助停止吸烟的过程。不吸烟可以降低哮喘发作或加重的风险，并减少对肺部的直接损害。
储雾罐装置——一种管状装置，与吸入器一起使用，帮助将足量药物直接吸入肺部。
肺功能测定——一项检查，检查中医生会要求您尽可能充分和快速地吸气和呼气。该检查可测量您的肺部功能情况，以及如果用药（如沙丁胺醇）肺部对药物的反应情况。
哮喘症状——当您患有哮喘时，可感觉到的身体变化，如咳嗽、喘息或胸部不适 / 胸闷。
心动过速——心跳加速，每分钟 > 100 次；可能是某些哮喘药物的副作用。
诱因（参见“过敏原”）——灰尘、宠物皮屑、烟雾、香水或天气变化等使哮喘症状加重的物质或条件。诱因可因患者而异。
喘息——呼吸困难时肺部发出的哮鸣音。

图 13-2　哮喘相关术语的通俗解释

核心要素 2——个人用药清单[7]

图 13-3 为哮喘患者的个人用药清单（PML）示例，其中只列出了治疗哮喘的药物。其他疾病的治疗用药应添加并分开罗列。MTM 药师在创建 PML 时应记住使用通俗易懂的语言。

个人用药清单（*插入患者姓名，出生日期：月 / 日 / 年*）	
药品： ProAir HFA（沙丁胺醇）吸入剂	
我如何用它： 根据呼吸急促的需要，每 4h 吸 1 ～ 2 揿	
我为何用它： 哮喘、呼吸急促	**处方者：** Ruggieri
我开始用它的日期： 从初学开始	**我停止用它的日期：** *<留空给患者填写>*
我为何停止用它： *<留空给患者填写>*	
药品： Advair Diskus（氟替卡松和沙美特罗吸入粉剂）100/50	
我如何用它： 每日 2 次，每次 1 揿	
我为何用它： 预防哮喘症状	**处方者：** Ruggieri
我开始用它的日期： 3/1/2013	**我停止用它的日期：** *<留空给患者填写>*
我为何停止用它： *<留空给患者填写>*	

图 13-3 控制哮喘的个人用药清单示例

核心要素 3——用药行动计划[7]

图 13-4 为哮喘患者的用药行动计划（MAP）示例。这只是患者哮喘的 MAP，其他疾病治疗的 MAP 应添加并分别罗列。一般来说，应该只列出几个最重要的行动计划，以免患者不知所措。患者自我管理的其他方面可以在以后的就诊中解决。MTM 药师在创建 MAP 时应记住使用简洁易懂的语言。除 MAP 外，NHLBI 推荐的《个人书面哮喘行动计划》可通过地区哮喘管理和预防网站获得[5]。哮喘行动计划有不同语言版本，包含医务人员说明、从业者 / 患者的填写指南、诱发因素回顾表和学校授权表。

制订日期： *<插入日期>*	
我们谈论了什么： 需要重新使用 Advair 药物，以帮助缓解季节性花粉过敏引起的哮喘症状。	
我需要做什么： 1. 回顾如何使用吸入器。 2. 在早上和晚上刷牙之前使用 Advair。 3. 吸入 Advair 后漱口。 4. 当装置上的计数器提示我还剩 14 剂（大约 1 周的药物）时，提示我再次处方吸入剂。	**我做过什么，什么时候做的：** *<留空给患者填写>*
我们谈论了什么： 当我出现咳嗽、胸闷或喘息等哮喘症状时该怎么办。	
我需要做什么： 1. 慢慢地吸气和呼气。 2. 提醒自己运用腹式呼吸技巧，这将帮助我更好地呼吸，减少焦虑。 3. 吸入 2 ～ 6 口 ProAir HFA（沙丁胺醇）"快速缓解吸入剂"。嘴唇微张，慢慢地吸气和呼气（就像亲吻一样）。如果 20min 后症状仍然存在，重复吸入 2 ～ 6 口。如果在此之后 20min 仍然感到不适，到急救诊所或医院急诊科就诊。 4. 发生这种情况时，在我的气道日志中记录，并在下一次就诊时带上这一记录。	**我做过什么，什么时候做的：** *<留空给患者填写>*

图 13-4 哮喘患者的用药行动计划示例

核心要素 4——干预和 / 或转诊

哮喘管理的干预措施包括改变生活方式和 / 或药物治疗，生活方式改变后哮喘未得到控制的患者应开始药物治疗。哮喘标准治疗包括改变生活方式、避免诱因和药物管理。表 13-13 概述了哮喘的非药物治疗。表 13-14 重点介绍了用于治疗哮喘的药物，但不包括针对共病（如过敏性鼻炎、胃食管反流病）的推荐疗法。

除处方药外，患者可能对草药疗法感兴趣（表 13-15）。迄今为止，关于大多数草药产品治疗哮喘的数据有限，风险也基本未知[9]。绿茶或红茶中含有咖啡因，由于其化学结构与甲基黄嘌呤相似，因此人们认为其会引起支气管扩张[8-10]。应避免使用吸入 L- 精氨酸，因为它会加重哮喘症状。

人们将哮喘的严重程度作为临床决策和治疗建议的一个指导因素。哮喘的严重程度是通过评估哮喘的损伤和风险水平来确定的（见表 13-1 和表 13-2），可划分为间歇性、轻度持续性、中度持续性或重度持续性。对于间歇性哮喘人群和 / 或有运动诱发性支气管痉挛病史的患者，运动前根据需要使用短效 β_2 受体激动药（SABA）可视为标准治疗。除 SABA 外，持续性哮喘患者可使用吸入性皮质类固醇和 / 或其他药物（例如长效 β_2 受体激动药或白三烯受体拮抗药）。

不同年龄组哮喘的首选和替代治疗建议见表 13-6。无论严重程度或当前控制水平如何，药物疗法始终包括按需使用短效支气管舒张药。随着哮喘症状加重，增加药物种类或增加治疗剂量被认为是获得气道控制的"升阶梯”手段。指南建议患者每 2 ～ 4 周升级一次治疗，直到症状稳定。之后，对于轻度、中度或重度持续性患者，应该每 3 个月重新评估症状。如果患者连续 3 个月哮喘控制良好，可以考虑减少当前剂量和 / 或停止一种控制性药物治疗，即为“降阶梯治疗”。所有哮喘患者的治疗目标，都是用最少的药物控制或预防哮喘症状。因此，评估何时“降阶梯”是一个终身过程。MTM 药师应查看诱因日志，发现可能存在的任何诱因模式（例如，季节变化导致的症状加重），并相应地制订计划。

一旦开始药物治疗，临床上将重点关注哮喘控制的评估（见表 13-6），使用阶梯疗法调整治疗。目前正在接受长期控制性药物治疗的患者，可能会出现哮喘症状的恶化，例如，接触诱因后，从良好控制转变为哮喘失控状态。MTM 药师应回顾过去 2 ～ 4 周内症状的严重程度和快速缓解药物的使用情况，并评估诱因，以确定是否需要对当前用药方案作出适当的变更。

吸入性皮质类固醇（ICS）是出现持续性哮喘症状的患者或哮喘症状未得到良好控制及控制非常差的患者的首选治疗方法，表 13-16 介绍了 ICS 产品和剂量。虽然中低剂量的 ICS 治疗不会产生与口服制剂相同强度的不良反应，但长时间使用大剂量的 ICS 有可能影响免疫系统和产生其他不良反应。表 13-17 重点介绍了 ICS 的潜在不良反应。有必要对所有使用最大剂量 ICS 的患者进行评估，确定其症状是否已连续 3 个月保持稳定。如果是这样的话，MTM 药师应该与患者 / 医生合作，通过建议减少 ICS 剂量来启动“降阶梯治疗”。

表 13-13　哮喘的非药物治疗①

干预措施	建议	目标
体重管理	保持正常体重（BMI：18.5 ～ 24.9kg/m^2）	健康的体重可降低哮喘加重的风险
避免诱因	过敏原：室内 / 室外空气污染、某些食物、有害气体、季节变化、天气等；记录引起哮喘症状的原因（例如季节、食物、压力水平、没有事先进行吸入剂治疗的运动），并有意识地避免诱因	防止住院治疗 防止请病假 感觉最佳状态
加强身体锻炼	在每周的大部分时间里，每天至少进行 30min 有规律的有氧运动（快走）	保持和改善肺功能
戒烟	对于降低哮喘症状的风险来说，改变生活方式最首要的是戒烟	保护 / 改善肺功能 减少咳嗽和呼吸急促的发作
携带快速缓解吸入器	备用一个方便使用的吸入短效支气管舒张药；患者何时会遇到诱因是不可预测的；以往经验提示要随时携带着它	防止住院治疗 防止请病假 感觉最佳状态
审核吸入器的使用技术	正确使用吸入器将会提高药物的效力和疗效	预防哮喘症状 维持生活质量
监测峰值流量	每天同一时间进行呼气流量峰值（PEF）监测；记录个人最佳值；保留 PEF 读数日志	利用 PEF 读数和哮喘行动计划，确定何时就医 防止住院治疗

① 每位患者的结果会有所不同，这取决于患者对生活方式改变的坚持程度和实施的持续时间。

来源：参考文献 [1]、[2] 和 [5]。

表 13-14　治疗哮喘的药物

药物类别和代表药	常见 / 严重副作用①	黑框警告 / 禁忌证	妊娠期用药安全性分级②
支气管舒张药：β_2 受体激动药 短效 β_2 受体激动药（SABA） 　沙丁胺醇 　左旋沙丁胺醇 长效 β_2 受体激动药（LABA） 　阿福特罗 　福莫特罗 　茚达特罗 　沙美特罗	QT 间期延长 心动过速 低钾血症 神经质 震颤	长效 β_2 受体激动药在不加用吸入性皮质类固醇的情况下使用，可能会增加哮喘患者的死亡风险	C
支气管舒张药：抗胆碱能药 　异丙托溴铵 　噻托溴铵	支气管痉挛 咽炎 口干症 便秘 鼻窦炎	对阿托品过敏	B（异丙托溴铵） C（噻托溴铵）

续表

药物类别和代表药	常见 / 严重副作用①	黑框警告 / 禁忌证	妊娠期用药安全性分级②
支气管舒张药：吸入性肥大细胞稳定药 色甘酸钠	咽痛 口臭	对色甘酸钠过敏	B
支气管舒张药：甲基黄嘌呤类 茶碱	快速性心律失常 心房颤动 恶心 / 呕吐 失眠 震颤 烦躁	对茶碱过敏	C
吸入性皮质类固醇（ICS） 倍氯米松 布地奈德 环索奈德 氟替卡松 莫米松	高剂量使用时会引发继发性皮质醇减少症 咽炎 上呼吸道感染	对牛奶蛋白过敏	B（布地奈德） C（其他所有）
白三烯调节药 白三烯受体拮抗药（LTRA） 孟鲁司特 扎鲁司特 5- 脂氧合酶抑制剂 齐留通③	上呼吸道感染 发热 头痛 行为 / 情绪的神经精神性变化 扎鲁司特可致肝功能障碍 肝功能检查（LFT）结果升高	苯丙酮尿症患者避免服用咀嚼片	B
单克隆抗体 美泊利珠单抗 奥马珠单抗 瑞利珠单抗（由医生办公室给药）	0.2% 的使用者出现荨麻疹和过敏反应；可能在数小时到数天内发生，也可能在多次注射后发生 高达 20% 的患者出现注射部位疼痛和瘀伤 病毒性感染 上呼吸道感染	妊娠和奥马珠单抗④ 对药物过敏	请参考产品说明书

① 这是一个概括性的清单，并未包括这些药物可能产生的所有副作用。在给出任何建议之前，请查阅药品参考信息源以获得更完整的清单。在提出药物治疗建议之前，MTM 药师还应查阅全面的药物相互作用数据库。

② 所有处方药的产品说明书都会不断更新，以体现 FDA 的妊娠期和哺乳期用药最新规则。请核查所需产品的说明书，以获得最准确和最新的妊娠期安全用药信息。

③ 齐留通是最不可取的，因为缺乏疗效数据和需要监测肝功能。

④ 在受孕 8 周内或妊娠期间的任何时间暴露于奥马珠单抗的妇女，应拨打 866-496-5247 进行妊娠期暴露登记。

来源：参考文献 [1]、[2] 和 [8]。

表 13-15 治疗哮喘的草药补充剂

草药产品	推荐剂量	有效性①	费用②
红茶 / 绿茶	无	证据不足	$
乳香	每日 3 次，每次 300mg。已被临床采纳	证据不足	$
款冬	无	证据不足	不详
胆碱	500 ～ 1000mg，每日 3 次	可能有效	$$
锦紫苏	经 Spinhaler 吸入器吸入毛喉素（forskolin）粉 10mg。已被临床采纳	证据不足	不详

① 证据等级：很可能有效（likely effective）——该产品有非常高水平的可靠临床证据支持其用于特定适应证。分级为“很可能有效”的产品通常被认为适合推荐。可能有效（possibly effective）——该产品有一些临床证据支持其用于特定适应证；但是，证据受数量、质量或相互矛盾的结果的限制。分级为“可能有效”的产品可能是有益的，但没有足够的高质量证据可以推荐给大多数人。证据不足（insufficient evidence）——没有足够的、可靠的科学证据来提供有效性评级。

② 费用：按推荐剂量，$= 每月花费 10 美元或更少，$$= 每月花费 11 ～ 20 美元。

来源：参考文献 [9] 和 [10]。

表 13-16 市售的吸入性皮质类固醇规格、肺部沉积药量比较

吸入性皮质类固醇	规格	肺部沉积药量[①]
丙酸倍氯米松（beclomethasone dipropionate，BDP）	40μg 和 80μg/ 吸 HFA MDI	50% ～ 60%
布地奈德（budesonide，BUD）	90μg 或 180μg/ 剂 DPI，Flexhaler	15% ～ 30%
	200μg 和 500μg 安瓿，1 mg	5% ～ 8%
环索奈德（ciclesonide，CIC）	80μg 或 160μg/ 吸 HFA MDI	50%
氟尼缩松（flunisolide，FLU）	80μg/ 吸 HFA MDI	68%
糠酸氟替卡松（fluticasone furoate，FF）	100μg、200μg/ 吸 DPI, Ellipta	80% ～ 85%
丙酸氟替卡松（fluticasone propionate，FP）	44μg、110μg 和 220μg/ 吸 HFA MDI	20%
	50μg、100μg 和 250μg/ 剂 DPI, Diskus	15%
糠酸莫米松（mometasone furoate，MF）	110μg 和 220μg/ 剂 DPI, Twisthaler; 100μg 和 200μg/ 吸 HFA MDI	11%

吸入性皮质类固醇每日剂量比较（g）			
	儿童[①] / 成人的低日剂量 /μg	儿童[①] / 成人的中等日剂量 /μg	儿童[①] / 成人的高日剂量 /μg
BDP，HFA MDI	80 ～ 160/ 80 ～ 240	> 160 ～ 320/ > 240 ～ 480	> 320/ > 480
BUD DPI Nebules	180 ～ 360/ 180 ～ 540 500/UK	> 360 ～ 720/ > 540 ～ 1080 1000/UK	> 720/ > 1080 2000/UK
CIC，HFA MDI	80 ～ 160/ 160 ～ 320	> 160 ～ 320/ > 320 ～ 640	> 320/ > 640
FLU，HFA MDI	160/320	320/ 320 ～ 640	≥ 640/ > 640
FF，DPI		UK/100	UK/200
FP HFA MDI DPIs	88 ～ 176/ 88 ～ 264 100 ～ 200/ 100 ～ 300	176 ～ 352/ 264 ～ 440 200 ～ 400/ 300 ～ 500	> 352/ > 440 > 400/ > 500
MF, DPI	110/ 110 ～ 220	220 ～ 440/ > 220 ～ 440	> 440/ > 440

① 年龄范围为 5 ～ 11 岁，但 BUD 雾化吸入溶液适用年龄范围为 2 ～ 11 岁。

缩写：DPI= 干粉吸入器；HFA= 氢氟烷烃推进剂；MDI= 定量吸入器；UK= 未知。

来源：参考文献 [2] 和 [11]。

表 13-17 吸入性皮质类固醇的影响

有益效果	潜在不良反应
减少嗜酸性粒细胞数量 减少肥大细胞数量 减少 T 淋巴细胞细胞因子的产生 抑制气道上皮炎症基因的转录 减少内皮细胞渗漏 上调 β_2 受体的产生 减少气道上皮基底膜增厚	声音嘶哑、发音困难、鹅口疮 发育迟缓、骨骼肌肌病 骨质疏松、骨折和髋关节无菌性坏死 后囊下白内障形成与青光眼 肾上腺轴抑制、免疫抑制 伤口愈合不良、易瘀伤、出现皮肤萎缩纹 高血糖症 / 低钾血症、高血压 精神障碍

来源：参考文献 [1] 和 [11]。

所有 MTM 药师都应该牢记，其他疾病的治疗可能会影响哮喘的治疗和控制。对于那些即使采用最佳药物治疗，症状控制仍然很差的哮喘患者，应评估胃食管反流病、阻塞性睡眠呼吸暂停、过敏性鼻炎和肥胖等共病情况。例如，用质子泵抑制剂或 H_2 受体阻滞剂治疗 GERD 症状，可能会减少夜间反流和相关的哮喘症状。相反，开始 β 受体阻滞剂治疗（例如用于房颤）的患者，可能会出现哮喘恶化。如果可能的话，应该考虑使用替代药物。如果必须使用 β 受体阻滞剂，则应优先使用心脏选择性 β 受体阻滞剂，例如美托洛尔或阿替洛尔，开始时应使用低剂量，然后根据患者的耐受性调整剂量。妊娠期间，哮喘症状可能会有所改善、保持不变或加重。目前治疗控制良好的妊娠患者，应继续治疗。妊娠期间可合理使用大多数哮喘药物，维持氧合功能，这对预防早产和低出生体重儿至关重要。开始吸入性皮质类固醇治疗时，布地奈德被视为妊娠期使用的一线药物。

在家中处理急性加重或哮喘发作的建议，如图 13-5 所示。在家中处理病情恶化时，应该避免的无效策略包括饮用大量液体、吸入暖湿气体（如热水淋浴产生的雾气），或购买非处方支气管舒张药（如消旋肾上腺素）。消旋肾上腺素可短暂使支气管扩张，但这种药物并非推荐的治疗方法，决不能因此延误就医。

图 13-6 概述了对哮喘患者进行 MTM 问诊时必须谨慎评估的症状和 / 或标准。观察到患者呼吸困难、不能说出完整的语句时，需要立即将其转诊至急诊科。表 13-18 重点介绍了应与哮喘患者一同回顾的关键知识点。

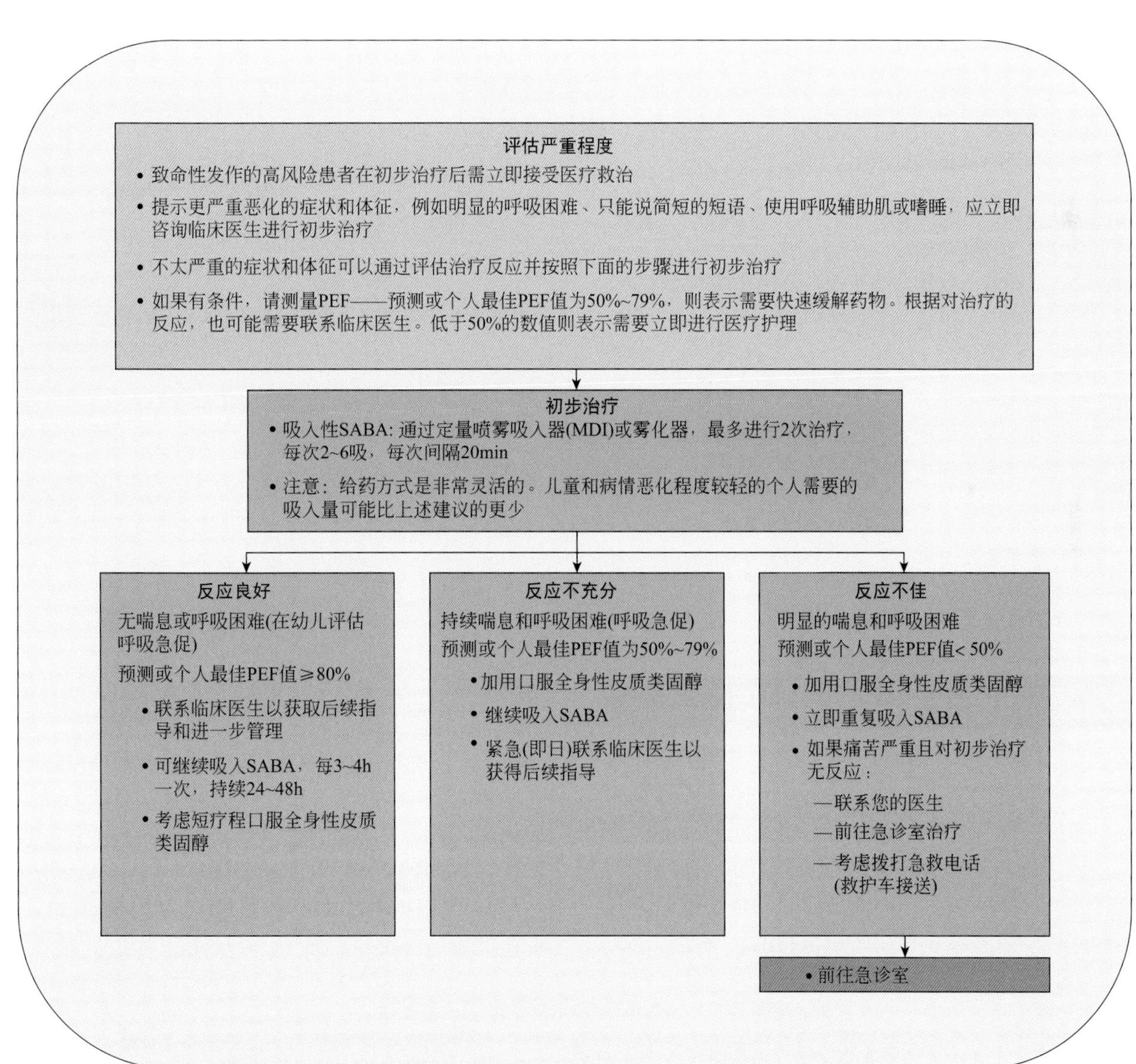

图 13-5 有书面哮喘行动计划的成人和青少年的哮喘恶化的自我管理

来源：经许可，转载自 Global Initiative for Asthma. Global strategy for asthma management and prevention, 2015. Available from www.ginasthma.org. See also Reference 2, this chapter

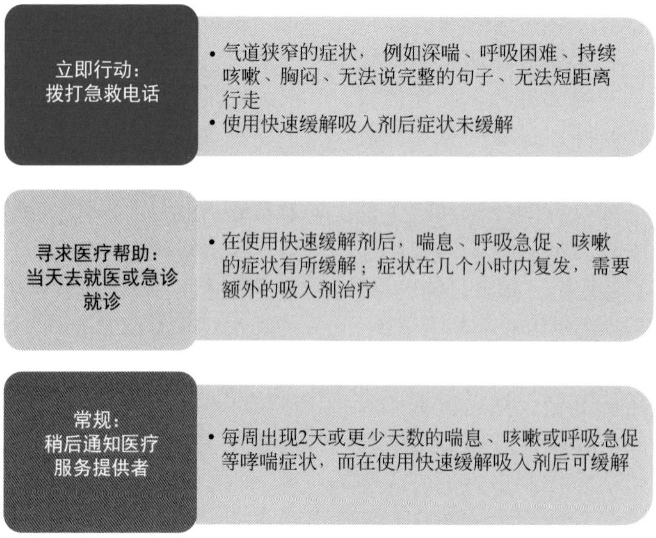

立即行动：拨打急救电话	• 气道狭窄的症状，例如深喘、呼吸困难、持续咳嗽、胸闷、无法说完整的句子、无法短距离行走 • 使用快速缓解吸入剂后症状未缓解
寻求医疗帮助：当天去就医或急诊就诊	• 在使用快速缓解剂后，喘息、呼吸急促、咳嗽的症状有所缓解；症状在几个小时内复发，需要额外的吸入剂治疗
常规：稍后通知医疗服务提供者	• 每周出现2天或更少天数的喘息、咳嗽或呼吸急促等哮喘症状，而在使用快速缓解吸入剂后可缓解

图 13-6　哮喘管理的转诊策略

来源：参考文献 [1] 和 [2]

表 13-18　患者教育要点

关于哮喘的基本事实
解释哮喘气道和正常气道的区别
描述哮喘发作时气道的变化
药物所起的作用
教育患者药物是如何起作用的
解释控制性（维持性）药物和快速缓解药物之间的区别
强调使用快速缓解吸入剂治疗突发症状的重要性；让患者向您展示哪种吸入器是快速缓解装置，以通过回访确认患者的理解
使用技术
要求患者演示吸入器的使用，如果适用，还可与储雾罐 / 单向阀储雾罐一起使用
复习雾化器的使用
评估患者识别和监测症状的能力；回顾峰值流量监测，并识别症状恶化的早期迹象
讨论用药目标以及如何监测症状控制的情况
环境控制措施
教育患者如何识别和避免环境诱因，如烟草烟雾
何时以及如何调整治疗
使用书面行动计划
对哮喘控制的变化做出适当的反应

核心要素 5——文档记录和随访

清晰简洁地记录药物治疗相关问题（MRP）和建议，是 MTM 咨询的关键内容。表 13-19 提供了哮喘患者潜在的 MRP 的示例。为解决用药相关问题，与医疗服务提供者进行沟通和提出建议的示例如图 13-7 所示，可以通过传真、电话或其他书面或安全的电子通信方式传达药师建议。这些示例仅用于示范目的。与医疗服务提供者的实际沟通应根据建议的类型、患者的具体情况以及与医疗服务提供者的关系，做个性化调整。对哮喘患者而言，进行随访以评估哮喘诱因、上次就诊后药物的影响以及潜在的不良反应，是非常重要的。随访的间隔时间，取决于众多因素，包括哮喘的严重程度、干预类型，以及患者的特定因素（如年龄、共病情况和复诊能力）。根据患者哮喘的控制情况，建议每隔 1 ～ 6 个月定期随访 1 次[1]。表 13-20 给出了建议的随访间隔。

表 13-19　哮喘患者的药物治疗相关问题

药物治疗相关问题分类	药物治疗相关问题示例
不依从性	• 因对生活方式调整（如戒烟）不依从，哮喘控制不理想 • 因漏用哮喘药物，哮喘控制不理想 • 因费用负担，患者并未使用哮喘药物
不必要的药物治疗	• 重复用药（如使用 2 种 ICS）

续表

药物治疗相关问题分类	药物治疗相关问题示例
需要额外的药物治疗	• 发作期哮喘症状持续> 2 天 / 周或因哮喘症状而致睡眠中憋醒 • 过去 1 年中哮喘症状控制良好的患者，但新近启用 SABA > 2 天 / 周来治疗症状（与预防运动诱发性支气管痉挛无关） • 新发或复发共病（如过敏性鼻炎、GERD），导致哮喘症状加重 • 患者罹患呼吸道感染
无效的药物治疗	• 参加哮喘新药的临床试验但无效 • 使用吸入器的操作不当
剂量过低	• 哮喘症状未控制、存在入院治疗风险、并无不适却因担心呼吸困难而无法进行日常活动
剂量过高	• 患者连续使用高剂量或最大剂量 ICS > 3 个月而未尝试减量 • 过度使用 β 受体激动药引起低钾血症、高血糖症、心动过速或震颤
药物不良事件	• 因 ICS 而致声音嘶哑 / 鹅口疮

情景：患者获得了 Flovent（丙酸氟替卡松）的试用样品，但一旦用完，患者就负担不起开处方购买。
MRP：不依从性。

评估：
患者使用 Flovent（丙酸氟替卡松）HFA 110μg 每日 2 次和 Foradil（富马酸福莫特罗）12μg，未能控制哮喘。患者诉说不依从 Flovent 治疗，原因是无法承担同时使用两种吸入剂的费用。其症状没有改善，可能是由于不依从 Flovent 所致。
计划：
医疗服务提供者：请考虑用复方产品替换目前的 Flovent 和 Foradil 吸入疗法，以减少自费支付。
为了评估调整用药方案后的效果，预约 2 ～ 4 周后 MTM 随访，评估患者的吸入器使用技术及其气道稳定性的情况。

情景：通过吸入方法的评估，缓解患者哮喘症状。
MRP：无效的药物治疗。

评估：
根据药房的告知和 / 或患者的报告，您的患者目前正在接受：
• Advair（氟替卡松和沙美特罗）、Diskus
• ProAir（沙丁胺醇）HFA
请注意：自上个月使用 Advair 后，患者咳嗽仍未缓解。由于使用次数增加，再次开具 ProAir HFA 的需求（时间）会提前。经评估其使用吸入器技术，患者未能正确使用 Diskus 吸入装置，发现该装置难以吸入。
计划：
医疗服务提供者：因为患者在操作 Diskus 装置时有困难，请考虑为患者转换为 Advair（氟替卡松和沙美特罗）HFA 制剂以获得最大化治疗。
预约在 1 ～ 2 周内 MTM 随访，以评估其吸入器使用技术和症状。

情景：有过敏性哮喘症状的哮喘患者，尚未接受抗组胺治疗。
MRP：需要额外的药物治疗。

评估：
患者遵医嘱，目前使用 Symbicort（布地奈德和福莫特罗 HFA）每日 2 次和每日吸入沙丁胺醇 HFA 约 1 ～ 2 次。自述每日有流涕、眼睛发痒和偶尔咳嗽的症状。
计划：
医疗服务提供者：请考虑启始每日应用第二代抗组胺药，如非索非那定、西替利嗪或氯雷他定。
在 2 ～ 4 周内预约 MTM 随访。随访时，患者应报告 SABA 的使用情况和症状。如果抗组胺药仍嫌不足，那就请接待的医疗服务提供者考虑加用鼻内吸入类固醇以治疗过敏性鼻炎。

情景：哮喘患者用完了再次处方的沙丁胺醇 HFA，所以决定购买 Asthmanefrin（消旋肾上腺素）吸入剂，已每日使用 2 次，并未缓解。
MRP：无效的药物治疗。

评估：
哮喘症状未能控制，因为使用 Asthmanefrin（消旋肾上腺素）吸入剂治疗是为了缓解呼吸窘迫。与患者一起回顾诱发因素后，确定了导致当前症状的诱发因素是天气变化（寒流）。两天前，患者已经不需要像过去几个月那样使用沙丁胺醇了。进行患者教育：非处方药 Asthmanefrin 对哮喘症状来说并不适当。
计划：
患者应尽快到本地非预约诊所或初级保健医生处就诊，或者如果症状显著恶化，应立即到急诊室就医。
患者需要获得 SABA 的新处方。
患者应按规定使用 SABA，并继续写诱发日志。
在 2 周时预约 MTM 随访。

图 13-7 MTM 药师就哮喘进行沟通的示例

表 13-20 对哮喘患者随访与监测的建议间隔时间

请患者携带其所有用药和峰流速仪（如果使用的话）
审核：
患者自我评估的哮喘症状与诱发日志
吸入剂和/或储雾罐或单向阀储雾罐的操作技术
峰流速仪操作技术及测定结果
哮喘行动计划；如果合适，需要更新
接种疫苗的必要性
住院或急诊的记录
气道反应[1,2]**：**
开始治疗或用药调整后的2～4周
病情控制期间，每2～6周一次
为观察控制情况，每1～6周一次
准备降阶梯治疗，每3个月一次
判定哮喘症状是否稳定时，若患者使用快速缓解吸入剂≤2天/周，应每3～6个月随访观察
在过去的12个月内，入院治疗≥2次的患者，有共病、发作病史、不依从情况或药物不良反应症状的患者，应频繁随访、密切观察
毒性[1,2]**：**
启用新药治疗2～4周后，观察其药物不良反应，以评估其耐受性
一旦气道症状稳定后，每1～6个月随访观察，以评估其降阶梯治疗的必要性
至少每年监测一次血钾和血糖，在需要住院的急性发作期间应密切监测

来源：参考文献 [1]、[2] 和 [5]。

参考文献

1. NHLBI. *NHLBI Guidelines for the Diagnosis and Treatment of Asthma*. Available at http://www.nhlbi.nih.gov/guidelines/asthma/. Accessed May 6, 2017.
2. Global Initiative for Asthma (GINA). *Global Strategy for Asthma Management and Prevention*. Updated 2017. Available at http://www.ginasthma.org/. Accessed May 6, 2017.
3. Sorkness CA, Blake, Kathryn V. Asthma. In: DiPiro JT, Talbert RL, Yee GC, Matzke GR, Wells BG, Posey LM, eds. *Pharmacotherapy: A Pathophysiologic Approach*. 10th ed. New York, NY: McGraw-Hill; 2017, Chapter 26. Available at http://accesspharmacy.mhmedical.com/content.aspx?bookid=1861§ionid=146058008 Accessed May 6, 2017.
4. Gelfand EW. Pediatric asthma: A different disease. *Proc Am Thorac Soc*. 2009; 6:278-282.
5. Regional Asthma Management and Prevention. *Asthma Actions Plans*. Available at http://www.rampasthma.org/info-resources/asthma-action-plans. Accessed May 6, 2017.
6. HHS. *Vaccines*. US Department of Health and Human Services Center for Disease Control and Prevention. Available at https://www.cdc.gov/vaccines/ed/patient-ed.html. Accessed May 6, 2017.
7. CMS. *Medicare Part D Medication Therapy Management Program Standardized Format*. Available at https://www.cms.gov/Medicare/Prescription-Drug-Coverage/PrescriptionDrugCovContra/Downloads/MTM-Program-Standardized-Format-English-and-Spanish-Instructions-Samples-v032712.pdf. Accessed May 6, 2017.
8. Barnes PJ. Pulmonary pharmacology. Methylxanthines. In: Brunton LL, Chabner BA, Knollmann BC, eds. *Goodman & Gilman's The Pharmacological Basis of Therapeutics*, 12th ed. New York, NY: McGraw-Hill; 2011, Chapter 36. Available at http://www.accesspharmacy.com/content.aspx?aID=16671685. Accessed May 6, 2017.
9. Natural Medicines [database online]. Somerville, MA: Therapeutic Research Center; 2017. Available at https://naturalmedicines.therapeuticresearch.com/. Access May 6, 2017.
10. *Herbal Medications Cost Estimated*. Available from Drugstore.com. Accessed on May 6, 2017.
11. Raissy HH, Kelly HW, Harkins M, et al. Inhaled corticosteroids in lung diseases. *Am J Respir Crit Care Med*. 2013;187(8):798-803.

复习题

1. 哮喘的评估和监测与下列哪一项有关？
   a. 严重程度、控制和治疗反应性
   b. 严重程度、控制和诱因反应性
   c. 严重程度、控制和吸入器技术反应性
   d. 严重程度和控制情况

请用以下病例回答第 2 ～ 4 题。

一名 45 岁的女性再次调配沙丁胺醇吸入剂。她上一次取药是在 2 周前，你问她为什么这么快就要再次取药。她回答说，她的胸部有些不适，所以她每天都要吸入几次沙丁胺醇，以防止哮喘发作。此外，她还主诉这个星期每天晚上都会因为咳嗽而憋醒。她没有峰流速仪，并说她上一次哮喘发作是在几年前。她目前没有使用控制性药物。

2. 以下哪一项是对她哮喘严重程度的最佳分类？
   a. 间歇性
   b. 轻度持续性
   c. 重度持续性
   d. 夜间症状
3. 以下哪一项是她的哮喘治疗最重要的目标？
   a. 开始使用峰流速仪
   b. 完成 ACT 和 ATAQ
   c. 使用适当的吸入装置预防鹅口疮
   d. 减轻症状——白天几乎无症状，晚上也不会醒来，降低恶化风险
4. 根据上述病例，以下哪一项最能概括该患者的用药行动计划中需要记录的举措？
   a. 坚持症状日志记录，记录沙丁胺醇的使用情况
   b. 记录沙丁胺醇的使用情况和控制性药物治疗的开始日期
   c. 坚持症状日志记录，并记录沙丁胺醇的使用情况，以及说明何时急诊就诊
   d. 记录沙丁胺醇的使用情况、控制性药物治疗的开始日期，以及说明何时去急诊就诊
5. 以下哪一项采用了通俗易懂的语言最恰当地描述哮喘行动计划？
   a. 帮助患者识别哮喘症状以及如何管理的书面计划
   b. 紧急情况下口服皮质类固醇的书面处方
   c. 记录峰流速仪结果的工具
   d. 记录沙丁胺醇吸入次数的工具
6. 患者就诊时主诉在过去 3 天内因呼吸困难导致呼吸急促和无法完成正常活动。患者说不出完整的句子伴喘息声。他目前使用布地奈德 / 福莫特罗吸入剂，早上吸一次，根据需要吸入 2 ～ 4 次沙丁胺醇（过去几天每天至少 3 次）。他很担心，因为他楼里的电梯坏了，而他住在四层。以下哪一项是解决他目前哮喘症状的最好建议？
   a. 下周内去看医生
   b. 今天就去急诊或寻求紧急护理
   c. 重复进行肺功能测定
   d. 住在一层的朋友家里

请用以下病例回答第 7 ～ 8 题。

一名 68 岁的女性哮喘患者报告称，其在户外活动时会出现呼吸急促的情况。在过去的 2 个星期里，这种情况已经发生过几次。她形容自己的症状是“喉咙后部发痒，导致时常咳嗽”。她有季节性过敏史。她目前的治疗药物是根据需要使用沙丁胺醇吸入剂，早上服用 60mg 曲司氯铵。

7. 以下哪一项最能恰当地描述她的药物治疗相关问题？
   a. 不依从性
   b. 不必要的药物治疗
   c. 需要额外的药物治疗
   d. 剂量过低
8. 以下哪一项是最适合告知该患者医生的建议？
   a. 建议在外出前定期吸入沙丁胺醇 2 喷
   b. 建议睡前服用苯海拉明
   c. 考虑加用口服类固醇激素
   d. 考虑加用类固醇激素鼻喷剂
9. 一患者有哮喘、环境过敏和高血压病史。近 2 个月使用沙美特罗替卡松吸入剂 2 次 / 天、孟鲁司特 1 次 / 天及沙丁胺醇（必要时），其哮喘症状控制良好。1 个月前开始服用赖诺普利治疗高血压。目前他的主诉是近几周时常出现干咳，因此打算调整哮喘用药。下列哪一项是可向他的医疗服务提供者提出的最适宜建议？
   a. 上调沙美特罗替卡松吸入剂的剂量
   b. 停用赖诺普利几日，观察其咳嗽是否会缓解
   c. 停用沙丁胺醇，改用左旋沙丁胺醇
   d. 加用西替利嗪 5mg 1 次 / 天，强化其过敏预防用药
10. 一患者 6 个月来使用沙美特罗替卡松吸入剂 2 次 / 天来控制哮喘，必要时会使用沙丁胺醇吸入剂（少于 1 次 / 周）和非索非那定应对过敏反应。当她因上呼吸道感染而服用2个疗程抗生素和甲泼尼龙时，开始使用高剂量沙美特罗替卡松吸入剂。她的感染现已康复，并未就医。今天她来取沙美特罗替卡松

吸入剂，请问下列哪项是此时最适宜给患者讲解的内容？

a. 吸入沙美特罗替卡松吸入剂后，务必漱口以预防真菌性口炎

b. 大剂量吸入类固醇后，您的声音可能会改变

c. 请与您的医生讨论沙美特罗替卡松吸入剂减量事宜

d. 若您今天不能就诊，请速去急诊

答案

1. a　2. c　3. d
4. c　5. a　6. b
7. c　8. d　9. b
10. c

冯婉玉　杨娜娜　译
张海英　校
刘治军　林　阳　审

第14章

心房纤颤 MTM 资料集

Katherine Vogel Anderson, PharmD, BCACP, and Sarah E. Honaker, PharmD

关键点

- 心房纤颤又称心房颤动、房颤，是一种常见的室上性心动过速。
- 房颤治疗的重点是控制心率和/或节律以及预防卒中。
- 每位房颤患者都必须进行血栓栓塞脑卒中的风险评估，以便选择适当的预防措施。药物治疗管理（MTM）药师应该熟悉卒中预防的风险评估工具和策略。
- 房颤治疗中用于卒中预防、心率和节律控制的药物存在许多重要的药物相互作用（如华法林、胺碘酮）。MTM 药师应该警惕房颤患者的药物相互作用，并在可能的情况下推荐其他替代方案，最大程度降低药物相互作用的风险。

心房纤颤简介

心房纤颤（atrial fibrillaton，AF）是临床上最常见的室上性心动过速[1]。据估计，2010 年美国有 600 万人被诊断为房颤，预计到 2030 年，人数将翻一倍[2]。心房扑动不如房颤常见，但处理方法基本相同。一般说来，房颤的治疗主要针对心率和/或节律的控制以及卒中的预防。房颤的危险因素见表 14-1。

表 14-1　房颤的危险因素

危险因素	家族史	遗传学
• 年龄 • 高血压 • 糖尿病 • 心肌梗死 • 瓣膜性心脏病 • 心力衰竭 • 肥胖 • 阻塞性睡眠呼吸暂停 • 心胸手术 • 吸烟 • 运动 • 酒精 • 甲状腺功能亢进症 • 欧洲血统	• 早发性家族性孤立性房颤 • 父母中有一人患有房颤 • 第一级亲属中（包括父母、子女和兄弟姐妹）有年龄＜65 岁的房颤患者 **心电图/超声心动图** • 左心室肥厚 • 左心房扩大 • 左心室壁厚度增加 • 左心室短轴缩短率降低	• 钠钾通道、缝隙连接蛋白的基因编码突变 • 染色体 4q25、16q22、1q21 的单核苷酸多态性（single-nucleotide polymorphism，SNP） **生物标志物** • C 反应蛋白（C-reactive protein，CRP）升高 • B 型利钠肽（B-type natriuretic peptide，BNP）升高

来源：参考文献 [1] 和 [3]。

房颤的定义

- 心房颤动：心律不规则，可能表现为心动过速（心房率为 400 ～ 600 次/分；心室率为 120 ～ 180 次/分）；以心房活动紊乱为特征。
- 急性心房颤动：48h 内新发的心房颤动。
- 非瓣膜性心房颤动：不伴有风湿性二尖瓣狭窄、机械或生物心脏瓣膜或二尖瓣修复的心房颤动。
- 阵发性心房颤动：7 天内自发终止的心房颤动。
- 永久性心房颤动：即使接受药物或电复律治疗也无法终止的心房颤动。
- 持续性心房颤动：持续超过 7 天且不会自发终止的心房颤动。
- 术后心房颤动：术后 3 ～ 5 天发生的心房颤动。
- 复发性心房颤动：2 次或 2 次以上心房颤动发作。

> 除了术后心房颤动需要治疗 1 个月，其他无论何种类型心房颤动的治疗都是相同的。

房颤的并发症

数据表明，与没有房颤的年龄相当和性别相同的患者相比，有房颤的 Medicare 患者住院的可能性更大[1,3]。然而，房颤最主要的并发症是卒中[3]。自 20 世纪 90 年代中期以来，抗凝血药的应用显著降低了缺血性脑卒中的发生率，但出血性脑卒中的发生率仍保持相对稳定[1]。房颤并发症与卒中并发症的比较见表 14-2。房颤（AF）和慢性心力衰竭（chronic heart failure，CHF）有许多相似的危险因素。例如，40% 的 AF 患者会发展为 CHF，40% 的 CHF 患者会发展为 AF，这证实了“AF 引发 CHF，CHF 引发 AF”这句俗语[4]。

表 14-2 房颤并发症与卒中并发症的比较

房颤并发症	卒中并发症
心源性脑卒中 充血性心力衰竭 快速心室反应→可诱发充血性心力衰竭或引起心肌病	偏瘫 无法独立行走 认知缺陷 抑郁 失语症 日常生活需依赖他人 死亡

来源：参考文献 [5] 和 [6]。

房颤的治疗目标

房颤患者选择接受心率控制还是节律控制是很重要的。一般来说，有轻微房颤症状（或无症状）的患者推荐使用 β 受体阻滞剂（BB）或非二氢吡啶类钙通道阻滞剂（CCB）类药物控制心率。房颤治疗指南建议静息心率＜ 80 次 / 分[3]。心率控制后仍有症状、血流动力学不稳定或伴有 CHF 的房颤患者推荐受使用Ⅰc类或Ⅲ类抗心律失常药控制节律[3]。预防卒中是房颤的重要治疗目标，因此，必须考虑对所有房颤患者进行卒中预防[3]。最后，需要注意的是，瓣膜性房颤患者不应使用新型口服抗凝血药物（阿哌沙班、达比加群、艾多沙班和利伐沙班）预防卒中[3]。瓣膜性房颤患者卒中的风险较高，到目前所有已知证据表明使用华法林抗凝是瓣膜性房颤患者的最佳选择[3]。

治疗失败

控制心率后仍有房颤症状的患者可考虑进行节律控制，可以通过抗心律失常药或电复律来实现[1,3]。由于抗凝治疗不足导致栓塞性脑卒中被认为是治疗失败，而过度抗凝导致的危及生命的出血也会被认为是一种治疗失败。而由于可选择的治疗方案有限，心率控制不佳并伴有低血压的患者的病情往往特别复杂。

核心要素 1——心房纤颤患者的全面用药评估

表 14-3 是对房颤患者进行用药评估时应使用的建议问题列表。问题的数量和类型将取决于几个因素，包括面谈时长、药物治疗相关问题（MRP）的数量、MRP 的紧迫性以及患者提供准确信息的可靠性等。在

表 14-3 对房颤患者进行用药评估时建议问的问题

建议询问房颤患者的问题
• 您患心房颤动多久了？ 什么时候诊断的？ • 您家里人患有房颤吗？ • 您了解与房颤相关的风险吗？ • 您是否经历过以下房颤的体征 / 症状： 　• 心悸（感觉心跳急促） 　• 呼吸急促 　• 头晕或眩晕 　• 胸痛或胸闷 　• 疲劳（感觉疲惫） 　• 虚弱，不能进行锻炼？ • 您服用什么药物治疗房颤？ 您怎么服用这些药物？ • 在诊断出您患有房颤后，您的医生给您用过抗凝血药（血液稀释剂）吗？ 　• 如果是，抗凝血药的剂量 / 服用时间表是什么？ 　• 您多久和出于什么原因漏服一次抗凝血药？ 　• 您是否有过可能与抗凝血药有关的异常出血或瘀伤？ 　• 由于含有维生素 K 的食物可能会与您的抗凝血药有相互作用，您的饮食通常由什么组成？ • 您多久会漏服一次治疗房颤的药物？ • 您以前还服用过哪些治疗房颤的药物？ • 您是否曾在未告知医生的情况下停用任何治疗房颤的处方药物？如果是的话，原因是什么？ • 您使用哪些治疗房颤的非处方药或草药？ • 您的医生和您讨论过哪些非处方药是您应该避免的，因为它们会加重您的房颤和 / 或卒中的风险？
预防 / 评估医疗紧急情况应问的问题
• 危机应对：心脏病发作和卒中的预警信号是什么？ 您的行动计划是什么？ • 在活动或休息时是否有跌倒、头晕、视物模糊或心跳加速等症状？ • 您曾因房颤住过院吗？ （如果使用抗凝血药）您是否有过尿色为深色或红色，大便变黑或变红，咳嗽或吐血或吐出咖啡样物质的症状？ 这些都是体内出血的迹象，如有出血应立即报告

时间有限或有多个医疗问题的复杂病例中，MTM 药师可以选择有针对性的问题，以帮助识别或排除医疗紧急情况（参见表 14-3 中"预防 / 评估医疗紧急情况应问的问题"）。MTM 药师应该在面谈过程中使用通俗易懂的语言（图 14-1），并随时准备好解答患者提出的有关房颤的问题（表 14-4）。

核心要素 2——个人用药清单[7]

图 14-2 提供了一份房颤患者的个人用药清单（PML）示例。针对其他疾病增加的药物应单独添加和列出。MTM 药师在创建 PML 时应使用简洁易懂的语言。

消融——一种使用导管灼烧并阻断心房颤动或心房扑动患者异常心律来源的技术。
急性冠状动脉综合征——是指由心脏血流减少引起的任何症状，如心脏病发作或胸痛。
不良事件——发生的不好的事件，不良反应，无法解释的或不需要的作用。
心绞痛——由心脏血流减少引起的胸痛或压迫感，这可能是心脏病发作的征兆。
血管性水肿——ACEI 和一些抗心律失常药物的罕见副作用；可能会影响到呼吸的一种医疗紧急情况，表现为嘴唇、舌头和喉咙的迅速肿胀。
抗心律失常药——用于控制异常心律（如房颤）患者心脏跳动的药物。
抗凝血药——用于预防因房颤而在体内形成血凝块的药物，而血凝块可能导致脑卒中。
抗血栓药——参见抗凝血药。
心律失常——心跳不规律，某次心跳被漏过，心脏问题；如房颤。
动脉——将血液从心脏输送出去的血管。
心房颤动（AF）——一种不规则的且常为快速心率的心律失常，通常导致流向身体的血液不足。
心房扑动——一种类似房颤的异常心律，并发症相似。
心房——位于心脏两侧的顶部腔室，是心律产生的部位，也是房颤发生异常的部位。
β 受体阻滞剂——用来帮助降低血压和控制心跳速度的药物；通过降低身体对压力的反应而起作用。
体重指数（BMI）——一种衡量体重与身高的指标，根据超重程度分为体重过轻、正常体重、超重或肥胖。
心动过缓——心脏跳动较慢，心率< 60 次 / 分。
钙通道阻滞剂——用于心房颤动控制心率的药物。
心脏的——与心脏有关的。
心脏病学家——专门治疗心脏病或心脏功能障碍的内科医生。
心脏复律——通过手术或药物使房颤患者恢复正常心律。
慢性——永久不变的，永无止境的，不会消失的。
舒张压——血压的最低值，较小的数值；心脏放松时动脉的压力。
利尿药——增加尿量的药片。
水肿——由于体内过量液体的积聚导致的肿胀。
心电图（ECG）——一种检测心脏是否有损伤或问题的检查。
电解质——血液中一类必需的盐，如钠、钾和钙。
栓子——一种物质，如气泡、分离的血凝块或其他物质，在血液中流动并滞留在血管中，阻碍血液在血管中的流动。
牙龈增生——口腔内牙龈组织过度生长，这可能是由钙通道阻滞剂引起的。
心力衰竭——心脏不能再泵出足够的血液以满足身体需要的状态；它通常由高血压和房颤发展而来。
心率——心脏每分钟跳动的次数。
血细胞比容——一项检查血液中红细胞数量的指标，如果红细胞数量过少可能是贫血的征兆。
溢血——出血。
出血性脑卒中——一种由动脉出血导致的脑组织血流减少而引起的脑卒中。
高钾血症——高血钾；过高的血钾是一种医疗紧急情况，可能会导致心跳方式发生致命的变化。
高血压——动脉血压高，它会增加心脏病发作、卒中和肾脏疾病的概率。
低血压——动脉血压低。
缺血——动脉阻塞而导致器官或组织的血液和氧气供应不足。
缺血性脑卒中——一种由动脉阻塞引起的脑组织供血减少而引起的脑卒中。
左心室肥大——当左侧心脏变大时，可能会改变心脏跳动的方式，并可能导致心力衰竭。
生活方式改变——医生可能会建议通过改变生活方式来帮助控制血压和心脏问题，对一些患者来讲包括达到目标体重、减少酒精摄入量、锻炼或戒烟。
低钠饮食——每天盐摄入量低于 2g（2000mg），可以降低血压，对有心脏病或肾病的患者可能是有益的。
心肌梗死——心脏病发作，对心脏造成损害。
肥胖——BMI > $30kg/m^2$，会增加患高血压、糖尿病和心血管疾病的风险。
口服避孕药——节育药物，可能会引起高血压并增加卒中和心脏病发作的风险。
直立性低血压——站立时因血压过低而出现头晕或眩晕。
超重——BMI > $25kg/m^2$，会增加患高血压、糖尿病和心脏病的风险。
外周水肿——肿胀，通常是腿部，这可能是钙通道阻滞剂的副作用。
血清钾——一种检查血液中钾离子含量的指标（见高钾血症）。
戒烟——停止吸烟，可以降低患心脏病的概率。
钠——一种食用会升高血压的盐。
卒中——一种由脑出血或脑缺血而引起的疾病，可能导致语言、记忆或其他能力的丧失。
收缩压——血压的最高值，较大的数值；心脏收缩时动脉的压力。
心动过速——心跳过快，心率> 100 次 / 分。
血栓栓塞——血管中形成的凝块（血栓），破裂后被血流携带而堵塞另一条血管。
不稳定型心绞痛——胸部疼痛或有压迫感，是一种医疗紧急情况，可能导致心脏病发作。
静脉——将血液输送到心脏的血管。

图 14-1 房颤相关术语的通俗解释

表 14-4　房颤患者可能会问的问题及解答

什么是房颤？
房颤是一种心跳不规则且常为快速心率的心律失常，通常会导致流向身体的血液不足。这种快速的心率是由心脏上腔（心房）功能失调引起的异常信号和心脏跳动。房颤患者的心率范围为 100 ～ 175 次 / 分，而心率的正常范围是 60 ～ 100 次 / 分。
导致房颤的原因有哪些？
房颤通常是由心脏结构的长期损伤和改变引起的。可能导致房颤发展的状况包括高血压，心脏病发作，既往心脏手术，先天性心脏病，病毒感染，甲状腺功能亢进，病态窦房结综合征，心脏瓣膜异常，肺气肿和其他肺部疾病，肺炎、手术或其他疾病造成的压力以及睡眠呼吸暂停。接触兴奋剂，如药物、咖啡因、烟草或酒精也可能导致房颤。
房颤患者有哪些健康问题？
房颤引起的异常节律，使得血液有机会聚集在上腔（心房）并形成血凝块。这些血凝块可能会从心脏脱落，阻碍血液流向大脑，导致卒中。随着心脏工作负荷的增加，心脏有效泵血的能力减弱，如果不加以控制，房颤也可能导致心力衰竭。
为什么治疗房颤的药物如此重要？
治疗房颤的药物可以控制心率和 / 或心律，使心脏功能恢复到正常状态。您可能还需要使用血液稀释剂来降低房颤引起卒中的风险。
如果我感觉状态好的话，能停药吗？
一些药物可能会减轻您的房颤症状，让您感觉更好。继续服用这些药物是很重要的，这样可以持续控制您的心率，并防止发生与房颤相关的并发症。用于降低卒中风险的药物（血液稀释剂）不会对您的感觉造成任何明显的差异，但需按照医生指导服用是非常重要的，以获得最大的收益。
我应该什么时候联系我的医生？
如果您在进行正常活动时出现新症状，请联系您的医生。如果您出现房颤的症状或体征，请致电您的医生或立即到其他地方就医。如果房颤得不到治疗，您卒中的风险就会大大增加。
如果我出现了药物治疗相关的问题该怎么办？
在没有和医生商量之前，不要停止服用治疗房颤的药物。与您的医生和 / 或药师沟通，让他们知道您的任何问题或副作用，您们可以一起商量以确保您的药物是最适合的。

个人用药清单 <*插入患者姓名，出生日期：月 / 日 / 年*>	
药品：阿哌沙班 5mg	
我如何用它：1 片（5mg），早晚各 1 次	
我为何用它：预防卒中（血液稀释剂）	**处方者：**Jones
我开始用它的日期：10/27/2016	**我停止用它的日期：**<*留空给患者填写*>
我为何停止用它 <*留空给患者填写*>	
药品：地尔硫䓬 120mg	
我如何用它：1 粒（120mg），每天早晨 1 次	
我为何用它：控制心率	**处方者：**Jones
我开始用它的日期：10/27/2016	**我停止用它的日期：**<*留空给患者填写*>
我为何停止用它 <*留空给患者填写*>	

图 14-2　房颤药物治疗的个人用药清单示例

核心要素 3——用药行动计划

房颤患者的用药行动计划（MAP）示例如图 14-3。本示例仅代表房颤患者的行动计划。其他疾病状态或其他药物治疗相关问题的 MAP 应单独添加和列出。一般来说，应该只列出几个最重要的行动计划，以避免增加患者负担。患者自我管理的其他方面可以在以后的就诊中解决。MTM 药师在制订 MAP 时应使用简洁易懂的语言。

制订日期：<*插入日期*>	
我们谈论了什么： 服用血液稀释剂（华法林）的重要性，以降低我因心律不齐（房颤）而导致卒中的风险。	
我需要做什么： • 按医嘱每天服用华法林治疗。 • 按计划预约验血。 • 向医生报告任何异常的瘀伤或出血。 • 询问医生或药师应该避免哪些药物或草药补充剂，因为它们可能会增加或降低血液稀释剂的疗效。	**我做过什么，什么时候做的：**<*留空给患者填写*>
我们谈论了什么： 您曾报告有房颤病史，这可能会增加您卒中的风险。与您的医生讨论您的卒中风险和预防方案是很重要的。	
我需要做什么： 1. 询问医生卒中的风险，以及是否应该服用药物来预防卒中。 2. 学会判断卒中的表现和症状，并告诉朋友和家人注意事项。 3. 如果有以下任何体征和症状，应就医： • 一侧面部、手臂或腿部瘫痪和 / 或麻木 • 行走困难 • 头晕 • 严重的突发性头痛 • 说话困难，说话含糊不清 • 视力问题，黑矇，双目失明	**我做过什么，什么时候做的：**<*留空给患者填写*>

图 14-3　房颤患者的用药行动计划示例

核心要素 4——干预和 / 或转诊

房颤管理的干预措施包括生活方式改变和药物治疗。药物的选择应基于证据和患者自身特征，如肾功能、其他合并症（如糖尿病、心血管疾病）、出血风险和费用。表 14-5 总结了可能有助于降低房颤患者卒中风险的生活方式改变。房颤治疗药物分类见表 14-6。房颤的治疗路径如图 14-4 所示，控制心率和节律的治疗建议见表 14-7 和表 14-8。

图 14-5 概述了预防血栓栓塞的治疗选择。目前可通过计算患者的 CHA_2DS_2-VASc 评分，来评估血栓栓塞风险，评分如下[3]：

- C（chronic heart failure）= 慢性心力衰竭，1 分
- H（hypertension）= 高血压，1 分
- A_2（age）= 年龄≥ 75 岁，2 分
- D（diabetes）= 糖尿病，1 分
- S_2= 卒中、短暂性脑缺血发作、血栓栓塞，2 分
- V（vascular disease）= 血管疾病（心肌梗死、外周动脉疾病、主动脉斑块），1 分
- Sc（sex category）= 性别（如女性），1 分

CHA_2DS_2-VASc 评分 = 0 的患者为低风险患者，不需要抗凝治疗。CHA_2DS_2-VASc 评分 = 1 的患者可接受阿司匹林（325mg）或抗凝血药治疗，或不抗凝。CHA_2DS_2-VASc 评分≥ 2 的患者需要使用华法林或直接口服抗凝血药进行抗凝治疗[3]。

表 14-9 为房颤的非药物治疗概述。表 14-10 提供了可能有用的草药补充剂。图 14-6 强调需要紧急转诊评估卒中的情况。

表 14-5 预防房颤患者卒中的生活方式改变

改变	建议
吸烟	吸烟和接触二手烟会增加卒中的风险。应该鼓励患者通过指导、使用尼古丁替代产品或处方药的方法戒烟
营养	食用富含水果、蔬菜以及胆固醇、饱和脂肪和总脂肪量含量较低的低脂乳制品的饮食。膳食钠应降至≤ 100mmol/d（2.4g 钠盐）。理想情况下，患者每天的食盐摄入量应小于 1.5g。不推荐常规补充维生素
增加体力活动	1 周中大部分天数中每天至少进行 30min 的有氧运动（快走）。如果卒中后出现残疾，建议在监护下进行物理治疗或心脏康复
减少饮酒量	大量饮酒 / 酒精中毒增加卒中的风险。以下的饮酒限制是合理的： 男性≤ 2 杯 / 天； 女性和体重较轻者≤ 1 杯 / 天。 需要注意的是，1 杯酒相当于 12 盎司啤酒、5 盎司葡萄酒或 1.5 盎司 80° 威士忌（1 盎司 =29.57mL）

来源：参考文献 [8]。

表 14-6 房颤治疗药物

药物分类与示例药物	常见 / 严重副作用①	黑框警告 / 禁忌证	妊娠期用药安全性分级②
Ⅰa 类抗心律失常药 丙吡胺 普鲁卡因胺 奎尼丁	便秘、腹泻、头痛、恶心、皮疹、呕吐、口干、肌肉无力、视物模糊、开始排尿延迟、尿潴留、全身酸痛、充血性心力衰竭、心脏阻滞、低血压、QT 间期延长、尖端扭转、低血糖、粒细胞减少、血小板减少、肝毒性、低血压、室性心律失常、贫血、系统性红斑狼疮、血管水肿	丙吡胺 QT 间期延长 心律失常 心肌梗死 尖端扭转 房室传导阻滞 心源性休克 普鲁卡因胺 心律失常 骨髓抑制 系统性红斑狼疮 房室传导阻滞 酯类局麻药过敏 QT 间期延长 尖端扭转 奎尼丁 心律失常 房室传导阻滞 束支传导阻滞 重症肌无力 奎尼丁超敏反应	C

续表

药物分类与示例药物	常见 / 严重副作用[①]	黑框警告 / 禁忌证	妊娠期用药安全性分级[②]
Ⅰc 类抗心律失常药 氟卡尼 普罗帕酮	胸痛、心悸、恶心、头晕、水肿、焦虑、头痛、视物模糊、闪光幻觉、呼吸困难、疲劳、束支传导阻滞、心搏骤停、心律失常、心源性休克、心电图异常、心脏传导阻滞、心力衰竭、QT 间期延长、晕厥、尖端扭转、粒细胞缺乏、系统性红斑狼疮、肾功能衰竭、呼吸衰竭	氟卡尼 慢性心房颤动 心律失常 心源性休克 普罗帕酮 心律失常 心肌梗死病史 急性支气管痉挛 哮喘 房室传导阻滞 心动过缓 Brugada 综合征 心源性休克 电解质失衡 心力衰竭 低血压 病态窦房结综合征	C
β 受体阻滞剂（Ⅱ类抗心律失常药） 美托洛尔（M） 纳多洛尔（N） 普萘洛尔（P）	心律失常、心力衰竭、低血压、便秘、腹泻、恶心、头晕、疲劳、头痛、抑郁、呼吸困难、瘙痒、皮疹、心脏传导阻滞、心律失常（N）、过敏反应、癫痫、支气管痉挛、哮喘（P）、肺水肿、Stevens-Johnson 综合征（P）	美托洛尔 停药反应 急性心力衰竭 房室传导阻滞 β 受体阻滞剂超敏反应 心动过缓 心源性休克 低血压 嗜铬细胞瘤 病态窦房结综合征 纳多洛尔 停药反应 哮喘 房室传导阻滞 心动过缓 心源性休克 急性心力衰竭 普萘洛尔 停药反应 哮喘 房室传导阻滞 心动过缓 心源性休克 病态窦房结综合征	C
Ⅲ类抗心律失常药 胺碘酮（A） 多非利特（DO） 屈奈达隆（DR） 伊布利特（I） 索他洛尔（S）	腹痛、缓慢型心律失常、胸痛、腹泻、头晕、呼吸困难、疲劳、头痛、恶心、心悸、呕吐、血清肌酐升高（DR）、心脏传导阻滞、心力衰竭、QT 间期延长、尖端扭转、脑血管意外、肝衰竭（A、DR）、Stevens-Johnson 综合征（A）、横纹肌溶解症（A）、急性呼吸窘迫综合征（A）、肺纤维化和毒性（A）、甲状腺功能亢进（A）、甲状腺功能减退（A）、系统性红斑狼疮（A）	胺碘酮 心律失常 肝病 肺炎 肺纤维化 需要有经验的临床医生 房室传导阻滞 苯甲醇过敏 心动过缓 心源性休克 碘过敏 病态窦房结综合征	D（A） C（DO） X（DR） C（I） B（S）

续表

药物分类与示例药物	常见 / 严重副作用[1]	黑框警告 / 禁忌证	妊娠期用药安全性分级[2]
		多非利特 QT 间期延长 肾功能衰竭 尖端扭转 心律失常 肾脏疾病 肾损害 室性心律失常 室性心动过速 屈奈达隆 心力衰竭 永久性心房颤动 房室传导阻滞 心动过缓 母乳喂养 妊娠 QT 间期延长 病态窦房结综合征 伊布利特 心律失常 QT 间期延长 需要专门护理 需要有经验的临床医生 尖端扭转 室性心律失常 室性心动过速 索他洛尔 QT 间期延长 心律失常 需要专门护理 室性心律失常 哮喘 房室传导阻滞 心动过缓 心力衰竭 低钾血症 肺水肿 肾功能衰竭 肾损害	
钙通道阻滞剂（Ⅳ类抗心律失常药） 地尔硫䓬（D） 维拉帕米（V）	心动过缓、头痛（D）、恶心（D）、便秘（V）	急性心肌梗死 房室传导阻滞 心源性休克 低血压 心力衰竭 / 左心室收缩功能障碍 病态窦房结综合征 室性心动过速 预激综合征	C
强心苷 地高辛	头痛、视物模糊或黄视、皮疹、女性乳房增大、恶心、呕吐、腹泻、房室传导阻滞、心搏骤停、心律失常、低钾血症、高钾血症、血小板减少、室性心动过速、室上性心动过速	心室颤动	C
抗血小板的水杨酸盐 阿司匹林	胃肠道溃疡、出血、年龄相关性黄斑变性、耳鸣、支气管痉挛、血管性水肿、Reye 综合征	水杨酸过敏	D

续表

药物分类与示例药物	常见 / 严重副作用[①]	黑框警告 / 禁忌证	妊娠期用药安全性分级[②]
ADP 受体拮抗剂 氯吡格雷	出血、固定性药疹、Stevens-Johnson 综合征、结肠炎、胃肠道出血、粒细胞缺乏、全血细胞减少、血栓性血小板减少性紫癜、肝炎、肝毒性、肝衰竭、硬膜外血肿、颅内出血、眼内出血、间质性肺炎、肺水肿、呼吸道出血、药物戒断反应、反跳效应	代谢不良 出血 胃肠道出血 颅内出血	B
维生素 K 拮抗剂 华法林	脱发、胆固醇栓塞综合征、坏疽性疾病、组织坏死、出血、超敏反应、腔室综合征、颅内出血、眼内出血	出血 酒精中毒 动脉瘤 主动脉夹层 痴呆 子痫 心内膜炎 硬膜外麻醉 胃肠道出血 头部外伤 血液病 颅内出血 腰椎穿刺 心包积液 心包炎 子痫前期 妊娠 精神病 视网膜出血 脊髓麻醉 脑卒中 外科手术	X
口服凝血酶抑制剂 达比加群	食管炎、胃炎、胃食管反流病、消化道出血、消化道溃疡、消化不良、出血、心肌梗死、过敏反应、颅内出血	出血 机械心脏瓣膜	C
口服 Xa 因子抑制剂 阿哌沙班（A） 艾多沙班（E） 利伐沙班（R）	贫血、出血（胃肠道出血、阴道出血、瘀伤）、超敏反应、颅内出血、眼内出血、硬膜外血肿	阿哌沙班 停药反应 出血 硬膜外麻醉 腰椎穿刺 脊髓麻醉 机械心脏瓣膜 艾多沙班 停药反应 出血 硬膜外麻醉 腰椎穿刺 肌酐清除率（CrCl）＞ 95mL/min 或＜ 15mL/min 脊髓麻醉 机械心脏瓣膜 利伐沙班 出血 停药反应 硬膜外麻醉 脊髓麻醉 机械心脏瓣膜	B（A） C（E） C（R）

续表

药物分类与示例药物	常见 / 严重副作用[①]	黑框警告 / 禁忌证	妊娠期用药安全性分级[②]
低分子肝素 达肝素 依诺肝素 亭扎肝素	腹泻、血肿、恶心、贫血、出血、血小板减少、肝功能下降、发热、心房颤动、心力衰竭、湿疹性药疹、皮肤坏死、出血、颅内出血、截瘫、肺炎	全部 硬膜外麻醉 腰椎穿刺 脊髓麻醉 出血 肝素过敏 猪蛋白过敏 达肝素 血小板减少 依诺肝素 肝素致血小板减少 血小板减少 亭扎肝素 苯甲醇过敏 肾损害 亚硫酸盐过敏	B
Xa 因子抑制剂 磺达肝素钠	注射部位反应、皮疹、发热、贫血、出血	硬膜外麻醉 腰椎穿刺 脊髓麻醉 出血 心内膜炎 肾功能衰竭 血小板减少	B

① 这是一个概括性的清单，并未包括这些药物可能产生的所有副作用。在给出任何建议之前，请查阅药品参考信息源以获得更完整的清单。在提出药物治疗建议之前，MTM 药师还应查阅全面的药物相互作用数据库。

② 所有处方药的产品说明书都会不断更新，以体现 FDA 的妊娠期和哺乳期用药最新规则。请核查所需产品的说明书，以获得最准确和最新的妊娠期安全用药信息。

来源：参考文献 [9]。

表 14-7　房颤患者控制心室率、恢复窦性心律和维持窦性心律的循证药物治疗建议

治疗建议	ACC / AHA / ESC 指南建议
心室率控制（急性）	
• 在没有辅助通路情况下的无低血压或 HF 的患者，推荐静脉给予 β 受体阻滞剂或静脉给予非二氢吡啶类 CCB	Ⅰ类
• 在没有辅助通路情况下的 HF 患者，推荐静脉给予地高辛或胺碘酮	Ⅰ类
• 对于静脉给予 β 受体阻滞剂、非二氢吡啶类 CCB 或地高辛无效或有禁忌证的患者，可静脉给予胺碘酮控制心室率	Ⅱ a 类
• 当不需要 DCC 时，静脉给予普鲁卡因胺或伊布利特是有辅助通路患者的合理替代方案	Ⅱ a 类
• 静脉给予普鲁卡因胺、伊布利特或胺碘酮可考虑用于血流动力学稳定的有辅助通路的患者	Ⅱ b 类
• 失代偿性 HF 患者不推荐静脉给予非二氢吡啶类 CCB	Ⅲ类
心室率控制（慢性）	
• 口服地高辛对于控制 HF 或左心室功能障碍患者以及久坐患者的静息心室率是有效的	Ⅰ类
• 口服地高辛联合口服 β 受体阻滞剂或非二氢吡啶类 CCB 对于控制静息和运动时的心室率是合理的	Ⅱ a 类
• 对于口服 β 受体阻滞剂、非二氢吡啶类 CCB 和 / 或地高辛不能有效控制静息和运动时心室率时，可以选择口服胺碘酮	Ⅱ b 类
• 地高辛不应作为控制阵发性房颤患者心室率的唯一药物	Ⅲ类
恢复窦性心律	
• 推荐氟卡尼、多非利特、普罗帕酮或伊布利特用于房颤的药物复律	Ⅰ类
• 胺碘酮也是房颤药物复律的一个合理选择	Ⅱ a 类
• “口袋里的药丸”方法在医院安全使用后，可以用来终止无窦房结或房室结功能障碍、束支传导阻滞、QT 间期延长、Brugada 综合征或 SHD 患者的持续性房颤（注意：开始治疗前必须充分阻断房室结）	Ⅱ a 类
• 当不需要快速恢复窦性心律时，胺碘酮可用于阵发性或持续性房颤的门诊患者	Ⅱ a 类
• 可以考虑奎尼丁或普鲁卡因胺用于房颤的药物复律，但其疗效有待进一步证实	Ⅱ b 类
• 地高辛和索他洛尔不应用于房颤的药物复律（可能有害）	Ⅲ类
• 奎尼丁、普鲁卡因胺、丙吡胺和多非利特不应在门诊开始使用	Ⅲ类

续表

治疗建议	ACC / AHA / ESC 指南建议
维持窦性节律	
• 抗心律失常治疗可用于维持窦性心律和预防心动过速引起的心肌病	Ⅱ a类
• 对于没有 SHD 的患者，门诊开始抗心律失常治疗是合理的	Ⅱ a类
• 对于初始治疗时没有 SHD 且处于窦性心律的阵发性房颤患者，可以在门诊开始使用普罗帕酮或氟卡尼	Ⅱ a类
• 对于没有 SHD、QT 间隔延长、电解质异常或其他心律失常危险因素的患者，可以在门诊开始使用索他洛尔	Ⅱ a类
• 当患者有导致心律失常的危险因素时，不应使用抗心律失常药	Ⅲ类
• 除非有起搏器，否则不建议对窦房结或房室结功能障碍的患者进行抗心律失常治疗	Ⅲ类

缩写：ACC = 美国心脏病学会；AHA = 美国心脏协会；CCB = 钙通道阻滞剂；DCC = 直流电复律；ESC = 欧洲心脏病学会；HF = 心力衰竭；SHD = 结构性心脏病。

来源：参考文献 [6] 和 [10]。

表 14-8　复发性阵发性或复发性持续性房颤患者维持窦性心律的抗心律失常药治疗选择指南

无结构性心脏病①（无心力衰竭、冠心病、明显左心室肥大和瓣膜病） 一线②：多非利特、屈奈达隆、氟卡尼、普罗帕酮或索他洛尔 二线③：胺碘酮
心力衰竭① 一线②：胺碘酮或多非利特 二线：导管消融术
冠心病① 一线②：多非利特、屈奈达隆④或索他洛尔④ 二线③：胺碘酮
高血压① 明显左心室肥大： 　一线②：胺碘酮或屈奈达隆 　二线：导管消融术 无明显左心室肥大： 　一线②：多非利特、屈奈达隆、氟卡尼、普罗帕酮或索他洛尔 　二线③：胺碘酮

① 药物是按其英文字母顺序排列的，不是建议使用的顺序。

② 对于阵发性心房颤动患者，导管消融术也可考虑作为一线治疗。

③ 当患者对至少一种抗心律失常药物无效或不耐受时，也可考虑导管消融术。

④ 只有在患者左心室收缩功能正常的情况下才应使用。

表 14-9　房颤的非药物治疗注意事项

直流电复律（DCC）	当药物治疗对快速心室率无效时，若患者血流动力学不稳定，或不能耐受房颤症状时，可以考虑心脏复律
外科手术	消融术——射频消融术或导管消融术，去除异常电信号 迷宫手术——在心脏上做一个小切口，形成瘢痕组织，使电信号不能传导
外科手术抗凝血药物停用	华法林： • 高风险患者是指在过去 3 个月内有过短暂性脑缺血发作（transient ischemic attack，TIA）或卒中，CHA_2DS_2-VASc 评分 5 分或 6 分，或有机械心脏瓣膜的患者。对于这些患者，中断华法林治疗可能会增加脑卒中的风险，所以在停用华法林时建议使用低分子肝素桥接 • 中风险患者是指 CHA_2DS_2-VASc 评分 3 分或 4 分的患者。对于每个患者来说，是否桥接应权衡出血与血栓风险 • 低风险患者是指无 TIA 或卒中史，且 CHA_2 DS_2-VASc 评分为 0 ～ 2 分的患者。对于这些患者，大多数临床医师会建议在手术前 5 ～ 7 天停用华法林且不需要桥接

来源：参考文献 [3]。

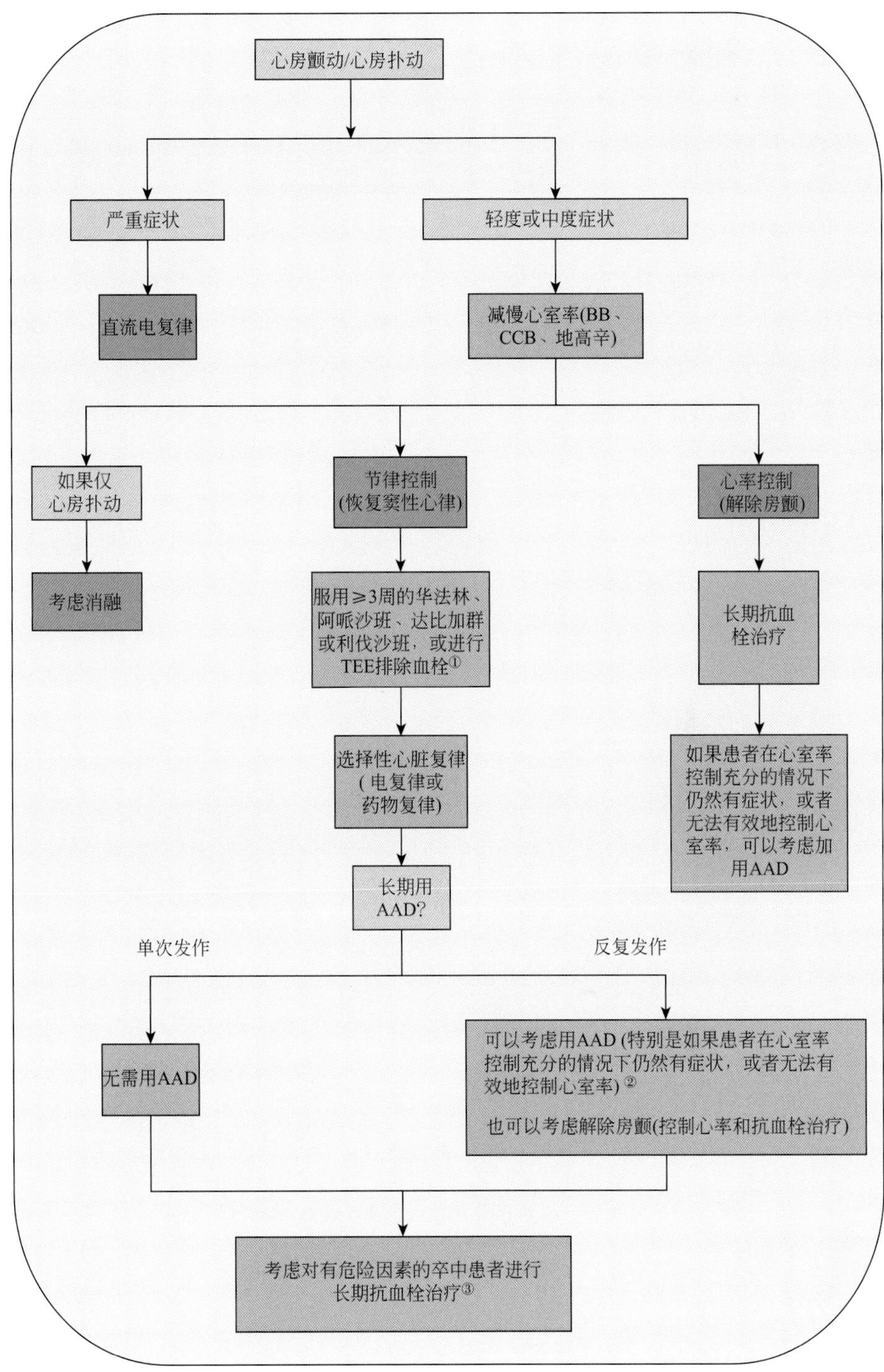

图 14-4 心房颤动和心房扑动的治疗路径

① 如果房颤持续时间< 48h，则没有必要在复律前进行抗凝；对于卒中高风险患者，在复律前或复律后尽快开始使用普通肝素、低分子肝素、阿哌沙班、达比加群或利伐沙班进行抗凝（对于低风险患者可考虑使用或不使用这种抗凝方案）。

② 对于至少 1 种 AAD 治疗失败或不能耐受的患者，可以考虑消融治疗，而对于有复发症状性阵发性房颤的患者，可以考虑将其作为一线治疗（在 AAD 治疗前）。

③ 对于所有房颤和有卒中危险因素的患者，无论是否为窦性心律，都应考虑长期抗血栓治疗。

缩写：AAD = 抗心律失常药；BB =β 受体阻滞剂；CCB = 钙通道阻滞剂（即维拉帕米或地尔硫䓬）；TEE = 经食管超声心动图。

来源：经许可，转载自 DiPiro, JT, Talbert RL, Yee GC, Matzke GR, Wells BG, Posey LM, eds. *Pharmacotherapy: A Pathophysiologic Approach*. 10th ed. New York, NY: McGraw-Hill; 2017

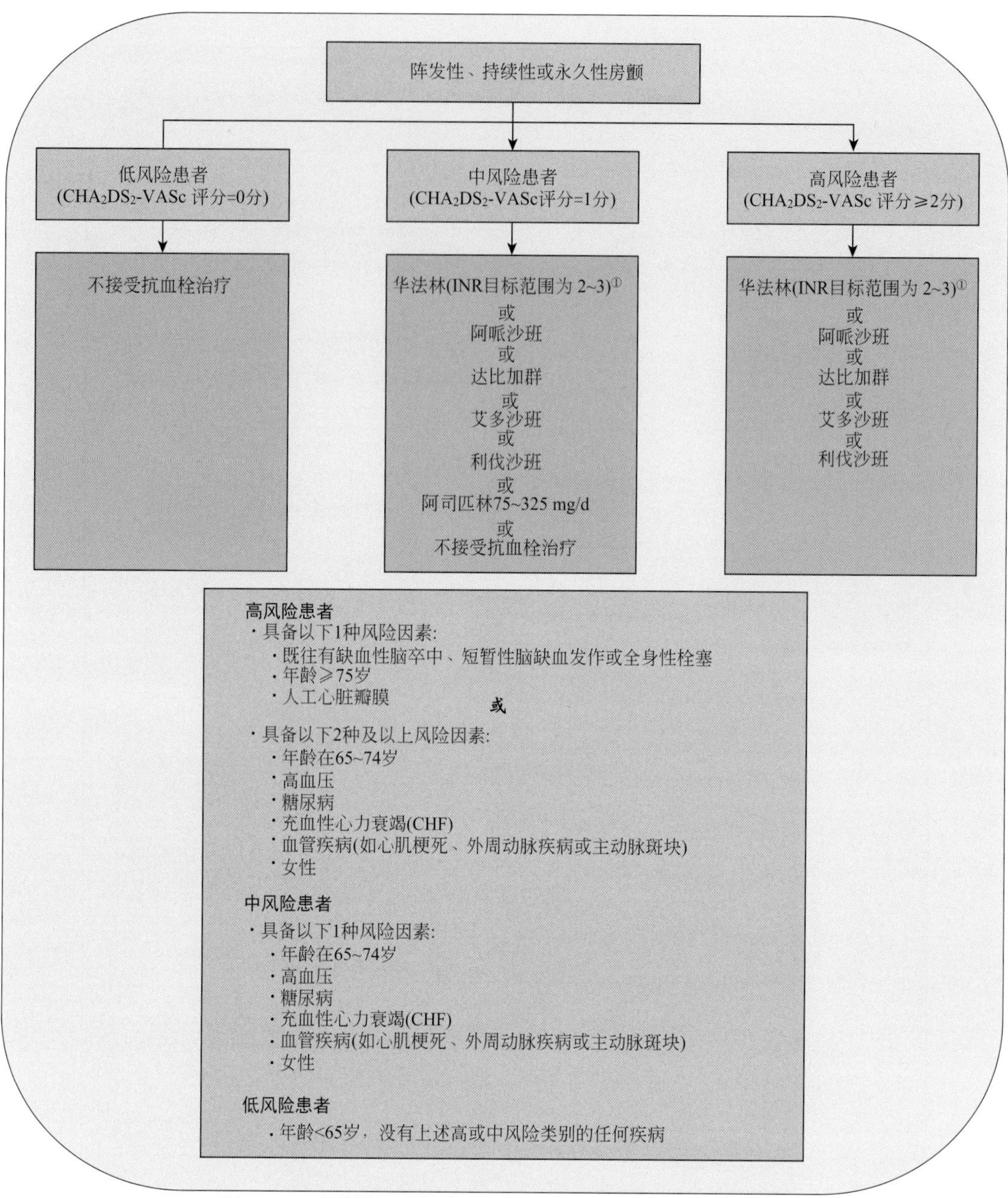

图 14-5　阵发性、持续性或永久性房颤的血栓栓塞预防路径

① 人工心脏瓣膜患者的目标 INR 应根据现有瓣膜的类型而定。

来源：经许可，转载自 DiPiro, JT, Talbert RL, Yee GC, Matzke GR, Wells BG, Posey LM, eds. *Pharmacotherapy: A Pathophysiologic Approach*. 10th ed. New York, NY: McGraw-Hill; 2017

表 14-10　治疗心房颤动的草药补充剂

补充剂	常用剂量	有效性①	费用②
镁	膳食摄入： 19 ～ 30 岁男性：400mg 19 ～ 30 岁女性：310mg ＞ 30 岁男性：420mg ＞ 30 岁女性：320mg	可能有效	$$
左卡尼汀	每天 2g，分次服用，预防心血管疾病	证据不足	$$$$

① 证据等级：很可能有效（likely effective）——该产品有非常高水平的可靠临床证据支持其用于特定适应证。分级为“很可能有效”的产品通常被认为适合推荐。可能有效（possibly effective）——该产品有一些临床证据支持其用于特定适应证；但是，证据受数量、质量或相互矛盾的结果的限制。分级为“可能有效”的产品可能是有益的，但没有足够的高质量证据可以推荐给大多数人。证据不足（insufficient evidence）——没有足够的、可靠的科学证据来提供有效性评级。

② 费用：$ = 每月花费 10 美元或更少，$$$$ = 每月花费 50 美元以上。

来源：参考文献 [10]。

卒中警告信号：F.A.S.T.[11]

F（Face，面部）——要求患者笑一下，观察患者面部是否对称

A（Arms，手臂）——要求患者举起双臂，观察患者是否有一只手臂下垂或无法移动

S（Speech，语言）——让患者重复说一个简单的短语，观察患者说话是否有异常（可能含糊不清，可能说错，或者说不出来）

T（Time，时间）——拨打急救电话

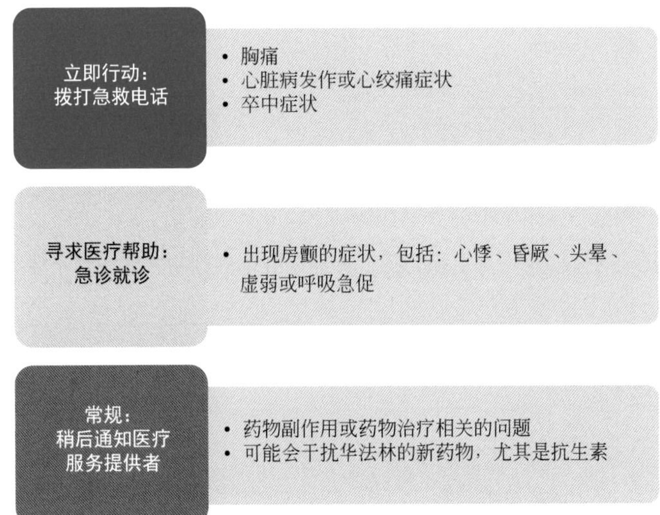

图 14-6　房颤管理的转诊策略及卒中警告信号：FAST

来源：参考文献 [11]

核心要素 5——文档记录和随访

清晰简明地记录药物治疗相关问题（MRP）和建议，是 MTM 咨询的重要组成部分。表 14-11 提供了房颤患者可能存在的 MRP 示例。MTM 药师解决用药相关问题时的沟通和建议示例见图 14-7。建议可以通过传真、电话或其他书面或安全的电子通信方式传达。这些示例仅用于示范目的。与医疗服务提供者的实际沟通应根据建议的类型、患者的具体情况以及与医疗服务提供者的关系，做个性化调整。

对房颤患者进行随访以评估心率、症状和其他卒中危险因素（如血压、血脂和血糖）是必不可少的。随访的间隔时间取决于抗凝治疗方案、房颤严重程度、干预类型和患者自身因素（如年龄、合并症和随访能力）等。随访间隔时间的建议见表 14-12。

表 14-11　房颤患者的药物治疗相关问题

药物治疗相关问题分类	药物治疗相关问题示例
不依从性	• 患者漏服控制心率的药物而导致房颤症状控制不佳 • 患者因费用问题未服用抗凝血药
不必要的药物治疗	• 重复治疗（如阿司匹林和氯吡格雷，两者都没有批准的适应证）
需要额外的药物治疗	• 有卒中风险的患者未接受抗血栓治疗（如 CHA_2DS_2-VASc ≥ 2 分）
无效的药物治疗	• 新的节律控制药物没有充分的证据证明其临床效果 • 使用草药补充剂而不是 FDA 批准的治疗方案
剂量过低	• 服用美托洛尔起始量时出现心悸 • 服用华法林期间 INR 降低（除外其他原因）
剂量过高	• 服用华法林期间 INR 升高（除外其他原因） • 服用华法林期间合用酶抑制剂导致 INR 升高 • 服用地尔硫䓬控制心率导致心率过低 • 当患者同时有以下情况中的两种时：年龄 ≥ 80 岁、血清肌酐 ≥ 1.5mg/dL、体重 ≤ 60kg，阿哌沙班使用剂量过高
药物不良事件	• 华法林引起鼻出血 • 因头痛和 / 或便秘而停用地尔硫䓬 • 服用达比加群时出现的胃食管反流症状

情景：患者有房颤，CHA_2DS_2-VASc 评分为 3 分，无抗凝治疗。 **MRP：**需要额外的药物治疗。
评估： 根据药品说明和患者主诉，患者房颤 CHA_2DS_2-VASc 评分为 3 分，未使用预防卒中的药物。加用达比加群可以降低该患者的卒中风险。 **计划：** 如果合适，请使用达比加群 150mg，每日 2 次，以降低卒中的风险。
情景：患者因服用地尔硫䓬而出现严重头痛。 **MRP：**药物不良事件。
评估： 为控制房颤心率，患者服用地尔硫䓬 60 mg，每日 3 次，出现严重头痛。该头痛与地尔硫䓬相关。不良反应可能影响患者用药依从性。 **计划：** 下次就诊时报告该不良反应情况。必要时可考虑更换为另一种控制心率的药物，比如酒石酸美托洛尔 25mg，每日 2 次，逐渐加量至药物起效。
情景：患者正在接受胺碘酮和华法林治疗。 **MRP：**剂量过高（药物与药物相互作用）。
评估： 根据患者的主诉和药品说明可知患者正在使用胺碘酮 400mg/d、华法林 5mg/d。 服用华法林的患者合用胺碘酮可能导致 INR 显著升高。 **计划：** 当加用胺碘酮时，应增加 INR 检测的频率以及将华法林使用剂量降低 30% ～ 50%。
情景：患者有房颤病史，CHA_2DS_2-VASc 评分为 0 分，服用华法林。 **MRP：**不必要的药物治疗。
评估： 根据药品说明和患者的主诉可知患者有房颤病史，CHA_2DS_2-VASc 评分为 0 分，服用华法林预防卒中。CHA_2DS_2-VASc 评分为 0 分的患者不推荐使用华法林，因为对低卒中风险的患者进行卒中预防，出血的风险超过获益。 **计划：** 该患者不符合使用抗凝血药的指征，应停用华法林。

图 14-7　MTM 药师就房颤进行沟通的示例

表 14-12　房颤患者随访和监测时间间隔的建议

房颤管理： • 当患者出现心悸或呼吸困难等临床症状时，应进行心电图监测以检测是否有房颤，或将症状与心律联系起来。 • 在接受抗心律失常药治疗的患者中，应定期监测心电图，观察是否有 QT 间期延长。 • 患者射频消融术治疗后，应在 3 个月后开始随访，然后每 6 个月 1 次，随访 2 年，以监测是否有房颤复发。 • 在随访期间，MTM 药师应评估： 　• 风险变化（需要抗凝治疗） 　• 症状改善 　• 心律失常的体征或风险 　• 阵发性房颤进展为持续性 / 永久性房颤 　• 用 12 导联心电图监测心率、心律和疾病进展
抗凝血药监测： • 服用华法林的患者应每 1 ～ 2 周监测 1 次 INR，直至维持在目标范围内。控制良好的患者随访时间可适当延长。 • 直接口服抗凝血药不需要常规监测凝血指标，但 MTM 药师应定期随访以评估出血和患者的依从性。每年应至少检查 2 次肾功能和全血细胞计数。
毒性： • 在开始新的药物治疗或增加药物剂量后的 2 ～ 4 周监测药物不良反应。 • 监测每次就诊时抗凝血药引起的出血不良事件。

参考文献

1. Sanoski CA, Bauman JL. The arrhythmias. In: DiPiro JT, Talbert RL, Yee GC, Matzke GR, Wells BG, Posey L. eds. *Pharmacotherapy: A Pathophysiologic Approach*, 10th ed. New York, NY: McGraw-Hill. Available at http://accesspharmacy.mhmedical.com/content.aspx?bookid=1861§ionid=146057036. Accessed May 8, 2017.
2. Benjamin EJ, Blaha MJ, Chiuve SE, et al. Heart disease and stroke statistics 2017 update: A report from the American Heart Association. *Circulation*. 2017;135:e229-e268.
3. January CT, Wann LS, Alpert JS, et al. 2014 AHA/ACC/HRS guideline for the management of patients with atrial fibrillation: A report of the American College of Cardiology/American Heart Association Task Force on Practice Guidelines and the Heart Rhythm Society. *Circulation*. 2014;130(23):e199-e267.
4. Wang TJ, Larson MG, Levy D, et al. Temporal relations of atrial fibrillation and congestive heart failure and their joint influence on mortality; the Framingham Heart Study. *Circulation*. 2003;107:2920-2925.
5. Kelly-Hayes M, Beiser A, Kase CS, et al. The influence of gender and age on disability following ischemic stroke: The Framingham Study. *J Stroke Cerebrovasc Dis*. 2003;12:119-126.
6. Fagan SC and Hess DC. Stroke. In: DiPiro JT, Talbert RL, Yee GC, Matzke GR, Wells BG, Posey L. eds. *Pharmacotherapy: A Pathophysiologic Approach*, 10th ed. New York, NY: McGraw-Hill. Available at http://accesspharmacy.mhmedical.com/content.aspx?bookid=1861§ionid=132515962. Accessed May 8, 2017.
7. *Medicare Part D Medication Therapy Management Program Standardized Format*. Available at http://www.cms.gov/Medicare/Prescription-Drug-Coverage/PrescriptionDrugCovContra/Downloads/MTM-Program-Standardized-Format-Revisions-v071514-[ZIP-2MB].zip. Accessed May 7, 2017.
8. Walter NK, Ovbiagele BO, Black HR, et al. Guidelines for the prevention of stroke in patients with stroke and transient ischemic attack: A guideline for healthcare professionals from the American Heart Association/American Stroke Association. *Stroke*. 2014;45:2160-2236.
9. Clinical Pharmacology [database online]. Tampa, FL: Gold Standard, Inc.; 2017. Report available at http://www.clinicalpharmacology.com. Accessed May 7, 2017.
10. Natural Medicines [database online]. Somerville, MA: Therapeutic Research Center; 2017. Report available at https://naturalmedicines.therapeuticresearch.com/. Accessed May 7, 2017.
11. American Heart Association. *Heart Attack or Stroke? Call 911 First and Fast*. Available at http://www.heart.org/HEARTORG/Affiliate/Heart-Attack-or-Stroke-Call-911-First-And-Fast_UCM_435652_Article.jsp. Accessed May 7, 2017.

复习题

1. 房颤的危险因素包括以下因素，除了
   a. 年龄增加
   b. 糖尿病
   c. 遗传学
   d. 低体重指数
2. 一位 65 岁的女性刚刚被诊断为房颤。她没有任何症状，并声称“从未生过病”。她有明显的季节性过敏史，会根据需要使用氯雷他定。没有服用其他药物，也没有药物过敏。以下哪一种是她房颤早期治疗的最佳选择？
   a. 氨氯地平 5mg，每日 1 次
   b. 胺碘酮 400mg，每日 3 次
   c. 美托洛尔 12.5mg，每日 2 次
   d. 索他洛尔 80mg，每日 2 次
3. 对房颤患者制订治疗目标时，合理的心率目标为
   a. 休息或运动时每分钟 100 ～ 115 次
   b. 从基线下降 30%
   c. 运动时每分钟 75 次
   d. 休息时每分钟小于 80 次
4. 以下哪一个是定义房颤最合适的通俗用语？
   a. 一种不规则的且常为快速心率的心律失常，通常导致流向身体的血液不足
   b. 长期高血压、心力衰竭或其他心脏问题导致的心律失常
   c. 一种会导致卒中的病症
   d. 起源于心房的快速心率，导致周围血液循环不足
5. 75 岁男性，既往有心力衰竭、射血分数低和房颤病史，静息心率为 61 次 / 分。他 4 周前因为急性心力衰竭被送进了医院。现在他的医生确诊他仍有与房颤相关的症状。下列哪一种药物是最好的补充治疗？
   a. 决奈达隆 400mg，每日 2 次
   b. 美托洛尔 50mg，每日 2 次
   c. 维拉帕米 180mg，每日 1 次
   d. 胺碘酮 200mg，每日 1 次
6. 对于 CHA_2DS_2-VASc 评分为 0 分且血流动力学稳定，新诊断为心房颤动的患者，以下哪一项是正确的？
   a. 该患者不需要抗血栓治疗
   b. 该患者应接受阿司匹林治疗，每日 325mg
   c. 该患者应接受华法林治疗
   d. 该患者应尽快进行心脏复律
7. 以下关于使用华法林的叙述，都应纳入患者用药行动计划中“我需要做什么”的部分，除了
   a. 按照指导每天服用华法林治疗
   b. 记下预约的检查血液的时间
   c. 不要吃任何富含维生素 K 的食物
   d. 如有异常的瘀伤或出血，告知我的医疗服务提供者
8. 关于卒中的预警信号，缩写 FAST 代表什么？
   a. 面部、手臂、语言、时间
   b. 脚、手臂、语言、时间
   c. 面部、手臂、语言、舌头
   d. 跌倒、疼痛、语言、舌头
9. 下列哪个药物治疗相关问题与分类是匹配正确的？
   a. 剂量过低—使用华法林时 INR 升高
   b. 剂量过高—使用华法林时 INR 降低
   c. 不依从性—患者漏服控制心率的药物而导致对心房颤动症状的控制欠佳
   d. 不必要的药物治疗—有卒中风险的患者没有进行抗血栓治疗（如阿司匹林、氯吡格雷或华法林）
10. 以下关于利伐沙班的使用和监测哪一个是正确的？
   a. 必须检测 INR
   b. 肾功能应每年检查 2 次
   c. 没有胃肠道出血的风险
   d. 当肌酐清除率低于 95mL/min 时，不应使用利伐沙班

答案

1. d	2. c	3. d
4. a	5. d	6. a
7. c	8. a	9. c
10. b		

艾　超　冀召帅　译
彭文星　校
林　阳　审

第 15 章

双相障碍 MTM 资料集

Megan J. Ehret, PharmD, MS, BCPP

关键点

- ◆ 双相障碍是终身疾病，需要坚持用药以预防反复发作。
- ◆ 多重用药是治疗双相障碍的原则，而非例外。
- ◆ 不良反应、药物相互作用和药品费用等因素，可能导致患者不遵从医嘱。药物治疗管理（MTM）药师应关注患者的依从性波动，并与其共同制定既可耐受又可负担的治疗方案。
- ◆ 将患者纳入治疗团队，可提高其对药物和治疗的依从性。

双相障碍简介

双相障碍（bipolar disorder），曾被称为躁郁症，是一种周期性情绪障碍，其特征是反复发作的情绪、精力和行为波动[1,2]。双相障碍是一种病程变化的终身疾病，需要进行药物和非药物治疗[1,2]。其发作表现不仅包括重度抑郁，也包括轻躁狂、躁狂和混合发作（表 15-1）。

双相障碍的类型和病因

双相障碍主要包括以下两种类型：

- 双相Ⅰ型障碍——涉及从躁狂到抑郁的严重情绪发作。
- 双相Ⅱ型障碍——轻度的情绪高涨，程度较轻的轻躁狂和重度抑郁交替发作。

某些疾病和药物可能会导致躁狂或抑郁症状。在确诊双相障碍之前，应排除躁狂（表 15-2）或抑郁（表 15-3）的继发性原因。此外，对躁狂或抑郁继发性原因的治疗可能会影响对双相障碍的药物治疗需求。

双相障碍的并发症[1,2,15–17]

中断服药或治疗会使双相障碍的症状加重。它可能导致酗酒和/或滥用毒品，人际关系、工作和经济等方面的问题，以及自杀的思想或行为。双相障碍治疗难度大。患者及其家人、朋友、照料者必须知晓不治疗双相障碍的风险。表 15-4 提供了双相障碍并发症的概述。

表 15-1　情绪发作的评估和诊断

发作诊断	功能受损或需要住院治疗①	DSM-5 标准②
重度抑郁	是	至少 2 周的情绪低落或对正常活动失去兴趣或乐趣，与下列症状中的至少五种有关： • 抑郁、悲伤的情绪（成人）；儿童可能为易激惹的情绪 • 对正常活动的兴趣和愉悦感降低 • 食欲降低或增加，体重减轻或增加 • 失眠或嗜睡 • 精神运动性迟滞或躁动 • 精力不足或疲劳 • 过度内疚或毫无价值的感觉 • 注意力不集中或犹豫不决 • 反复出现死亡、自杀的念头或企图

续表

发作诊断	功能受损或需要住院治疗①	DSM-5 标准②
躁狂	是	至少 1 周异常、持续性的情绪（膨胀的或易怒的）和精力高涨，与下列症状中的至少三种有关（如果情绪仅是易怒的，则需有四种）： • 自尊心膨胀（夸张） • 睡眠需求减少 • 说话增多（言语急迫） • 思维奔逸（意念飞扬） • 分心（注意力不集中） • 目的指向性活动（社交、工作或性行为）或精神运动性躁动增加 • 过度参与令人愉快但有严重后果的高风险活动（疯狂购物、性行为不检点、对商业风险判断力差）
轻躁狂	否	至少 4 天异常、持续性的情绪（膨胀的或易怒的）和精力高涨，与下列症状中的至少三种有关（如果情绪仅是易怒的，则需有四种）： • 自尊心膨胀（夸张） • 睡眠需求减少 • 说话增多（言语急迫） • 思维奔逸（意念飞扬） • 分心（注意力不集中） • 目的指向性活动（社交、工作或性行为）或精神运动性躁动增加 • 过度参与令人愉快但有严重后果的高风险活动（疯狂购物、性行为不检点、对商业风险判断力差）

① 社会或职业功能受损；因潜在的自我伤害、伤害他人或精神病症状，可能需要住院治疗。

② 这种障碍不是由一种疾病（如甲状腺功能减退症）或物质导致的障碍（如抗抑郁治疗、用药、滥用药物）引起的。多种分类符可用于进一步描述发作特征（如，具有混合特征、焦虑苦恼、心境状态快速循环、忧郁特征）。

来源：根据参考文献 [1] 编制。

表 15-2　躁狂的继发性病因

诱发躁狂的疾病
CNS 疾病（脑瘤、脑卒中、头部创伤、硬膜下血肿、多发性硬化、系统性红斑狼疮、颞叶癫痫、亨廷顿病） 感染（脑炎、神经梅毒、脓毒症、人类免疫缺陷病毒感染） 电解质或代谢异常（钙或钠波动、高血糖或低血糖） 内分泌或激素失调（艾迪生病、库欣综合征、甲状腺功能亢进症或甲状腺功能减退症、与月经或妊娠相关的或绝经前后的情绪障碍）
诱发躁狂的药品或毒品
酒精中毒 药物戒断状态（酒精、α_2- 肾上腺素能受体激动剂、抗抑郁药、巴比妥类药物、苯二氮䓬类药物、阿片类药物） 抗抑郁药（MAOIs、TCAs、5-HT 和 / 或 NE 和 / 或 DA 再摄取抑制剂、5-HT 受体拮抗剂） DA 增强剂（CNS 兴奋剂：安非他明、可卡因、拟交感神经剂；DA 受体激动剂、DA 释放剂及 DA 再摄取抑制剂） 致幻剂（LSD、PCP） 大麻中毒会导致精神病、偏执的想法、焦虑和烦躁不安 NE 增强剂（α_2- 肾上腺素能受体拮抗剂、β 受体激动剂、NE 再摄取抑制剂） 类固醇激素（蛋白同化激素、促肾上腺皮质激素、皮质类固醇激素） 甲状腺制剂 黄嘌呤类（咖啡因、茶碱） 非处方减肥药和减充血剂（麻黄、伪麻黄碱） 草药产品（圣约翰草）
诱发躁狂的躯体疗法
强光疗法 脑深层电刺激 睡眠剥夺

缩写：CNS = 中枢神经系统；DA = 多巴胺；5-HT = 5- 羟色胺；LSD = 麦角酸二乙基酰胺；MAOI = 单氨氧化酶抑制剂；NE = 去甲肾上腺素；PCP = 苯环己哌啶；TCA = 三环类抗抑郁药。

来源：资料源自参考文献 [1]，[3] ～ [12]。

表 15-3 与抑郁症状相关的常见疾病、物质使用障碍和药物治疗

常见疾病	物质使用障碍（包括中毒和戒断）	药物治疗
内分泌疾病	酒精中毒	降压药
甲状腺功能减退症	大麻滥用和依赖	可乐定
艾迪生病或库欣病	尼古丁依赖	利尿药
缺乏状态	阿片类药物滥用和依赖（如，海洛因）	硫酸胍乙啶
恶性贫血	神经兴奋剂滥用和依赖（如，可卡因）	盐酸肼屈嗪
韦尼克脑病		甲基多巴
严重贫血		普萘洛尔
感染		利血平
获得性免疫缺陷综合征（AIDS）		内分泌治疗
脑炎		口服避孕药
人类免疫缺陷病毒（HIV）感染		类固醇激素 / 促肾上腺皮质激素
单核细胞增多症		痤疮治疗
性传播疾病		异维 A 酸
结核		其他
胶原（代谢）障碍		干扰素 -β_{1a}
系统性红斑狼疮		
代谢紊乱		
电解质失衡		
低钾血症		
低钠血症		
肝性脑病		
心血管疾病		
冠心病		
充血性心力衰竭		
心肌梗死		
神经系统疾病		
阿尔茨海默病		
癫痫		
亨廷顿病		
多发性硬化		
疼痛		
帕金森病		
脑卒中后		
恶性疾病		

来源：资料源自参考文献 [2]、[3] 和 [14]。

表 15-4 双相障碍的并发症

酗酒和物质滥用	滥用的药物对发病年龄、病程和治疗效果有重大影响： • 发病时间更早 • 混合发作 • 复发率更高 • 治疗效果更差 •（存在）人格障碍共病 • 自杀风险增加 • 因精神疾病住院增加
功能障碍	一半以上的患者有一定程度的障碍，包括心理和职业功能障碍： • 法律问题 • 经济问题 • 人际关系问题
死亡率	死亡率更高；多达 50% 的患者会至少尝试一次自杀，约 10% ～ 19% 的双相 I 型障碍患者企图自杀 因自大、幻觉或妄想导致的冒险行为使意外死亡在躁狂患者中更常见 高死亡率也可能是由重度肥胖、吸烟、酗酒、物质滥用、感染和缺少医疗照护所导致的内分泌、呼吸和心血管疾病造成的

双相障碍的治疗目标

由于情绪变化无法预测，充分控制双相障碍具有一定的挑战性。双相障碍患者是对治疗有反应，还是其疾病的自然发作，这确实很难判断。治疗的主要目标是治疗急性发作并减轻其严重程度，同时减少日后疾病新发作的频率。另一个重要目标是帮助患者在发作期之间维持高质量的生活。表 15-5 概述了双相障碍的治疗目标。双相障碍患者的评估见表 15-6，评估过程中使用的评估量表见表 15-7。

表 15-5 双相障碍的治疗目标

症状完全缓解，消除情绪发作
预防情绪发作反复或复发
恢复完整的社会心理功能
最大程度提高治疗依从性
尽量减少不良反应
使用耐受性最好、药物相互作用最少的药物
治疗共存疾病物质使用和滥用

来源：资料源自参考文献 [2]、[18] 和 [19]。

双相障碍的治疗抵抗或治疗失败可能很难定义。在文献中，它被定义为在特定时间段内两种标准药物联合治疗无响应，如躁狂为 6 周，维持期为 6 个月或 3 个周期 [20]。症状再现或难治性症状可能会使临床医师考虑增加剂量、更换药物或接收患者入院治疗。在标准治疗下，几乎一半症状得到缓解的双相障碍患者会在 2 年内复发，因此临床医生需要持续评估每位患者的症状。

表 15-6 双相障碍管理的一般原则

执行诊断性评估 • 评估是否存在某种酒精或物质滥用、使用障碍或任何其他可能导致该疾病的因素 • 询问出现情绪失调或功能障碍伴躁狂症状的时间史 确保患者和他人安全并确定治疗环境 下列患者需考虑住院治疗： • 对自身或他人安全构成严重威胁 • 病情严重且在院外缺乏足够的社会支持，或表现出明显的判断力受损 • 患有复杂的精神病或一般疾病 • 门诊治疗效果不充分 与患者建立并保持治疗联盟关系 监测患者的精神状态 对患者及其家人进行双相障碍相关的教育 提高治疗依从性 提高（患者）对压力源、活动和睡眠规律的认识 与患者合作以预测并处理复发的早期征兆 评估并管理功能障碍

来源：资料源自参考文献 [2]。

表 15-7 双相障碍的评定量表

情绪障碍问卷 [21]	由精神科医生、科研人员和消费者权益拥护者组成的团队开发，用于及时、准确地评估双相障碍。为筛查双相障碍患者而设计；见 http://www.dbsalliance.org/pdfs/MDQ. pdf
简明双相障碍症状量表 [22]	根据《简明精神病学评定量表》（Brief Psychiatric Rating Scale, BPRS）制定的 10 项评估双相障碍症状严重程度的指标；见 http://www.argos2001.org/ TIMABipolar.pdf
杨氏躁狂量表 [23]	用于评估过去 48h 内躁狂症状严重程度的 11 项指标评定量表；见 http://dcf.psychiatry.ufl.edu/files/2011/05/Young-Mania-Rating-Scale-Measure-with-background.pdf

来源：资料源自参考文献 [21]、[22] 和 [23]。

核心要素 1——双相障碍患者的全面用药评估

表 15-8 列出了对双相障碍患者进行药物治疗评估时建议问的问题。问题的数量和类型将取决于几个因素，包括面谈时长、药物治疗相关问题（MRP）的数量以及 MRP 的紧迫性等。如果时间有限或患者情况非常复杂，则 MTM 药师应选择有助于识别或排除医疗紧急情况的目标问题（见表 15-8 中的“预防 / 评估医疗紧急情况应问的问题”）。MTM 药师应记住在面谈中使用通俗易懂的语言（图 15-1），并为患者可能提出的有关双相障碍的问题做好准备（表 15-9）。

核心要素 2——个人用药清单 [24]

图 15-2 是双相障碍患者的个人用药清单（PML）示例。该示例列举的仅是用于双相障碍的典型药物代表，并未涵盖患者可能服用的所有药物。对于每个患者，应将其他的药物、非处方药和草药补充剂添加到列表中。MTM 药师应记住在为患者创建 PML 时需使用简洁易懂的语言。

核心要素 3——用药行动计划 [24]

图 15-3 是双相障碍患者的用药行动计划（MAP）示例。本示例仅代表双相障碍患者的行动步骤，不包括其他疾病状态或其他药物治疗相关问题的行动计划。这些应单独列示和解决。通常情况下，应只列出几个最重要的行动计划，以免使患者不知所措。患者需要自我管理的其他方面可以在日后的就诊中讨论。MTM 药师在创建 MAP 时应使用简洁易懂的语言。

核心要素 4——干预和 / 或转诊

双相障碍管理的干预措施包括生活方式改变和药物治疗。患者需要这两方面的干预来预防未来双相障碍的发作。心境稳定剂的选择应基于患者的具体特征，包括当前的发作、疾病的长期性、药品费用、潜在或实际不良反应、药物相互作用、家族（用药）反应史和患者偏好。应鼓励患者居家时通过情绪日志监测自己的病情。多重用药通常是双相障碍的规律，而非例外。表 15-10 总结了对双相障碍患者有益的生活方式改变。表 15-11 提供了治疗双相障碍的不同类别药物的概述。此外，表 15-12 列出了受卡马西平和其他抗癫痫药等情绪稳定药物影响的肝药酶。表 15-13 描述了如何使用草药补充剂治疗双相障碍。

表 15-8 对双相障碍患者进行药物治疗评估时建议问的问题

建议询问双相障碍患者的问题
• 您是何时确诊双相障碍的？您当时经历了何种类型的症状？在诊断双相障碍之前，您多久经历一次这些症状？ • 您经历过几次抑郁发作？每次通常持续多长时间？ • 您经历过几次躁狂 / 轻躁狂发作？每次通常持续多长时间？ • 您通常每年经历几次发作？您一年内最多经历过多少次发作？ • 您家中是否有其他人患有精神疾病？如果有，是谁？患了何种疾病？ • 您对未经治疗的双相障碍的风险了解多少？ • 您多久为双相障碍的治疗去看一次医生？ • 您如何监测自己的双相障碍症状？ • 什么因素会诱发您的双相障碍？ • 您服用什么药物治疗双相障碍？您如何服用它们？ • 您过去曾尝试过哪些药物来治疗双相障碍？您为什么停止服用它们？每种药物您尝试了多长时间？ • 您多久漏服一次药物？当您意识到自己漏服了药物时会怎么办？ • 您是否曾经在不告知临床医生的情况下停止服用任何处方药？如果是，为什么？（当时）发生了什么？ • 您使用什么非处方药（OTC）或草药治疗双相障碍？ • 除了药物外，您还尝试了哪些其他方法治疗双相障碍？锻炼？瑜伽？ • 您有过伤害自己的想法吗？如果有，您能描述一下这些想法吗？ • 有这些想法时您会怎么做？您现在想要伤害自己吗？
预防 / 评估医疗紧急情况应问的问题
• 危机应对：导致您躁狂或抑郁发作的诱因是什么？ • 您最近经历过这些吗？ • 您一般心情如何？您现在感觉怎么样？ • 您有自杀倾向吗？您计划过吗？ • 如果您觉得不安全，会告诉别人吗？ • 您是否曾因双相障碍住院？

不良事件——发生的不好的事情，不好的反应、无法解释或不需要的作用。
脱发——头发脱落；秃头；丙戊酸的潜在不良反应。
氨——肠道中的细菌分解蛋白质时形成。通常情况下，肝脏会将氨转化为尿素，然后尿素通过尿液清除。当肝脏不能将氨转化为尿素时，氨可能升高。可能由肝脏疾病（肝硬化或重型肝炎）引起。
抗焦虑药——用于治疗焦虑的药物。
抗抑郁药——用于治疗抑郁的药物。
抗躁狂药——有效治疗躁狂或轻躁狂的药物。
抗精神病药——当需要镇静作用时，用于治疗精神疾病状态的镇静剂。
基础代谢功能检查组合——检测您的血糖（葡萄糖）水平、电解质和液体平衡及肾功能的血液检查。
双相障碍——在情绪、精力和行为上反复起伏的情绪障碍。
由一般疾病导致的双相障碍——由其他疾病导致的、以双相障碍症状为特征的障碍。
分型不明确的双相障碍——当一个人的疾病症状不符合双相Ⅰ型障碍或双相Ⅱ型障碍的诊断标准时，则诊断为该疾病。可能因症状持续时间不够长或症状太少而无法确诊为Ⅰ型或Ⅱ型。然而，症状明显超出了这个人正常的行为范围。
双相Ⅰ型障碍——主要定义为持续至少7天的躁狂、混合发作，或需要立即接受住院治疗的严重躁狂症状。通常，患者也会有抑郁发作期，一般至少持续2周。躁狂或抑郁的症状必须与这个人的正常行为有重大差异。
双相Ⅱ型障碍——定义为抑郁发作与轻躁狂发作来回转换，但没有完全的躁狂或混合发作的发作形式。
BMI——体重指数；一个与身高相关的体重指标，根据体重超标的程度，可分为低体重、正常体重、超重或肥胖的体重等级。
慢性的——固定不变的，不会停止的，不会消失的。
全血细胞计数——可检测下列指标的检查：红细胞数（RBC计数），白细胞数（WBC计数），血液中的血红蛋白总量，血液中由红细胞组成的部分（血细胞比容），血小板计数（通常也包含在全血细胞计数中）。
肌酐测试——一种检查肾脏工作情况的测试；（肌酐）升高意味着肾脏功能不佳。
循环性心境障碍——一种轻度的双相障碍。循环性心境的患者在轻度躁狂发作与轻微的抑郁间来回转换，这种发作至少持续2年。但是，这些症状不符合任何其他类型双相障碍的诊断要求。
抑郁——一种引起持续悲伤和兴趣丧失的医学疾病。
ECT——电休克疗法；电流流经大脑从而引发癫痫的过程。
片段——在一个连续记录过程中的一系列相关事件之一。
欣快感——感到极大的幸福或有幸福的感觉。
心境正常——人们处于正常情绪的时间段。
空腹血脂检查组合——一种对血液中的脂肪进行的检测。由于饮食可能会改变测试结果，需禁食8～12h。
胃肠道的——胃部和肠道的，或与之有关的。
遗传学——生物学的一个分支，研究疾病的易感性和特征如何在不同世代的家庭中遗传。
牙龈增生——口腔内的牙龈组织过度生长，可由苯妥英钠导致。
葡萄糖测试——血糖测试，测量葡萄糖这种类型的糖在血液中的量。葡萄糖来自碳水化合物食物。它是身体能量供给的主要来源。血糖升高可能是抗精神病药的副作用。过多的葡萄糖会导致糖尿病。
甲状腺功能亢进症——一种甲状腺分泌过多甲状腺激素的疾病。甲状腺功能亢进症可以显著加速身体的新陈代谢，从而导致体重突然下降，心律快速或不规则，出汗，神经质或易激惹；可与躁狂相似。
轻躁狂——一种以乐观、兴奋性、精力充沛且多产的行为、明显的多动和健谈、性兴趣增强、急躁易怒以及睡眠需求减少为特征的轻度躁狂。可见于全面的躁狂发作前。
甲状腺功能减退症——一种甲状腺不能产生足够的某些重要激素的疾病。（症状）可与抑郁相似？可能是锂的副作用？
失眠——尽管睡眠条件良好、时间充足，但睡眠困难，以致影响白天的功能；许多精神药物可能产生该副作用。
锂水平——指血液中锂的含量；正常范围为0.6～1.2mEq/L。
肝功能检查——用来检测肝脏工作情况的常规检查。
躁狂——精神状态异常升高，表现为欣快、无所顾忌、思维奔逸、睡眠需求减少、过度健谈、冒险和易激惹。
代谢综合征——通常存在一组因素（如高血压、腹部肥胖、高甘油三酯水平、低胆固醇水平和高空腹血糖水平）中的三种或三种以上的综合征，与心脏病和2型糖尿病的风险增加有关。
混合特征——在特定时段内，几乎每天都会出现重度抑郁和躁狂发作的症状，并伴随情绪的迅速变化。
MRI——磁共振成像；使用大型的圆形磁铁和无线电波通过体内原子产生信号。用这些信号构建体内结构的图像。
国家精神疾病联盟（National Alliance on Mental Illness，NAMI）——美国最大的基层精神卫生组织，致力于为数百万受精神疾病影响的美国人建设更好的生活。NAMI支持获取服务、治疗和科研资金。NAMI还致力于提高认知，以及为所有需要帮助的人建立一个有希望的社区环境。
神经元——有特定（生化）过程的细胞，是神经组织的核心功能单位。
神经递质——一种在大脑突触间传递神经信号的物质。
神经阻滞剂恶性综合征（neuroleptic malignant syndrome，NMS）——一种危及生命的疾病，通常由神经安定药或抗精神病药诱导的反应引起。症状包括高热、出汗、血压不稳定、精神功能缺失和肌肉僵硬。
药物基因组学——研究基因如何影响人对药物的反应。
精神科医生——具有医学博士学位，专门从事预防、诊断和治疗精神疾病的医生。
心理学家——具有博士学位（PhD、PsyD或EdD）或心理学硕士学位的心理健康专家，研究心理和行为。研究生学院为心理学家提供评估、治疗精神和情绪障碍的教育。
心理治疗——泛指通过与精神科医生、心理学家或其他心理健康（服务）提供者交谈来治疗心理健康问题。
精神药物——指通过改变大脑中化学物质的水平来影响情绪和行为的药物。
快速循环——一种双相障碍患者在1年内经历4次或更多的躁狂或抑郁发作的症状模式。
受体——细胞中与特定物质结合并做出反应的部分；受体是治疗情绪障碍药物的潜在靶点。
镇静药——具有舒缓、镇静或镇定作用的物质或药品。
5-羟色胺综合征——一种由体内5-羟色胺过多导致的可能危及生命的药物反应。
抗利尿激素分泌失调综合征（syndrome of inappropriate secretion of antidiuretic hormone，SIADH）——过量的抗利尿激素（帮助肾脏和机体保留适量水分的激素）产生。这种综合征会导致身体潴留水分，血液中某些水平的电解质（如钠）下降；可能为抗抑郁药的副作用，常见于老年人群。
社会工作者——寻求改善个人、团体或社区生活质量和福利的专业人员。

钠——一种必需元素。可使神经元在大脑中发出信号。
物质滥用——有害使用精神活性物质，包括酒精和非法药物，如可卡因、海洛因或快克。
物质所致双相障碍——其特征是由某种物质引起的双相障碍症状，包括滥用、某种药物，或治疗（如抗抑郁药或 ECT）。
自杀——故意杀死自己的行为。
突触——神经信号在大脑中从一个神经元传递到另一个神经元的结构。
治疗药物浓度——旨在检验血液中特定药物的存在和数量的血液检查。
甲状腺——一种分泌和储存激素的腺体，该激素有助于调节心率、血压、体温以及食物转化为能量的速率。
经颅磁刺激（transcranial magnetic stimulation，TMS）——一种利用磁场刺激大脑神经细胞以改善抑郁症状的方法。
震颤——通常由身体虚弱、情绪紧张或疾病引发的颤抖或抖动。
单相抑郁——典型的双相障碍中没有躁狂期的严重抑郁发作。
丙戊酸浓度——血液中丙戊酸的含量，正常范围为 50～100μg/mL。

图 15-1 双相障碍相关术语的通俗解释

表 15-9 双相障碍患者可能会问的问题及解答

什么是双相障碍？
双相障碍是一种人们的情绪在非常好或易怒与沮丧抑郁之间来回变化的状态。在躁狂和抑郁之间的“情绪波动”可以很快发生。
我多长时间会从躁狂转变为抑郁一次？
每个患有双相障碍的人都是不同的。有些人一生中可能只会经历几次发作，而另一些人可能会每年经历几次。
什么是躁郁症？
以前用来定义双相障碍的术语。
什么会导致双相障碍？
双相障碍的确切病因不详，但多发于双相障碍患者的亲属。对于大多数人，没有明确的原因导致躁狂或抑郁发作。然而，下列事件或情况可能会诱发双相障碍患者的躁狂发作：分娩等生活变化、抗抑郁药或类固醇等药物、失眠期、娱乐性毒品使用。
双相障碍与什么健康问题相关？
如果没有预先治疗，双相障碍可能会出现并发症，如酗酒和 / 或药物滥用；人际关系、工作和财务方面的问题；以及自杀的想法和行为。
如何知道我是否患有双相障碍？
诊断双相障碍涉及许多因素。您的医疗服务提供者可能会执行部分或全部下列步骤来确定合理的诊断：①询问您的家族病史，如是否有家人患有双相障碍；②询问您的情绪波动以及您有情绪波动多久了；③通过检查来发现可能引起您症状的其他疾病或药物；④开具实验室检查，检测甲状腺问题或药物浓度；⑤与您的家人讨论您的行为；⑥获得病史，包括您的所有医疗问题和您服用的任何药物；⑦监测您的行为和情绪。
什么药物可以用来治疗双相障碍？
您的医疗服务提供者可能会先尝试确定是什么触发了情绪发作，以及您是否需要住院治疗。通常情况下，情绪稳定剂如卡马西平、拉莫三嗪、锂或丙戊酸钠是治疗双相障碍的一线药物。可根据疗效和您经历的不良反应尝试使用其他抗惊厥药。根据发作的类型和严重程度，可以加用抗精神病药、抗焦虑药或抗抑郁药来控制其他症状。
如果我感觉好些了，可以停药吗？
不建议这样做。大多数因为感觉好转而停止服药的人最终都会再次发作。继续服用药物可以预防以后的发作。如您在一段时间内未经历任何发作，您的医疗服务提供者可能会减少用药剂量，或停止其他的药物，用单一药物维持您的病情。
如果我在服药期间怀孕了，应该停止服药吗？
不应该，如果没有临床医生的指导，您永远都不应该停止服药。您的医生可能会因为您的药物对婴儿的潜在负面影响而改变您的用药。如果您尚未怀孕但有怀孕的可能，则应服用含有叶酸的多种维生素补充剂，以帮助预防抗癫痫情绪稳定剂可能产生的不良反应。
我应该什么时候给我的医生打电话咨询我的双相障碍？
如果您有任何关于死亡或自杀的想法，经历了严重的抑郁或躁狂症状，或您被诊断为双相障碍，再次出现症状，或者您有任何新的症状，都应该打电话给医生。
如果出现不良反应或对药物有疑问，我该怎么办？
如果您遇到不良反应或对药物有疑问，请继续服药并致电您的医生或药师，他们将评估问题并为您制定替代方案。
我可以联系谁来了解更多关于双相障碍的信息？
有几个组织可以为您提供更多关于双相障碍的信息：
抑郁和双相障碍支持联盟（Depression and Bipolar Support Alliance，DBSA）
国家精神疾病联盟（National Alliance on Mental Illness，NAMI）
患者合作中心（Center for Patient Partnerships）
美国物质滥用和精神卫生服务管理局（Substance Abuse and Mental Health Services Administration，SAMHSA）
为什么我在服用这些药物期间需要采血？
许多用于治疗双相障碍的药物可能会影响血液或体内器官（如肾脏或肝脏）中的不同化学物质。血液浓度可以用来确定药物是否对这些化学物质或器官有过多的改变。此外，有些药物在某个浓度区间的效果最好。采集血样是为了检测您血液中药物的浓度。
有不需每日服用的药物吗？
部分抗精神病药有注射剂型，可以每月注射 2 次或 1 次，而不用每天口服。这些药物中某些被批准用于双相障碍，您的医生可以和您一起决定是否有某种药物适合您。

个人用药清单 <*插入患者姓名，出生日期：月/日/年*>	
药品： 锂 300mg	
我如何用它： 每天 3 次，每次一粒（300mg）	
我为何用它： 控制情绪	**处方者：** Smith
我开始用它的日期： 1/12/2013	**我停止用它的日期：** <*留空给患者填写*>
我为何停止用它： <*留空给患者填写*>	
药品： 维思通（利培酮）2mg	
我如何用它： 每日早、晚各服用一片（2mg）	
我为何用它： 控制情绪	**处方者：** Smith
我开始用它的日期： 12/4/2011	**我停止用它的日期：** <*留空给患者填写*>
我为何停止用它： <*留空给患者填写*>	

图 15-2　双相障碍药物治疗的个人用药清单示例

	制订日期： <*插入日期*>
我们谈论了什么： 您提到服用锂后胃不舒服。这是锂的一个非常常见的副作用。有几种不同的选择可以帮助治疗这种情况，而无需更换药物，因为您说自己感觉好多了。	
我需要做什么： 下面是一些您能用来减少胃部不适的方法： • 随食物服用每一剂量的锂。 • 如果您仍然有胃部不适，请在睡前服用您的全部剂量的锂，以防止白天胃部不适。 如果您仍然有胃部不适，我们可以商量把您的药物更换为长效药。	**我做过什么，什么时候做的：** <*留空给患者填写*>
我们谈论了什么： 需要记得每天按时服药。	
我需要做什么： 以下是一些您可以帮助自己记住服药的方法： • 使用可以盛放每日多次剂量的药盒。 • 每周装一次药盒。 • 在手表、电话或家里设置闹钟，在应该服药时发出嗡嗡声进行提醒。 • 让家人提醒我何时应服药。	**我做过什么，什么时候做的：** <*留空给患者填写*>

图 15-3　双相障碍患者的用药行动计划示例

表 15-10　双相障碍治疗中的生活方式改变

- 获取足够的营养、睡眠和锻炼，练习减压
- 获得支持性咨询：个人或团体、夫妻或家庭治疗、药物依从性咨询
- 培养未来应对躁狂或抑郁触发因素的技巧
- 戒除酒精和滥用物质
- 尽量减少尼古丁的使用，至少在睡前 8h 停止咖啡因的摄入
- 避免应激源或能导致急性发作的物质

表 15-11　双相障碍治疗药物

药物	常见/严重副作用①	黑框警告/禁忌证	妊娠期用药安全性分级②
锂	胃肠不适、腹泻、肌无力、嗜睡、烦渴伴多尿和夜尿、头痛、记忆力减退、神志不清、注意力不集中、手部细震颤、肾性尿崩症、甲状腺功能减退、T 波扁平或倒置、房室传导阻滞、心动过缓、良性可逆性白细胞增多、皮肤反应、体重增加、性功能障碍、肾脏的形态学改变 毒性——几个关键症状加重：胃肠道、协调和认知。癫痫、心律失常、永久性神经损伤伴随共济失调和记忆减退及肾损伤也可能发生	毒性与血清锂浓度密切相关，且可能在剂量接近治疗浓度时发生 禁忌证： 心血管疾病 与利尿药联用 衰弱 脱水 肾脏疾病 钠缺乏	D
丙戊酸、双丙戊酸钠	胃肠不适、镇静、不安定、震颤、血小板减少、脱发、多囊卵巢样综合征、体重增加、月经周期不规律 急性肝衰竭、急性胰腺炎和高氨血症是罕见的副作用	肝衰竭 禁忌证： 肝脏疾病或严重的肝功能障碍、对丙戊酸过敏、尿素循环障碍	D

续表

药物	常见 / 严重副作用[①]	黑框警告 / 禁忌证	妊娠期用药安全性分级[②]
卡马西平	复视、头晕、困倦、恶心、不安定、恶血质、皮疹、低钠血症	致命的皮肤反应——*HLA-B*1502* 遗传多态性，亚裔中发生率高 再生障碍性贫血 粒细胞缺乏症 禁忌证： 骨髓抑制，与 MAOI 联用或在停用 MAOI 后的 14 天内使用，与奈法唑酮、地拉韦啶或其他非核苷类反转录酶抑制剂联用，对卡马西平或任意三环类化合物过敏	D
奥卡西平	镇静、头晕、共济失调、恶心、皮疹、低钠血症	禁忌证： 对任意成分过敏	C
拉莫三嗪	复视、头晕、不安定、头痛、皮疹	警告： 严重、危及性命的皮疹 禁忌证： 对拉莫三嗪过敏	C
第二代抗精神病药 阿立哌唑 阿塞那平 布瑞哌唑 卡立拉嗪 伊潘立酮 鲁拉西酮 奥氮平 奥氮平 / 氟西汀 帕利培酮 喹硫平 利培酮 齐拉西酮	剂量相关的锥体外系症状、催乳素增加、迟发性运动障碍、抗胆碱能作用、癫痫阈值降低、直立性低血压、肝功能检查（LFTs）指标升高、镇静、体重增加、神经阻滞剂恶性综合征（NMS）、粒细胞缺乏症、脂质异常、葡萄糖不耐受、QTc 延长、心肌炎、心源性猝死	所有第二代抗精神病药物： 与安慰剂相比，患有痴呆相关性精神病的老年人使用抗精神病药治疗后死亡风险增加 喹硫平 / 阿立哌唑 / 布瑞哌唑： 增加儿童、青少年和年轻成人产生自杀想法和行为的风险 禁忌证： 齐拉西酮：同时服用延长 QTc 的药物、心力衰竭、对齐拉西酮有非代偿性过敏反应、心肌梗死、急性的和近期的 QT 延长（包括先天性长 QT 综合征） 鲁拉西酮：与强 CYP3A4 诱导剂联用及与强 CYP3A4 抑制剂联用	除鲁拉西酮、氯氮平为 B 级外，其余均为 C 级
选择性 5- 羟色胺再摄取抑制剂（SSRIs） 西酞普兰 艾司西酞普兰 氟西汀 氟伏沙明 帕罗西汀 舍曲林	胃肠道反应、性功能障碍、头痛、失眠、停药综合征、5- 羟色胺综合征、SIADH	增加儿童、青少年和年轻成人产生自杀想法和行为的风险 禁忌证： 所有 SSRIs：与 MAOI、利奈唑胺或静脉用亚甲基蓝联用，或在停用 MAOI 后的 14 天内使用；与匹莫齐特联用 氟西汀 / 帕罗西汀：与硫利达嗪联用 舍曲林：与双硫仑联用	除帕罗西汀为 D 级外，其余均为 C 级
5- 羟色胺 - 去甲肾上腺素再摄取抑制剂（SNRIs） 地文拉法辛 度洛西汀 左米那普仑 文拉法辛	恶心、性功能障碍、兴奋、剂量相关的血压升高、食欲下降、出汗增多、SIADH	增加儿童、青少年和年轻成人产生自杀想法和行为的风险 禁忌证： 所有 SNRIs：与 MAOI、利奈唑胺或静脉用亚甲基蓝联用，或在停用 MAOI 后的 14 天内使用 度洛西汀：未控制的窄角型青光眼	均为 C 级

续表

药物	常见 / 严重副作用①	黑框警告 / 禁忌证	妊娠期用药安全性分级②
三环类抗抑郁药 阿米替林 氯米帕明 多塞平 丙米嗪 地昔帕明 去甲替林	抗胆碱能作用、直立性低血压、心脏传导延迟、5- 羟色胺综合征	增加儿童、青少年和年轻成人产生自杀想法和行为的风险 禁忌证： 所有：与 MAOI、利奈唑胺或静脉用亚甲基蓝联用，或在停用 MAOI 后的 14 天内使用；心肌梗死急性恢复期 多塞平：未治疗的窄角型青光眼、尿潴留、有尿潴留的趋势	均为 C 级
其他 安非他酮 奈法唑酮 曲唑酮 米氮平 维拉佐酮 伏硫西汀	安非他酮：恶心、呕吐、颤抖、失眠、口干、皮肤反应、剂量相关的癫痫发作、兴奋、激越 奈法唑酮 / 曲唑酮：直立性低血压、镇静、认知迟缓、头晕、阴茎异常勃起、5- 羟色胺综合征	增加儿童、青少年和年轻成人产生自杀想法和行为的风险 禁忌证： 所有：与 MAOI、利奈唑胺或静脉用亚甲基蓝联用，或在停用 MAOI 后的 14 天内使用 安非他酮：突然停止饮酒或服用镇静剂、既往史或现病史有贪食症或厌食症、同时使用 MAOI、癫痫疾病 奈法唑酮：活动性肝病患者或基线血清转氨酶升高的患者不应起用；以下情况禁忌使用：曾因肝损伤证据停用奈法唑酮，与卡马西平合用，或与全剂量三唑仑合用	均为 C 级

①这是一个概括性的清单，并未包括这些药物可能产生的所有副作用。在给出任何建议之前，请查阅药品参考信息源以获得更完整的清单。在提出药物治疗建议之前，MTM 药师还应查阅全面的药物相互作用数据库。

② 所有处方药的产品说明书都会不断更新，以体现 FDA 的妊娠期和哺乳期用药最新规则。请核查所需产品的说明书，以获得最准确和最新的妊娠期安全用药信息。

缩写：MAOI = 单胺氧化酶抑制剂；SIADH = 抗利尿激素分泌失调综合征。

表 15-12 卡马西平及其他抗癫痫药的消除途径以及对肝药酶的主要影响

抗癫痫药	主要（代谢）肝药酶	经肾消除	诱导	抑制
卡马西平	CYP3A4；CYP1A2；CYP2C8	＜ 1%	CYP1A2；CYP2C ；CYP3A ；GT	无
氯巴占	CYP3A4；CYP2C19；CYP2B6	0	CYP3A4（弱）	CYP2D6
艾司利卡西平	经水解	母体药物＜ 90%，活性代谢物＞ 60%	GT（轻度）	CYP2C19
乙琥胺	CYP3A4	12% ～ 20%	无	无
依佐加滨	GT ；乙酰化	85%	无	无
非尔氨酯	CYP3A4；CYP2E1；其他	50%	CYP3A4	CYP2C19；β- 氧化
加巴喷丁	无	几乎完全消除	无	无
拉考沙胺	CYP2C19	70%	无	无
拉莫三嗪	GT	10%	GT	无
左乙拉西坦	无（经非肝途径水解）	66%	无	无
奥卡西平（MHD 是奥卡西平的活性代谢物）	胞浆系统	1%（MHD 为 27%）	CYP3A4；CYP3A5；GT	CYP2C19

续表

抗癫痫药	主要（代谢）肝药酶	经肾消除	诱导	抑制
吡仑帕奈	CYP3A4/5; CYP1A2; CYP2B6	尚不明确	CYP3A4/5; GT	CYPA3A4/5
苯巴比妥	CYP2C9；其他	25%	CYP3A；CYP2C；GT	无
苯妥英	CYP2C9; CYP2C19	5%	CYP3A；CYP2C；GT	
普瑞巴林	无	100%	无	无
芦非酰胺	水解	2%	CYP3A4（弱）	CYP2E1（弱）
噻加宾	CYP3A4	2%	无	无
托吡酯	尚不明确	70%	CYP3A（剂量相关）	CYP2C19
丙戊酸钠	GT；β-氧化	2%	无	CYP2C9; GT 环氧化物水解酶
氨己烯酸	无	几乎完全消除	CYP2C9	无
唑尼沙胺	CYP3A4	35%	无	无

缩写：CYP = 细胞色素 P450 同工酶系统；GT = 葡萄糖醛酸转移酶。
来源：资料源自参考文献 [25] ～ [34]。

表 15-13　双相障碍的草药补充剂

草药补充剂	在双相障碍中的作用	常用剂量	有效性①	费用②
圣约翰草	抑郁发作	初始剂量为 300mg，每日 3 次，维持剂量为每日 300 ～ 600mg	很可能有效	$
ω-3 脂肪酸、鱼油、α-亚麻酸	抑郁发作	一次七粒胶囊，每日 2 次（每日总剂量为 6.2g EPA 和 3.4g DHA），持续 4 个月，与常规治疗合用	可能有效	$$
叶酸	抑郁发作	每日 500μg 叶酸或 15 ～ 50mg 亚甲基四氢叶酸，持续 8 周至 6 个月	可能有效	$
S-腺苷甲硫氨酸（S-adenosyl-methionine，SAMe）	抑郁发作	每日 800 ～ 1600mg 持续 6 周	很可能有效	$$$$

① 证据等级：很可能有效（likely effective）——该产品有非常高水平的可靠临床证据支持其用于特定适应证。分级为“很可能有效”的产品通常被认为适合推荐。可能有效（possibly effective）——该产品有一些临床证据支持其用于特定适应证；但是，证据受数量、质量或相互矛盾的结果的限制。分级为“可能有效”的产品可能是有益的，但没有足够的高质量证据可以推荐给大多数人。证据不足（insufficient evidence）——没有足够的、可靠的科学证据来提供有效性评级。
② 费用：按推荐剂量，$ = 每月花费 10 美元或更少，$$ = 每月花费 11 ～ 20 美元，$$$$ = 每月花费 50 美元以上。
来源：参考文献 [35] ～ [37]。

双相障碍的治疗指南可能很复杂，并随着新药物和适应证的引入而频繁变化。表 15-14 概述了目前治疗双相障碍的治疗指南。图 15-4 详述了 MTM 药师可能需要为双相障碍患者寻求紧急治疗的情境。

表 15-14　双相障碍的现行治疗方案

急性躁狂或混合发作：一般原则	急性抑郁发作
评估躁狂或混合发作的继发病因（如，服用酒精或药物） 停用抗抑郁药 尽量逐渐减停兴奋剂和咖啡因摄入 治疗物质滥用 鼓励良好的营养（有规律地摄入蛋白质和必需脂肪酸）、运动、充足的睡眠、减压及社会心理治疗	评估抑郁的继发病因（如，服用酒精或药物）尽量逐渐减停抗精神病药、苯二氮䓬类药物或镇静催眠药 治疗物质滥用 鼓励良好的营养（有规律地摄入蛋白质和必需脂肪酸）、运动、充足的睡眠、减压及社会心理治疗

续表

轻躁狂	躁狂	轻度至中度抑郁发作	重度抑郁发作
首先，优化当前的心境稳定剂或起用心境稳定剂：锂①、丙戊酸钠①、卡马西平①或 SGA。 如需要，考虑加用苯二氮䓬类药物（劳拉西泮或氯硝西泮）作为激越或失眠的短期辅助治疗 替代药物治疗方案：奥卡西平 **其次**，如果疗效不充分，考虑联合用药： 锂①**加**抗惊厥药或 SGA 抗惊厥药**加**抗惊厥药或 SGA	**首先**，两种或三种药物联用（锂①、丙戊酸钠①或 SGA）**加**苯二氮䓬类药物（劳拉西泮或氯硝西泮）和/或抗精神病药作为激越或失眠的短期辅助治疗；紧张症推荐使用劳拉西泮 不要联用抗精神病药 替代药物治疗方案：卡马西平①；如果没有疗效或患者不耐受，考虑奥卡氮平 **其次**，如果疗效不充分，考虑三联疗法： 锂①**加**抗惊厥药**加**抗精神病药 抗惊厥药**加**抗惊厥药**加**抗精神病药 **第三**，如果疗效不充分，考虑对躁狂伴精神病或紧张症者进行 ECT④，或对难治性疾病加用氯氮平	**首先**，起用和/或优化心境稳定剂：锂①、喹硫平、鲁拉西酮 替代抗惊厥药：拉莫三嗪②、丙戊酸钠①；抗精神病药物：氟西汀/奥氮平联合用药	**首先**，优化当前的心境稳定剂或起用心境稳定剂：锂①或喹硫平或鲁拉西酮 备选：氟西汀/奥氮平联合用药 如果有精神病，起用抗精神病药联合上述方案 不要联合使用抗精神病药物 替代抗惊厥药：拉莫三嗪②、丙戊酸钠① **其次**，如果疗效不充分，考虑卡马西平①或者加用抗抑郁药 **第三**，如果疗效不充分，可以考虑三种药物联用： 锂**加**拉莫三嗪②**加**抗抑郁药 锂**加**喹硫平**加**抗抑郁药③ **第四**，如果疗效不充分，难治性疾病和伴精神病或紧张症的抑郁症可考虑 ECT④

① 如有临床指征，则使用标准药物治疗血药浓度范围；如出现部分疗效或治疗中发作，调整剂量以达到更高的血药浓度，但不造成无法耐受的不良反应；对于混合发作和快速循环，丙戊酸钠优于锂；对于双相抑郁，锂和/或拉莫三嗪优于丙戊酸钠。

② 拉莫三嗪未被批准用于抑郁的急性治疗，如果用于双相Ⅰ型障碍的维持治疗，必须从小剂量开始并缓慢滴定以减少不良反应。在急性期治疗期间并计划（将患者）过渡到该药物长期维持治疗时，可启用拉莫三嗪。当拉莫三嗪与丙戊酸钠合用时，可能发生药物相互作用和严重的皮疹（即，拉莫三嗪剂量必须比标准滴定剂量减半）。

③ 关于抗抑郁药的使用存在争议，它们通常被认为是治疗急性双相抑郁的三线药物，近期没有严重急性躁狂病史的患者或潜在的双相Ⅱ型障碍患者除外。

④ ECT 用于妊娠期严重躁狂或抑郁以及混合发作；治疗前，应逐渐减停抗惊厥药、锂和苯二氮䓬类药物以最大限度地提高疗效，减少不良反应。

缩写：ECT = 电休克疗法；SGA = 第二代抗精神病药

来源：资料源自参考文献 [2]、[38] 和 [39]。

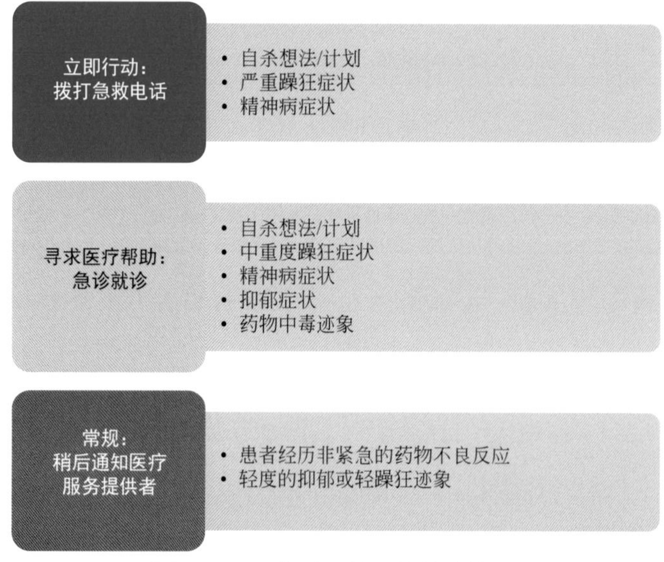

图 15-4 双相障碍管理的转诊策略

核心要素 5——文档记录和随访

清晰、简明地记录药物治疗相关问题（MRP）和建议，是 MTM 咨询的关键组成部分。表 15-15 提供了双相障碍患者可能存在的 MRP 示例。向医疗服务提供者提出的解决 MRP 的沟通和建议示例见图 15-5。建议可通过传真、电话、电子邮件或写在病历上的注释传达。以上每一种方法都应是安全的，以保护其中的私人健康信息。这些示例仅用于示范目的。与医疗服务提供者的实际沟通应根据建议的类型、患者的具体情况以及与医疗服务提供者的关系，做个性化调整。

建立医患联盟关系是监测双相障碍症状、提高依从性，并最大程度地减少不良反应和药物相互作用的关键。治疗结局评估（如治疗药物监测、症状管理和不良反应最小化）需要规律监测。为防止再住院，可能需要更频繁的就诊（如在药物滴定或减量期每周 1 次，或在维持阶段每 3 ～ 6 个月 1 次）、电话和强化门诊计划。患者和家属应积极参与治疗，并接受教育对症状、治疗依从性和不良反应进行监测 [2]。

表 15-15 双相障碍患者的药物治疗相关问题

药物治疗相关问题分类	药物治疗相关问题示例
不依从性	• 由于对药物治疗和心理治疗不依从导致抑郁症状控制不理想 • 患者因恶心 / 呕吐的不良反应而不服药
不必要的药物治疗	• 患者经历了躁狂发作，在心境稳定剂之外加用了抗精神病药；在发作康复后，没有重新评估治疗方案，患者还在继续服用抗精神病药
需要额外的药物治疗	• 患者开始使用心境稳定剂后仍有抑郁症状 • 患者开始使用心境稳定剂后仍有失眠症状
无效的药物治疗	• 充分尝试了一种新的心境稳定剂但没有明显的临床疗效 • 使用单一抗抑郁药治疗抑郁症状，无心境稳定剂
剂量过低	• 由于心境稳定剂剂量低而使情绪管理不稳定（如，锂浓度为 0.2mEq/L）
剂量过高	• 患者出现锂中毒症状（如恶心 / 呕吐、剧烈震颤、锂浓度为 1.2mEq/L）
药物不良事件	• 拉莫三嗪导致的皮疹 • 患者因恶心 / 呕吐不服用丙戊酸（也可归为不依从性）

情景：患者服用丙戊酸胶囊后，出现恶心 / 呕吐。
MRP：不依从性。

评估：
患者有轻躁狂症状，开始服用丙戊酸 500mg，每日 2 次。患者在每次服药间隔感觉胃部不适和恶心。可将丙戊酸胶囊换为延迟释放的双丙戊酸钠，后者产生的恶心 / 呕吐较少。
计划：
考虑停用丙戊酸胶囊，加用双丙戊酸钠 500mg，每日 2 次，滴定至治疗剂量。

情景：患者 3 个月前开了锂，没有进行任何跟踪血液监测。
MRP：潜在不良反应（需要监测）。

评估：
患者目前每日 2 次服用 450mg 锂，无跟踪实验室监测。患者将受益于持续的随访监测，以确定是否已达到适当的锂血药浓度且没有发生锂的不良反应。
计划：
建议此时为患者预约血锂的谷浓度检查、基础代谢功能检查组合和甲状腺检查组合。每 6 个月，患者应做甲状腺检查组合和基础代谢功能检查组合。应按需检测锂血药浓度。

情景：抑郁患者目前每日 2 次服用 900mg 锂，血药浓度为 0.8mEq/L。
MRP：需要额外的药物治疗。

评估：
患者在使用治疗剂量的锂时，仍有抑郁症状。额外的药物可能有助于缓解残余抑郁症状。
计划：
考虑为该患者起用拉莫三嗪 25mg 每日 1 次或抗抑郁药（如西酞普兰 20mg 每天 1 次）。如果症状恶化，考虑住院调整治疗方案。

情景：患者每日服用 25mg 拉莫三嗪，持续 3 周，伴有残余抑郁症状。
MRP：无效的药物治疗。

评估：
患者已每日服用 25mg 拉莫三嗪，持续 3 周，仍有抑郁症状。增加剂量会使患者获益。
计划：
建议将拉莫三嗪的剂量增加到每日 50mg，持续 2 周，再增加到每日 100mg，持续 1 周，然后增加到每日 200mg。监测患者抑郁症状并在 1 周内随访。

图 15-5 MTM 药师就双相障碍进行沟通的示例

参考文献

1. American Psychiatric Association. *Diagnostic and Statistical Manual of Mental Disorders*, 5th ed. Arlington VA: American Psychiatric Association; 2013; 123-169.
2. American Psychiatric Association. Practice guideline for the treatment of patients with bipolar disorder (revision). *Am J Psychiatry*. 2002;159:1-50.
3. Ceide MF, Rosenberg PB. Brief manic episode after rituximab treatment of limbic encephalitis. *J Neuropsychiatry Clin Neurosci*. 2011;23(4):E8.
4. Chopra A, Tye SJ, Lee KH, et al. Underlying neurobiology and clinical correlates of mania status after subthalamic nucleus deep brain stimulation in Parkinson's disease: A review of the literature. *J Neuropsychiatry Clin Neurosci*. 2012;24(1):102-110.
5. Dias RS, Lafer B, Russo C, et al. Longitudinal follow-up of bipolar disorder in women with premenstrual exacerbation: Findings from STEP-BD. *Am J Psychiatry* 2011;168(4):386-394.
6. Goldsmith M, Singh M, Chang K. Antidepressants and psychostimulants in pediatric populations: Is there an association with mania? *Pediatr Drugs*. 2011;13(4):225-243.
7. Habek M, Brian M, Brian VV, et al. Psychiatric manifestations of multiple sclerosis and acute disseminated encephalomyelitis. *Clin Neurol Neurosurg*. 2006;108(3):290-294.
8. Navines R, Castellvi P, Sola R, Martin-Santos R. Peginterferon-and-ribavirin-induced bipolar episode successfully treated with lamotrigine without discontinuation of antiviral therapy. *Gen Hosp Psychiatry*. 2008;30(4):387-389.
9. Plante DT, Winkelman JW. Sleep disturbance in bipolar disorder: Therapeutic implications. *Am J Psychiatry*. 2008;165(7):830-843.
10. Santos CO, Caeiro L, Ferro JM, Figueira ML. Mania and stroke: A systematic review. *Cerebrovasc Dis*. 2011;32(1):11-21.
11. Spiegel DS, Weller AL, Pennell K, et al. The successful treatment of mania due to acquired immunodeficiency syndrome using ziprasidone: A case series. *J Neuropsychiatry Clin Neurosci*. 2010;22(1):111-114.
12. Valenti M, Pacciarotti I, Bonnin CM, et al. Risk factors for antidepressant-related switch to mania. *J Clin Psychiatry*. 2012;73(2):e271-e276.
13. Patten SB, Barbui C. Drug-induced depression: A systematic review to inform clinical practice. *Psychother Psychosom*. 2004;73(4):207-215.
14. Botts S, Ryan M. Depression. *Drug-Induced Diseases: Prevention, Detection, and Management*, 2nd ed. Bethesda, MD: American Society of Health-System Pharmacists; 2010.
15. Goldberg JF, Harrow M, eds. *Bipolar Disorders: Clinical Course and Outcome*. Washington, DC: American Psychiatric Press; 1999.
16. Post RM, Denicoff KD, Leverich GS, et al. Morbidity in 258 bipolar outpatients followed for 1 year with daily prospective ratings on the NIMH life chart method. *J Clin Psychiatry*. 2003;64:680-690.
17. Abreu LN, Lafer B, Baca-Garcia E, Oquendo MA. Suicidal ideation and suicide attempts in bipolar disorder type I: An update for the clinician. *Rev Bras Psiquiatr*. 2009;31:271-280.
18. Goodnick PJ, ed. *Mania: Clinical and Research Perspectives*. Washington, DC: American Psychiatric Press; 1998.
19. Suppes T, Dennehy EB, Hirschfeld RM, et al. The Texas implementation of medication algorithms: Update to the algorithms for treatment of bipolar I disorder. *J Clin Psychiatry*. 2005;66:870-886.
20. Sachs GS. Treatment-resistant bipolar depression. *Psychiatr Clin North Am*. 1996;19:215-224.
21. Hirschfeld RMA. The mood disorder questionnaire: A simple patient-rated screening instrument for bipolar disorder. *J Clin Psychiatry Primary Care Compan*. 2002;4:9-11.
22. Dennehy EB, Suppes T, Crismon ML, et al. Development of the brief bipolar disorder symptom scale for patients with bipolar disorder. *Psychiatry Res*. 2004;127:137-145.
23. Young RC, Biggs JT, Ziegler VE, et al. Young mania rating scale. In: *Handbook of Psychiatric Measures*. Washington, DC: American Psychiatric Association; 2000:540-542.
24. *Medicare Part D Medication Therapy Management Program Standardized Format*. Available at https:// www.cms.gov / Medicare / Prescription - Drug - Coverage/ PrescriptionDrugCovContra/Downloads/MTM-Program-Standardized-Format-English-and-Spanish-Instructions-Samples-v032712.pdf. Accessed May 5, 2017.
25. Engel J. Antiseizure drugs. In: *Seizures and Epilepsy*, 2nd ed. New York, NY: Oxford University Press; 2013:541-602.
26. Onfi [package insert]. Deerfield, IL: Lundbeck Inc.; October 2011.
27. Garnett WR, Bainbridge JL, Johnson SL. Ethosuximide. In: Murphy J, ed. *Clinical Pharmacokinetics*. Bethesda, MD: American Society of Health-System Pharmacists; 2008:153-159.
28. Felbatol [package insert]. Somerset, NJ: Meda Pharmaceuticals; July 2011.
29. Vimpat [package insert]. Smyrna, GA: UCB, Inc.; August 2014.
30. Lamictal [package insert]. Research Triangle Park, NC: GlaxoSmithKline; May 2015.
31. Keppra [package insert]. Smyrna, GA: UCB, Inc.; September 2013.
32. Trileptal [package insert]. East Hanover, NJ. Novartis Pharmaceuticals; July 2014.
33. Fycompa [package insert]. Woodcliff Lake, NJ: Eisai Inc.; June 2015.
34. Dilantin [package insert]. New York, NY: Pfizer; April 2009.
35. Chiappedi M, Bejor M. Herbals and natural dietary supplements in psychiatric patients. *Recent Patents on CNS Drug Discovery* 2010;5:164-171.
36. Chiappedi M, de Vincenzi S, Bejor M. Nutraceuticals in psychiatric practice. *Recent Patents on CNS Drug Discovery* 2012;7:163-172.
37. Natural Medicines [database online]. Somerville, MA: Therapeutic Research Center; 2017. Report available at https://naturalmedicines.therapeuticresearch.com/. Accessed May 11, 2017.
38. Miklowitz DJ, Otto MW, Frank E, et al. Psychosocial treatments for bipolar depression: A 1- year randomized trial from the Systematic Treatment Enhancement Program. *Arch Gen Psychiatry*. 2007;64:419-427.
39. Yatham LN, Kennedy SH, Parkh SV, et al. Canadian Network for Mood and Anxiety Treatments (CANMAT) and International Society for Bipolar Disorders (ISBD) Collaboration update of CANMAT guidelines for the management of patients with bipolar disorder: Update 2013. *Bipolar Disord*. 2013;15:1-44.

复习题

1. 一名患者在1年内经历了5次双相障碍发作，应按以下哪种诊断标准归类？
   a. 双相Ⅰ型障碍
   b. 双相Ⅱ型障碍
   c. 混合发作
   d. 快速循环
2. 下列哪个评定量表可以作为检测双相障碍症状的筛查工具？
   a. 情绪障碍问卷
   b. 简明双相障碍症状量表
   c. 杨氏躁狂量表
   d. 汉密尔顿抑郁量表
3. 下列哪项是治疗双相障碍的主要目标？
   a. 降低急性发作的严重程度
   b. 尽量减少不良反应
   c. 最大化治疗依从性
   d. 治疗共存疾病物质滥用
4. 下列哪项可以被描述为轻度的躁狂？
   a. 抑郁
   b. 心境正常
   c. 轻躁狂
   d. 环性心境
5. 在制定用药行动计划使患者记住服药时，在“我需要做什么”部分中使用下列哪个技巧会很有用？
   a. 将患者每天服用的药物数量减少到一种
   b. 每周使用并装好一个药盒，以记录漏服的剂量
   c. 将所有药物放在一个药瓶里，以减少混淆
   d. 增加患者每天服药的次数
6. 丙戊酸剂量增加后，过去的1周患者感觉胃肠道不适。以下哪项是最合适的行动方案？
   a. 由于潜在的脱水，将患者转诊到急诊室
   b. 停止使用丙戊酸
   c. 考虑将丙戊酸改为双丙戊酸钠
   d. 向患者提供昂丹司琼的处方
7. 一名心境正常的双相Ⅰ型障碍患者在8个月前抑郁发作，之后使用西酞普兰和锂治疗。该患者使用西酞普兰应归类于以下哪种药物治疗相关问题？
   a. 不依从性
   b. 需要额外的药物治疗
   c. 不必要的药物治疗
   d. 需要额外的监测

请使用以下案例回答第8～10题。

一位34岁的白人女性，有10年双相Ⅰ型障碍病史。她目前服用以下药物：

双丙戊酸钠750mg，每日2次

鲁拉西酮每日40mg

艾司西酞普兰每日20mg

曲唑酮每日50mg，睡眠需要时服用

实验室检查：

丙戊酸血药浓度：65μg/L

肝功能检查（LFTs）：在正常范围内（WNL）

全血细胞计数（CBC）：WNL

甲状腺：WNL

目前的情绪：有些抑郁，没有活力，无法集中精力

8. 患者今天带来一张拉莫三嗪每日25mg的处方。在给患者调配拉莫三嗪之前，以下哪项是最合适的建议？
   a. 不需要更改，按处方调配
   b. 将拉莫三嗪从每日25mg增加到每日50mg
   c. 将拉莫三嗪从每日25mg减至每隔一天25mg
   d. 将双丙戊酸钠从750mg每日2次减少到每日1次
9. 您已经发现这个患者缺少另一种药物。以下哪种药物最适合推荐给该患者？
   a. 锂450mg，每日2次
   b. 唑吡坦10mg，睡前服用
   c. 左甲状腺素每日25μg
   d. 叶酸每日1mg
10. 该患者出现精神亢奋和说话快的症状。她晚上不睡觉，而是花时间上网为家里购买各种新东西。以下哪种药物最有可能导致这些症状？
   a. 双丙戊酸钠
   b. 拉莫三嗪
   c. 艾司西酞普兰
   d. 鲁拉西酮

答案

1. d	2.a	3. a
4. c	5.b	6. c
7. c	8.c	9. d
10. c		

郑思骞　译
赵荣生　校
朱　珠　审

第16章

慢性肾脏病 MTM 资料集

Katie E. Cardone, PharmD, BCACP, FNKF, FASN

关键点

- 评估肾功能，对用药剂量设定、肾脏疾病分期和并发症筛查至关重要，基于肌酐的各种计算公式通常用于这些目的。
- 减缓慢性肾脏病（CKD）的进程，对于降低终末期肾病、透析、心血管并发症和其他 CKD 相关疾病的风险非常重要。
- CKD 患者往往接受过多个医生开出的多种药物。因此，用药重整是 CKD 患者药物治疗管理（MTM）服务的重要组成部分。
- CKD 患者会经常住院和再住院，因此，出院时的咨询和用药教育，是改善肾病患者用药效果的重要策略。

慢性肾脏病简介

慢性肾脏病（chronic kidney disease，CKD）是重要的公共卫生问题，它影响着近 15% 的美国人口[1]。CKD 会进行性发展，最终可能会导致终末期肾病（ESRD），从而需要透析或肾移植。题为“肾脏疾病结局质量倡议（Kidney Disease Outcomes Quality Initiative）”的临床实践指南将 CKD 定义为 5 个阶段，即从正常肾小球滤过率伴结构损害（阶段 1）到终末期肾病（阶段 5）[2]。“Kidney Disease Improving Global Outcomes（缩写为 KDIGO，肾脏疾病改善整体预后）”组对此分期进行了修订，包括了 CKD 的原因、肾小球滤过率（GFR）和尿蛋白量的表示[3]。表 16-1 进一步描述了分期。例如，GFR 为 35 mL/（min • 1.73m²）、尿蛋白肌酐比值为 400 mg/g 的糖尿病肾病患者的分期是：糖尿病肾病，G3b，A3。

CKD 通常是另一种潜在疾病的结果。糖尿病是 CKD 的首要原因，高血压是第二常见的原因。因此，CKD 的管理包括对潜在疾病的治疗[1]。要努力防止 CKD 的进展，及时发现和治疗肾脏疾病的并发症。随着 CKD 的进展，患者可能会出现贫血、矿物质和骨质异常、高血压、高血钾、水肿和酸碱平衡失常等并发症[4]。心血管疾病不仅非常普遍，还是 CKD 患者死亡的主要原因[1]。在这些患者中，治疗多种疾病和并发症通常需要较高的医药负担[5]。一旦患者接受透析，在家里每个患者平均会服用 12 种药物，使得他出现药物治疗相关问题（MRP）的风险极高[5]。因此，用药管理和教育在 CKD 和 ESRD 的治疗中至关重要。

表 16-1　慢性肾脏病的分期

按 GFR 分②	
G1①	＞ 90
G2①	60 ～ 89
G3a	45 ～ 59
G3b	30 ～ 44
G4	15 ～ 29
G5	＜ 15
按蛋白尿分③	
A1	＜ 30
A2	30 ～ 300
A3	＞ 300

① CKD G1 期或 G2 期会出现肾损害。
② GFR 单位为 mL/（min • 1.73m²）。
③ 尿蛋白排泄率（以“mg 尿白蛋白 /24 h”表示）或尿蛋白肌酐比值（以“mg 尿白蛋白 /g 尿肌酐”表示）。

由于 MRP 发生频率高，因此 CKD 患者是 MTM 服务的理想人群。此外，无论年龄大小，ESRD 患者都有资格享受 Medicare 福利[6]。因此，他们中有很大一部分人将从 Medicare Part D 计划受益[1]。2013 年，医疗保险和医疗补助服务中心（CMS）将 ESRD 增加为核心慢性病之一，Part D 计划可用于目标受益人的 MTM 服务[7]。目前，超过 15% 的 Medicare 资助的 MTM 项目将 ESRD 作为目标疾病[8]。由于 CKD 患者，特别是 ESRD 患者经常住院，因此预防再入院成为 MTM 药师的重要目标[1]。此外，自 2011 年起，终末期肾病预付制（PPS，又名“打包”）开始在透析单位实施，加之近年来药物的使用模式发生了变化，使得提高用药依从性和护理质量变得更加重要[9]。由于透析与综合服务费用“打包”支付，就无需额外支付注射 ESRD 相关药物及其口服等效药的费用。因此，这有助于减少使用昂贵的 ESRD 药物，如促红细胞生成素（ESA）。更多的口服药物计划将在 2024 年加入“打包”支付中[10]，预计这一变化将进一步影响处方模式，并将进一步保障 MTM 服务。除 ESRD 打包外，透析设备也实施了“基于价值的购买计划”，这也影响了该人群的用药管理和 MTM 服务。ESRD 质量激励计划（QIP）是第一个由联邦政府资助的按绩效付费计划，质量指标每年都会有所调整[11]。MTM 药师需要了解这些指标，因为它们可能成为 MTM 药师努力的目标。例如，目前的一个衡量标准是高钙血症，如果不注意控制，则可能有较多病例的质量分数偏低。因此，MTM 药师就要对患者血清钙和可能导致高钙血症的药物（如钙基磷酸盐结合剂或维生素 D）进行评估。

评估肾功能

作为 MTM 药师，肾功能评估对于调整药物剂量、确定 GFR 下降率和明确 CKD 并发症［即贫血、矿物质和骨质异常（MBD）等］风险是必要的。不应单独用肌酐评估肾功能；但肌酐的变化趋势或血清肌酐的急性升高可能有助于临床评估和识别急性肾损伤。在临床实践中，很少测量 GFR。在门诊患者中，偶尔会使用定时尿液采集来测量肌酐清除率，更常见的是使用估算公式。很多公式都可用于肾功能的评估，参见表 16-2[12]。

对于分期，建议采用肾脏疾病饮食改变（Modification of Diet in Renal Disease，MDRD）或慢性肾脏疾病流行病学协作（Chronic Kidney Disease Epidemiology Collaboration，CKD-EPI）的公式来估算肾小球滤过率（eGFR）[3]。调整药物剂量时，主要使用估算肌酐清除率的 Cockroft-Gault 公式，也可以使用其他公式[21,22]。当前获批的大多数药品说明书都包含基于 Cockroft-Gault 公式的剂量调整建议，部分说明书也开始出现基于 eGFR 估算的剂量调整建议。这些公式的使用在肾脏学界尚存在争议，主要是因为它们都有局限性，仅代表对肾功能的估计。如果患者的肌肉量异常，或者多于或少于平均值，则应质疑该公式估算的准确性。对于体重低于理想体重的患者，在 Cockroft-Gault 公式中应使用实际体重；对于病态肥胖患者，应在公式中使用调整后的体重，例如去脂体重[23]。

表 16-2 肾功能稳定的成人肌酐清除率和肾小球滤过率的估算公式

公式	计算
Cockroft 和 Gault[13]	男性：CrCl = (140 − 年龄) ABW/ (SCr × 72) 女性：CrCl × 0.85
Jelliffe[14]	男性：CrCl = (100/SCr) −12 女性：CrCl = (80/SCr) − 7
Jelliffe[15]	男性：CrCl=98 − [0.8 (年龄 − 20)]/SCr 女性：CrCl × 0.9
Mawer 等[16]	男性：IBW [29.3 − (0.203 × 年龄)][1− (0.03 × SCr)]/ (14.4 × SCr) 女性：IBW [25.3 − (0.175 × 年龄)][1− (0.03 × SCr)]/ (14.4 × SCr)
Hull 等[17]	男性：CrCl = [(145− 年龄) /SCr] −3 女性：CrCl × 0.85
Levey 等（MDRD6）[18]	$GFR = 170 \times (SCr)^{-0.999} \times (年龄)^{-0.176} \times$ (0.762，如果患者是女性) × (1.180，如果患者是黑人) $\times (SUN)^{-0.170} \times (Alb)^{0.318}$
Levey 等（MDRD4）[18]	$GFR = 186 \times (SCr)^{-1.154} \times (年龄)^{-0.203} \times$ (0.742，如果患者是女性) × (1.210，如果患者是黑人)
Levey 等（MDRD4-IDMS）[18]	$GFR = 175 \times (SCr)^{-1.154} \times (年龄)^{-0.203} \times$ (0.742，如果患者是女性) × (1.210，如果患者是黑人)
Levey 等（CKD-EPI）[19]	$GFR = 141 \times \min(SCr/\kappa, 1)^{\alpha} \times \max(SCr/\kappa, 1)^{-1.209} \times 0.993^{年龄} \times 1.018$ (如果患者是女性) × 1.159 (如果患者是黑人)
Rule 等（MCQ）[20]	$GFR = \exp[1.911 + (5249/SCr) - (2.114/SCr^2) - 0.00686 \times 年龄 - 0.205$(如果是女性)]

注：κ 女性为 0.7，男性为 0.9；α 女性为 −0.329，男性为 −0.411；min 表示 SCr/κ 的最小值或 1，max 表示 SCr/κ 的最大值或 1（如果 SCr ＜ 0.8mg/dL，则使用 0.8 表示 SCr）。

缩写：ABW= 实际体重；Alb= 血清白蛋白浓度 (g/dL)；CrCl = 肌酐清除率 (mL/min)；GFR= 肾小球滤过率；IBW= 理想体重 (kg)；SCr = 血清或血浆肌酐 (mg/dL)；SUN= 血清尿素氮浓度 (mg/dL)。

来源：出自 Table 50-5 in DiPiro JT, Talbert RL, Yee GC, Matzke GR, Wells BG, Posey LM, Schwinghammer T, eds. *Pharmacotherapy: A Pathophysiological Approach*. 8th ed. New York: McGraw-Hill; 2011。

CKD 的危险因素

MTM 药师应熟悉 CKD 的危险因素。表 16-3 概述了 CKD 的易感因素和发病的危险因素，这些危险因素大多都是无法改变的。尽管很多高风险患者可能无法确诊，但 CKD 的筛查却是可能的。药物的使用也可能受 CKD 分期的影响。

预防 CKD 进展

一旦患者被诊断为 CKD，延缓疾病的进展对于限制 CKD 的并发症、预防心血管事件和避免透析，就显得尤为重要。这些进展因素通常是可变的，并将成为 CKD 患者治疗的重要目标 [2]。对任何 CKD 患者来说，血压控制都是至关重要的，它可以防止 CKD 的进展和心血管事件发生 [24]。最近 CKD 患者血压管理的临床实践指南大多来源于 KDIGO [24]。表 16-4 总结了 KDIGO 的建议。除了降低血压外，ACEI 和 ARB 还可以减少蛋白尿。对于蛋白尿和高血压的患者，控制血压是首要目标，这种情况下，ACEI 和 ARB 都是一线药物。ACEI 或 ARB 也可用于治疗非高血压患者的蛋白尿。在蛋白尿的治疗中，这些药的剂量可以调整为接近治疗范围的上限，但仍应让患者保持最低有效剂量，以预防出现低血压和高血钾。

对于糖尿病患者，强化血糖控制是预防 CKD 进展的重要干预措施 [25,26]。美国糖尿病协会建议大多数人的 HbA1c 目标值低于 7%[25]。现已证明，将 HbA1c 维持在 6.5% 以下可预防糖尿病性蛋白尿，因此建议低血糖风险较低的患者采用此标准。KDOQI 也建议 HbA1c 维持在 7% 左右，以防止微血管并发症，包括糖尿病肾病 [26]。

其他干预措施

对 CKD 患者还应特别强调要戒烟、控制血脂和保持健康体重 [4]。尽管这些干预措施对预防疾病进展的影响不像控制血压和血糖那么明显，但它们对整体心血管健康很重要。通常建议在 CKD 透析前期限制蛋白质摄入以延缓 CKD 的进展，尽管这种干预数据相对较少 [21]。

有 CKD 病史的患者，应尽可能避免使用损伤肾脏的药物。应建议患者避免使用非甾体抗炎药（NSAID），尤其是非处方药。常见肾损伤药列表见表 16-5[27]。

表 16-3 慢性肾脏病的易感因素和发病的危险因素

临床因素
糖尿病 高血压 肥胖 自身免疫疾病 全身感染 尿路感染 尿路结石 下尿路梗阻 肿瘤形成 CKD 家族史 急性肾损伤后恢复 肾重量减轻 某些药物暴露 低出生体重
社会人口因素
老年 美国少数民族身份：非洲裔美国人、美国印第安人、西班牙裔、亚裔或太平洋岛民 暴露在某些化学和环境条件下 收入 / 教育水平低

来源：经许可，转载自 Inker LA, Astor BC, Fox CH, et al. KDOQI US commentary on the 2012 KDIGO clinical practice guideline for the evaluation and management of CKD. *Am J Kidney Dis.* 2014;63:713-735。

表 16-4 KDIGO 推荐的慢性肾脏病（非透析依赖）患者的血压管理

糖尿病状况	蛋白尿状态	血压目标值	一线用药
有或无糖尿病	A1	≤ 140/90mm Hg	没有首选药物
有或无糖尿病	A2 或 A3	≤ 130/80mm Hg	ACEI 或 ARB

来源：参考文献 [24]。

表 16-5 药物引起的肾脏结构功能改变

肾小管上皮细胞损伤 急性肾小管坏死 • 氨基糖苷类抗生素 • 放射影像对比剂（造影剂） • 顺铂、卡铂 • 两性霉素 B • 环孢素、他克莫司 • 阿德福韦、西多福韦、替诺福韦 • 喷他脒 • 膦甲酸钠 • 唑来膦酸 渗透性肾病 • 甘露醇 • 右旋糖酐 • 静脉注射免疫球蛋白 **血流动力学介导的肾损伤** • 血管紧张素转换酶抑制剂（ACEI） • 血管紧张素Ⅱ受体阻滞剂（ARB） • 非甾体抗炎药（NSAID） • 环孢素、他克莫司 • OKT3 **梗阻性肾病** 晶体肾病 • 阿昔洛韦 • 磺胺类 • 茚地那韦 • 膦甲酸钠 • 甲氨蝶呤 肾结石 • 磺胺类 • 氨苯蝶呤 • 茚地那韦 肾钙质沉着症 • 磷酸钠口服液 **肾小球疾病** 微小病变病 • 非甾体抗炎药、COX-2 抑制剂 • 锂 • 帕米膦酸钠 • α 干扰素和 β 干扰素	膜性疾病 • 非甾体抗炎药 • 青霉胺 • 卡托普利 局灶节段性肾小球硬化 • 帕米膦酸钠 • α 干扰素和 β 干扰素 • 锂 • 西罗莫司 • 合成代谢类固醇 **肾小管间质疾病** 急性过敏性间质性肾炎 • 青霉素类 • 环丙沙星 • 非甾体抗炎药、COX-2 抑制剂 • 质子泵抑制剂 • 袢利尿药 慢性间质性肾炎 • 环孢素 • 锂 • 马兜铃酸 乳头状坏死 • 非甾体抗炎药、非那西丁、阿司匹林和咖啡因复方止痛药 **肾血管炎、血栓形成和胆固醇栓塞** 血管炎和血栓形成 • 肼苯哒嗪 • 丙硫氧嘧啶 • 别嘌醇 • 青霉胺 • 吉西他滨 • 丝裂霉素 C • 甲基苯丙胺 • 环孢素、他克莫司 • 阿达木单抗 • 贝伐珠单抗 胆固醇栓塞 • 华法林 • 溶栓剂

来源：Table 46-1 in DiPiro JT, Talbert RL, Yee GC, Matzke GR, Wells BG, Posey L, eds. *Pharmacotherapy: A Pathophysiological Approach*. 10th ed. New York, NY: McGraw-Hill; 2017。

CKD 患者的总体治疗目标是预防 CKD 的进展、预防或治疗 CKD 相关的并发症，包括心血管疾病。此外，药师应根据肾功能，协助医生选择药物剂量。尽管已采取积极的干预，一些患者的肾功能仍会下降，这种情况下，透析可能是延长生命的必要手段。

核心要素 1——慢性肾脏病患者的全面用药评估

表 16-6 列出了对 CKD 患者进行用药评估时建议问的问题（表 16-6）。在用药评估期间，通常应使用通俗易懂的语言（图 16-1）。由于健康素养的不同，患者一旦进入透析治疗，就需要接受大量的培训和教育。在多数情况下，患者会很熟悉透析的术语。此外，在用药评估期间，为回答患者提问做好准备也是非常重要的（表 16-7）。

核心要素 2——个人用药清单

许多 CKD 患者都有长长的用药清单，包括不同的医生开具的许多处方药。药物可以在医生办公室或输液诊所输注（如静脉注射铁或促红细胞生成素），也可以在透析时使用。应对这些药物重整，并列入用药清单。

图 16-2 是个人用药清单示例，是透析患者在 CMS 的标准化格式[28]。请注意，该列表包含针对 CKD 潜在病因的药物、针对 CKD 并发症的药物，以及针对并存疾病的其他药物。除了这个版本外，一些患者可能更喜欢单独的、单页的用药清单，其中概述了哪些药物在上午、下午或晚上服用，哪些药物应随餐服用，以及哪些药物应在透析前用。

核心要素 3——用药行动计划

图 16-3 是使用 CMS 标准化格式的 CKD 患者的用药行动计划示例[28]。

表 16-6 对慢性肾脏病患者进行用药评估时建议问的问题

<table>
<tr><th colspan="2">建议询问慢性肾脏病患者的问题</th></tr>
<tr><td>
用药重整
• 您服用的是什么药(处方药还是非处方药)？
• 您服用草药或补充剂吗？
• 您有没有吃过止痛药，不管是处方药还是非处方药？(以确定是否正在使用非甾体抗炎药)
• 您经常会漏服药吗？
• 您看过哪些医生？
• 您常去的药房或药店是哪家？
• 您有过敏症吗？或者您对任何药物有过不好的反应吗？
CKD 病史
• 您患肾病多久了？
• 您的肾病是什么引起的？
• 您的家人有肾病吗？
• 您的尿中有过蛋白或血吗？
• 您有最近化验值的复印件吗？
• 您知道您的肾病处于什么阶段吗？
• 您最近是否看过肾病科医生？
• 您的腿、脚踝或脚有没有肿过？
• 您有过呼吸急促吗？
• 您是否被告知过血钾过高或过低？
• 您最近住过院吗？如果是的话，原因是什么？
高血压 / 心血管疾病(另见第 27 章“高血压 MTM 资料集”中的问题)
• 您的血压通常是多少？您在家量血压吗？
• 您的血压多久会出现一次过低的情况？
• 您目前在服用什么降压药？
• (如果没有服用 ACEI 或 ARB)：您有没有服用过一种叫做血管紧张素转换酶抑制剂的药物？您是否记得服用过的降压药导致您咳嗽或脸肿？
糖尿病(另见第 21 章“糖尿病 MTM 资料集”中的问题)
• 您用什么药治疗糖尿病？
• 您知道您现在的 HbA1C 值吗？
• 您在家测血糖吗？
• 您早上起床的时候血糖是多少？
</td><td>
• 您全天或吃完饭后的血糖是多少？
• 当您的血糖太低时您会怎么做？
脂类(另见第 22 章“血脂异常 MTM 资料集”中的问题)
• 您有没有服用治疗胆固醇的药？
疫苗
• 您今年打过流感疫苗吗？
• 您接种过肺炎疫苗吗？
• 您接种肝炎疫苗了吗？
• 您接种带状疱疹疫苗了吗？
贫血
• 您服用非处方药铁剂了吗？
• 您是否有治疗贫血的药？有些可以自己在家里打针，或者去医院您可能去医生办公室拿。
• 您是否曾被告知患有贫血？
• 您曾输过血吗？
CKD 矿物质和骨质异常
• 您用磷酸盐结合剂吗？是哪一种？
• 您多久会错过一剂磷酸盐结合剂？
• 您在服用维生素 D 吗？(非处方药或处方药)
血液透析患者应注意的其他问题
• 在 2 次透析之间您的体重通常会增加多少？
• 您还能排尿吗？
• 在非透析的日子里您是怎么服药的？透析日有什么不同吗？
• 您是否通过瘘管、移植物或导管进行透析？
• 在透析过程中，您的血压有没有变得太低？
• 您还在工作 / 上班吗？
腹膜透析患者应注意的其他问题
• 您用的是什么透析液？
• 您的透析疗法是什么样的？您晚上用自动化腹膜透析机吗？
• 您有没有过腹膜感染(腹膜炎)？
</td></tr>
<tr><th colspan="2">预防 / 评估医疗紧急情况应问的问题</th></tr>
<tr><td>
危机应对
• 您有没有因肾病或肾病并发症住过院？
• 您曾经接受过高钾治疗吗？
• 您曾经需要输血来治疗贫血吗？
• 如果您感觉到呼吸越来越急促，您会怎么做？
</td><td>
适用于透析患者
• 您多久错过一次透析日？如果您不能进行透析，您的计划是什么？
• 您有没有在透析后感染过？您是怎么知道您是否感染了？
</td></tr>
</table>

酸中毒——体内的酸性物质积聚。
贫血——红细胞计数低。
无尿——不再小便。
动静脉瘘——运用血管外科技术建立的动脉与静脉之间的通路，供血液透析用。
动静脉移植物——动静脉之间的连接，血液透析针可以插入其中，由合成材料制成。
中心静脉导管——一根插入体内的细管，用来帮助获取血液。当您进行透析时，透析管子会连接到这个管子上。
干重——透析后的目标体重；当体内没有多余的液体或液体太少时的体重。
水肿——由于液体过多而肿胀。
终末期肾病——肾脏工作很少，需要透析或肾移植才能存活。
促红细胞生成素——促使身体制造更多红细胞的药物。
铁蛋白——衡量体内储存了多少铁的一项检查。
血尿——尿中带血。
血液透析——当肾脏不起作用时，清除多余液体和毒素的过程；包括通过管道和过滤器输送血液，然后将清洗后的血液泵回身体。
血红蛋白——在血液中携带氧气的一种分子。可以通过测量其血中浓度来判断您是否患有贫血。
高钾血症——血中钾水平高。
甲状旁腺功能亢进症——高甲状旁腺激素 (PTH)；骨骼健康的指标。
高磷血症——血中磷水平高。
高血压——血压高。
肾病科医生——肾脏内科医生。
腹膜透析——当肾脏不起作用时，清除多余液体和毒素的过程；包括将透析液放入腹部，保持一段时间，然后更换。
蛋白尿——尿液中有蛋白质。
肾脏的——与肾脏有关。
转铁蛋白饱和度（TSAT）——体内含铁量的一种测量方法。
超滤——除去液体。
血管通路——血液透析连接到身体的方式；可以是房室瘘、移植物或导管。

图 16-1 慢性肾脏病相关术语的通俗解释

表 16-7 慢性肾脏病患者常问的问题及解答

什么健康问题与慢性肾脏病有关？
慢性肾脏病通常是由多种不同的健康问题引起的，最常见的是糖尿病或高血压。随着肾功能的恶化，患者容易出现某些并发症，如难以控制的高血压、贫血和骨质改变。如果您有糖尿病，您可能会注意到您的血糖较低。慢性肾脏病也会导致心脏病。

为什么定期服药很重要？
您的治疗方案包含一些用于防止肾功能恶化的药物，一些用于治疗慢性肾脏病的并发症，还有一些用于治疗与慢性肾脏病无关的疾病。定期服药对于防止肾功能恶化和治疗肾脏相关并发症是很重要的。例如，如果您的血压控制不好，您的肾功能可能会更快地丧失。一旦您的肾功能非常弱，您可能需要透析才能存活。

如果我停药会发生什么？
您可以针对几种不同的情况服用药物。如果您停止服药治疗，将导致慢性肾脏病，您的肾功能很可能会比不服药时恶化得更快。您可能还会让自己面临严重健康问题。例如，如果您停止服用糖尿病药物，您可能已经生病或需要住院治疗高血糖。

如果药物有问题，我该怎么办？
您应该打电话给您的医生或药师，询问有关药物的具体问题。有些情况需要更换药物，有些则不需要。在身体调整期间，药物的有些副作用持续时间很短，而另一些副作用则可能一直存在。

为什么我的一些药物剂量需要改变？
您的肾脏负责将一些药物从您的身体中排出。当您的肾功能下降时，一些药物可能会积聚起来。那样的话，您体内的药物会比我们希望的多。有时，这可能会导致更多的副作用，或者可能是危险的。为了防止这种情况的发生，一些慢性肾脏病患者需要较低剂量的药物治疗。

当我的肾脏功能恶化时，我的药物会有怎样的变化？
当您的肾功能下降时，您可能会注意到您的一些药物剂量有变化。有的药可能需要更低剂量，有的药需要更高剂量。您可能会看到更多的药物被添加到您的方案中。血压有时很难控制，可能需要更多药物进行治疗。您可能需要较大剂量的利尿药来排尿。您可能还需要治疗贫血或骨骼问题的新药。

围绕透析，我应该在什么时候用药？
那要看用什么药了。一些药物可以通过透析去除，而另一些则不能。我们可以分别检查每种药物，看看它是否会受到透析的影响。有时，当人们在透析期间用药时是需要调整的。例如，如果您的血压在透析过程中有过低的趋势，您的医生可能会让您在透析治疗前的早上不要服用降压药。

为什么我要用磷酸盐结合剂？
我们吃的许多食物中都含有磷。当您的肾功能下降时，您的身体排出磷的能力就会下降。多余的磷可以与钙结合，并沉积在您的动脉和静脉中，从而影响血压控制和导致心脏病风险。

如果我错过了一剂磷酸盐结合剂，应该在记得的时候服用吗？
您应该只在用餐时间服用磷酸盐结合剂。如果您在用餐时忘记了，跳过那次，在下一次用餐时继续服用。

我可以吃什么止痛药？
非处方药对乙酰氨基酚通常是治疗偶尔疼痛的最佳药物。您应该避免服用布洛芬或萘普生。这些都会使您的血压升高，并可能影响您的肾功能。

个人用药清单 <*插入患者姓名，出生日期：月 / 日 / 年*>	
面谈之后，我们为您制作了这份用药清单。我们还使用了 <*插入信息来源*> 中的信息。 • 使用空白行添加新药品。然后填写您开始使用它们的日期。 • 及时划掉您停止使用的药品，并记录停药日期以及停药原因。 • 每次就诊时，请您的医生、药师或其他医务人员更新此表。 如果您去医院或急诊室，请随身携带此清单。同时，您的家人或照料者也需要知晓这份用药清单。	及时更新以下清单信息： ☐ 处方药 ☐ 非处方药 ☐ 维生素 ☐ 草药 ☐ 矿物质
	制订日期：月 / 日 / 年
过敏反应或副作用：无报告	
药品：洛赛克 40mg（奥美拉唑 40mg 胶囊）	
我如何用它：每天早晨口服 1 粒（40mg）	
我为何用它：胃酸反流	**处方者：**Mantey 医生（初级保健医生）
我开始用它的日期：	**我停止用它的日期：**
我为何停止用它：	
药品：美托洛尔 XL 50mg（琥珀酸美托洛尔 ER 50mg 片剂）	
我如何用它：每天睡前口服 1 片（50mg）	
我为何用它：血压、心力衰竭和房颤	**处方者：**Jones 医生（心脏科医生）
我开始用它的日期：	**我停止用它的日期：**
我为何停止用它：	
药品：立普妥 20mg（阿托伐他汀 20mg 片剂）	
我如何用它：每天晚上口服 1 片（20mg）	
我为何用它：高胆固醇	**处方者：**Jones 医生（心脏科医生）
我开始用它的日期：	**我停止用它的日期：**
我为何停止用它：	
药品：双香豆素 5mg（华法林 5mg 片剂）	
我如何用它：每日口服 1 片	
我为何用它：血液稀释剂（用于心房颤动）	**处方者：**Jones 医生（心脏科医生）
我开始用它的日期：	**我停止用它的日期：**
我为何停止用它：	
药品：Lantus Solostar 笔 100U/mL（甘精胰岛素）	
我如何用它：睡前皮下注射 22U	
我为何用它：长效胰岛素治疗糖尿病	**处方者：**Ramirez 医生（内分泌科医生）
我开始用它的日期：	**我停止用它的日期：**
我为何停止用它：	
药品：Novolog Flex 笔 100U/mL（门冬胰岛素）	
我如何用它：进餐时皮下注射 8U	
我为何用它：餐时胰岛素治疗糖尿病	**处方者：**Ramirez 医生（内分泌科医生）
我开始用它的日期：	**我停止用它的日期：**

我为何停止用它：	
药品： 雷维拉 800mg 片剂（碳酸司维拉姆 800mg）	
我如何用它： 每日 3 次，每次 3 片（2400mg），随餐服用	
我为何用它： 用磷酸盐结合剂降低磷含量	**处方者：** Dan 医生（肾病科医生）
我开始用它的日期：	**我停止用它的日期：**
我为何停止用它：	
药品： Lasix 80mg（呋塞米 80mg 片剂）	
我如何用它： 非透析日早晨口服 1 片	
我为何用它： 去除多余液体的药片	**处方者：** Dan 医生（肾病科医生）
我开始用它的日期：	**我停止用它的日期：**
我为何停止用它：	
药品： Nephro-Vite 片	
我如何用它： 每日口服 1 片	
我为何用它： 每日提供维生素	**处方者：** Dan 医生（肾病科医生）
我开始用它的日期：	**我停止用它的日期：**
我为何停止用它：	
药品： Hectorol 注射液（度骨化醇注射液）	
我如何用它： 这种药是透析时给的。剂量变化基于医疗方案	
我为何用它： 维生素 D 补充剂	**处方者：** Dan 医生（肾病科医生）
我开始用它的日期：	**我停止用它的日期：**
我为何停止用它：	
药品： Venofer 注射液（蔗糖铁注射液）	
我如何用它： 这种药是透析时给的。剂量变化基于医疗方案。现在的剂量是每周 1 次静脉注射 100mg	
我为何用它： 贫血的铁补充剂	**处方者：** Dan 医生（肾病科医生）
我开始用它的日期：	**我停止用它的日期：**
我为何停止用它：	
药品： Epogen 注射液（促红素 α 注射液）	
我如何用它： 这种药是透析时给的。剂量变化基于医疗方案。现在的剂量是每周 3 次静脉注射 6000U	
我为何用它： 贫血	**处方者：** Dan 医生（肾病科医生）
我开始用它的日期：	**我停止用它的日期：**
我为何停止用它：	
其他信息： 初级保健医生：Mantey 医生 肾病科医生：Dan 医生 内分泌科医生（您看的糖尿病医生）：Ramirez 医生 心脏科医生：Jones 医生	
如果您对您的用药清单有任何疑问，请在周一至周五的上午 8:30 至下午 5:00 之间致电医药部 Katie Cardone，电话：555-5555。	

图 16-2 慢性肾脏病患者的个人用药清单示例

	制订日期：*<插入日期>*
我们谈论了什么： 低血糖：当血糖太低时，您目前是用橙汁来升高血糖的。我们谈论过避免喝橙汁，因为它含有大量的钾。	
我需要做什么： 当血糖低的时候，不要喝橙汁，而是吃 4 片葡萄糖片。	**我做过什么，什么时候做的：** *<留空给患者填写>*
我们谈论了什么： 止痛药：您提到当身体疼痛或头痛时，您服用了非处方药萘普生。我们谈论过萘普生可能对您的心脏有害，并可能损害您的剩余肾功能。	
我需要做什么： 如果需要，每 4 ～ 6h 使用对乙酰氨基酚 500mg，1 ～ 2 片。避免非处方药，如布洛芬和萘普生。	**我做过什么，什么时候做的：** *<留空给患者填写>*
我们谈论了什么： 磷酸盐结合剂：您提到当您出去吃饭时您经常忘记带您的磷酸盐结合剂。	
我需要做什么： 向我的药师要一个额外的、贴有标签的小号处方药瓶，我可以放几剂进去，然后在我外出时放在钱包里。这样我就不需要带大瓶子了。	**我做过什么，什么时候做的：** *<留空给患者填写>*
我们谈论了什么： 血压：您提到家里有血压计，但不经常使用。	
我需要做什么： 在不透析的日子，在家里检测血压，把结果告诉您的医生。在家测的血压，对帮助医生调整您的药物很重要。	**我做过什么，什么时候做的：** *<留空给患者填写>*

图 16-3　慢性肾脏病患者的用药行动计划示例

核心要素 4——干预和 / 或转诊

非药物干预

CKD 的必要干预措施包括许多非药物建议，其中最重要的是饮食改变。

钾　高钾血症是 CKD 患者的重要并发症，可导致心源性猝死高发。务必强调避免钾过量。许多食物含有高浓度的钾，表 16-8 列出了一些常见的富含钾的食物[29]。

磷　晚期肾脏病的患者往往要求限制磷的摄入量，无论是作为单一疗法还是与磷酸盐结合药物联合使用。磷存在于许多食物中，尤其是蛋白质含量高的食物。因此，对于那些既要增加蛋白质摄入量，又要限制磷摄入的患者来说，限制磷是很困难的，这在透析患者中很常见。在这种情况下，与营养师密切合作可能会有所帮助。常见的高磷食物包括豆类、豌豆、坚果、可乐、乳制品和全麦面包[30]。此外，加工肉类中经常使用含磷溶液，这些产品的包装上通常写着“湿润细嫩”“细嫩多汁”或“格外细嫩”。

液体　对于大多数慢性肾脏病晚期患者，特别是在透析开始后，通常建议在限钠的同时限制液体。液体超载可能加速心力衰竭恶化，导致顽固性高血压，并增加死亡风险。对于无尿患者来说，限制液体摄入可能特别难办到。限制钠可以控制口渴。

钠盐　除了控制食用盐的用量，患者还应该避免其他高钠食物。常见的食物包括加工食品、面包和面包卷、奶酪、薯条、冷盘、比萨、爆米花、椒盐卷饼、汤和酱油。

蛋白质　当 GFR ＜ 30mL/min 时，通常建议将每日蛋白质摄入量限制在 0.8g/kg[3]。然而，一旦患者接受透析，预防营养不良很重要，蛋白质摄入量就不再受限制。许多接受透析的患者都需要服用蛋白质补充剂。

根据每位患者的共病情况，可能会有额外的饮食限制或建议，包括葡萄糖和胆固醇。由于大量的饮食限制，建议患者与营养师合作。美国要求透析机构中配备一名注册营养师[31]。

透析　如果需要，患者可以在 CKD 5 期选择任何一种透析方式。在美国，血液透析是最常见的选择[1]。接受血液透析的患者通常每周 3 次去透析中心，接受 3 ～ 4h 的治疗，也有些患者透析频率不同或接受家庭血液透析[32]。血液通过透析过滤器会去除溶质和多余的液体。血液透析常见的并发症包括透析中低血压、血管通路血栓形成、感染和尿毒症瘙痒。如果给血液透析患者提供 MTM 服务，药师就应该熟悉这些情况，因为药物治疗可能会受到影响。例如，如果有低血压的问题，在透析期间就可能要停用降压药。米多君是透析中低血压常用的处方药物。

表 16-8 富含钾的食物

高含量（＞250mg）	含量极高（＞500mg）
熟芸豆	烤的带皮土豆
熟扁豆	烤的带皮红薯
熟大豆，熟青豆	罐装果汁
熟利马豆	李子
熟的成熟大豆	胡萝卜
熟粉豆	番茄
熟扁豆	番茄酱
熟大比目鱼	番茄泥
熟太平洋岩鱼	熟甜菜绿
熟鳕鱼、熟太平洋鳕鱼	罐装白豆
熟黄色金枪鱼	脱脂或低脂纯酸奶
熟虹鳟鱼	罐装蛤蜊
脱脂牛奶	
低脂（1%）或低脂（2%）巧克力牛奶	
脱脂牛奶（脱脂）	
低脂牛奶或酪乳（1%）	
鲜橙汁	
香蕉	
生干桃子	
炖梅干	
生干杏子	
熟车前草	
番茄沙司	
烤猪里脊、烤中心肋骨、烤瘦肉	
熟菠菜	

来源：经许可，转载自 DiPiro, JT, Talbert RL, Yee GC, Matzke GR, Wells BG, Posey LM, eds. *Pharmacotherapy: A Pathophysiologic Approach*. 10th ed. New York, NY: McGraw-Hill; 2017。

腹膜透析是另一种常见的透析方式，患者可以在家里透析。透析液被泵入腹腔，"停留"一定时间，然后排出[32]。透析液通常含有葡萄糖，这会影响血糖控制。在某些情况下，可以在透析液中加入胰岛素来控制患者的血糖。因此，应将腹腔注射胰岛素列入用药清单。此外，如果患者受到感染（特别是腹膜炎），可以腹腔注射抗生素[32,33]。

对于任何透析方式，用药安排都非常重要，特别是当药物可能通过透析去除时。确定透析所用药物时，通常采用在线电子版的药物透析手册 (http://renalpharmacyconsultants.com/publications 和 iTunes 上的应用程序）[34]。

多学科团队 CKD 患者通常有多个处方者，因此整个医疗团队特别需要分享药物重整清单和建议。团队组成可能包括初级保健医生、肾病科医生、内分泌科医生和心脏科医生。对于正在接受透析的患者，透析中心可以提供多学科团队。这些机构需要配备医务主任、护理人员、营养师和社会工作者[31]，这些专业人员可以帮助协调患者的医疗护理。

药物治疗

预防 **CKD** 的进展 CKD 患者的高血压通常很难控制，所有类别的降压药都可以使用（参见第 27 章，"高血压 MTM 资料集"）。钠限制和液体管理是控制 CKD 患者高血压的关键，也可以用 ACEI 或 ARB。在治疗蛋白尿时，通常需要大剂量的 ACEI 或 ARB。CKD 患者会出现钾累积的问题，通常在加用 ACEI 或增加 ACEI 剂量的 1 周内要进行钾的检查。在轻度高钾血症的情况下，可以用噻嗪类或袢利尿药与饮食联合干预来控制血清钾。最近批准的 Patiromer，是治疗非急性高钾血症的钾结合剂[35]。这种药物每天给药一次，可以让患者继续使用 ACEI，否则，随着血清钾的增加会导致 ACEI 的停用。

降糖药用于控制糖尿病患者的血糖。通常使用的是胰岛素，特别是在 CKD 晚期（参见第 21 章，"糖尿病 MTM 资料集"）。但现在 CKD 患者的数据显示，还有许多其他的药物可供选择。重要的是，许多降糖药在 CKD 患者使用时需要根据肾功能、低血糖发生频率和严重程度进行剂量调整。

CKD 常见并发症的处理

贫血 CKD 3 期的患者，至少每年进行 1 次贫血筛查，4 期或 5 期的（非透析依赖）患者每年筛查 2 次，透析患者每 3 个月筛查 1 次[36]。监测项目一般包括血清血红蛋白、转铁蛋白饱和度和铁蛋白。治疗的第一步通常是补充铁。口服铁可以在患者身上试用长达 3 个月，尽管胃肠道副作用可能会限制其效用。不过，口服补铁既便宜又方便，许多保险公司要求先试用口服补铁，然后才会投保静脉补铁。如果使用口服铁，200mg 的元素铁应该分剂量服用，例如，硫酸亚铁 325mg，每日 3 次。口服铁剂汇总见表 16-9。

对于许多患者，包括几乎所有正在进行血液透析的患者，需要静脉注射铁来维持足够的铁储备。静脉注射用铁剂见表 16-10。

表 16-9　口服铁剂一览表

铁剂	常用药剂及单位	每单位铁量 /mg	每日单位数[①]
硫酸亚铁	可溶性铁（75mg/0.6mL）	75	2 ～ 3
	Feosol（200mg）	65	3 ～ 4
	硫酸亚铁，各种制剂（325mg）	65	3 ～ 4
	Slow FE（160mg）	50	4
富马酸亚铁	富马酸亚铁，各种制剂（300mg）	99	2
	Femiron（63mg）	20	10
	Nephro-Fer（350mg）	115	2
	Vitron-C（65 ～ 125mg）	65	3
葡萄糖酸亚铁	各种葡萄糖酸亚铁（325mg）	36	5
	Fergon（240mg）	27	6
多糖铁	Niferex（50mg）	50	4
	Hytinic（150mg）	150	1 ～ 2
血红素铁多肽	Proferrin-ES（12mg）	12	17

① 每日的摄入量取决于每单位的铁含量；建议每日摄取 200mg 的元素铁。

来源：Table 53-6 in DiPiro JT, Talbert RL, Yee GC, Matzke GR, Wells BG, Posey L, eds. *Pharmacotherapy: A Pathophysiological Approach*. 8th ed. New York, NY: McGraw-Hill; 2011。

表 16-10　静脉注射用铁剂一览表

静脉注射用铁剂						
含铁化合物	商品名	半衰期 /h	分子量 /Da	FDA 批准的适应证	FDA 批准的剂量[①]	剂量范围 / mg[②]
羧基麦芽糖铁	Injectafer	7 ～ 12	150000	对口服铁剂不耐受或对口服铁剂疗效不满意的成年患者，及尚未透析的 CKD 成人患者	2 次给药间隔至少 7 天，每次 750mg（若体重≥ 50kg）或每次 15mg/kg（若体重＜ 50kg），每疗程总量不超过 1500mg。静脉推注（100mg/min），或在不超过 250mL 的 0.9% 氯化钠溶液中稀释后，静脉输注至少 15min	750
纳米氧化铁	Feraheme	15	750000	慢性肾病伴缺铁性贫血的成人患者	单次给药 510mg（17mL），然后在首次给药后 3 ～ 8 天再给药 510mg。在 50 ～ 200mL 0.9% 氯化钠溶液或 5% 葡萄糖溶液中稀释，静脉输注 15min 内完成	510
右旋糖酐铁	INFeD Dexferrum	40 ～ 60	96000 265000	口服铁剂后效果不佳或无法使用口服铁剂的铁缺乏症患者	用 2min 以上的时间给予 100mg（需要 25mg 测试剂量） 注：根据所需血红蛋白的量，用制造商提供的公式计算剂量	25 ～ 1000
蔗糖铁	Venofer	6	43000	2 岁及以上儿童和成年的 CKD 5 期并血液透析患者	成人：用 2 ～ 5min 给予 100mg，或每次连续血液透析时，在 15min 内给予 100mg（溶于 100mL 0.9% 氯化钠中） 儿童：0.5mg/kg，每次剂量不超过 100mg，输注 5min 以上；或用 25mL 0.9% 氯化钠稀释后在 5 ～ 60min 内输注（在连续 12 周内，每 2 周给药一次）	25 ～ 1000
				2 岁及以上儿童和成年的非透析 CKD 患者	成人：2 ～ 5min 内给予 200mg，14 天内分 5 次给予。根据有限的经验，在第 1 天和第 14 天，给予 500mg（用最多 250mL 0.9% 氯化钠溶液稀释）输注 3.5 ～ 4h 儿童：参见 CKD 5 期并血液透析的儿科给药剂量（连续 12 周内，每 4 周给药一次）	

续表

静脉注射用铁剂						
含铁化合物	商品名	半衰期/h	分子量/Da	FDA 批准的适应证	FDA 批准的剂量①	剂量范围/mg②
				2 岁及以上儿童和成年的 CKD 5 期并腹膜透析患者	成人：在 28 天内分 3 次给药，300mg 分 2 次输注，间隔 14 天，每次输注 1.5h；再隔 14 天后，给药 400mg（用最多 250mL 0.9% 氯化钠溶液稀释）输注 2.5h 儿童：参见 CKD 5 期并血液透析的儿科给药剂量（连续 12 周内，每 4 周给药一次）	
葡萄糖酸铁钠	Ferrlecit	1	350000	6 岁及以上儿童和成年的 CKD 5 期并血液透析、接受 ESA 治疗的患者	成人：给药 125mg 输注 10min 或 125mg 溶解于 100mL 0.9% 氯化钠溶液后输注 60min 儿童：给药 1.5mg/kg，用 25mL 0.9% 氯化钠溶液溶解后输注 60min；每剂最大剂量为 125 mg	62.5 ～ 1000

① 静脉输注后观察 30min；KDIGO 指南建议观察 60min（右旋糖酐铁，1B 推荐；非右旋糖酐铁的静脉铁剂，2C 推荐）。

② 除了羧基麦芽糖铁和纳米氧化铁之外，小剂量（如每周 25 ～ 150mg）常常用于维持治疗，大剂量（如 1g）应该分次给药。

来源：经许可，转载自 DiPiro JT, Talbert RL, Yee GC, Matzke GR, Wells BG, Posey L, eds. *Pharmacotherapy: A Pathophysiological Approach*. 10th ed. New York, NY: McGraw-Hill; 2017。

静脉用铁剂的重要且严重副作用是过敏反应。只有右旋糖酐铁和纳米氧化铁有过敏反应的黑框警告；然而，所有静脉注射用铁剂都有可能引起过敏反应。游离铁的反应也有重要的影响，分子量小的制剂更容易发生（例如，蔗糖铁或葡萄糖酸铁钠）。输注给药过快或使用过高剂量的铁后，可能会出现低血压。

随着 CKD 的进展，贫血的治疗通常也需要促红细胞生成素（ESA）[36]。目前在美国有 4 种 ESA：Procrit（促红素 α）、Epogen（促红素 α）、Aranesp（达促红素 α）和 Mircera（甲氧培促红素 β）（表 16-11）。如果可能，应避免使用 ESA；如果使用 ESA，应使用尽可能低的剂量以避免输血[4,36]。如果铁储备充足，血红蛋白仍然较低，或者患者仍然有贫血的迹象或症状，应考虑使用 ESA（通常在血红蛋白浓度＜ 10g/dL 时）[34]。某些情况下，将使用更多的药物来维持较高的血红蛋白，以改善生活质量或预防贫血。对于接受 ESA 治疗的 CKD 患者，血红蛋白浓度一般保持在 11.5g/dL 以下[36]。增加剂量不应超过每 4 周增加 25% 的频率[37]。ESA 产品的几个黑框警告与 CKD 患者和癌症患者相关，这些有关 CKD 的警告语汇总如下：

> 对照试验表明，当使用促红细胞生成素（ESAs）使血红蛋白水平高于 11g/dL 时，患者出现死亡、严重心血管不良反应和卒中的风险更大。还没有试验证实血红蛋白达标、给予 ESA 或用量方案不增加这些风险的。应使用最低剂量的促红细胞生成素，以减少红细胞输注需求[37]。

与 ESA 相关的常见不良事件包括高血压及透析血管通路血栓形成[37]。

某些情况下，治疗贫血的药物（ESA 和静脉铁剂）可能包含在 Medicare Part B（而不是 Part D）中。因此，这些药物可能在 Part D 索赔数据或在药房药品清单中缺失。MTM 药师应注意这些治疗。

矿物质和骨质异常（CKD-MBD） 随着 CKD 的进展，CKD-MBD 非常常见。CKD 导致骨质的改变，以及血管系统的钙化。主要通过血清甲状旁腺激素、磷和钙浓度来监测[38]。

磷酸盐结合剂用于控制高磷血症（晚期 CKD 的常见并发症）。这些药物与限制含磷饮食并举。磷酸盐结合剂应该在每天的进餐时间服用。磷酸盐结合剂见表 16-12。

枸橼酸钙不应用作磷酸盐结合剂，因为它增加了对铝的吸收。对磷酸盐结合剂的依从性是出了名的低，询问很有必要，以验证其服药依从性。由于可用的磷酸盐结合剂剂型有很多，药师应协助患者选择可接受的剂型。选择药物时，另一个要考虑的因素是钙含量，特别是如果患者有高钙血症，因为 CKD 患者容易发生血管钙化。钙应保持在正常范围内[38]。非透析患者的磷应维持在正常范围内，透析患者的磷应"接近正常范围"[38]。

对患有骨质疏松症和 CKD-MBD 的患者，钙补充剂除给低钙血症患者外，一般不使用，或用作磷酸盐结合剂。在这种情况下，关注的目标已经从原来的骨骼疾病变为继发性甲状旁腺功能亢进症了，需管理维生素 D 制剂、磷酸盐结合剂和潜在的拟钙制剂。

继发性甲状旁腺功能亢进症主要用维生素 D 治疗[37]。在肾病的早期阶段，用麦角钙化醇或胆钙化醇补充 25-OH 维生素 D 储备可能有助于降低甲状旁腺激素（PTH），因为肾脏有能力将非活性维生素 D 转化为 1,25 二羟维生素 D。FDA 批准的 CKD 患者透析前的新选择是缓释钙二醇[39]，对维生素 D 水平＜ 30ng/mL 的 CKD 3 期和 4 期患者可使用该药[39]。如果 25-OH 维生素 D 储备充足且 PTH 持续升高，则应考虑用活化维生素 D [37]，包括骨化三醇（口服或静脉注射）或维生素 D 类似物（即度骨化醇或帕立骨化醇）。维生素 D 制剂见表 16-13。对于透析患者，活化维生素 D 制剂需在透析诊所内使用，因此可能不会出现在 Part D 药物报销数据中。

新的研究认为，用麦角钙化醇或胆钙化醇补充 25-OH 维生素 D 是有好处的，其理由是补充 25-OH 维生素 D 除有利于 CKD 患者的 PTH 减少外，还对心血管有益，可减少 ESA 的使用和减少死亡风险 [40]。因此，CKD4 期或 5 期患者同时服用麦角钙化醇和活化维生素 D 类似物并不少见。

拟钙剂（西那卡塞和伊特卡塞肽）是另一种选择，它通过降低甲状旁腺对钙的敏感性来降低透析患者的甲状旁腺激素 [41,42]。这些药物通常与维生素 D 类似物一起使用。西那卡塞是口服片剂，商品名为 Sensipar，剂量范围为每日 30 ～ 180mg [41]。主要副作用为胃肠道反应，包括恶心和呕吐。低钙血症也很常见，而且可能很严重，大约有三分之二的患者服用后出现低钙血症。因此，对有癫痫病史的患者应慎用西那卡塞 [41]。西那卡塞尚未被证明能改善透析患者的死亡风险或心血管结局 [43]。伊特卡塞肽是一种新型的静脉模拟钙剂，在透析时给予，从依从性角度看是有利的。与西那卡塞一样，低钙血症是伊特卡塞肽的一个重要不良事件。这两种药物都将由 ESRD PPS 根据 Medicare Part B 计费，因此它们可能不会出现在 Part D 药物报销数据中。

表 16-11　用于慢性肾脏病的促红细胞生成素

药品名称	商品名	起始剂量	给药途径	半衰期 /h
促红素 α	Epogen、Procrit	**成人：** 50 ～ 100U/kg，每周 3 次 **儿童：** 50U/kg，每周 3 次	IV 或 SubQ	8.5 (IV) 24 (SubQ)
达促红素 α	Aranesp	**成人：** 非透析 CKD 患者：0.45μg/kg，每 4 周 1 次 CKD 5 期并血液透析患者或 CKD 5 期并腹膜透析患者：每周 0.45μg/kg 或每 2 周 0.75μg/kg **儿童：** 0.45μg/kg，每周 1 次；非透析 CKD 患儿可每 2 周给予 0.75μg/kg	IV 或 SubQ	25 (IV) 48 (SubQ)
甲氧培促红素 β	Mircera	所有成年 CKD 患者：每 2 周给药 1 次，0.6μg/kg；Hb 稳定后，剂量加倍，每月给药 1 次（例如，每 2 周给药 0.6μg/kg，每月给药 1.2μg/kg）	IV 或 SubQ	134 (IV) 139 (SubQ)

缩写：IV= 静脉注射；SubQ= 皮下。

来源：经许可，转载自 DiPiro JT, Talbert RL, Yee GC, Matzke GR, Wells BG, Posey L, eds. *Pharmacotherapy: A Pathophysiological Approach*. 10th ed. New York, NY: McGraw-Hill; 2017。

表 16-12　用于治疗慢性肾脏病患者高磷血症的磷酸盐结合剂

类别	药品	商品名	化合物含量	起始剂量	剂量滴定法①	备注②
含钙结合剂	醋酸钙（25% 元素钙）	PhosLo	25% 元素钙（每 667mg 胶囊中有 169mg 元素钙）	1334mg，每日 3 次，随餐服用	每餐增加或减少 667mg（169mg 元素钙）	• 与碳酸钙的疗效相当，具有低剂量的元素钙 • 每 1g 醋酸钙约结合 45mg 磷 • 以钙来评估药物的结合作用
		Phoslyra	每 5mL 中含 667mg 醋酸钙			
	碳酸钙③	Tums、Os-Cal、Caltrate	含 40% 元素钙	每日 3 次，每次 0.5 ～ 1g（元素钙），随餐服用	每餐增加或减少 500mg（即 200mg 元素钙）	• 溶解特性及磷酸盐结合能力可能因产品而异 • 每 1g 碳酸钙约结合 39mg 磷 • 以钙来评估药物的结合作用
含铁结合剂	枸橼酸铁	Auryxia	210mg 片剂（=1g 枸橼酸铁）	420mg 铁剂，每日 3 次，随餐服用	每餐增加或减少 1 片或 2 片剂量	• 可能增加血清铁、铁蛋白和 TSAT • 可能导致大便变色（深色） • 以铁来评估药物的结合作用
	三氧化铁	Velphoro	500mg 咀嚼片	500mg，每日 3 次，随餐服用	每日增加或减少 500mg	• 可能导致大便变色（深色） • 以铁来评估药物的结合作用
树脂结合剂	碳酸司维拉姆	Renvela	800mg 片剂，0.8g 和 2.4g 粉末，用于口服混悬液	800 ～ 1600mg，每日 3 次，随餐服用（每日 1 次服用也有效）	每餐增加或减少 800mg	• 也可降低低密度脂蛋白胆固醇 • 注意患者有骨外钙化的风险 • 盐酸司维拉姆有代谢性酸中毒风险（碳酸盐制剂的风险较小） • 可能与 36-ipro 和霉酚酸酯存在相互作用

续表

类别	药品	商品名	化合物含量	起始剂量	剂量滴定法[1]	备注[2]
	盐酸司维拉姆	Renagel	400mg 和 800mg 片剂	800 ～ 1600mg，每日 3 次，随餐服用	每餐增加或减少 800mg	
其他元素结合剂	碳酸镧	Fosrenol	500mg、750mg 和 1000mg 咀嚼片 750mg 和 1000mg 口服粉剂	每日 1500mg，分次服，随餐	每日增加或减少 750mg	• 存在胃肠道吸收而蓄积镧的可能性（长期后果未知） • 需评估药物间相互作用（例如，阳离子抗酸剂、喹诺酮类抗生素）
	氢氧化铝	Alterna-Gel	含量不同（范围 100~600mg/U）	300 ～ 600mg，每日 3 次，随餐服用	不能长期使用，需要滴定	• 不是一线药物；有铝中毒的风险；不要与含枸橼酸盐的产品同时使用 • 用于对其他结合剂无反应的高磷血症患者的短期治疗（4 周） • 需评估药物间相互作用

① 根据磷水平，每 2 ～ 3 周滴定一次，直至血磷浓度达标。

② 所有这些药物都可能引起胃肠道副作用（如恶心、呕吐、腹痛、腹泻或便秘）。

③ 有多种可用制剂，但未列出。

来源：经许可，转载自 DiPiro JT, Talbert RL, Yee GC, Matzke GR, Wells BG, Posey L, eds. *Pharmacotherapy: A Pathophysiological Approach*. 10th ed. New York, NY: McGraw-Hill; 2017。

表 16-13 维生素 D 制剂

营养性维生素 D						
通用名称	**商品名**	**维生素 D 的形式**	**剂型**	**初始剂量**[1]	**剂量范围**	**给药频率**
麦角钙化醇	Drisdol	D_2	口服	根据 25-OH 维生素 D 水平而变化	400 ～ 50000IU	每日（剂量为 400 ～ 2000IU）
胆钙化醇[2]	Generic	D_3	口服			更高剂量（50000IU）：每周或每月
维生素 D 及其类似物						
通用名称	**商品名**	**维生素 D 的形式**	**剂型**	**初始剂量**[1][3]	**剂量范围**	**剂量滴定**[4]
骨化三醇	Rocaltrol	D_3	口服	每日 0.25μg	0.25 ～ 5μg	每隔 4 ～ 8 周增加 0.25μg/d
	Calcijex		静脉注射	每周 3 次，每次 1 ～ 2μg	0.5 ～ 5μg	每隔 2 ～ 4 周增加 0.5 ～ 1μg
度骨化醇[5]	Hectorol	D_2	口服	非透析 CKD：每日 1μg ESRD：10μg，每周 3 次	5 ～ 20μg	每隔 2 周增加 0.5μg（每日给药者）；或每隔 8 周增加 2.5μg（每周给药 3 次者）
			静脉注射	ESRD：4μg，每周 3 次	2 ～ 8μg	每隔 8 周增加 1 ～ 2μg
帕立骨化醇	Zemplar	D_2	口服	非透析 CKD：如果 PTH ≤ 500pg/mL（≤ 54pmol/L），则每日 1μg；或 2μg，每周 3 次。如果 PTH ＞ 500pg/mL（＞ 54pmol/L），则每日 2μg；或 4μg，每周 3 次	1 ～ 4μg	每隔 2 ～ 4 周增加 1μg（每日给药者）或 2μg（每周给药 3 次者）
			静脉注射	ESRD：0.04 ～ 1μg，每周 3 次	2.5 ～ 15μg	每隔 2 ～ 4 周增加 2 ～ 4μg

① 剂量比如下：静脉注射帕立骨化醇与口服度骨化醇的比例为 1∶1；静脉注射帕立骨化醇与静脉注射度骨化醇的比例为 1.5∶1；静脉注射帕立骨化醇与静脉注射骨化三醇的比例为 1∶1。

② 有多种制剂可供选择，但未列出。

③ 每日口服给药在非血液透析 CKD 患者中最常见，静脉给药每周 3 次在血液透析人群中更常用。

④ 基于 PTH、钙和磷的水平。如果 PTH 过量和 / 或钙和磷升高，则必须减少剂量。

⑤ 需要肝脏激活的前药。

来源：经许可，转载自 DiPiro JT, Talbert RL, Yee GC, Matzke GR, Wells BG, Posey L, eds. *Pharmacotherapy: A Pathophysiological Approach*. 10th ed. New York, NY: McGraw-Hill; 2017。

其他干预措施

脂质 HMG-CoA 还原酶抑制剂可用于 CKD 患者，其作用是降低 CKD 人群动脉粥样硬化事件的发生率[44]。已接受他汀类药物治疗的透析患者，如果需要，可以继续使用他汀类药物。然而，一般不应该在透析患者中开启他汀类药物治疗[26,45,46]。这一建议是基于几项前瞻性临床试验，这些试验未能显示这类患者群体的获益[45,46]。选择他汀类药物时，应考虑多种因素，包括药物相互作用的可能性、降脂效果和肾功能变化的速度。CKD 4 期或 5 期患者应减少瑞舒伐他汀的剂量[26]。其它他汀类药物可能需要较低的初始剂量，一些研究建议限制最大剂量[26]。

戒烟 应鼓励 CKD 患者戒烟。值得注意的是，咀嚼烟草含钾量高，应避免咀嚼烟草，以防出现高钾血症。除了戒烟对健康的好处之外，要获得器官移植的资格，戒烟也是必要的。可使用尼古丁替代品。也可以有其他选择。药物剂量可能需要根据肾功能进行调整。

疫苗 在这一人群中推荐的疫苗包括乙型肝炎疫苗、流感疫苗、Tdap（白百破疫苗）、肺炎球菌疫苗（23 价和 13 价），如果需要，还包括人乳头瘤病毒（HPV）疫苗和带状疱疹疫苗。对于等待移植的患者，尤其应考虑 HPV 疫苗和带状疱疹疫苗[47]。

草药补充剂 几种草药补充剂可用于治疗肾脏疾病，疗效各不相同。表 16-14 列出了一些常见的草药补充剂。

表 16-14 可用于慢性肾脏病的草药补充剂

草药产品	特定用途	推荐剂量	证据等级①	费用②
维生素 D	维生素 D 缺乏；低钙血症；低磷血症；甲状旁腺功能亢进症	每日 1000IU 或更多	A	\$ ～ \$\$
ω-3 脂肪酸（鱼油）	环孢素引起的高血压肾病、IgA 肾病；预防血液透析移植物血栓形成、尿毒症瘙痒、高血压	• 高血压：每日 4g • 环孢素引起的肾损伤：每日 12g • 预防移植物血栓形成：每日 4 ～ 6g • 尿毒症瘙痒：每日 6g	A（高脂血症、高血压） C（透析、IgA 肾病、炎症、肾病综合征）	\$\$ ～ \$\$\$
黄芪③	肾病综合征；蛋白尿；糖尿病肾病；促进利尿；抗氧化和抗炎症特性	差异很大 • 每日 3 ～ 4 次，每次 20 ～ 500mg 提取物 • 每日 1 ～ 60g 干根 • 每日 3 次，每次 500 ～ 1000mg 根胶囊 • 可添加到食物或饮料中 • 常与当归一起使用	C	\$
当归③	肾小球肾炎	差异很大 • 基于体重的剂量：＜ 100 磅：每日 3 次，每次 520mg；100 ～ 175 磅：每日 3 次，每次 1040mg；＞ 175 磅，每日 3 次，每次 1560mg • 每日 1 ～ 15g 整根（煮沸或浸泡在酒中） • 常与黄芪一起使用	C	\$
大黄③	预防慢性肾脏病进展	• 每日 1g，然后滴定至每日 6 ～ 9g，持续 22 周 • 每日 0.5g，滴定至每日 3g，连续 4 周 • 保留灌肠剂：大黄粉 10g 加 0.5L 水，每日 1 次，连服 2 周；生大黄 30g 加 200mL 水，每日 2 次，连服 1 周	B	\$

① 循证评分：A= 强；B= 好；C= 冲突证据。
② 费用：按推荐剂量，\$= 每月花费 10 美元，\$\$= 每月花费 11 ～ 20 美元，\$\$= 每月花费 50 美元以上。
③ 为中草药。
来源：参考文献 [48]、[49] 和 [50]。

CKD 患者的转诊

图 16-4 列出了一些表明 CKD 患者需紧急转诊的情况示例，包括急性或慢性肾功能改变或 CKD 相关并发症（如高血压、心血管疾病、贫血、水肿等）。异常的实验室结果可能会触发医疗服务提供者送患者去急救或紧急护理，但很多时候没有特定的症状来警示 MTM 药师。在决定是否立即转诊或紧急护理时，必须有临床判断。

核心要素 5——文档记录和随访

在进行 MTM 咨询时，应提出明确的建议。重要的是要记住，有大量的医务人员参与 CKD 患者的诊疗。因此，有必要联系多个单位来共同解决药物治疗相关问题（MRP）。如果患者正在进行透析，请务必将更新后的用药清单的副本发送给那些医疗单位以及肾病科医生的办公室。透析中心经常为这些患者做诊疗方案调整。表 16-15 列出了常见的 MRP 及其示例。表 16-16 提供了 CKD 患者的评估和监护计划示例。

CKD 患者通常需要频繁的随访来评估治疗目标的实现、CKD 进展的速度以及 CKD 相关并发症的严重程度。随访建议见表 16-17。

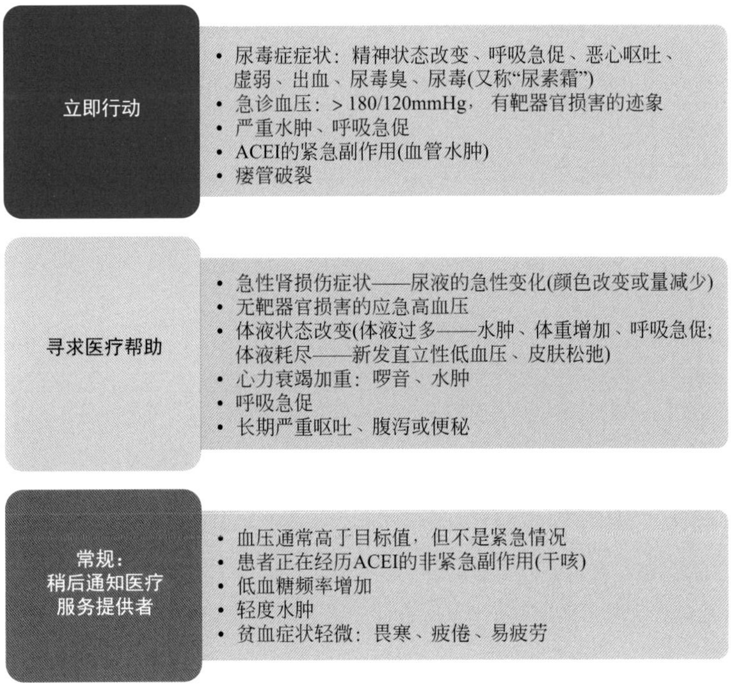

立即行动	• 尿毒症症状：精神状态改变、呼吸急促、恶心呕吐、虚弱、出血、尿毒臭、尿毒(又称“尿素霜”) • 急诊血压：> 180/120mmHg，有靶器官损害的迹象 • 严重水肿、呼吸急促 • ACEI的紧急副作用(血管水肿) • 瘘管破裂
寻求医疗帮助	• 急性肾损伤症状——尿液的急性变化(颜色改变或量减少) • 无靶器官损害的应急高血压 • 体液状态改变(体液过多——水肿、体重增加、呼吸急促；体液耗尽——新发直立性低血压、皮肤松弛) • 心力衰竭加重：啰音、水肿 • 呼吸急促 • 长期严重呕吐、腹泻或便秘
常规：稍后通知医疗服务提供者	• 血压通常高于目标值，但不是紧急情况 • 患者正在经历ACEI的非紧急副作用(干咳) • 低血糖频率增加 • 轻度水肿 • 贫血症状轻微：畏寒、疲倦、易疲劳

图 16-4 慢性肾脏病相关问题的转诊策略

表 16-15 慢性肾脏病的药物治疗相关问题

药物治疗相关问题分类	药物治疗相关问题示例
不依从性	• 由于不遵守液体限制，血压控制不理想 • 由于患者漏服磷酸盐结合剂剂量，磷控制不理想 • 患者因费用原因，未服用拟钙剂
不必要的药物治疗	• 给无尿患者处方利尿药
需要额外的药物治疗	• 铁储备充足，排除了导致贫血的其他因素，但血红蛋白却很低。可能需要 ESA • 糖尿病患者未使用 ACEI 或 ARB 治疗高血压伴蛋白尿
无效的药物治疗	• 丙磺舒用于肌酐清除率为 30mL/min 的痛风患者 • 硝酸呋喃妥因用于肌酐清除率为 15mL/min 的患者的尿路感染 • 肌酐清除率为 15mL/min 的患者使用氢氯噻嗪
剂量过低	• 透析丢失药物明显，未进行恰当剂量调整 • 降压药物剂量低，血压控制欠佳 • 接受 ESA 治疗的患者，血红蛋白维持在 9.5g/dL，但需要频繁输血
剂量过高	• 用 ESA 治疗的患者，血红蛋白维持在 13g/dL • 患者正在使用胰岛素，自述经常低血糖
药物不良事件	• 患者因服用 ACEI 而咳嗽 • 患者因服用醋酸钙出现便秘

表 16-16 CKD 患者的评估和监护计划示例

	评估	监护计划
1	患者在 3 个月前处方碳酸镧 1000mg，每日 3 次随餐服用，据报告因口味不佳未服用。患者有持续性高磷血症	考虑将磷酸盐结合剂改为 800mg 碳酸司维拉姆片剂，每日 3 次，每次 2 片，随餐服用
2	患者每天服用西格列汀 100mg。目前肌酐清除率约为 25mL/min	建议将西格列汀的剂量减少到每日 25mg
3	患者在非透析日每日服用呋塞米 80mg。然而，她现在已经无尿了	考虑停用呋塞米
4	患者的血红蛋白已上升到 12g/dL。她目前每周接受 3 次 8000U 的促红素 α 治疗	建议减少 25% 的剂量至 6000U，每周 3 次
5	患者的尿蛋白肌酐比值为 200mg/g。其血压为 140/90mmHg，钾为 4.2mg/L	考虑开始赖诺普利，每日 10mg

表 16-17 慢性肾脏病患者的随访评价表

指标	随访建议
肾小球滤过率	• 至少每年检查一次 • 对存在 CKD 进展风险的患者要更频繁地检查
蛋白尿	• 至少每年检测一次 • 对存在 CKD 进展风险的患者要更频繁地检测
血清肌酐	• 如先前的建议，用于计算 GFR • 开始使用 ACEI/ARB 后 2 周和 4 周检查 • 当怀疑急性肾损伤（AKI）时进行检查；监测频率应根据 AKI 的严重程度进行个体化调整
血压	• 每次就诊时进行评估 • 考虑使用家庭血压监测仪和 / 或动态血压监测仪 • 每次血液透析时检查（透析前和透析后）
钾	• 在 ACEI/ARB 启动或调整后 1 周内检查，然后在剂量稳定后每月检查一次 • 对需要调整利尿药和 / 或 ACEI 的 CKD 和心力衰竭患者要频繁评估 • 透析患者每月进行评估
血红蛋白	• 当怀疑贫血时进行评估 • 对于没有诊断有贫血的患者，CKD 3 期患者至少每年检查一次，CKD 4 期或 5 期患者（非透析依赖）每 6 个月检查一次，透析患者每 3 个月检查一次 • 对于未使用 ESA 且诊断为贫血的 CKD 患者，如未进行血液透析，至少每 3 个月检查一次；如已进行血液透析的 CKD 患者，每月检查一次 • 对于使用 ESA 的患者，至少每月评估一次，直到剂量稳定。对于未进行透析且 ESA 剂量稳定的 CKD 患者，至少每 3 个月评估一次。对于使用稳定剂量 ESA 的透析患者，至少每月评估一次
铁指数	• 对于使用 ESA 的患者，至少每 3 个月评估转铁蛋白饱和度（TSAT）和铁蛋白 • 有临床指征时评估（如失血后或 ESA 剂量增加时）
甲状旁腺激素	• 对 CKD 3 ～ 4 期患者每年评估 1 ～ 2 次，对 CKD 5 期患者每 3 ～ 6 个月评估一次 • 对于透析并服用维生素 D 的患者： 　• 透析前：至少每 3 个月检查一次 　• 透析：连续 3 个月每月评估一次，稳定后每 3 个月评估一次 • 拟钙剂开始或调整后：在 1 ～ 4 周内评估，然后在剂量稳定后每 1 ～ 3 个月评估一次（应在最后一次剂量后至少 12h 取样）
磷	• 对 CKD 3 期患者每年评估 1~2 次，对 CKD 4 期患者每 3~6 个月评估一次，对 CKD 5 期患者每 1~3 个月评估一次 • 应在磷酸盐结合剂使用期间，评估血磷水平
钙	• 对 CKD 3 期患者每年评估 1~2 次，对 CKD 4 期患者每 3~6 个月评估一次，对 CKD 5 期患者每 1~3 个月评估一次 • 对于接受维生素 D 治疗的患者： 　• 3~4 期：开始治疗 3 个月后至少每月评估一次，之后至少每 3 个月评估一次 　• 透析：改变剂量后的第 1 个月每 2 周检查一次，之后每月评估一次 　• 在开始或剂量调整期间，静脉注射活性维生素 D 类似物，每周最少检查 2 次，然后固定为至少每月一次 • 西那卡塞启动或调整后：在 1 周内评估一次，然后在剂量稳定后每月评估一次 • 在含钙磷酸盐结合剂的起始或剂量调整期间，每周最少评估 2 次

来源：参考文献 [3]、[23]、[24]、[36]、[38]、[41]、[42]、[51]。

参考文献

1. United States Renal Data Systems (USRDS). *2016 Annual Data Report.* Bethesda, MD: National Institutes of Health, National Institute of Diabetes, Digestive, and Kidney Diseases; 2016.
2. National Kidney Foundation. K/DOQI clinical practice guidelines for chronic kidney disease: evaluation, classification, and stratification. *Am J Kidney Dis.* 2002;39(2 suppl 1):S1-266.
3. Kidney Disease: Improving Global Outcomes (KDIGO) CKD Work Group. KDIGO 2012 clinical practice guideline for the evaluation and management of chronic kidney disease. *Kidney Int.* 2013;3(suppl):1-150.
4. Hudson JQ, Wazny LD. Chronic kidney disease. In: DiPiro JT, Talbert RL, Yee GC, Matzke GR, Wells BG, Posey L, eds. *Pharmacotherapy: A Pathophysiological Approach.* 10th ed. New York, NY: McGraw-Hill; 2017.
5. Cardone KE, Bacchus S, Assimon MM, Pai AB, Manley HJ. Medication-related problems in CKD. *Advances in Chronic Kidney Dis.* 2010;17(5):404-412.
6. CMS. Medicare coverage of kidney dialysis and kidney transplant services. May 2016. Available at https://www.medicare.gov/Pubs/pdf/10128-Medicare-Coverage-ESRD.pdf.
7. CMS. Contract Year 2013 Medication Therapy Management Program guidance and submission instructions. April 10, 2012. Available at http://www.cms.gov/Medicare/Prescription-Drug-Coverage/PrescriptionDrugCovGenIn/Downloads/Memo-Contract-Year-2013-Medication-Therapy-Management-MTM-Program-Submission-v041012.pdf.
8. CMS. 2016 Medicare Part D Medication Therapy Management (MTM) programs, fact sheet, summary of 2016 MTM Programs. May 4, 2016. Available at https://www.cms.gov/Medicare/Prescription-Drug-Coverage/PrescriptionDrugCovContra/Downloads/CY2016-MTM-Fact-Sheet.pdf.
9. CMS. CMS-1418-F—Medicare programs; end-stage renal disease prospective payment system. August 12, 2010. Available at http://edocket.access.gpo.gov/2010/pdf/2010-18466.pdf.
10. CMS. Part D payment for drugs for beneficiaries receiving renal dialysis services. November 14, 2014. Available at https://www.cms.gov/Medicare/Medicare-Fee-for-Service-Payment/ESRDpayment/Downloads/Memo-PartD-ESRD-Guidance.pdf.
11. CMS. ESRD quality incentive program. Available at https://www.cms.gov/Medicare/Quality-Initiatives-patient-Assessment-Instruments/ESRDQIP/.
12. Dowling TC. Clinical assessment of kidney function. In: DiPiro JT, Talbert RL, Yee GC, Matzke GR, Wells BG, Posey LM, Schwinghammer T, eds. *Pharmacotherapy: A Pathophysiological Approach.* 8th ed. New York: McGraw-Hill; 2011.
13. Cockroft DW, Gault MH. Prediction of creatinine clearance from serum creatinine. *Nephron.* 1976;16:31-41.
14. Jelliffe RW. Creatinine clearance: bedside estimate. *Ann Intern Med.* 1973; 79: 604-605.
15. Mawer CE, Knowles BR, Lucas SB, et al. Computer-assisted prescribing of kanamycin for patients with renal insufficiency. *Lancet.* 1972;1:12-15.
16. Hull JH, Hak LJ, Koch GC, et al. Influence of range of renal function and liver disease on predictability of creatinine clearance. *Clin Pharmacol Ther.* 1981; 29: 516-521.
17. Levey AS, Bosch JP, Lewis JB, et al. A more accurate method to estimate glomerular filtration rate from serum creatinine: a new prediction equation. *Ann Intern Med.* 1999;130:461-470.
18. Levey AS, Greene T, Kusek J, Beck G. A simplified equation to predict glomerular filtration rate from serum creatinine. *J Am Soc Nephrol.* 2000;11:155A.
19. Levey AS, Stevens LA, Schmid CH, et al. A new equation to estimate glomerular filtration rate. *Ann Intern Med.* 2009;150:604-612.
20. Rule AD, Larson TS, Bergstralh EJ, et al. Using serum creatinine to estimate glomerular filtration rate: Accuracy in good health and in chronic kidney disease. *Ann Intern Med.* 2004;141:929-937.
21. Nyman HA, Dowling TC, Hudson JQ, Peter WL, Joy MS, Nolin TD. Comparative evaluation of the Cockcroft-Gault Equation and the Modification of Diet in Renal Disease (MDRD) study equation for drug dosing: an opinion of the Nephrology Practice and Research Network of the American College of Clinical Pharmacy. *Pharmacotherapy.* 2011;31:1130-1144.
22. Matzke GR, Aronoff GR, Atkinson AJ Jr, et al. Drug dosing consideration in patients with acute and chronic kidney disease-a clinical update from Kidney Disease: Improving Global Outcomes (KDIGO). Kidney Int. 2011;80:1122-1137.
23. Dowling TC. Evaluation of kidney function. In: DiPiro JT, Talbert RL, Yee GC, Matzke GR, Wells BG, Posey L, eds. *Pharmacotherapy: A Pathophysiologic Approach.* 10th ed. New York, NY: McGraw-Hill; 2017.
24. Kidney Disease: Improving Global Outcomes (KDIGO) CKD Work Group. KDIGO Clinical practice guideline for the management of blood pressure in chronic kidney disease. *Kidney Int.* 2012;2(suppl):337-414.
25. American Diabetes Association. Standards of medical care in diabetes—2017. *Diab Care.* 2017;40:S1-134.
26. National Kidney Foundation. KDOQI clinical practice guideline for diabetes and CKD: 2012 Update. Am J Kidney Dis. 2012;60(5):850-886.
27. Nolin TD. Drug-induced kidney disease. In: DiPiro JT, Talbert RL, Yee GC, Matzke GR, Wells BG, Posey L, eds. *Pharmacotherapy: A Pathophysiologic Approach.* 10th ed. New York, NY: McGraw-Hill; 2017.
28. CMS. MTM Program standardized format revisions (v07.15.14). Available at https://www.cms.gov/Medicare/Prescription-Drug-Coverage/PrescriptionDrugCovContra/Downloads/MTM-Program-Standardized-Format-Revisions-v071514-[ZIP-2MB].zip.
29. Flurie RW, Brophy DF. Disorders of potassium and magnesium homeostasis. In: DiPiro JT, Talbert RL, Yee GC, Matzke GR, Wells BG, Posey L, eds. *Pharmacotherapy: A Pathophysiologic Approach.* 10th ed. New York, NY: McGraw-Hill; 2017.
30. Kalantar-Zadeh K, Gutekunst L, Mehrotra R, et al. Understanding sources of dietary phosphorus in the treatment of patients with chronic kidney disease. *Clin J Am Soc Nephrol.* 2010;5:519-530.
31. CMS. Medicare and Medicaid programs; conditions for coverage for end-stage renal disease facilities, final rule. 42 CFR Parts 405, 410, 413, 414, 488, and 494. Available at https://www.cms.gov/CFCsAndCoPs/downloads/ESRDfinalrule0415.pdf.
32. Sowinski KM, Churchwell MD, Decker BS. Hemodialysis and peritoneal dialysis. In: DiPiro JT, Talbert RL, Yee GC, Matzke GR, Wells BG, Posey L, eds. *Pharmacotherapy: A Pathophysiologic Approach.* 10th ed. New York, NY: McGraw-Hill; 2017.
33. Li PK, Szeto CC, Piraino B, et al. Peritoneal dialysis-related infections recommendations: 2010 update. *Perit Dial Int.* 2010;30:393-423.
34. Bailie GR, Mason NA. 2016 dialysis of drugs. Saline, MI: Renal Pharmacy Consultants; 2016.
35. Veltassa (patiromer) [package insert]. Relypsa; Redwood City, CA: 2016.
36. Kidney Disease: Improving Global Outcomes (KDIGO) CKD Work Group. KDIGO clinical practice guideline for anemia in chronic kidney disease. *Kidney Int.* 2012;2(suppl):279-335.
37. Epogen (epoetin alfa) [package insert]. Amgen; Thousand Oaks, CA: 2017.
38. Kidney Disease: Improving Global Outcomes (KDIGO) CKD-MBD Work Group. KDIGO clinical practice guideline for the diagnosis, evaluation, prevention, and treatment of chronic kidney disease-mineral and bone disorder (CKD-MBD). *Kidney Int.* 2009;113(suppl):S1-130.
39. Rayaldee (calcifediol) [package insert]. Miami, FL, Opko: 2016.
40. Nigwekar SU, Bhan I, Thadhani R. Ergocalciferol and cholecalciferol in CKD. *Am J Kidney Dis.* 2012;60:139-156.
41. Sensipar (cinacalcet) [package insert]. Amgen; Thousand Oaks, CA: 2017.
42. Parsabiv (etelcalcetide) [package insert]. Amgen; Thousand Oaks, CA: 2017.
43. Chertow GM, Block GA, Correa-Rotter R, et al. Effect of cinacalcet on cardiovascular disease in patients undergoing dialysis. *N Engl J Med.* 2012;367:2482-2494.
44. Baigent C, Landray MJ, Reith C, et al. The effects of lowering LDL cholesterol with simvastatin plus ezetimibe in patients with chronic kidney disease (Study of Heart and Renal Protection): a randomised placebo-controlled trial. *Lancet.* 2011;377:2181-2192.
45. Wanner C, Krane V, Marz W, et al, for the German Diabetes and Dialysis Study Group. Atorvastatin in patients with type 2 diabetes mellitus undergoing hemodialysis. *N Engl J Med.* 2005;353:238-248.

46. Fellström BC, Jardine AG, Schmieder RE, et al. Rosuvastatin and cardiovascular events in patients undergoing hemodialysis. *N Engl J Med*. 2009; 360:1395-1407.

47. ACIP Adult Immunization Work Group. Recommended immunization schedule for adults aged 19 years or older by medical conditions and other indications, United States, 2017. Available at https://www.cdc.gov/vaccines/schedules/hcp/imz/adult-conditions.html.

48. Natural Medicines [database online]. Somerville, MA: Therapeutic Research Center; 2017. Available at https://naturalmedicines.therapeuticresearch.com/.

49. Li X, Wang H. Chinese herbal medicine in the treatment of chronic kidney disease. *Adv Chron Kid Dis*. 2005;12:276-281.

50. Lok CE, Moist L, Hemmelgarn BR, et al. Effect of fish oil supplementation on graft patency and cardiovascular events among patients with new synthetic arteriovenous hemodialysis grafts: a randomized controlled trial. *JAMA*. 2012;307:1809-1816.

51. Kidney Disease: Improving Global Outcomes (KDIGO) Acute Kidney Injury Workgroup. KDIGO clinical practice guideline for acute kidney injury. *Kidney Int*. 2012;2(suppl):1-138.

复习题

1. 慢性肾脏病最常见的病因是什么？
   a. 高血压
   b. 糖尿病
   c. 肾小球肾炎
   d. 药物性肾损伤
2. 肾小球滤过率为 12mL/（min·1.73m^2），尿蛋白肌酐比值为 20mg/g 的患者，患有哪一期 CKD？
   a. G4，A2
   b. G4，A1
   c. G5，A2
   d. G5，A1
3. 对于 49 岁的 2 型糖尿病患者，尿蛋白肌酐比值为 300mg/g 时，符合哪一个血压目标？
   a. ＜ 150/100mmHg
   b. ＜ 140/90mmHg
   c. ＜ 130/80mmHg
   d. ＜ 120/80mmHg
4. 处方医生告诉患者，他没有达到干重，在非透析日应将呋塞米剂量增加一倍。用通俗易懂的语言对这句话最好的解释是什么？
   a. 当您离开透析时，体内会有多余的液体，这会加重心脏负担。您现在应该在非透析日（周二、周四、周六和周日）服用更多的利尿药，服用 2 片呋塞米，而不是 1 片
   b. 您的医生改变了呋塞米的剂量。您现在应该在非透析日服用 80mg
   c. 透析后的体重与干重相差甚远。医生要求您加倍服用呋塞米
   d. 透析是去除体内多余液体的一种方式。您应该在非透析日（周二、周四、周六和周日）服用更多的呋塞米片
5. 以下所有内容都是适合纳入晚期 CKD 患者 MAP 的自我管理建议，除了
   a. 应避免喝橙汁，因其含钾
   b. 对于轻度疼痛，布洛芬应优先于对乙酰氨基酚
   c. 如果您在午餐时忘记服用磷酸盐结合剂，那么跳过该剂量，在下一餐继续服药
   d. 除了在医生办公室检查血压外，您还应该在家检查血压
6. 以下所有情况都需要尽快或紧急评估和治疗，除了
   a. 血压为 200/110mmHg
   b. 血清钾浓度为 7.5mEq/L
   c. 血清磷浓度为 7.5mg/dL
   d. 严重水肿和呼吸急促
7. 药师为一名慢性肾脏病患者确定了 4 个与药物治疗相关的问题。哪个问题应该优先于其他？
   a. 患者 CKD 5 期，LDL 轻度升高
   b. 患者经常忘记服用磷酸盐结合剂，磷含量为 6.5mg/dL
   c. 患者正在进行血液透析，透析前血压为 157/87mmHg
   d. 患者最近服用的促红素 α 的剂量增加了，而血红蛋白在过去 1 个月内增加了 2g/dL，达到 12.5g/dL
8. 对于低血红蛋白（目前为 9.8g/dL）、低 TSAT（10%）和低铁蛋白（85ng/mL）的 5 期 CKD 血液透析患者，哪种药物最适合治疗贫血？
   a. 促红素 α
   b. 达促红素 α
   c. 右旋糖酐铁
   d. 蔗糖铁
9. 哪种药物应用于治疗 CKD 5 期患者的低 25-OH 维生素 D 水平？
   a. 骨化三醇
   b. 帕立骨化醇
   c. 麦角钙化醇
   d. 度骨化醇
10. 一名患者服用促红素 α 治疗 CKD 贫血。如果为该患者选择血红蛋白目标值，下列哪个是正确的？
    a. 所有服用促红细胞生成素的患者，血红蛋白应维持在 10g/dL 或以下
    b. 男性的血红蛋白应保持在 15g/dL，女性的血红蛋白应保持在 13g/dL
    c. 血红蛋白目标值应个体化，通常血红蛋白低于 11.5g/dL
    d. 所有患者的血红蛋白目标值为 11 ～ 12g/dL

答案

1. b	2. d	3. c
4. a	5. b	6. c
7. d	8. d	9. c
10. c		

杨莉萍　译

金鹏飞　校

秦　英　林　阳　审

第 17 章

慢性阻塞性肺疾病 MTM 资料集

Kyle Melin, PharmD, BCPS, AE-C, and Maria Maniscalco-Feichtl, PharmD

关键点

- 与哮喘不同，慢性阻塞性肺疾病引起的气流限制是不完全可逆的。
- 预防和治疗慢性阻塞性肺疾病，最重要的干预措施是戒烟。MTM 药师应该与患者合作，将戒烟策略纳入用药行动计划。
- 坚持药物治疗是达到治疗目标的关键，慢性阻塞性肺疾病的指南强调常规评估和与患者讨论治疗方案的重要性。通过提供 MTM，MTM 药师可以帮助患者和其他医疗服务提供者改善治疗，实现治疗目标。

慢性阻塞性肺疾病简介

慢性阻塞性肺疾病（chronic obstructive pulmonary disease，COPD）简称慢阻肺，是一种以持续气流受限为特征的、可以预防和治疗的疾病，其气流受限多呈进行性发展[1]。气流受限最常由小气道疾病和肺实质破坏共同引起（图 17-1）。

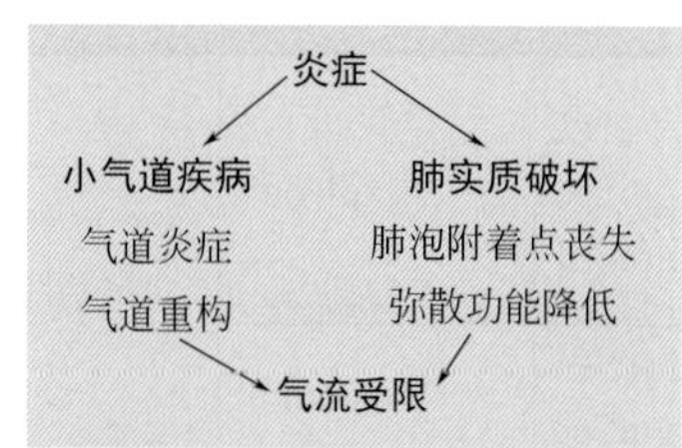

图 17-1　导致慢性阻塞性肺疾病气流受限的机制[1]

COPD 的潜在病因是气道和肺组织对有毒颗粒或有害气体的慢性炎症反应增强。导致 COPD 慢性炎症的最常见原因是烟草烟雾，占 COPD 病例的 85% ～ 90%。其他环境因素包括职业性粉尘、化学品和空气污染（表 17-1）。在暴露于环境危险因素后，一些宿主因素也会影响着 COPD 风险的变化走向。

表 17-1　导致慢性阻塞性肺疾病的危险因素

环境因素	宿主因素
环境中的烟草烟雾	遗传因素（α_1 抗胰蛋白酶缺乏）
职业性粉尘和化学品	气道高反应性
空气污染	肺生长受损

COPD 患者可能会出现咳嗽、黏液分泌过多、胸闷、呼吸困难、睡眠困难和疲劳等症状。COPD 这个术语经常与慢性支气管炎和肺气肿这两个术语互换使用。然而，这些术语并不是同义的。慢性支气管炎的定义是患者每年咳嗽、咳痰 3 个月以上，并连续 2 年以上者，肺气肿是指肺泡不可逆的扩张和 / 或肺泡壁的破坏引起的肺部气腔出现异常持久的扩张。值得注意的是，大多数 COPD 患者兼有肺气肿和慢性支气管炎。COPD 的临床诊断要有不完全可逆的持续气流限制，定义为在吸入支气管舒张剂后，第 1 秒用力呼气容积与用力肺活量（FEV_1/FVC）的比值小于 0.70。除此之外，COPD 还可根据加重的风险和症状程度进一步分类。

2017 版慢性阻塞性肺疾病全球倡议（Global Initiative for Chronic Obstructive Lung Disease，GOLD）指南，应用基于肺功能测定的 FEV_1 测量的分级系统来定义气流受限的水平。分级系统从 1 级开始（作为最低的气流受限量）上升到 4 级（为气流受限最严重的患者），见表 17-2。

表 17-2　慢性阻塞性肺疾病气流受限的严重程度分级（基于支气管舒张剂后的 FEV_1）

$FEV_1/FVC < 0.70$ 的患者		
GOLD 1 级	轻度	$FEV_1 \geqslant 80\%$ 预测值
GOLD 2 级	中度	$50\% \leqslant FEV_1 < 80\%$ 预测值
GOLD 3 级	重度	$30\% \leqslant FEV_1 < 50\%$ 预测值
GOLD 4 级	极重度	$FEV_1 < 30\%$ 预测值

来源：经许可，转载自 Global Initiative for Chronic Obstructive Lung Disease (GOLD). Global strategy for the diagnosis, management and prevention of COPD; 2017。

也可根据症状级别对 COPD 患者进行分类。GOLD 指南推荐使用两个有效问卷中的一种来评估 COPD 患者的症状。第一种是改良版英国医学研究委员会呼吸问卷（Modified British Medical Research Council，mMRC），可对呼吸困难严重程度进行评估；第二种问卷是 COPD 评估测试（COPD Assessment Test，CAT）。指南推荐 CAT 问卷，因为它反映了对疾病症状更全面的评估。CAT 评分≥10 分或 mMRC 评分≥2 分提示症状多。CAT 已经被翻译成多种语言，可以在以下网址在线访问：http://www.catestonline.org/。一旦确定病情的风险和症状水平，就可以将患者纳入 COPD 综合评估组（表 17-3）。

表 17-3 慢性阻塞性肺疾病的综合评估

评估急性加重风险和症状			患者分组的临床特征	
急性加重史			A	低危 较少症状
≥2 次，或≥1 次导致住院	*C*	*D*	B	低危 较多症状
0 或 1 次（未导致住院）	*A*	*B*	C	高危 较少症状
	mMRC 0～1 分 *CAT＜10 分*	*mMRC≥2 分* *CAT≥10 分*	D	高危 较多症状
	症状			

来源：参考文献 [1]。

因急性加重而住院治疗的患者将自动分在 C 组或 D 组。全面评估急性加重的病史十分重要，这些风险直接决定患者将被分在哪个组，接受什么样的治疗。每一个 COPD 综合评估组的推荐治疗方案将在本章后面概述。

慢性阻塞性肺疾病的并发症

不幸的是，随着时间的推移，即使接受现有最佳治疗，很多患者仍会出现肺功能减退。因此，应定期监测气流受限的症状和客观指标，以确定出现并发症的情况及调整治疗方案的必要性[1]。随着疾病的进展，患者主诉会增加，包括咳嗽和咳痰、呼吸困难、疲劳、活动受限以及睡眠障碍等。客观来说，这些病症可以体现为 mMRC 评分增加或 CAT 评分增加。FEV_1 下降，标志着气流受限加重。疾病进展还可能导致更多的计划外访视、电话求助以及急救就诊。此外，COPD 患者因任何疾病需要手术时，可能会出现术后肺部并发症。COPD 的严重程度可能是决定患者是否适合手术的因素之一。

慢性阻塞性肺疾病的治疗目标

COPD 稳定期的治疗目标，是缓解目前的症状和降低未来的风险。缓解症状的目标包括减少呼吸困难、咳嗽和咳痰量，改善运动耐力和健康状态。降低风险的目标包括预防疾病发展、预防和治疗急性加重以及降低死亡率（图 17-2）。

COPD 综合评估组指导 COPD 治疗。由于 COPD 的进展性质，GOLD 指南并没有明确定义什么是治疗的成功，而是取决于每个患者的自身状况。对大多数患者来说，如果症状没有改善的话，成功至少意味着症状的稳定。发生 COPD 急性加重，可能提示治疗失败，因此，将过去一年内发生 2 次或 2 次以上急性加重（或 1 次或 1 次以上导致住院）的患者，归类于 COPD 综合评估组的高危组 C 组和 D 组。

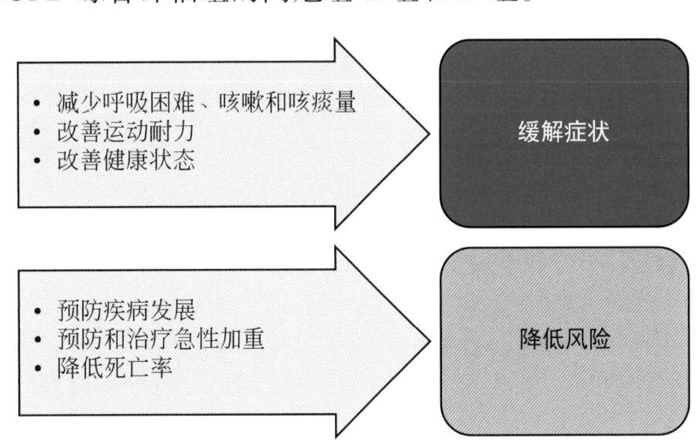

图 17-2 慢性阻塞性肺疾病稳定期的治疗目标

来源：经许可，转载自 Global Initiative for Chronic Obstructive Lung Disease (GOLD). Global strategy for the diagnosis, management and prevention of COPD; 2017

COPD 是目前美国第四大死亡原因[2]。《Health People 2020（健康人民 2020）》设定了雄伟的目标，即减少 COPD 患者住院和急诊就诊数量[3]。坚持药物治疗是达到这一目标的关键，指南强调常规评估和讨论治疗方案的重要性。通过 MTM 和本章讨论的方法，MTM 药师可以帮助患者和其他医务人员改善 COPD 治疗，达到治疗目标。

核心要素 1——慢性阻塞性肺疾病患者的全面用药评估

表 17-4 列出了对 COPD 患者进行用药评估时建议

问的问题。与大多数用药评估时一样，MTM 药师评估的具体问题和评估的深度将取决于多种因素，包括面谈的时长、并存的药物治疗相关问题（MRP）的数量、MRP 的紧迫性和患者提供准确信息的可靠性等。在有时间限制或有多个医疗问题的复杂病例中，MTM 药师可以选择有针对性的问题，以识别或排除医疗紧急情况（请参阅表 17-4 中的“预防 / 评估医疗紧急情况应问的问题”）。与所有患者都要讨论长效支气管舒张剂和 / 或吸入性皮质类固醇的使用。由于许多患者更熟悉“按需”使用吸入器或呼吸治疗，评估患者是否是由于对吸入装置使用技术的误解而导致使用技术不一致是很重要的。MTM 药师应记住，在面谈时使用通俗易懂的语言（图 17-3），并为患者可能提出的有关 COPD 的问题做好准备（表 17-5）。

核心要素 2——个人用药清单

图 17-4 是 COPD 患者的个人用药清单（PML）[4]示例。本示例仅列出了呼吸系统用药。其他疾病的附加药物应单独添加和列出。在创建 PML 时，MTM 药师应该记住使用简洁易懂的语言。

核心要素 3——用药行动计划

图 17-5 为 COPD 患者的用药行动计划（MAP）[4]示例。本示例只包括与 COPD 相关的行动计划。其他疾病状态或其他药物治疗相关问题（MRP）的 MAP 应单独添加和列出。一般来说，最好仅列出一些最重要的行动计划，以免患者不知所措。患者自我管理的其他方面，可以在以后的就诊中解决。MTM 药师在创建 MAP 时应该记住要使用简洁易懂的语言。

表 17-4　对 COPD 患者进行用药评估时建议问的问题

建议询问 COPD 患者的问题
• 您患 COPD 多长时间了？是什么时候诊断的？ • COPD 如何影响您近十年来及目前的生活？ • 您出现过以下哪些 COPD 症状？ 　• 咳嗽 　• 胸部多痰 / 黏液 　• 胸闷 　• 呼吸困难或气短 　• 在房子周围活动困难 　• 难以走出家门 　• 睡眠困难 　• 疲倦或疲劳 • 您使用什么吸入器治疗 COPD? 　• 您是常规使用还是当您出现呼吸困难时按需使用？ • 您使用什么呼吸疗法治疗 COPD? 您是怎么使用的？ 　• 您每天都用哪种治疗方法? 当您呼吸困难时，会用哪种方法？ • 您知道什么是控制吸入器吗? / 您的哪个吸入器是控制吸入器？ • 您知道什么是快速缓解吸入器吗? / 您的哪种吸入器是快速起效的？ • 您服用什么口服药物 (片剂 / 胶囊 / 液体) 治疗 COPD? • 您多久会漏服一次 COPD 药物？ • 您过去还服用过哪些治疗 COPD 的药物？ • 您是否曾经停止服用任何的 COPD 药物？如果是这样，为什么？医生知道您停药了吗？ • 您服用哪些非处方药或草药治疗 COPD? • 除了药物，您还尝试过什么方法治疗 COPD（如肺康复）？ • 您遵循什么样的运动方案？ • 您今年打过流感疫苗吗？ • 您接种过肺炎（球菌）疫苗吗？ • 您吸烟吗？ 　• 如果是的，您曾经尝试过戒烟吗？ 　• 您曾经尝试过哪些戒烟方法？这些方法有用吗？ • 您是否吸食其他物质（如大麻）？
预防 / 评估医疗紧急情况应问的问题
• 危机应对：COPD 加重的危险信号是什么？ • 在过去的一年里，您是否因为 COPD 去医院或急诊就诊？有多少次？ • 当您呼吸急促时，您的药物能缓解吗？ • 您最近有过呼吸急促而吸入器不起作用的情况吗？ • 您是否有过呼吸短促、头昏眼花、摔倒或昏倒的经历？

不良事件——发生了不好的事情，不好的反应，无法解释的或不想要的影响。
气道——肺里的管状结构，允许空气进出身体。
慢性的——一直存在，不会结束或消失的。
慢性阻塞性肺疾病（COPD）——导致肺部阻塞的长期疾病。症状包括气短、咳嗽、胸闷和胸部产生过多痰 / 黏液。
控制吸入器——治疗 COPD 或哮喘的药物，能长时间有效（12 ～ 24h)，有助于防止出现呼吸短促或咳嗽等症状。
库欣综合征——长期服用类固醇类药物可能导致的一组症状和正常身体机能的改变；这可能是高血压、体重增加、情绪变化和其他症状的一个原因。
恶化——COPD 症状突然加重。可能需要使用吸入药物来喘口气，有时需要紧急护理或急诊室救治。
FEV_1（第 1 秒用力呼气容积）——您在 1 秒内可以呼出的空气总量。
FVC（用力肺活量）——您在一次完全呼吸后，能从肺里呼出的空气总量。
心率——心脏每分钟跳动的次数。
生活方式改变——医生可能会建议您改变生活方式，以帮助您改善 COPD 症状，这对一些患者来说包括达到目标体重、锻炼或戒烟。
肺——身体中用来呼吸的器官。
定量吸入器（MDI）——一种吸入器，每次吸入的药物量相同。
黏液——肺部对炎症反应而产生的黏稠物质。
肥胖——体重指数（BMI）超过 $30kg/m^2$。肥胖和腹部脂肪过多会使您的呼吸能力变差。
超重——体重指数（BMI）超过 $25kg/m^2$，这会增加您患高血压、糖尿病和心血管疾病的风险。
肺科医生——擅长治疗肺部疾病的医生。
快速缓解药物——治疗 COPD 或哮喘的药物，起效非常快（几分钟内），用于治疗呼吸短促或呼吸困难。
睡眠呼吸暂停——一种睡眠状态，包括经常夜间呼吸暂停。COPD 患者可能发生。
戒烟——不再吸烟；戒烟可以降低 COPD 恶化的百分率，并改善您的呼吸状况。
肺功能测定——这是一种衡量肺部空气进出情况的方法。
心动过速——心脏跳动的速度很快，1min 内超过 100 次。

图 17-3 慢性阻塞性肺疾病相关术语的通俗解释

表 17-5 慢性阻塞性肺疾病患者可能会问的问题及解答

什么是 COPD?
COPD 是指慢性阻塞性肺疾病。COPD 意味着空气不能正常地进出肺，从而导致气短、咳嗽、胸闷，以及多余的黏液或痰堆积在肺部。
导致 COPD 的原因是什么？
COPD 通常是由吸入了一些危险的化学物质导致的。其中最常见的是烟草烟雾，占 COPD 病例的 85% ～ 90%。其他危险因素还包括职业粉尘、化学品和空气污染。
我怎么知道我是否患有 COPD?
COPD 的症状包括气短、咳嗽、胸闷和肺部多有黏液或痰。医生需要做特殊的测试来确诊，这种测试叫做肺功能测定。肺功能测定是用来测定肺吸入和排出空气的程度。进出身体的气流不畅，则诊断为 COPD。
为什么在感觉良好的日子里继续服用控制性药物很重要?
控制性药物对于预防和 / 或控制 COPD 症状非常重要，必须按照处方每天用药，以充分发挥药物的作用。这意味着，即使您感觉良好或没有任何症状，也要坚持服用控制性药物，预防疾病复发。
如果感觉良好，我可以停止 COPD 药物治疗吗？
不可以。当您感觉良好并想停止 COPD 药物治疗时，请打电话给医生。在没有和医生商量之前，请不要停止服药。大多数 COPD 患者需要每天服用药物来预防症状复发。
如果我停止服用 COPD 药物会发生什么？
如果您没有告诉医生，擅自停止服用 COPD 药物，您的症状可能会复发。在某些情况下，您的呼吸情况可能会迅速恶化，可能需要紧急护理或去医院寻求帮助。
我应该什么时候就我的 COPD 打电话给医生？
许多 COPD 患者会注意到，他们的症状在某些日子可能比其他日子更严重。如果有以下情况，您应该打电话给医生：
- 比平常咳嗽得更剧烈或更频繁
- 痰液增多或咳出的痰液颜色改变
- 呼吸短促或在服药并休息 15 ～ 30min 后症状仍未消失
- 发热超过 101℉（38.3℃）或出现类似流感症状

如果我有关于 COPD 药物治疗的问题，我应该怎么做？
如果您有任何关于 COPD 药物治疗的问题，让您的医生或药师知道是非常重要的。医务人员和您可以共同确保您使用正确的药物，或者，必要时可以调整为适合您的最佳治疗方案。

核心要素 4——干预和 / 或转诊

戒烟

预防和治疗 COPD，最重要的干预措施是戒烟 [1]。此外，消除任何其他可改变的环境因素（见表 17-1）也是必要的。在所有的干预措施（包括生活方式改变和药物治疗）中，戒烟对 COPD 进展的影响最大。因此，医务人员应该鼓励所有吸烟的患者戒烟。表 17-6 概述了美国公共卫生署的戒烟指南。表 17-7 概述了戒烟的一线药物治疗方案。

个人用药清单 <*插入患者姓名，出生日期：月/日/年*>	
药品：思力华（噻托溴铵）18μg 胶囊及其干粉吸入器	
我如何用它：每天早上将一粒胶囊（18μg）装入干粉吸入装置内，吸入 2 次	
我为何用它：慢性阻塞性肺疾病（呼吸）	**处方者：**Dr. Warner
我开始用它的日期：5/17/2017	**我停止用它的日期：**<*留空给患者填写*>
我为何停止用它：<*留空给患者填写*>	
药品：ProAir HFA（沙丁胺醇）吸入器	
我如何用它：呼吸短促时，每 4 ～ 6h 吸 1 ～ 2 次（至少间隔 1min）	
我为何用它：慢性阻塞性肺疾病（呼吸）	**处方者：**Dr. Warner
我开始用它的日期：11/1/2016	**我停止用它的日期：**<*留空给患者填写*>
我为何停止用它：<*留空给患者填写*>	

图 17-4　呼吸系统个人用药清单示例

	制订日期：<*插入日期*>
我们谈论了什么： 规律使用思力华控制 COPD 症状的重要性。	
我需要做什么： • 思力华是一种定量吸入剂，必须每天使用，以预防气短。若已经出现症状，效果不佳。 • 依据处方，每天早晨使用一次思力华吸入剂（即使醒来感觉良好）。 • 慢慢地深吸 2 次，使药物完全吸收。 • 在感到气短的时候，按处方使用沙丁胺醇吸入剂以快速缓解症状。	**我做过什么，什么时候做的：** <*留空给患者填写*>
我们谈论了什么： 如何控制 COPD 症状的进一步发展。	
我需要做什么： • 继续使用氟替卡松/沙美特罗吸入剂，每日 2 次。 • 依据处方，使用沙丁胺醇吸入剂以快速缓解呼吸短促的症状。 • 如有需要，可每日使用沙丁胺醇吸入剂 4 ～ 6 次。 • 下次去诊所时，和医生谈论呼吸短促的症状。调整治疗方案，可能有助于控制症状。 • 将“快速缓解吸入器”随时带在身边。	**我做过什么，什么时候做的：** <*留空给患者填写*>

图 17-5　COPD 患者的用药行动计划示例

表 17-6　关于烟草使用和依赖性的指南建议要点

烟草依赖是一种慢性病，往往需要反复干预和多次尝试才能戒掉。有效的治疗方法可以显著提高长期戒断率
临床医生和医疗保健提供系统应始终关注和记录烟草使用状况，并对每一个烟草使用者提供治疗
烟草依赖治疗，对大多数人群有效。临床医生应该鼓励每个愿意戒烟的患者尝试使用指南中建议的咨询治疗和药物
简易戒烟治疗是有效的。临床医生应该为每个使用烟草的患者至少提供这种简易治疗
个人、团体和电话劝导都有效果，且它们的有效性随着治疗强度的增加而增加。面对面劝导（解决问题和/或技能培训）和社会支持尤其有效，应该将其作为治疗的一部分
治疗烟草依赖有许多有效药物，临床医生应鼓励患者在戒烟期间使用这些药物，除非有医学禁忌证或是有效性证据不足的人群（孕妇、无烟烟草使用者、轻度吸烟者和青少年）。7 种一线戒烟药（5 种尼古丁和 2 种非尼古丁）可以有效增加长期戒烟率。临床医生还可以考虑使用指南推荐的联合用药
劝导和药物治疗都是针对烟草依赖的有效治疗方法。这两种方法结合起来，比单独使用一种方法更有效。应该鼓励患者同时接受劝导和药物治疗
电话戒烟咨询对各类人群都有效，其优点是覆盖面广。临床医生应要求患者接听电话戒烟咨询并推广戒烟热线的应用
对于目前不愿尝试戒烟的吸烟者，临床医生应该使用动机疗法。事实证明，动机疗法能有效增加未来的戒烟尝试。
与其他临床疾病的干预措施相比，烟草依赖治疗在临床上既有效又具有很高的成本效益。为这些治疗提供保险覆盖范围，会提高戒烟率。保险公司和购买者应该明白，所有保险计划都覆盖戒烟咨询和指南推荐的有效药物

来源：参考文献 [5]。

表 17-7 戒烟的一线药物治疗

药物	常用剂量	疗程	常见不良反应
安非他酮缓释剂	每日口服 150mg，连续 3 天，之后每日 2 次	12 周，最多 6 个月	失眠、口干
尼古丁口香糖	必要时 2 ～ 4mg，每日最多 24 片	12 周	口腔溃疡、消化不良
尼古丁吸入器	每日 6 ～ 16 盒	最多 6 个月	口腔溃疡、咽痛
尼古丁鼻喷雾剂	每日 8 ～ 40 次	3 ～ 6 个月	鼻过敏
尼古丁贴片	多种剂量，每 24h 7 ～ 21mg	最多 8 周	皮肤反应、失眠
伐尼克兰	每日 0.5mg，持续 3 天；然后 0.5mg，每日 2 次，持续 4 天；然后 1mg，每日 2 次	12 周	恶心、睡眠障碍

非药物治疗

COPD 的非药物治疗包括肺功能康复和定期体育锻炼。体力活动能提高 COPD 患者的运动耐力，甚至减轻呼吸困难和疲劳症状。所有 COPD 患者都应接受康复治疗，并鼓励他们保持体力活动[1]。即使肺功能没有变化，肺功能康复也能长期改善中重度 COPD 患者的日常生活活动、生活质量、运动耐量和呼吸困难症状[6]。

免疫接种

所有 COPD 患者，无论年龄大小，都建议接种流感疫苗和肺炎球菌疫苗。应每年向所有 COPD 患者提供流感疫苗接种，这可能将严重疾病和死亡率降低 50%[7,8]。目前指南建议所有患者接种疫苗，除非他们曾经在打过疫苗后有生命危险或过敏反应。鸡蛋过敏史不再被认为是停止接种流感疫苗的正当理由。虽然肺炎球菌疫苗的益处不像流感疫苗那么明显，但它也应该应用于所有 COPD 患者。目前的疫苗接种指南，呼吁对 65 岁以下的所有 COPD 患者一次性注射 23 价肺炎球菌多糖疫苗（23-valent pneumococcal polysaccharide vaccine，PPSV23）。对于所有 65 岁及以上的患者，需要单次注射 13 价肺炎球菌结合疫苗（13-valent pneumococcal conjugate vaccine，PCV13），在至少 1 年后再注射一次 PPSV23 加强剂（如果第一次注射 PPSV23 疫苗超过 5 年）。表 17-8 详细介绍了美国免疫实践咨询委员会（Advisory Committee on Immunization Practices, ACIP）对 PCV13 和 PPSV23 的使用建议。

慢性阻塞性肺疾病的药物治疗

COPD 的药物治疗可减轻症状，减少病情加重的频率和严重程度，改善健康状况和运动耐受性[1]。COPD 综合评估组指导 COPD 的治疗（表 17-9）。然而，由于患者间的差异很大，治疗应根据患者的反应尽可能个体化。与哮喘治疗明显不同的是，在需要时，短效支气管舒张剂的使用有限。表 17-10 概述了用于 COPD 的不同药物。

图 17-6 提供了 COPD 管理的转诊策略。对于 MTM 药师来说，根据患者疾病状态转诊到不同级别的照护是很重要的。也有必要对患者进行教育，告诉他们当症状发生改变时，什么时候应该寻求医疗帮助（表 17-5）。

表 17-8 ACIP 对使用 PCV13 和 PPSV23 的建议

未接种疫苗的成年人
• 先接种 PCV13，至少 8 周后再接种 PPSV23 • 间隔 5 年才能第二次接种 PPSV23；65 岁时接种 PPSV23 者，需间隔至少 5 年后可再接种
接种过 PPSV23 的成人
• PPSV23 接种之后至少 1 年，可接种 PCV13 • 间隔 5 年才能第二次接种 PPSV23；65 岁时接种 PPSV23 者，需间隔至少 5 年后可再接种
PCV13 在 19 岁及以上成人的适应证
• 功能性或解剖性无脾 • 免疫损害性疾病 　• 先天性或获得性免疫缺陷 　• HIV 感染 　• 慢性肾功能衰竭或肾病综合征 　• 白血病、淋巴瘤、霍奇金淋巴瘤 　• 全身恶性肿瘤 　• 需要使用免疫抑制药物治疗的疾病，包括长期全身皮质类固醇或放射治疗 　• 实体器官移植 　• 多发性骨髓瘤 • 脑脊液漏或人工耳蜗植入

来源：参考文献 [9]。

其他治疗方案

GOLD 指南还说明了 COPD 稳定期的其他几种药物和非药物治疗，对黏液溶解剂（如羧甲司坦）、镇咳药和血管扩张剂都进行了专门讨论。然而，由于数据有限且有时相互矛盾，因此不建议常规使用这些药物进行治疗。此外，由于证据不足，GOLD 指南不建议使用任何草药治疗 COPD。尽管如此，许多患者仍会使用草药产品来代替或补充他们的处方治疗（表 17-11）。包括针灸和顺势疗法的其他替代疗法，还没有得到充分的证据，不推荐作为治疗方案。长期给氧（每天超过 15h）对严重静息性低氧血症患者可能有益。白三烯调节剂和肥大细胞稳定剂尚未在 COPD 患者中获得充分的证据，目前不推荐使用。

表 17-9　依据 COPD 综合评估组的初始药物治疗

患者分组	推荐首选治疗方案	如果症状持续存在，建议的升级治疗方案	备注
A 低危 较少症状	支气管舒张剂（长效或短效）	继续、停用或尝试其他类型的支气管舒张剂	
B 低危 较多症状	长效支气管舒张剂（LABA 或 LAMA）	在方案中加入另一类长效支气管舒张剂	处理可能增加气道症状的共病
C 高危 较少症状	LAMA	**首选**：加用第二种长效支气管舒张剂（LABA） 非首选：改用 LABA+ICS	ICS 增加了一些患者肺炎的风险
D 高危 较多症状	LAMA+LABA	**首选**：升级到 LABA+LAMA+ICS 非首选：改用 LABA+ICS	如果应用 LABA+LAMA+ICS 加重持续： • 若 $FEV_1 < 50\%$ 预测值和有慢性支气管炎，则加用 PDE-4 抑制剂 • 对于有吸烟史的患者，添加大环内酯类药物 如果使用 LABA+LAMA+ICS 可以很好地控制症状，可以考虑停用 ICS

缩写：PDE-4 = 磷酸二酯酶 -4。

来源：参考文献 [1]。

表 17-10　COPD 稳定期的常用治疗药物

药物类别和代表药	常见的 / 严重副作用①	黑框警告 / 禁忌证	妊娠期用药安全性分级②
支气管舒张剂——抗胆碱药 阿地溴铵 异丙托溴铵 噻托溴铵 芜地溴铵	支气管痉挛 咽炎 口干症 便秘 鼻窦炎	阿托品过敏	B（异丙托溴铵） C（噻托溴铵）
支气管舒张剂——β_2 受体激动剂 沙丁胺醇 阿福特罗 福莫特罗 茚达特罗 左旋沙丁胺醇 奥达特罗 沙美特罗	QT 间期延长 心动过速 低钾血症 神经质 震颤	长效 β_2 受体激动剂在不联合使用吸入性皮质类固醇的情况下可能增加哮喘患者的死亡风险	C
支气管舒张剂——甲基黄嘌呤类 茶碱	快速性心律失常 心房颤动 恶心 / 呕吐 失眠 震颤 易怒	茶碱过敏	C
吸入性皮质类固醇（ICS） 倍氯米松 布地奈德 环索奈德 氟替卡松 莫米松	高剂量使用时发生继发性低皮质醇症 咽炎 上呼吸道感染	对乳蛋白过敏	B（布地奈德） C（所有其他）
磷酸二酯酶-4 抑制剂 罗氟司特	体重减轻 恶心 / 腹泻	中度至重度肝功能损伤	C

① 这是一个概括性的清单，并未包括这些药物可能产生的所有副作用。在给出任何建议之前，请查阅药品参考信息源以获得更完整的清单。在提出药物治疗建议之前，MTM 药师还应查阅全面的药物相互作用数据库。

② 所有处方药的产品说明书都会不断更新，以体现 FDA 的妊娠期和哺乳期用药最新规则。请核查所需产品的说明书，以获得最准确和最新的妊娠期安全用药信息。

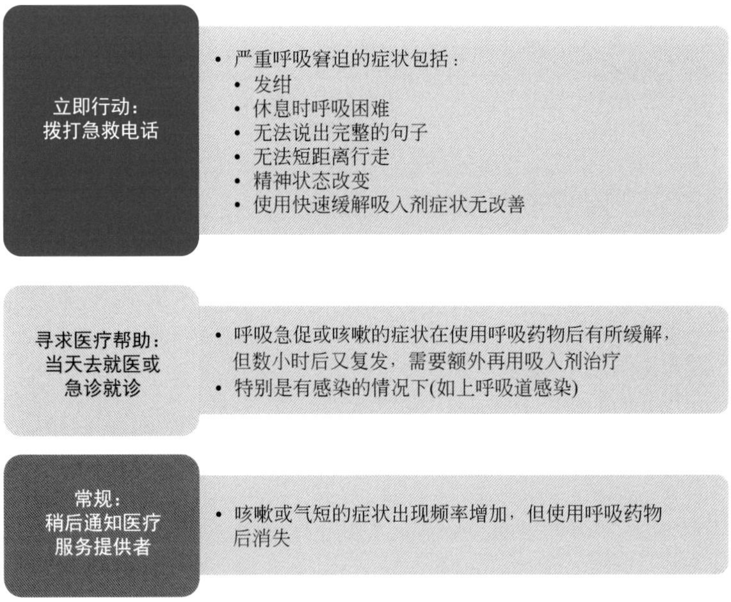

图 17-6　COPD 管理的转诊策略

表 17-11　治疗 COPD 的草药补充剂

草药产品	推荐剂量	证据	费用[①]
胆碱	每日 1.5 ～ 3g	口服治疗哮喘可能有效 无 COPD 数据	$$
麻黄	无	含有麻黄碱和伪麻黄碱的化学物质 关于麻黄用于 COPD 的有效性，目前没有足够的可靠信息，由于严重的健康风险，包括 MI、CVA 和 HF，不推荐使用	无法获得
β- 胡萝卜素	医学研究所对 β- 胡萝卜素进行了研究，但没有给出每日摄入量的建议，理由是缺乏足够的证据	COPD 男性吸烟者中支气管炎和呼吸困难的患病率似乎低于那些饮食中含有大量 β- 胡萝卜素的患者。然而，服用 β- 胡萝卜素补充剂似乎没有帮助	$
人参	100mg 至 6g，每日 3 次，疗程最长 3 个月	一项评价 COPD 稳定期患者口服人参临床试验的 meta 分析显示，与安慰剂相比，患者服用人参治疗 3 ～ 6 个月后肺功能和生活质量有显著改善。然而，人参只能轻微改善 FEV_1。与安慰剂相比，人参改善了约 53% COPD 患者的症状	$ ～ $$$$
N-乙酰半胱氨酸	每日 600 ～ 1200mg	在中重度 COPD 患者中，在标准治疗的基础上，口服 *N*-乙酰半胱氨酸可使急性加重症状的次数减少约 40%	$

① 费用：按推荐剂量，$ = 每月花费 10 美元，$$ = 每月花费 11 ～ 20 美元，$$$$ = 每月花费 50 美元以上。
缩写：CVA = 脑血管意外；HF = 心力衰竭；MI = 心肌梗死。
来源：参考文献 [1] 和 [10]。

核心要素 5——文档记录和随访

清晰简洁地记录药物治疗相关问题（MRP）和建议，是 MTM 咨询的关键组成部分。表 17-12 提供了 COPD 患者潜在的 MRP 的示例。图 17-7 给出了解决药物治疗相关问题的沟通和建议示例，可通过传真、电话或其他书面或安全电子通信方式传递这些建议。这些示例仅用于示范目的。与医疗服务提供者的实际沟通应根据建议的类型、患者的具体情况以及与医疗服务提供者的关系，做个性化调整。

定期随访对于 COPD 患者是至关重要的，因为尽管有最好的治疗，一些患者的肺功能还是可能随着时间的推移而恶化。每次就诊时，都应就目前症状和治疗方案进行讨论。随访的最佳时间间隔尚未明确，取决于几个因素，比如疾病的严重程度、干预的类型以及患者的具体因素（如年龄、合并症的情况和能否坚持规律接受随访）。但是，谨慎起见，最好每年至少进行一次肺功能测定[1]。此外，最好每 2 ～ 3 个月进行一次问卷调查，如 CAT。

表 17-12　COPD 患者的药物治疗相关问题

药物治疗相关问题分类	药物治疗相关问题示例
不依从性	• 由于患者未定期或未按医嘱服药而导致的 COPD 控制欠佳 • 由于费用问题，患者没有服用 COPD 药物
不必要的药物治疗	• 重复治疗（例如：患者同时使用 ICS 吸入剂和 ICS/ β_2 受体激动剂联合吸入剂） • 长期使用黏液溶解剂（不推荐）
需要额外的药物治疗	• 使用短效支气管舒张剂不能很好地控制 COPD（需要增加长效支气管舒张剂） • 单一的长效支气管舒张剂不能很好地控制 COPD（需要增加额外的长效支气管舒张剂或 ICS）
无效的药物治疗	• 关于新型 COPD 药物的试验没有明显的临床疗效 • 患者无法操作吸入器装置（如患有关节炎，手难以抓握吸入器） • 使用操作方法不正确
剂量过低	• 使用 ICS/β_2 受体激动剂时，给予每次一吸，每日 2 次。实际上需要每次 2 吸，每日 2 次才能达到 β_2 受体激动剂的全剂量要求 • 患者使用 ICS/β_2 受体激动剂时每天只吸入一次。实际上每日 2 次使用才能达到要求的剂量
剂量过高	• 短效或长效支气管舒张剂的给药少于最大给药间隔 • 短效或长效 β_2 受体激动剂剂量超过指定剂量，导致不良反应（如心动过速、躁动）
药物不良事件	• 患者在服用适当剂量的呼吸药物后出现副作用（如使用长效 β_2 受体激动剂后出现心动过速或使用 ICS 后出现鹅口疮） • 持续使用短效或长效 β_2 受体激动剂导致的低钾血症和 / 或高血糖

情景：患者使用茚达特罗样品药，但一旦使用完就支付不起处方费用。
MRP：不依从性。

评估：
患者负担不起茚达特罗的全部费用，医保报销目录中不覆盖该药。目前她只是在呼吸困难时用药，而不是按规定每日使用。处方改用长效 β 受体激动剂，可以提供更经济的 COPD 治疗，患者可以按照医嘱每日使用。
计划：
考虑停止每日服用茚达特罗，增加每日 2 次的沙美特罗或福莫特罗来控制 COPD 症状。

情景：有机会降低 COPD 吸入剂的费用。
MRP：不依从性（或通过简化方案来减少不依从性的可能性）。

评估：
根据药房要求和 / 或患者自述，您的患者目前用药为：
• ProAir HFA（沙丁胺醇）吸入剂，每 6h 2 吸
• Pulmicort（布地奈德）90μg，每日 2 次，每次 2 吸
请注意：使用长效 β 受体激动剂和 ICS 吸入剂的组合，每日 2 次，可以一样控制 COPD 的症状，还可以降低吸入剂的费用。
计划：
如果合适的话，可以考虑将患者的治疗方案转为长效 β 受体激动剂 /ICS 联合用药（Advair 或 Symbicort），以帮助减轻药物负担并优化目前的治疗。

情景：单用一种支气管舒张剂，COPD 症状控制不佳。
MRP：需要额外的药物治疗。

评估：
患者自诉在过去几个月里 COPD 症状控制不佳，每周有几次发作，导致无法打扫房间和在花园里劳作。患者自述目前每天使用噻托溴铵，并否认在过去 2 周内有任何遗漏。
计划：
如果气流受限严重或非常严重，考虑增加长效 β 受体激动剂每日 2 次或一种 ICS 吸入剂来改善症状。患者应坚持记录 COPD 症状，并在常规使用药物 2 周后向药师报告症状的改善情况。

情景：COPD 症状控制不佳，长效 β 受体激动剂剂量不正确。
MRP：剂量过低。

评估：
患者自诉在过去的几个月里，COPD 症状控制不佳。患者目前使用 Advair HFA 45/21（氟替卡松 / 沙美特罗），每日吸入 2 次，每次 1 吸，只能达到所需沙美特罗剂量的一半。可以通过提供足够剂量的长效 β 受体激动剂成分来改善症状，比如增加剂量到每日 2 次，每次 2 吸。
计划：
• 建议增加 Advair HFA 剂量，每日 2 次，每次 2 吸。
• 患者应坚持记录 COPD 症状，并在常规使用药物 2 周后向药师报告症状的改善情况。

图 17-7　MTM 药师就 COPD 治疗进行沟通的示例

参考文献

1. Global Initiative for Chronic Obstructive Lung Disease (GOLD). Global strategy for the diagnosis, management and prevention of COPD, 2017. Available at http://goldcopd.org. Accessed May 14, 2017.
2. Centers for Disease Control and Prevention (CDC), National Center for Health Statistics. Compressed mortality file 1999-2006. CDC WONDER on-line database, compiled from compressed mortality file 1999-2006 Series 20 No. 2L. Atlanta: CDC; 2009. Available at http://wonder.cdc.gov/cmf-icd10.html. Accessed May 14, 2017.
3. U.S. Department of Health and Human Services, Healthy People 2020. (2011, June 29). Respiratory diseases: objectives. Available at http://www.healthypeople.gov/2020/topicsobjectives2020/objectiveslist.aspx?topicId=36. Accessed July 31, 2017.
4. CMS. Medicare Part D medication therapy management program standardized format. Available at https://www.cms.gov/Medicare/Prescription-Drug-Coverage/PrescriptionDrugCovContra/Downloads/MTM-Program-Standardized-Format-English-and-Spanish-Instructions-Samples-v032712.pdf. Accessed May 14, 2017.
5. Fiore MC, Jaén CR, Baker TB, et al. *Treating Tobacco Use and Dependence: 2008 Update. Clinical Practice Guideline.* Rockville, MD: U.S. Department of Health and Human Services; May 2008.
6. American Thoracic Society. Pulmonary rehabilitation—1999: official statement of the American Thoracic Society. *Am J Respir Crit Care Med.* 1999;159:1666-1682.
7. Kim DK, Riley LE, Harriman KH, Hunter P, Bridges CB. Advisory Committee on Immunization Practices recommended immunization schedule for adults aged 19 years or older—United States, 2017. *MMWR Morb Mortal Wkly Rep.* 2017;66:136-138.
8. Nichol KL, Margolis KL, Wourenma J, Von Sternberg T. The efficacy and cost effectiveness of vaccination against influenza among elderly persons living in the community. *New Engl J Med.* 1994;331:778-784.
9. Centers for Disease Control and Prevention. Use of 13-valent pneumococcal conjugate vaccine and 23-valent pneumococcal polysaccharide vaccine among adults aged ≥65 years: recommendations of the Advisory Committee on Immunization Practices (ACIP). *MMWR Morb Mortal Wkly Rep.* 2014;63:822-825.
10. Natural Medicines [database online]. Somerville, MA: Therapeutic Research Center; 2017. Available at https://naturalmedicines.therapeuticresearch.com/. Accessed May 11, 2017.

复习题

1. 暴露于环境危险因素后，哪个宿主因素会影响发生 COPD 的风险？
   a. 烟草烟雾
   b. 空气污染
   c. 职业性粉尘和化学品
   d. 气道高反应性
2. 下列哪一个因素表明患者是未来 COPD 恶化的“高风险”患者？
   a. 每日使用长效 β_2 受体激动剂和抗胆碱能支气管舒张剂
   b. COPD 评估测试（CAT）评分为 12 分
   c. 3 级气流限制
   d. 过去 12 个月有 2 次 COPD 加重史
3. 下列哪项是 COPD 患者降低风险目标的组成部分？
   a. 预防和治疗急性加重
   b. 改善运动耐力
   c. 按疗程使用快速缓解药物
   d. 减少快速缓解药物的使用
4. “您在 1 秒内可以呼出的空气总量”的通俗解释是指下面哪个术语？
   a. FVC
   b. FEV_1
   c. FEV_1/FVC
   d. FEV_6
5. 哪一个信息适合纳入 COPD 患者的 MAP？
   a. 噻托溴铵是一种控制吸入剂，可根据需要用于治疗呼吸短促
   b. 每天早晨按处方使用噻托溴铵吸入剂一次（即使是在您醒来感觉良好的日子）
   c. 氟替卡松 / 沙美特罗是一种快速缓解吸入剂，可根据需要用于治疗呼吸短促
   d. 如果您白天感到气短，请按照医嘱使用氟替卡松 / 沙美特罗吸入剂，以快速缓解症状
6. 出现下列哪个症状需要立刻转诊就医？
   a. 爬了几层楼梯后感到气短，休息后可以缓解
   b. 使用快速缓解吸入剂不能缓解新发的呼吸急促
   c. 咳嗽或气短等 COPD 症状出现频率增加，但使用呼吸药物后消失
   d. 持续 2 天发热 99 ℉（37℃），没有流感样症状
7. 下列哪种情况，MTM 药师会评估为药物治疗相关问题“需要额外的药物治疗”？
   a. 长期使用黏液溶解剂治疗吸入烟草烟雾后的咳嗽
   b. 由于患者没有按照处方服用药物而导致 COPD 控制欠佳
   c. COPD 控制不佳，按需使用短效支气管舒张剂
   d. 联合 ICS/β_2 受体激动剂，每天吸入 1 次
8. 关于 COPD 患者的免疫接种，哪种说法是正确的？
   a. COPD 患者应每 5 年接种一次 23 价肺炎球菌多糖疫苗（PPSV23）
   b. 对鸡蛋有严重过敏史的患者不应接种流感疫苗
   c. 接种流感疫苗有可能减少 50% 的严重疾病和死亡
   d. COPD 患者应每 3 年接种一次 13 价肺炎球菌结合疫苗（PCV13）
9. 根据 2017 年 GOLD 指南，C 组患者推荐的一线单一疗法是什么？
   a. 长效抗胆碱药
   b. 长效 β_2 受体激动剂
   c. ICS
   d. PDE-4 抑制剂
10. 由于有心肌梗死、脑血管意外和心力衰竭等严重风险，不建议 COPD 患者服用哪种补充剂？
    a. β- 胡萝卜素
    b. 胆碱
    c. 麻黄
    d. 乳香

答案

1. d	2. d	3. a
4. b	5. b	6. b
7. c	8. c	9. a
10. c		

王　鑫　译
安卓玲　校
秦　英　林　阳　审

第 18 章

慢性稳定型心绞痛 MTM 资料集

Shawn D. Anderson, PharmD, BCACP, and Kristyn M. Pardo, PharmD, BCPS, CACP

关键点

- 稳定型缺血性心脏病（SIHD）是由冠状动脉中的动脉粥样硬化斑块堆积引起的。
- 当心脏对氧气的需求量超过获得的氧气供应量时，就会产生心绞痛。
- 稳定型心绞痛可重复发作，休息或服用硝酸甘油可以缓解症状。如果心绞痛的发作频率、严重程度或持续时间增加，则是“不稳定”的特征。不稳定型心绞痛患者应转诊就医。
- 急性心绞痛发作后，如果休息亦不能缓解症状，则可能需要使用硝酸甘油。MTM 药师应讲解硝酸甘油的正确使用方法及何时拨打急救电话。
- 慢性稳定型心绞痛管理旨在减少心绞痛发作的频率。β 受体阻滞剂、钙通道阻滞剂和长效硝酸酯类是常见的治疗用药。
- MTM 药师应强调慢性稳定型心绞痛患者坚持用药的重要性，就如何恰当使用药物进行讲解，以便最大限度地提高治疗效果，例如，无硝酸酯类的间隔时间对使用长效硝酸酯类药物的患者十分重要。

慢性稳定型心绞痛简介

慢性稳定型心绞痛（chronic stable angina，CSA）是指稳定型缺血性心脏病（SIHD）患者心脏对氧气的需求量超过获得的氧气供应量时产生的一种综合征。随着时间推移，动脉粥样硬化斑块在冠状动脉中堆积。这些斑块缩小了向心脏供血的动脉直径。当氧气需求量增加时（例如，在运动或压力期间），健康的心脏会通过增加血流量进行补偿，从而增加氧气供应量。慢性稳定型心绞痛患者无法随时补偿性提高血流量[1,2]。当心肌的氧气需求超过冠状动脉的供应量时，患者会感到胸痛、胸闷或紧迫感（心绞痛）。疼痛可能辐射到下颌、肩部、背部或手臂。表 18-1 阐述了典型的心绞痛症状。值得注意的是，并不是所有的患者都会出现这些典型的症状；事实上，有些患者可能根本就没有任何症状，我们称之为无症状性心肌缺血[1]。女性也更有可能出现非典型症状，如恶心、呕吐或剧烈胸痛[2]。

非心源性胸痛或不适与心绞痛类似（表 18-2）[1,2]。仔细询问有助于确定患者的胸痛是否与非心源性原因有关。然而，如果患者报告症状恶化，MTM 药师应谨慎行事，将患者转诊至其医务人员或急诊科。

慢性稳定型心绞痛和急性冠状动脉综合征的鉴别

慢性稳定型心绞痛在特定的活动量下可反复发生，通过休息或使用血管扩张剂（如硝酸甘油）可缓解症状[4]。心绞痛的可重复性和可逆性将慢性稳定型心绞痛与急性冠状动脉综合征（不稳定型心绞痛、非 ST 段抬高型心肌梗死和 ST 段抬高型心肌梗死）区分开来，尽管它们都是稳定型缺血性心脏病的标志。心绞痛的发作频率、严重程度或持续时间增加，可表明心绞痛是“不稳定的”，而不是稳定的。需要进一步检查以确定是否有必要添加药物或手术干预[1,2]。

心绞痛严重程度分类

已经制定了各种标准来划分心绞痛的阶段和严重程度（表 18-3 和表 18-4）。冠状动脉阻塞程度越严重，引起的症状可能越严重，但情况并不总是如此。冠状动脉造影术可用来确定冠状动脉中动脉粥样硬化疾病的严重程度。如果存在严重或多发性动脉阻塞，实施冠状动脉成形术，或用支架或心脏搭桥手术进行血管重建是合适的[1]。

许多因素影响慢性稳定型心绞痛患者的预后

（表 18-5）。本章重点将放在心血管疾病管理和可改变风险因素的控制上[1,2]。

慢性稳定型心绞痛的治疗目标

慢性稳定型心绞痛治疗的直接目标是最大限度地提高功能状态并改善生活质量。具体目标包括减少胸痛频率或允许患者在没有胸痛的情况下进行特定活动。与患者进行良好的沟通，将有助于 MTM 药师确定慢性稳定型心绞痛治疗方案是否达到诊疗目标（表 18-6）。如果生活质量或进行活动的能力受到胸痛的严重影响，可能需要对抗心绞痛药物进行调整。胸痛频率、严重程度或持续时间方面的加剧都可能构成不稳定型心绞痛，一旦出现不稳定型心绞痛，则需要立即转诊进行病情检查。MTM 药师还必须评估患者正在接受旨在降低长期发病率和死亡率的药物治疗是否适当[2]。为此，MTM 药师应仔细评估用药清单并确定任何潜在的治疗缺口。

表 18-1 典型的心绞痛症状

症状	特征	疼痛反射区	引发因素	相关症状
不适 挤压 紧迫感 胸闷	逐渐发病和缓解 不局限于某一特定区域	上腹部 肩部 胳膊 下颌 / 牙齿	体力活动 情绪紧张 性交 寒冷天气	呼吸急促 出汗 眩晕或头昏

来源：根据参考文献 [3] 编制。

表 18-2 类似于心绞痛的阵发性胸痛的鉴别诊断

	持续时间	特性	引发因素	缓解方法	部位	备注
劳累型心绞痛	5 ～ 15min	内脏痛（压迫性）	劳累或情绪激动时	休息、硝酸甘油	胸骨下、反射区	首次发病疼痛强烈
静息心绞痛	5 ～ 15min	内脏痛（压迫性）	自发的（运动时？）	硝酸甘油	胸骨下、反射区	通常于夜间发生
二尖瓣脱垂	几分钟到几小时	躯体痛（很少内脏痛）	自发的（无模式）	时间	左前	无模式，多变的
食管反流	10min 到 1h	内脏痛	自发的、冷饮、运动、卧位	食物、抗酸药、H_2 受体阻断剂、质子泵抑制剂、硝酸甘油	胸骨下、反射区	模仿型心绞痛
消化性溃疡	数小时	内脏痛，烧灼样	饥饿、酸性食物	食物、抗酸药、H_2 受体阻断剂、质子泵抑制剂	上腹部、胸骨下	
胆道疾病	数小时	内脏痛（强弱交替）	自发的、食物引起的	时间、镇痛药	上腹部、反射区	腹部绞痛
颈椎病	不定（逐渐消退）	躯体痛	自发的、食物引起的	时间、镇痛药	胳膊、颈部	休息无法缓解症状
换气过度	2 ～ 3min	内脏痛	情绪、呼吸急促	消除刺激	胸骨下	面部感觉异常
骨骼肌系统	不定	躯体痛	活动、触诊	时间、镇痛药	多个部位	压痛
肺部疾病	30min	内脏痛（压迫性）	通常是自发的	休息、时间、支气管舒张剂	胸骨下	呼吸困难

来源：经许可，转载自 DiPiro JT, Talbert RL, Yee GC, Matzke GR, Wells BG, Posey L, eds. *Pharmacotherapy: A Pathophysiologic Approach*. 10th ed. New York, NY: McGraw-Hill; 2017。

表 18-3 特定活动量表功能等级的评判标准

	是	否
1. 您能走一段台阶而不用停歇（4.5 ～ 5.2 MET）吗？	查看第 2 项	查看第 4 项
2. 您能拿着东西上 8 级台阶而不停歇（5 ～ 5.5 MET）吗？ 或者您能 ① 进行性交活动不用停歇（5 ～ 5.2 MET）吗? ② 做园艺、耙地、除草（5.6 MET）吗? ③ 滑旱冰、跳狐步舞（5 ～ 6 MET）吗? ④ 平地上以每小时 4 英里的速度步行（5 ～ 6 MET）吗?	查看第 3 项	Ⅲ级

续表

	是	否
3. 您能拿着至少 24 磅的东西登上 8 级台阶（10 MET）吗？ 或者您能 ① 扛得起至少 80 磅重的东西（18 MET）吗? ② 做户外工作、铲雪、铲土（7 MET）吗? ③ 参加滑雪、打篮球、踢足球、打壁球、打手球等娱乐活动（7 ～ 10 MET）吗? ④ 以每小时 5 英里的速度慢跑 / 步行（9 MET）吗?	Ⅰ级	Ⅱ级
4. 您能不停歇地洗澡（3.6 ～ 4.2 MET）吗？ 或者您能 ① 脱衣服和铺床（3.9 ～ 5 MET）吗? ② 拖地（4.2 MET）吗? ③ 晾衣服（4.4 MET）吗? ④ 清洁窗户（3.7 MET）吗? ⑤ 以每小时 2.5 英里的速度步行（3 ～ 3.5 MET）吗? ⑥ 打保龄球（3 ～ 4.4 MET）吗? ⑦ 打高尔夫球、步行、拿球杆（4.5 MET）吗? ⑧ 推动电动割草机（4MET）吗?	Ⅲ级	查看第 5 项
5. 出现症状后您能穿衣服不用停歇（2 ～ 2.3 MET）吗?	Ⅲ级	Ⅳ级

缩写：MET = 活动的代谢当量。

来源：经许可，转载自 Goldman L, Hashimoto B, Cook EF, Loscalzo A. Comparative reproducibility and validity of systems for assessing cardiovascular func- tional class: advantages of a new specific activity scale. *Circulation.* 1981;64:1227-1234。

表 18-4 加拿大心血管学会分类系统的心绞痛分级

等级	阶段描述
Ⅰ级	一般体力活动不会引起心绞痛，如走路和爬楼梯。工作或娱乐中的剧烈、快速或长时间运动会引起心绞痛
Ⅱ级	一般体力活动轻微受限。心绞痛发生在快速行走或爬楼梯时、上坡时、饭后行走或爬楼梯时、寒冷时、起风时、情绪紧张时，或仅在睡醒后的几个小时内。正常情况下，以正常速度平地行走两个街区以上或爬一层以上的普通楼梯受限
Ⅲ级	一般体力活动明显受限。正常情况下，以正常速度平地行走一到两个街区或爬一层楼梯时会出现心绞痛
Ⅳ级	无法在不感到不适的情况下进行任何体力活动——休息时也可能出现心绞痛症状

来源：经许可，转载自 Campeau L. Grading of angina [letter]. *Circulation.* 1976;54:522-523。

表 18-5 可能加重慢性稳定型心绞痛的因素

疾病因素	患者因素
高血压、低血压	吸烟 / 烟草使用
贫血	压力、焦虑、抑郁
心动过速	运动
甲状腺功能亢进症	滥用可卡因
肺部疾病	滥用甲基苯丙胺
阻塞性睡眠呼吸暂停	

来源：参考文献 [2] 和 [3]。

表 18-6 对慢性稳定型心绞痛患者进行用药评估时建议问的问题

建议询问慢性稳定型心绞痛患者的问题
评估慢性稳定型心绞痛时发现与控制的问题 • 描述您的心绞痛或“胸痛”症状。 　• 是什么情况导致的? 　• 什么情况让它有所改善? 　• 什么情况使它恶化? 　• 疼痛通常持续多长时间? • 多久发生一次? 胸痛如何限制您的活动? • 您的心绞痛问题持续多久了? • 您是否曾因胸痛而住院治疗? 您有过心脏病发作情况吗? 您做过开放性心脏手术吗? 您的心脏上放过支架吗? 什么时候放置的?

续表

建议询问慢性稳定型心绞痛患者的问题
评估药物使用和依从性的问题 • 您服用哪些药物来治疗或预防心绞痛？您是如何服用的？ • 您是如何使用硝酸甘油的？您多长时间使用一次？ • 您多长时间更换一瓶硝酸甘油？ • 您多久会错过一次用药的时间？ • 您是否曾在没有告诉医生的情况下停止服用处方药？如果是，原因是什么？ • 您使用了哪些非处方药物或草药？

评估其他危险因素的问题
• 您使用了哪些烟草产品？
• 您的血压如何？
  • 您多长时间检查一次血压？
  • 您的“典型”血压是多少？
• 您的胆固醇情况如何？您服用过何种“他汀类”药物？
• 您的血糖情况如何？
• 您定期参加过哪些体育活动？
• 您的体重是多少？身高是多少？您觉得自己的体重如何？您的医生对您的体重有何看法？

预防 / 评估医疗紧急情况应问的问题
• 危机应对：心脏病发作和卒中的预警信号是什么？您制定了什么行动计划？ • 如果硝酸甘油无法缓解您的胸痛，您会怎么做？

核心要素 1——慢性稳定型心绞痛患者的全面用药评估

表 18-6 列出了对慢性稳定型心绞痛患者进行用药评估时建议问的问题。问题的数量和类型取决于几个方面，包括面谈的时长、并存的药物治疗相关问题（MRP）的数量、MRP 的紧迫性以及患者提供准确信息的可靠性等。在时间有限的互动中，或在有多个医疗问题的复杂病例中，MTM 药师可以选择有针对性的问题，以帮助识别或排除医疗紧急情况（参见表 18-6 中的“预防 / 评估医疗紧急情况应问的问题”）。MTM 药师应记住在面谈期间使用通俗易懂的语言（图 18-1），并针对患者可能问的、有关其病情的问题做好准备（表 18-7）。

核心要素 2——个人用药清单

慢性稳定型心绞痛患者的个人用药清单（PML）示例见图 18-2 [8]。该示例仅列出了慢性稳定型心绞痛的药物。针对其他疾病状态的其他药物应单独添加和列出。MTM 药师在创建个人用药清单时，应记住使用简洁易懂的语言。

核心要素 3——用药行动计划

图 18-3 为慢性稳定型心绞痛患者的用药行动计划（MAP）示例 [8]，仅为慢性稳定型心绞痛患者的代表性行动计划。针对其他疾病状态或其他药物治疗相关问题（MRP）的 MAP 应单独添加和列出。在大多数情况下，仅列出几个最重要的行动计划，以免患者不知所措。患者自我管理的其他方面可以在后续随访期间解决。制订 MAP 时，MTM 药师应记住使用简洁易懂的语言。

核心要素 4——干预和 / 或转诊

对稳定型缺血性心脏病引起的慢性稳定型心绞痛的干预措施，分为短期策略和长期策略。短期干预措施可预防或限制心绞痛症状，以最大限度地提高生活质量和运动能力 [1,2]。长期策略试图限制动脉粥样硬化的发展，并最终预防心血管疾病（如急性冠状动脉综合征）[1,9]。这两种策略都包括生活方式调整和 / 或药物治疗。通过生活方式调整未能充分控制病情的患者，应开始接受药物治疗。此外，无论生活方式调整的依从性如何以及是否成功，患者很可能必须服用心肌保护药物。幸运的是，一些心肌保护药物也能有效减少心绞痛症状。

在选择抗心绞痛药物时，应考虑许多患者因素。这些因素包括但不限于：强适应证、合并疾病状态、合并药物治疗、费用和依从性。应鼓励患者在家监测生命体征（血压、心率、体重）并定期随访，以便评估治疗目标的达成进展。表 18-8 总结了导致稳定型缺血性心脏病发展和心绞痛恶化的可改变风险因素。表 18-9 概述了治疗心绞痛的药物。硝酸酯类治疗的重要概念见表 18-10。诸如强适应证和药物治疗个体化等抗心绞痛药物治疗考虑因素分别见表 18-11 和表 18-12。此外，表 18-13 概述了可能对心绞痛治疗有用的草药补充剂。图 18-4 和图 18-5 分别列出了慢性稳定型心绞痛治疗路径、不稳定型和稳定型心绞痛的转诊策略。除抗心绞痛治疗外，稳定型缺血性心脏病患者还可从冠状动脉疾病二级预防的其他药物中受益（简述于表 18-14）。

ACEI——血管紧张素转换酶抑制剂。用于帮助降低血压的药物，也可有助于防止心脏和肾脏变化或损害。
急性冠状动脉综合征——心脏的血流减少，可能导致心脏病发作。
不良事件——发生不好的事情，不良反应，无法解释的或不需要的效果。
心绞痛——由于心肌的血流减少而引起的胸痛或不适。
降压药——用于降低血压的药物。
抗血小板药——防止血液形成凝块的药物。
动脉——将血液带离心脏的血管。
动脉粥样硬化——脂肪物质堆积而导致的动脉硬化或堵塞，可能导致心脏的血流减少。
β 受体阻滞剂——用于帮助降低血压和控制心率的药物；可用于预防胸痛。
钙通道阻滞剂（CCB）——用于降低血压的药物，此类药物有些还能控制心率，可用于预防胸痛。
心脏的——与心脏有关的。
心导管插入术——医生检查心脏和心脏血管的手术。
心脏科医生——心脏内科医生。
慢性——持续的、长久的、持久的。
冠状动脉造影术——让医生能够看到心脏血管中的堵塞物的手术。
冠状动脉疾病——为心脏提供血液和氧气的小血管变窄和变硬。
冠状动脉搭桥术——有助于恢复心脏良好血流状态的心内直视手术。
恶化型心绞痛——发生频率、强度或持续时间不断增加的胸痛。
直接血管扩张剂——用于治疗或预防胸痛或降低血压的药物；它通过松弛血管而发挥作用。
心电图（ECG）——查找心脏任何损伤或问题的检查手段。
空腹血脂检查——在 8 ～ 12h 内没有吃任何食物（空腹）的情况下对血液中的脂肪进行检测。
心率——心脏每分钟跳动的次数。
高血压——血压高。
低血压——血压低。
生活方式改变——医生建议您改变生活方式以降低血压，对一些患者来说，生活方式改变包括达到目标体重、减少饮酒量、锻炼身体或戒烟。
心肌梗死——心脏病发作，对心脏的损害。
硝酸酯类——用于缓解胸痛的药物。
肥胖——体重指数（BMI）大于 30kg/m^2；会增加患高血压、糖尿病和心脏病的风险。
阻塞性睡眠呼吸暂停——经常在夜间出现呼吸暂停的一种睡眠障碍。
直立性低血压——由于血压低，站立时出现眩晕或头昏的现象。
超重——体重指数（BMI）超过 25kg/m^2；会增加患高血压、糖尿病和心脏病的风险。
前兆性晕厥——几乎要晕倒、“眼前发黑”或“失去知觉”。
血管重建——一种恢复心脏良好血流状态的手术。
戒烟——不再吸烟。
稳定型缺血性心脏病——由心脏缺乏血流而引起的心脏问题。
他汀类药物——用于降低心脏病风险的药物，也可以降低胆固醇。
支架——管状装置，用于打通心脏中的堵塞血管。
卒中——大脑受损而导致语言、记忆或身体能力丧失的疾病。
晕厥——晕倒、“眼前发黑”或“失去知觉”。
心动过速——心跳很快，每分钟超过 100 次。
不稳定型心绞痛——胸痛的频率、强度或持续时间加剧，应由医生来评估。
静脉——承载血液流向心脏的血管。

图 18-1 慢性稳定型心绞痛相关术语的通俗解释

表 18-7 慢性稳定型心绞痛患者可能会问的问题及解答

什么是心绞痛?
心绞痛是心脏疾病患者心肌得不到足够的血液和氧气时的一种感觉。患者可能有压迫感或紧缩感。这种感觉通常在体力活动或压力下出现，休息或服用硝酸甘油等速效药后会好转。
什么是慢性稳定型心绞痛?
“慢性”意味着“持续性的”。“稳定”意味着病情没有恶化。心绞痛是在心脏得不到足够血流时发生的情况（见上文“什么是心绞痛？”）。患有慢性稳定型心绞痛的人一般都可以通过简单操作来控制他们的病情，如休息或药物。如果病情越来越严重，就不再是“稳定型心绞痛”了，应该由医生进行评估。
什么原因导致慢性稳定型心绞痛?
在人的一生中，胆固醇在为心脏输送氧气的血管中不断堆积，通常将这种情况称之为动脉粥样硬化。当这些堵塞物变得非常厚时，它们会阻断通往心肌的血流。与休息时相比，心脏在体力活动或压力下必须泵出更多的血液。为了做到这一点，心肌自身需要更多的血液和氧气。通常情况下，心脏血管可以在需要时提供额外的血液，但如果有大的阻塞，可能就无法做到这一点。当心脏对血液的需求没有通过增加血液供应而得到满足时，人就会感到“心绞痛”或胸痛 / 压迫感。诸如硝酸甘油等药物会扩张心脏血管从而增加血液供应。休息会减少心脏对血液的需求。
哪些健康问题与慢性稳定型心绞痛有关?
心血管疾病是影响人体心脏和血管的许多健康问题的统称，包括慢性稳定型心绞痛。高血压、高胆固醇和糖尿病都属于心血管疾病。心脏病发作、卒中和死亡都可能是长期心血管疾病的结果。
为什么药物治疗如此重要?
用于治疗慢性稳定型心绞痛的药物可以改善症状和生活质量。有些药物有助于预防其他问题，如心脏病发作和卒中。您能做的、防止进一步健康问题和早逝的最有效方法，就是按医嘱服药。
如果我停止服药会发生什么情况?
如果您突然停止服药，您的心绞痛症状可能会加重。您可能会遭受危及生命的心脏病发作或卒中。

续表

我应该何时就医？ 如果服用第一剂硝酸甘油后您的心绞痛或胸痛没有好转，或者服用三剂后症状没有完全缓解，请拨打急救电话。拨打急救电话后的等待时间可能会耽误您获得适当的紧急治疗。如果您的症状发生得较频繁、持续时间比平时长或较严重，请打电话给您的医生或寻求紧急救治。您需要做检查以评估您的心脏状况。医生会调整您的用药。 **我应该如何存放我的硝酸甘油片？** 请确保您的硝酸甘油片随时可用，以便在需要时总是能找到硝酸甘油片。将硝酸甘油片存放于原始药瓶中，一定要将瓶口拧紧以保护药片不受潮。应在室温下保存，避免将药片暴露在非常热或非常冷的环境中。如果保存得当，药片在瓶上的有效期之前都是有效的。如果药片呈粉末状，您应该重新购买一瓶。有些供应商可能建议每 6 个月更换一瓶药。 **运动之前我可以服用硝酸甘油来预防胸痛吗？** 可以，只要医生告诉您运动对于您是安全的，您可以在开始运动前服用硝酸甘油，药效应该是持续的。 **如果服药出现问题，我应该怎么做？** 在未告知您的医生之前，绝对不要停止服药。与您的医生和 / 或药师联系，告诉他们您所遇到的问题，你们可以一起确定您的药物是否恰当。

个人用药清单 *<插入患者姓名，出生日期：月 / 日 / 年>*	
药品：酒石酸美托洛尔 25mg 片剂	
我如何用它：每 12h 服一片（25mg）	
我为何用它：血压和心脏问题	**处方者：**Smith
我开始用它的日期：1/6/2015	**我停止用它的日期：***<留空给患者填写>*
我为何停止用它：*<留空给患者填写>*	
药品：硝酸甘油 0.4mg 舌下片剂	
我如何用它：将一片（0.4mg）放于舌下，缓解胸痛。每 5min 可以含一片，总共服 3 片。如果第 1 片服用之后胸痛无好转或服用 3 片之后胸痛未完全消失，拨打急救电话	
我为何用它：胸痛（心绞痛）	**处方者：**Smith
我开始用它的日期：1/6/2015	**我停止用它的日期：***<留空给患者填写>*
我为何停止用它：*<留空给患者填写>*	

图 18-2 慢性稳定型心绞痛患者的个人用药清单示例

	制订日期：*<插入日期>*
我们谈论了什么： 发生胸痛时，正确服用硝酸甘油的重要性。	
我需要做什么： • 将 1 片（0.4mg）放于舌下，缓解胸痛。 • 每 5min 可以含一片，总共可服 3 片。 • 如果第 1 片服用之后胸痛无好转或服用 3 片之后胸痛未完全消失，拨打急救电话。	**我做过什么，什么时候做的：** *<留空给患者填写>*
我们谈论了什么： 需要了解新药在减少心绞痛发作和严重程度方面的效果如何。	
我需要做什么： 1. 记下心绞痛发作的次数和严重程度。严重程度可按 0 ～ 10 的等级划分，10 为最严重。如果心绞痛发作得更频繁或更严重，通知诊所。如果服用硝酸甘油后在休息情况下胸痛仍然没有得到缓解，一定要立即就医。 2. 在家检查并记录血压。如果血压高于 180/120mmHg 或低于 100/60mmHg，通知诊所。 3. 在家检查并记录心率。如果心率高于 100 次 / 分或低于 60 次 / 分，通知诊所。 4. 每次去诊所都要带上日志本。	**我做过什么，什么时候做的：** *<留空给患者填写>*

图 18-3 慢性稳定型心绞痛患者的用药行动计划示例

表 18-8 稳定型缺血性心脏病和慢性稳定型心绞痛的可改变风险因素

风险因素	临床考虑
戒烟	鼓励戒烟和避免吸二手烟。利用分步策略（询问、建议、评估、协助、安排、避免）进行戒烟
高血压	参见第 27 章并遵循最新的指南
血脂异常	参见第 22 章并遵循最新的指南
糖尿病	参见第 21 章并遵循最新的指南
肥胖症	通过体力活动和减少热量摄入，先将体重降低至基线下 5% ～ 10%。目标是使 BMI 保持或达到 18.5 ～ 24.9kg/m^2
饮酒	男性：≤ 2 杯 / 天 女性和体重较轻者：≤ 1 杯 / 天 1 杯酒相当于 12 盎司啤酒、5 盎司葡萄酒或 1.5 盎司 80° 威士忌
久坐的生活方式	大多数患者应该每周至少 5 天参加 30 ～ 60min 中等强度的有氧运动。高危患者应在医生监督下参加心脏康复计划
心理因素（压力、焦虑、抑郁）	参见第 20 章。筛查心理疾病是合理的，如果有必要，可以转诊给精神科医生

来源：参考文献 [1]、[2]、[9]。

表 18-9 治疗心绞痛的药物

药物类别和代表药	常见 / 严重副作用[①]	黑框警告 / 禁忌证	妊娠期用药安全性分级[②]
β 受体阻滞剂 阿替洛尔 比索洛尔 美托洛尔 普萘洛尔	掩盖糖尿病患者的低血糖；加剧胰岛素敏感性、呼吸紊乱、周围血管疾病 心动过缓 头晕 运动不耐受 疲劳 直立性低血压（尤其是混合 α 受体和 β 受体阻滞剂）	• 突然停药 • 哮喘（避免非选择性 β 受体阻滞剂或大剂量选择性 β 受体阻滞剂） • 房室传导阻滞 • 心动过缓 • 心源性休克 • 心力衰竭（比索洛尔、卡维地洛、琥珀酸美托洛尔除外） • 低血压 • 嗜铬细胞瘤（如果没有使用 α 受体阻滞剂） • 病态窦房结综合征	C D（阿替洛尔）
二氢吡啶类钙通道阻滞剂 氨氯地平 非洛地平 硝苯地平	头晕 脸红 牙龈增生 头痛 恶心 外周性水肿 直立性低血压 反射性心动过速（速释制剂）	• 避免使用可能加重心绞痛的短效二氢吡啶类药物（即速释硝苯地平或尼卡地平）	C
非二氢吡啶类钙通道阻滞剂 地尔硫草 维拉帕米	心动过缓 低血压 外周性水肿 地尔硫草： 头痛 恶心 维拉帕米： 便秘	• 急性心肌梗死 • 房室传导阻滞 • 心源性休克 • 低血压 • 射血分数降低性心力衰竭 • 病态窦房结综合征 • 室性心动过速 • 预激综合征	C
硝酸酯类 硝酸甘油（舌下含服、喷剂、贴片、软膏） 二硝酸异山梨酯 单硝酸异山梨酯	头痛 晕眩 低血压 脸红 恶心	• 与磷酸二酯酶（PDE）抑制剂同时使用 • 缩窄性心包炎 • 限制性心肌病 • 大剂量或在无硝酸酯类间隔的情况下服药可能出现耐药	C

续表

药物类别和代表药	常见 / 严重副作用①	黑框警告 / 禁忌证	妊娠期用药安全性分级②
其他抗心绞痛药 雷诺嗪	头晕 头痛 QT 间期延长	• 强效的 CYP3A4 抑制剂和诱导剂 • 基线 QT 间期延长（＞ 500ms） • 肝硬化	C

① 这是一个概括性的清单，并未包括这些药物可能产生的所有副作用。在给出任何建议之前，请查阅药品参考信息源以获得更完整的清单。在提出药物治疗建议之前，MTM 药师还应查阅全面的药物相互作用数据库。

② 所有处方药的产品说明书都会不断更新，以体现 FDA 的妊娠期和哺乳期用药最新规则。请核查所需产品的说明书，以获得最准确和最新的妊娠期安全用药信息。

来源：参考文献 [1]、[2]、[10]。

表 18-10 针对慢性稳定型心绞痛使用硝酸酯类的重要概念

舌下用硝酸甘油	长效硝酸酯类
片剂和喷雾剂	片剂或透皮贴剂
治疗急性发作：每 5min 将 1 片剂（或喷雾剂）放在舌下，总共可服 3 片。如果第 1 次服药后疼痛没有改善或第 3 次服药后疼痛没有完全缓解，请拨打急救电话	在优化 β 受体阻滞剂和 / 或钙通道阻滞剂后考虑将其作为附加疗法
当从事可能诱发心绞痛的活动时，预防相关症状：开始活动前约 5min 将 1 片剂（或喷雾剂）置于舌下。抗心绞痛疗效应持续约 30min	每天至少 8 ～ 12h 内无硝酸酯类期，可预防药物耐受性

表 18-11 慢性稳定型心绞痛的强适应证

强适应证	建议的首选药物
射血分数降低性心力衰竭（EF ≤ 40%）	较低剂量的 β 受体阻滞剂（比索洛尔、卡维地洛或琥珀酸美托洛尔），根据耐受性缓慢滴定 **警告：**雷诺嗪可能诱发负性肌力 **避免使用：**钙通道阻滞剂（氨氯地平和非洛地平除外）
心肌梗死后	无内在拟交感神经活性（ISA）的 β 受体阻滞剂 **避免使用：**速释二氢吡啶类钙通道阻滞剂、具有内在拟交感神经活性的 β 受体阻滞剂（醋丁洛尔、喷布洛尔、吲哚洛尔）
血管痉挛性或变异型心绞痛	优选非二氢吡啶类或二氢吡啶类钙通道阻滞剂用于单药治疗 如果使用最佳单药治疗剂量和硝酸酯类药物后心绞痛仍未缓解，可联合使用非二氢吡啶类或二氢吡啶类钙通道阻滞剂 **避免使用：**β 受体阻滞剂，可能导致血管收缩而使心绞痛恶化［可考虑使用具有 α 受体阻滞活性的 β 受体阻滞剂作为最后治疗手段（如卡维地洛）］
房性心律失常	无内在拟交感神经活性的 β 受体阻滞剂或非二氢吡啶类钙通道阻滞剂 **避免使用：**速释二氢吡啶类钙通道阻滞剂（反射性心动过速）
室性心律失常	无内在拟交感神经活性的 β 受体阻滞剂 维拉帕米是罕见特发性室性心动过速的首选药物

来源：参考文献 [1]、[2]、[9]。

表 18-12 慢性稳定型心绞痛个体化治疗的考虑因素

病情	药物建议
高血压	除雷诺嗪之外，所有的药物治疗方案都会降低血压。建议在添加雷诺嗪前，优化血压控制
低血压或血压过低	数据表明，舒张压＜ 60mmHg 可能会使心绞痛恶化，预后不良 大多数患者可以耐受低剂量抗心绞痛药物。如果存在症状性低血压问题，雷诺嗪是一个合理的选择
心动过缓	使用二氢吡啶类钙通道阻滞剂、硝酸酯类和 / 或雷诺嗪
主动脉瓣狭窄	中度至重度主动脉瓣狭窄患者可能无法耐受动脉血管扩张剂，如非二氢吡啶类钙通道阻滞剂和二氢吡啶类钙通道阻滞剂 可以考虑使用没有 α 受体阻滞活性的 β 受体阻滞剂、硝酸酯类和 / 或雷诺嗪 **避免使用：**非二氢吡啶类和二氢吡啶类钙通道阻滞剂
勃起功能障碍	硝酸酯类药物禁止与磷酸二酯酶（PDE）抑制剂（西地那非、他达拉非、伐地那非）同时使用 多数临床医生不会同时开具速释硝酸酯类和磷酸二酯酶抑制剂。如果必须使用硝酸酯类，可以探索治疗勃起功能障碍的替代方案 如果同时开具硝酸酯类和磷酸二酯酶抑制剂，患者必须在服用西地那非和伐地那非 24h 后、在服用他达拉非后至少 48h 后才能服用硝酸酯类 按照慢性稳定型心绞痛治疗路径使用 β 受体阻滞剂、钙通道阻滞剂和 / 或雷诺嗪（图 18-4）

来源：参考文献 [1]、[2]、[9]、[11]。

表 18-13 针对慢性稳定型心绞痛的草药补充剂

补充剂	典型剂量	有效性①	费用②
辅酶 Q10	每日 60mg	证据不足	$
山楂	100mg，每日 3 次	可能有效	$$
左旋肉碱	每日 1.5 ～ 2g	可能有效	$$$
N- 乙酰半胱氨酸	400 ～ 600mg，每日 3 次	可能有效	$$

① 证据级别：很可能有效（likely effective）——该产品有非常高水平的可靠临床证据支持其用于特定适应证。分级为“很可能有效”的产品通常被认为适合推荐。可能有效（possibly effective）——该产品有一些临床证据支持其用于特定适应证；但是，证据受数量、质量或相互矛盾的结果的限制。分级为“可能有效”的产品可能是有益的，但没有足够的高质量证据可以推荐给大多数人。证据不足（insufficient evidence）——没有足够的、可靠的科学证据来提供有效性评级。

② 费用：按推荐剂量，$ = 每月花费 10 美元，$$ = 每月花费 11 ～ 20 美元，$$$ = 每月花费 21 ～ 50 美元。

来源：数据汇编自参考文献 [2]。

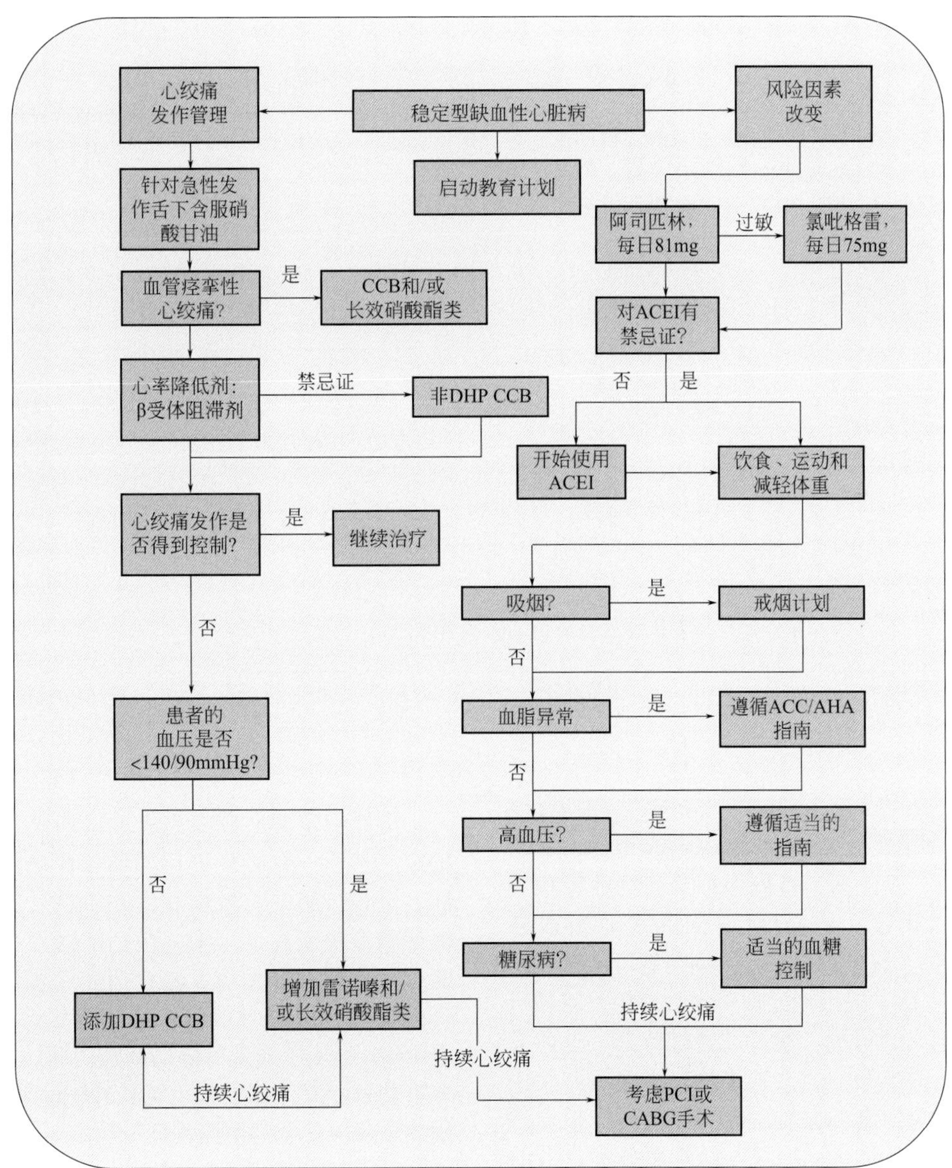

图 18-4 当前稳定型缺血性心脏病的治疗路径 [2]

缩写：DHP= 二氢吡啶类；PCI= 经皮冠状动脉介入术；CABG= 冠状动脉搭桥术

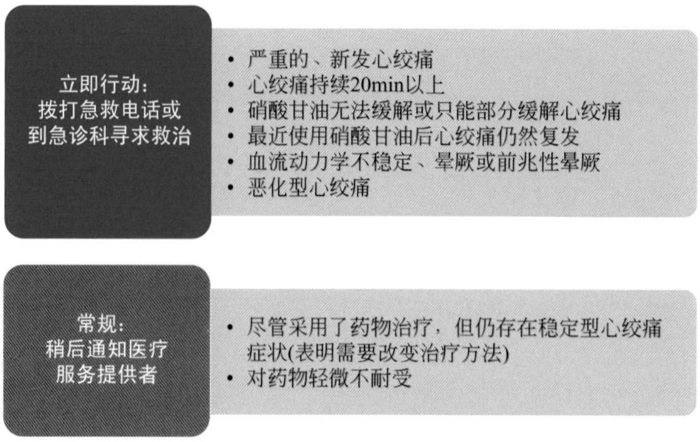

图 18-5 心绞痛管理的转诊策略[2]

表 18-14 用于治疗稳定型缺血性心脏病的药物

药品类别和代表药	建议
抗血小板药 阿司匹林 氯吡格雷	在没有禁忌证的情况下，应无限期地每日服用 75 ～ 162mg 阿司匹林。对阿司匹林过敏者，可每日服用 75mg 氯吡格雷。对于某些高危稳定型缺血性心脏病患者，同时服用阿司匹林（每日 75 ～ 162mg）和氯吡格雷（每日 75mg）治疗也是合理的
β 受体阻滞剂 美托洛尔 阿替洛尔	一旦心肌梗死或急性冠状动脉综合征病情稳定后，开始使用 β 受体阻滞剂，并持续至少 3 年。如果患者对治疗耐受性良好，可考虑无限期治疗 卡维地洛、琥珀酸美托洛尔或比索洛尔应该用于所有 HFrEF（EF ≤ 40%）的患者，除非有禁忌证
ACEI 赖诺普利 培哚普利	同时患有高血压、糖尿病、HFrEF 或 CKD 的患者，都应该使用 ACEI，除非有禁忌证 同时患有稳定型缺血性心脏病和其他血管疾病的患者，使用 ACEI 是合理的
ARB 缬沙坦 氯沙坦	对于 ACEI 不耐受的患者，推荐使用 ARB
降血脂药 阿托伐他汀 辛伐他汀	除非有禁忌证或患者不耐受，否则应使用中等强度或高强度的他汀类药物治疗 对于不能耐受他汀类药物的患者，可以使用烟酸、胆汁酸螯合剂、吉非布齐或 PCSK 9 抑制剂
疫苗 流感疫苗	所有患者都应每年接种流感疫苗，除非有禁忌证

缩写：CKD- 慢性肾脏病；EF= 射血分数；HFrEF= 射血分数降低性心力衰竭；PCSK 9= 前蛋白转化酶枯草杆菌蛋白酶 kexin 9 型。
来源：参考文献 [1]、[2]、[9]。

核心要素 5——文档记录和随访

清晰、简明、以证据为基础地记录药物治疗相关问题（MRP）和建议，是 MTM 咨询的重要组成部分。表 18-15 提供了慢性稳定型心绞痛患者可能存在的 MRP 的示例。图 18-6 提供了处理药物治疗相关问题所需要的沟通和建议的示例。建议可通过传真、电话或其他书面或安全的电子沟通方式传达。这些示例仅用于示范目的。与医疗服务提供者的实际沟通应根据建议的类型、患者的具体情况以及与医疗服务提供者的关系，做个性化调整。

慢性稳定型心绞痛患者的确切随访间隔没有具体确定。然而，有必要进行随访以评估症状进展、依从性、干预措施的有效性和潜在不良反应。随访的时间框架将取决于几个因素，包括缺血性心脏病的严重程度以及症状和并发症。心绞痛症状恶化或运动耐力下降的患者，应及时就诊。症状不稳定者应立即就医。表 18-16 给出了建议的随访间隔时间。由于雷诺嗪具有多重药物相互作用，并可延长 QT 间期，表 18-16 中还阐述了确保安全的监测程序。

表 18-15　慢性稳定型心绞痛患者的药物治疗相关问题

药物治疗相关问题分类	药物治疗相关问题示例
不依从性	• 患者生活方式改善的不依从性（如戒烟），导致心绞痛控制不理想 • 患者用错了抗心绞痛药的剂量，导致心绞痛控制不理想 • 患者不坚持使用心肌保护药物（如阿司匹林、他汀类药物）而导致急性冠状动脉综合征
不必要的药物治疗	• 重复治疗（例如，使用 2 种 β 受体阻滞剂或同时使用 ARB 和 ACEI）
需要额外的药物治疗	• 患者服用了治疗慢性稳定型心绞痛的最佳药物，但没有服用治疗稳定型缺血性心脏病的阿司匹林 • 低血压（收缩压 100mmHg）患者的心绞痛控制不理想；未给患者开雷诺嗪
无效的药物治疗	• 每日服用单硝酸异山梨酯 2 次，没有无硝酸酯类间隔期 • 尽管每日坚持服用最大推荐剂量的雷诺嗪，心绞痛症状仍无改善
剂量过低	• 使用小剂量非二氢吡啶类钙通道阻滞剂，心绞痛控制不佳，心率升高
剂量过高	• 使用最大剂量抗心绞痛药，患者出现症状性低血压 • 近期增加服用长效硝酸酯类药物引起头痛
药物不良事件	• 他汀类药物引起肌痛 • 二氢吡啶类钙通道阻滞剂引起外周性水肿

情景：给患者雷诺嗪样品药，他无能力支付处方费用。
MRP：不依从性。

评估：
稳定型心绞痛患者在服用最大剂量的 β 受体阻滞剂和雷诺嗪（500mg，每日 2 次）后仍有症状。心绞痛症状没有改善，可能是由于未坚持使用雷诺嗪。由于费用问题，患者不能坚持使用雷诺嗪。血压略有升高，心率较低。改用二氢吡啶类钙通道阻滞剂，可能会降低心绞痛和血压的控制成本。
计划：
考虑停用雷诺嗪，并根据心绞痛症状和血压情况加用氨氯地平每日 5mg，可逐步提高剂量至 10mg。2 周后重新评估耐受性。

情景：慢性稳定型心绞痛患者服用小剂量的 β 受体阻滞剂，心率为每分钟 60 次。这种药物治疗降低了心绞痛发作频率；但是心绞痛仍然限制了患者做家务的能力。
MRP：需要额外的药物治疗。

评估：
β 受体阻滞剂是治疗慢性稳定型心绞痛的一线药物，由于患者心率不高，不允许进一步增加该药物剂量；应考虑添加另一种药物来治疗心绞痛症状。
计划：
考虑添加一种药物来帮助控制慢性稳定型心绞痛症状，如二氢吡啶类钙通道阻滞剂。

情景：患者因血管痉挛性心绞痛而服用 β 受体阻滞剂，但没有降低心绞痛症状的频率或严重程度。
MRP：无效的药物治疗。

评估：
β 受体阻滞剂未能缓解血管痉挛性心绞痛症状。患者可从治疗血管痉挛性心绞痛的一线药物受益更多，如非二氢吡啶类或二氢吡啶类钙通道阻滞剂。
计划：
考虑停用美托洛尔（25mg，每日 2 次），开始使用地尔硫䓬（120mg，每日早晨服用），并密切监测血压、心率和心绞痛症状程度。

情景：患者近期将氨氯地平的每日服用量从 5mg 提高至 10mg，心绞痛症状有所改善，但是外周性水肿加重。患者每日早晨服用单硝酸异山梨酯 30mg，没有服用 β 受体阻滞剂（心率 55 次 / 分）。
MRP：药物不良事件。

评估：
外周性水肿是钙通道阻滞剂的常见不良反应。这种不良反应是剂量依赖性的，滴定量降低或停药后不良反应是可逆的。
计划：
将氨氯地平服用量减至每日 5mg，并将每日早晨服用的单硝酸异山梨酯增至 60mg。2 周后重新评估耐受性。

图 18-6　MTM 药师就慢性稳定型心绞痛进行沟通的示例

表 18-16 慢性稳定型心绞痛患者随访时间间隔建议

慢性稳定型心绞痛患者的随访和监测
抗心绞痛反应： • 开始治疗或改变治疗方法后 2 ～ 4 周进行重新评估 • 新确诊患者，第一年应至少每 4 ～ 6 个月重新评估一次 • 在心绞痛症状减轻且患者病情稳定后，每 6 ～ 12 个月监测一次 • 对于症状较重、有多种并发症、依从性差或有药物不良反应症状的患者，应更频繁地进行随访 **毒性：** • 开始使用新药或增加剂量后 2 ～ 4 周监测药物不良反应 • 对于病情稳定的患者，每 6 ～ 12 个月监测一次不良反应 • 由于雷诺嗪可延长 QTc 间期，应检测基线和开始治疗或增加剂量后 6 周内的心电图和血清钾、镁①。如果发生药物相互作用，定期重新评估 QTc 间期和电解质

①雷诺嗪临床试验中，在开始治疗后 1 ～ 2 周和 6 周，都再次评估 QTc 间期。

来源：参考文献 [1]、[2]、[13]、[14]、[15]。

参考文献

1. Dobesh PP. Stable ischemic heart disease. In: DiPiro JT, Talbert RL, Yee GC, Matzke GR, Wells BG, Posey L, eds. *Pharmacotherapy: A Pathophysiologic Approach*. 10th ed. New York, NY: McGraw-Hill; 2017. Available at http://accesspharmacy.mhmedical.com.lp.hscl.ufl.edu/content.aspx?bookid=1861§ionid=146056655. Accessed May 07, 2017.
2. Fihn SD, Gardin JM, Abrams J, et al. 2012 ACCF/AHA/ACP/AATS/PCNA/SCAI/STS guideline for the diagnosis and management of patients with stable ischemic heart disease: a report of the American College of Cardiology Foundation/American Heart Association task force on practice guidelines, and the American College of Physicians, American Association for Thoracic Surgery, Preventive Cardiovascular Nurses Association, Society for Cardiovascular Angiography and Interventions, and Society of Thoracic Surgeons. *Circulation*. 2012;126:e354-e471.
3. Morrow DA. Chest discomfort. In: Kasper D, Fauci A, Hauser S, Longo D, Jameson J, Loscalzo J, eds. *Harrison's Principles of Internal Medicine*. 19th ed. New York, NY: McGraw-Hill; 2014. Available at http://accesspharmacy.mhmedical.com.lp.hscl.ufl.edu/content.aspx?bookid=1130§ionid=79724231. Accessed May 07, 2017.
4. Antman EM, Loscalzo J. Ischemic heart disease. In: Kasper D, Fauci A, Hauser S, Longo D, Jameson J, Loscalzo J, eds. *Harrison's Principles of Internal Medicine*. 19th ed. New York, NY: McGraw-Hill; 2014. Available at http://accesspharmacy.mhmedical.com.lp.hscl.ufl.edu/content.aspx?bookid=1130§ionid=79743463. Accessed May 07, 2017.
5. Talbert RL. Ischemic heart disease. In: DiPiro JT, Talbert RL, Yee GC, Matzke GR, Wells BG, Posey L, eds. *Pharmacotherapy: A Pathophysiologic Approach*. 9th ed. New York, NY: McGraw-Hill; 2014. Available at http://accesspharmacy.mhmedical.com.lp.hscl.ufl.edu/content.aspx?bookid=689§ionid=48811455. Accessed May 07, 2017.
6. Goldman L, Hashimoto B, Cook EF, Loscalzo A. Comparative reproducibility and validity of systems for assessing cardiovascular functional class: advantages of a new specific activity scale. *Circulation*. 1981;64:1227-1234.
7. Campeau L. Grading of angina [letter]. *Circulation*. 1976;54:522-523.
8. CMS. *Medicare Part D Medication Therapy Management Program Standardized Format*. Available at https://www.cms.gov/Medicare/Prescription-Drug-Coverage/PrescriptionDrugCovContra/Downloads/MTM-Program-Standardized-Format-English-and-Spanish-Instructions-Samples-v032712.pdf. Accessed May 7, 2017.
9. Smith SS, Benjamin EJ, Bonow RO, et al. AHA/ACCF secondary prevention and risk reduction therapy for patients with coronary and other atherosclerotic vascular disease: 2011 Update: A guideline From the American Heart Association and American College of Cardiology Foundation. *Circulation*. 2011;124:2458-2473.
10. Clinical Pharmacology [database online]. Tampa, FL: Gold Standard, Inc.; 2017. Available at http://clinicalpharmacology.com.
11. Rosendorff C, Black HR, Cannon CP, et al. Treatment of hypertension in the prevention and management of ischemic heart disease: a scientific statement. *Circulation*. 2007;115(21):2761-2788.
12. Natural Medicines [database online]. Somerville, MA: Therapeutic Research Center; 2017. Available at https://naturalmedicines.therapeuticresearch.com/. Accessed May 7, 2017.
13. Chaitman BR, Pepine CJ, Parker JO, et al. Effects of ranolazine with atenolol, amlodipine, or diltiazem on exercise tolerance and angina frequency in patients with severe chronic angina: a randomized controlled trial. *JAMA*. 2004;291(3):309-316.
14. Chaitman BR, Skettino SL, Parker JO, et al. Anti-ischemic effects and long-term survival during ranolazine monotherapy in patients with chronic severe angina. *J Am Coll Cardiol*. 2004;43(8):1375-1382.
15. Stone PH, Gratsiansky NA, Blokhin A, et al. Antianginal efficacy of ranolazine when added to treatment with amlodipine: the ERICA (Efficacy of Ranolazine in Chronic Angina) trial. *J Am Coll Cardiol*. 2006;48(3):566-575.

复习题

1. 以下行为均可能诱发心绞痛发作，除了
   a. 走一层楼梯
   b. 参与激烈的争论
   c. 性交
   d. 吃辛辣食物
2. 以下哪一个问题最能帮助 MTM 药师确定当前的用药方案是否已经控制住患者的慢性稳定型心绞痛？
   a. “您因为胸痛拨打了几次急救电话？”
   b. “您平时的血压和心率是多少？”
   c. “胸痛如何限制您从事您喜欢的活动？”
   d. “当您感到胸痛时，会采取什么措施？”
3. 慢性稳定型心绞痛治疗的“直接”目标是什么？
   a. 减少心绞痛发作的频率
   b. 控制血压和血糖
   c. 防止心脏病再次发作
   d. 避免诱发心绞痛的活动
4. 下列关于心绞痛的哪种说法最适合患者教育？
   a. “心绞痛是由动脉粥样硬化形成或血管痉挛引起的。”
   b. “心肌没有得到足够的血液时会发生心绞痛或胸痛。”
   c. “心肌氧气供需不平衡时会发生心绞痛。”
   d. “高血压、心动过速和贫血可诱发缺血性心脏病患者出现心绞痛。”
5. 关于硝酸甘油的正确使用，以下哪一项应涵盖在用药行动计划中？
   a. 咀嚼硝酸甘油可加快起效
   b. 如果第 3 次用药后疼痛仍未改善，请拨打急救电话
   c. 不建议重复用药
   d. 硝酸甘油应保存在原始药瓶中并密封好
6. 以下所有情况都需要转诊做进一步评估，除了
   a. 患者报告胸痛过去只在活动时发生，但现在休息时也发生
   b. 患者走楼梯去公寓前 5min 舌下含服硝酸甘油来控制劳累性心绞痛
   c. MTM 面谈期间患者承认他有活跃的胸痛
   d. 患者告诉您，他最近发作的心绞痛强度为 7/10 级；在上周之前，他经历的最严重心绞痛为 4/10 级
7. 患者承认她没有坚持服用美托洛尔，因为她觉得不服用美托洛尔，血压也控制得不错。她在 6 个月前有过一次心脏病发作。对于这个药物治疗相关问题，其正确的选项是什么？
   a. 剂量太高
   b. 不必要的药物治疗
   c. 药物不良事件
   d. 不依从性
8. 患者每周有 5 ～ 6 次心绞痛发作，限制了他做家务的能力。他的血压为 171/85mmHg，与家庭血压记录的血压一致。他坚持使用最大剂量的 β 受体阻滞剂，心率为 55 ～ 60 次 / 分。他的 MTM 药师过去曾尽力增加他的单硝酸异山梨酯剂量，但由于头痛他无法忍受该药物。以下哪种药物是该患者抗心绞痛治疗方案最合适的补充？
   a. 维拉帕米
   b. 雷诺嗪
   c. 氨氯地平
   d. 阿司匹林
9. 患者出现心绞痛症状，症状很罕见，但在服用第一剂硝酸甘油后总能得到缓解。该患者去年出现过一次心脏病发作，并接受酒石酸美托洛尔疗法。以下所有药物都是二级冠状动脉疾病预防附加治疗的合适推荐药物，除了
   a. 阿利吉仑
   b. 赖诺普利
   c. 阿托伐他汀
   d. 缬沙坦
10. 对于正在服用 β 受体阻滞剂的糖尿病和慢性稳定型心绞痛患者，下列哪项咨询意见特别重要？
   a. β 受体阻滞剂可提高胰岛素敏感性
   b. 糖尿病患者不应该服用 β 受体阻滞剂，除非他们的血糖控制得很好
   c. 糖尿病是 β 受体阻滞剂疗法的强适应证
   d. β 受体阻滞剂可导致未察觉的低血糖症

答案

1. d	2. c	3. a
4. b	5. d	6. b
7. d	8. c	9. a
10. d		

史丽敏　译
耿　娜　校
秦　英　林　阳　审

第19章

痴呆相关疾病 MTM 资料集

Joshua Caballero, PharmD, BCPP, FCCP, and Jordan Sedlacek, PharmD, BCACP

关键点

- 在接待痴呆及其相关疾病患者时，获得患者和主要照料者周围支持系统的理解，十分重要。
- 在为痴呆相关疾病推荐治疗之前，MTM 药师应该确保审查整个药物清单（包括保健品和非处方药），以评估可能导致认知障碍的药物。
- MTM 药师应该记得处理可能因痴呆而表现出来的其他合并症（如抑郁、焦虑、失眠）。
- 使用量表和清单，对追踪日常生活活动中的认知状态和功能很有价值。

痴呆相关疾病简介

随着时间的推移，痴呆（dementia）会引起认知能力明显下降，导致自理能力下降和死亡。痴呆有不同的类型（表 19-1），阿尔茨海默病（Alzheimer disease）最为常见。虽然大多数人认为痴呆发生在老年，但一些患者可能在四五十岁时就患上早发性痴呆[1]。不仅对患者，而且对照料者和家庭来说，痴呆都是毁灭性的。药物治疗可能会带来一些缓解和安慰，但只是推迟了不可避免的死亡。提供 MTM 服务，可以在使这个过程及其过渡期尽可能无痛和有意义方面发挥至关重要的作用。

在与患者和 / 或照料者面谈之前，MTM 药师需要设身处地换位思考。对于那些从未接触过阿尔茨海默病患者的人来说，换位思考可能是个好主意。

换位思考：想象一下，你被告知得了一种疾病，这种病迟早会抹去你的记忆。它将从最近的事情开始：你早餐吃了什么，昨晚看了什么情景喜剧，当你与家人交谈时会记不起来了。迟早，你会失去工作能力和照顾亲人的能力。最终，你会失去自理能力，依赖周围的人照顾。不幸的是，这并不总是让你感到舒适。你会开始把东西放错地方，也许会责怪别人偷了你的东西。随着时间每一小时、每一天的流逝，你逐渐忘记你所爱的人的名字、面孔和声音，最终坐在一个没有人能认出或理解的地方。随着时间的推移，你将会失去语言能力，无法与他人交流。想象一下，你会忘记“研钵和杵”、笔记本电脑、iPad 的名字。你会忘记如何进食，或者忘记自己饿了或渴了。最终，你会忘记你是谁，忘记你的成就、欲望和激情，直到你最终陷入真空中，没有任何交流、交往或爱。现在把这个人想象成你爱的人，一个与你共度了 40 年的人，一个帮助你成为了今天的你的人——坐在你对面的那个人。

面谈之前

与阿尔茨海默病患者和 / 或照料者交谈时，最重要的方面是考虑时间安排。特别是在第一次面谈时，务必预留足够的时间，以便充分考虑所有问题。虽然可能有若干问题需要解决，但花时间倾听并以同理心解决其担忧，将会获得认可与感激，可能比任何调整药物的建议更有价值。

表 19-1　老年期痴呆的常见类型

老年期痴呆的常见类型
阿尔茨海默病
血管性痴呆
路易体痴呆
混合性痴呆
其他（如帕金森病性痴呆、额颞叶痴呆、亨廷顿病、克－雅病）
认知功能障碍的潜在可逆原因（如正常压力脑积水、甲状腺功能障碍、维生素 B_{12} 缺乏病、谵妄、抑郁、韦尼克－科尔萨科夫综合征）

来源：经许可，转载自 DiPiro JT, Tolbert RL, Yee GC, Matzke GR, Wells BG, Posey LM, eds. *Pharmacotherapy: A Pathophysiologic Approach*. 10th ed. New York: McGraw-Hill; 2017。

MTM 药师应面向患者，语速缓慢，使用非专业用语，坐在一个私密的区域以保证患者的隐私，解释 MTM 服务的目的及其组成部分。应该询问患者的生活安排、对自身病情的想法或感受，以及用药情况。此外，MTM 药师应该获取患者的免疫接种史，评估其文化程度、受教育水平、语言障碍、健康素养水平以及可能影响诊疗结果的患者沟通能力方面的其他特征。

MTM 药师应评估患者对其病情的理解。如果患者已经在接受治疗，应评估其当前药物治疗的目的。在这个过程中，MTM 药师可以就患者的回答进行讲解或纠正，使用患者信息手册或图表，如果可能的话，可以请患者或其照料者复述（药师）已讲解的内容。MTM 药师可能更愿意问“您有什么问题和顾虑？”，而不是问“您有问题或顾虑吗？”，这将使沟通更加开放，而不是简单的“是 / 否”回答。同样重要的是，询问患者他认为疾病中最重要或最担忧的问题是什么，并向患者解释他在治疗中可能期望获得的具体治疗反应。换句话说，MTM 药师应该从实际出发，热情开放并具有同理心。最后，向患者的照料者介绍一些经验亦非常重要（表 19-2）。

表 19-2 照顾阿尔茨海默病患者的基本原则

- 考虑视觉、听觉或其他感觉障碍
- 观察患者自理能力，并随着时间的推移调整对患者表现的期望值
- 避免冲突。如果患者感到不安，要保持冷静、淡定并表示支持
- 维持一个刺激水平适合患者的、一致的、结构化的环境
- 经常提供提醒、解释和方向提示。采用引导、示范、强化的方法
- 对患者的请求和要求要简单，减少选择，避免导致其受挫的复杂任务
- 患者功能突然下降及出现新症状时，要交给专业人士处置

来源：经许可，转载自 DiPiro JT, Tolbert RL, Yee GC, Matzke GR, Wells BG, Posey LM, eds. *Pharmacotherapy: A Pathophysiologic Approach*. 10th ed. New York: McGraw-Hill; 2017。

痴呆或精神状态改变的继发性原因

药物 在开始治疗痴呆之前，应该排除与药物相关的认知障碍。评估当前的用药方案，可能会识别出导致认知障碍的药物，从而避免不必要的治疗方案。这将避免潜在的处方级联，后者可能会给患者和照料者带来更重的负担。有几类药物可能导致认知障碍，包括抗胆碱药、镇静催眠药（如地西泮、阿普唑仑）、阿片类镇痛药（如吗啡、哌替啶），以及精神药物如抗惊厥药（如托吡酯）和抗精神病药（如喹硫平）[7,8]。在老年人中，大剂量组胺 H_2 受体拮抗剂（如雷尼替丁）、地高辛、胺碘酮、降压药、非甾体抗炎药和皮质类固醇也已经被报道可能引起认知障碍[7]。因此，在考虑启动认知药物治疗之前，如果可能的话，处理上述药物并调整剂量是非常必要的。

疾病状态 甲状腺功能减退症、脱水、便秘、维生素缺乏（如维生素 B_1、维生素 B_{12} 缺乏）和疼痛等疾病状态也可能导致认知障碍。还应排除尿路感染、HIV 感染或梅毒等感染性疾病[9]。适当地识别和处理这些疾病，可能就不必启动认知药物治疗。

对痴呆患者的评估

有几种测试可以用来评估认知状态。然而，传统上使用的是简易精神状态检查（mini-mental state examination，MMSE）（表 19-3），可在 http://www.heartinstitutehd.com/Misc/Forms/MMSE.1276128605.pdf 上获得。MMSE 的得分在 0 ～ 30 分之间，得分越低，表明认知障碍的程度越严重。虽然 MMSE 存在局限性，但它在早期阶段能够识别临床上明显的认知功能减退，依然是临床诊疗中最常用的测试。

表 19-3 阿尔茨海默病的分期

轻度（MMSE 21 ～ 26 分）	患者很难记住最近发生的事。财务管理能力、做饭和进行其他家务活动的能力减退。驾驶时可能会迷路。开始从困难的任务中退缩和放弃爱好。可能否认记忆问题
中度（MMSE 10 ～ 20 分）	患者在日常生活活动方面需要帮助。经常发生时间(日期、年份、季节)定向障碍。对最近事件的回忆严重受损。可能会忘记过去生活的一些细节以及家人和朋友的名字。生理功能可能每天都在波动。患者一般都否认有问题。可能会变得多疑或爱哭。丧失了安全驾驶的能力。焦虑、偏执和妄想是常见的
重度（MMSE 0 ～ 9 分）	患者丧失说话、行走和进食的能力。大小便失禁。需要每周 7 天、每天 24h 的护理

来源：经许可，转载自 DiPiro JT, Tolbert RL, Yee GC, Matzke GR, Wells BG, Posey LM, eds. *Pharmacotherapy: A Pathophysiologic Approach*. 10th ed. New York: McGraw-Hill; 2017。

痴呆的治疗目标

痴呆的治疗目标是减缓认知功能衰退的进程，尽可能长时间地维持生活质量和功能状态。在不治疗的情况下，MMSE 通常每年下降 2 ～ 4 分[1]。而在治疗期间，每年下降＜ 2 分被认为是起效的表现。然而，在服药期间认知能力迅速下降（例如，每年超过 3 ～ 4 分）意味着治疗失败，需要调整治疗方案。为帮助痴呆患者制订 MTM 计划，以下部分将提供思路和实例。

核心要素 1——痴呆相关疾病患者的全面用药评估

对痴呆相关疾病患者进行用药评估时，建议问的

问题见表19-4。问题的数量和类型将取决于几个因素，包括面谈的时间长短、并存的药物治疗相关问题（MRP）的数量、MRP的紧迫性以及患者（或照料者）提供准确信息的可靠性等。对于痴呆相关疾病，最好保持直接和切中要害的沟通。MTM药师应该表现出同理心，但也要陈述事实，避免给信息“包上糖衣”。有些交谈可能会很困难，患者/照料者可能会变得情绪化并哭泣；当涉及药物的疗效时，绝大多数人更愿意诚实和坦率地交流。最重要的部分是在回应患者和照料者时表现出同情心和真诚的关心。MTM药师应记住，在面谈期间使用通俗易懂的语言（图19-1），并准备好回答患者可能提出的有关其疾病的问题（表19-5）。

表19-4 对痴呆相关疾病患者进行用药评估时建议问的问题

建议询问痴呆相关疾病患者的问题

• 您被诊断患有痴呆多长时间了？
• 您对您的痴呆有什么了解（比如类型、预后）？
• 您会用日记或“待办事项清单”来记住事情吗？
• 目前您服用哪些治疗痴呆的药物？
• 自从开始服药以来，您是否经历过以下状况：
  • 恶心或呕吐
  • 腹泻
  • 出汗
• 您感觉药物治疗对您有帮助吗（如果目前正在治疗）？
• 总的来说，您的记忆力怎么样？
• 您服用什么非处方药或草药治疗痴呆？
• 您最大的两个顾虑是什么？
• 您有生前预嘱吗？

建议询问照料者的问题

• 亲戚（如儿子、女儿、兄弟）或好朋友知道这种情况吗？
• 在过去的几周里，患者是否经历过以下状况：
  • 阵阵哭泣
  • 方向不清
  • 攻击行为
  • 多疑
  • 半夜醒来
  • 喊叫
  • 幻觉或妄想
• 您是否有任何支持来帮助您照顾您所爱的人？
• 您或任何其他人有委托书吗？
• 您的患者或您所爱的人有生前预嘱吗？

预防/评估医疗紧急情况应问的问题

• 您有多少次感到焦虑、沮丧、愤怒、内疚、焦躁不安、想哭或真的哭了、生不如死，或有自杀念头？
  • 如果“是”，询问患者是否有结束生命的计划。
  • 是什么触发了这些感觉？这种情况多久发生一次？
• 如果考虑使用一种治疗精神并发症的药物，最好询问：
  • 您对使用药物治疗（抑郁、焦虑、攻击性行为）有什么想法？
  • 您是否有使用这些药物的经验？
  • 您有特殊偏爱的药物吗？

日常生活活动——有时被简称为ADL。这些是我们在一天当中通常有能力做的事情，包括洗澡、做饭、吃饭、梳洗、理财、如厕和开车。
阿尔茨海默病——它是痴呆最常见的类型。随着时间的推移，这种疾病会导致记忆丧失、思维能力丧失和行为改变。因此，该病会影响日常活动。
淀粉样斑块——在大脑神经细胞上形成的黏性蛋白质团块，可导致神经细胞不能有效地工作，并随着时间的推移而死亡。
胆碱酯酶抑制剂——可通过增加叫作乙酰胆碱的化学物质来减缓阿尔茨海默病进展的药物。
认知——思考的能力。
认知功能衰退——记忆力下降。
妄想——非理性的或不真实的想法或信念。例如，认为有人在偷您的东西或者在房子里移动物体。
痴呆——这不是一种真正的疾病。总的来说，我们用这个词来描述与记忆或日常生活活动（如吃饭和洗澡）能力丧失相关的不同类型的症状。
幻觉——对不真实或未发生的对象或事件的错误感知，通常亦包括感觉。例如，看到或听到一个不在人世的人，如已故的亲戚。
生前预嘱——一种法律文件，一个人用它来让别人知道他们在医疗方面的意愿，以防万一他们无力表达自己的意愿。
NMDA受体拮抗剂——通常与胆碱酯酶抑制剂一起服用的药物，用于稳定大脑中一种叫作谷氨酸盐的化学物质。
委托书——一种法律文件，用于允许某人代表您做出决定。

图19-1 痴呆相关疾病术语的通俗解释

来源：参考文献[4]

核心要素2——个人用药清单

图19-2是痴呆相关疾病患者的个人用药清单（PML）示例[12]。本示例仅列出了治疗痴呆相关疾病的药物。针对其他疾病状态的附加药物应单独添加和列出。在创建PML时，MTM药师应记住使用简洁易懂的语言。

个人用药清单 <*插入患者姓名，出生日期：月/日/年*>	
药品： Aricept（多奈哌齐）10mg	
我如何用它： 睡前服用1片（10mg）	
我为何用它： 改善记忆	**处方者：** Dr. Rockwell
我开始用它的日期： 11/18/2015	**我停止用它的日期：** <*留空给患者填写*>
我为何停止用它： <*留空给患者填写*>	
药品： 左洛复（舍曲林）25mg	
我如何用它： 早晨服用1片（25mg）	
我为何用它： 治疗抑郁	**处方者：** Dr. Hemingway
我开始用它的日期： 02/17/2016	**我停止用它的日期：** <*留空给患者填写*>
我为何停止用它： <*留空给患者填写*>	

图19-2 痴呆相关疾病患者的个人用药清单示例

表 19-5 痴呆相关疾病患者可能会问的问题及解答

患者常问的问题
什么是痴呆? 痴呆是随着时间的推移而记忆丧失的过程。记忆力的丧失可快可慢，因人而异。痴呆有几种类型，阿尔茨海默病是其中最常见的。阿尔茨海默病会破坏大脑中的神经元。时间越长，被破坏的脑细胞越多，记忆力就越差，学习能力也就越弱。 这可能很难接受，但我来就是要尽我所能帮助您，并提供所需要的支持。您熟悉支援小组吗？您要我为您给他们打电话吗？（手边准备好能够提供帮助的资料或网站。在某些情况下，MTM 药师可以代为拨通给阿尔茨海默病支持小组的第一次电话，与他们联络上，“这是电话号码。我按您的要求给他们打了电话，他们正在等您的电话。”这样既帮助了照料者，又展示出对疾病的同理心。）
我应该从治疗反应中期待什么? 用于治疗痴呆的药物只能延缓病情的发展，但不能治愈它。同一类药物中的某些药物作用可能优于其他药物，这因人而异。我们不知道为什么，可能与遗传有关。我们将从一个药物开始，看看您是否有治疗反应。如果没有，可以换一个不同的药物。
我需要服药多久? 只要药物可以减缓疾病的进展，您可能需要一直服药。一般来说，对大约 50% 的患者，这些药物的作用可持续 6 ～ 12 个月。对其他人来说，它们能作用的时间可能更长或更短。
治疗痴呆的药物有哪些类型? 一般有两类药物。第一类被称为胆碱酯酶抑制剂。这类药物的工作原理是增加大脑中一种叫作乙酰胆碱的化学物质的含量，包括 Aricept、Exelon 和 Razadyne。有时，当其他药物效果不佳或病情发展到中度或重度时，会添加另一类药物，这类药物被称为 NMDA（*N*-甲基-D-天冬氨酸）受体拮抗剂。这类药物只有一种（Namenda）。其工作原理是平衡大脑中另一种叫作谷氨酸盐的化学物质的含量，谷氨酸盐也参与记忆和学习。
药物有什么副作用是我应该预计到的? 胆碱酯酶抑制剂最常见的副作用是： • 恶心或呕吐 • 腹泻 • 消化不良或腹痛 • 食欲不振和体重减轻 NMDA 受体拮抗剂最常见的副作用是： • 高血压 • 糊涂 • 便秘 • 头晕 • 头痛 • 咳嗽
如果我有用药问题怎么办? 如果您有用药问题，例如，您有无法忍受的副作用，我们可以做几件事。我们可以减少当前药物的剂量，看看您能否更好地耐受；改变您的服药时间；或者如果需要的话，换一种不同的药物。每个病例都会有所不同，但我会与您合作，确保我们为您找到最好的治疗方法。
如果我停止服用治疗痴呆的药物会怎么样? 通常情况下，疾病的进展可能会变得更糟。药物的作用是增加大脑中的化学物质，如乙酰胆碱，或调节大脑中的其他化学物质，如谷氨酸盐。
阿尔茨海默病常用的或可以尝试的替代药物或草药产品有哪些? 常用的草药： • 乙酰左旋肉碱 • Axona（辛酸甘油三酯） • 假马齿苋（*Brahmi*） • 辅酶 Q10 • 银杏 (EGb 761) • 人参 • 石杉碱甲 • 蜜蜂花（*Melissa officinalis*） • ω-3 脂肪酸、鱼油、脂肪酸混合物 • 蔓长春花（长春西汀） • 鼠尾草（*Salvia officinalis*） 然而，如果尝试这些药物，必须要谨慎，因为它们不是规范的药物，疗效尚未确定。在某些情况下，它们可能使病情恶化。

核心要素 3——用药行动计划

痴呆相关疾病患者的用药行动计划[12]（MAP）示例见图 19-3。本示例仅列出了痴呆相关疾病患者的行动计划。其他疾病状态或其他药物治疗相关问题（MRP）的 MAP 应单独添加和列出。一般来说，应该只列出几个最重要的行动计划，以免让患者 / 照料者不堪重负。患者自我管理的其他方面，可以在以后的就诊中处理。MTM 药师应记住，在创建 MAP 时使用简洁易懂的语言。

<table>
<tr><td colspan="2" align="right">制订日期：<插入日期></td></tr>
<tr><td colspan="2">我们谈论了什么：
您报告说服用多奈哌齐后有些胃痉挛和恶心。这是多奈哌齐最常见的副作用之一。</td></tr>
<tr><td>我需要做什么：
以下是我可以做的帮助减轻副作用的一些事情：
• 耐心些，有时副作用会在几周后减轻或消失。
• 如果副作用没有好转，试着吃一些像苏打饼干或面包片这样的小吃。</td><td>我做过什么，什么时候做的：<留空给患者填写></td></tr>
<tr><td colspan="2">我们谈论了什么：
您每天早上服用 25mg 舍曲林治疗抑郁。</td></tr>
<tr><td>我需要做什么：
我需要注意以下几点：
• 最初，药物可能会引起恶心、腹泻或胃痛。这些副作用通常持续 2 周，并且会好转或消失。但是，如果我不能忍受这些副作用，我应该停止用药并随即打电话给我的 MTM 药师。
• 在这 2 周内，我可以暂时停止我的导泻药或大便软化剂，看看腹泻是否改善。
• 大约 2 周后，我的情绪可能开始好转，但至少在 4 ～ 6 周内，甚至更长的时间内，都看不到完全的效果。我应该有耐心。
• 我应该每天记录我的症状，如副作用和总体感觉。这有助于我的医疗团队判定该药物是否有效，对我来说是否是最好的。</td><td>我做过什么，什么时候做的：<留空给患者填写></td></tr>
</table>

图 19-3　痴呆患者的用药行动计划示例

核心要素 4——干预和 / 或转诊

对痴呆相关疾病的干预可能包括生活方式改变和药物治疗。在阿尔茨海默病的轻度到重度阶段，药物主要包括胆碱酯酶抑制剂。美金刚是一种 NMDA 受体拮抗剂，用于中度到重度阶段。表 19-6 总结了一些生活方式的改变，可能有助于减少糊涂、精神并发症（如烦躁、焦虑）和睡眠问题的发生。表 19-7 提供了治疗痴呆可用的处方药的概述。

表 19-6　痴呆和精神症状的非药物治疗

目标行为	建议
日落综合征（随着夜晚的临近，患者变得更加焦虑或糊涂）	将灯设置成定时的，这样当夜晚来临时它们就会亮起来
患者在开车或走路时走失	佩戴带有信息（如姓名、紧急电话、过敏史）的医用腕带。试着限制开车。可以考虑佩戴 GPS 跟踪装置，类似于孩子能使用的设备
睡眠模式异常	避免白天打盹，安排好睡前活动
尿失禁	安排好上厕所的时间
定向障碍，尤其是旅行时	旅行时携带熟悉的物品，包括安全物品或相册。把熟悉的物品放在新的房间或环境里

治疗的启动

在对患者进行分期后，建议如下：

① 对于任何属于轻度或中度的患者，开始先使用胆碱酯酶抑制剂[1]。虽然对于被归类为重度的患者是否应该使用胆碱酯酶抑制剂存在一些分歧，但一般的做法是也会先使用这类药物。如果没有反应或出现不能耐受的不良反应，更换胆碱酯酶抑制剂是可以接受的。

② 对于任何中度或重度痴呆的患者，应考虑在胆碱酯酶抑制剂的基础上加用 NMDA 受体拮抗剂（即美金刚）[1]。

草药

表 19-8 汇总了相关的草药和非处方药。虽然通常不鼓励使用草药，但如果草药能配合治疗，则可能会建议尝试使用草药（例如，照料者不想使用抗抑郁药治疗抑郁，但想尝试草药）。MTM 药师和患者可以达成一致，让患者尝试草药 1 ～ 2 个月，如果没有改善，则处方抗抑郁药。此外，如果患者对草药有文化偏好，只要没有药物与药物的相互作用，并且患者或照料者清楚有必要停止治疗的副作用有哪些，就可以使用草药。Axona 是一种处方医疗食品，它是一种中链甘油三酯，可以帮助轻度到中度阿尔茨海默病患者，特别是那些载脂蛋白 E4 阴性的患者[13]。它应该与 FDA 批准的治疗阿尔茨海默病的药物一起使用。Axona 应与凉的液体或软性食物混合，剂量滴定超过 7 天。胃肠道不良事件（如腹泻、恶心、排气）很常见，进餐后 30min 服药（如果餐中含有脂肪和蛋白质最好）、缓慢服用 Axona（啜饮、加冰）或使用非处方药（如二甲基硅油、抗酸药）可将胃肠道不良事件减轻至最低。

表 19-7 用于治疗痴呆的药物

药物类别和代表药	获准的用途	常见副作用[1]	严重副作用
胆碱酯酶抑制剂 多奈哌齐（Aricept®） 加兰他敏（Razadyne®） 利斯的明（Exelon®）	所有阶段 轻度到中度 轻度到中度	• 恶心或呕吐 • 腹泻 • 消化不良或腹痛 • 食欲不振和体重减轻 （利斯的明副作用发生率较高）	• 胃肠道出血。与非甾体抗炎药或阿司匹林谨慎合用
NMDA 受体拮抗剂 美金刚（Namenda®）	中度到重度	• 高血压 • 糊涂 • 便秘 • 头晕 • 头痛 • 咳嗽	• 血压显著升高（停止用药） • 如果使用金刚烷胺或右美沙芬，可能会发生相互作用（副作用可能增加）
胆碱酯酶抑制剂 + NMDA 受体拮抗剂 多奈哌齐+美金刚（Namzaric®）	中度到重度	• 恶心 / 呕吐 • 头痛 • 腹泻 • 头晕 • 食欲不振和体重减轻 • 瘀斑	• 胃肠道出血。与非甾体抗炎药或阿司匹林谨慎合用 • 血压显著升高（停止用药） • 如果使用金刚烷胺或右美沙芬可能会发生相互作用（副作用可能增加）

①这是一个概括性的清单，并未包括这些药物可能产生的所有副作用。在给出任何建议之前，请查阅药品参考信息源以获得更完整的清单。在提出药物治疗建议之前，MTM 药师还应查阅全面的药物相互作用数据库。

表 19-8 治疗痴呆的草药补充剂

补充剂	推荐日剂量	有效性[1]	费用[2]
乙酰左旋肉碱	2 ～ 3g	可能有效	$$$
Axona（辛酸甘油三酯）	40g	证据不足	$$$ ～ $$$$
假马齿苋（*Brahmi*）	100 ～ 450mg	可能有效	$ ～ $$
辅酶 Q10	350mg	证据不足	$$$
银杏（EGb 761）	120 ～ 240mg	可能有效	$$
人参	根据原产地而不同	可能有效	$ ～ $$$
石杉碱甲	300 ～ 800μg	可能有效	$$ ～ $$$
蜜蜂花（*Melissa officinalis*）	60 滴提取物	可能有效	$ ～ $$
ω-3 脂肪酸、鱼油、脂肪酸混合物	根据制剂和专有配方而不同	证据不足	$$ ～ $$$
蔓长春花（长春西汀）	10 ～ 120mg	证据不足	$ ～ $$
鼠尾草（*Salvia officinalis*）	60 滴提取物	可能有效	$$ ～ $$$
维生素 E	400 ～ 800IU	可能有效	$$ ～ $$$

① 证据级别：很可能有效（likely effective）——该产品有非常高水平的可靠临床证据支持其用于特定适应证。分级为“很可能有效”的产品通常被认为适合推荐。可能有效（possibly effective）——该产品有一些临床证据支持其用于特定适应证；但是，证据受数量、质量或相互矛盾的结果的限制。分级为“可能有效”的产品可能是有益的，但没有足够的高质量证据可以推荐给大多数人。证据不足（insuffcient evidence）——没有足够的、可靠的科学证据来提供有效性评级。

② 费用：按推荐剂量，$ = 每月花费 10 美元或更少，$$ = 每月花费 11 ～ 20 美元，$$$ = 每月花费 21 ～ 50 美元，$$$$ = 每月花费 50 美元以上。

来源：汇编自参考文献 [14]。

终止治疗

在几种情况下，可以考虑终止治疗。示例包括：

① 如果患者在更换和尝试 2 ～ 3 种不同的胆碱酯酶抑制剂后，认知能力快速下降（例如，MMSE 评分每年降低超过 3 ～ 4 分），则停止使用胆碱酯酶抑制剂。如果终止治疗，通常建议逐渐减少剂量直至停药。

② 如果美金刚使认知或行为功能恶化，请停用。

③ 停止使用任何导致无法耐受的不良反应的药物。

④ 如果患者被诊断出患有另一种终末期疾病（如癌症），可以考虑停用治疗痴呆的药物。

⑤ 如果患者处于严重阶段，并且正在考虑姑息治疗，可以考虑停用治疗痴呆的药物。

抑郁、攻击性行为和睡眠障碍等常见合并症的治疗

抑郁 在阿尔茨海默病初期，患者可能会出现抑

郁症状。如果怀疑有抑郁症状，应给予抗抑郁治疗[15]。可以应用选择性 5- 羟色胺再摄取抑制剂（SRRI），优先使用那些抗胆碱能风险较小的药物（如舍曲林、西酞普兰）[16]。抗抑郁药的咨询要点应至少包括：

① 服用抗抑郁药 4 ～ 6 周后才能起作用。

② 副作用包括恶心、腹泻、出汗、睡眠障碍（如失眠或嗜睡）或轻微震颤。不良反应通常发生在最初 2 周，但之后通常会减弱或消失。因此，如果可以耐受，让患者在第一个月尝试用药，然后重新评估。

攻击性行为 在痴呆或阿尔茨海默病的后期，攻击性行为和幻觉或妄想可能会成为一个令人担忧的问题。当行为改变或痴呆相关药物治疗失败时，应该增加控制攻击性或激越行为的药物。第二代抗精神病药物（SGA）是治疗这些行为的一线疗法[15]。在 SGA 中，利培酮、奥氮平或阿立哌唑是首选药物，喹硫平则应避免使用[15]。尽管 SGA 带有增加老年人死亡率的黑框警告，但它们的副作用仍然比第一代抗精神病药物（如氟哌啶醇、氟奋乃静）更少。SGA 应从小剂量起始，并谨慎滴定剂量。SGA 的长效注射制剂应谨慎使用，原因是痴呆患者有时肌肉量较差，可能会导致分布不稳定或剂量倾倒效应，将置患者于高风险的不良事件之中。在按需安排治疗和让患者按预定方案治疗之间，需很好地平衡。一些临床医生主张根据需要为那些不经常发作的或者照料者能够预料到触发因素（例如，离开家去购物）的患者安排治疗。然而，如果经常出现行为障碍或不可预测的行为，则首选定时给药。SGA 的咨询要点至少包括：

① 服用这些药物时可能会发生震颤。如果发生了震颤，只要不干扰平衡或将患者置于跌倒的危险中，就算还行。

② SGA 带有增加死亡率的黑框警告。虽然风险很小，但这是可能的。然而，重要的是要考虑剩余生命时期内的质量而不是数量。此外，如果患者或照料者处于危险之中（例如，患者走失、驾车行驶，或变得有攻击性并推搡 / 撞击照料者导致受伤或摔倒），则应使用 SGA 来防止可能导致更高死亡率的伤害（例如，车祸、跌倒导致髋骨骨折）。

睡眠问题 可能发生的其他问题是睡眠并发症，特别是睡眠模式的转变。当这种情况发生时，最好查看当前的药物，并确定是否有任何药物可能导致白天过度困倦。一些药物可能会导致白天打盹或睡着，这可能会导致晚上无法入睡。相反，胆碱酯酶抑制剂可能会导致失眠，所以早上服药可能会改善晚上的睡眠。首选非药物方式进行睡眠管理，并应该在启动抗失眠药物治疗之前尝试。非药物治疗可能包括白天锻炼、让患者暴露在阳光直射下（确保他们涂抹防晒霜）、建立规律的日常生活模式（例如，同一时间用餐、洗澡）、晚上限制酒精和咖啡因的摄入、睡前排空膀胱和晚上提供安全物品（如毯子、相册）[16,17]。使用的药物可能包括抗抑郁药（如 SSRI、曲唑酮、三环类抗抑郁药）、苯二氮䓬类药物或非苯二氮䓬类药物（如唑吡坦、雷美替胺）[16,18]。然而，这些药物在这类人群中的安全性和有效性数据是缺乏的。因此，在开始治疗之前应该注意风险效益评估。最后，因药物增加了认知障碍和跌倒风险的发生，对不良事件的咨询和监测至关重要。

转诊（紧急或其他）

当出现以下情况时，患者应致电医疗服务提供者或寻求紧急治疗：意外跌倒（如晕厥）、呼吸急促或黑色柏油样便。当患者出现以下情况时，照料者应致电医疗服务提供者或寻求紧急治疗：突然而迅速的认知能力下降、使患者或他人面临伤害风险的不可控的攻击性行为、无反应或过度镇静、妄想（如偏执）、幻觉或自杀想法或念头。

核心要素 5——文档记录和随访

对药物治疗相关问题（MRP）和建议进行清晰而简明的记录，是 MTM 咨询的关键组成部分。表 19-9 提供了痴呆患者潜在的 MRP 的示例。在建议中必须陈述启动 / 更换 / 停用药物的系统理由。图 19-4 中给出了为解决药物治疗相关问题与医疗服务提供者的沟通和建议示例。这些建议，可以通过传真、电话或其他书面或安全的电子通信方式传达。这些示例仅用于示范目的。与医疗服务提供者的实际沟通应根据建议的类型、患者的具体情况以及与医疗服务提供者的关系，做个性化调整。治疗管理文件必须注明日期并签字。

监测痴呆相关药物治疗（如多奈哌齐、加兰他敏、美金刚）随访，应每 3 个月进行一次，进行 MMSE 评分，对行为和功能做总体评估（如日常生活活动）。评估时，从照料者那里收集尽可能多的信息是很重要的。有时，与每隔几周去看一次患者的照料者相比，经常陪伴患者的照料者更难注意到其认知或行为的变化。因此，密切关注照料者对日常生活活动的评估（例如，使用电视、煮咖啡、洗衣服、使用电脑的能力）是至关重要的。虽然阿尔茨海默病功能评定和改善量表（ADFACS）是评估这方面最常用的工具之一，但是也有其他工具可能耗时更少或需要较少培训（例如，https://www.alz.org/national/documents/brochure_toolsforidassesstreat.pdf, http://www.alz.org/careplanning/downloads/katz-adl-lawton-iadl.pdf）。还有一些量表或清单，如神经精神量表（http://npitest.net/）可用于评估痴呆患者可能出现的神经精神并发症。然而，其中一些量表受版权保护，或者它们评估的日常生活活动范围是有限的。总体而言，使用日常生活能力量表 / 清单或精神并发症的正式评估，可能有助于更客观地对患者进行分期和监测。

表 19-9 痴呆患者的药物治疗相关问题

药物治疗相关问题分类	药物治疗相关问题示例
不依从性	• 患者因感觉疗效不佳而未服用胆碱酯酶抑制剂
不必要的药物治疗	• 在严重程度为轻度阶段使用美金刚
需要额外的药物治疗	• 患者目前处于阿尔茨海默病的中重度分期，现在仅使用胆碱酯酶抑制剂 • 患者感到抑郁，需要抗抑郁药 • 患者表现出攻击性行为，不受目前药物或非药物措施的控制
无效的药物治疗	• 目前的胆碱酯酶抑制剂无效（例如，MMSE 评分 1 年内降低 4 分）
剂量过低	• 已应用抗抑郁药，对抑郁症状的控制欠佳
剂量过高	• 已应用抗精神病药物治疗幻觉和攻击性行为的患者，出现锥体外系症状导致失去平衡
药物不良事件	• 目前的胆碱酯酶抑制剂引起的严重恶心 / 胃部不适 • NMDA 受体拮抗剂引起的血压显著升高

情景：患者每日服用 10mg 多奈哌齐，认知能力持续下降。
MRP：药物不良事件。

评估：
每日服用 10mg 多奈哌齐，MMSE 评分在 3 个月内下降了 5 分。患者正在服用 Tylenol PM（含有苯海拉明）。当开始每日服用 5mg 多奈哌齐时（目前每天早上服用 10mg），患者还增加雷尼替丁至 150mg，每日 2 次，以帮助缓解恶心 / 胃部不适。苯海拉明和雷尼替丁剂量> 150mg/d 都会损害认知。
计划：
- 建议患者停止使用 Tylenol PM。
- 建议患者按照目前的处方，将雷尼替丁降至每日 150mg。
- 告知患者恶心 / 胃部不适是多奈哌齐的常见副作用，但随着时间的推移，这种副作用通常会减弱。
- 建议将多奈哌齐改为晚上服药，以减轻恶心。
- 2 周后通过电话重新评估患者。

情景：患者没有按照处方每日使用 4.6mg 的 Exelon 贴片。
MRP：不依从性。

评估：
患者因中度阿尔茨海默病（MMSE 评分为 16 分）被处方 4.6mg/24h 的 Exelon 贴片，但负担不起药物治疗。
多奈哌齐对中度阿尔茨海默病也有效，而且价格更实惠。
计划：
建议初始治疗时，睡前服用 5mg 多奈哌齐，4 周后滴定至睡前服用 10mg。
注：4 周滴定的原因是基于患者和照料者的理解水平，在下一次开药（1 个月）时增加剂量可能更简单。缓慢滴定也可以提供更好的对副作用的耐受性。

情景：痴呆患者服用喹硫平后出现幻觉和攻击性行为。
MRP：剂量过低或需要额外的药物治疗。

评估：
目前睡前服用喹硫平 150mg。先前的非药物治疗失败了。目前 MMSE 评分为 9 分（重度）。由于产生幻觉和攻击性，有必要调整抗精神病药物治疗。
计划：
考虑下列抗精神病药物方案之一：
1. 将喹硫平增加到睡前 200mg。然而，剂量超过 150mg/d 可能增加锥体外系副作用的风险。此外，喹硫平的抗胆碱能活性比其他抗精神病药物高，并在最近的文章中失去了支持。
2. 停用喹硫平，启动小剂量利培酮（0.25 ～ 0.5mg/d）。与喹硫平相比，小剂量利培酮具有良好的疗效，锥体外系症状最少，抗胆碱能作用较低。利培酮一般也容易获得。剂量可能需要滴定到每日 1 ～ 1.5mg。
注：在精神病学中，通常有不止一种可能性。在最初与医生建立信任时 (MTM 药师必须赢得信任)，最好总是提供两个最佳选项。通过提供两个选项：
- 它表明 MTM 药师已考虑替代方案，并在假设其他可能性的情况下进行了全面搜索。
- MTM 药师的两个选择 / 建议中，更有可能被选择一个。就人类的本性而言，人们不喜欢被逼着做决定，尤其是与他们不认识的人，因此他们可能不会挑选 MTM 药师的方案（即接受建议）。这就是为什么最好的销售人员总是将选择范围缩小到两个（例如，汽车 A 或 B，智能手机 A 或智能手机 B）。如果有两种选择，一个人更有可能“买”。另一方面，两个以上的多选题会引起我们大多数人的困惑，所以我们什么都不买（在这个案例中，选择一个建议），如果我们真的选择了，更可能会出现“买家的懊悔”。建立信任后，医生将会只询问 MTM 药师更推荐哪个选择，MTM 药师可以不再提供两个选择。

图 19-4 MTM 药师就痴呆相关疾病进行沟通的示例

参考文献

1. Peron EP, Slattum PW, Powers KE, Hobgood SE. Alzheimer disease. In: DiPiro JT, Tolbert RL, Yee GC, Matzke GR, Wells BG, Posey LM, eds. *Pharmacotherapy: A Pathophysiologic Approach*. 10th ed. New York: McGraw-Hill; 2017.
2. Reisberg B. Diagnostic criteria in dementia: a comparison of current criteria, research challenges, and implications for DSM-V. *J Geriatr Psychiatry Neurol*. 2006;19:137-146.
3. Rubin CD. The primary care of Alzheimer's disease. *Am J Med Sci*. 2006; 332:314-333.
4. Alzheimer's Association. 2016 Alzheimer's Disease Facts and Figures. Available at http://www.alz.org/documents_custom/2016-facts-and-figures.pdf. Accessed May 1, 2017.
5. Alzheimer's Association. http://www.alz.org. Accessed May 1, 2017.
6. Lyketsos CG, Colenda CC, Beck C, et al. Position statement of the American Association for Geriatric Psychiatry regarding principles of care for patients with dementia resulting from Alzheimer's disease. *Am J Geriatr Psychiatry*. 2006;14:561-573.
7. Moore AR, O'Keeffe ST. Drug-induced cognitive impairment in the elderly. *Drugs Aging*. 1999;15:15-28.
8. Boustani M, Campbell N, Munger S. Impact of anticholinergics on the aging brain: a review and practical application. *Aging Health*. 2008;4:311-320.
9. National Collaborating Centre for Mental Health (UK). Dementia: a NICE-SCIE guideline on supporting people with dementia and their careers in health and social care. Leicester (UK): British Psychological Society; 2007 (last update September 2016).
10. Robinson L, Tang E, Taylor JP. Dementia: timely diagnosis and early intervention. *BMJ*. 2015;350:h3029.
11. Folstein MF, Folstein SE, McHugh PR. Mini-mental state. A practical method for grading the cognitive state of patients for the clinician. *J Psychiatr Res*. 1975;12:189-198.
12. CMS. *Medicare Part D Medication Therapy Management Program Standardized Format*. Available at https://www.cms.gov/Medicare/Prescription-Drug-Coverage/PrescriptionDrugCovContra/Downloads/MTM-Program-Standardized-Format-English-and-Spanish-Instructions-Samples-v032712.pdf. Accessed May 1, 2017.
13. Axona. Fuel the brain. Available at http://www.about-axona.com/. Accessed May 1, 2017.
14. Natural Medicines [database online]. Somerville, MA: Therapeutic Research Center; 2017. Available at https://naturalmedicines.therapeuticresearch.com/. Accessed May 1, 2017.
15. Gauthier S, Patterson C, Chertkow H, et al. Recommendations of the 4th Canadian Consensus Conference on the Diagnosis and Treatment of Dementia (CCCDTD4). *Can Geriatr J*. 2012;15:120-126.
16. APA Work Group on Alzheimer's Disease and other Dementias; Rabins PV, Blacker D, Rovner BW, et al. American Psychiatric Association practice guideline for the treatment of patients with Alzheimer's disease and other dementias, second edition. *Am J Psychiatry*. 2007;164:5-56.
17. McCurry SM, Pike KC, Vitiello MV, Logsdon RG, Larson EB, Teri L. Increasing walking and bright light exposure to improve sleep in community-dwelling persons with Alzheimer's disease: results of a randomized, controlled trial. *J Am Geriatr Soc*. 2011;59:1393-1402.
18. Deschenes CL, McCurry SM. Current treatments for sleep disturbances in individuals with dementia. *Curr Psychiatry Rep*. 2009;11:20-26.

复习题

1. 对于痴呆患者或照料者，最初 MTM 面谈中最重要的部分是什么？
   a. 为面谈留出足够的时间
   b. 面谈结束后，问患者或照料者：“您有什么问题吗？”
   c. 避免讨论任何敏感问题，如不可避免的衰退、精神并发症（如抑郁、焦虑）或家庭支持
   d. 不要把重点放在患者的教育或健康知识水平上，因为 MTM 表格是给初级保健医生的
2. 在对痴呆患者进行患者评估时，关键是
   a. 将患者转诊至有辅助生活设施的场所
   b. 评估目前的药物治疗档案，询问非处方药和保健营养品
   c. 避免使用量表或清单，因为它们在痴呆患者中的作用有限
   d. 保持冷静，专注于获取详细的病史
3. 下列哪项被认为是治疗失败，可能需要更换认知药物（如多奈哌齐、加兰他敏）?
   a. MMSE 评分较基线无变化
   b. 一年内 MMSE 较基线下降 1 ～ 2 分
   c. 一年内 MMSE 较基线下降 5 分
   d. 胆碱酯酶抑制剂治疗前 3 天大便稀溏
4. 下列哪项陈述显示了通俗用语的正确使用?
   a. “您得了阿尔茨海默病。这是一种神经认知障碍，随着时间的推移，会导致您的认知能力下降。”
   b. “您得了阿尔茨海默病。随着时间的推移，这种疾病会影响您的记忆力和照顾自己的能力。”
   c. “您得了阿尔茨海默病。药物治疗选择包括胆碱酯酶抑制剂和 *N*-甲基-D-天冬氨酸抑制剂，它们通过调节神经递质起作用。”
   d. “您得了阿尔茨海默病。这是一种认知疾病，可导致精神疾病，如快感缺失、失语症、精神病，以及日常生活活动的全面恶化。”
5. 一位 75 岁的患者最近被诊断出患有阿尔茨海默病。他的照料者说，他已经变得“抑郁”，对未来感到担忧。这些感觉给他的日常生活带来了很大的变化，包括阵阵哭泣。在与患者讨论了这些感受后，他愿意启动药物治疗。患者服用了大约 10 种药物，但把药物清单忘在家里了。什么是最合适的治疗方案?
   a. 因为西酞普兰的药物与药物相互作用很小，所以每天开始服用西酞普兰 10mg
   b. 因为帕罗西汀的药物与药物相互作用很小，所以每天开始服用帕罗西汀 20mg
   c. 睡前服用喹硫平 100mg，以减少焦虑症状
   d. 避免推荐治疗抑郁的药物
6. 一名 81 岁的患者 2 年前被诊断为阿尔茨海默病，服用多奈哌齐。她最近被诊断为中重度阿尔茨海默病，3 天前开始每天服用美金刚 20mg。患者自诉在过去的 2 天里出现了严重的头晕。假设生命体征正常，哪种治疗选择是最好的行动计划?
   a. 停止使用美金刚，因为它不能提供有利的风险效益比
   b. 将美金刚降至每天 5mg，并监测头晕的改善情况
   c. 建议每天服用美克洛嗪 25mg 治疗头晕，并监测改善情况
   d. 鼓励患者再继续服药 3 周
7. 以下所有情况都是阿尔茨海默病急诊或紧急转诊的适应证，除了
   a. 照料者打来电话报告在 3 天内出现 2 次晕厥发作
   b. 照料者打来电话报告患者有黑色柏油样便
   c. 照料者打来电话报告患者的午睡时间延长了
   d. 照料者打来电话报告患者变得充满敌意和攻击性，对重新定向没有反应
8. 一名患者在过去 3 个月中认知功能显著下降。在全面用药评估时，患者报告过去几周一直服用 Tylenol PM® 来诱导睡眠。哪种药物治疗相关问题最适合描述这种情况?
   a. 不依从性
   b. 剂量过高
   c. 药物不良事件
   d. 需要额外的药物治疗
9. 在痴呆患者的认知功能和日常生活能力的分期中，哪些量表和清单是合适的?
   a. MMSE、ADFACS
   b. MMSE、PANSS
   c. ADFACS、PANSS
   d. NPI、ADFACS

10. 治疗痴呆相关疾病并达到预期治疗目标的主要药物是什么？
    a. 胆碱酯酶抑制剂减轻认知功能下降
    b. *N*-甲基-D-天冬氨酸抑制剂减轻认知功能下降
    c. 胆碱酯酶抑制剂改善认知功能
    d. *N*-甲基-D-天冬氨酸抑制剂改善认知功能

答案

1. a	2. b	3. c
4. b	5. a	6. b
7. c	8. c	9. a
10. a		

唐　静　译
闫素英　校
许　莎　林　阳　审

第20章

抑郁 MTM 资料集

Stacey D. Curtis, PharmD, and Kristin W. Weitzel, PharmD, FAPhA

关键点

- 抑郁是一种常见的慢性疾病，可能对患者造成严重伤害并增加死亡风险。
- 抑郁的治疗目标包括减轻或缓解当前症状，恢复全部功能以及预防未来的抑郁发作和/或复发。
- 通常用于治疗抑郁的药物包括选择性5-羟色胺再摄取抑制剂（SSRIs）（例如，舍曲林）、5-羟色胺-去甲肾上腺素再摄取抑制剂（SNRIs）（例如，文拉法辛）、安非他酮和三环抗抑郁药（例如，阿米替林）。
- MTM药师应告知患者和/或其支持人员（例如，家庭成员），抗抑郁药的疗效起效较慢。
- MTM药师应解释用药依从性在抗抑郁治疗的整个过程中都十分重要。
- 当患者更换抗抑郁药时，MTM药师应进行监护，以避免出现戒断症状，并保持治疗效果的连续性。
- 应评估抑郁患者自杀的风险，MTM药师应熟悉如何为具有自杀倾向的抑郁患者给予帮助（例如，美国国家自杀预防生命线1-800-273-8255）。

抑郁简介

认识抑郁

重度抑郁（major depressive disorder，MDD）的特征是持续至少2周的离散发作（尽管大多数发作持续时间较长），涉及情感、认知和神经营养功能的明显变化，以及发作间期缓解[1]。根据《精神障碍诊断与统计手册》（第五版）所列标准，MDD发作的定义如表20-1所示[1]。

有证据表明，抑郁是常见的慢性疾病，可能对患者造成严重伤害并增加死亡风险。表20-2汇总了常见的抑郁症状和体征。这些症状，尤其是身体症状，通常会促使患者就医。

所有诊断为MDD的患者，均应评估其自杀风险。可增加自杀风险的相关因素包括精神疾病、物质滥用、青春期和年轻人、身体疾病、近期的生活压力、童年创伤、绝望感和男性患者[3]。

抑郁的次要原因

患者在诊断抑郁之前，应排除其他影响因素。这些因素可能包括药物治疗或其他医疗情况，例如，患有某些神经系统疾病的患者可能会经历类似于抑郁的症状[1,4]。为优化治疗效果，应在治疗抑郁之前或治疗期间，将可能导致抑郁症状的药物或疾病相关因素予以处理[5,6]。表20-3列出了一些与药物诱发抑郁症状相关的药品，表20-4列出了与抑郁症状相关的常见躯体疾病和物质滥用情况。

抑郁的筛查、诊断和治疗

尚无血液检验或体格检查可以用于诊断抑郁。抑郁的诊断基于患者的主诉症状和情绪。持续监测抑郁症状以及治疗效果可能是具有挑战性的，因为许多症状本质上是一般性的或主观的，并且可能与其他状况（如体重减轻、失眠）有关。抑郁量表可以帮助衡量对治疗的反应，这些量表可帮助评估患者的抑郁程度和/或患者对治疗的反应[9-11]。表20-5提供了抑郁的常用评价工具。

抑郁的治疗目标包括减轻急性症状、缓解症状、帮助患者功能恢复以及防止复发。治疗的主要目标取决于治疗的阶段，每个患者都需要实施个性化的治疗。表20-6提供了治疗阶段及相应目标。

表 20-1　重度抑郁的 DSM-5 诊断标准

A. 2 周内出现以下五个（或更多）症状，表示与以前的功能有所不同；至少存在一种症状：①情绪低落；②失去兴趣或愉快感。 **注：**不包括明显可归因于另一种疾病的症状。 1. 主观报告（例如，感到悲伤、空虚和绝望）或其他人的观察（例如，泪流满面）表明，几乎每天大部分时间都情绪低落（注意：在儿童和青少年中，可能是情绪烦躁）。 2. 几乎每天都会对很多活动的兴趣或乐趣明显减少（由主观陈述或观察表明）。 3. 在没有饮食变化的情况下，体重显著下降或增加（例如，1 个月内体重变化＞ 5%），或者几乎每天都食欲下降或增加（注意：对于儿童，请考虑达不到预期体重增加的情况）。 4. 几乎每天都失眠或嗜睡。 5. 几乎每天都会出现精神运动性躁动或迟钝（他人可以观察到，而不仅仅是主观的躁动或迟钝的感觉）。 6. 几乎每天都会感觉到疲劳或乏力。 7. 几乎每天都会有无价值感或过度的内疚感（可能是妄想）（不仅仅是自责或对生病感到内疚）。 8. 几乎每天（通过主观陈述或他人观察到的）思考能力、注意集中力、决断力减弱。 9. 对死亡的反复思考（不仅仅是对死亡的恐惧），有反复自杀意念、自杀企图或者自杀计划。 B. 引起临床上显著痛苦或损害的症状，对社交、职业或其他重要功能领域带来负面影响。 C. 这种发作不是由于某种物质的生理作用或另一种躯体疾病引起的。 **注：**标准 A ～ C 代表重度抑郁发作。 **注：**对重大损失（例如丧亲之痛、经济损失、自然灾害造成的损失、严重医疗疾病或残疾）的反应可能包括强烈的悲伤感、反思、失眠、食欲不振和体重减轻等在 A 项下列举的症状，可能类似于抑郁发作。尽管这些症状可能是可以理解的，或者确实被认为是存在损失，但是除了对严重损失的正常反应外，还是应该考虑是否存在重度抑郁发作。这一决定不可避免地需要根据个人的病史以及遭受逆境时表达痛苦的方式来进行临床判断。 在区分悲伤与重度抑郁发作（MDE）时，考虑到悲伤中的主要影响是空虚和失落的感觉，而在 MDE 中则是持续的沮丧情绪和无法预期幸福或快乐，这是有用的。悲伤中的烦躁情绪可能会在几天到几周内减弱，呈现波浪的形式，即所谓的悲伤痛。这些情绪波动往往与已故者的想法或信物有关。MDE 的情绪低落较为持久，与特定的想法或思虑无关。悲伤痛可能伴有积极的情绪和幽默，而 MDE 常常沉浸在不快和痛苦中。与悲伤相关的思虑内容通常具有对已故者思想和记忆的专注，而不是 MDE 中看到的自我批评或悲观的反思。在悲伤中，自尊心通常得到保留，而在 MDE 中，无价值感和自我厌恶感很常见。如果悲伤中存在着自我厌恶感，通常可视为与已故者的情绪对峙（例如，不经常被拜访、感受不到关爱）。如果一个失去亲人的人想到死亡和垂死，这种想法通常集中在已故者身上，可能想“追随”已故者而去；而在 MDE 中，这种想法集中在结束自己的生命上，因为觉得自己毫无价值，不值得生存，或者无法应付抑郁的痛苦。 D. 分裂情感障碍、精神分裂症、精神分裂样障碍、妄想性障碍或其他特定和不特定的精神分裂症谱系和其他精神病性障碍不能很好地解释重度抑郁发作的发生。 E. 从来没有过躁狂发作或轻躁狂发作。 **注：**如果所有的躁狂样或轻躁狂样发作是由物质引起的，或是由另一种躯体疾病的生理效应引起的，则不适用。

来源：经许可，转载自 *The Diagnostic and Statistical Manual of Mental Disorders.* 5th ed. American Psychiatric Association; 2013。

表 20-6 中描述的治疗阶段是一般性的，并不适用于所有患者。抑郁的治疗应根据患者的需要和治疗效果进行个体化。治疗抑郁的药物可能需要 2 ～ 4 周或更长时间才能完全发挥作用。治疗效果可在 6 ～ 8 周内使用与基线评估相同的量表或指标进行评估。表 20-7 列出了监测治疗效果时的标准。终身治疗可能适用于抑郁发作风险增加的患者（即年龄小于 40 岁的患者有 2 次或更多次抑郁发作，任何年龄段的患者有 3 次或更多次抑郁发作）[4]。

美国精神病学协会抑郁治疗实践指南推荐对药物治疗仅取得部分疗效的患者进行治疗调整。潜在的药物治疗变化可能包括增加剂量、更换为另一种抗抑郁药或增加不同的抗抑郁药或非药物治疗[1,4]。证据并不支持一种方案优于另一种方案。部分有效患者的治疗选择通常基于患者情况的考虑（例如，共病情况）和/或偏好、成本、保险和处方偏好。表 20-8 列出了当患者治疗无效时应问的问题，以帮助指导下一步的治疗。

核心要素 1——抑郁患者的全面用药评估

与患者面谈是治疗和诊断抑郁的一个重要步骤，因为初步评估和疗效监测主要基于患者对症状的描述。在抑郁的治疗中，尤其重要的是，让患者在与医务人员讨论其症状时能感到舒适、安全和开放。表 20-9 列出了对抑郁患者进行用药评估时建议问的问题。MTM 药师可能需要与患者建立融洽的关系，并通过先讨论其他情况或药物使患者放松。开放式问题可能有助于让患者自由地提出自己对抑郁的担忧。

问题的数量和类型取决于多个因素，包括治疗阶段、面谈时长以及伴随情况或药物治疗相关问题（MRP）。MTM 药师应该对有自杀想法或行为的患者保持警惕。此外，MTM 药师要记住对抑郁患者应使用通俗易懂的语言（图 20-1），并为患者可能提出的有关抑郁或其治疗的问题做好准备（表 20-10）。

表 20-2 抑郁的症状和体征

心理上的
悲伤
丧失兴趣
悲观
内疚（自杀风险增加）
毫无价值的感觉（自杀风险增加）
焦虑（多达 90% 的患者）
注意力下降
记忆力差
幻听
生理上的
疲劳
疼痛
头痛
睡眠障碍
失眠
体重增加
体重降低
肠胃不适
心悸
性欲减退

来源：参考文献 [2]。

表 20-3 与药物诱发抑郁症状相关的药品

痤疮治疗
异维 A 酸
抗惊厥药
左乙拉西坦
托吡酯
氨己烯酸
抗偏头痛药
曲坦类
心血管药物
β 受体阻滞剂
可乐定
甲基多巴
利血平
激素治疗
促性腺激素释放激素
口服避孕药
类固醇（如泼尼松）
他莫昔芬
免疫制剂
干扰素
戒烟药物
伐尼克兰

来源：经许可，转载自 DiPiro JT, Talbert RL, Yee GC, Matzke GR, Wells BG, Posey L, eds. *Pharmacotherapy: A Pathophysiologic Approach*. 10th ed. New York, NY: McGraw-Hill; 2017。

表 20-4 与抑郁症状相关的常见躯体疾病和物质滥用

常见躯体疾病
心血管疾病
冠心病
充血性心力衰竭
心肌梗死
胶原紊乱
关节炎
系统性红斑狼疮
缺乏状态
恶性贫血
严重贫血
韦尼克脑病
电解质失衡
低钾血症
低钠血症
内分泌疾病
甲状腺功能减退症
艾迪生病或库欣病
感染
AIDS
脑炎
人类免疫缺陷病毒感染
单核细胞增多症
性传播疾病
肺结核
恶性疾病
任何类型
代谢紊乱
神经系统疾病
阿尔茨海默病
癫痫
肝性脑病
亨廷顿病
多发性硬化
疼痛（慢性）
帕金森病
卒中后
肾脏疾病
慢性肾病
终末期肾衰竭
物质滥用（包括中毒和戒断）
酒精中毒
大麻滥用和依赖
尼古丁依赖
阿片滥用和依赖（如海洛因）
精神兴奋剂滥用和依赖（如可卡因）

来源：参考文献 [2]、[7] 和 [8]。

表 20-5 抑郁和双相障碍的评分量表

评定量表	类型	评分	说明
汉密尔顿抑郁量表（HAMD 或 HDRS）	医生评定	17 项量表。≤ 6 分为正常情绪；17 ～ 25 分为中度抑郁；≥ 25 分为重度抑郁	用于筛选患者进行药物研究，并用于评估症状的严重程度和治疗结果。相对于其他抑郁量表，HDRS 可作为评价标准
蒙哥马利 - 艾森贝格抑郁评定量表（MADRS）	医生评定	10 项量表，采用 0 ～ 6 分的 7 级评分制。对于每一项：0 分为无症状；6 分为严重症状	区分中度抑郁。减少其他疾病患者的偏倚，增加躯体化（各种无法解释的身体症状）
贝克抑郁量表（BDI）	患者自评	21 项量表。0 ～ 9 分为正常；10 ～ 15 分为轻度抑郁；16 ～ 19 分为轻中度抑郁；20 ～ 29 分为中重度抑郁；30 ～ 63 分为重度抑郁	抑郁自评量表的标准和治疗后症状变化的客观量度
宗氏抑郁自评量表（ZSDS）	患者自评	20 项量表；严重程度 4 级评分制。＜ 50 分为正常；50 ～ 59 分为轻度抑郁；60 ～ 69 分为中度抑郁；≥ 70 为重度抑郁	严重程度按症状发生频率分级，在评价症状严重程度的变化时可能不敏感
患者健康问卷（PHQ-9）	患者自评	9 项量表，采用 0 ～ 3 分的 4 级评分制。对于每个 DSM-Ⅳ抑郁标准项：0 分为完全不；3 分为几乎每天。得分≤ 10 分为轻度抑郁	通常用于初级评价，以确定抑郁的诊断和评估抑郁的严重程度
抑郁症状快速调查表［QIDS-C（医生版）和 QIDS-SR（患者版）］	医生评定和患者自评	16 项量表；得分在 0 ～ 27 分之间。0 ～ 5 分为无；6 ～ 10 分为轻度；11 ～ 15 分为中度；16 ～ 20 分为重度；21 ～ 27 分为极重度	用于评估症状严重程度和症状变化。QIDS-SR 与 HDRS 一样对症状变化敏感，在临床和研究中都很有用
杨氏躁狂评定量表（YMRS）	医生评定	11 项量表；严重程度 5 级评分制。13 分为轻微；20 分为轻度；26 分为中度；38 分为重度	用于筛选患者进行药物研究，并确定症状的严重程度和治疗结果。相比于其他量表，YMRS 量表为躁狂评价的标准
心境障碍问卷（MDQ）	患者自评	15 项量表。得分≥ 7 提示双相障碍	筛查躁狂或轻躁狂病史，不评估疾病的严重程度

来源：经许可，转载自 DiPiro JT, Talbert RL, Yee GC, Matzke GR, Wells BG, Posey L, eds. *Pharmacotherapy: A Pathophysiologic Approach*. 10th ed. New York, NY: McGraw-Hill; 2017。

表 20-6 抑郁的治疗阶段

阶段	时间	目标
急性期	6 ～ 10 周	达到缓解
持续期	4 ～ 9 个月	防止复发
维持期	12 ～ 36 个月	防止再次发作

来源：参考文献 [2]、[4] 和 [12]。

表 20-7 抑郁治疗的疗效监测

效应	相对于基线症状的评分变化
无效	下降＜ 25%
部分有效	下降在 25% ～ 49% 之间
部分缓解	下降＞ 50%
缓解	无症状出现
治疗抵抗	经两次充分试验性治疗后无缓解

表 20-8 评估患者治疗无效时应问的问题

- 抑郁的诊断正确吗？
- 患者有精神病性抑郁的症状吗？
- 患者是否接受了足够的剂量和持续时间的治疗？
- 药物不良反应是否阻碍了剂量达到适当水平？
- 患者是否遵守了规定的治疗方案？
- 性功能障碍是否导致了不依从性？
- 是否采用了分步治疗法？
- 治疗结果是否得到充分评价？
- 是否有共存或先前存在的疾病或心理障碍？
- 还有其他因素干扰治疗吗？

评估自杀风险

自杀是抑郁患者死亡的主要原因 [2]。对所有抑郁患者都应评估其自杀想法或行为，自杀风险增加的患者包括有物质滥用史的患者、青少年和年轻人、有共病的患者、近期有压力事件的患者、有童年创伤的患者、有绝望感的患者以及男性患者。自杀的风险在治疗开始时最高，随着患者制定更具体的自杀计划，如自杀方式和自杀时间，其自杀风险也会增加 [14]。

值得注意的是，2004 年 FDA 在抗抑郁药说明书上增加了一个黑框警告，指出抗抑郁药可能会增加儿童患者自杀想法和行为的风险，这个黑框警告在 2007 年扩大到包括年轻人。MTM 药师应该意识到这一点，并对可能表达自杀想法或行为的患者保持警惕。此外，MTM 药师应告知年轻患者，抗抑郁药可能会增加治疗开始时的躁动或焦虑，并应谈及自杀的问题。与患者谈论自杀并不会增加患者自杀的风险或机会。与抑郁患者合作的 MTM 药师应熟悉当地和 / 或国家自杀防御和咨询的资源（如自杀预防生命线），以便需要时转诊患者 [2,15]。如果观察到患者存在明显自杀风险，必须立即将患者转诊给适当的医疗专业人员。

表 20-9 对抑郁患者进行用药评估时建议问的问题

建议询问抑郁患者的问题
• 您患抑郁多久了？是什么时候诊断的？ • 您的家人中还有谁患有抑郁？ • 如果您的家人中有人也在服药，他们服用过哪些药物？效果如何？ • 您最近有没有经历过以下抑郁信号 / 症状？ 　• 对您曾经感到愉快的事没有兴趣或乐趣 　• 感到沮丧或绝望 　• 睡眠模式改变（睡眠困难或睡眠过度） 　• 食欲变化（比平常吃得多或少） 　• 自我感觉不好 　• 难以集中注意力或记忆力减退 　• 您的精力有显著的变化（精力变差或变旺盛） 　• 无缘无故地哭泣 　• 内疚或绝望的感觉 　• 感觉生活不值得继续 　• 想伤害自己或者自杀 • 您用什么药来治疗抑郁？您知道如何服用吗？ • 您多久会漏服一次治疗抑郁的药物？ • 您过去还服用过哪些药物治疗抑郁？ • 您有没有在没有告诉医生的情况下停止服用抗抑郁药？如果有，为什么？ • 您还服用什么其他的非处方药或草药治疗抑郁吗？ • 除了药物，您还试过什么治疗抑郁的方法（例如，心理咨询）？ • 您的医生和您讨论过您应该避免服用那些会加重抑郁症状的非处方药吗？
预防 / 评估自杀风险应问的问题
• 您曾经想过死亡吗？ • 您有没有觉得生活不值得继续？ • 您曾想过结束生命吗？ • 您曾经试图自杀吗？ • 您现在有结束生命的念头吗？ • 您不想活下去或者想活下去的理由是什么？

来源：参考文献 [2] 和 [13]。

核心要素 2——个人用药清单 [16]

图 20-2 为抑郁患者的个人用药清单（PML）示例。本示例仅列出了患者的抗抑郁药，不包括其他类别的药物，其他类别的药物应该单独列出。MTM 药师应该记住在创建 PML 时使用简洁易懂的语言。

核心要素 3——用药行动计划 [16]

图 20-3 为抑郁患者的用药行动计划（MAP）示例。本示例仅列出了抑郁患者的行动计划，并未包括患者除抑郁外的其他共病。其他疾病状态或其他 MRP 的 MAP 应单独添加和列出。MAP 应关注最高优先级的需求和说明，以免患者不知所措。MTM 药师应该记住在创建 MAP 时使用简洁易懂的语言。

氨基酮——一类用于治疗抑郁的药物；主要通过增加大脑中的多巴胺来起作用，安非他酮是这类药物中唯一的一种。
双相抑郁——一种伴随着兴奋和抑郁的状态。
慢性的——持续的，未消失的。
多巴胺——一种与情绪和其他生理功能有关的神经递质。安非他酮能增加多巴胺水平。
电休克疗法（ECT）——电流通过大脑产生刺激，以治疗心境障碍。
GI——胃肠道。
心悸——心跳加快，感觉心跳加速。
嗜睡——白天睡觉过多和 / 或睡觉过度。
失眠——入睡困难或保持睡眠困难，导致白天困倦。
性欲——性冲动。
重度抑郁障碍——一种持续的悲伤、绝望或情绪低落的疾病状态。
躁狂——患者处于兴奋的一种状态。
单胺氧化酶抑制剂（MAOIs）——一类治疗抑郁的药物，如苯乙嗪、反苯环丙胺；这些药物通过增加去甲肾上腺素和 5- 羟色胺起作用。
神经递质——大脑中的化学物质，可以帮助大脑的不同区域相互交流以及发挥最佳功能。
去甲肾上腺素——一种与情绪和其他身体机能有关的神经递质。SNRIs 和 TCAs 可以增加去甲肾上腺素。
创伤后应激障碍（PTSD）——一个人经历创伤事件后出现的焦虑障碍，可能包括噩梦、睡眠障碍和片段再现。
选择性 5- 羟色胺再摄取抑制剂（SSRIs）——一类用于治疗抑郁的药物；这些药物通过增加大脑中特定的神经递质发挥作用。如舍曲林、氟西汀、西酞普兰、艾司西酞普兰、帕罗西汀等。
5- 羟色胺——一种与情绪和其他身体机能有关的神经递质。SSRIs、SNRIs 和 TCAs 可以增加 5- 羟色胺水平。
5- 羟色胺 - 去甲肾上腺素再摄取抑制剂（SNRIs）——一类用于治疗抑郁的药物；这些药物通过增加大脑中的 5- 羟色胺和去甲肾上腺素发挥作用。如地文拉法辛、文拉法辛和度洛西汀。
圣约翰草——一种草药补充剂，有时用于治疗抑郁。
四环类抗抑郁药——米氮平是这类药物，它通过增加 5- 羟色胺和去甲肾上腺素来治疗抑郁。
三唑吡啶类——用来治疗抑郁的一类药物；这些药物通过增加大脑中的 5- 羟色胺水平和激活 5- 羟色胺受体起作用。如曲唑酮。
三环类抗抑郁药（TCAs）——一类用于治疗抑郁的药物；这些药物通过增加大脑中的去甲肾上腺素和 5- 羟色胺起作用，但也会产生一些副作用，这有时会限制它们的使用。如阿米替林、去甲替林等。

图 20-1 抑郁相关术语的通俗解释

核心要素 4——干预和 / 或转诊

抑郁的治疗方案包括非药物治疗和药物治疗。根据症状、严重程度和其他因素（如患者和处方者的偏好、共病情况、治疗费用和伴随药物）选择适当的治疗。在某些情况下，药物和非药物治疗可相结合。非药物治疗的建议见表 20-11，药物治疗方案概述见表 20-12，治疗策略如图 20-4 所示。

许多抗抑郁药可以抑制患者服用的其他药物的代谢酶 [2,4]。表 20-14 是抗抑郁药抑制的酶和抑制程度的列表。

表 20-10　抑郁患者可能会提出的问题及解答

什么导致抑郁?
抑郁不是一种简单的疾病，它不是因为一件事而让人感到沮丧，人们认为遗传、环境、生活事件和社会环境等多方面的综合因素会导致患抑郁。

抑郁和仅仅感到悲伤有什么不同?
抑郁不同于仅仅感到悲伤，因为它会持续数周、数月甚至数年，并干扰一个人的日常生活。抑郁是一种需要由医务人员诊断和治疗的疾病。

我如何知道自己是否患有抑郁?
抑郁通常有一些症状，包括疲劳、对以前喜欢的东西失去兴趣、体重变化、内疚感或毫无价值感、焦虑或其他情绪。抑郁的诊断需要由医务人员进行全面的检查。如果您感觉到这些症状，您应该与您的医生或保健人员谈谈。

抑郁是我的错吗?
不是的。抑郁是一种疾病，就像高血压、糖尿病一样，这是一种影响大脑并损害其正常功能的疾病。

儿童会得抑郁吗?
像成年人一样，儿童和青少年也会患上抑郁，他们也会因为生活的变化而影响情绪。

为什么女性比男性更容易患上抑郁?
一般认为，女性比男性更容易患上抑郁，这是因为女性天生的或妊娠导致的激素变化，这可能导致情绪变化，并可能导致抑郁。

抑郁会持续多久?
抑郁如果不治疗，可以持续数年，并导致严重的生命损害。在重度抑郁患者中，抑郁发作持续时间从 2 周到几个月不等。

我的抗抑郁药物需要多长时间才能起作用?
用于治疗抑郁的药物可能需要 2 ～ 4 周或更长时间才能看到效果。

为什么药物要花这么长时间才能让我感觉好些?
研究人员还不清楚为什么需要数周才能看到药物的效果，这是因为我们还不知道是什么真正导致了抑郁。

我得用多长时间治疗抑郁?
没有确定的治疗时间，每个患者都是不同的。您服用抗抑郁药的时间长短取决于您对药物的反应、用药期间您的情绪改善、您服用了多久以及您以前是否患过抑郁。一些患者可以在 6 个月左右后减少抗抑郁药的剂量，尤其是当这是他们的第一次抑郁发作时，其他患者可能需要更长时间甚至是终身治疗。当您或您的药师觉得应该停药时，您的医生会指导您如何减少用药，直到您完全停止服用。不要突然停止服用抗抑郁药，因为这会引起恶心、焦虑、抑郁恶化或其他症状。

个人用药清单 *<插入患者姓名，出生日期：月 / 日 / 年>*	
药品：舍曲林 50mg	
我如何用它：每天早晨口服一片（50mg）	
我为何用它：抑郁	**处方者：**Smith
我开始用它的日期：2/8/2017	**我停止用它的日期：***<留空给患者填写>*
我为何停止用它：*<留空给患者填写>*	

图 20-2　抑郁患者的个人用药清单示例

	制订日期：*<插入日期>*
我们谈论了什么： 您说自从开始服用抑郁治疗药物后，您的睡眠出现了一些问题。您现在是睡前服用药物，睡眠问题可能是由您的抗抑郁药引起的，因为有些治疗会导致睡眠模式的改变。	
我需要做什么： 以下是我可以做的一些事情来帮助减轻这种副作用： • 改成早上服用抗抑郁药而不是睡前服用，可以帮助预防失眠。 • 试着每天固定同一时间服药。 • 养成良好的睡眠习惯，比如避免白天小睡或摄入咖啡因，睡前避免运动或其他刺激性的活动。	**我做过什么，什么时候做的：** *<留空给患者填写>*
我们谈论了什么： 您说您还没有看到抑郁治疗后的任何不同，您虽然没有感觉更糟，但也没有感觉更好。您已经服用这种药物 1 周了。对于大多数抗抑郁药来说，可能服用 2 ～ 4 周或更长的时间才能看到疗效，这不足为奇。在接下来的几周里，您继续用药，可能会看到症状的改善。	
我需要做什么： 在我的药物开始完全发挥作用之前，我可以做以下几件事： • 继续每天按处方服药。 • 试着通过规律的体育活动、充足的睡眠、均衡的饮食等来控制压力和促进健康。 • 把我的随访预约定在 4 周后，这样我们就可以看看药物的起效情况了。 • 如果我的情绪或抑郁严重恶化，或者我有伤害自己或他人的想法，及时联系我的保健医生。	**我做过什么，什么时候做的：** *<留空给患者填写>*

图 20-3　抑郁患者的用药行动计划示例

表 20-11 抑郁的非药物治疗选择

非药物治疗	建议	不良事件
以抑郁为中心的心理治疗	不建议单独用于治疗严重的重度抑郁，无论有或无精神病特征 如果抑郁发作的严重程度为轻度到中度，可能是一线治疗方法 心理治疗和药物治疗的结合最初可能是有用的，特别是对同时存在精神或社会障碍（心理或人际问题等）的患者 心理治疗可以进一步改善对药物治疗有部分反应的患者的症状	无
电休克疗法（ECT）	主要推荐用于严重抑郁或某些轻中度患者 在大多数情况下，ECT 适用于： • 需要快速治疗反应（即 10 ～ 14 天内） • 具有良好的收益 / 风险状况（即潜在收益大于风险） • 对其他抗抑郁治疗有不良反应史 • 过去对 ECT 有很好的反应 • 更喜欢 ECT 而不是其他疗法	认知功能障碍（主要是暂时的） 心血管功能障碍 持续性呼吸暂停 治疗诱发的躁狂 头痛 恶心 肌肉疼痛 需要麻醉
强光疗法	以下患者有效： • 季节性情感障碍（SAD）患者 • 合并季节性加重的重度抑郁患者的联合治疗	轻微的视觉不适（患者应接受基线检查，然后在治疗过程中定期进行眼部检查）
重复经颅磁刺激（rTMS）	适用于既往抗抑郁药治疗后未能获得满意改善的成人重度抑郁患者 需要书面知情同意 患者应佩戴耳塞	癫痫发作 血管迷走性晕厥 头皮不适

来源：参考文献 [1]、[2]、[4]、[17] ～ [20]。

表 20-12 抑郁的药物治疗

药物类别和代表药	常见 / 严重副作用[①]	黑框警告 / 禁忌证	妊娠期用药安全性分级[②]
SSRIs 西酞普兰 艾司西酞普兰 氟西汀 氟伏沙明 帕罗西汀 舍曲林 **多重机制** 伏硫西汀	头痛 恶心 失眠 射精功能障碍 困倦 虚弱 腹泻 焦虑 厌食 头晕 震颤 性欲减退 高潮抑制 老年人低钠血症	**黑框警告：** 儿童和年轻人自杀想法和行为的风险增加，特别是在治疗前几个月 未批准用于 6 岁以下儿童 **禁忌证：** 使用 MAOIs 治疗	帕罗西汀：D 其他 SSRIs：C
SNRIs 地文拉法辛 度洛西汀 左米那普仑 文拉法辛	恶心 戒断症状 口干 困倦 失眠 出汗增多 头晕 射精功能障碍 厌食 便秘 高血压（文拉法辛）	**黑框警告：** 儿童和年轻人自杀想法和行为的风险增加，特别是在治疗的前几个月 未批准用于儿童 **禁忌证：** 使用 MAOIs 治疗 度洛西汀禁用于未经治疗的闭角型青光眼患者	C

续表

药物类别和代表药	常见 / 严重副作用[1]	黑框警告 / 禁忌证	妊娠期用药安全性分级[2]
NDRI 安非他酮	恶心 口干 失眠 头晕 喉咙痛 胃痛 激动 焦虑 颤抖 癫痫发作	**黑框警告：** 儿童和年轻人自杀想法和行为的风险增加，特别是在治疗的前几个月 未批准用于儿童 **禁忌证：** 神经性厌食 神经性贪食 头部创伤 颅内肿块 使用 MAOIs 治疗 癫痫发作 癫痫 卒中	C
三唑吡啶类 奈法唑酮 曲唑酮	5- 羟色胺综合征 躁狂 QT 间期延长 低血压 异常出血 阴茎异常勃起 低钠血症 嗜睡 头晕 便秘 视物模糊	**黑框警告：** 儿童和年轻人自杀想法和行为的风险增加，特别是在治疗的前几个月 未批准用于儿童 奈法唑酮不应用于活动性肝病患者或血清转氨酶升高的患者 **禁忌证：** 肝病 肝炎 黄疸 使用 MAOI 治疗	C
SSRI 和 5-HT$_{1A}$ 维拉佐酮	头痛 腹泻 恶心 心悸 头晕 失眠 困倦 疲劳 异常做梦 躁动 感觉异常 延迟射精 偏头痛 镇静 惊恐发作	**黑框警告：** 儿童和年轻人自杀想法和行为的风险增加，特别是在治疗的前几个月 未批准用于儿童 **禁忌证：** 使用 MAOIs 治疗	未对孕妇进行研究
四环类抗抑郁药 米氮平	躁狂发作 中性粒细胞减少 5- 羟色胺综合征 癫痫发作 低钠血症 嗜睡 食欲增加 体重增加 胆固醇和甘油三酯升高 口干 便秘 头晕 异常做梦	**黑框警告：** 儿童和年轻人自杀想法和行为的风险增加，特别是在治疗的前几个月 未批准用于儿童 **禁忌证：** 无	C

续表

药物类别和代表药	常见 / 严重副作用[1]	黑框警告 / 禁忌证	妊娠期用药安全性分级[2]
TCAs **叔胺：** 阿米替林 氯米帕明 多塞平 丙米嗪 曲米帕明 **仲胺：** 阿莫沙平 地昔帕明 去甲替林 普罗替林	口干 头晕 困倦 震颤 头痛 便秘 射精功能障碍 疲劳 恶心 直立性低血压	**黑框警告：** 儿童和年轻人自杀想法和行为的风险增加，特别是在治疗的前几个月 未批准用于儿童 **禁忌证：** 急性心肌梗死 卡马西平过敏 TCA 过敏 使用 MAOIs 治疗 闭角型青光眼 青光眼 尿潴留	C
MAOIs[3] 苯乙肼 司来吉兰（透皮贴剂） 反苯环丙胺	头晕 头痛 困倦 睡眠障碍（包括失眠和嗜睡） 疲劳 虚弱 震颤 抽搐 肌阵挛 过度屈曲 便秘 口干 胃肠道紊乱 血清转氨酶升高 体重增加 直立性低血压 水肿 性功能障碍	**黑框警告：** 儿童和年轻人自杀想法和行为的风险增加，特别是在治疗的前几个月 未批准用于儿童 **禁忌证：** 心力衰竭 肝病 嗜铬细胞瘤 肾脏疾病 肾衰竭 肾损害 手术 心脏病 脑血管病 头痛 高血压	C

① 这是一个概括性的清单，并未包括这些药物可能产生的所有副作用。此表亦适用于一类药物，在每一类药物，副作用及其影响程度可能因药物而异。在给出任何建议之前，请查阅药品参考信息源以获得更完整的清单。在提出药物治疗建议之前，MTM 药师还应查阅全面的药物相互作用数据库。

② 所有处方药的产品说明书都会不断更新，以体现 FDA 的妊娠期和哺乳期用药最新规则。请核查所需产品的说明书，以获得最准确和最新的妊娠期安全用药信息。

③ 为了避免不良反应，MAOIs 也需要限制饮食。表 20-13 列出了目前服用 MAOIs 的患者应避免或限量食用的食物。停止 MAOIs 后，食物相互作用可能会持续 2 周。

缩写：MAOIs = 单胺氧化酶抑制剂；NDRI = 去甲肾上腺素多巴胺再摄取抑制剂；SNRIs = 5- 羟色胺 - 去甲肾上腺素再摄取抑制剂；SSRIs = 选择性 5- 羟色胺再摄取抑制剂；TCAs = 三环类抗抑郁药。

来源：参考文献 [2]、[4]、[21] ～ [24]。

一些草药和 / 或膳食补充剂产品也被研究或用于治疗抑郁。表 20-15 汇总了抑郁常用的草药及膳食补充剂。

当患者从一种抗抑郁药转换到另一种抗抑郁药时，MTM 药师应建议关注[2]。突然停止使用抗抑郁药治疗可导致戒断症状，最常见的是恶心、头晕、疲劳、焦虑或抑郁症状恶化。此外，在停用一种抗抑郁药和新药物起效之间可能有一个滞后时间。尽管治疗方法应针对每位患者进行个体化，但一般建议在 SSRI 之间转换或从 SSRI 转换为 SNRI（反之亦然）时，不需要减量，因为这两种药物都抑制 5- 羟色胺再摄取。在这类情况下，患者可以停止一种药物，第二天开始使用新的药物。在不同作用机制的药物之间转换时，通常建议使用“交叉轴”。在这类情况下，第一种药物的剂量在几周内逐渐减少，而第二种药物的剂量则缓慢增加[32]。在逐步停用任何抗抑郁药时，建议在几周内逐渐减少治疗，以避免出现戒断症状。氟西汀是一个例外，因为它的半衰期长，提供了一个长期的自我逐渐减量时间。

核心要素 5——文档记录和随访

与患者和处方者有效沟通是解决抑郁患者 MRP 的一个重要因素。表 20-16 提供了抑郁患者潜在 MRP 的示例。一旦发现 MRP，MTM 药师必须简洁准确地向患者的医生传达建议。图 20-5 提供了抑郁治疗的沟通和建议示例。建议可通过传真、电话或其他书面或安全的电子邮件方式传达。这些示例仅用于示范目的。与医疗服务提供者的实际沟通应根据建议的类型、患者的具体情况以及与医疗服务提供者的关系，做个性化调整。

随访抗抑郁药的疗效和潜在的不良反应对抑郁患者的治疗是必不可少的。建议的随访间隔见表 20-17。

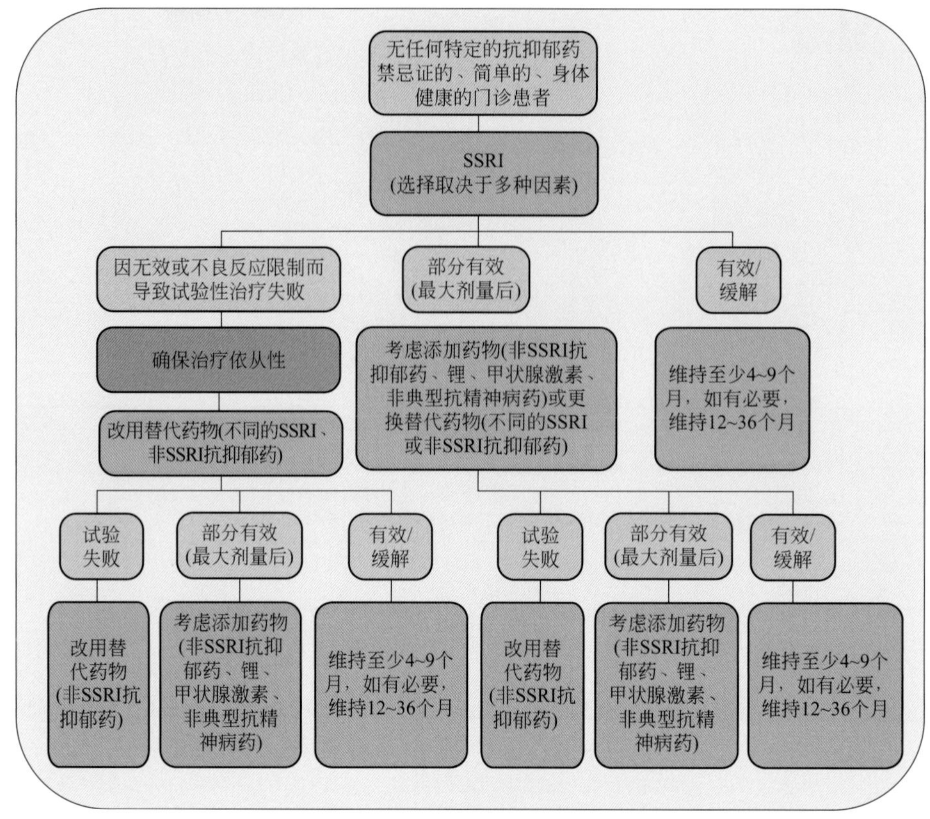

图 20-4　单纯性重度抑郁的治疗策略

经许可，转载自 DiPiro JT, Talbert RL, Yee GC, Matzke GR, Wells BG, Posey L, eds. *Pharmacotherapy: A Pathophysiologic Approach*. 10th ed. New York, NY: McGraw-Hill; 2017

表 20-13　服用单胺氧化酶抑制剂患者的饮食和药物限制

食品①		药物	
成熟奶酪②	味精	安非他明	左旋多巴
酸奶油③	肝脏（鸡或牛，＞2 日龄）	食欲抑制剂	含有拟交感神经药 / 血管收缩剂的局部麻醉剂
酸奶③	葡萄干	哮喘吸入剂	哌替啶
白奶酪③	蚕豆荚	丁螺环酮	甲基多巴
美国奶酪③	酵母提取物和其他酵母制品	卡马西平	哌甲酯
瑞士淡奶酪③	酱油	可卡因	其他抗抑郁药⑥
葡萄酒④（尤其是基安蒂和雪利酒）	巧克力	环苯扎林	其他 MAOIs
		血管收缩剂（局部和全身）	利血平
啤酒	咖啡⑤	右美沙芬	利扎曲普坦
鲱鱼（腌渍的、盐制的、晒干的）	成熟的鳄梨	多巴胺	兴奋剂
		麻黄碱	舒马曲坦
沙丁鱼	酸菜	肾上腺素	拟交感神经药
罐头，陈年的或加工的肉类	甘草	胍乙啶	色氨酸

① 根据 FDA 批准的司来吉兰透皮贴片处方信息，接受 6mg/24h 剂量的患者无需改变饮食。然而，接受 9mg/24h 或 12mg/24h 剂量的患者仍然需要遵循与其他 MAOI 类似的饮食限制。

② 明确保证绝对禁止（如英式斯蒂尔顿、蓝纹、卡门贝尔、切达）。

③ 每天最多 2 盎司（59mL）是可以接受的。

④ 3 盎司（89mL）白葡萄酒或一杯鸡尾酒是可以接受的。

⑤ 每天最多 2 盎司（59mL）是可以接受的；较大量的无咖啡因的咖啡是可以接受的。

⑥ 有经验的临床医生可在治疗耐药患者中谨慎使用三环类抗抑郁药。

来源：经许可，转载自 DiPiro JT, Talbert RL, Yee GC, Matzke GR, Wells BG, Posey L, eds. *Pharmacotherapy: A Pathophysiologic Approach*. 10th ed. New York, NY: McGraw-Hill; 2017。

表 20-14 第二代和第三代抗抑郁药与细胞色素 P450 酶抑制的可能性

药物	CYP 酶			
	1A2	2C	2D6	3A4
丁硫磷	0	0	+	0
西酞普兰	0	0	+	NA
度洛西汀	0	0	+++	0
艾司西酞普兰	0	0	+	0
氟西汀	0	++	++++	++
氟伏沙明	++++	++	0	+++
米氮平	0	0	0	0
奈法唑酮	0	0	0	++++
帕罗西汀	0	0	++++	0
舍曲林	0	++	+	+
地文拉法辛	0	0	0/+	0

注：++++= 高；+++= 中等；++= 低；+= 非常低；0 = 不存在。
来源：参考文献 [2]、[21]、[22]、[26] ～ [29]。

表 20-15 治疗抑郁的草药及膳食补充剂

补充剂	推荐剂量	有效性①	费用②
5- 羟色氨酸	每日 150 ～ 800mg，持续 2 ～ 6 周	可能有效	$$
Deplin（左旋甲基叶酸）	每日 7.5 ～ 15mg	可能有效	$$$$
DHEA（脱氢表雄酮）	每日 30 ～ 450mg，持续 6 周	可能有效	$
鱼油、ω-3 脂肪酸	每日 2 ～ 6.6g，持续 8 ～ 10 周	证据不足	$
叶酸	每日 200μg 至 15mg，持续 6 个月	可能有效	$
藏红花	每日 30mg，持续 18 周	可能有效	$$
SAMe（S- 腺苷甲硫氨酸）	每日 1600mg，分 2 次服用，持续 8 周	很可能有效	$$$
圣约翰草	起始剂量：每日 3 次，每次 300mg 维持剂量：每日 300 ～ 600mg	很可能有效	$

① 证据等级：很可能有效（likely effective）——该产品有非常高水平的可靠临床证据支持其用于特定适应证。分级为“很可能有效”的产品通常被认为适合推荐。可能有效（possibly effective）——该产品有一些临床证据支持其用于特定适应证；但是，证据受数量、质量或相互矛盾的结果的限制。分级为“可能有效”的产品可能是有益的，但没有足够的高质量证据可以推荐给大多数人。证据不足（insufficient evidence）——没有足够的、可靠的科学证据来提供有效性评级。

② 费用：按推荐剂量，$ = 每月花费 10 美元或更少，$$ = 每月花费 11 ～ 20 美元，$$$ = 每月花费 21 ～ 50 美元，$$$$ = 每月花费 50 美元以上。

来源：参考文献 [30] 和 [31]。

表 20-16 抑郁患者的药物治疗相关问题

药物治疗相关问题分类	药物治疗相关问题示例
不依从性	• 患者漏服抗抑郁药而导致抑郁控制不理想 • 患者因费用原因而未服用抗抑郁药
不必要的药物治疗	• 重复治疗（如两种 SSRIs）
需要额外的药物治疗	• 单一疗法治疗难治性抑郁（实际上需要多种药物联合治疗）
无效的药物治疗	• 新抗抑郁药已进行足够试验，但无临床疗效
剂量过低	• 因使用低剂量抗抑郁药而仅有部分效应或无效应 • 患者的抗抑郁药剂量没有进行适当滴定
剂量过高	• 文拉法辛引起患者血压升高 • SSRIs 快速剂量滴定产生剂量相关副作用（如恶心、腹泻）
药物不良事件	• 患者因安非他酮引起失眠 • 患者因 SSRIs 引起恶心 / 腹泻 • 患者因性功能障碍未服用抗抑郁药

情景： 患者被处方地文拉法辛，但无法承担处方费用。 **MRP：** 不依从性。
评估： 患者每日服用 50mg 地文拉法辛，抑郁控制不理想；患者因费用原因未服药。缺乏药物治疗可能是导致抑郁症状控制不佳的原因。改用普通的、低成本的抗抑郁药，将为该患者提供同样有效且负担得起的选择。 **计划：** 考虑停用地文拉法辛，改用每日 50mg 舍曲林，滴定至抑郁症状缓解。
情景： 患者服用阿米替林 4 周，自从服用阿米替林后，站立时出现困倦、头晕眼花伴血压下降。 **MRP：** 药物不良事件。
评估： 患者出现直立性低血压，很可能与阿米替林有关；更换为亦作用于 5- 羟色胺或去甲肾上腺素的替换药物，可能帮助患者消除这一不良反应。 **计划：** 考虑停用阿米替林，加用文拉法辛缓释胶囊每日 75mg 以缓解抑郁症状。
情景： 患者服用 75mg 舍曲林，抑郁症状只有轻微改善。 **MRP：** 剂量过低。
评估： 患者对舍曲林仅有部分反应，所以考虑增加剂量。舍曲林的常规剂量范围为每日 50 ～ 200mg。在不少于 1 周的时间内逐步加量至患者可耐受量，将有助于提高疗效。 **计划：** 考虑将舍曲林的剂量增加至每日 100mg，4 周后重新评估以考虑是否继续调整剂量。

图 20-5 MTM 药师就抑郁进行沟通的示例

表 20-17 抑郁患者的建议随访间隔

抑郁患者的建议随访与监护
美国精神病协会建议的抑郁患者的随访间隔： • 服用新抗抑郁药后，或急性期的治疗剂量调整后，4 ～ 8 周。 • 对处于持续治疗阶段的患者，建议定期随访，监测药物不良事件、依从性和功能能力（抗抑郁药疗效可持续 4 ～ 9 个月，以预防抑郁症状复发）。 • 按处方者确定的较低频率间隔进行监测，以防止患者在维持期（可能持续 12 ～ 36 个月）再次出现抑郁。 其他注意事项： • 建议对年龄小于 40 岁且有 2 次或 2 次以上抑郁发作史的患者，或任何年龄段有 3 次或 3 次以上抑郁发作史的患者进行终身治疗。 • 当患者停止抗抑郁药治疗时，不能突然停止用药，以避免出现戒断症状。相反，大多数抗抑郁药需要几周的时间来减量滴定。

来源：参考文献 [4]。

参考文献

1. American Psychiatric Association. *Diagnostic and Statistical Manual of Mental Disorders*. 5th ed. Arlington, VA: American Psychiatric Publishing; 2013.
2. Teter CJ, Kando JC, Wells BG. Major depressive disorder. In: DiPiro JT, Talbert RL, Yee GC, Matzke GR, Wells BG, Posey L, eds. *Pharmacotherapy: A Pathophysiologic Approach*. 10th ed. New York, NY: McGraw-Hill; 2017. Available at http://accesspharmacy.mhmedical.com/content.aspx?bookid=1861§ionid=146064868. Accessed May 08, 2017.
3. Jacobs D, Brewer M. APA practice guideline provides recommendations for assessing and treating patients with suicidal behaviors. *Psychiatric Annals*. 2004;34(5):373-380.
4. Gelenberg, AJ, Freeman, MP, Markowitz, JC, et al. Practice guidelines for the treatment of patients with major depressive disorder. 3rd ed. *Am J Psychiatry*. 2010;167(10):1-3,9-11,13-118.
5. American Psychiatric Association. *Practice Guideline for the Treatment of Patients with Major Depressive Disorder*. 3rd ed. Arlington, VA: American Psychiatric Association; 2010.
6. Patten SB, Barbui C. Drug-induced depression: a systematic review to inform clinical practice. *Psychother Psychosom*. 2004;73(4):207-215.
7. Botts S, Ryan M. Depression. In: *Drug-Induced Diseases: Prevention, Detection, and Management*. 2nd ed. Bethesda, MD: American Society of Health-System Pharmacists; 2010.
8. Sofuoglu M, Dudish-Poulsen S, Poling J, et al. The effect of individual cocaine withdrawal symptoms on outcomes in cocaine users. *Addict Behav*. 2005;30(6):1125-1134.
9. Leucht S, Kane JM, Kissling W, Hamann J, Etschel E, Engel R. Clinical implications of Brief Psychiatric Rating Scale scores. *Br J Psych*. 2005;187:366-371.
10. Fankhauser MP, German ML. Understanding the use of behavioral rating scales in studies evaluating the efficacy of antianxiety and antidepressant drugs. *Am J Hosp Pharm*. 1987;44:2087-2100.
11. Montgomery SA, Asberg M. A new depression scale designed to be sensitive to change. *Br J Psychiatry*. 1979;134:382-389.
12. Mann JJ. The medical management of depression. *N Engl J Med*. 2005;353(17):1819-1834.
13. Suicide Prevention Resource Center. Suicide risk: a guide for ED evaluation and triage. Suicide Prevention Resource Center website. Available at http://www.sprc.org/. Accessed May 22, 2017.
14. Jacobs DG, Baldessarini RJ, Fawcett JA, et al. Practice guidelines for the

assessment and treatment of patients with suicidal behaviors. *Am J Psychiatry.* 2003;160(11 suppl):1-60.

15. Fawcett JA, Baldessarini RJ, Coryell WH. Defining and managing suicidal risk in patients taking psychotropic medications. *J Clin Psychiatry.* 2009;70(6):782-789.
16. CMS. Medicare Part D Medication Therapy Management Program standardized format. CMS website. Available at https://www.cms.gov/Medicare/Prescription-Drug-Coverage/PrescriptionDrugCovContra/Downloads/MTM-Program-Standardized-Format-English-and-Spanish-Instructions-Samples-v032712.pdf. Accessed May 22, 2017.
17. Marangell LB. Switching antidepressants for treatment-resistant major depression. *J Clin Psychiatry.* 2001;62(suppl 18):12-17.
18. George MS, Taylor JJ, Short EB. The expanding evidence base for rTMS treatment of depression. *Curr Opin Psychiatry.* 2013;26(1):13-18.
19. Perera T, George MS, Grammer G, Janicak PG, Pascual-Leone A, Wirecki TS. The Clinical TMS Society consensus review and treatment recommendations for TMS therapy for major depressive disorder. *Brain Stimul.* 2016;9(3):336-346.
20. Klapheke MM. Electroconvulsive therapy consultation: an update. *Convuls Ther.* 1997;13:227-241.
21. Medscape Reference. WebMD, LLC (Copyright 1994-2016). Available at reference.medscape.com. Accessed May 22, 2017.
22. Lexicomp Online. Lexi-Comp, Inc (Copyright 1978-2016). Available at http://online.lexi.com. Accessed May 22, 2017.
23. Clinical Pharmacology [database online]. Tampa, FL: Gold Standard, Inc; 2017. Available at http://clinicalpharmacology.com. Accessed June 1, 2017.
24. Lexi-comp online™ interaction analysis. Lexi-Comp Online, Lexi-Comp, Inc. http://online.lexi.com. Accessed June 1, 2017.
25. Anonymous. Drug interactions. Thomson MICROMEDEX Healthcare Series. Available at https://www.thomsonhc.com. Accessed June 1, 2017.
26. Hemeryck A, Belpaire FM. Selective serotonin reuptake inhibitors and cytochrome P-450 mediated drug-drug interactions: an update. *Curr Drug Metab.* 2002;3(1):13-37.
27. Kent JM. SNaRIs, NaSSAs, and NaRIs: new agents for the treatment of depression. *Lancet.* 2000;355(9207):911-918.
28. DeVane CL. Differential pharmacology of newer antidepressants. *J Clin Psychiatry.* 1998;59(suppl 20):S85-S93.
29. Preskorn SH. Clinically relevant pharmacology of selective serotonin reuptake inhibitors. An overview with emphasis on pharmacokinetics and effects on oxidative drug metabolism. *Clin Pharmacokinet.* 1997;32(suppl 1):S1-S21.
30. Natural Medicines [database online]. Somerville, MA: Therapeutic Research Center; 2017. Available at https://naturalmedicines.therapeuticresearch.com/. Accessed May 22, 2017.
31. Deplin. Available at http://www.deplin.com/. Accessed May 22, 2017.
32. Marangell LB. Switching antidepressants for treatment-resistant major depression. *J Clin Psychiatry.* 2001;62(suppl 18):12-17.

复习题

1. 关于重症抑郁发作诊断标准中的症状，哪种说法是正确的？
   a. 至少有一种症状是失眠
   b. 症状应至少出现 6 个月
   c. 症状可能包括疲劳或乏力
   d. 症状可能是由滥用药物直接引起的
2. 在评估抑郁患者时，以下所有问题都是合适的，除了
   a.“您最近是否经历了睡眠模式的改变？”
   b.“您多久会漏服一次降压药？”
   c.“您患抑郁多久了？”
   d.“您是否曾感到如此沮丧，以至于有过伤害自己的想法？”
3. 在抑郁治疗的“维持”阶段，患者的治疗目标是什么？
   a. 减轻症状
   b. 诱导缓解
   c. 防止复发
   d. 防止再次抑郁发作
4. 用通俗语言来解释“神经递质”一词，哪种说法最合适？
   a. 神经递质是一种化学物质，它能帮助大脑的不同区域相互交流以实现某种功能
   b. 5- 羟色胺、去甲肾上腺素和多巴胺都是神经递质
   c. 神经递质是通过突触传递神经冲动的神经化学物质
   d. 神经递质是一种化学物质，可以通过突触将信号从一个神经元传递到下一个神经元

请用下面的病例回答第 5 ～ 6 题。

一位 48 岁的患者最近诊断为重度抑郁发作，服用艾司西酞普兰 4 周。她说自从开始服药后，感到非常困倦。她的情绪有所改善，她感觉自己有了反应，但她对持续的疲劳感到非常困扰，目前她每天早餐服用 10mg。

5. 关于该患者的用药行动计划，哪种说法是正确的？
   a. 用药行动计划应包括她所有药物的综合清单，包括开始日期和停止日期
   b. 用药行动计划应以医疗专业语言编写
   c. 用药行动计划应包括艾司西酞普兰所有副作用的清单和发生率
   d. 用药行动计划应包括今天访问期间的讨论内容摘要
6. 关于该患者药物治疗相关问题的分类，哪种说法是正确的？
   a. 患者正在经历来自艾司西酞普兰的药物不良事件
   b. 患者的艾司西酞普兰剂量过低
   c. 艾司西酞普兰对患者来说是不必要的药物
   d. 患者不依从艾司西酞普兰治疗
7. 一位患者到药房进行抑郁治疗的后续药物治疗管理随访，患者看起来泪流满面，心烦意乱，说：“我只是觉得我再也不能忍受了。”今天，哪个问题对评估患者的自杀风险最有帮助？
   a.“您用什么药治疗抑郁？”
   b.“您的抗抑郁药对您有什么作用？”
   c.“您有没有想过伤害自己或结束自己的生命？”
   d.“您过去还服用过哪些治疗抑郁的药物？”
8. 哪种抗抑郁药由于半衰期长，停药后不需要延长减量时间？
   a. 帕罗西汀
   b. 氟西汀
   c. 文拉法辛
   d. 安非他酮
9. 一位 32 岁的患者因第一次发作的抑郁而开始接受治疗。患者过去有明显癫痫病史。以下所有抗抑郁药都是该患者的合适选择，除了
   a. 地文拉法辛
   b. 西酞普兰
   c. 舍曲林
   d. 安非他酮
10. 一名患者因首次出现重度抑郁发作，连续 6 个月每天服用 50mg 舍曲林。他今天说，他不再有任何抑郁的症状，他的药物治疗效果良好。根据患者对抑郁治疗的反应，他现在的状况如何分类？
   a. 无效
   b. 部分有效
   c. 部分缓解
   d. 缓解

答案

1. c	2. b	3. d
4. a	5. d	6. a
7. c	8. b	9. d
10. d		

陈　　頔　译
金鹏飞　校
朱　　珠　审

第21章

糖尿病 MTM 资料集

Karen Whalen, PharmD, BCPS, CDE, and Karen R. Sando, PharmD, BCACP, BC-ADM

关键点

- 强化血糖控制可减少糖尿病的微血管并发症。
- 对大多数患者，糖化血红蛋白（HbAlc）目标是＜ 7%；然而，根据是否有并发疾病、低血糖症风险以及预期寿命，血糖控制目标应该个体化。
- 为了减少大血管并发症，有必要管理心脏风险因素（如高血压、高脂血症等）；单独强化血糖控制，不太可能有效预防心血管疾病的发病率和死亡率。
- MTM 药师应与患者和医疗保健团队成员合作，制订个体化药物治疗方案，以期达到治疗目标、促进依从性、降低并发症的风险并最大限度地提高糖尿病患者的生活质量。

糖尿病简介

糖尿病（diabetes mellitus，DM）是一种由于胰岛素抵抗或胰岛素分泌减少、或两者兼有的、以高血糖为特征的病症。糖尿病可能导致慢性并发症，包括微血管、大血管和神经疾病[1]。目前美国有2910万糖尿病患者，约占总人口的9.3%[2]。糖尿病前期（定义为空腹血糖受损或糖耐量受损）患者约8600万人，约占20岁以上成年人的37%[2]。在美国，糖尿病也造成了巨大经济负担，总成本约为2450亿美元，其中包括1760亿美元的直接医疗成本和690亿美元的间接医疗成本（由于生产率下降）[3]。

常见的糖尿病类型包括1型糖尿病、2型糖尿病和妊娠糖尿病。2型糖尿病（type 2 diabetes mellitus，T2DM）最为普遍，占诊断为成人糖尿病患者的95%。1型糖尿病（type 1 diabetes mellitus，T1DM）约占诊断为糖尿病患者的5%。尽管1型糖尿病在任何时候都可能发生，但它最常见于儿童和年轻人。表21-1提供了1型糖尿病和2型糖尿病的特征概述。妊娠糖尿病（gestational diabetes mellitus，GDM）在妊娠期妇女的发生率为2%～10%，多数患者产后血糖可恢复到正常。然而患有妊娠糖尿病的妇女在未来发展为2型糖尿病的可能性增加[4]。不常见的糖尿病原因还包括感染、遗传缺陷、胰腺受损、内分泌疾病和某些药物治疗（表21-2）。

糖尿病的诊断是基于美国糖尿病协会（American Diabetes Association，ADA）等学术组织提出的血糖临界值和建议[5]。糖尿病的诊断标准见表21-3。

表21-1 糖尿病的典型临床表现①

特征	1型糖尿病	2型糖尿病
年龄	＜30岁②	＞30岁②
发病	突然	渐进
体态	消瘦	肥胖或有肥胖史
胰岛素抵抗	无	有
自身抗体	常出现	罕见
症状	出现症状③	常不出现症状
诊断时酮症	有	无④
胰岛素治疗的需求	即刻	诊断后数年
急性并发症	糖尿病酮症酸中毒	高渗性高血糖状态
诊断时微血管并发症	无	常见
诊断前后大血管并发症	罕见	常见

① 临床表现可能差异很大。

② 1型糖尿病的发病常＜20岁，亦可能出现于任何年龄。2型糖尿病在儿童、青少年和青年人中的患病率正在上升，尤其是少数民族儿童。

③ 1型糖尿病可突然出现多尿、夜尿症、多饮、多食和体重减轻等症状。

④ 2型糖尿病儿童和青少年更易出现酮症，但在急性期后可用口服药物治疗。长期禁食也有个别患者会产生酮。

来源：经许可，转载自 DiPiro JT, Talbert RL, Yee GC, Matzke GR, Wells BG, Posey L, eds. *Pharmacotherapy: A Pathophysiologic Approach*. 10th ed. New York, NY: McGraw-Hill; 2017。

表 21-2　可引发糖尿病的药物或化学品

吡甲硝苯脲
喷他脒
烟酸
糖皮质激素类
甲状腺激素
二氮嗪
β- 肾上腺素受体激动药
噻嗪类
苯妥英
α- 干扰素
其他类

注：襻利尿药和蛋白酶抑制剂是其他类中的可能导致葡萄糖不耐受或高血糖的药物 [6]。他汀类药物也被认为与新发糖尿病的发病率增加有关 [8,9]。

表 21-3　糖尿病的诊断标准①

1. 糖化血红蛋白（HbA1c）≥ 6.5%（≥ 0.065；≥ 48mmol/mol Hb）。该试验应在实验室进行，使用经国家糖化血红蛋白标准化计划（NGSP）认证、并经糖尿病控制和并发症试验（DCCT）分析标准化的方法①。
2. 空腹血糖为≥ 126mg/dL（≥ 7.0mmol/L）。空腹是指至少 8h 内未摄入热量①。
3. 口服葡萄糖耐量试验（OGTT），2h 血糖≥ 200mg/dL（≥ 11.1mmol/L）。该试验应按照世界卫生组织的规定进行，使用相当于 75g 无水葡萄糖溶解在水中所含的葡萄糖负荷①。
4. 典型的高血糖症或高血糖危象患者，随机血糖浓度为≥ 200mg/dL（≥ 11.1mmol/L）。

① 在没有明确的高血糖症的情况下，诊断标准 1 ～ 3 应重复测试确认。

来源：经许可，转载自 DiPiro JT, Talbert RL, Yee GC, Matzke GR, Wells BG, Posey L, eds. *Pharmacotherapy: A Pathophysiologic Approach.* 10th ed. New York, NY: McGraw-Hill; 2017。

与糖尿病相关的其他术语

- 成人糖尿病（adult onset diabetes）：用于描述 2 型糖尿病的早期术语。因为 2 型糖尿病也可能发生于年轻人和儿童，该术语已不再使用。
- 空腹血糖受损（impaired fasting glucose，IFG）：定义为空腹血浆血糖 100 ～ 125mg/dL。IFG 患者可以被诊断为糖尿病前期，发展为 2 型糖尿病的风险较高。
- 糖耐量受损（impaired glucose tolerance，IGT）：定义为经 OGTT 2h，其血浆葡萄糖为 140 ～ 199mg/dL。IGT 患者可以被诊断为糖尿病前期，发展为 2 型糖尿病的风险较高。
- 青少年糖尿病（juvenile diabetes）：用于描述 1 型糖尿病的早期术语。因为 1 型糖尿病也可能发生于成年人，该术语已不再使用。
- 成人隐匿性自身免疫性糖尿病（latent autoimmune diabetes in adults，LADA）：尽管在诊断时存在胰岛素抗体，但 β 细胞已缓慢衰竭的疾病。因此，至少在糖尿病确诊前 6 个月内，LADA 患者需要胰岛素，这种类型的糖尿病可发生于 40 ～ 75 岁的 2 型糖尿病患者，约 10%。
- 青年期成年型糖尿病（maturity onset diabetes of youth，MODY）：一种遗传性疾病，其特征是对葡萄糖刺激引起的胰岛素分泌反应受损。MODY 很少或没有胰岛素抵抗。有 6 个特定的遗传缺陷与 MODY 有关，MODY 导致在早年就可有轻度高血糖。由于其表现较轻而常常延误诊断，可因患者的严重程度差异而致临床表现有所不同。
- 糖尿病前期（prediabetes）：指存在 IFG、IGT，或 HbA1c 为 5.7% ～ 6.4%，使个体成为未来患糖尿病的高危人群。糖尿病前期通常伴有肥胖、高血压和血脂异常（高甘油三酯和 / 或低 HDL）。应鼓励糖尿病前期患者每周增加 150min 的体育活动，以实现体重至少减轻 7%，这些干预措施有助于降低其进展为 2 型糖尿病的风险 [7]。对某些糖尿病前期患者（如 BMI > 35kg/m^2、年龄< 60 岁的人，或有妊娠糖尿病病史的妇女），可以考虑应用二甲双胍预防 2 型糖尿病。

糖尿病的并发症

糖尿病可导致急性和慢性并发症（表 21-4）。控制不佳的糖尿病，发生慢性微血管和大血管并发症的风险增加。糖尿病是终末期肾病、失明和非外伤性下肢截肢的诱因 [2]。此外，糖尿病患者心脏病发作或卒中的风险可增加 2 ～ 4 倍，而心血管疾病是部分糖尿病患者死亡的主要原因。糖尿病患者的死亡风险是同龄非糖尿病者的 2 倍。高血糖也可导致伤口愈合不良、白细胞功能受损以及出现典型糖尿病症状（如多尿、多饮、多食、疲乏）[1]。研究表明，强化血糖控制可以降低糖尿病微血管并发症的发生风险。为了降低大血管疾病的发病率，需要管理心血管疾病因素，如血脂异常、高血压、戒烟和抗血小板治疗等 [1,10]。

表 21-4　糖尿病的急性和慢性并发症

急性并发症	慢性并发症
低血糖症 糖尿病酮症酸中毒（DKA） 高渗性高血糖非酮症综合征（HHNS）	• 微血管并发症 视网膜病变 神经病变 肾病 蛋白尿 • 大血管并发症 心肌梗死 卒中或短暂性脑缺血发作（TIA） 外周血管疾病 冠状动脉病

来源：参考文献 [1] 和 [10]。

糖尿病管理的治疗目标

糖尿病管理的治疗目标是降低并发症的风险、改善症状、降低死亡率和改善生活质量[1]。对糖尿病患者个体的适当监护，需要设定血糖目标、管理常见伴发病（如高血压和高脂血症）、定期监测并发症、改变生活方式、药物治疗以及适当的自我监测血糖（self- monitoring of blood glucose，SMBG）[1]。美国糖尿病协会和美国临床内分泌学家协会提供的血糖目标列于表 21-5 [1,11,12]。一些大型随机对照试验表明，严格的血糖控制可以减少 1 型糖尿病和 2 型糖尿病的微血管并发症[13-17]。单独强化血糖控制则不太可能减少大血管并发症。建议对传统的心血管疾病因素（如高血压、高脂血症、戒烟、抗血小板治疗等）进行管理，以降低心血管疾病的发病率和死亡率[10]。应用适当剂量治疗 3 个月后仍未能达到血糖目标的患者，可视为治疗失败[12,18]。

表 21-5　相关学术组织规定的治疗的血糖目标

生物化学指标	ADA	ACE 和 AACE
糖化血红蛋白	< 7%（< 0.07；< 53mmol/mol Hb）①	≤ 6.5%（≤ 0.065；≤ 48mmol/mol Hb）
餐前血糖	80 ～ 130mg/dL（4.4 ～ 7.2mmol/L）	< 110mg/dL（< 6.1mmol/L）
餐后血糖	< 180mg/dL②（< 10mmol/L）	< 140mg/dL（< 7.8mmol/L）

① 测定应经国家糖化血红蛋白标准化计划（NGSP）认证和糖尿病控制和并发症试验（DCCT）标准化。如果没有明显的低血糖症或不良反应，实施较严格的血糖控制可能是合适的。对于有严重低血糖症病史、预期寿命有限、晚期微血管 / 大血管并发症或合并症、高危老年、痴呆症的患者或年幼儿童，采用不那么严格的糖化血红蛋白目标可能是合适的。

② 餐后血糖测量应在餐后 1 ～ 2h 内进行，这一般是糖尿病患者血糖达峰的时间。

缩写：AACE= 美国临床内分泌学家协会（American Association of Clinical Endocrinologists）；ACE= 美国内分泌学会（American College of Endocrinology）；ADA= 美国糖尿病协会（American Diabetes Association）。

来源：参考文献 [11] 和 [12]。

核心要素 1——糖尿病患者的全面用药评估

对糖尿病患者进行用药评估时建议问的问题参见表 21-6。问题的数量和类型取决于几个因素，包括面谈时间的长短、药物治疗相关问题（MRP）的并存数量、MRP 的紧迫性以及患者提供准确信息的可靠性等。在时间有限的交谈中，或在有多个医疗问题的复杂病例中，MTM 药师可以选择有针对性的问题，以帮助识别或排除医疗紧急情况（见表 21-6 中“预防 / 评估医疗紧急情况应问的问题”）。MTM 药师在面谈时，应使用通俗易懂的语言（图 21-1），并准备好解答患者可能提出的有关糖尿病的问题（表 21-7）。

表 21-6　对糖尿病患者进行用药评估时建议问的问题

建议询问糖尿病患者的问题

- 您患糖尿病多久了？您是什么时候被诊断出来的？
- 您家还有谁患有糖尿病？
- 您对未被控制的糖尿病可引发的风险了解多少？
- 您在家里检测血糖吗？
  - 您用什么血糖仪来测血糖？您多久检测一次血糖？
  - 您“平常的”血糖是多少？
  - 根据您的医生的意见，您的血糖应该是多少（或者，“好”血糖是多少）？
  - 您是否将您的血糖数记录在日记或日志中？如果是的话，请拿给我看看。
  - 如果您在家检测时血糖很高，您会怎么做？如果您的血糖过高，您的医生有没有给您什么指导？
  - 如果您在家检测时血糖值低，您会怎么做？您的医生有没有指导您如何管理低血糖？
- 您是否有过低血糖（低血糖症）的以下症状 / 体征：
  - 视物模糊
  - 意识错乱
  - 头晕或轻度头痛
  - 疲劳（疲倦感）
  - 乏力
  - 感觉紧张
  - 心跳加快
  - 出汗
  - 发抖
  - 易怒（感觉“紧张不安”）
- 您是否有过高血糖（高血糖症）的以下症状 / 体征：
  - 尿频
  - 异常口渴
  - 食欲增加或饥饿感
  - 腹痛或恶心（胃部不适感）
  - 疲劳（疲倦感）
- 您用什么药治疗您的糖尿病？您怎么服用？
- 您往往多久会遗漏服用一次糖尿病药物？
- 过去您还曾服用过哪些治疗糖尿病的药物？
- 您是否曾在未告知医生的情况下停止服用处方中的某个降糖药？如果是，为什么？
- 您使用哪些非处方药或草药治疗您的糖尿病？
- 除了药物之外，您还尝试过哪些方法（例如，改变生活方式）治疗您的糖尿病？
- 您的医生是否建议您调整碳水化合物的摄入量？如果是，您做了什么？
- 您遵循什么锻炼方法？
- 您的医生与您讨论过应该避免哪些非处方药吗（因为它们会恶化您的血糖控制）？

预防 / 评估医疗紧急情况应问的问题

- 危机应对：您的医生与您讨论过在您生病时如何管理糖尿病吗？
- 您有没有因为低血糖而晕倒？或者接受过他人的帮助来治疗低血糖？
- 您有过尿频、极度口渴、恶心或腹痛的经历吗？
- 您的酮类检查出现过阳性吗？（测定酮体的尿检）
- 您曾因糖尿病住过院吗？

A1c——也称为 HbA1c（糖化血红蛋白）；一种血液学检测指标，用来评价您的糖尿病在过去 3 个月内的控制情况。
ACEI——血管紧张素转换酶抑制药的简称。一类用于帮助降低血压的药物，也可能有助于防止心脏和肾脏的变化或损害。
急性的——是指突然发生并持续时间很短的某件事。与慢性的相反。
蛋白尿——一种尿的状态，其中含有高于正常量的白蛋白。蛋白尿可能是肾病（肾脏病）的先兆。
α 细胞——胰腺中的一种细胞。α 细胞产生并释放一种激素，称为胰高血糖素（glucagon）。当血糖过低时，身体会向 α 细胞发出信号以生产胰高血糖素。然后胰高血糖素让肝脏将糖释放到血液中以供应能量。
α- 葡萄糖苷酶抑制药——一类治疗 2 型糖尿病的口服药物，可抑制消化食物中淀粉的酶。
胰岛淀粉素——由胰腺 β 细胞生成的一种激素。胰岛淀粉素通过减缓胃排空来调节进食后的葡萄糖释放到血液中的时间。
抗体——由身体制造的蛋白质，以保护自己免受细菌或病毒等“外来”物质的侵害。当人体产生抗体破坏身体自身生成胰岛素的 β 细胞时，就会患 1 型糖尿病。
ARB——血管紧张素Ⅱ受体阻滞药的简称。ARB 是一类口服降低血压的药物，也可能有助于防止心脏和肾脏的变化或损害。
阿斯巴甜——一种几乎不含热量和营养价值的膳食甜味剂［例如，Equal、NutraSweet（商品名）］。
自身免疫病——身体免疫系统的一种疾病，在这种疾病中，免疫系统错误地攻击和破坏它认为是外来的身体组织。
自主神经病变——一类影响肺、心、胃、肠、膀胱或生殖器官的神经损伤。
基础胰岛素——长效胰岛素类，一日给药 1 次或 2 次即可控制全天的血糖［例如，甘精胰岛素、地特胰岛素、德谷胰岛素、中效胰岛素（NPH 胰岛素）］。
β 细胞——产生胰岛素的细胞。β 细胞在胰腺。
双胍类——一类用于治疗 2 型糖尿病的药物，通过减少肝脏产生的糖量和帮助身体对胰岛素有更好的反应来降低血糖［例如，二甲双胍］。
血葡萄糖——血液中的主要糖分，是人体的主要能量来源。也叫血糖。
血糖水平——在一定量的血液中所含的糖量。它以每分升所含的毫克数（mg/dL）表示。
体重指数（BMI）——与身高和体重相关的计算数值，根据该数值大小，可分为低体重、正常体重、超重或肥胖。
速效（或餐前）胰岛素——一类快速起效的胰岛素（例如，赖脯胰岛素、门冬胰岛素、谷赖胰岛素），通常在餐前或纠正高血糖时应用。
C 肽——“连接肽”。一种胰腺释放到血流中的、与胰岛素等量的物质。C 肽水平的检测可显示出人体产生了多少胰岛素。
卡——代表食物所提供能量的单位。膳食中的碳水化合物、蛋白质、脂肪和酒精可提供热量。每克碳水化合物或蛋白质含 4kcal，每克脂肪含 9kcal，每克酒精含 7kcal。
碳水化合物——营养素的主要类型之一，可以是简单的也可以是复合的。简单碳水化合物包括水果、蔬菜、牛奶和奶制品等食物中天然存在的糖，还包括在食品加工和精炼过程中添加的糖。复合碳水化合物包括全麦面包和谷类、淀粉类蔬菜和豆类。
心血管疾病——心脏和血管（动脉、静脉和毛细血管）的疾病。
脑血管疾病——脑血管损害。血管会破裂和出血或因脂肪沉积而堵塞。当血流中断时，脑细胞死亡或受损，导致卒中。
注册的糖尿病教育者（CDE）——具有糖尿病教育方面专业知识的、符合资历要求并通过了认证考试的专业保健人员。
胆固醇——肝脏产生的一种脂肪，存在于血液中，也存在于某些食物中。胆固醇常被人体用来制造激素和构建细胞壁。
慢性的——描述某些持久的事情。与急性的相反。
慢性肾脏病——当肾脏不能正常工作时，可能会导致高血压和其他严重的健康问题。
并发症——糖尿病的有害影响，例如对眼、心、血管、神经系统、牙齿和牙龈、足和皮肤或肾脏的损害。
黎明现象——清晨（4 点至 8 点）血糖升高。
糖尿病酮症酸中毒（DKA）——一种紧急情况，在这种情况下，血糖水平极高，随后胰岛素严重缺乏，导致体内为了能量而分解脂肪，因而酮积聚于血液和尿液。
糖尿病——由于身体失去了利用血糖来获取能量的能力而导致的特征为高血糖的一种状态。在 1 型糖尿病中，胰腺不再产生胰岛素，因此，血糖不能作为能量进入细胞中。在 2 型糖尿病中，要么是胰腺不能产生足够的胰岛素，要么是身体无法正确地使用胰岛素。
糖尿病视网膜病变——糖尿病性眼病；视网膜小血管受损。可能会出现视力丧失。
散瞳检查——由眼科专家进行的一种检查，用眼药水暂时扩大瞳孔（黑中心），以便专家更容易看到眼睛内部。
二肽基肽酶 -4 抑制药（DPP-4 inhibitor，DPP-4 抑制药）——一类口服的治疗糖尿病的药物（例如，西格列汀和沙格列汀）。
内分泌学家——治疗内分泌腺疾病（如糖尿病）的医生。
食物交换份清单——为糖尿病饮食调控的几种方法之一。食物可根据其营养成分分为三大类。该清单提供了碳水化合物、肉类和肉类替代品以及脂肪的食用量。
空腹血糖检测——对 8 ～ 12h 内没有进食者的血糖水平的检测。该检测通常用于诊断糖尿病前期和糖尿病，也用来监测糖尿病患者。
果糖——水果和蜂蜜中天然存在的糖。
胃轻瘫——一种侵袭胃的神经病变。食物消化可能不完整或延迟，导致恶心、呕吐或腹胀，使血糖难以控制。
格列奈类——用于 2 型糖尿病的一类口服药物，可通过帮助胰腺在饭后制造更多的胰岛素来降低血糖（例如瑞格列奈、那格列奈）。
胰高血糖素样肽 -1 受体激动药——一类治疗糖尿病的药物（例如艾塞那肽和利拉糖肽）。这些药均为注射用。
胰高血糖素——胰腺 α 细胞产生的一种激素，能升高血糖；胰高血糖素为注射用处方药，可治疗严重低血糖。
血糖指数——含碳水化合物的食物根据其对血糖的影响大小（与标准参考食物比较）的排序（相对大小）。
高血糖症——高血糖，通常定义为血糖高于 200mg/dL。
高渗性高血糖非酮症状态（HHNS）——血糖水平很高，血液或尿液中没有酮的紧急情况。如果不治疗，可能导致昏迷或死亡。
低血糖症——低血糖，通常定义为血糖低于 70mg/dL。
未察觉的低血糖症——没有感觉到或没有意识到低血糖症状的状态。
注射部位轮换——改换身体上注射胰岛素的位置。
胰岛素——胰腺细胞产生的一种激素，它可调节体内血糖。胰岛素就像一把“钥匙”，它可以打开细胞，让里面的糖为身体提供能量。
胰岛素笔——注射胰岛素所用的装置，看起来像自来水笔，其中含胰岛素。

胰岛素泵——胰岛素输注装置，约一副扑克牌大小，可以挂在腰带上或放在口袋里。胰岛素泵连接一条有弹性的细塑料管，输液管前端的引导针用注针器扎入患者皮下。

胰岛素抵抗——身体不能对其产生的胰岛素作出反应和利用。胰岛素抵抗可能与肥胖、高血压和血液中高水平的脂肪有关。

胰岛——胰腺中的一组细胞，它产生帮助身体消化和利用食物的激素。也称为朗格汉斯岛。

酮类——当血液中胰岛素不足，人体分解体内脂肪获取能量时产生的一种化学物质。高水平的酮类可导致糖尿病酮症酸中毒和昏迷。有时称为酮体。

脂肪萎缩——皮肤下脂肪流失而导致的小凹陷。在同一部位重复注射胰岛素可导致脂肪萎缩。

脂肪肥厚——脂肪在皮肤表面下积聚，形成团块。在同一部位重复注射胰岛素可导致脂肪肥厚。

大血管疾病——大血管（如心脏的大血管）的疾病。脂质和血凝块积聚在大血管，导致动脉阻塞、心脏病、卒中和外周血管疾病。

微量白蛋白尿——尿中有少量的白蛋白（一种蛋白质）。微量白蛋白尿是肾脏损害或肾病的早期体征，是糖尿病常见而且严重的并发症。

微血管疾病——最小血管的疾病，如眼、神经和肾脏的最小血管。血管壁变得异常厚而脆弱，随后可出血，泄漏蛋白质，并减缓血液中细胞的流动。

单棕丝——像发刷上的一段短尼龙丝，安装在叩诊锤一端。医生将单棕丝轻触足底以检查足部神经的敏感性。

肾病——肾脏疾病。未能控制的高血压和血糖会导致肾脏受损，蛋白质泄漏到尿液中。受损的肾脏再也不能清除血液中的废物和多余的液体。

肥胖——体内脂肪含量高于正常水平的一种状态，比超重更严重，BMI 为 30kg/m^2 或更高。

口服葡萄糖耐量试验（OGTT）——诊断糖尿病前期和糖尿病的试验。OGTT 是在通宵禁食后由医务人员检测的。采集血样后，患者喝高糖饮料。每隔 2 ~ 3h 采集血样。

超重——指 BMI 超过 25kg/m^2。超重会增加患高血压、糖尿病和心血管疾病的风险。

胰腺——体内产生胰岛素（控制血糖的关键激素）的器官。胰腺位于胃下部后面，大约有一只手那么大。

周围神经病变——神经损伤，可能是由高血糖引起的，可导致手或足的刺痛感或灼热感，也可能导致手足的触摸感或压力感降低。

多饮——感觉非常渴，是高血糖的症状之一。

多食——极度饥饿，是高血糖的症状之一。

多尿——尿频，是高血糖的症状之一。

餐后血糖——饭后 1 ~ 2h 的血糖水平。

餐前血糖——饭前血糖水平。

蛋白尿——尿液中存在蛋白质，它表明肾脏不能正常工作。

视网膜病变——眼睛血管的损害，它可能是由高血压和高血糖引起的，可能导致视力下降。

风险因素——能增加一个人患病机会的任何事情。

自我监测血糖（SMBG）——检测自己的血糖。

钠 - 葡萄糖共转运蛋白 2 抑制药（SGLT2 抑制药）——治疗 2 型糖尿病的一类口服药物，通过增加肾脏的糖流失来帮助降低血糖（例如，卡格列净、达格列净、恩格列净）。

浮动调整方案——根据血糖、进餐或运动水平调整胰岛素用量的一系列指导。

索莫吉反应——低血糖后出现血糖水平反跳性增高的一种反应。索莫吉反应可能发生于未经治疗的夜间、低血糖发作之后，是由应激激素的释放引起的。

三氯蔗糖——一种由糖制成的甜味剂，但不含热量，也没有营养价值。

糖醇类——一类甜味剂，与其他碳水化合物相比，这类甜味剂升血糖幅度稍小。

磺酰脲类——一类治疗糖尿病的药物，可通过增加胰腺胰岛素的生成而起作用（例如，格列吡嗪、格列美脲和格列本脲）。

噻唑烷二酮类——一类用于 2 型糖尿病的口服药物，通过使细胞对胰岛素更敏感，帮助胰岛素将血液中的糖分转化为细胞能量（例如，吡格列酮和罗格列酮）。

1 型糖尿病（T1DM）——由于完全缺乏胰岛素而导致的高血糖状态。当人体的免疫系统攻击胰腺中产生胰岛素的 β 细胞并将其破坏时发生。胰腺几乎不产生胰岛素。1 型糖尿病最常见于年轻人，但也可能出现在成年人。

2 型糖尿病（T2DM）——由于缺乏胰岛素或身体无法有效利用胰岛素而导致的高血糖状态。2 型糖尿病最常见于中老年人，但也可能出现在年轻人。

胰岛素单位——胰岛素的基本计量单位。U-100 胰岛素是指每毫升（mL）或每立方厘米（cc）溶液中含 100 单位（U）的胰岛素。现今美国生产的胰岛素大多是 U-100。

图 21-1 糖尿病相关术语的通俗解释

表 21-7 糖尿病患者可能会问的问题及解答

什么原因会导致糖尿病？

1 型糖尿病是由遗传和可能的环境因素引起的，这些因素导致免疫系统对胰腺内胰岛素产生细胞（β 细胞）的破坏。2 型糖尿病的风险可能会因某些因素而增加，如年龄、种族、有糖尿病家族史、肥胖和缺乏体力活动。在 2 型糖尿病，身体不能产生足够的胰岛素，或者细胞不能正确使用胰岛素。胰岛素是人体能够利用葡萄糖来产生能量的必要条件。我们还不了解是什么引起了妊娠糖尿病，但一些研究表明，它可能是由于妊娠期间产生的激素阻断了胰岛素在母亲体内的作用引起的。

哪种类型的糖尿病更严重？ 1 型糖尿病还是 2 型糖尿病？

哪一型都不比另一种更严重。1 型糖尿病和 2 型糖尿病的主要区别在于疾病进程如何开始和发病年龄。对于 1 型糖尿病患者，身体不再产生胰岛素，所以必须从确诊之日起就使用胰岛素。1 型糖尿病通常诊断于儿童和青少年。在 2 型糖尿病，身体对胰岛素有抵抗力，随着时间的推移，身体无法产生足够的胰岛素。2 型糖尿病通常诊断于成人，但也可能发生在儿童。如果控制不当，1 型糖尿病和 2 型糖尿病都会导致并发症。

哪些因素会增加我患 2 型糖尿病的风险？

下列个体患 2 型糖尿病的风险可能会增加：空腹血糖受损或糖耐量受损、年龄 > 45 岁、有糖尿病家族史、超重或肥胖、缺乏运动的人，高密度脂蛋白胆固醇（好胆固醇）低或甘油三酯高的人，某些种族和民族的人（例如，非西班牙裔黑人、西班牙裔 / 拉丁裔美国人、亚裔美国人、太平洋岛民、美洲印第安人和阿拉斯加本地人），以及有妊娠糖尿病（GDM）史的妇女。

续表

糖尿病与哪些健康问题有关? 糖尿病通常伴随着高血压和高胆固醇而发生。糖尿病控制不佳会增加患心血管疾病、心脏病发作、卒中、肾衰竭、失明以及因高血糖而导致的神经病变（神经损伤）的风险。 **我如何知道自己是否患有糖尿病?** 糖尿病患者可能会出现下列症状：尿频、异常口渴、极度饥饿、体重异常减轻以及极度疲劳或易怒等。患有 2 型糖尿病的人也可能经历频繁感染、视物模糊、伤口或瘀伤愈合缓慢、手 / 脚刺痛或麻木以及反复出现皮肤、牙龈或膀胱感染。如果您有任何这些症状，您的医生会做一些血液检测，并采集病史，以判断您是否患有糖尿病。 **为什么糖尿病药物如此重要?** 把血糖维持在目标范围内是很重要的，这样您才能保持健康。血糖高的人更容易发生糖尿病并发症，如心脏病、肾衰竭、失明和截肢，或其他健康问题。 **我应该检测自己的血糖吗? 如果是的话，我应该多久检测一次血糖?** 检测血糖（也称为自我监测血糖）可以提供有价值的信息，以说明治疗糖尿病的药物的效果，以及活动和食物如何影响血糖。如果您正在使用胰岛素，检测血糖对于确保您的胰岛素剂量正确以及发现低血糖或高血糖是很重要的。如果您正在服用口服糖尿病药物，检测血糖可能是有用的。您的医生会告诉您多久检测一次血糖。把您的血糖记录下来或者写日志可能会有帮助，这样就可以进行追踪，还可以给您的医生看。 **什么原因会导致低血糖?** 低血糖（通常被定义为血糖≤ 70mg/dL）的发生有多种原因，如食物摄入减少、体力活动增加、胰岛素或某些糖尿病药物（如磺酰脲类）过多。低血糖的症状包括头晕、发抖、感觉紧张、出汗、意识错乱、闷闷不乐或行为改变。 **我应该如何处理低血糖?** 为了纠正低血糖，可摄入 15g 速效葡萄糖（例如，4 盎司果汁、半罐普通苏打水、8 盎司低脂牛奶、8 ～ 10 块硬糖果）。一旦您检测了您的血糖并治疗了低血糖，则等 15min 或 20min 后再检测血糖。如果您的血糖仍然很低且低血糖症状没有消失，可重复上述治疗。感觉好了以后，一定要规律进餐和吃零食，以保持您的血糖不过低。 **什么时候应该给我的医生打电话询问高血糖或低血糖的问题?** 如果您对处方治疗没有反应（您的血糖水平不在目标范围内），或者出现副作用，可给您的医生打电话。如果您出现以下高血糖症状：尿频、极度口渴、极度饥饿、异常疲劳、恶心 / 呕吐，或出现酮症，或感染或伤口无法愈合，可给您的医生打电话。如果您经常出现低血糖症状，如头晕、发抖、感觉紧张、出汗、意识错乱、闷闷不乐或行为改变，可给您的医生打电话。 **如果我停用糖尿病药物，会发生什么?** 您可能会出现高血糖症状，如疲劳、尿频、异常口渴或极度饥饿。随着时间的推移，可能发生严重的健康问题，如心脏病发作、卒中、肾衰竭、失明或神经损伤。另外，当您重新开始使用某些药物时，在一段时间内可能要用低一些的剂量，以防止出现副作用。您的处方医生会告诉您如何慢慢恢复到正常剂量。 **如果我的糖尿病治疗药物出现问题，我该怎么办?** 在没有与您的医生商量之前，千万不要停止服用糖尿病药物。与您的医生和 / 或药师谈谈，让他们知道您面临的问题，一起努力调整糖尿病药物使之适合您。

核心要素 2——个人用药清单 [19]

糖尿病患者的个人用药清单（PML）示例见图 21-2。该示例仅列出了糖尿病或预防糖尿病并发症的代表性用药。对于其他疾病的治疗用药，应整理添加、分开罗列。MTM 药师应牢记，在创建 PML 时使用简洁易懂的语言。

核心要素 3——用药行动计划 [19]

糖尿病患者的用药行动计划（MAP）示例见图 21-3。该示例仅为糖尿病患者的代表性行动计划。应加入其他疾病或其他 MRP 的 MAP，并分开列表。一般应该只列出少数最重要的干预步骤，以免患者应接不暇。关于患者自我管理的其他方面，可以在后续的就诊中解决。MTM 药师在创建 MAP 时应牢记使用简洁易懂的语言。

核心要素 4——干预和 / 或转诊

糖尿病管理的干预措施包括生活方式改变和 / 或药物治疗。表 21-8 总结了糖尿病患者建议的生活方式改变。

通过改变生活方式未能完全控制血糖的 2 型糖尿病患者，应开始药物治疗。应根据高血糖水平、潜在的不良反应和合并症状态选择降糖药。许多患者可能需要一种以上的药物来控制其血糖，有些患者可能需要口服药物与胰岛素联合用药，或者强化胰岛素治疗。表 21-9 提供了 2 型糖尿病口服降糖药的概要，表 21-10 总结了市售的胰岛素制剂，表 21-11 提供了其他注射疗法的概要。个体化降糖治疗的注意事项见表 21-12。此外，表 21-13 列出了可能对糖尿病管理有用的草药。2 型糖尿病的治疗路径如图 21-4 所示，图 21-5 概述了胰岛素治疗 2 型糖尿病的指南。1 型糖尿病的治疗主要包括胰岛素，有时还包括普兰林肽。对于 1 型糖尿病管理的综述，推荐读者参考《1 型糖尿病的医疗管理（第 6 版）》（*Medical Management of Type 1 Diabetes*, sixth edition）[21]。

除了控制血糖的药物，有些患者还需要额外的治疗以协助预防或降低糖尿病并发症的风险。表 21-14 概述了糖尿病慢性并发症的治疗药物。MTM 药师应确保向糖尿病患者推荐的免疫接种（即流感、肺炎球菌性肺炎和乙型肝炎）是最新的 [5]。

个人用药清单 <*插入患者姓名，出生日期：月 / 日 / 年*>	
药品： 二甲双胍 1000mg	
我如何用它： 每次 1 粒（1000mg），每日 2 次，与食物同服	
我为何用它： 糖尿病	**处方者：** Jones
我开始用它的日期： 11/7/2010	**我停止用它的日期：** <*留空给患者填写*>
我为何停止用它： <*留空给患者填写*>	
药品： 西格列汀 100mg	
我如何用它： 每日 1 粒（100mg）	
我为何用它： 糖尿病	**处方者：** Jones
我开始用它的日期： 10/9/2012	**我停止用它的日期：** <*留空给患者填写*>
我为何停止用它： <*留空给患者填写*>	
药品： 赖诺普利 20mg	
我如何用它： 每日 1 粒（20mg），睡时服	
我为何用它： 血压高；防止肾脏受糖尿病损伤	**处方者：** Jones
我开始用它的日期： 10/9/2012	**我停止用它的日期：** <*留空给患者填写*>
我为何停止用它： <*留空给患者填写*>	
药品： 普伐他汀 40mg	
我如何用它： 每日 1 粒（40 mg），睡时服	
我为何用它： 胆固醇高	**处方者：** Jones
我开始用它的日期： 1/6/2013	**我停止用它的日期：** <*留空给患者填写*>
我为何停止用它： <*留空给患者填写*>	
药品： 小剂量阿司匹林肠溶胶囊 81mg	
我如何用它： 每日 1 粒（81mg）	
我为何用它： 防止心脏病	**处方者：** Jones
我开始用它的日期： 10/9/2012	**我停止用它的日期：** <*留空给患者填写*>
我为何停止用它： <*留空给患者填写*>	

图 21-2 糖尿病药物治疗的个人用药清单示例

	制订日期： <*插入日期*>
我们谈论了什么： 控制血糖对预防糖尿病并发症的重要性。	
我需要做什么： 1. 按规定服用糖尿病药物（二甲双胍）。 2. 每天检查血糖 2 次（每天早上第一件事和饭后 2h），并记下数值。 3. 如果 3 次血糖读数超过 250mg/dL 或任何一次读数超过 300mg/dL，通知医疗服务提供者。 4. 如果经常出现低血糖读数（≤ 70mg/dL），通知医疗服务提供者。 5. 下次就诊时带上血糖读数记录本和血糖仪。	**我做过什么，什么时候做的：** <*留空给患者填写*>
我们谈论了什么： 如何管理低血糖（低血糖症）。	
我需要做什么： 1. 当我有低血糖症状时（感觉发抖、出汗、头晕、闷闷不乐或饥饿），检查血糖。 2. 如果我的血糖低（≤ 70mg/dL），摄入至少 15g 碳水化合物（糖的来源），如半杯普通苏打水或果汁、4 茶匙食糖或 4 片葡萄糖片；避免吃高脂肪食物，如糖棒和冰激凌。 3. 在 15 ～ 20min 内再次检查我的血糖，看看是否上升了。 4. 如果经常出现低血糖读数（≤ 70mg/dL），通知医疗服务提供者。	**我做过什么，什么时候做的：** <*留空给患者填写*>

图 21-3 糖尿病患者的用药行动计划示例

表 21-8　糖尿病管理中的生活方式改变

改变	建议
减肥	建议所有胰岛素抵抗 / 超重或肥胖的人减肥 持续减重 5% 有益于血糖控制 减肥可以通过 DASH（Dietary Approaches to Stop Hypertension，终止高血压膳食）饮食、植物性饮食或地中海式饮食来实现
医学营养疗法（MNT）	监测碳水化合物摄入量对血糖控制是必不可少的 饮食中碳水化合物、蛋白质和脂肪的相应组合应根据血糖控制的期望水平而定 饱和脂肪摄入量应小于总热量的 10% 应尽量减少摄入反式脂肪 鼓励咨询注册营养师，以帮助优化糖尿病患者的 MNT
体育活动	糖尿病患者每周至少应进行 150min 的中等运动（或 75min 的高强度运动） 在一周内的大部分日子都应进行锻炼 鼓励患者每周运动 5 天以上
饮酒	糖尿病患者应限制饮酒量： • 男性：≤ 2 杯 / 日 • 女性和体重较轻者：≤ 1 杯 / 日 如果饮酒，患者应监测低血糖情况
戒烟	为降低总体心血管风险，糖尿病患者不应吸烟或使用烟草制品或电子烟 强烈鼓励患者彻底戒烟
减少压力	压力可能会对血糖水平产生不利影响 如果可能，鼓励糖尿病患者减少生活压力源，并练习压力管理技巧
抗氧化剂	不建议常规补充抗氧化剂（如 β- 胡萝卜素或维生素 C 或维生素 E）

来源：根据参考文献 [20] 编写。

表 21-9　糖尿病治疗的口服药物

药物类别与示例药物	常见 / 严重副作用①	黑框警告 / 禁忌证	妊娠期用药安全性分级②
α- 葡萄糖苷酶抑制药 阿卡波糖 米格列醇	腹痛 胀气 腹泻	糖尿病酮症酸中毒 胃肠道梗阻 肠梗阻 炎性肠病	B
双胍类 二甲双胍③	腹痛 腹泻 消化不良 胀气 乳酸性酸中毒 维生素 B_{12} 缺乏 体重减轻	乳酸性酸中毒 糖尿病酮症酸中毒 代谢性酸中毒 造影剂 肾功能衰竭 1 型糖尿病	B
胆汁酸螯合药 考来维仑	便秘 胃肠道梗阻 高甘油三酯血症	胃肠道梗阻 高甘油三酯血症 胰腺炎	B
二肽基肽酶 -4（DPP-4）抑制药 阿格列汀③,④ 利格列汀④ 沙格列汀④ 西格列汀④	血管性水肿 感染 淋巴细胞减少症（沙格列汀） 胰腺炎 荨麻疹	血管性水肿 胰腺炎 1 型糖尿病	B

续表

药物类别与示例药物	常见 / 严重副作用[1]	黑框警告 / 禁忌证	妊娠期用药安全性分级[2]
多巴胺 -2 激动药 溴隐亭（速释）	厌食症 虚弱 便秘 头晕 困倦 消化不良 疲劳 头痛 恶心 直立性低血压 口干燥症	基底型偏头痛 / 偏瘫型偏头痛 母乳喂养 子痫 麦角生物碱过敏反应 高血压 先兆子痫 1 型糖尿病 心脏病病史（如冠心病、心肌梗死、心律失常） 心理健康障碍病史（如抑郁症、精神分裂症）	B 但如果可能的话，应该避免在妊娠期间使用
格列奈类 那格列奈 瑞格列奈[4]	关节痛 / 关节病 头晕 肠胃不适 头痛 低血糖症 继发性失效 上呼吸道感染 体重增加	糖尿病酮症酸中毒 1 型糖尿病	C
钠 - 葡萄糖共转运蛋白 2（SGLT2）抑制药 卡格列净[4] 达格列净[4, 5] 恩格列净[4, 6]	脱水 头晕 高钾血症 低血糖症 低血压 酮症酸中毒 低密度脂蛋白胆固醇升高 男性和女性生殖器真菌感染 晕厥 尿路感染	透析 肾功能衰竭 超敏反应 低血容量 肾损害 1 型糖尿病	C
磺酰脲类 格列美脲[3] 格列吡嗪[4] 格列本脲[4]	低血糖症 皮疹 / 荨麻疹 继发性失效 体重增加	糖尿病酮症酸中毒 磺胺过敏 磺酰脲敏感性 1 型糖尿病	B 或 C（格列本脲[7]） C（其他）
噻唑烷二酮类 吡格列酮[4] 罗格列酮[4]	背痛 骨折 腹泻 头晕 水肿 / 液体潴留 膀胱癌风险增加 上呼吸道感染 体重增加	急性心力衰竭 心力衰竭 膀胱癌 糖尿病酮症酸中毒 骨质疏松症	C

① 这是一个概括性的清单，并未包括这些药物可能产生的所有副作用。在给出任何建议之前，请查阅药品参考信息源以获得更完整的清单。在提出药物治疗建议之前，MTM 药师还应查阅全面的药物相互作用数据库。

② 所有处方药的产品说明书都会不断更新，以体现 FDA 的妊娠期和哺乳期用药最新规则。请核查所需产品的说明书，以获得最准确和最新的妊娠期安全用药信息。

③ 有含吡格列酮的复方制剂。

④ 有含二甲双胍的复方制剂。

⑤ 有含西格列汀的复方制剂。

⑥ 有含利格列汀的复方制剂。

⑦ 妊娠期用药安全性分级因不同生产商而异；格列本脲有时用于妊娠糖尿病的管理。

来源：参考文献 [6]、[12] 和 [18]。

表 21-10 市售的胰岛素制剂

通用名称	生产企业	胰岛素类似物①	给药选择	室温②失效期
速效胰岛素				
Humalog（赖脯胰岛素）	礼来	是	胰岛素笔 3mL，小瓶 3mL 和 10mL，或笔芯 3mL	28 天
NovoLog（门冬胰岛素）	诺和诺德	是	胰岛素笔 3mL，小瓶 10mL，或笔芯 3mL	28 天
Apidra（谷赖胰岛素）	赛诺菲	是	胰岛素笔 3mL，小瓶 10mL	28 天
短效胰岛素				
Humulin R（常规）U-100	礼来	否	小瓶 10mL，小瓶 3mL	28 天
Novolin R（常规）	诺和诺德	否	小瓶 10mL	42 天
中效胰岛素				
NPH				
Humulin N	礼来	否	小瓶 3mL 和 10mL，胰岛素笔 3mL	小瓶：31 天；胰岛素笔：14 天
Novolin N	诺和诺德	否	小瓶 10mL	42 天
长效胰岛素				
Lantus（甘精胰岛素）	赛诺菲	是	小瓶 10mL，胰岛素笔 3mL	28 天
Levemir（地特胰岛素）	诺和诺德	是	小瓶 10 mL，胰岛素笔 3mL	42 天
Tresiba（德谷胰岛素）	诺和诺德	是	胰岛素笔 3mL	56 天
预混胰岛素				
预混胰岛素类似物				
Humalog Mix 75/25（75% 中性鱼精蛋白赖脯胰岛素，25% 赖脯胰岛素）	礼来	是	小瓶 10mL，胰岛素笔 3mL	小瓶：28 天；胰岛素笔：10 天
Novolog Mix 70/30（70% 门冬鱼精蛋白悬浮液，30% 门冬胰岛素）	诺和诺德	是	小瓶 10mL，胰岛素笔 3mL	小瓶：28 天；胰岛素笔：14 天
Humalog Mix 50/50（50% 中性鱼精蛋白赖脯胰岛素，50% 赖脯胰岛素）	礼来	是	小瓶 10mL，胰岛素笔 3mL	小瓶：28 天；胰岛素笔：10 天
NPH- 常规胰岛素配伍				
Humulin 70/30	礼来	否	小瓶 3mL 和 10mL，胰岛素笔 3mL	小瓶：31 天；胰岛素笔：10 天
Novolin 70/30	诺和诺德	否	小瓶 10mL	42 天
浓缩胰岛素				
常规胰岛素（U-500）	礼来	否	小瓶 20mL，胰岛素笔 3mL	小瓶：40 天；胰岛素笔：28 天
Humalog（U-200 赖脯胰岛素）	礼来	是	胰岛素笔 3mL	28 天
Toujeo（U-300 甘精胰岛素）	赛诺菲	是	胰岛素笔 1.5mL	42 天
Tresiba（U-200 德谷胰岛素）	诺和诺德	是	胰岛素笔 3mL	56 天
吸入型胰岛素				
Afrezza（干粉吸入式胰岛素）	曼恩凯德生物医疗	否	规格：4U 和 8U	密封和未开封的泡罩卡 / 条装置：10 天；已开封：3 天

①美国市售的所有糖尿病注射剂都是经人重组 DNA 技术制成的。胰岛素类似物是一种经过修饰的人胰岛素分子，具有特殊的药代动力学优势。

②室温定义为 59 ～ 86 ℉（15 ～ 30℃）。如果未开封和正确储存，所有产品在失效期前都是有效的。

来源：经许可，转载自 DiPiro JT, Talbert RL, Yee GC, Matzke GR, Wells BG, Posey L, eds. *Pharmacotherapy: A Pathophysiologic Approach.* 10th ed. New York, NY: McGraw-Hill; 2017。

表 21-11 市售的 GLP-1 受体激动药和拟胰岛淀粉素药

通用名称	给药选择	温室[1]失效期	药代动力学 / 药物相互作用	主要不良事件
GLP-1 受体激动药				
艾塞那肽（Byetta）	笔：5μg 和 10 μg。60 个剂量 / 笔 每日 2 次，餐时或餐前给药	30 天 [≤ 77 ℉（≤ 25℃）]	药代动力学： 与 GLP-1 有 53% 的同源性，t_{max} 约 2h，作用持续时间 4 ～ 6h 药物相互作用： 与华法林合用：可能增加 INR 胃排空延迟可能会延迟药物吸收。改为注射前 1h 或注射至少 3h 后服华法林	恶心：＞ 35% 呕吐 / 腹泻：分别为 10%。可从 5μg 每日 2 次开始。随着剂量增至 10μg 每日 2 次，可预料胃肠道反应复发。可在离餐前较近的时间注射，以减少恶心，但在进食前 1 ～ 2h 注射可致极大饱腹感 同类药品的警示信息： 胰腺炎
艾塞那肽（Bydureon）	2mg 一次性使用笔装置，2mg 小瓶（带单独稀释剂，单用系统） 每周给药 1 次	30 天 [≤ 77 ℉（≤ 25℃）]	药代动力学： 包埋于微球中的艾塞那肽在注射后 10 周内缓慢释放。随着每周注射 1 次，浓度逐渐增加，6 ～ 8 周达稳态。在第 2 周达到治疗水平 药物相互作用： 见艾塞那肽	与每日注射 2 次艾塞那肽相比，恶心、呕吐较轻微 同类药品的警示信息： 胰腺炎 长效 GLP-1 受体激动药不能用于甲状腺髓样癌、MEN2
利拉糖肽（Victoza）	3mL 笔：规格为 0.6mg、1.2mg 或 1.8mg 每日给药 1 次	30 天	药代动力学： 与 GLP-1 有 97% 的同源性 一种 C-16 脂肪酸（棕榈酸）自结合成七聚体，将半衰期延长至 13h。注射后 8 ～ 12h 达到 t_{max}，3 天达稳态 药物相互作用： 胃排空延迟可能影响其他药物的吸收	恶心：10% ～ 30%（1.2mg） 恶心：15% ～ 40%（1.8mg） 呕吐：5% 腹泻：8% ～ 15% 每天以 0.6mg（非治疗剂量）滴定，直到胃肠道副作用消失。然后增加剂量至每日 1.2mg 同类药品的警示信息： 胰腺炎 长效 GLP-1 受体激动药不能用于甲状腺髓样癌、MEN2
阿比鲁肽（Tanzeum）	一次性使用笔：30mg 和 50mg 每周给药 1 次	4 周 [≤ 86 ℉（≤ 30℃）]	药代动力学： 重组融合蛋白包含有两个与人白蛋白融合的、经修饰的人 GLP-1（片段 7-36）的 30 个氨基酸序列的两个拷贝 片段与 GLP-1 有 97% 的同源性，半衰期为 5 天。可能无法穿透中枢神经系统 药物相互作用： 胃排空延迟可能影响其他药物的吸收	恶心：9% ～ 15% 呕吐：5% ～ 12% 腹泻：12% 同类药品的警示信息： 胰腺炎 长效 GLP-1 受体激动药不能用于甲状腺髓样癌、MEN2
度拉糖肽（Trulicity）	一次性使用笔（0.5mL）：0.75mg 和 1.5mg 一次性使用预充注射器（0.5mL）：0.75mg 和 1.5mg 每周给药 1 次	14 天 [≤ 86 ℉（≤ 30℃）]	药代动力学： 两条相同的二硫键链，每条含有一个修饰的人 GLP-1 类似物（与 GLP-1 有 90% 的同源性），共价连接到修饰的人免疫球蛋白 G4 重链片段上 半衰期为 5 天 药物相互作用： 胃排空延迟可能影响其他药物的吸收	恶心：8% ～ 18%（0.75mg） 恶心：17% ～ 28%（1.5mg） 呕吐：3% ～ 5%，但用 1.5mg 剂量则高达 17% 腹泻：8% ～ 17% 同类药品的警示信息： 胰腺炎 长效 GLP-1 受体激动药不能用于甲状腺髓样癌、MEN2

续表

通用名称	给药选择	温室①失效期	药代动力学 / 药物相互作用	主要不良事件
拟胰岛淀粉素药				
普兰林肽（Symlin）	1.5mL 笔：规格为 15μg、30μg、45μg 或 60μg 2.7mL 笔：规格为 60μg 或 120μg 与每餐同时用药	30 天	药代动力学： t_{max} 约 20min。$t_{1/2}$ 约 45min。由肾脏代谢。其中一种活性代谢物（2-37 普兰林肽）的半衰期与母体化合物相似。在肾功能不全者未见蓄积。不建议手臂注射 药物相互作用： 普兰林肽可能延迟胃排空	给药剂量： 1 型糖尿病：餐前 15μg 开始，剂量可随耐受性的增加而递增，大多数可将餐前剂量增至 30 ～ 45μg 2 型糖尿病：餐前 60μg 开始，大多数可将餐前剂量增至 120μg 恶心：1 型糖尿病＞ 2 型糖尿病 呕吐：1 型糖尿病＞ 2 型糖尿病 可能出现严重低血糖：开始用药前将餐时胰岛素降低 30% ～ 50%

①室温定义为 59° ～ 86 ℉（15° ～ 30℃）。如果未开封和正确储存，所有产品在失效期前都是有效的。

缩写：MEN2 = 多发性内分泌肿瘤 2 型；$t_{1/2}$ = 药物半衰期；t_{max} = 最大浓度时间。

来源：经许可，转载自 DiPiro JT, Talbert RL, Yee GC, Matzke GR, Wells BG, Posey L, eds. *Pharmacotherapy: A Pathophysiologic Approach*. 10th ed. New York, NY: McGraw-Hill; 2017。

表 21-12 糖尿病个体化治疗中的注意事项

合并疾病	药物治疗注意事项
膀胱癌	• 避免使用吡格列酮
慢性肾病	• 卡格列净——如果 eGFR ＜ 60mL/（min • 1.73m^2），则需要调整剂量；如果 eGFR ＜ 45mL/（min • 1.73m^2），则避免使用 • 达格列净——如果 eGFR＜60mL/（min•1.73m^2），则不要启用；如果 eGFR 降低至 60mL/（min•1.73m^2）以下，则停止使用 • 恩格列净——如果 eGFR＜45mL/（min•1.73m^2），则不要启用；如果 eGFR 降低至 45mL/（min•1.73m^2）以下，则停止使用 • DPP-4 抑制药——除利格列汀外，所有药物都需要进行肾脏剂量调整 • GLP-1 受体激动药——CrCl ＜ 30mL/min 时不建议使用艾塞那肽 • 二甲双胍——由于乳酸性酸中毒的风险，严重肾功能不全的患者禁用；eGFR ＜ 45mL/（min • 1.73m^2），下调剂量；如果 eGFR ＜ 30mL/（min • 1.73m^2），则避免使用 • 磺酰脲类——应从低剂量开始且缓慢滴定；格列本脲不用于 CrCl ＜ 50mL/min 的患者
糖尿病胃轻瘫	• 避免使用 GLP-1 受体激动药和普兰林肽
心力衰竭	• 避免使用噻唑烷二酮类 • 如果心力衰竭不严重且心功能稳定，可使用二甲双胍
肝病	• 吡格列酮可能对脂肪性肝病患者有益；肝功能检查＞正常上限 2.5 倍的患者应避免使用 • 严重肝功能不全的患者应首选胰岛素
肥胖	• 磺酰脲类、格列奈类、吡格列酮和胰岛素可导致体重增加 • DPP-4 抑制药不影响体重 • 二甲双胍、GLP-1 受体激动药和 SGLT2 抑制药可能伴有体重减轻
骨质疏松症	• 避免使用吡格列酮
胰腺炎	• 避免使用 DPP-4 抑制药和 GLP-1 受体激动药
妊娠	• 首选胰岛素 • 格列本脲和二甲双胍也可使用
甲状腺癌	• 避免使用 GLP-1 受体激动药

缩写：CrCl = 肌酐清除率；DPP-4 = 二肽基肽酶 -4；eGFR= 估算的肾小球滤过率；GLP-1= 胰高血糖素样肽 -1；SGLT2= 钠 - 葡萄糖共转运蛋白 2。

来源：参考文献 [6]、[12] 和 [18]。

表 21-13 糖尿病可用的草药补充剂

草药补充剂	常用剂量	有效性①	费用②
α- 硫辛酸	300 ～ 1800mg/d，单剂量或分剂量（2 型糖尿病和神经病变）	可能有效	\$ ～ \$\$
小檗碱	500mg，每日 2 次	可能有效	\$\$ ～ \$\$\$
铬	200μg 铬，每日 1 ～ 3 次 1000μg 吡啶甲酸铬，每日 1 次	可能有效	\$
肉桂	肉桂每日 120 ～ 6000mg 肉桂提取物 333mg，每日 3 次	可能有效	\$
人参	3g 西洋参提取物粉 100 ～ 200mg 人参（2 型糖尿病）	可能有效	\$
奶蓟	成分水飞蓟素 200mg，每日 3 次	可能有效	\$\$ ～ \$\$\$

① 证据等级：很可能有效（likely effective）——该产品有非常高水平的可靠临床证据支持其用于特定适应证。分级为“很可能有效”的产品通常被认为适合推荐。可能有效（possibly effective）——该产品有一些临床证据支持其用于特定适应证；但是，证据受数量、质量或相互矛盾的结果的限制。分级为“可能有效”的产品可能是有益的，但没有足够的高质量证据可以推荐给大多数人。证据不足（insufficient evidence）——没有足够的、可靠的科学证据来提供有效性评级。

② 费用：按推荐剂量，\$ = 每月花费 10 美元或更少，\$\$ = 每月花费 11 ～ 20 美元，\$\$\$ = 每月花费 21 ～ 50 美元，\$\$\$\$= 每月花费 50 美元以上。

来源：参考文献 [22] 的数据。

表 21-14 对糖尿病患者的精选循证建议

并发症	建议	证据水平①
心血管疾病—控制血压	• 经治疗收缩压应＜ 140mmHg • 如果在没有过度治疗负担的情况下能够实现的话，可考虑年轻患者或高危心血管疾病患者的收缩压目标为＜ 130mmHg • 经治疗舒张压应＜ 90mmHg • 对糖尿病患者高血压的初始药物治疗应包括那些已知的可以降低心血管事件的药物（ACEI、ARB、DHP CCB 或噻嗪类） • ACEI 和 ARB 是糖尿病合并高血压和蛋白尿患者的一线治疗药物	A C A A A
心血管疾病—脂质管理	• 对于 40 ～ 75 岁无 ASCVD 风险因素的患者，可使用中等强度的他汀类药物并改变生活方式 • 对于 40 ～ 75 岁有 ASCVD 风险因素的患者，可使用高强度的他汀类药物并改变生活方式 • 对于 75 岁以上无 ASCVD 风险因素的患者，可使用中等强度的他汀类药物并改变生活方式 • 对于 75 岁以上有 ASCVD 风险因素的患者，可使用高强度的他汀类药物并改变生活方式 • 他汀类药物中再添加其他降脂药物并不能改善 ASCVD 的效果，因此不建议加用 • 对于低 HDL（≤ 34mg/dL）和 TG ≥ 204mg/dL 的男性，可考虑将他汀类 / 贝特类合用	A B B B A B
心血管疾病—抗血小板治疗	• 可使用阿司匹林（每日 75 ～ 162mg）进行二级预防 • 可考虑使用阿司匹林（每日 75 ～ 162mg）作为糖尿病和心血管风险增高患者的一级预防 • 氯吡格雷（75mg/d）适用于有 ASCVD 和对阿司匹林过敏的患者	A C B
肾脏病变	• ACEI 或 ARB 是蛋白尿排泄量为 30 ～ 299mg/d 的非妊娠患者的首选治疗方法 • ACEI 或 ARB 是蛋白尿排泄量≥ 300mg/d 的非妊娠患者的首选治疗方法	C A

① 证据水平：A——来自执行良好的、可归纳的、随机对照试验的明确证据，这些试验有足够的证据。B——来自执行良好的队列研究或执行良好的病例对照研究的支持性证据。C——来自对照欠佳或没有对照的研究的支持性证据，或与支持建议的证据权重相冲突的证据。E——专家共识或临床经验。

缩写：ASCVD = 动脉粥样硬化性心血管疾病；DHP CCB = 二氢吡啶类钙通道阻滞药；HDL = 高密度脂蛋白；TG = 甘油三酯。

资源：汇编自参考文献 [10] 的数据。

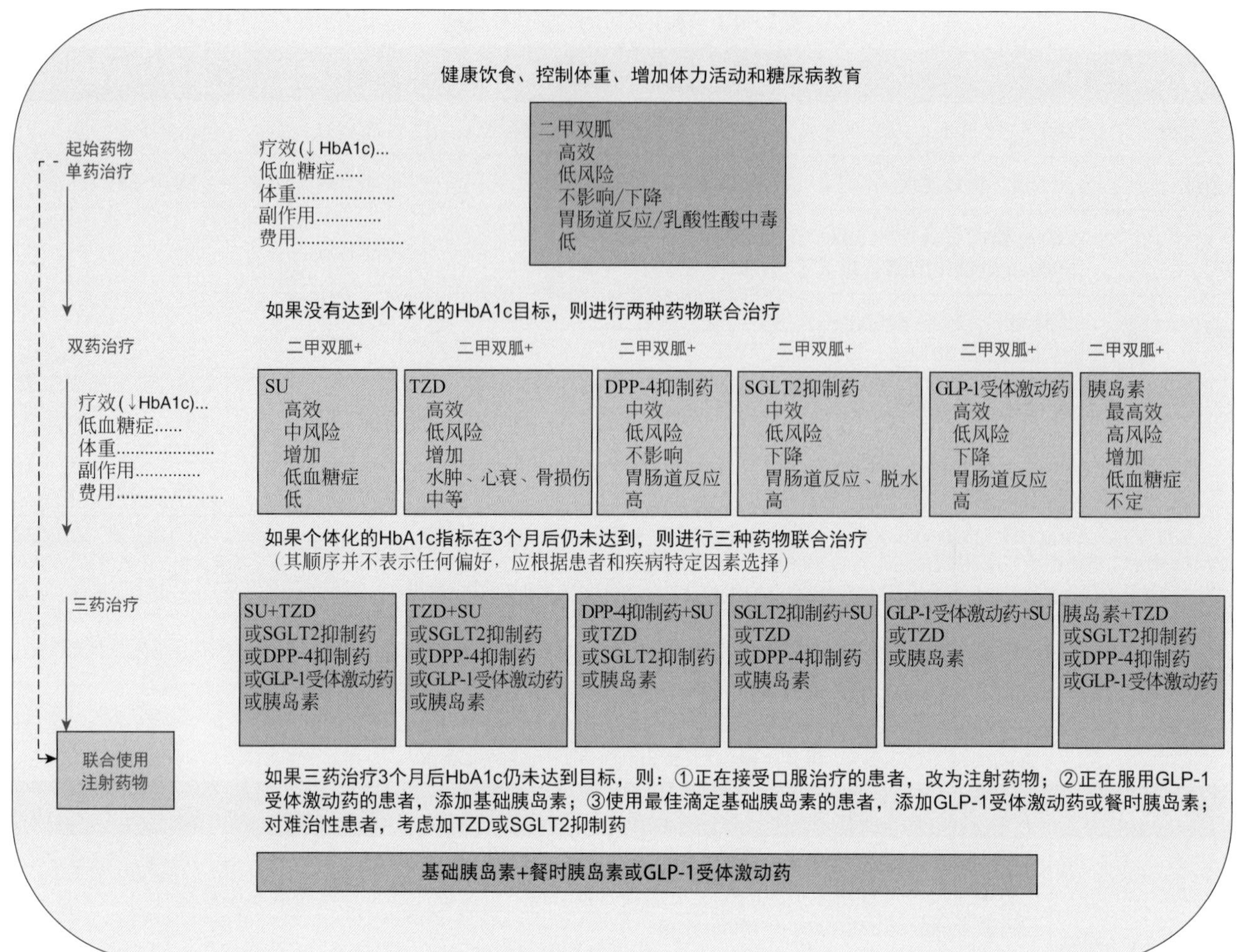

图 21-4　2 型糖尿病的现代治疗路径

缩写：SU = 磺酰脲类；TZD = 噻唑烷二酮类；DPP-4 = 二肽基肽酶 -4；SGLT2 = 钠 - 葡萄糖共转运蛋白 2；GLP-1 = 胰高血糖素样肽 -1。

来源：经许可，转载自 DiPiro JT, Talbert RL, Yee GC, Matzke GR, Wells BG, Posey L, eds. *Pharmacotherapy: A Pathophysiologic Approach*. 10th ed. New York, NY: McGraw-Hill; 2017

核心要素 5——文档记录和随访

清晰而简洁地记录药物治疗相关问题（MRP）和建议，是 MTM 咨询的关键组成部分。表 21-15 提供了糖尿病患者潜在的 MRP 的示例。图 21-6 列举了 MTM 药师为解决药物治疗相关问题而进行交流和建议的示例。可通过传真、电话、其他书面或安全的电子通信方式传达建议。这些示例仅用于示范目的。与医疗服务提供者的实际沟通应根据建议的类型、患者的具体情况以及与医疗服务提供者的关系，做个性化调整。

进行随访以评估血糖控制、干预措施的效果和潜在的不良反应，对糖尿病患者很有必要。应鼓励患者在家监测血糖，并定期随访，以便评估血糖控制情况。随访的时间间隔取决于几个因素，包括高血糖症的严重程度、干预的类型以及患者特定的因素（如年龄、合并症情况和回返随访的能力）。此外，循证指南，如美国糖尿病协会的指南，可为监测糖尿病的并发症提供指导。表 21-16 提出了随访间隔时间的建议。图 21-7 概述了糖尿病管理的转诊策略。

质量评估

许多 MTM 服务的支付方有责任为他们的受益者（患者）提供高质量的监护。这些支付方（通常是医保计划），由 CMS 按 5 星评级系统进行“评分”，其中 1 星表示低质量，而 5 星表示最高质量标准。上述医保计划常被多种维度进行评估，从特定疾病状态评估到客户服务的评估。MTM 药师有确保安全有效使用药物的机会，并可改善许多健康状况的管理效果。

因此，支付方认为 MTM 是解决药物使用和疾病管理的有价值的、有可能提高星级的一项服务。表 21-17 演示了由 MTM 药师对糖尿病患者进行用药评估的质量指标。

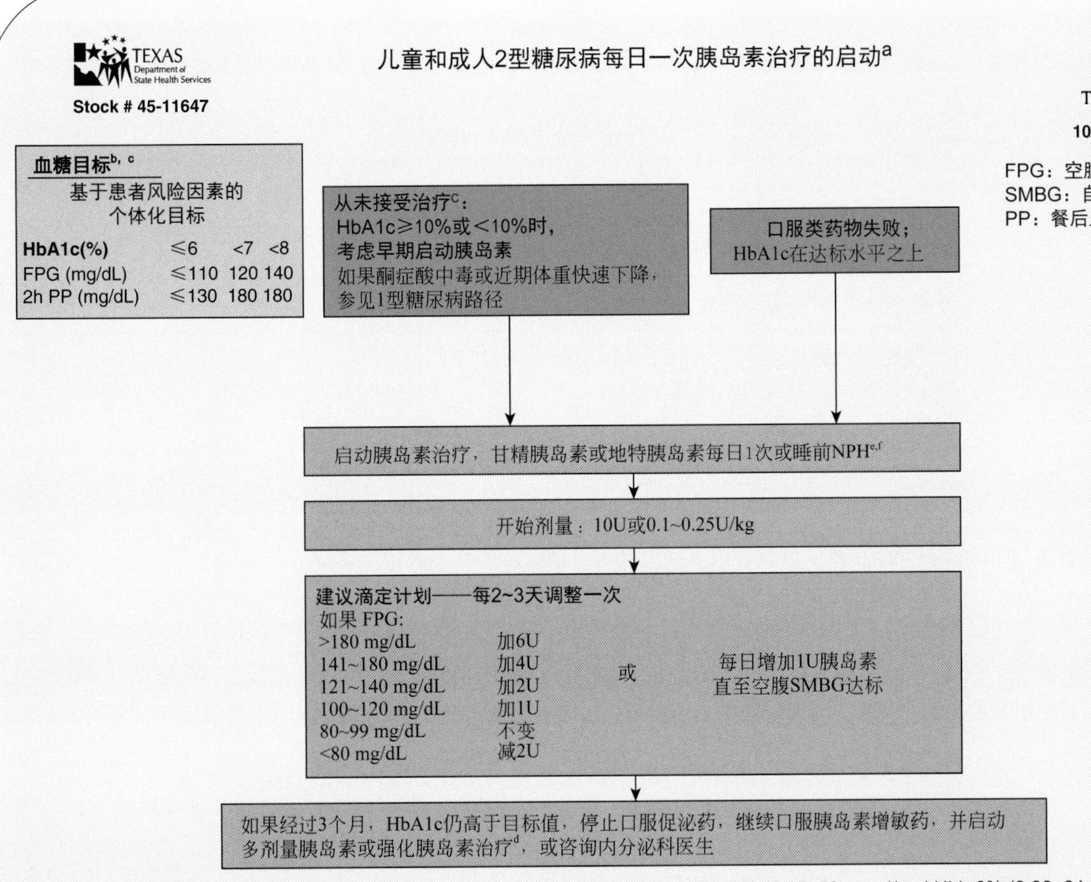

图中HbA1c的SI当量为：4% (0.04; 20 mmol/mol Hb), 6% (0.06; 42 mmol/mol Hb), 7% (0.07; 53 mmol/mol Hb), 8% (0.08; 64 mmol/mol Hb), 10% (0.10; 86 mmol/mol Hb), 和1% (0.01; 11 mmol/mol Hb)。

图中葡萄糖的SI当量为：80 mg/dL (4.4 mmol/L), 99 mg/dL (5.5 mmol/L), 100 mg/dL (5.6 mmol/L), 110 mg/dL (6.1 mmol/L), 120 mg/dL和121 mg/dL (6.7 mmol/L), 130 mg/dL (7.2 mmol/L), 140 mg/dL和141 mg/dL (7.8 mmol/L), 180 mg/dL (10 mmol/L)。

脚注：

[a]关于2型糖尿病胰岛素治疗启动的完整方法，参见儿童和成人2型糖尿病胰岛素路径。

[b]**如果出现以下情况需加强管理**：无心血管疾病/稳定的心血管疾病、轻度-中度微血管并发症、低血糖昏迷、罕见的低血糖症发作、最近诊断的糖尿病。

如果出现以下情况需低强度管理：有进展证据的，或控制不佳的心血管并发症和/或微血管并发症、未察觉的低血糖症、易受伤的患者（即认知障碍、痴呆、有跌倒史）。更多的解释请参见“HbA1c目标”治疗策略。使用基于DCCT的分析，HbAlc指的是4%~6%的非糖尿病范围。

(ADA clinical practice recommendations. Diabetes Care 2009;32(suppl 1):S19~S20.)

[c]目前的血糖仪给出了已校正血糖的数值。

[d]通常与胰岛素促泌药（磺酰脲类、瑞格列奈或那格列奈）和增敏药（二甲双胍或噻唑烷二酮类）一起使用。参见血糖控制路径。

[e]与甘精胰岛素或地特胰岛素相比，NPH的药代动力学特征不易预测，因此可能导致血糖变化和夜间低血糖发生的增加。甘精胰岛素或地特胰岛素的费用是NPH的1.5~2倍。Lispro 75/25或Aspart 70/30可根据睡前和空腹自我监测血糖的数值来考虑晚餐前的剂量。

[f]**重要事项**：有关剂量，参阅读说明书。

图 21-5　2 型糖尿病胰岛素治疗的启动路径

来源：德克萨斯州糖尿病委员会，德克萨斯州健康服务部

表 21-15　糖尿病患者的药物治疗相关问题

药物治疗相关问题分类	药物治疗相关问题示例
不依从性	• 由于生活方式调整（如碳水化合物摄入量）做得不够，所以血糖控制不理想 • 由于患者遗忘注射胰岛素，血糖控制不理想 • 由于费用的原因，患者未服用药物（如 DPP-4 抑制药）
不必要的药物治疗	• 同类药物重复治疗（例如，两种磺酰脲类）

续表

药物治疗相关问题分类	药物治疗相关问题示例
需要额外的药物治疗	• 治疗剂量二甲双胍单药治疗，血糖控制不理想 • 仅使用基础胰岛素，餐后血糖高（需要加用餐前胰岛素） • 糖尿病合并微量蛋白尿，未使用 ACEI 或 ARB 进行肾脏保护
无效的药物治疗	• 新型降糖药，缺乏明显降低 HbA1c 的充分试验 • 尽管磺酰脲类已增加剂量，但 HbA1c 依然升高
剂量过低	• 低剂量二甲双胍单药治疗，血糖控制不佳
剂量过高	• 慢性肾病患者，服用的 DPP-4 抑制药未减量 • 胰岛素引起的频繁低血糖
药物不良事件	• GLP-1 受体激动药导致胰腺炎 • 噻唑烷二酮类导致心力衰竭加重

情景：2 型糖尿病患者服用了沙格列汀样品药，但一旦用完后，无力负担该处方药的费用。
MRP：不依从性。

评估：
患者每日服用沙格列汀 5mg，血糖控制不佳，其原因可能与服用沙格列汀的不依从性有关，而其不依从性的原因又与费用问题有关。将沙格列汀改为二甲双胍（治疗 2 型糖尿病的首选药物），提供可负担的血糖控制方案。血清肌酐正常者可开始二甲双胍治疗。
计划：
考虑停用沙格列汀，改为口服二甲双胍每日 2 次，每次 500mg，随餐服；根据血糖检测值和患者耐受性进行必要的剂量调整。

情景：伴有肾功能不全的 2 型糖尿病患者，服用格列本脲后出现低血糖。
MRP：不良反应、剂量过高。

评估：
伴有慢性肾病的 2 型糖尿病患者（CrCl 38mL/min），服用格列本脲每次 5mg，每日 2 次，频繁出现低血糖。当前的 HbA1c 为 6.5%。低血糖可能继发于格列本脲的蓄积（由于它从肾的清除减少了）。换用另一种磺酰脲类或另一种不增加胰岛素的药物（如 DPP-4 抑制药），可减少低血糖发生。
计划：
建议停用格列本脲。
考虑启用格列吡嗪，每次 2.5mg，每日 2 次，滴定至所需的血糖控制水平；或启用 DPP-4 抑制药，如口服西格列汀，每日 50mg（适合于该肾功能的剂量）。

情景：伴有血压升高的糖尿病患者，未服用降压药。
MRP：需要额外的药物治疗。

评估：
本例 2 型糖尿病患者的血压高于目标值（＜ 140/90mmHg）。改变生活方式并没有获得足够的效果。ACEI 可能有助于实现血压目标，并可提供肾脏保护。
计划：
考虑启用口服赖诺普利，每日 10mg。患者在家检查血压，每周 3 次，并将血压日志在下次就诊时带来。

情景：二甲双胍对肥胖的 2 型糖尿病患者的血糖控制欠佳。
MRP：需要额外的药物治疗。

评估：该患者 HbA1c 为 7.8%，服用二甲双胍 1000mg，每日 2 次。对治疗耐受性良好，并报告药物和饮食的依从性。加用 GLP-1 受体激动药可能有助于实现血糖目标和减肥。目标为 HbA1c ＜ 7%。
计划：
建议继续服用二甲双胍 1000mg，每日 2 次。
考虑启用利拉糖肽，每日 0.6mg，皮下注射，一周后增加至每日 1.2mg。

图 21-6　MTM 药师就糖尿病进行沟通的示例

表 21-16 对糖尿病患者随访的建议时间间隔

监测参数	建议
血糖	• 胰岛素治疗患者需要家庭血糖监测 • 接受其他治疗措施（包括口服降糖药）的患者，均可从家庭血糖监测中获益 • 开始或调整口服降糖药治疗时，建议在 2 ～ 4 周内通过电话或专人随访，以评估血糖水平（注：噻唑烷二酮类的治疗效果可能几周后才会出现） • 对于滴定胰岛素用量的患者，可能需要更频繁的随访
HbA1c	• 对未达到血糖目标的个体，每季度测一次 • 对达到血糖目标的个体，每年测两次
毒性	• 开始使用新药物或增加剂量后 2 ～ 4 周，监测药物不良反应（取决于开始服用的药物） • 稳定的患者，每 6 ～ 12 个月监测一次
定期筛查 / 监测①	• 每次就诊时测量血压 • 在开始他汀类药物治疗时及此后，定期监测空腹血脂检查组合 • 对 2 型糖尿病患者和患病 5 年以上的 1 型糖尿病患者，至少每年评估其尿白蛋白 • 每年进行足部全面检查 • 对诊断为 1 型糖尿病 5 年以内的患者和诊断为 2 型糖尿病的患者，需筛查是否患有多发性神经病变；此后至少每年进行一次筛查 • 在诊断出 1 型糖尿病后 5 年内，以及诊断为 2 型糖尿病后不久，需进行散瞳检查；根据眼科专家的建议，每 1 ～ 2 年随访

① 如果没有进行定期筛查和监测，MTM 药师应向初级保健提供者推荐这些筛查和监测。

来源：参考文献 [10]、[11] 和 [18]。

表 21-17 与糖尿病有关的 Medicare 星级评估指标

评估	评估目标
Part C 的评估指标	
• 糖尿病监护—眼科检查	每年进行散瞳或视网膜眼部检查（或前一年的检查为阴性） • 5 星级：≥ 81% • 4 星级：≥ 73% 至 < 81%
• 糖尿病监护—肾病监测	去年的肾脏病筛查（例如，尿白蛋白或蛋白质），或有 ACEI 或 ARB 治疗的证据 • 5 星级：≥ 98% • 4 星级：≥ 96% 至 < 98%
• 糖尿病监护—血糖控制	• HbA1c < 9% 的患者占比 • 5 星级：≥ 84% • 4 星级≥ 76% 至 < 84%
Part D 的评估指标	
• 糖尿病药物的用药依从性	接受糖尿病药物处方的患者中，按照处方足量取药 (包括大多数口服糖尿病药和 GLP-1 受体激动药) 或取药量可覆盖 80% 以上时间的患者占比 • 5 星级：≥ 83% • 4 星级：≥ 79% 至 < 83%

来源：参考文献 [24]。

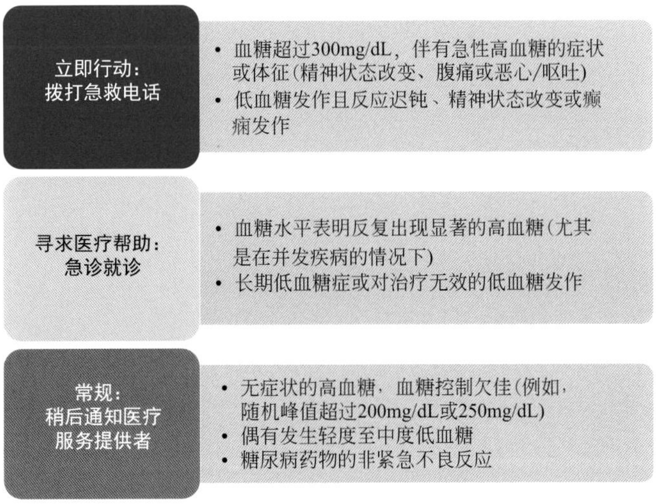

图 21-7 糖尿病管理的转诊策略

参考文献

1. Triplitt CL, Repas T, Alvarez C. Diabetes mellitus. In: DiPiro JT, Talbert RL, Yee GC, Matzke GR, Wells BG, Posey LM, eds. *Pharmacotherapy: A Pathophysiologic Approach.* 10th ed. New York: McGraw-Hill Education; 2017. Available at http://accesspharmacy.mhmedical.com.lp.hscl.ufl.edu/content.aspx?bookid=1861§ionid=146065891. Accessed May 11, 2017.
2. Centers for Disease Control and Prevention. National diabetes statistics report, 2014. CDC website. Available at https://www.cdc.gov/diabetes/pubs/statsreport14/national-diabetes-report-web.pdf. Accessed May 12, 2017.
3. American Diabetes Association. Economic costs of diabetes in the U.S. in 2012. *Diabetes Care.* 2013;36(4):1033-1046.
4. American Diabetes Association. Management of diabetes in pregnancy. *Diabetes Care.* 2017;40(suppl 1):S114-S119.
5. American Diabetes Association. Classification and diagnosis of diabetes. 2017;40(suppl 1):S11-S24.
6. Clinical Pharmacology [database online]. Tampa, FL: Gold Standard, Inc.; 2017. Available at http://clinicalpharmacology.com.
7. American Diabetes Association. Prevention or delay of type 2 diabetes. *Diabetes Care.* 2017;40(suppl 1):S44-S47.
8. Sattar N, Preiss D, Murray HM, et al. Statins and risk of incident diabetes: a collaborative meta-analysis of randomised statin trials. *Lancet.* 2010;375(9716):735-742.
9. Ridker PM, Danielson D, Fonseca FAH, et al. Rosuvastatin to prevent vascular events in men and women with elevated C-reactive protein. *N Engl J Med.* 2008;359(21):2195-2207.
10. American Diabetes Association. Cardiovascular disease and risk management. *Diabetes Care.* 2017;40(suppl 1):S75-S87.
11. American Diabetes Association. Glycemic targets. *Diabetes Care.* 2017;40(suppl 1): S48-S56.
12. Garber AJ, Abrahamson MJ, Barzilay JI, et al. Consensus statement by the American Association of Clinical Endocrinologists and American College of Endocrinology on the Comprehensive Type 2 Diabetes Management Algorithm. *Endocr Pract.* 2017;23(2):207-238.
13. The Diabetes Control and Complications Trial Research Group. The effect of intensive treatment of diabetes on the development of long-term complications in insulin-dependent diabetes mellitus. *N Engl J Med.* 1993;329:977-986.
14. UK Prospective Diabetes Study (UKPDS) Group. Intensive blood-glucose control with sulphonylureas or insulin compared with conventional treatment and risk of complications in patients with type 2 diabetes (UKPDS 33). *Lancet.* 1998;352(9144):837-853.
15. The Diabetes Control and Complications Trial/Epidemiology of Diabetes Interventions and Complications (DCCT/EDIC) Study Research Group. Intensive diabetes treatment and cardiovascular disease in patients with type 1 diabetes. *N Engl J Med.* 2005;353(25):2643-2653.
16. Holman RP, Paul SK, Bethel MA, Matthews DR, and Neil HA. 10-year follow-up of intensive glucose control in type 2 diabetes. *N Engl J Med.* 2008;359:1577-1589.
17. UK Prospective Diabetes Study (UKPDS) Group. Effect of intensive blood-glucose control with metformin on complications in overweight patients with type 2 diabetes. *Lancet.* 1998;352:854-865.
18. American Diabetes Association. Pharmacologic approaches to glycemic treatment. *Diabetes Care.* 2017;40(suppl 1):S64-S74.
19. CMS. *Medicare Part D Medication Therapy Management Program Standardized Format.* Available at https://www.cms.gov/Medicare/Prescription-Drug-Coverage/PrescriptionDrugCovContra/Downloads/MTM-Program-Standardized-Format-English-and-Spanish-Instructions-Samples-v032712.pdf. Accessed May 11, 2017.
20. American Diabetes Association. Lifestyle management. *Diabetes Care.* 2017; 40(suppl 1):S33-S43.
21. Kaufman FR, ed. *Medical Management of Type 1 Diabetes.* 6th ed. Alexandria, VA: American Diabetes Association; 2012.
22. Natural Medicines [database online]. Somerville, MA: Therapeutic Research Center; 2017. Available at https://naturalmedicines.therapeuticresearch.com/. Accessed May 11, 2017.
23. Inzucchi SE, Bergenstal RM, Buse JB, et al. Management of hyperglycemia in type 2 diabetes, 2015: a patient-centered approach: update to a position statement of the American Diabetes Association and the European Association for the Study of Diabetes. *Diabetes Care.* 2015;38(1):140-149.
24. CMS. 2017 Part C & D Star Ratings Measures. CMS website. Available at https://www.cms.gov/Medicare/Prescription-Drug-Coverage/PrescriptionDrugCovGenIn/Downloads/2017-Measure-List.pdf. Accessed May 12, 2017.

复习题

1. 下列哪项检测结果与糖尿病的诊断相符合?
   a. HbAlc 为 6.0%
   b. 空腹血糖 137mg/dL
   c. 2h 血糖 186mg/dL
   d. 随机血糖 179mg/dL 伴有烦渴
2. 根据美国糖尿病协会(ADA),下列哪种临床情况表明糖尿病患者需要调整药物治疗?
   a. 65 岁女性,服用二甲双胍每日 2 次,每次 1000mg,其平均空腹血糖为 127mg/dL
   b. 45 岁男性,服用二甲双胍每日 2 次,每次 1000mg,以及每日服用利拉鲁肽 1.2mg,其平均餐后血糖为 167 mg/dL
   c. 40 岁男性,服用二甲双胍每日 2 次,每次 500mg,其家庭测量血压值为 120 ～ 138/70 ～ 80mmHg
   d. 50 岁女性,伴有动脉粥样硬化性心血管疾病史,但目前尚未接受他汀类药物治疗,服用二甲双胍每日 2 次,每次 1000mg
3. 一位有 2 型糖尿病、高血压、慢性肾病和轻度阿尔茨海默病病史、体弱的 81 岁白人男性患者。最适合该患者的 HbAlc 目标是什么?
   a. ＜ 6.5%
   b. ＜ 7%
   c. ＜ 8%
   d. ＜ 10%
4. 以通俗语言对患者解释二甲双胍作用机制的最佳描述是哪个?
   a. 一种通过减少肝脏糖异生作用的降糖药
   b. 一种通过减少肝脏产生的糖量而起作用的糖尿病药物
   c. 一种通过减少葡萄糖合成和增加外周胰岛素敏感性而起作用的糖尿病药物
   d. 一种不会引起低血糖的糖尿病药物,因为它不会刺激胰岛素的释放
5. 除了下列哪个情况以外,所有的陈述都适合于纳入糖尿病患者的用药行动计划?
   a. 每天检查 2 次血糖(早上第一件事和餐后 2h),并记下数值
   b. 如果 3 次血糖的读数超过 250mg/dL,或任何一次读数超过 300mg/dL,通知医疗服务提供者
   c. 如有低血糖(＜ 70mg/dL),吃半杯冰激凌、半块糖棒,或喝半杯果汁或苏打水
   d. 下次就诊时带上血糖检测日志和血糖仪,以便评估
6. 下列哪项情况表明糖尿病患者需要紧急转诊?
   a. 血糖超过 300mg/dL 并伴有恶心和呕吐
   b. 开始艾塞那肽治疗后出现恶心
   c. 血糖为 250mg/dL,但无高血糖的症状
   d. 对葡萄糖片治疗的反应是血糖为 50mg/dL
7. 一位 HbAlc 为 7.8% 的 2 型糖尿病患者,开始使用二甲双胍 500mg/d,2 周后增加到二甲双胍每次 500mg,每日 2 次。4 个月后,其 HbAlc 为 7.2%。最合适的药物治疗相关问题分类是哪个?
   a. 不良反应
   b. 剂量过低
   c. 需要额外的药物治疗
   d. 无效的药物治疗
8. 一位正在接受每日 2 次、每次 500mg 二甲双胍治疗的 75 岁 2 型糖尿病妇女。在最近的一次就诊时,其 HbAlc 为 7.5%。其他实验室检查显示空腹血糖为 135mg/dL,血清肌酐为 1.7mg/dL [eGFR 为 29mL/(min • 1.73m^2)]。最适合她的二甲双胍治疗建议是哪个?
   a. 继续二甲双胍的当前剂量
   b. 减少二甲双胍的剂量
   c. 停用二甲双胍
   d. 增加二甲双胍的剂量
9. 一名 70 岁女性,有 2 型糖尿病、高血压、抑郁症和胃轻瘫病史。她目前的 HbAlc 为 7.5%,由于胃肠道副作用,她不能耐受二甲双胍。治疗该患者的糖尿病应该避免使用哪种药物?
   a. 艾塞那肽
   b. 格列吡嗪
   c. 吡格列酮
   d. 西格列汀
10. 在 MTM 期间,对患者来说,正确控制血糖对减少糖尿病并发症至关重要。具体来说,应告知患者控制血糖最有可能减少糖尿病的哪种并发症?
    a. 低血糖
    b. 心肌梗死
    c. 肾病
    d. 卒中

答案

1. b	2. d	3. c
4. b	5. c	6. a
7. b	8. c	9. a
10. c		

金有豫　译
朱　珠　校
朱　珠　审

第22章

血脂异常 MTM 资料集

Jason G. Powell, PharmD

关键点

- 将低密度脂蛋白胆固醇降低至目标水平，已不再是治疗的主要目标。
- 对于有血脂异常及其他可增加动脉粥样硬化性心血管疾病风险的患者，需评估其是否需要治疗。
- 他汀类药物是降低动脉粥样硬化性心血管疾病风险的首选药物。
- 在服药的同时，应建立良好的生活方式，如低脂饮食和运动，以最大程度地发挥治疗作用。
- MTM 药师应强调对药物治疗方案依从性以及可优化疗效的服药时机等因素的重要性。
- MTM 药师应告知患者留意降胆固醇药物的严重不良反应，以及应何时联系处方者或寻求医疗帮助。

血脂异常简介

胆固醇是一种脂肪样物质（脂质），存在于细胞膜中，是胆汁酸和类固醇激素的前体。胆固醇以含有脂质和蛋白质（脂蛋白）的颗粒形式存在于血液中。脂蛋白有三大类，包括低密度脂蛋白（LDL）、高密度脂蛋白（HDL）和极低密度脂蛋白（VLDL）[1]。VLDL 的主要成分是甘油三酯（TG），TG 为脂肪的储存形式。血脂异常（dyslipidemia）可定义为总胆固醇（TC）、低密度脂蛋白胆固醇（LDL-C）或甘油三酯升高，高密度脂蛋白胆固醇（HDL-C）降低或这些异常的任意组合。血脂异常，特别是以 LDL-C 升高为特征的血脂异常，与冠心病（CHD）、脑血管疾病和周围动脉疾病的风险增加有关[1]。其他研究表明，低水平的 HDL 也与心血管疾病的风险增加相关。

与血脂异常有关的其他术语

- 家族性高胆固醇血症[1]——本术语适用于满足以下 3 项的人群：
  - 高 TC，而 TG 通常正常。
  - 肌腱和动脉中 LDL-C 沉积（黄瘤、动脉粥样硬化）。
  - 遗传性常染色体异常引起的高胆固醇血症。
- 高脂血症[1]——用于描述胆固醇异常，指脂质水平异常升高。血脂异常、高脂血症和高胆固醇血症，虽各有独特含义，但经常互换用于表述胆固醇水平升高。
- 高甘油三酯血症[1, 2]——TG 水平升高的状态。它的升高可以单独出现，或与其他脂质异常同时发生。
- 一级预防[2]——治疗血脂异常，以预防或延缓动脉粥样硬化性心血管疾病（ASCVD）的发生。
- 二级预防[2]——治疗血脂异常，以预防 ASCVD 进展或 ASCVD 复发。

可通过测定空腹脂蛋白水平来评估血脂异常，该检查包括 TC、LDL-C、HDL-C 和 TC 值。根据美国心脏协会（American Heart Association，AHA）的标准，年龄≥ 20 岁的所有成年人至少应每 4 ～ 6 年测量一次空腹脂蛋白水平[2]。在抽血检查前，检查者应禁食至少 8 ～ 12h。如果是在非禁食状态下测定的血脂数值，则仅总胆固醇和 HDL-C 值有意义。这是因为非禁食状态会造成 TG 升高，而 LDL-C 通常是计算值；如 TG 值增加，则会导致 LDL-C 不准确。如果患者未禁食的血脂值中非 HDL-C 等于或高于 220mg/dL 或者 TG 大于 500mg/dL，则应加测禁食后的脂蛋白[2]。脂质异常的分类见表 22-1。应仔细审查患者的病史（表 22-2），以评估以下内容：①会增加 ASCVD 风险的疾病状态；②吸烟；③心血管疾病家族史；④脂质异常的继发原因（表 22-3）；⑤已存在 ASCVD［急性冠状动脉综合征、心肌梗死（MI）史、稳定型或不稳定型心绞痛、冠状动脉或其他动脉血运重建、卒中、短暂性脑缺血发作（TIA）或推测为因动脉粥样硬引发的周围动脉疾病］[2]。对血脂异常继发原因的治疗，可能会减少对降脂药物的需求，或须调整药物治疗方案[1]。

表 22-1 总胆固醇、LDL-C、HDL-C 和甘油三酯的分类

总胆固醇	
＜ 200mg/dL（＜ 5.17mmol/L）	合适水平
200 ～ 239mg/dL（5.17 ～ 6.20mmol/L）	边缘升高
≥ 240mg/dL（≥ 6.21mmol/L）	偏高
LDL-C	
＜ 100mg/dL（＜ 2.59mmol/L）	理想水平
100 ～ 129mg/dL（2.59 ～ 3.35mmol/L）	合适水平
130 ～ 159mg/dL（3.36 ～ 4.13mmol/L）	边缘升高
160 ～ 189mg/dL（4.14 ～ 4.90mmol/L）	偏高
≥ 190mg/dL（≥ 4.91mmol/L）	极高
HDL-C	
＜ 40mg/dL（＜ 1.03mmol/L）	偏低
≥ 60mg/dL（≥ 1.55mmol/L）	偏高
甘油三酯	
＜ 150mg/dL（＜ 1.70mmol/L）	合适水平
150 ～ 199mg/dL（1.70 ～ 2.25mmol/L）	边缘升高
200 ～ 499mg/dL（2.26 ～ 5.64mmol/L）	偏高
≥ 500mg/dL（≥ 5.65mmol/L）	极高

来源：经许可，转载自 DiPiro JT, Talbert RL, Yee GC, Matzke GR, Wells BG, Posey L, eds. *Pharmacotherapy: A Pathophysiologic Approach*. 10th ed. New York, NY: McGraw-Hill; 2017。

表 22-2 用于评估 ASCVD 风险的因素

用于直接测算 ASCVD 风险的因素
性别——男性或女性
年龄——40 ～ 79 岁
种族——非裔美国人、高加索人、其他
总胆固醇水平 (mg/dL)
HDL 水平（mg/dL）
收缩压（mmHg）
舒张压（mmHg）
高血压治疗——是或否
糖尿病——是或否
吸烟——是或否
评估 ASCVD 风险时需考虑的因素①
早发 ASCVD 家族史，包括男性亲属发病年龄＜ 55 岁，女性亲属发病年龄＜ 65 岁
hs-CRP ＞ 2mg/L
CAC 积分≥ 300 Agatston 单位，或经过年龄、性别和种族矫正后≥ 75%
ABI ＜ 0.9

① 这些因素可能提示 ASCVD 风险增加，但未包含在风险计算值中。在临床决策中，这些因素可决定何时启动他汀类药物治疗。

缩写：ABI = 踝肱指数；CAC = 冠状动脉钙化；hs-CRP = 高敏 C 反应蛋白。

来源：参考文献 [1] ～ [3]。

表 22-3 脂蛋白异常的继发原因

高胆固醇血症	甲状腺功能减退症
	阻塞性肝病
	肾病综合征
	神经性厌食症
	急性间歇性血卟啉病
	药物：孕激素、噻嗪类利尿药、糖皮质激素、β 受体阻滞剂、异维 A 酸、蛋白酶抑制剂、环孢素、米氮平、西罗莫司
高甘油三酯血症	肥胖
	糖尿病
	脂肪营养不良
	糖原贮积病
	回肠旁路术
	脓毒症
	妊娠
	急性肝炎
	系统性红斑狼疮
	单克隆丙种球蛋白病：多发性骨髓瘤、淋巴瘤
	药物：酒精、雌激素、异维 A 酸、β 受体阻滞剂、糖皮质激素、胆汁酸树脂类、噻嗪类、天冬酰胺酶、干扰素、唑类抗真菌药、米氮平、合成代谢类固醇、西罗莫司、贝沙罗汀
低胆固醇血症	营养不良
	吸收不良
	骨髓增生性疾病
	慢性传染病：艾滋病、肺结核
	单克隆丙种球蛋白病
	慢性肝病
低高密度脂蛋白血症	营养不良
	肥胖
	药物：无内在拟交感神经活性的 β 受体阻滞剂、合成代谢类固醇、普罗布考、异维 A 酸、孕激素

来源：经许可，转载自 DiPiro JT, Talbert RL, Yee GC, Matzke GR, Wells BG, Posey L, eds. *Pharmacotherapy: A Pathophysiologic Approach*. 10th ed. New York, NY: McGraw-Hill; 2017。

血脂异常的并发症

如果患者未能履行定期的预防性体检预约，则可能无法及时发现血脂异常，增加发展为 ASCVD 的风险。在发生血管病变之前，可以出现脂质分布异常，使得这种疾病状态难以察觉。动脉粥样硬化的发展是一个“沉默的”过程，直至达到严重程度。这个发展过程中，会出现周围血管疾病、脑血管疾病、冠心病、缺血性心脏病（心绞痛）、心肌梗死、卒中等病症，及

其他 ASCVD 并发症，在没有积极干预的情况下难以逆转，这些干预措施包括改变生活方式、药物治疗和手术。表 22-4 列出了血脂异常的潜在并发症。一旦开始药物治疗，患者可能“感觉”不到什么变化，但可能会感受到药物的潜在不良反应，这会影响服药依从性。

表 22-4 血脂异常的并发症

并发症的类型	举例
心血管疾病	• 心绞痛 • 冠状动脉疾病 • 冠心病 • 左心室肥大 • 心力衰竭 • 心肌梗死 • 猝死
脑血管疾病	• 认知能力下降 • 缺血性脑卒中 • 短暂性脑缺血发作（TIA） • 血管性痴呆
周围血管疾病	• 动脉瘤（腹主动脉瘤、胸主动脉瘤） • 周围动脉闭塞性疾病
其他	• 甘油三酯水平过高（＞500mg/dL）可能引发胰腺炎 • 非酒精性脂肪性肝炎

来源：参考文献 [1] 和 [2]。

血脂异常的治疗方法 [2]

2013 年，美国心脏病学会和美国心脏协会（ACC/AHA）发布了有关血脂异常管理方法的新临床指南❶，特别是如何降低 ASCVD 的风险。该指南完全改变了血脂异常的临床处置方法。血脂异常控制的主要治疗目标不再是针对特定的 LDL-C 值，而是预防 ASCVD 事件。依据这种方法，不建议将胆固醇水平治疗至特定的目标值。更准确地说，ACC / AHA 指南的重点是，通过识别属于他汀类药物的四类主要受益患者群，来降低 ASCVD 的风险。受益人群（表 22-5）包括有临床 ASCVD 的患者（二级预防）或处于 ASCVD 事件重大风险的患者（一级预防）。ACC / AHA 指南还建议所有患者的治疗计划应包括改善生活方式，例如改善饮食习惯和增加运动。

生活方式改变 [4] 患有 ASCVD、有 ASCVD 风险、明确的血脂异常，甚至没有任何明显 ASCVD 风险因素等所有患者，均应得到指导，进行适当的生活方式改变以改善其健康状况。表 22-6 提供了生活方式改变的建议。

对于未达到 ASCVD 标准或 LDL-C ＞ 190mg/dL 的患者，必须评估 ASCVD 的发生风险。为了评估 ASCVD 风险，ACC/AHA 指南建议使用汇总队列风险评估方程（http://tools.acc.org/ASCVD-Risk-Estimator/）[3,5]，该方程使用类似于 Framingham 风险评估的标准。ASCVD 风险评估方程中的危险因素包括性别、年龄、种族、总胆固醇水平、HDL-C、收缩压、高血压治疗情况、糖尿病和吸烟状况。汇总队列风险评估方程用于估算 40 ～ 79 岁患者发生 ASCVD 的 10 年风险，以及 20 ～ 59 岁患者发生 ASCVD 的终身风险。使用上述风险评估结果，可帮助确定治疗的需求和选择。值得注意的是，风险计算器仅限用于 40 ～ 75 岁以及 TC 水平≥ 130mg/dL 的患者。风险评估方程假设患者当前未接受降脂治疗，即血脂水平为基线。与未接受降脂治疗的患者相比，对于已经接受他汀类药物或接受可能改变胆固醇水平的其他治疗的患者，其 10 年风险可能会被低估。

决定他汀类药物的强度 [2] 如表 22-5 所述，他汀类药物根据其降低 LDL-C 水平的能力（例如，高强度、中强度）进行分类。高强度他汀类药物治疗可使 LDL-C 降低至少 50%，中强度他汀类药物治疗可使 LDL-C 降低 30% ～ 50%。对于临床 ASCVD 或 LDL-C 水平＞ 190mg/dL 的人群，他汀类药物的治疗方法选择很简单。在能够耐受的前提下，这两组人群都需高强度他汀类药物治疗。其他可能需要中强度或高强度他汀类药物治疗获益的患者，他汀类药物治疗强度的具体选择取决于 10 年 ASCVD 风险。在分辨患者是否属于他汀类药物治疗的四类获益人群之一（并根据需要计算 10 年 ASCVD 风险）后，如果是获益人群，MTM 药师需要确定患者需要哪种他汀类药物。通常，最好在适当的强度类别内选择最低剂量的他汀类药物，以减少可能发生不良反应的风险。表 22-7 概述了低强度、中强度和高强度他汀类药物的划分。

血脂异常治疗的替代目标 [2,7] 应依照 ACC / AHA 指南选择适当强度的他汀类药物治疗患者；但是，有些患者可能无法耐受最大剂量的他汀类药物治疗。这种情况下，应使用最大可耐受强度的他汀类药物治疗。当选用高强度他汀类药物治疗时，LDL-C 值应比基线下降至少 50%。对于那些不能耐受高强度他汀类药物治疗的患者，可以选择降低 30% ～ 40% 的替代目标。降低 LDL 的替代目标，与中强度他汀类药物治疗可致 LDL-C 降低情况相关。有些患者的 TG 水平会很高（＞ 500mg/dL）。对于这些患者，重点应该是使用他汀类和非他汀类药物治疗降低 TG，以帮助降低胰腺炎的风险。替代目标是将 TG 降至 500mg/dL 以下，理想目标是将 TG 降至 150mg/dL 以下 [2,7,8]。

❶ 译者注：原著如此，请参阅最新版指南。

表 22-5 降低成人 ASCVD 风险的主要建议

推荐建议	ACC/AHA 推荐级别	ACC/AHA 证据级别
适用于所有人的心脏健康生活方式		
应开始或继续进行适当强度的他汀类药物治疗		
1. 临床 ASCVD[①] a. 年龄< 75 岁且无用药风险：高强度他汀类药物治疗 b. 年龄> 75 岁或存在用药风险：中强度他汀类药物治疗	 Ⅰ Ⅰ	 A A
2. 一级预防——LDL-C ≥ 190mg/dL a. 排除血脂异常的继发原因 b. 年龄≥ 21 岁：高强度他汀类药物治疗 c. LDL-C 降低不少于 50% d. 可考虑使用降 LDL 的非他汀类药物，进一步降低 LDL	 Ⅰ Ⅰ Ⅱ a Ⅱ b	 B B B C
3. 一级预防——40 ~ 75 岁的糖尿病患者，且 LDL-C 70 ~ 189mg/dL a. 中强度他汀类药物治疗 b. 根据汇总队列方程评估 10 年 ASCVD 风险≥ 7.5% 时，考虑高强度他汀类药物治疗	 Ⅰ Ⅱ	 A B
4. 一级预防——非糖尿病患者，40 ~ 75 岁，LDL-C 70 ~ 189mg/dL a. 对未使用他汀类药物治疗的患者，应每隔 4 ~ 6 年用汇总队列方程评估其 10 年 ASCVD 风险 b. 在确定是否启动他汀类药物治疗时，应就风险、药物不良反应、药物相互作用及患者意愿，与患者讨论 c. 再次强调心脏健康生活方式并处理其他危险因素 • 10 年 ASCVD 风险≥ 7.5%：中强度或高强度他汀类药物治疗 • 10 年 ASCVD 风险为 5% ~ 7.5%：考虑使用中强度他汀类药物治疗 • 其他应考虑的危险因素：LDL-C ≥ 160mg/dL、早发 ASCVD 家族史、hs-CRP ≥ 2mg/L、CAC 积分≥ 300 Agaston 单位、ABI < 0.9 和终身发病风险	 Ⅰ Ⅱ a Ⅰ Ⅰ Ⅱ b Ⅱ b	 B C A A C C
5. 一级预防——LDL-C < 190mg/dL 且年龄< 40 岁或> 75 岁，或 10 年 ASCVD 风险< 5% a. 部分患者可考虑他汀类药物治疗	 Ⅱ b	 C
6. 对 NYHA Ⅱ ~Ⅳ级心力衰竭患者或接受血液透析维持治疗者，不建议常规使用他汀类药物		

① 临床 ASCVD 包括非致死性心肌梗死、冠心病死亡、非致死性和致死性卒中、TIA 或推测是动脉粥样硬化引起的周围动脉疾病。

缩写：ABI = 踝肱指数；CAC = 冠状动脉钙化；hs-CRP = 高敏 C 反应蛋白；NYHA = 纽约心脏协会。

来源：经许可，转载自 DiPiro JT, Talbert RL, Yee GC, Matzke GR, Wells BG, Posey L, eds. *Pharmacotherapy: A Pathophysiologic Approach*. 10th ed. New York, NY: McGraw-Hill; 2017。

表 22-6 生活方式改变

推荐建议
• 饮食摄入应以全谷物（占总热量的 25% ~ 35%）、新鲜水果和蔬菜、低脂乳制品、鱼和瘦肉蛋白质（占总热量的 15%）为主 • 限制摄入简单碳水化合物、含糖食品、反式脂肪和红肉 • 目标饮食的饱和脂肪供能低于热量摄入的 7% • 每天摄入 20 ~ 30g 膳食纤维和 2g 植物固醇 • 体育运动应包括每周 3 ~ 4 天、每次 30 ~ 40min 的有氧运动，总计 150min/ 周的适度运动或 115min/ 周的高强度运动

来源：参考文献 [1]、[2] 和 [4]。

表 22-7　他汀类药物治疗的强度与剂量

高强度他汀类药物治疗	中强度他汀类药物治疗	低强度他汀类药物治疗
日剂量可平均降低 LDL-C ≥ 50% **阿托伐他汀 40 ～ 80mg** **瑞舒伐他汀 20 ～ 40mg**	日剂量可平均降低 LDL-C 30% ～ 50% **阿托伐他汀 10（20）mg** **瑞舒伐他汀（5）～ 20mg** **辛伐他汀 20 ～ 40mg**① **普伐他汀 40 ～（80）mg** **洛伐他汀 40mg** 氟伐他汀 XL 80mg **氟伐他汀 40mg，每日 2 次** 匹伐他汀 2 ～ 4mg	日剂量可平均降低 LDL-C ＜ 30% 辛伐他汀 10mg **普伐他汀 10 ～ 20mg** **洛伐他汀 20mg** 氟伐他汀 20 ～ 40mg 匹伐他汀 1mg

① 因为可能增加肌病和横纹肌溶解（罕见）的风险，FDA 不推荐将辛伐他汀起始剂量定为 80mg/d。

注意：粗体字表示已在随机临床试验中证实。

来源：经许可，转载自 DiPiro JT, Talbert RL, Yee GC, Matzke GR, Wells BG, Posey L, eds. *Pharmacotherapy: A Pathophysiologic Approach*. 10th ed. New York, NY: McGraw-Hill; 2017。

核心要素 1——血脂异常患者的全面用药评估

表 22-8 列出了对血脂异常患者进行用药评估时建议问的问题。问题的数量和类型取决于几个因素，包括面谈时长、同时面临的药物治疗相关问题（MRP）数量、MRP 的紧迫性以及患者提供准确信息的可靠性等。在面谈交流时间有限或有多个医疗问题的复杂病例中，MTM 药师可选择有针对性的问题，以帮助识别或排除医疗紧急情况（请参阅表 22-8 中“预防 / 评估医疗紧急情况应问的问题”）。MTM 药师在面谈中应注意使用通俗易懂的语言（图 22-1），并为患者可能提出的有关血脂异常的问题做好准备（表 22-9）。

核心要素 2——个人用药清单 [9]

图 22-2 为血脂异常患者的个人用药清单（PML）示例。本示例中仅列出了降脂药。应该添加治疗其他疾病的其他药物，并单独列出。MTM 药师应注意在创建 PML 时使用简洁易懂的语言。

核心要素 3——用药行动计划 [9]

图 22-3 为血脂异常患者的用药行动计划（MAP）示例。本示例仅列出了血脂异常患者的行动计划。其他疾病状态或其他药物治疗相关问题（MRP）的 MAP 应添加相应内容，并单独列出。通常，仅列出一些最重要的行动计划，以免使患者不知所措。患者可自我管理的其他方面内容，可以在以后的就诊中解决。MTM 药师应注意在创建 MAP 时使用简洁易懂的语言。

核心要素 4——干预和 / 或转诊

血脂异常管理的干预都应包括生活方式改变。对于改变生活方式不能有效控制血脂的患者，应开始药物治疗。应根据治疗目标、其他疾病状态和合并用药来选择调脂药。应鼓励患者定期随访，由其医生评估治疗需求。表 22-10 总结了血脂异常患者的饮食改进模式。除了饮食调整，还应该建议患者进行体育锻炼。关于体育锻炼的建议，应包括每周运动 150min，例如每周 3 ～ 5 天、每次 30 ～ 40min 的中等强度有氧运动，如快步走 [2,4]。表 22-11 概述了用于治疗血脂异常的药物。图 22-4 和图 22-5 分别给出了他汀类药物治疗血脂异常的临床策略和血脂异常管理的转诊策略。此外，表 22-12 概述了在血脂异常管理中可能有用的草药。

血脂异常的药物治疗选择 [2,6,10-19]

ACC/AHA、美国临床内分泌医师学会和美国糖尿病协会的临床指南都已将治疗建议从降低胆固醇达到某些特定目标值转移到降低 ASCVD 风险。这些基于循证证据的指南均建议应从他汀类药物开始治疗，除非他汀类药物治疗有禁忌证（图 22-4）。其他降脂疗法是他汀类药物治疗后的二线或三线治疗方案。可能需要使用替代疗法的适应证包括对多种他汀类药物不耐受、对他汀类药物治疗反应不足或甘油三酯升高（＞ 500mg/dL）。他汀类药物和其他血脂异常治疗药物的降脂作用见表 22-13。

启动他汀类药物治疗后的监测

由于使用他汀类药物有引起肌痛的风险，应在开始治疗之前先测定肌酸激酶（CK）基线水平，之后对使用他汀类药物治疗出现肌痛的患者进行潜在的肌肉损伤的评估 [2,7]。以下建议适用于出现肌痛的患者：

- 如果 CK 水平高于正常上限（ULN）的 10 倍或存在横纹肌溶解的体征 / 症状，则应停止他汀类药物治疗。然后应在停用他汀类药物后监测 CK 水平，以确定其已降至基线水平。可以尝试使用较低强度的他汀类药物疗法，或换用其他降脂药 [2]。

表 22-8 对血脂异常患者进行用药评估时建议问的问题

建议询问血脂异常患者的问题
• 发现高胆固醇多久了？何时被诊断的？ • 家族中还有胆固醇高的成员吗？ • 您对高胆固醇的风险了解多少？ • 您的医生最近一次与您谈论胆固醇水平是什么时候？ • 您是否有心血管病（心脏病）史？ 　• 您是否有过心脏病发作？ 　• 您的医生是否说过您患有心绞痛，或者您是否正在服用硝酸甘油治疗胸痛？ 　• 您的医生是否说过您患有冠心病，或者您是否曾经放置过支架或进行过搭桥手术？ 　• 您有周围动脉疾病或周围血管疾病吗？ • 您有中风 / TIA 吗？ • 您是否被告知有血糖问题或患有糖尿病？ 　• 您有糖尿病家族史吗？ • 您目前或既往使用过烟草制品吗？ 　• 使用烟草制品和摄入高胆固醇会带来哪些疾病风险？ • 您有高血压病史吗？ 　• 您正在服用哪些药物控制血压？ 　• 您多久测量一次血压？ 　• 测量的血压值是多少？ • 您家中谁有心脏病史？ 　• 您的家人被诊断为心脏病或因此病离世时的年龄是多大？ • 医生给您制订的胆固醇治疗目标是什么？ • 医生为什么要治疗您的血脂异常？ 　• 您是否患有可导致体内产生更多胆固醇的疾病？ 　• 您是否被告知甘油三酯高？有多高？ • 您服用什么药物治疗血脂异常？您如何服用这些药物？您服用这些药物多久了？ • 在胆固醇药物治疗中，您有什么药物副作用（如果有）？ • 您多久漏服一次治疗胆固醇的药物？ • 您以往还服用过哪些治疗胆固醇的药物？ • 您是否曾在未告知医生的情况下停服处方中的降胆固醇药物？如果有，为什么？ • 您使用哪些非处方药或草药来治疗胆固醇？ • 除了药物外，您还尝试过哪些降低胆固醇的方法（例如，生活方式的改变）？ • 您的医生是否建议您改变饮食以控制胆固醇？如果是，医生与您讨论了什么？您做了什么改变？ • 您采用什么运动方式？ • 您的医生是否与您讨论过需要避免服用哪些非处方药物，以防止与降胆固醇药物发生药物相互作用，具体讨论了哪些问题？ • 在开始使用新药、草药补充剂或非处方药前，您是否会与您的医生或药师沟通？
预防 / 评估医疗紧急情况应问的问题
• 危机应对：心脏病和卒中发生的预警信号是什么？您的应对方案是什么？ • 您是否曾摔倒，感到头晕、视物模糊、记忆力突然下降或单侧肢体无力？ • 您是否有突然的腹痛、肌痛 / 无力或尿液改变？ • 您是独居吗？如果不是，与您同居的人是否知道心脏病发作或卒中的征兆 / 症状？

腹主动脉瘤——血管壁无力导致向肠道、臀部和腿部供血的大血管出现局部扩张或膨出。这可能会导致血管破裂并切断流向身体的血流。

急性冠状动脉综合征——本术语涵盖因心肌血流量减少而引起的各种症状，例如心脏病发作或胸痛。

不良事件——所发生的不良事件、不良反应、无法解释或与治疗目的无关的作用。

ALT——丙氨酸氨基转移酶；肝脏中的酶；一项血液检查，可提示是否存在肝损伤。

心绞痛——因心肌血流量减少引起的胸痛或胸部不适，这可能是心脏病的征兆。

动脉——将血液输送出心脏的血管。

AST——天冬氨酸氨基转移酶；肝脏中的酶；一项血液检查，可提示是否存在肝损伤。

动脉粥样硬化——脂肪物质的堆积而引发的动脉硬化或阻塞；这可能会导致身体重要部位的血流量减少，并可能导致心脏病发作。

动脉粥样硬化性心血管疾病（ASCVD）——由胆固醇引起的动脉 / 血管硬化或阻塞而导致的疾病。

血葡萄糖——血糖。如果您的胆固醇很高，医生会检查您的血糖以确定您是否患糖尿病，因为这两种情况经常一起出现。

BMI——体重指数；与身高相关的体重指标；根据其结果，可分为体重过低、正常体重、超重或肥胖。

图 22-1

碳水化合物——营养素的主要类型之一，可以是简单的，也可以是复杂的。简单的碳水化合物包括水果、蔬菜、牛奶和奶制品中天然存在的糖，还包括在食品加工和精炼过程中添加的糖。复杂碳水化合物包括全麦面包和谷类食品、淀粉类蔬菜和豆类。

心脏的——与心脏有关。

心脏病学家——心脏专科医生。

胆固醇——体内自然产生的物质，也可存在于食物中被人体利用。胆固醇过多会导致健康问题。

慢性的——持续不断，永无止境，不会消失。

肌酸激酶（CK）——在血液中发现的标志物，有助于判定是否存在心肌损伤。在开始降胆固醇药物治疗之前，通常先做CK检查；该检查还可帮助判定患者是否正在遭受降胆固醇药物的副作用。

冠心病——胆固醇积聚，使得为心脏提供血液和氧气的小血管变窄和硬化，这种情况可诱发心脏病发作，在全世界范围内都是主要死因。

肌酐——肾脏功能的测定项目；肌酐升高提示着肾脏工作异常。

糖尿病——血糖过高的状况，您可能需要药物治疗才能控制血糖。

空腹血脂检查——禁食8 ~ 12h后采血进行的一种血脂测试，测试结果会受所吃的食物影响。

纤维——存在于水果、蔬菜和谷物中的物质，是人体无法消化的植物部分，是健康饮食的重要组成部分。它增加了食物的体积，加快饱腹感，可帮助您控制体重并有助于降低胆固醇。

贝特类——用于降低甘油三酯的一类药物，通过促进体内甘油三酯分解来发挥作用。

HDL-C（高密度脂蛋白胆固醇）——被认为是有助于预防心脏病的“好胆固醇”，是唯一一种需要保持“高”水平的胆固醇。

肝的——与肝脏有关。

高血压——较高的血压，可增加患心脏病、卒中和肾脏疾病的风险。

LDL-C（低密度脂蛋白胆固醇）——被认为是“坏胆固醇”，是需要控制的重要胆固醇指标。

LFT（肝功能检查）——用于判定肝脏是否受损或发炎的血液检查。

生活方式改变——医生可能已建议您通过改变生活方式降低胆固醇，对于某些患者来说，生活方式改变包括达到目标体重、健康饮食、减少饮酒、锻炼或戒烟。

血脂检查——检测血中胆固醇含量的血液检查，可报告不同成分（LDL、HDL、TG、总胆固醇）的量。

单不饱和脂肪——有时被称为“好”脂肪；适度食用可以降低“坏胆固醇”水平；它存在于植物油中，例如橄榄油、芥花油、花生油、葵花籽油和芝麻油。其他来源包括鳄梨、花生酱以及许多坚果和种子。

肌痛——肌肉疼痛。

心肌梗死（MI）——心脏病发作，对心脏造成损害。

心肌缺血——心脏无法获得足够的氧气/血液。

肌红蛋白尿——尿中存在肌红蛋白，它是肌肉的一种分解产物。

肌病——他汀类药物的潜在副作用；您可能有肌肉疼痛（肌痛）、无力或抽筋。

肥胖——体重指数（BMI）超过30kg/m^2，会增加罹患高血压、糖尿病和心血管疾病的风险。

ω-3脂肪酸——“鱼油”，可用来帮助降低甘油三酯。

超重——体重指数（BMI）超过25kg/m^2，会增加罹患高血压、糖尿病和心血管疾病的风险。

胰腺炎——胰腺炎症，表现为上腹部疼痛和恶心/呕吐。

PCSK9抑制剂——用于治疗胆固醇的注射用药物（注射剂）。

周围动脉疾病——一种周围血管疾病；因动脉阻塞而导致循环至手臂和腿部的血液减少；常见症状表现为走路时疼痛而休息时疼痛消失。

周围血管疾病——动脉或静脉阻塞而导致的四肢循环血流减少；该术语通常用于描述周围动脉疾病。

植物甾醇或固醇——在植物中发现的、有助于阻止胆固醇吸收的物质。人造黄油、橙汁和添加了植物固醇的酸奶，可帮助降低LDL-C。

斑块——血液中胆固醇和其他物质发生的堆积，逐步阻塞血管。

多不饱和脂肪——有时称为“好”脂肪；适度进食可以降低胆固醇水平；存在于大豆油、玉米油和红花油等植物油中，以及鲑鱼、鲭鱼、鲱鱼和鳟鱼等富含脂肪的鱼体内。其他来源包括一些坚果和种子，如核桃和葵花种子。

汇总队列风险评估方程——该工具用于帮助判定患者因胆固醇堆积而引发心脏病发作和卒中等疾病的风险。

蛋白质——有助于构建和维持骨骼、肌肉和皮肤的主要营养素。您可从饮食中的肉、奶制品、坚果、某些谷物和豆类中获取蛋白质。

横纹肌溶解症——一种肌肉正在分解的严重病症。可能会出现肌肉无力和疼痛，伴可乐色尿液，尿液中含肌肉分解产物（肌红蛋白尿）。

饱和脂肪——在室温下通常为固体的一种脂肪，存在于动物肉、乳制品、烘焙食品和油炸食品中。摄入过多的饱和脂肪，会增加胆固醇水平。有时称其为“坏”脂肪。

戒烟——戒烟可以降低患心脏病的风险。

他汀类药物——通常用于治疗胆固醇水平升高的药物（如普伐他汀、洛伐他汀和辛伐他汀）。

卒中——由脑部出血或供血不足引起的病症，可导致语言、记忆或其他能力的丧失。

TG——甘油三酯；血液中发现的脂肪（脂质）类型。当您进食时，您身体会立即将不需要使用的全部剩余热量转换为甘油三酯，甘油三酯储存在您的脂肪细胞中。然后，激素通过调控释放甘油三酯，为两餐之间提供能量。如果您经常摄入的热量多于消耗的热量，尤其是摄入碳水化合物和脂肪等“简单”热量，则您的甘油三酯含量可能较高。

TIA（短暂性脑缺血发作）——发生于没有足够的血液/氧气供应给大脑之时，很可能是由于给大脑供应血液/氧气的血管阻塞所致。

总胆固醇——指体内的胆固醇总量，由20% ~ 30% HDL、60% ~ 70% LDL和10% ~ 15% TG组成。

反式脂肪——存在于加工类食品中的一种坏脂肪。反式脂肪的另一个名称是“部分氢化脂肪”。反式脂肪会增加您体内“坏胆固醇”水平，并降低“好胆固醇”水平。其存在于许多加工类食品中，例如烘焙食品、饼干和油炸食品。

不稳定型心绞痛——胸痛或胸部压榨感，这是一种紧急医疗情况，且可能会导致心脏病发作。

静脉——将血液输送到心脏的血管。

图22-1　血脂异常相关术语的通俗解释

表 22-9 血脂异常患者可能会问的问题及解答

什么是胆固醇？
胆固醇是体内的脂肪类物质，是体内新生细胞发育的必需成分。
什么是高胆固醇？
当医务人员说您的胆固醇很高时，这意味着您体内的胆固醇多于所需的胆固醇。过量的胆固醇会阻塞血管，增加患心脏病的风险。
什么会导致高胆固醇？
多种情况都会导致高胆固醇。摄入高脂肪和高胆固醇的食物、不运动或超重，都会导致高胆固醇。还有一些疾病可能会导致胆固醇升高。某些不可改变的因素也会导致胆固醇升高，例如衰老和遗传。
高胆固醇会导致哪些健康问题？
会有很多问题。斑块或脂肪物质可能会堆积在血管壁上。高胆固醇可导致卒中、心脏病发作和早逝。
我怎么知道我是否有高胆固醇？
高胆固醇通常没有症状，直至它成为一个严重问题。因此，您通常感觉不到。由医务人员检查您的胆固醇水平，是检测胆固醇是否高的好方法。
当我的胆固醇不那么高时，为什么还要服用降胆固醇药物？
胆固醇不是患心脏病和卒中的唯一危险因素。如果您已经存在心脏病或卒中，或者有糖尿病、高血压、高龄、吸烟等危险因素，则可能需要服用降胆固醇药物。已经证明，即便您的胆固醇水平不高，他汀类药物也可帮助您降低心脏病发作或卒中的风险。
为什么降胆固醇药物如此重要？
应保持胆固醇处于正常水平，这很重要，这样您才能保持健康。高胆固醇人群更容易被送往医院，更容易罹患卒中、心脏病发作、心力衰竭、肾衰竭或其他健康问题。
我不知道自己什么时候胆固醇高。如果感觉还可以，我可以停药吗？
降胆固醇药物不会永久纠正您的胆固醇水平，因此您必须继续服用医师为您开的处方药物。继续服用降胆固醇药物非常重要，用以预防未来可能出现的心脏病和卒中等多种其他健康问题。
我一直有肌肉疼痛，这可能是我的降胆固醇药物引起的吗？
肌肉疼痛可能是某些降胆固醇药物（最常见的是他汀类药物）的副作用。疼痛可以在开始使用这些药物后立即发生，通常发生在身体两侧及大腿和腿部肌肉等大肌肉群。运动量增加或其他健康状况，也可引起肌肉疼痛。与您的医生就这一点进行讨论很重要，这样才能确定肌肉疼痛是由药物治疗还是其他原因所引起的。
如果我停服降胆固醇药物会怎样？
可能会出现心脏病、卒中和其他严重的健康状况。斑块可能会在您的血管中增长，并逐步引发更多问题。
如果我对服用的降胆固醇药物有疑问该怎么办？
在没有与医务人员沟通之前，切勿停止服用降胆固醇药物。请与您的医生和/或药师沟通，让他们知道您遇到的任何问题，共同商议与配合，确保您的降胆固醇药物是适宜的。

个人用药清单 *<插入患者姓名，出生日期：月/日/年>*	
药品： Lipitor（阿托伐他汀）20mg 片剂	
我如何用它： 每晚服一片（20mg）	
我为何用它： 高胆固醇	**处方者：** Smith
我开始用它的日期： 1/6/2017	**我停止用它的日期：** *<留空给患者填写>*
我为何停止用它： *<留空给患者填写>*	
药品： Tricor（非诺贝特）145mg 片剂	
我如何用它： 每早服一片（145mg）	
我为何用它： 高甘油三酯（血中的脂肪）	**处方者：** Smith
我开始用它的日期： 3/4/2017	**我停止用它的日期：** *<留空给患者填写>*
我为何停止用它： *<留空给患者填写>*	

图 22-2 血脂异常患者的个人用药清单示例

<table>
<tr><td colspan="2" align="right">制订日期：<插入日期></td></tr>
<tr><td colspan="2">我们谈论了什么：
您很难记住您服用的降胆固醇药物（瑞舒伐他汀）。每天服用这种药物以降低胆固醇水平，并帮助您降低将来患心脏病的风险，非常重要。</td></tr>
<tr><td>我需要做什么：
我可以做一些事情来帮助记住服用瑞舒伐他汀：
• 我最好在睡觉前服用降胆固醇药物，但如果我没记住，可试将服用时间提前一下，例如晚饭时。
• 使用药盒存放药物，以安排我的用药。
• 在我的手表或电话上设置闹钟，以帮助提醒我服用该药。
• 创建用药日历，从中我可以查看我是否用过一剂药物。</td><td>我做过什么，什么时候做的：
<留空给患者填写></td></tr>
<tr><td colspan="2"></td></tr>
<tr><td colspan="2">我们谈论了什么：
需要改善饮食并进行体育锻炼，以帮助降低胆固醇水平。</td></tr>
<tr><td>我需要做什么：
• 限制饱和脂肪（如高脂乳制品，包括全脂牛奶、奶酪、黄油、奶油和高脂肉类），使摄入量的总热量在 7% 以下。
• 将每日胆固醇摄入量限制在 200mg 以下。
• 选择更多的水果和蔬菜。
• 通过选择全谷物淀粉来增加纤维摄入量。
• 增加我的体育锻炼。尝试晚餐后步行，每周 5 次，每次 30min。</td><td>我做过什么，什么时候做的：
<留空给患者填写></td></tr>
</table>

图 22-3　血脂异常患者的用药行动计划示例

表 22-10　“生活方式改善治疗”饮食中营养素摄入量建议

成分①	推荐摄入量
总脂质	占总热量的 25% ～ 35%
饱和脂肪 　多不饱和脂肪 　单不饱和脂肪	占总热量＜ 7% 达到总热量的 10% 达到总热量的 20%
碳水化合物②	占总热量的 50% ～ 60%
胆固醇	每天＜ 200mg
膳食纤维	每天 20 ～ 30g
植物固醇	每天 2g
蛋白质	约占总热量的 15%
总热量	达到并保持理想的体重

① 酒精的热量不包括在内。

② 碳水化合物应该来自富含复合碳水化合物的食物，如全谷物、水果和蔬菜。

来源：经许可，转载自 DiPiro JT, Talbert RL, Yee GC, Matzke GR, Wells BG, Posey L, eds. *Pharmacotherapy: A Pathophysiologic Approach*. 10th ed. New York, NY: McGraw-Hill; 2017。

表 22-11　治疗血脂异常的药物一览表

药物类别和代表药	常见 / 严重副作用①	黑框警告 / 禁忌证	妊娠期用药安全性分级②
HMG-CoA 还原酶抑制剂（他汀类药物） 　阿托伐他汀 　氟伐他汀 　洛伐他汀 　匹伐他汀 　普伐他汀 　瑞舒伐他汀 　辛伐他汀③	头痛 肌痛 肌病 横纹肌溶解症	• 绝对禁忌 　哺乳 　胆汁淤积 　妊娠 　肝病 　肝性脑病 　肝炎 　黄疸 　横纹肌溶解症	X

续表

药物类别和代表药	常见 / 严重副作用[①]	黑框警告 / 禁忌证	妊娠期用药安全性分级[②]
胆汁酸螯合剂 考来烯胺 考来维仑 考来替泊	便秘 胃肠道梗阻 低凝血酶原血症	• 绝对禁忌 胃肠道梗阻 高甘油三酯血症 胰腺炎 胆道梗阻（考来替泊）	B——考来维仑 C——其他
胆固醇吸收抑制剂 依折麦布	肌痛（如与他汀类药物合用） 疲劳 腹泻	• 无	C
PCSK9 抑制剂 阿利西尤单抗 依洛尤单抗	咽炎 腹泻 肌痛 注射部位反应 感染	• 哺乳 • 妊娠	尚无人类相关数据
微粒体转移蛋白（MTP）抑制剂 洛美他派	腹痛 腹泻 消化不良 呕吐 恶心	• 绝对禁忌 肝病 妊娠 需要经验丰富的临床医生	X
载脂蛋白 B（apo B）合成抑制剂 米泊美生	抗体形成 红斑 流感 注射部位反应 血管性水肿 肾小球肾炎	• 绝对禁忌 肝病	B
苯氧酸类衍生物 非诺贝特 吉非罗齐	消化不良 恶心 呕吐 腹泻 腹痛 肌病 LFT 升高	• 绝对禁忌 胆汁性肝硬化 肝病 肾功能不全 非诺贝特： 哺乳 透析 胆囊疾病	C
烟酸 烟酸非处方药（OTC） 烟酸处方药	潮红 高血糖症 高尿酸血症 恶心 低磷血症 血小板减少	• 绝对禁忌 出血 肝病	C
ω-3 脂肪酸 鱼油非处方药（OTC） 鱼油处方药 二十碳五烯酸乙酯	口臭（鱼腥味呼吸） 鱼腥味呃逆 复发房颤	• 无	C

① 这是一个概括性的清单，并未包括这些药物可能产生的所有副作用。在给出任何建议之前，请查阅药品参考信息源以获得更完整的清单。在提出药物治疗建议之前，MTM 药师还应查阅全面的药物相互作用数据库。

② 所有处方药的产品说明书都会不断更新，以体现 FDA 的妊娠期和哺乳期用药最新规则。请核查所需产品的说明书，以获得最准确和最新的妊娠期安全用药信息。

③ 辛伐他汀有许多重要的药物相互作用和剂量限制。获取更多信息，请访问 http://www.fda.gov/Drugs/DrugSafety/ucm256581.htm。

缩写：HMG-CoA = 3- 羟基 -3- 甲基 - 戊二酰辅酶 A; PCSK9 = 前蛋白转化酶枯草杆菌蛋白酶 kexin 9 型。

来源：参考文献 [1] ～ [4] 和 [10]。

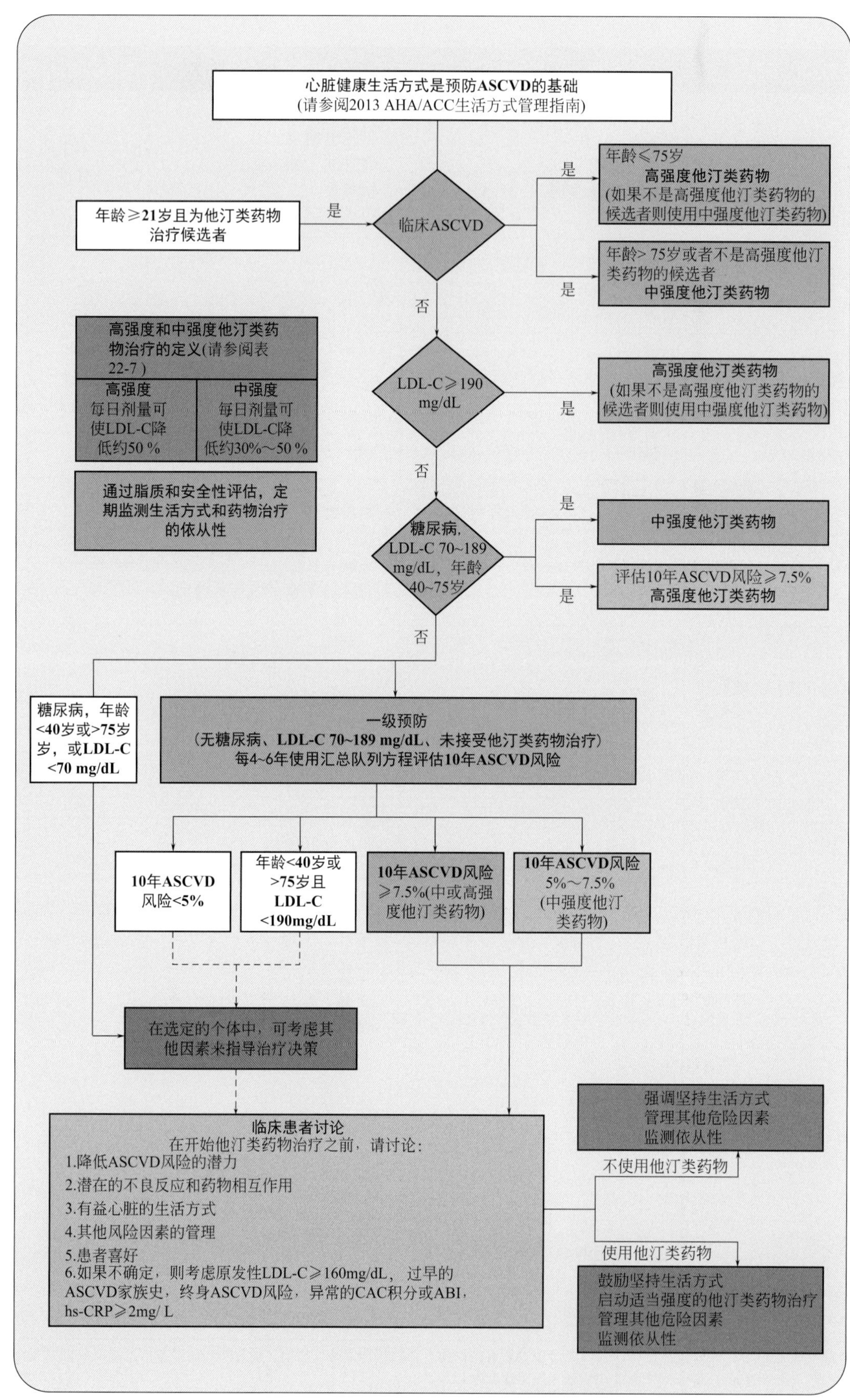

图 22-4　他汀类药物治疗血脂异常的临床策略

来源：经许可，转载自 DiPiro JT, Talbert RL, Yee GC, Matzke GR, Wells BG, Posey L, eds. *Pharmacotherapy: A Pathophysiologic Approach*. 10th ed. New York, NY: McGraw-Hill; 2017

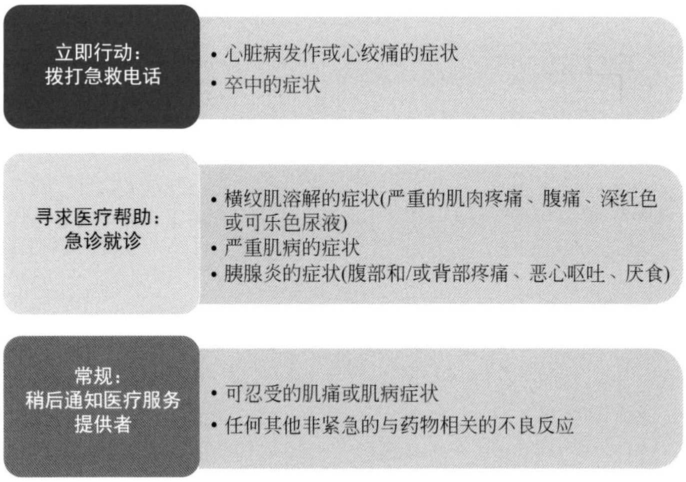

立即行动： 拨打急救电话	• 心脏病发作或心绞痛的症状 • 卒中的症状
寻求医疗帮助： 急诊就诊	• 横纹肌溶解的症状(严重的肌肉疼痛、腹痛、深红色或可乐色尿液) • 严重肌病的症状 • 胰腺炎的症状(腹部和/或背部疼痛、恶心呕吐、厌食)
常规： 稍后通知医疗服务提供者	• 可忍受的肌痛或肌病症状 • 任何其他非紧急的与药物相关的不良反应

图 22-5 血脂异常管理的转诊策略

表 22-12 血脂异常的草药补充剂

草药补充剂	推荐剂量	有效性①	费用②
鱼油	每日 2 ～ 4g EPA + DHA	有效（高甘油三酯血症）	$$
大麦	油：1.5g，每日 2 次 提取物：1.5 ～ 2.5g，每日 2 次	很可能有效	$$
红曲米	1.2g，每日 2 次	很可能有效	$$
亚麻籽	液体：每日 7g（15mL） 胶囊：每日 1 ～ 2g 粉末：每日 50g 溶于水中	可能有效	$
大蒜（*Allium sativum*）	每日 600 ～ 900mg 胶囊 每日 2 ～ 5g（1 ～ 2 瓣）新鲜大蒜	可能有效	$
大豆	每日 20 ～ 106g	可能有效	$$
壳聚糖	每日 1 ～ 6g	证据不足	$$
磷虾油	每日 1 ～ 3g	证据不足	$$$
植物甾醇和固醇	每日 2g	证据不足	$
二十八烷醇	每日 5 ～ 40mg	证据不足	$$

① 证据等级：很可能有效（likely effective）——该产品有非常高水平的可靠临床证据支持其用于特定适应证。分级为“很可能有效”的产品通常被认为适合推荐。可能有效（possibly effective）——该产品有一些临床证据支持将其用于特定适应证；但是，证据受数量、质量或相互矛盾的结果的限制。分级为“可能有效”的产品可能是有益的，但没有足够的高质量证据可以推荐给大多数人。证据不足（insuffcient evidence）——没有足够的、可靠的科学证据来提供有效性评级。

② 费用：按推荐剂量，$ = 每月花费 10 美元或更少，$$ = 每月花费 11 ～ 20 美元，$$$ = 每月花费 21 ～ 50 美元。

来源：参考文献 [11]。

表 22-13 药物治疗对脂质和脂蛋白的影响

药物	作用机制	对脂质的影响	对脂蛋白的影响	附注
考来烯胺、考来替泊、考来维仑	LDL 分解代谢↑ 胆固醇吸收↓	胆固醇↓	LDL ↓ VLDL ↑	依从性问题；与共同使用的酸性药物结合
烟酸	LDL 和 VLDL 合成↓	甘油三酯和胆固醇↓	VLDL ↓，LDL ↓，HDL ↑	患者接受度的问题；适宜与胆汁酸树脂合用；与缓释烟酸相比，长释片引起的潮红少且肝毒性小
吉非罗齐、非诺贝特、氯贝特	VLDL 清除↑ VLDL 合成↓	甘油三酯和胆固醇↓	VLDL ↓，LDL ↓，HDL ↑	氯贝特会引起胆固醇结石；适度降低 LDL；升高 HDL；吉非罗齐抑制辛伐他汀、洛伐他汀和阿托伐他汀的葡萄糖醛酸结合反应
洛伐他汀、普伐他汀、辛伐他汀、氟伐他汀、阿托伐他汀、瑞舒伐他汀	LDL 分解代谢↑；抑制 LDL 合成	胆固醇↓	LDL ↓	对于杂合性家族性高胆固醇血症患者与其他药物联合治疗非常有效

续表

药物	作用机制	对脂质的影响	对脂蛋白的影响	附注
依折麦布	阻止胆固醇跨肠吸收	胆固醇↓	LDL ↓	不良反应少；与其他药物有药效叠加作用
米泊美生	载脂蛋白 B-100 抑制剂	胆固醇、LDL、非 HDL ↓	LDL、非 HDL ↓	转氨酶升高，脂肪肝和肝毒性的风险增加；必须通过皮下注射给药。仅适用于家族性高胆固醇血症。与其他降脂疗法（他汀类药物）一起使用
洛美他派	微粒体甘油三酯转移蛋白抑制剂	胆固醇↓	LDL、非 HDL ↓	必须通过 Juxtapid 风险评估与减轻策略监测药物肝毒性；仅适用于家族性高胆固醇血症；与其他降脂治疗方案（他汀类药物）一起使用
阿利西尤单抗 依洛尤单抗	PCSK9 抑制剂	胆固醇↓，脂蛋白 A ↓	胆固醇和 LDL ↓	通过皮下注射给药，注射部位疼痛，肝毒性风险低

来源：经许可，转载自 DiPiro JT, Talbert RL, Yee GC, Matzke GR, Wells BG, Posey L, eds. *Pharmacotherapy: A Pathophysiologic Approach*. 10th ed. New York, NY: McGraw-Hill; 2017。

- 如果肌肉症状可以忍受并且 CK 略有升高（< 10 倍 ULN），则可以根据肌肉相关的症状，采用相同剂量或减少剂量继续他汀类药物治疗[2]。
- 在出现肌肉症状的患者中，建议评估甲状腺功能，因为甲状腺功能减退会增加肌病和肌痛的风险[2]。
- 应进行病症加重因素的评估，例如药物或食物（如葡萄柚汁）的相互作用可导致他汀类药物代谢降低。MTM 药师还需要评估非处方草药补充剂的使用，例如含有洛伐他汀并可能增加肌病风险的红曲米。
- 如果肌痛症状无法忍受，则无论 CK 水平如何，都应停止使用他汀类药物，直至患者症状消失。一旦患者肌痛症状消失，可以相同的剂量重新开始使用相同的他汀类药物，以判断症状是否会再次发生。也可以在已有或没有其他降脂药物的情况下，以较低剂量开始使用他汀类药物，或者换用另一种他汀类药物代替原他汀类药物。

非他汀类药物治疗的注意事项[1,2,4,7,14,15]

对于严重或非常严重的甘油三酯升高（> 500mg/dL）的患者，除进行药物治疗（如非诺贝特、烟酸、鱼油）外，建议还应改变生活方式以降低血清甘油三酯，从而降低胰腺炎发生风险。

对他汀类药物治疗反应欠佳的患者（例如，使用高强度他汀类药物 LDL-C 降低< 50% 或中强度他汀类药物 LDL-C 降低< 30% ～ 50%），可能需要进行用药调整。

- 首先确认他汀类药物治疗的依从性。如果依从性适当，则应在治疗适度和患者可耐受的情况下，尽可能加强他汀类药物治疗。
- 如果患者完全依从治疗且接受了最大耐受剂量的高强度他汀类药物治疗，而 LDL-C 较基线水平降低不足 50%，则可以考虑使用其他降低胆固醇的药物，例如依折麦布[2,19,20]。
- 也可以考虑使用新的药物，即 PCSK9 抑制剂。这类注射用药物已显示出可使 LDL-C 大大降低的作用。最近的一项研究表明，将其加入他汀类药物治疗后可降低心血管疾病事件，但并没有减少死亡人数。由于数据有限，且这类药物的费用很高，因此应将其用于对他汀类药物治疗不耐受或反应不足的特定人群。

除了前面讨论的非他汀类药物，在他汀类药物的基础上联合其他非他汀类药物并不能降低发病率和死亡率。因此，在没有明确适应证（如甘油三酯超过 500mg/dL）的情况下，通常不建议使用。

核心要素 5——文档记录和随访

清晰简洁地记录药物治疗相关问题（MRP）和建议，是 MTM 咨询的关键组成部分。表 22-14 提供了血脂异常患者潜在 MRP 的示例。药物治疗相关问题的沟通与建议示例见图 22-6。建议可以通过安全的传真、电话及其他书面或安全的电子通信方式进行沟通。这些示例仅用于示范目的。与医疗服务提供者的实际沟通应根据建议的类型、患者的具体情况以及与医疗服务提供者的关系，做个性化调整。

对血脂异常患者必须进行随访以评估脂蛋白水平、干预效果以及潜在的不良反应。随访的间隔时间取决于许多因素，包括何时开始治疗以及患者的具体因素，例如年龄、合并症和返回随访的能力。表 22-15 提供了建议的随访间隔。

表 22-14 血脂异常患者的药物治疗相关问题

药物治疗相关问题分类	药物治疗相关问题示例
不依从性	• 因未依从改变生活方式（例如，限制脂肪摄入、体育锻炼）而导致血脂控制欠佳 • 患者因漏服多剂降脂药物而导致血脂控制欠佳 • 患者无力支付当前处方的药物
不必要的药物治疗	• 重复治疗（例如 2 种他汀类药物） • 可能不需要多种疗法；当前的疗法可能会增加潜在的不良反应，几乎没有益处
需要额外的药物治疗	• 尽管他汀类药物治疗适当，但 LDL 降低仍未达到期望
无效的药物治疗	• 最大剂量的他汀类药物治疗，并未获得 LDL 的适当降低 • 严重或非常严重的甘油三酯升高（> 1000mg/dL）的患者使用他汀类药物的单一治疗
剂量过低	• 根据病史，患者需要增加他汀类药物强度 • 根据 ASVCD 的 10 年风险进展，患者需要增加他汀类药物强度
剂量过高	• 患者服用辛伐他汀，不良反应风险增加 • 肾功能不全的患者，未根据肾功能调整瑞舒伐他汀剂量
药物不良事件	• 使用他汀类药物或其他降脂治疗期间，出现肌痛、肌病或横纹肌溶解症 • 患者因潮红而未服用烟酸（也可归类为不依从性） • 他汀类药物治疗导致肝酶显著升高（例如，正常上限的 3 倍）

情景：患者服用了瑞舒伐他汀样品药，但服用完样品药后无法负担处方药费用。
MRP：不依从性。

评估：
患者服用 10mg 瑞舒伐他汀仍不能控制血脂水平。患者因为依从性不佳而无法达到他汀类药物治疗的推荐目标。对于该患者而言，换用阿托伐他汀更为经济，并可满足适当强度的他汀类药物治疗的建议。

计划：
考虑停用瑞舒伐他汀，改用 20mg 阿托伐他汀，每晚睡前服，以满足他汀类药物治疗需求。

情景：胆固醇升高的糖尿病患者，目前未使用他汀类药物。
MRP：需要额外的药物治疗。

评估：
根据 10 年风险评估，该糖尿病患者发生 ASCVD 的 10 年风险为 12.9%。根据 ACC/AHA 指南，应使用高强度他汀类药物治疗及适当的生活方式改变以治疗患者。

计划：
• 考虑每晚睡前服用 80mg 阿托伐他汀。
• 在 6 周内监测空腹血脂水平以评估治疗依从性。

情景：有卒中史的患者，每日服用普伐他汀 10mg。
MRP：剂量过低。

评估：
根据卒中病史，患者符合 ASCVD 的定义要求。ACC / AHA 指南建议对 21 岁以上有 ASCVD 病史的患者的二级预防使用高强度他汀类药物治疗。患者目前接受普伐他汀 10 mg 治疗，被认为是低强度治疗。

计划：
• 建议停用普伐他汀。
• 考虑每晚睡前服用瑞舒伐他汀 20 mg。
• 在 6 周内监测空腹血脂水平以评估治疗依从性。
• 在 2 ～ 4 周内随访患者，以评估治疗的耐受性。

图 22-6 MTM 药师就血脂异常进行沟通的示例

来源：参考文献 [2] 和 [6]

表 22-15 对血脂异常患者随访的建议时间间隔

血脂异常患者的随访和监测
治疗反应： • 开始治疗后 4 ～ 12 周，做空腹血脂检查。 • 如果患者在初次随访时未达到治疗目标，且剂量调整或治疗改变，则应在随后的 4 ～ 12 周内评估空腹血脂。 • 一旦患者达到治疗目标，随访间隔可延长至每 3 ～ 12 个月。随访的重点是鼓励患者坚持长期治疗。 • 至少应每年测量一次空腹血脂水平。 **毒性：** • 在开始治疗前，宜测定 CK 基线水平。 • 应在开始治疗之前，测定肝功能基线水平，并在此后根据临床指征进行监测。不建议对肝功能进行常规监测。 • 在开始使用新药或增加剂量后的 6 ～ 8 周内，监测药物不良反应。 • 对稳定的患者，每 6 ～ 12 个月进行一次监测。

来源：参考文献 [2]。

参考文献

1. Talbert RL. Hyperlipidemia. In: DiPiro JT, Talbert RL, Yee GC, Matzke GR, Wells BG, Posey L, eds. *Pharmacotherapy: A Pathophysiologic Approach*. 10th ed. New York, NY: McGraw-Hill; 2017. Available at http://accesspharmacy.mhmedical.com/content.aspx?bookid=1861§ionid=146057587. Accessed April 28, 2017.
2. Stone NJ, Robinson J, Lichtenstein AH, et al. 2013 ACC/AHA guideline on the treatment of blood cholesterol to reduce atherosclerotic cardiovascular risk in adults. *Circulation*. 2014;129(25 suppl 2):S1-S45.
3. Goff DC, Lloyd-Jones DM, Bennett G, et al. 2013 ACC/AHA guideline on the assessment of cardiovascular risk: a report of the American College of Cardiology/American Heart Association Task Force on Practice Guidelines. *Circulation*. 2014;129(25 suppl 2):S49-S73.
4. Eckel RH, Jakicic JM, Ard JD, et al. 2013 AHA/ACC guideline on lifestyle management to reduce cardiovascular risk: a report of the American College of Cardiology American/Heart Association Task Force on Practice Guidelines. *Circulation*. 2014;129(25 suppl 2):S76-S99.
5. American College of Cardiology ASCVD risk estimator. ACC website. Available at http://tools.acc.org/ASCVD-Risk-Estimator/. Accessed January 3, 2017.
6. Drozda JP Jr, Ferguson TB Jr, Jneid H, et al. 2015 ACC/AHA focused update of secondary prevention lipid performance measures: a report of the American College of Cardiology/American Heart Association Task Force on Performance Measures. *J Am Coll Cardiol*. 2016;67(5):558-587.
7. Jellinger PS, Smith DA, Mehta AE, et al. American Association of Clinical Endocrinologists' guidelines for management of dyslipidemia and prevention of atherosclerosis (AACE). *Endocr Pract*. 2012;18(suppl 1):1-78.
8. Grundy SM, Cleeman JI, Bairey Merz CN, et al. Implications of recent clinical trials for the National Cholesterol Education Program Adult Treatment Panel III Guidelines. *Circulation*. 2004;110(2):227-239.
9. CMS. *Medicare Part D Medication Therapy Management Program Standardized Format*. CMS website. Available at https://www.cms.gov/Medicare/Prescription-Drug-Coverage/PrescriptionDrugCovContra/Downloads/MTM-Program-Standardized-Format-English-and-Spanish-Instructions-Samples-v032712.pdf. Accessed June 7, 2017.
10. Clinical Pharmacology [database online]. Tampa, FL: Gold Standard, Inc.; 2017. Available at http://www.clinicalpharmacology.com. Accessed June 7, 2017.
11. Natural Medicines [database online]. Somerville, MA: Therapeutic Research Center; 2017. Available at https://naturalmedicines.therapeuticresearch.com/. Accessed June 7, 2017.
12. Ridker PM, Danielson E, Fonseca FA, et al. Rosuvastatin to prevent vascular events in men and women with elevated C-reactive protein. *N Engl J Med*. 2008;359(21):2195-2207.
13. Berglund L, Brunzell JD, Goldberg AC, et al. Evaluation and treatment of hypertriglyceridemia: an Endocrine Society clinical practice guideline. *J Clin Endocrinol Metab*. 2012;97(9):2969-2989.
14. Miller M, Stone NJ, Ballantyne C, et al. Triglycerides and cardiovascular disease: a scientific statement from the American Heart Association. *Circulation*. 2011;123(20):2292-2333.
15. Boden WE, Probstfield JL, Anderson T, et al. AIM-HIGH Investigators. Niacin in patients with low HDL cholesterol levels receiving intensive statin therapy. *N Engl J Med*. 2011;365:2255-2267.
16. HPS2-THRIVE. Niacin causes serious unexpected side-effects, but no worthwhile benefits, for patients who are at increased risk of heart attacks and strokes [press release]. Published March 9, 2013. Available at http://www.hps2-thrive.org/press_release.htm. Accessed June 7, 2017.
17. Praluent (alirocumab) [package insert]. Bridgewater, NJ: Sanofi-Aventis LLC; July 2015. Available at https://www.accessdata.fda.gov/drugsatfda_docs/label/2015/125559Orig1s000lbledt.pdf Accessed June 7, 2017.
18. Repatha (evolocumab) injection [package insert]. Thousand Oaks, CA: Amgen Inc; November 2016. Available at http://pi.amgen.com/united_states/repatha/repatha_pi_hcp_english.pdf. Accessed June 7, 2017.
19. American Diabetes Association. Standards of medical care in diabetes—2017. *Diabetes Care*. 2017;40(suppl 1):S11-S24.
20. Cannon, CP, et al, Ezetimibe added to statin therapy after acute coronary syndromes. *N Engl J Med*. 2015;372:2387-2397.
21. Sabatine MS, Giugliano RP, Keech AC, et al. Evolocumab and clinical outcomes in patients with cardiovascular disease. *N Engl J Med*. 2017;376:1713-1722.

复习题

1. 如果在进行血脂检查时患者未禁食，哪个血脂指标仍然有效？
   a. LDL
   b. HDL
   c. TG
   d. VLDL
2. 以下所有内容均与 ASCVD 的定义一致，除了
   a. 充血性心力衰竭
   b. 心肌梗死
   c. 腹主动脉瘤
   d. 周围动脉疾病
3. 患者 58 岁，诊断为 2 型糖尿病且 10 年 ASCVD 风险为 15%，最适合哪种他汀类药物？
   a. 辛伐他汀每日 40mg
   b. 普伐他汀每日 80mg
   c. 阿托伐他汀每日 20mg
   d. 瑞舒伐他汀每日 20mg
4. 对横纹肌溶解症最好的通俗解释是什么？
   a. 一种由他汀类药物引发的肌肉组织退化的严重状况；与肌痛和肌红蛋白尿有关
   b. 一种肌肉正在分解的严重病症，表现为肌肉无力、肌痛及可乐色尿
   c. HMG-CoA 还原酶抑制剂的潜在副作用；患者可能会出现肌肉疼痛（肌痛）、无力或抽筋
   d. 发生的不良情况，一种不良反应，无法解释或与治疗目的无关的反应
5. 一名 42 岁血脂异常患者为 MTM 管理的新患者。在对患者进行用药评估后，药师完成了用药行动计划（MAP）。下列哪项陈述最能代表患者 MAP 中应包含的信息？
   a. 每晚服用辛伐他汀片 20mg，可降低胆固醇
   b. 服用这种药物可能会产生肌痛、肌病和横纹肌溶解症
   c. 记得每晚服用辛伐他汀；使用药盒或闹铃提醒帮助自己记住
   d. 药师将打电话给史密斯医生，讨论将辛伐他汀换成更强效的降胆固醇药物
6. 所有发现均表明需要转诊至急诊科，除了
   a. 患者正在经历严重胸痛，疼痛可放射至手臂
   b. 该患者患有肌病
   c. 患者诉他的尿液为可乐色
   d. 该患者有严重的头痛并抱怨单侧无力
7. 哪个 MRP 类别与对应示例匹配？
   a. 不依从性——高强度他汀类药物可使 LDL 降低 52%
   b. 药物不良事件——患者正在重复治疗（例如，使用 2 种他汀类药物）
   c. 不必要的药物治疗——使用他汀类药物治疗或其他降脂治疗的患者出现肌痛、肌病或横纹肌溶解症
   d. 剂量过低——临床 ASCVD 患者正在接受中强度他汀类药物治疗
8. 一名 65 岁糖尿病患者，当前未服用任何降脂药物，其空腹血脂状况如下：LDL 199mg/dL、TG 286mg/dL、HDL 41mg/dL 和 TC 228mg/dL。最合适该患者的治疗方式是什么？
   a. 每日烟酸 1000mg
   b. 每晚阿托伐他汀 80mg
   c. 每日 Tricor（非诺贝特片）135mg
   d. 每晚辛伐他汀 80mg
9. 一名 42 岁西班牙裔女性，有吸烟和周围动脉疾病史，当前血压 154/82mmHg，TC 256mg/dL、LDL 152mg/dL 和 HDL 52mg/dL。目前用药包括赖诺普利每日 20mg。该患者 10 年 ASCVD 风险评估和他汀类药物治疗强度选择为
   a. 10 年风险为 8.4%，需中等强度他汀类药物治疗
   b. 10 年风险为 0.4%，无需他汀类药物治疗
   c. 10 年风险为 20%，需中等强度他汀类药物治疗
   d. 无需计算 10 年 ASCVD 风险即可确定他汀类药物的需求，患者需高强度他汀类药物治疗
10. 开始服用辛伐他汀每晚 40mg 后，推荐什么时候检查空腹血脂？
    a. 4 ～ 6 个月
    b. 4 ～ 12 周
    c. 每年
    d. 6 ～ 12 个月

答案

1. b	2. a	3. d
4. b	5. c	6. b
7. d	8. b	9. d
10. b		

解　玥　译
张　昭　校
方振威　林　阳　审

第 23 章

胃食管反流病 MTM 资料集

Andrew Y. Hwang, PharmD, BCPS

关键点

- 每次接诊胃食管反流病（gastroesophageal reflux disease，GERD）患者时，需要评估生活方式调整的必要性。
- 在每次接诊患者时，药物治疗管理（MTM）药师应评估治疗 GERD 的药物，尤其是评估药物的疗效、继续治疗的必要性（即患者应服用能维持症状缓解的最低有效剂量）以及潜在的不良反应。
- MTM 药师应教育患者关注 GERD 预警症状以及何时就医的重要性。

胃食管反流病简介

在美国，约有 18% ～ 28% 的成年人每周至少出现 1 次胃灼热或反流的症状[1]。尽管大多数患者并不严重，但这些症状被称为“胃食管反流病”或 GERD。当胃内容物反流引起不适症状和 / 或并发症时，则进展为 GERD[2]。此外，如果症状对自我感受和 / 或生活质量产生不利影响，可将其称为“产生不适”。GERD 的定义中不包括偶尔发生或疼痛程度不足以使患者感到不适的发作性烧心[3,4]。表 23-1 中列出的主要是 GERD 的定义和相关常见缩写。

GERD 的典型症状是异常反流。胃内容物从食管进入，刺激食管黏膜引起症状。有些患者还具有导致症状出现的其他因素，包括食管下括约肌（LES）松弛或功能障碍。其他可导致 GERD 症状出现的次要原因和影响因素见表 23-2[3]。此外，机体产生的内源性物质（如胃酸、胃蛋白酶、胆汁酸和胰酶）在反流到食管时会加重食管的损伤。因此，反流物的组成、体积及暴露时间长短，都是加重食管黏膜损伤、导致 GERD 及相关 GERD 综合征的症状和并发症的影响因素（表 23-3）[3]。

GERD 的治疗目标和治疗结局

GERD 治疗的客观可测量终点难以评估，治疗成功通常基于症状的改善等主观资料。治疗的长期目标是：①减轻或消除症状；②降低 GERD 发生或复发的频率和持续时间；③促进损伤的黏膜愈合；④预防并发症的发生。治疗的短期目标是烧心或反流症状的缓解，以确保症状不影响生活质量[3]。

核心要素 1——胃食管反流病患者的全面用药评估

表 23-4 列出了对 GERD 患者进行用药评估时建议询问的问题。问题的数量和类型取决于几个因素，包括面谈时长、现有药物治疗相关问题（MRP）的数量、MRP 的紧迫性以及患者提供准确信息的可靠性等。在时间有限或存在多个医疗问题的复杂病例中，MTM 药师可以选择有针对性的问题，以帮助识别或排除紧急情况（请参阅表 23-4 中的“预防 / 评估医疗紧急情况应问的问题”）。MTM 药师应注意在面谈中使用通俗易懂的用语[5]（图 23-1），并为患者可能针对 GERD 提出的相关问题做好准备（表 23-5）。

表 23-1　GERD 常见定义与缩写

定义	Barrett 食管：GERD 的并发症，表现为食管黏膜组织被类似于肠道黏膜的组织所替代 糜烂性食管炎：食管鳞状上皮的糜烂 食管炎：食管黏膜炎症 胃食管反流病：胃内容物反流引起不适症状和 / 或并发症 非糜烂性反流病：无食管炎症状的 GERD 反流物：由胃部上升到食管的物质，包含食物、胃酸、胃蛋白酶和胆汁
缩写	GERD：胃食管反流病 GI：胃肠道 H_2RA：H_2 受体拮抗剂 LES：食管下括约肌 NERD：非糜烂性反流病 PPI：质子泵抑制剂

核心要素 2——个人用药清单 [6]

图 23-2 是 GERD 患者的个人用药清单（PML）示例。此示例仅展示了 GERD 相关用药。治疗其他疾病的用药应添加并单独列出。MTM 药师在创建 PML 时需使用简洁易懂的语言。

核心要素 3——用药行动计划 [6]

图 23-3 为 GERD 患者用药行动计划（MAP）示例。该示例仅代表 GERD 患者的行动计划。其他疾病状态或其他药物治疗相关问题（MRP）的 MAP 应单独添加并列出。一般来说，仅列出少许最为重要的行动计划即可，以免对患者造成干扰。患者自我管理相关的其他内容可在之后的随访中提出。MTM 药师在制订 MAP 时应注意使用简洁易懂的语言。

核心要素 4——干预和 / 或转诊

GERD 的干预措施以缓解症状、减少症状发生频率、促进黏膜损伤愈合以及预防并发症为目标。治疗措施主要包括改变生活方式、增加或调整药物治疗方案以达到治疗目标。在改变生活方式后，若患者出现典型症状、缺乏非典型症状或缺乏表明病情复杂的症状，医生应对其进行 4 ～ 8 周的经验性抑酸治疗 [3]。表 23-6 对 GERD 患者管理中可改变的生活方式及其他非药物治疗选择进行了总结 [3,7]，表 23-7 对 GERD 治疗药物进行了概述 [3,8,9]。另外，表 23-8 重点介绍了为 GERD 患者提供药学监护的相关建议 [3]。表 23-9 概述了在 GERD 治疗管理中可能有效的草药 [10-12]，表 23-10 列出了患者应转诊至急诊、对其负责的初级保健医生或合适专家的情况 [13]。

表 23-2　加重 GERD 症状的次要原因和影响因素

病理生理学特征	食管下括约肌（LES）松弛或功能障碍 食管结构异常 食管对胃液的清除作用不足 黏膜抗酸能力下降 胃排空延迟或不足 表皮生长因子生成不足 唾液缓冲酸的作用下降		
药物	降低 LES 张力	抗胆碱能药物 巴比妥类药物 咖啡因 DHP CCB 多巴胺 雌激素	乙醇 尼古丁 硝酸酯类 黄体酮 四环素 茶碱
	对食管黏膜的直接刺激	双膦酸盐类 阿司匹林 非甾体抗炎药	铁剂 奎尼丁 氯化钾
食物	降低 LES 张力	高脂饮食 胡椒薄荷 留兰香薄荷 巧克力	咖啡、可乐、茶 大蒜 洋葱 辣椒
	对食管黏膜的直接刺激	辛辣食物 橙汁 番茄汁 咖啡	
其他影响因素	家族史 肥胖 吸烟 呼吸系统疾病		

缩写：DHP CCB = 二氢吡啶类钙通道阻滞剂。

表 23-3　GERD 及相关 GERD 综合征的症状和并发症

	典型症状	非典型症状	预警症状
基于症状的综合征① **（伴或不伴食管损伤）**	烧心 多涎 反流 嗳气	慢性咳嗽 哮喘样症状 声音沙哑 牙蚀症 胸痛	吞咽困难 吞咽痛 胃肠道出血 体重减轻 呕吐
基于组织损伤的综合征（伴或不伴症状）	食管炎 Barrett 食管 食管狭窄 食管腺癌		

①症状不能预测损伤。

来源：参考文献 [3]。

表 23-4　对 GRED 患者进行用药评估时建议问的问题

建议询问 GRED 患者的问题
• 您出现烧心 /GERD 多久了？ 　• 您第一次不舒服是什么时候？ 　• 您多久出现一次胸骨后的灼烧感或烧心的症状？

续表

建议询问 GRED 患者的问题
• 您多久出现一次胃内容物（液体或食物）上升（反流）到喉咙或口腔中呢？ • 您多久出现一次胃痛呢？ • 如果有的话，您多久出现一次恶心呢？ • 因为烧心和（或）反流，您多久难以睡个好觉？ • 您对烧心 /GERD 了解多少？ • 为帮助控制烧心 /GERD，您的医生告诉您应改变生活方式或者饮食习惯吗？ • 针对烧心 /GERD，您在服用什么药物？ • 您服药多久了？ • 如果有的话，您用药期间出现过什么副作用？ • 您多久会忘记服用一次药物？若您忘记服用一次药物，您是否感到有什么异常？ • 您服药以后还会出现烧心的症状吗？如果是，为了缓解症状，您还采取了什么措施？ • 为了控制烧心的症状，除了医生建议服用的药物以外，您多久会额外服用其他药物？ • 为控制烧心 /GERD 症状，您曾经还额外服用过什么药物？ • 未经告知您的医生的情况下，您是否停用过治疗烧心 /GERD 的药物？如果是，为什么？ • 为治疗烧心 /GERD，除服用药物外，您是否接受过其他治疗（如手术）？ • 您为治疗烧心 /GERD，服用过什么非处方药或草药？ • 除服用药物外，您还尝试过什么方式缓解烧心 /GERD（如改变生活方式）？ • 您是否出现过以下症状（非典型症状或预警症状）？ • 吞咽困难或吞咽痛 • 与感冒无关的咳嗽 • 血便或柏油样便 • 体重减轻 • 呕吐 • 胸痛（若有，您每周 / 每月 / 其他时间出现几次胸痛呢？）
预防 / 评估医疗紧急情况应问的问题
• 您是否注意到出现了以下症状：黑便或柏油样便、体重过度减轻、呕吐（带或不带血）、吞咽困难或吞咽痛？ • 您是否因为胸痛住过院？

表 23-5　GERD 患者可能会问的问题及解答

什么是 GERD？
GERD 是一种因胃酸或胆汁反流到食管中的慢性疾病。同时，酸性物质接触食管会引起疼痛，出现烧心或胸痛等症状。酸性物质也可能使食管表皮出现小孔（或溃疡）。
导致 GERD 的原因有哪些？
造成 GERD 的原因有很多，某些与胃部相关，某些则与食物、药物及生活方式有关。例如，在生活方式方面，体重增长对胃的压力增高，引起胃酸反流。吸烟也可增加胃酸的释放，继而引发相应症状。有时无明确导致症状出现的病因。
是否有针对 GERD 的相关检查？
您的医生可对您行胃镜检查，由此可观察到食管、胃和小肠上段的情况。
GERD 的药物治疗为什么重要？
GERD 治疗药物可以减少机体酸的产生，进而减轻多余酸对食管表皮和胃的刺激。GERD 治疗药物可帮助减少胃酸，保护胃和食管免遭损害。
如果我停用药物会发生什么？
不推荐未告知医生就擅自停药。若您停用药物，您可能会发现烧心症状复发甚至加重。
我的用药时间将持续多久？是否会一直为治疗 GERD 服药？
GERD 是一种慢性或终身性疾病，部分患者可通过改变饮食或生活习惯控制症状，而部分患者则需服用药物。药物治疗时间将取决于您与您的症状。治疗目标为不因 GERD 或烧心症状影响您的生活。因此，若药物治疗可帮助控制症状，部分患者可能需要终身用药。
我应何时向医生咨询自身症状或前往急诊就诊？
若疼痛的部位（如辐射至手臂、颈部、下颌部、牙齿或背部）、强度或时间发生变化时；若胃部出现不适，开始呕吐或大汗，左臂疼痛或下颌疼痛，背部疼痛，呼吸短促，出现濒死感，呕吐物为绿色、黄色、咖啡渣样或呕血时，应立即前往就近医院急诊就诊或拨打急救电话。

腹部——胃、胃部、肚子。
吸收——摄取、汲取。
急性的——突然发生的、短期的、骤起的。
恶化——更差、更严重、危害、损害。
缓解——减轻、缓和、改善、变好。
抗酸药——可以中和胃酸的药物，如氢氧化镁、碳酸钙等。
Barrett 食管——食管原本表皮被另外一种皮肤替代后的病理状态。
行为调整——培养新的生活习惯，改变过去的坏习惯。
嗳气——从口部将胃中的气体排出；打嗝。
体重指数（BMI）——由身高和体重计算得出用以衡量体脂的标准。
慢性的——持续性的、不结束的、长期的、长久的。
慢性疾病——持续存在的健康问题、长期影响健康的问题。
全面的——完全的、考虑到所有重要因素的、彻底的、所有的。
禁忌证——当药物或操作可能有害或不适宜的情况。
控制——管理好、处理好。
诊断——查明疾病的原因。
诊断试验——用以查明病因的试验。
疾病——生病、不舒服。
吞咽困难——难以下咽。
内镜检查——用一个一端带有照相机的软管通过食管、胃和小肠上段进行检查的操作。
发作——事件、一段时间、短暂时间。
糜烂——牙齿或骨头上的小坑、小洞，侵蚀。
食管癌——发生在食管上的癌症。
食管——连接口腔和胃的用以输送食物的管腔。
过度的——太多的。
经历——感觉，经受。
频繁地——经常地、通常地、一般地、定期地、许多次。
胃食管反流病（GERD）——胃酸或（有时）胆汁反流到食管中的慢性疾病。
H_2 受体拮抗剂（H_2RA）——减少或降低胃酸产生的药物，该类药物作用时间较抗酸剂更长。
炎症反应——肿胀、疼痛。
腹腔镜胃底折叠术——胃底或胃上部包裹食管以在食管和胃交界处形成一个新的瓣膜的手术。
改变生活方式——您的医生可能会建议您改变生活方式来帮助减轻胃食管反流症状，对于一些患者可能包括达到目标体重、锻炼或戒烟限酒等。
食管下括约肌——食管和胃连接处的肌肉环。
管理——控制、指导、处理、监护。
药物——用以治疗、预防或改善疾病症状的物质。
最小化——使变小。
监测——观察、检查、观察变化。
中和——取消、低效、平衡。
非糜烂性反流病（NERD）——出现胃食管反流或烧心症状，但食管没有糜烂的慢性疾病。
梗阻——存在障碍、堵塞、阻塞。
偶尔——有时、不经常、间或。
吞咽痛——下咽时疼痛。
空腹——不进食或不饮水。
持续的——一直的、不变的、不消失的。
咽炎——咽痛或咽部的肿痛。
预防——阻止、防止、避免。
进展——发展、继续、恶化。
质子泵抑制剂（PPI）——阻断酸的产生并可治疗食管炎的药物。
胃灼热——烧心或胃部有灼烧感，有时会蔓延到咽部，伴有口腔出现酸味。
复发——再次发生。
减少——降低、裁剪、削减、稀释。
反流——向正常方向的反方向回流。
缓解或消除——感觉更好，轻松，不佳、不适感或疼痛减轻。
狭窄——食管非正常缩窄。
抑制——阻止、停止、减缓。
综合征——经常一并发生的疾病或症状。
呕吐——吐出。
预警症状——提醒身体可能出现问题的症状或信号。

图 23-1 GERD 相关术语的通俗解释

个人用药清单 *<插入患者姓名，出生日期：月 / 日 / 年>*	
药品：奥美拉唑 20mg 口服胶囊	
我如何用它：上午口服一粒（20mg）	
我为何用它：GERD（烧心）	**处方者：**Jane Doe
我开始用它的日期：1/6/2017	**我停止用它的日期：***<留空给患者填写>*
我为何停止用它：*<留空给患者填写>*	
其他信息：至少应在饭前 30min 空腹服药	
药品：雷尼替丁 150mg 口服片	
我如何用它：晚上口服一片（150mg）	
我为何用它：GERD（烧心）	**处方者：**Jane Doe
我开始用它的日期：10/9/2016	**我停止用它的日期：***<留空给患者填写>*
我为何停止用它：*<留空给患者填写>*	
其他信息：*<留空给患者填写>*	

图 23-2 GERD 患者的个人用药清单示例

	制订日期：<*插入日期*>
我们谈论了什么： 可能加重反流（GERD 或烧心）的常见食物。	
我需要做什么： 避免或减少食用这些食物以减少反流：柑橘、巧克力、咖啡因、酒、高脂 / 油炸食品、大蒜、洋葱、薄荷、辣椒或番茄制品。	**我做过什么，什么时候做的：** <*留空给患者填写*>
我们谈论了什么： 可能改善 GERD 症状的生活方式。	
我需要做什么： • 为减少夜间反流，可考虑在床腿下固定木块，将床头抬高 6 ～ 8 英寸。使用额外的枕头没有帮助。 • 养成有助于减少反流的进餐习惯：少食多餐，避免食用加重症状的食物和饮料，饭后 3h 内避免躺卧。 • 戒烟，因为吸烟会加重反流。 • 制订减重计划，因为减重有助于减轻反流症状。	**我做过什么，什么时候做的：** <*留空给患者填写*>
我们谈论了什么： 如何服用治疗烧心的药物（奥美拉唑）。	
我需要做什么： 至少饭前 30min，空腹服用奥美拉唑胶囊。若每日服用 1 次，则在早晨服药。	**我做过什么，什么时候做的：** <*留空给患者填写*>

图 23-3 GERD 患者的用药行动计划示例

核心要素 5——文档记录和随访

将 MRP 与相关建议清晰简洁地进行记录是 MTM 咨询的关键。表 23-11 提供了 GERD 患者潜在 MRP 的示例。图 23-4 为解决 MRP 提供了沟通与建议示例。相关建议可通过传真、电话或其他书面或安全的电子通信方式传达。这些示例仅用于示范目的。与医疗服务提供者的实际沟通应根据建议的类型、患者的具体情况以及与医疗服务提供者的关系，做个性化调整。

随访对评估 GERD 患者症状缓解、干预措施效果及潜在不良反应是十分必要的。随访的时间间隔取决于若干因素，包括进行干预时的症状严重程度、干预措施的类型、患者自身因素（如年龄、合并症及随访能力）等。表 23-12 简要列示了 GERD 患者医疗管理中的基本原则[3]。许多 GERD 患者可能需要服用质子泵抑制剂或其他控制病情复发的药物进行维持治疗。维持治疗应使用最有效的药物，尽量以最低剂量充分控制症状。

表 23-6 GERD：非药物治疗选择

改变生活方式	建议所有患者做出如下改变：
	• 将床头抬高 6 ～ 8 英寸（适用于夜间 GERD 发作的患者）
	• 睡前 2 ～ 3h 内避免饮食（适用于夜间 GERD 发作的患者）
	• 肥胖患者减重（减轻症状）
	针对特定患者的个体化建议：
	• 避免可能降低 LES 张力的饮食
	• 摄入高蛋白饮食（增加 LES 张力）
	• 避免对食管黏膜有直接刺激的饮食
	• 采取一些可减少食管酸暴露的行为
	  • 少量饮食，睡前 3h 避免进食
	  • 戒烟
	  • 避免饮酒
	  • 避免穿着紧身衣物
	  • 若无法避免，应在端坐或站立状态用大量液体送服对食管有直接刺激的药物

其他	针灸 手术：腹腔镜胃底折叠术

来源：参考文献 [3]、[7]。

表 23-7 GERD 治疗药物

药物分类与示例药物[①]	常见 / 严重副作用[②]	黑框警告 / 禁忌证	相关注意事项	妊娠期用药安全性分级[③]
抗酸药 铝剂（Alutab®） 镁剂（Phillips' Milk of Magnesia®） 铝 - 镁复方制剂 碳酸钙（Tums®） 海藻酸（Gaviscon®）	腹泻（镁剂） 便秘（铝剂） 矿物质代谢改变 酸碱失衡	肾脏疾病	憩室炎 粪便嵌塞 消化道出血 消化道梗阻 肝脏疾病	C
H_2 受体拮抗剂 西咪替丁（Tagamet®） 法莫替丁（Pepcid®） 尼扎替丁（Axid®） 雷尼替丁（Zantac®）	头痛 恶心 口干 嗜睡 乏力 头晕 便秘 腹泻	无	肝功能损害 肾功能损害 免疫抑制	B
质子泵抑制剂 右兰索拉唑（Dexilant®） 艾司奥美拉唑（Nexium®） 兰索拉唑（Prevacid®） 奥美拉唑（Prilosec®） 奥美拉唑 / 碳酸氢钠（Zegerid®） 泮托拉唑（Protonix®） 雷贝拉唑（Aciphex®）	头痛 头晕 腹泻 便秘 恶心 维生素 B_{12} 缺乏 低镁血症 骨折	质子泵抑制剂超敏反应	腹痛 吞咽困难 消化道出血 肝脏疾病 骨质疏松 伪膜性肠炎	B（奥美拉唑为 C）
促胃肠动力药 甲氧氯普胺（Reglan®）	昏睡 急性肌张力不足 乏力 躁动 头痛 头晕 嗜睡 恶心 呕吐	迟发型运动障碍 超敏反应 消化道梗阻、穿孔或出血 嗜铬细胞瘤 癫痫 消化道出血	突然停药 乳腺癌 心脏疾病 抑郁症 糖尿病 心力衰竭 肝脏疾病 高血压 恶性高热 帕金森病 肾脏疾病	B

① 该表未列示氯贝胆碱与硫糖铝等 GERD 管理中不常规推荐使用的药物。

② 这是一个概括性的清单，并未包括这些药物可能产生的所有副作用。在给出任何建议之前，请查阅药品参考信息源以获得更完整的清单。在提出药物治疗建议之前，MTM 药师还应查阅全面的药物相互作用数据库。

③ 所有处方药的产品说明书都会不断更新，以体现 FDA 的妊娠期和哺乳期用药最新规则。请核查所需产品的说明书，以获得最准确和最新的妊娠期安全用药信息。

来源：参考文献 [3]、[8]、[9]。

表 23-8 为 GERD 患者提供药学监护的建议

- 评估患者症状，以确定患者的治疗是否合适，或是否应由医生对患者进行评估。确定症状类型、频率及恶化因素。将出现预警症状或非典型症状的患者转诊给医生进行进一步诊断检查
- 全面了解处方药、非处方药及天然药物的用药史
- 建议患者改变生活方式以改善症状
- 根据患者病情推荐适当的药物治疗
- 在适当的时间（8 ～ 16 周）后制订评估抑酸治疗效果的方案。如有必要，建议替代疗法
- 评估生活质量指标的改善情况，如生理功能、病理功能、社交能力及幸福感
- 评估患者是否出现药物不良反应、过敏和药物相互作用
- 强调依从治疗方案的重要性，包括改变生活方式。为患者推荐可行度高的治疗方案
- 开展有关疾病状态、生活方式改变和药物治疗的患者教育，应教育患者：
  - GERD 的诱因与需要避免的因素
  - 服药时间
  - 潜在的不良反应或药物相互作用
  - 应该向医生及时报告的预警症状

来源：参考文献 [3]。

表 23-9　GERD：草药补充剂

通用名（学名）	推荐用量	有效性①	费用②
葛缕子（*Carum carvi*）	果实：葛缕子干燥果实每日 1 ～ 6g 茶：将 1 ～ 2 茶匙压制的种子置于 150mL 沸水中，盖上盖子浸泡 10 ～ 15min，每日两餐间饮 2 ～ 4 杯 油：每日 50 ～ 100mg，与薄荷油同服；或 1 ～ 4 滴葛缕子油搭配一块糖或一茶匙水服用	可能有效	$$
甘菊（*Matricaria recutita*）	茶：每日 1 ～ 4 杯（茶包泡制） 干花头：2 ～ 8g，每日 3 次 片剂 / 胶囊：每日分剂量服用 400 ～ 1600mg（每剂标准化为 1.2% 芹菜素和 0.5% 精油）	可能有效	$
柠檬香脂草（*Melissa officinalis*）	茶：每日按需服用数次，每次 1 杯 提取物：单剂量 300mg、600mg、900mg 均有研究	可能有效	$$
甘草（*Glycyrrhiza glabra*）	根粉：每日 1 ～ 4g，分 3 ～ 4 剂服用 浸出液：每日 2 ～ 4mL DGL（去甘草甜素甘草）提取物：350 ～ 1140mg，每日 3 次（餐前 20min 服用）	可能有效	$$
褪黑素（*N*- 乙酰基 -5- 甲氧基色胺）	片剂 / 胶囊：每晚 5 mg	证据不足	$
薄荷（*Mentha × piperita, M. arvensis, M. halpocalyx*）	油：90mg，每日 2 ～ 3 次，与葛缕子油同服	可能有效	$$
姜黄（*Curcuma longa*）	胶囊：干燥根粉 250mg，含 0.02mL 挥发油和 0.024g 姜黄素，每日 4 次，连续使用 7 日	证据不足	$$

① 证据等级：很可能有效（likely effective）——该产品有非常高水平的可靠临床证据支持其用于特定适应证。分级为“很可能有效”的产品通常被认为适合推荐。可能有效（possibly effective）——该产品有一些临床证据支持其用于特定适应证；但是，证据受数量、质量或相互矛盾的结果的限制。分级为“可能有效”的产品可能是有益的，但没有足够的高质量证据可以推荐给大多数人。证据不足（insuffcient evidence）——没有足够的、可靠的科学证据来提供有效性评级。

② 费用：按推荐剂量，$ = 每月花费 10 美元或更少，$$ = 每月花费 11 ～ 20 美元。

来源：参考文献 [10]、[11]、[12]。

表 23-10　GERD：需要转诊的情况

症状或体征	紧急：拨打急救电话	非紧急：寻求医疗帮助（呼叫医生）或前往急诊就医	常规：稍后通知医疗服务提供者
腹部不适（腹胀、腹部绞痛等）	伴有发热、持续胃肠道出血或其他严重症状	持续不适但不伴有其他症状	偶有不适，并不持续发生
腹痛	骤发的剧烈疼痛及腹胀，或腹痛伴有发热及呕吐	中度弥漫性或局部疼痛，服用抗酸药或缓泻剂后不缓解	持续的轻中度不适，无伴随症状
直肠出血（黑便）	持续发生，或伴有出汗、心动过速、显著的直立性低血压	近期发生自限性出血：柏油样便或黑便，不伴有其他体征或症状	—
胸痛、胸闷、胸部压迫感	新发或骤发，服用现用药物后不缓解或伴有出汗等其他体征或症状	服用抗酸药或硝酸甘油后缓解，无其他伴随症状，但较平常发作更频繁	原有症状或发作频率逐渐或持续改变
恶心、呕吐	持续性呕吐，伴或不伴腹痛、出血或发热	间歇性反复发作的恶心或呕吐	偶发轻中度呕吐，伴或不伴有其他症状
咽痛	伴有呼吸困难或吞咽困难	标准保守治疗无效的轻中度上呼吸道感染	咽痛或声音嘶哑，无上呼吸道感染症状
吞咽困难	骤发的或进行性加重的窒息感	因吞咽困难减少摄入，存在脱水或营养不良的潜在风险	吞咽困难的发生频率或持续时间逐渐增加
吐血（呕血）	新发带有血块的呕吐，或伴有其他症状或体征（如血压下降）	新发或复发带有血丝的呕吐，无其他明显伴随症状	—

来源：参考文献 [3]、[7]。

表 23-11 GERD：药物治疗相关问题（MRP）

药物治疗相关问题分类	药物治疗相关问题示例
不依从性	• 患者自述停用质子泵抑制剂，并持续抱怨存在消化不良及反流 • 患者自述按需服用 H_2 受体拮抗剂，并持续抱怨存在消化不良及反流 • 患者自述随餐或与其他药物同服质子泵抑制剂，并未遵照指导空腹服用
不必要的药物治疗	• 患者自述入院后即开始服用 H_2 受体拮抗剂（如雷尼替丁），但患者目前并无相关症状 • 患者服用两种不同的质子泵抑制剂
需要额外的药物治疗	• 患者烧心症状每日发作，服用抗酸药后无效 • 患者试用质子泵抑制剂后 GERD 症状缓解良好，但停药后症状复发（提示需要维持治疗）
无效的药物治疗或剂量过低	• 尽管每日服用 1 次 H_2 受体拮抗剂，患者仍持续存在消化不良等症状 • 患者因服用质子泵抑制剂后胃内 pH 升高，降低其他药物的吸收（如铁盐），因而对其他疾病的治疗效果不佳
剂量过高	• 患者为缓解症状，每日服用 5 次 H_2 受体拮抗剂 • 患者服用 H_2 受体拮抗剂的剂量未根据肾功能进行调整
药物不良事件	• 患者服用促胃肠动力药（如甲氧氯普胺）后出现肌肉痉挛 / 震颤

情景 1：不依从性	
评估	在进行全面用药评估时，患者主诉如下： 不再接受已制订的治疗计划： • 奥美拉唑 20mg 口服胶囊。 • 每日口服 1 粒。 持续存在反流及消化不良的症状，每周至少发作 3 ～ 4 次。
计划	上述信息提示患者对已制订的治疗计划依从性较差。若条件适宜，请在下次随访时与患者沟通，告知其每日按照计划服药对避免症状进展及出现其他胃肠道相关问题的重要性。
情景 2：无效的药物治疗	
评估	在进行全面用药评估时，患者主诉如下： 目前正按照建议接受如下治疗： • 雷尼替丁 150mg 片剂。 • 患者诉每日口服 1 片。 尽管每日服用一次 H_2 受体拮抗剂，仍持续存在消化不良的症状。
计划	若条件适宜，请考虑增加 H_2 受体拮抗剂服用频率至每日 2 次，或换用质子泵抑制剂进行治疗，以改善 GERD 症状并优化治疗方案。
情景 3：不必要的药物治疗 / 重复用药（两位不同的处方者）	
评估	在进行全面用药评估时，患者诉目前服用如下药物： 奥美拉唑 40mg 胶囊 • 患者诉每日口服 1 粒 • 处方者：John Doe，医学博士 泮托拉唑钠 40mg 片剂 • 患者诉每日口服 1 片 • 处方者：Jane Doe，医学博士
计划	请考虑停用上述质子泵抑制剂中的一种

图 23-4 GERD：沟通示例

表 23-12 GERD 成年患者的治疗方案

患者表现	推荐的治疗方案	注释
间歇性，轻度烧心	**改变生活方式，并结合个体化治疗** 抗酸药 • 按需服用或饭后及睡前服用 Maalox 或 Mylanta（氢氧化铝与氢氧化镁混悬液）30mL • 饭后及睡前服用 Gavison 2 片 • 碳酸钙 500mg，按需服用 2 ～ 4 片 和 / 或 非处方 H_2 受体拮抗剂（每日服用≤ 2 次） • 西咪替丁 200mg • 法莫替丁 10mg • 尼扎替丁 75mg • 雷尼替丁 75mg 或 非处方质子泵抑制剂（每日服用 1 次） • 艾司奥美拉唑 20mg • 兰索拉唑 15mg • 奥美拉唑 20mg • 奥美拉唑 / 碳酸氢钠 20mg/1000mg	• 每位患者生活方式的改变应个体化。现已证明肥胖患者减重及抬高床头最为有效 • 若症状在改变生活方式及服用非处方药 2 周后仍不缓解，患者应就医治疗
GERD 症状缓解	**改变生活方式，并处方抑酸药进行治疗** H_2 受体拮抗剂（疗程 6 ～ 12 周） • 西咪替丁 400mg，每日 4 次；或 800mg，每日 2 次 • 法莫替丁 20mg，每日 2 次 • 尼扎替丁 150mg，每日 2 次 • 雷尼替丁 150mg，每日 2 次 或 质子泵抑制剂（疗程 4 ～ 8 周）；所有药物均每日 1 次用药 • 右兰索拉唑 30mg • 艾司奥美拉唑 20 ～ 40mg • 兰索拉唑 15mg • 奥美拉唑 20mg • 奥美拉唑 / 碳酸氢钠 20mg • 泮托拉唑 40mg • 雷贝拉唑 20mg	• 针对典型症状，开具抑酸药进行经验性治疗 • 若症状复发，考虑进行维持治疗（注：大多数患者需要接受标准剂量的维持治疗） • 轻度 GERD 一般可经 H_2 受体拮抗剂有效治疗 • 中重度症状的患者应接受质子泵抑制剂作为初始治疗药物
糜烂性食管炎或发生中重度症状或并发症患者的治疗	**改变生活方式，并应用** 质子泵抑制剂 4 ～ 16 周（每日 2 次） • 右兰索拉唑 每日 60mg • 艾司奥美拉唑 每日 20 ～ 40mg • 兰索拉唑 每日 30mg • 奥美拉唑 每日 20mg • 泮托拉唑 每日 40mg • 雷贝拉唑 每日 20mg 或 大剂量 H_2 受体拮抗剂（疗程 8 ～ 12 周） • 西咪替丁 400mg，每日 4 次；或 800mg，每日 2 次 • 法莫替丁 20 ～ 40mg，每日 2 次 • 尼扎替丁 150mg，每日 2 ～ 4 次 • 雷尼替丁 150mg，每日 4 次	• 对于非典型或预警症状，采用内镜检查法（若可能）评估黏膜。试用质子泵抑制剂，若症状缓解，考虑维持治疗。对于发生非典型症状、并发症及糜烂性疾病的患者，应用质子泵抑制剂是最为有效的维持治疗 • 药物治疗无效，包括持续发生非典型症状的患者，应经动态反流监测对 GERD 进行确诊（若可能）
介入治疗	抗反流手术	

来源：数据汇编自 DiPiro JT, Talbert RL, Yee GC, et al. *Pharmacotherapy: A Pathophysiologic Approach*, 10th ed. New York, NY: McGraw-Hill; 2017。

参考文献

1. El-Serag HB, Sweet S, Winchester CC, Dent J. Update on the epidemiology of gastro-oesophageal reflux disease: A systematic review. *Gut*. 2014;63: 871-880.
2. Wallace JL, Sharkey KA. Pharmacotherapy of gastric acidity, peptic ulcers, and gastroesophageal reflux disease. In: Brunton LL, Chabner BA, Knollmann BC, eds. *Goodman & Gilman's: The Pharmacological Basis of Therapeutics*, 12th ed. New York, NY: McGraw-Hill; 2011: Chap 45.
3. May D, Thiman M, Rao SSC. Chapter 32. Gastroesophageal reflux disease. In: DiPiro JT, Talbert RL, Yee GC, Matzke GR, Wells BG, Posey LM, eds. *Pharmacotherapy: A Pathophysiologic Approach*, 10th ed. New York, NY: McGraw-Hill; 2017.
4. The American Gastroenterological Association (AGA) Institute Medical Position Panel. American Gastroenterological Association medical position statement on the management of gastroesophageal reflux disease. *Gastroenterology*. 2008;135:1383-1391.
5. *Plain Language Thesaurus for Health Communications*. National Center for Health Marketing; October 2007. Available at https://www.benaroyaresearch.org/sites/default/files/Plain_Language_Thesaurus_for_Health_Communications.pdf. Accessed May 2, 2017.
6. *Medicare Part D Medication Therapy Management Program Standardized Format*. Available at https://www.cms.gov/Medicare/Prescription-Drug-Coverage/PrescriptionDrugCovContra/Downloads/MTM-Program-Standardized-Format-English-and-Spanish-Instructions-Samples-v032712.pdf. Accessed May 2, 2017.
7. Katz PO, Gerson LB, Vela MF. Guidelines for the diagnosis and management of gastroesophageal reflux disease. *Am J Gastroenterol* 2013;108:308-328.
8. Clinical Pharmacology [database online]. Tampa, FL: Gold Standard, Inc.; 2017. Report available at http://clinicalpharmacology.com. Accessed May 2, 2017.
9. LexiComp Online [database online]. Hudson, OH: Lexicomp, Inc.; 2017. Report available at http://online.lexi.com. Accessed May 2, 2017.
10. Natural Medicines [database online]. Somerville, MA: Therapeutic Research Center; 2017. Report available at https://naturalmedicines.therapeuticresearch.com. Accessed May 2, 2017.
11. Kiefer D, Cherney K. *Herbs and Supplements for Acid Reflux (GERD)*. Available at http://www.healthline.com/health/gerd/melatonin. Accessed May 2, 2017.
12. Patrick L. Gastroesophageal reflux disease (GERD): A review of conventional and alternative treatments. *Altern Med Rev*. 2011;16:116-133.

复习题

1. 下列哪项是胃食管反流病（GERD）最为恰当的定义？
   a. 食管上皮的炎症
   b. 胃内容物反流引起的不适症状和/或并发症
   c. 食管鳞状上皮的糜烂
   d. 食管的上皮组织被类似于小肠上皮的组织替代的情况
2. 下列哪项是可能加重 GERD 症状的潜在继发原因和/或诱发因素？
   a. 高蛋白低脂饮食
   b. 饮水
   c. 食用巧克力
   d. 服用钙剂
3. 一位前来药房的患者主诉呃逆与反流，并表示其长期食用其最喜爱的食物，如葡萄汁、面条（包括胡萝卜、洋葱和甜椒）及通心粉。该患者目前正在服用对乙酰氨基酚止痛，并服用氨氯地平降压治疗（1 个月前开始治疗）。下列哪一种食物和/或药物可能导致患者发生 GERD 症状？
   a. 葡萄汁
   b. 胡萝卜
   c. 对乙酰氨基酚
   d. 氨氯地平
4. 下列哪项是治疗 GERD 的适宜目标？
   a. 减轻或消除症状
   b. 减少 GERD 症状发生的频率与时间
   c. 预防并发症的发生
   d. 以上均是
5. 患者在诊室向您咨询“什么是 PPI”，您将如何使用口语化语言做出回应？
   a. PPI 是一种通过对胃肠道中的质子泵发挥作用从而减少胃酸过多的药物
   b. PPI 是一种中和胃酸的药物，可以减轻 GERD 症状
   c. PPI 是一种可以防止胃酸过度产生并可保护食管的药物
   d. PPI 是一种与胃中质子泵结合并能非常有效地抑制胃酸产生的药物
6. 患者需要其他有助于管理 GERD 症状的建议。下列哪项为可列入用药行动计划的恰当表述？
   a. 开始减重计划，这样有助于减轻症状
   b. 用枕头支撑头部以减少夜间反流
   c. 质子泵抑制剂与可能增加酸或反流的食物同服
   d. 按需服用抗酸药治疗 GERD 的突破性症状
7. 一位患者表示出院后仍继续服用奥美拉唑。进一步询问后，该患者表示其没有任何 GERD 症状，并想停止用药。在进行 MTM 后，您决定与医生就此发现进行沟通。下列哪项是该药物治疗相关问题的最佳分类？
   a. 不必要的药物治疗
   b. 不依从性
   c. 剂量过高
   d. 药物不良事件
8. 下列哪项为需要将 GERD 患者立即转诊或可能发生紧急情况的预警症状？
   a. 伴有声音嘶哑的持续咽痛
   b. 轻度或偶发的反流
   c. 新发的吞咽困难，伴有窒息感
   d. 偶有腹部不适与绞痛
9. 一位发生 GERD 典型症状的患者试用了 2 周非处方药奥美拉唑。试用后，尽管以推荐剂量服用奥美拉唑 2 周，患者诉症状仍未改善。下列哪项是最适宜的建议？
   a. 与其医生进行进一步的评估
   b. 再次服用 2 周奥美拉唑
   c. 晚上加服一粒奥美拉唑胶囊
   d. 停用奥美拉唑，换用雷尼替丁片 75mg 每日 1 片给药
10. 对于有症状的 GERD 患者，下列哪项为最佳治疗选择？
    a. 每日 1 次 H_2 受体拮抗剂
    b. 每日 2 次质子泵抑制剂
    c. 每日 1 次质子泵抑制剂
    d. 每日 2 次抗酸药

答案

1. b	2. c	3. d
4. d	5. c	6. a
7. a	8. c	9. a
10. c		

李慧博 译
赵荣生 校
朱 珠 审

第24章

头痛 MTM 资料集

Stacey D. Curtis, PharmD and Kristin W. Weitzel, PharmD, CDE, FAPhA

关键点

- 首次评估头痛患者时，通过询问来鉴别头痛的类型（如紧张性头痛、偏头痛），这很重要。
- MTM 药师应评估所有可能导致头痛的潜在因素。若患者的头痛可能是严重病患（如血压显著升高）的症状，则应转诊。
- 可能的话，MTM 药师应推荐中重度偏头痛的患者服用曲普坦类等治疗偏头痛的药物。相比于其他镇痛药，这类药物对偏头痛更有效。
- MTM 药师应教育患者，一旦偏头痛症状出现即应及早服用曲普坦类药物以获得最大疗效。
- MTM 药师应特别注意频繁发作、非常严重或发作时间长的偏头痛患者，这些患者也许可以获益于预防性治疗，以降低发作的频次或严重程度。

头痛简介

头痛（headache）是源于颈部或头部的疼痛。2013 年，国际头痛协会（IHS）更新了头痛疾患、颅神经痛和面部疼痛的分类系统及诊断标准[1]。IHS 将头痛分成两类：*原发性头痛*（偏头痛、紧张性头痛、丛集性头痛）和*继发性头痛*（器质性疾病的症状）。

成年患者中，偏头痛（migraine）多发于女性，且年龄在 30 ～ 39 岁之间的成年人发病率最高。从经济学的角度看，每年因偏头痛导致工作缺勤或效率降低而造成约 130 亿美元的经济损失[1, 2]。与偏头痛类似，紧张性头痛（tension headache）也常见于女性，且高发于年龄在 40 ～ 49 岁的人群。丛集性头痛（cluster headache）虽不常见，但可能非常严重，且发病急，“聚集”发作的阶段可持续数周甚至数月。与偏头痛和紧张性头痛不同的是，丛集性头痛在男性中更普遍，尤其是年龄在 30 ～ 50 岁之间的人群[1, 2]。本章内容将聚焦于偏头痛的治疗，因为针对其可供选择的药物治疗方案较多，且在实践中相对更常见（表 24-1）。

根据症状、病史和查体，头痛的诊断和分类有很多方法（表 24-2）。无法通过询问病史和查体获得评估时，才会使用神经学检查。偏头痛的发作，往往具有诱因或触发因素（表 24-3）。

与头痛相关的其他术语如下：

- *先兆*——在某些头痛（如伴先兆的偏头痛）之前短暂出现的神经系统症状（视觉、感觉和 / 或言语症状）。先兆症状包括视觉变化，如看到闪烁的灯光或线条、失明、刺痛或麻木。
- *原发性头痛*——与其他疾病或健康状况无关的头痛。
- *继发性头痛*——由其他疾病或健康状况引起的头痛。
- *反跳性头痛*——因过度使用药物而导致头痛频率增加，也被称为药物过度使用性头痛。

头痛的预后和临床结局

头痛可以算作一种慢性疾病，大部分情况下头痛是可以被控制的。头痛的严重程度和发作频率通常会随着年龄的增长而降低。慢性偏头痛的患者有发生缺血性卒中的风险[1, 2]。此外，每日经历慢性头痛或偏头痛的患者，会出现较严重的头痛相关性残疾，这些患者多数时候会伴随衰弱性疼痛及相关症状[6]。

头痛的治疗目标

适当地对症治疗，对于原发性头痛至关重要，可减少剧烈疼痛和降低头痛发作频率。偏头痛的治疗，短期目标包括在急性发作后恢复正常活动能力，减少对应急用药的依赖，避免不良反应。长期目标包括减少偏头痛的发作频率，减少偏头痛诱因的暴露，减少对预防性药物的需求，并改善总体生活质量（表 24-4）。

紧张性头痛的治疗目标与偏头痛相似。对于丛集性头痛，主要目标是减少丛集期内的发作率。对于继发性头痛，一般的治疗方法是治疗基础疾病，而不仅仅是治疗头痛本身（表 24-5）[2]。

治疗失败

如果患者在急性治疗后没有恢复正常活动功能，或者如果头痛症状持续甚至频繁复发，则认为头痛的药物治疗失败 [1, 2]。

表 24-1 国际头痛协会的分类系统：侧重偏头痛

无先兆偏头痛
有先兆偏头痛 伴或不伴头痛的典型先兆偏头痛（持续时间不足 1h）
有脑干先兆偏头痛 偏瘫型偏头痛（家族性、散发性） 视网膜型偏头痛（单眼视觉障碍反复发作）
慢性偏头痛（发生频率≥ 15 天 / 月，持续超过 3 个月）
偏头痛的并发症 偏头痛状态（持续时间> 72h） 无脑梗死的持续先兆（症状持续超过 1 周） 偏头痛性脑梗死（先兆症状与缺血性脑损伤有关） 偏头痛先兆诱发的痫样发作
可能的有 / 无先兆偏头痛
可能与偏头痛相关的发作性综合征 反复胃肠道紊乱（周期性呕吐综合征或腹性偏头痛） 良性阵发性眩晕 良性阵发性斜颈
紧张性头痛
丛集性头痛和其他三叉神经自主神经性头痛
其他原发性头痛
头颈部创伤引起的头痛
头颈部血管疾病引起的头痛
非血管性颅内疾病引起的头痛
由于某种物质或其戒断引起的头痛
感染引起的头痛
内环境紊乱引起的头痛
头颅、颈部、眼、耳、鼻、鼻窦、牙齿、口腔或其他面部或颈部结构异常引起的头痛或面部疼痛
精神障碍引起的头痛
颅神经病变和面部疼痛引起的头痛
其他未分类头痛或无特征性头痛

来源：参考文献 [1]。

表 24-2 国际头痛协会：偏头痛的诊断标准

无先兆偏头痛
• 至少发作 5 次
• 头痛持续 4 ～ 72h（未治疗或治疗不成功）
• 头痛至少符合下列 2 个特征：
  • 单侧位置
  • 搏动性疼痛
  • 中度或重度
  • 因日常活动头痛加重或因头痛而避免日常活动（例如，步行或上楼梯）
• 头痛时至少伴随下列一种症状：
  • 恶心、呕吐或两者兼有
  • 畏光和畏声
  • 并非由其他疾病引起

有先兆偏头痛（典型偏头痛） • 至少发作 2 次 • 偏头痛先兆符合典型先兆、偏瘫型先兆、视网膜型偏头痛或脑干先兆的标准 • 并非由其他疾病引起

典型先兆
• 完全可逆的视觉、感觉或语言症状（或任何组合），但没有运动无力
• 同侧或双侧视觉症状，包括阳性特征（例如闪光）或者阴性特征（例如视力丧失）；或者单侧感觉症状，包括阳性特征（例如针刺感）或阴性特征（例如麻木感）；或者以上兼有
• 至少符合下列 2 项：
  • 5min 内逐渐出现一种或连续出现多种不同症状
  • 每种症状持续至少 5min，但不超过 60min
  • 符合无先兆偏头痛标准的头痛，在先兆期或在先兆期后 60min 内开始

来源：参考文献 [1]。

核心要素 1——头痛患者的全面用药评估

表 24-6 列出了对头痛患者进行用药评估时建议问的一些问题。问题的数量和类型取决于几个因素：包括面谈时长、当前药物治疗相关问题（MRP）的数量、MRP 的紧迫性以及患者提供准确信息的可靠性等。在面谈互动时间有限或有多个医疗问题的复杂病例中，MTM 药师可以选择有针对性的问题，以便鉴别或排除紧急情况（详见表 24-7 中需立即转诊的危险信号）。面谈时，MTM 药师应使用通俗易懂的语言（图 24-1），并做好准备以回答患者可能提出的头痛相关问题（表 24-8）。

某些病例中，头痛可能是严重急性神经系统疾病（如蛛网膜下腔出血或脑膜炎）的症状。MTM 药师应意识到这些警示信号，即由更严重的潜在病理情况引起的急性头痛，并准备好在必要时立即将这些患者转诊至医疗机构（表 24-7）。

表 24-3 偏头痛的常见诱因

食物诱因
酒精 咖啡因 / 咖啡因戒断 巧克力 发酵食品和腌制食品 味精（常见于中餐、调味盐和快餐中） 含硝酸盐的食品（如加工肉类） 糖精 / 阿斯巴甜（如减肥食品或减肥苏打水） 含酪胺的食品
环境诱因
眩光或闪烁的灯光 热源 高海拔 嘈杂的噪声 药品滥用 强烈的气味和烟雾 吸烟 天气改变
生理行为诱因
情绪压力 过度睡眠或缺乏睡眠 疲劳 激素波动 营养不足 月经、绝经 颈痛 性行为 不吃饭 剧烈运动（如长时间的过度运动）或缺乏体力活动 压力或压力后

来源：参考文献 [2] ～ [5]。

表 24-4 偏头痛的治疗目标

偏头痛治疗的长期目标
减少偏头痛的频率、严重程度和致残程度 减少对耐受性差、无效或不需要的急性药物治疗的依赖 提高生活质量 预防头痛 避免头痛用药升级 对患者进行宣教和帮助患者管理疾病 减轻头痛相关的痛苦和心理症状
急性偏头痛的治疗目标
迅速控制偏头痛的发作且不再发作 恢复患者日常活动能力 尽量减少备用和解救药物的使用① 优化自我照护以实现全面管理 具有成本效益的综合管理 无副作用或副作用最小化

① 解救药物是指当其他治疗失败时，患者能在家使用的可以缓解症状并可以让患者免于去看医生（门诊）或急诊的药物。

来源：参考文献 [3]、[7]、[8]。

表 24-5 判定继发性头痛的时机

- 长期（数月）恶化的亚急性或持续进展的头痛
- 出现了新的或者不同以往的头痛，或患者描述“这是有史以来最剧烈的头痛”
- 发作时即为最剧烈的头痛
- 50 岁以后初次发作的头痛
- 由咳嗽、打喷嚏或劳累（运动或性行为）引发的头痛
- 与全身症状（发热、意识模糊、视力改变等）同时出现的头痛，或与脑膜炎或癌症等其他疾病状态相关的头痛
- 可能提示继发病因（脑膜炎、意识模糊、视神经乳头水肿等）的神经症状
- 癫痫史

来源：参考文献 [1]、[2]。

表 24-6 对头痛患者进行用药评估时建议问的问题

- 您多久头痛一次?
- 您头痛有多长时间了？最早是什么时候开始的?
- 您头痛会持续多久?
- 您的头痛集中在什么部位？它是否放射到身体的其他部位?
- 用 1 ～ 10 分来描述疼痛，10 分是最剧烈的疼痛，您头痛时能有多严重?
- 什么会加重疼痛?
- 什么能缓解疼痛?
- 除了头痛，您还有其他的症状（如恶心、呕吐、对光和声音敏感等）吗？如果有，是什么症状?
- 当您出现头痛时，您能否完成日常活动?
- 您知道有什么原因会诱发头痛吗？如果有，是什么?
- 您服用什么药物治疗头痛？具体怎么服用?
- 您的药物对治疗头痛的效果如何?
- 您过去还服用过什么治疗头痛的药物?
- （如果是女性患者）您的月经周期对头痛有什么影响吗?
- 您是否有过在没有告知医生的情况下，就自行停止服用医生给您开的头痛治疗药物？如果有，为什么?
- 您用哪些非处方药或者草药治疗头痛?
- 除了药物外，您是否尝试过用其他方法治疗头痛（例如，调整生活方式）?
- 您的医生跟您讨论过哪些非处方药应该避免使用吗（因为它们会加重头痛）?

来源：参考文献 [1]、[2]、[8]、[9]。

表 24-7 头痛的警示信号：立即转诊的危险信号

头部或颈部受伤
新发作的头痛、从未有过的疼痛（如“自觉最严重的”头痛）
新类型的头痛或头痛的规律改变
头痛持续恶化
突发的最剧烈疼痛
因劳累而引发的头痛
50 岁以上患者的第一次头痛
同时存在神经系统症状（如意识模糊、虚弱）
同时存在全身症状（如发热、体重减轻）
有次要的风险因素，如癌症史或 HIV 感染史

来源：参考文献 [10]。

急性头痛——突然发作的头部疼痛。
抗惊厥药——控制惊厥的药物，也可用于预防头痛；也被称为抗癫痫药物。
抗抑郁药——此类药物可用于预防头痛。
先兆——偏头痛发作前可能出现的一系列神经症状。
双侧——两侧。
丛集性头痛——是非常痛苦的头痛类型，涉及一侧头部。
偏头痛——从中度到非常严重的疼痛的头痛类型；通常疼痛在头的一侧，可能随着活动而加重，并可能对光和/或声音敏感。
麻醉药——阿片类药物的同义词，强效的镇痛药。
NSAID——非甾体抗炎药；一类可用于治疗头痛引起的疼痛的镇痛药；这类药物可能是处方药或非处方药。
阿片类——一类可用于治疗头痛引起的疼痛的镇痛药；这类药物是处方药。
疼痛量表——用于评估疼痛程度的数字量表；一般使用数字 1 ～ 10，其中 10 代表最严重的疼痛。
原发性头痛——不是由其他健康状况引起的头痛。
预防——防止。
反跳性头痛——又称为药物使用过量引起的头痛，这可能是因为使用过多镇痛药而引起的一类头痛。
继发性头痛——由其他健康问题引起的头痛。
卒中——由于脑出血或脑供血不足而引起的疾病，可能导致语言、记忆或其他能力丧失；有些类型的头痛可能会增加卒中的风险。
紧张性头痛——最常见的头痛类型；压力通常在头部两侧，疼痛可能来自颈后或其他肌肉。
诱因——膳食、生活方式或其他有可能引起患者头痛的因素，包括某些食物、睡眠习惯的改变、海拔高度、咖啡因摄入等。
曲普坦类——一类常用于治疗中重度偏头痛的药物（如舒马曲普坦）。
单侧——一侧。

图 24-1 头痛相关术语的通俗解释

表 24-8 患者可能提出的头痛相关问题及解答

什么是先兆？
先兆是偏头痛出现前的常见症状。它可能因奇怪的光、难闻的气味或混乱的想法而出现。有时可能有先兆，但没有出现偏头痛。
头痛类型之间的区别是什么？
最常见的头痛类型是偏头痛、丛集性头痛和紧张性头痛。
- 偏头痛是以一系列头痛为特征的慢性疾病。疼痛通常在头部的一侧，并且是搏动性的。头痛可以持续 2 ～ 72h。偏头痛可以进一步分为有先兆或无先兆偏头痛。
- 丛集性头痛是头部一侧的疼痛。通常会持续 15 ～ 180min，每天至多可发生 8 次。丛集性头痛的疼痛是非常剧烈的，有时被描述为人类所能忍受的最严重的疼痛，急性发作时表现为躁动不安。丛集性头痛的相关症状包括流泪和眼睛肿胀、鼻塞、流鼻涕、额头和面部出汗，以及其他与眼睛相关的症状（如肿胀或视力改变）。
- 紧张性头痛是最常见的头痛类型。这种头痛可以是从后脑勺、脖颈或眼睛发散（辐射）出。典型的紧张性头痛一般会持续 4 ～ 6h，在女性中更为常见。

引起头痛的原因是什么？
头痛可由一个人的遗传倾向（头痛家族史）、生活方式因素（睡眠规律变化、压力）、其他诱因（饮食等）、其他疾病、某些药物（如安非他酮）或其他因素引起。
头痛与哪些健康问题有关？
头痛是许多其他健康状况的常见症状。如果头痛是由其他健康原因引起的，则称为继发性头痛。头痛可能与头部/颈部外伤、颅/颈疾病（如卒中或颅内出血）、药物滥用或戒断、感染（如脑膜炎）、精神疾病（如焦虑）有关。
我每天都需要服用治疗头痛的药物吗？
用于急性头痛发作的药物，只需在急性发作期间服用。预防性药物，需要每天服用以减少头痛的频率和严重程度。
如果我感觉好的话，能停止服药吗？
用于急性头痛发作的药物，可在症状缓解后停止使用。预防性药物，应继续使用，除非您的医生有另外的建议。
如果我停止服用治疗头痛的药物，会发生什么？
不建议立即停止使用预防性药物。不要在未告知医务人员的情况下停用这些药物。停用治疗急性头痛的药物通常没什么问题。如果停用急性头痛治疗药物而导致头痛加剧，您可能还会出现反跳性头痛，这种情况应该由医务人员进行评估。
我能大量服用头痛治疗药物吗？
可以的。但服用超过推荐剂量的急性或预防性药物，可能导致药物过量和/或副作用。此外，如果定期服用某些用于急性头痛发作的药物，可能会发生反跳性头痛。患者如果感到头痛频率或严重程度增加，抑或需要更高剂量的药物，应由其医务人员进行评估。
我应该什么时候致电医生咨询头痛的问题？
当您的头痛症状比平时更严重时，例如头痛比平时更剧烈，或者头痛发生在不同的位置，请致电医生。如果您遇到新的头痛症状，例如发热或视力改变，也需要打电话给您的医生。
如果遇到头痛用药相关问题，应该怎么做？
在没有与医生沟通的情况下不能停止服用头痛治疗药物。告诉您的医生和/或药师，让他们了解您的任何问题，与他们一起商议适合您的头痛药物治疗方案。

核心要素 2——个人用药清单 [11]

图 24-2 给出了头痛患者的个人用药清单（PML）示例。该示例仅列出了头痛相关药物。其他病症所用药物应额外添加并分别列出。MTM 药师在创建 PML 时应使用简洁易懂的语言。

核心要素 3——用药行动计划 [11]

图 24-3 提供了头痛患者的用药行动计划（MAP）示例。该示例仅代表头痛患者的行动计划。其他病症或其他药物治疗相关问题（MRP）的行动计划应额外添加并分别列出。一般来说，只需要列出几个最关键的行动计划，这样可以避免让患者觉得内容过多而不知所措。患者自我管理的其他方面，可以在以后的就诊中解决。MTM 药师在建立 MAP 时应使用简洁易懂的语言。

核心要素 4——干预和 / 或转诊

对头痛的干预以药物治疗为主，但一些非药物干预也可以帮助降低头痛的严重程度或发生频率。在急性发作的时候，冰敷或待在一个安静、较为黑暗的房间可能会缓解偏头痛。从长期看，患者认识到并减少接触已知的头痛诱因有助于减少头痛发作频率。女性患者需要认识到，雌激素水平的变化可能会诱发、加剧或减轻偏头痛。重要的是建议患者记录日志，以便跟踪症状出现时可能的诱因。在选择预防或治疗急性头痛的药物时，应选择在偏头痛发作时最有效的药物 [2]。

表 24-9 和表 24-10 分别概述了治疗急性头痛的药物和预防偏头痛的药物；表 24-11 涵盖了有合并症或特殊人群的治疗选择。此外，表 24-12 概述了可能有助于治疗头痛的草药补充剂。图 24-4、图 24-5 和图 24-6 分别提供了偏头痛治疗路径、偏头痛的预防性治疗路径以及患者转诊指南。

个人用药清单 *<插入患者姓名，出生日期：月 / 日 / 年>*	
药品：舒马曲普坦 50mg	
我如何用它：头痛发作时服用 1 ～ 2 片（50 ～ 100mg），如果疼痛没有缓解，2h 后再服用	
我为何用它：急性偏头痛	**处方者：**Parker
我开始用它的日期：2/9/2017	**我停止用它的日期：***<留空给患者填写>*
我为何停止用它：*<留空给患者填写>*	
药品：氯丙嗪 10mg	
我如何用它：偏头痛发作时，如果觉得恶心，口服 1 片（10mg）氯丙嗪，与舒马曲普坦同服	
我为何用它：恶心 / 呕吐	**处方者：**Parker
我开始用它的日期：2/9/2017	**我停止用它的日期：***<留空给患者填写>*
我为何停止用它：*<留空给患者填写>*	

图 24-2　头痛患者的个人用药清单示例

	制订日期：*<插入日期>*
我们谈论了什么： 您说在服用对乙酰氨基酚每次 2 片，每天 2 次，连续 3 周后头痛发作更加频繁，看来您很可能正在经历反跳性头痛，此头痛发生于过度使用治疗急性头痛药物的患者。	
我需要做什么： 以下是我可以做的事情以帮助减轻这种作用： • 慢慢地减少头痛所需的对乙酰氨基酚用量。 • 如果出现急性头痛，使用 1 片或 2 片布洛芬代替对乙酰氨基酚。 • 在减少对乙酰氨基酚的使用后，将头痛急性发作时的用药次数限制在每周 2 ～ 3 次。 • 如果头痛的次数没有减少，或者如果发现我需要每周服用 2 ～ 3 次以上的治疗急性头痛的药物，我会预约回访。我可能需要预防的药物。	**我做过什么，什么时候做的：** *<留空给患者填写>*
我们谈论了什么： 我们需要评估舒马曲普坦的新处方在减轻偏头痛严重程度和疼痛控制上的效果。	
我需要做什么： 在接下来的 4 周里连续写头痛日记，在其中描述： • 多久头痛会发作一次。 • 每次头痛有多严重。 • 每次头痛持续多久。 • 我能想到的任何诱因。 • 新的药物如何缓解头痛。 在下次就诊时，带上这个头痛日记，用以评估药物效果，以及是否需要改变治疗方案。	**我做过什么，什么时候做的：** *<留空给患者填写>*

图 24-3　头痛患者的用药行动计划示例

表 24-9 急性头痛的治疗药物

药物类别和代表药	常见/严重副作用[2]	黑框警告/禁忌证	妊娠期用药安全性分级[3]	头痛分类
5-羟色胺受体激动剂（“曲普坦类”） 阿莫曲坦 依来曲普坦[1] 夫罗曲普坦 那拉曲普坦 利扎曲普坦 舒马普坦 佐米曲普坦	感觉异常 疲劳 头晕 潮红 温热感 困倦	急性心肌梗死 心绞痛 动脉粥样硬化 心脏病 正在服用单胺氧化酶抑制剂（MAOI） 脑偏瘫和基底偏头痛 卒中 高血压 肝病 冠状动脉疾病	C	偏头痛 紧张性头痛 丛集性头痛
非甾体抗炎药（NSAID） 双氯芬酸 布洛芬 酮咯酸 萘普生	出血 胃肠道不适 反跳性头痛	冠状动脉旁路移植术 胃肠道出血 胃肠道穿孔 心肌梗死 卒中 非甾体抗炎药超敏反应 水杨酸超敏反应	C	偏头痛 紧张性头痛
抗血小板药物 阿司匹林	耳鸣 出血	水杨酸超敏反应 出血性疾病 ＜16 周岁的儿童	D	偏头痛 紧张性头痛
对乙酰氨基酚（APAP） APAP 各种单一成分和复合制剂	肝脏毒性 皮疹	酒精中毒 肝病 肝炎	C	偏头痛 紧张性头痛
含异美汀的复合制剂 异美汀/氯醛比林/对乙酰氨基酚	头晕 皮疹 嗜睡 肝炎	心脏病 青光眼 肝病 高血压 正在服用 MAOI 肾病 肾功能衰竭	C	偏头痛
含布他比妥的复合制剂 布他比妥/对乙酰氨基酚/咖啡因 布他比妥/阿司匹林/咖啡因	恶心/呕吐 腹泻 便秘 头晕 嗜睡	粒细胞缺乏症 贫血 血液疾病 血友病 肝病 低凝血酶原血症 鼻息肉 消化性溃疡病 卟啉症 血栓性血小板减少性紫癜 维生素 K 缺乏 血管性血友病	C（含对乙酰氨基酚） C 或 D（含阿司匹林）	偏头痛
麦角生物碱 双氢麦角胺 酒石酸麦角胺	恶心/呕吐 腹痛 感觉异常 腹泻 胸闷	冠心病 高血压 周围血管疾病 心绞痛 动脉粥样硬化 心脏病 心肌梗死 卒中 伯格氏病 超敏反应 肾功能衰竭/损害	X	偏头痛 丛集性头痛

① 与其他曲普坦类药品相比起来，依来曲普坦的药物间相互作用较多。

② 这是一个概括性的清单，并未包括这些药物可能产生的所有副作用。在给出任何建议之前，请查阅药品参考信息源以获得更完整的清单。在提出药物治疗建议之前，MTM 药师还应查阅全面的药物相互作用数据库。

③ 所有处方药的产品说明书都会不断更新，以体现 FDA 的妊娠期和哺乳期用药最新规则。请核查所需产品的说明书，以获得最准确和最新的妊娠期安全用药信息。

来源：参考文献 [2]、[12]、[13]。

表 24-10 预防偏头痛的药物

药物类别和代表药	常见 / 严重副作用[①]	黑框警告 / 禁忌证	妊娠期用药安全性分级[②]	头痛分类
抗惊厥药 托吡酯 丙戊酸	托吡酯 感觉异常 疲劳 厌食 腹泻 体重减轻 感觉过敏 记忆困难 味觉改变 语言问题 恶心 丙戊酸 脱发 震颤 乏力 困倦 体重增加	托吡酯 儿童、婴儿、新生儿 老年人 青光眼 抑郁 慢性阻塞性肺疾病 肾病 丙戊酸 肝炎 肝衰竭 妊娠 儿童、婴儿、新生儿 胰腺炎	D	偏头痛
抗抑郁药 阿米替林 文拉法辛	阿米替林 口干 头晕 嗜睡 皮疹 文拉法辛 头痛 失眠 困倦 头晕 体重降低 多汗 恶心 射精功能障碍 直立性低血压	阿米替林 增加儿童和年轻成人自杀倾向以及行为的风险，尤其是在开始服药的前几个月 加重潜在的心肌受损 三环类抗抑郁药超敏反应 正在接受单胺氧化酶抑制剂治疗 文拉法辛 增加儿童和年轻成人自杀倾向以及行为的风险，尤其是在开始服药的前几个月 与阿司匹林、非甾体抗炎药、华法林或其他抗凝血药同时使用，会增加出血事件的风险 心动过速 正在接受单胺氧化酶抑制剂治疗	C	偏头痛 紧张性头痛
β 受体阻滞剂 阿替洛尔 美托洛尔 纳多洛尔 普萘洛尔 噻吗洛尔	掩盖糖尿病相关的低血糖症状 使胰岛素敏感度变差，呼吸障碍以及周围血管疾病 心动过缓 头晕 运动不耐受 疲劳 直立性低血压（尤其是服用同时具备 α 受体和 β 受体选择性的阻滞剂）	突然撤药 哮喘（避免使用非选择性的 β 受体阻滞剂） 房室传导阻滞 心动过缓 心源性休克 急性心力衰竭 低血压 嗜铬细胞瘤（若未服用 α 受体阻滞剂） 病态窦房结综合征	C D（阿替洛尔）	偏头痛
钙通道阻滞剂 维拉帕米	心动过缓 便秘	急性心肌梗死 房室传导阻滞 心源性休克 低血压 心力衰竭 / 左心室收缩功能障碍 病态窦房结综合征 室性心动过速 预激综合征	C	偏头痛

续表

药物类别和代表药	常见 / 严重副作用①	黑框警告 / 禁忌证	妊娠期用药安全性分级②	头痛分类
非甾体抗炎药 布洛芬 酮洛芬 萘普生钠	出血 胃肠道不适 反跳性头痛	冠状动脉旁路移植术 胃肠道出血 胃肠道穿孔 心肌梗死 脑卒中 非甾体抗炎药超敏反应 水杨酸超敏反应	C	偏头痛 紧张性头痛

① 这是一个概括性的清单，并未包括这些药物可能产生的所有副作用。在给出任何建议之前，请查阅药品参考信息源以获得更完整的清单。在提出药物治疗建议之前，MTM 药师还应查阅全面的药物相互作用数据库。

② 所有处方药的产品说明书都会不断更新，以体现 FDA 的妊娠期和哺乳期用药最新规则。请核查所需产品的说明书，以获得最准确和最新的妊娠期安全用药信息。

来源：参考文献 [2]、[12]、[13]。

表 24-11　头痛治疗的个体化考虑

合并症和特殊人群	药物治疗的考虑
高血压、心绞痛	**急性发作用药** **需避免：**长期使用非甾体抗炎药、5- 羟色胺受体激动剂 **预防性用药（首选药物）** β 受体阻滞剂：阿替洛尔、美托洛尔、纳多洛尔、普萘洛尔、噻吗洛尔、维拉帕米
焦虑症、抑郁症、纤维肌痛症	**预防性用药** 三环类抗抑郁药
癫痫	**预防性用药** 丙戊酸、托吡酯
原发性震颤	**预防性用药** 普萘洛尔
伴有体重增加的合并症（例如纤维肌痛症）	**预防性用药** 托吡酯
老年人	**需避免：**三环类抗抑郁药、抗惊厥药或其他可能增加跌倒风险的抗胆碱能药物
妊娠和 / 或哺乳	**需避免：**麦角类、丙戊酸、托吡酯；其他治疗需要在权衡利弊后才可以使用

来源：参考文献 [1]、[2]、[14]。

表 24-12　治疗头痛的草药补充剂

草药补充剂	推荐剂量	证据等级①	费用②
蜂斗菜	根茎提取物每日 75 ～ 150mg，分 1 ～ 2 次服用，服用≤ 4 个月	可能有效	$$ ～ $$$
辅酶 Q10	100mg，每日不超过 3 次，服用 3 个月 辅酶 Q10 液体凝胶胶囊，每日 1 ～ 3mg/kg 每日 150mg 辅酶 Q10	可能有效	$$ ～ $$$
野甘菊	50 ～ 150mg 野甘菊粉，每日 1 次，服用≤ 4 个月 2.08 ～ 18.75mg 提取物，每日 3 次，服用 3 ～ 4 个月 野甘菊 300mg 与白柳 300mg，每日 2 次，服用 3 个月	可能有效	$
薄荷油	10% 的薄荷油，在紧张性头痛发作的时候涂抹在额头和太阳穴，15 ～ 30min 内可重复 1 次	可能有效	$$

① 证据等级：很可能有效（likely effective）——该产品有非常高水平的可靠临床证据支持其用于特定适应证。分级为“很可能有效”的产品通常被认为适合推荐。可能有效（possibly effective）——该产品有一些临床证据支持其用于特定适应证；但是，证据受数量、质量或相互矛盾的结果的限制。分级为“可能有效”的产品可能是有益的，但没有足够的高质量证据可以推荐给大多数人。证据不足（insufficient evidence）——没有足够的、可靠的科学证据来提供有效性评级。

② 费用：按推荐剂量，$ = 每月花费 10 美元或更少，$$ = 每月花费 11 ～ 20 美元，$$$ = 每月花费 21 ～ 50 美元，$$$$= 每月花费 50 美元以上。

来源：数据来自参考文献 [15]。

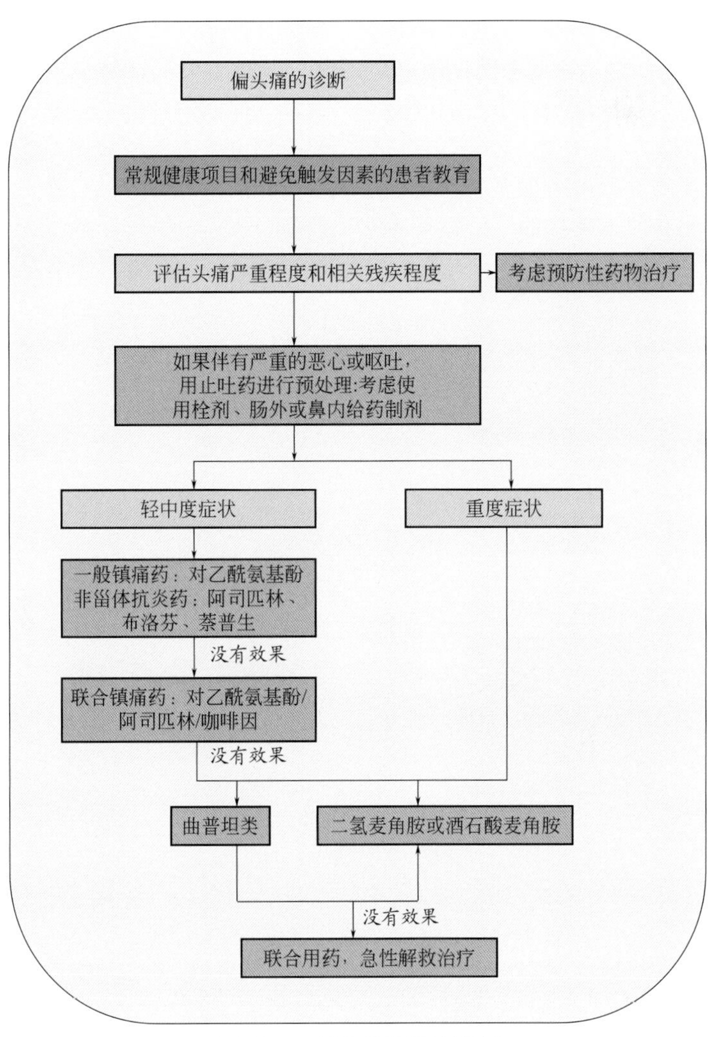

图 24-4 偏头痛的治疗路径

来源：经许可，转载自 DiPiro JT, Talbert RL, Yee GC, Matzke GR, Wells BG, Posey LM, eds. *Pharmacotherapy: A Pathophysiologic Approach*, 10th ed. New York, NY: McGraw-Hill; 2017

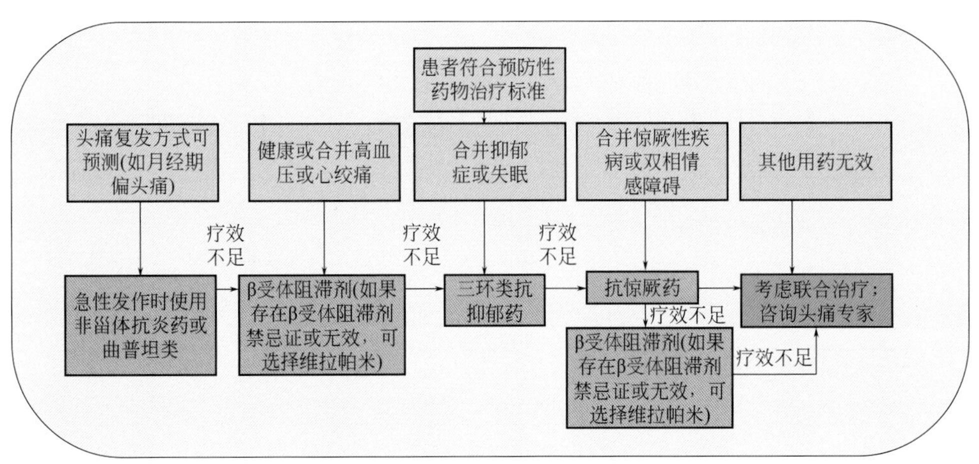

图 24-5 偏头痛的预防性治疗路径

来源：经许可，转载自 DiPiro JT, Talbert RL, Yee GC, Matzke GR, Wells BG, Posey LM: *Pharmacotherapy: A Pathophysiologic Approach*, 10th ed. New York, NY: McGraw-Hill; 2017

核心要素 5——文档记录和随访

清晰简洁的药物治疗相关问题（MRP）文档记录和建议，是 MTM 咨询的关键组成部分。表 24-13 提供了头痛患者潜在的 MRP 的示例。图 24-7 给出了向其他医务人员提供解决药物治疗相关问题的沟通和建议示例。可通过传真、电话或其他书面或安全的电子通信方式传达药师建议。这些示例仅用于示范目的。与医疗服务提供者的实际沟通应根据建议的类型、患者的具体情况以及与医疗服务提供者的关系，做个性化调整。

随访评估头痛和潜在的不良反应，对于头痛的患者是必不可少的。随访的时间间隔取决于许多因素，包括头痛的严重程度、干预的类型以及患者的特定因素（如年龄、合并症的情况和回来随诊的可行性等）。许多情况下，第一次随访应至少在首次就诊后 4 ～ 6 周。患者需要时间来感受偏头痛的（改变）情况，以确定急性期治疗的尝试是否成功。此外，大多数预防性药物也至少需要 4 周才能起效。给予患者如何正确用药和依从性方面的宣教，对于积极的治疗结果也是必要的。

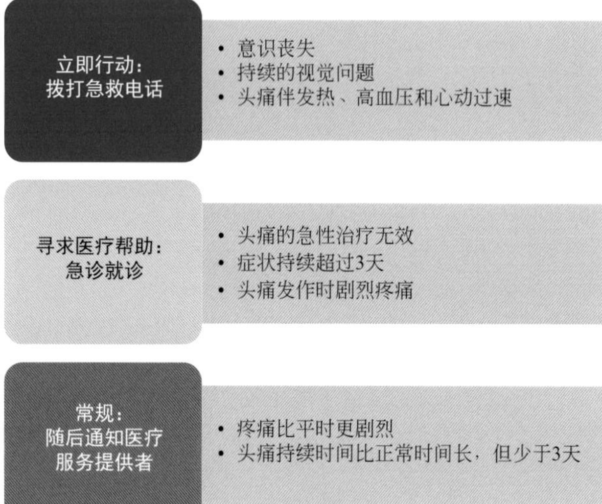

图 24-6　头痛管理的转诊策略

来源：参考文献 [1]、[8]

表 24-13　头痛患者的药物治疗相关问题

药物治疗相关问题分类	药物治疗相关问题示例
不依从性	• 因患者未服用处方的预防性治疗药物，头痛频率控制不理想 • 因保险不覆盖或药物费用高，患者未服用曲普坦类治疗
不必要的药物治疗	• 重复治疗（如麦角胺和舒马曲普坦）
需要额外的药物治疗	• 患者需要降低偏头痛的发作频率和 / 或严重程度，但缺乏预防性治疗 • 当恶心是患者偏头痛的主要问题时，却没有止吐治疗
无效的药物治疗	• 患者仅服用非处方的对乙酰氨基酚治疗中重度偏头痛 • 患者仅按需要服用普萘洛尔治疗急性头痛
剂量过低	• 低剂量曲普坦类起到的镇痛作用不理想
剂量过高	• 患者因过度使用急性偏头痛药物而出现反跳性头痛 • 患者服用丙戊酸钠而过度镇静
药物不良事件	• 二氢麦角胺引起的恶心 • 因大剂量非甾体抗炎药治疗而引起的胃溃疡

情景：患者服用托吡酯预防偏头痛，但忘记服用。
MRP：不依从性。

评估：
患者每天服用托吡酯 25mg 但偏头痛未控制，其原因可能是由于没有遵医嘱。患者因忘记服药而漏服托吡酯。建立日常服药提醒，将有助于提醒患者服用托吡酯。
计划：
建议患者购买服药盒，放置在方便获取的地方，并设置闹钟每日提醒她服用托吡酯。

情景：患者仅服用非处方药布洛芬治疗急性中重度偏头痛。
MRP：无效的药物治疗。

评估： 患者服用非处方药布洛芬，但中重度偏头痛未缓解。偏头痛控制不佳，可能是由于针对中重度偏头痛使用了非特异性的镇痛药。根据偏头痛的严重程度，患者可能会受益于偏头痛特异性治疗。 **计划：** 建议偏头痛发作时，用药改为口服舒马曲普坦 50mg。
情景：患者正在服用复方异美汀，每次服药后都出现严重头晕和嗜睡。 **MRP：**药物不良事件。
评估： 每次服用复方异美汀缓解急性偏头痛后，患者都出现头晕 / 困倦。尝试另一种不太可能造成这些影响的偏头痛药物，患者可能会受益。 **计划：** 考虑将偏头痛发作时用药改用口服舒马曲普坦 50mg。
情景：偏头痛患者按需口服 2.5mg 佐米曲普坦。在过去的 6 个月里，她服用佐米曲普坦的频次，从每周 1 次增加到平均每周 3 天。患者未接受偏头痛的预防性治疗。 **MRP：**需要额外的药物治疗。
评估： 患者偏头痛发作频率增加。与患者面谈后没有发现潜在的重大原因会增加头痛的频率。持续频繁使用（多于 2 天 / 周）解救药物，可能会导致反跳性头痛。患者可能会受益于其他预防性药物，以减少头痛的频率。患者过去曾使用托吡酯作为预防性药物，其反应良好，耐受。 **计划：** 考虑添加托吡酯，从每日口服 25mg 开始，以 25mg/ 周的增量滴定至目标剂量每日 100mg，分 2 次给药。

图 24-7 MTM 药师就头痛进行沟通的示例

参考文献

1. Headache Classification Committee of the International Headache Society (IHS). The International Classification of Headache Disorders, 3rd ed. *Cephalalgia* 2013;33(9):629-808.
2. Minor DS, Harrell T. Headache disorders. In: DiPiro JT, Talbert RL, Yee GC, Matzke GR, Wells BG, Posey L. eds. *Pharmacotherapy: A Pathophysiologic Approach*, 10th ed. New York, NY: McGraw-Hill; 2017. Available at http://accesspharmacy.mhmedical.com/content.aspx?bookid=1861§ionid=146063736.
3. Buse DC, Rupnow FT, Lipton RB. Assessing and managing all aspects of migraine: Migraine attacks, migraine-related functional impairment, common comorbidities, and quality of life. *Mayo Clin Proc.* 2009;84:422-435.
4. Martin PR. Behavioral management of migraine headache triggers: Learning to cope with triggers. *Curr Pain Headache Rep.* 2010;14:221-227.
5. Martin PR. Behavioral management of the triggers of recurrent headache: A randomized controlled trial. *Behav Res Ther.* 2014;64:1-11.
6. Manack AN, Buse DC, Lipton RB. Chronic migraine: Epidemiology and disease burden. *Curr Pain Headache Rep* 2011;15:70-78.
7. Matchar DB, Young WB, Rosenberg JA, et al. *Evidence-Based Guidelines for Migraine Headache in the Primary Care Setting: Pharmacological Management of Acute Attacks.* The US Headache Consortium; 2000.
8. Da Silva AN, Tepper SJ. Acute treatment of migraines. *CNS Drugs.* 2012;10:823-839.
9. Peng KP, Wang SJ. Migraine diagnosis: Screening items, instruments, and scales. *Acta Anaesthesiol* (Taiwan). 2012;50:69-73.
10. Bartleson JD. When and how to investigate the patient with headache. *Semin Neurol.* 2006;26:163-170.
11. *Medicare Part D Medication Therapy Management Program Standardized Format.* Available at https://www.cms.gov/Medicare/Prescription-Drug-Coverage/PrescriptionDrugCovContra/Downloads/MTM-Program-Standardized-Format-English-and-Spanish-Instructions-Samples-v032712.pdf. Accessed on May 17, 2017.
12. Clinical Pharmacology [database online]. Tampa, FL: Gold Standard, Inc.; 2017. Available at http://clinicalpharmacology.com.
13. Lexi-Comp Online™. Lexi-Drugs Online™. Hudson, Ohio: Lexi-Comp, Inc.; 2017.
14. Ruoff GE. Migraine comorbidity: Consequent pharmacologic strategies for treatment. *Headache & Pain.* 2004;15(1):9-15.
15. Natural Medicines [database online]. Somerville, MA: Therapeutic Research Center; 2017. Available at https://naturalmedicines.therapeuticresearch.com/. Accessed May 17, 2017.

复习题

1. 关于偏头痛，下列哪项是正确的？
   a. 男性比女性更容易受偏头痛影响
   b. 偏头痛通常以丛集的形式发生
   c. 偏头痛通常与触发因素有关
   d. 虽然头痛有不同的类型，但治疗方法都是一样的
2. 评估头痛患者时，了解不同类型头痛的特征与症状很重要。下列哪些与偏头痛的描述一致？
   a. 双侧疼痛
   b. 搏动性疼痛
   c. 轻度
   d. 体力劳动或活动能减轻疼痛
3. 关于偏头痛的治疗目标，以下哪项是正确的？
   a. 急性偏头痛和慢性偏头痛的治疗目标是相同的
   b. 在偏头痛治疗中，患者应尽量使用备用和解救药物，以避免使用预防性药物
   c. 可以减轻偏头痛的严重程度，但无法降低偏头痛的频率
   d. 最佳的偏头痛治疗应该是避免头痛药物使用的升级
4. 用通俗语言解释继发性头痛的最佳选项是
   a. 疼痛量表上 5 分或以上的偏头痛
   b. 由其他健康问题引起的头痛
   c. 一种非常疼的头痛，表现为单侧疼痛
   d. 抗癫痫药预防性治疗有效的头痛
5. 一名 67 岁的女性患者来你的药物治疗管理门诊就诊。在她最近的一次就诊中，她因偏头痛过度使用布洛芬而出现反跳性头痛，你为她制订了用药行动计划。你会在她的用药行动计划中包括以下哪一项？
   a. 建议她的医生将偏头痛药物改成曲普坦类
   b. 提醒她存在与布洛芬发生的潜在药物相互作用
   c. 指导她慢慢减少布洛芬的用量，以减少反跳性头痛
   d. 一份现用药物的清单，其中包括她如何服用每一种药物，处方者的名字，以及使用的日期
6. 以下哪位患者应紧急转诊以评估头痛症状？
   a. 有高血压控制不佳病史，正经历急性、严重的头痛伴心率加快的患者
   b. 头痛持续的时间比平时长但少于 3 天的患者
   c. 服用头痛药物后感到恶心的患者
   d. 疼痛比平时更剧烈，但头痛药物仍能缓解疼痛的患者
7. 一名 66 岁的女性带着她所有的用药初次就诊于药物治疗管理门诊来进行用药评估。你注意到她的药品中有来自医生诊室的样品药那扎曲普坦、夫罗曲普坦、二氢麦角胺鼻喷，以及口服的处方药物舒马曲普坦 50mg 和含氯醛比林 / 异美汀 / 对乙酰氨基酚的胶囊。患者称，当偏头痛发作时，她会一起服用其中“一些”药物。她服用这些药物后没有发生任何不良反应，但她似乎对她的用药治疗方案感到困惑。她最显著的药物治疗问题是
   a. 需要额外的药物治疗
   b. 不必要的药物治疗
   c. 剂量太低
   d. 药物不良事件
8. 有严重偏头痛症状的患者应启动的急性治疗是
   a. 曲普坦类
   b. 对乙酰氨基酚 / 阿司匹林 / 咖啡因
   c. 含异美汀的复方制剂
   d. 阿片类药物
9. 对于同时患有抑郁症的患者，下列哪项是最合适的预防偏头痛的治疗方法？
   a. 普萘洛尔
   b. 维拉帕米
   c. 布洛芬
   d. 阿米替林
10. 以下草药补充剂对偏头痛的治疗都有一定的益处，除了
   a. 缬草根
   b. 野甘菊
   c. 薄荷油
   d. 辅酶 Q10

答案

1. c	2. b	3. d
4. b	5. c	6. a
7. b	8. a	9. d
10. a		

邱宗贵 译
刘 宁 陶 骅 校
张 琳 林 阳 审

第25章

心力衰竭 MTM 资料集

Shawn D. Anderson, PharmD, BCACP, and Katherine Vogel Anderson, PharmD, BCACP

关键点

- 射血分数保留性心力衰竭与射血分数降低性心力衰竭的管理方法不同。
- 最佳的药物治疗取决于射血分数和症状。
- 心力衰竭症状可以通过药物治疗和生活方式干预加以控制。
- 对于射血分数降低性心力衰竭患者来说，要达到挽救生命的药物目标剂量，接受药物治疗管理（MTM）至关重要。
- MTM 药师应在每次就诊时评估心力衰竭患者的药物依从性，并判定依从性差的原因。
- MTM 药师应该教育患者通过生活方式干预来管理心力衰竭。

心力衰竭简介

心力衰竭（heart failure，HF）简称心衰，是一种由心脏功能或结构异常引起的典型体征和症状的临床综合征。这种异常会损害心室充血或射血的能力，导致心脏不能满足机体的代谢需要[1-5]。心脏失去最佳射血功能被称为射血分数降低性心衰（HFrEF）或收缩功能障碍，是由心肌收缩力减弱所致。心衰也可由心脏舒张功能受损导致心室无法正常充盈所致。这种情况称为射血分数保留性心衰（HFpEF）或舒张功能不全。HFrEF 和 HFpEF 均指左心室功能障碍。较少的情况下，患者可能发展为右心衰竭（RHF）。RHF 是与右心室输出减少有关的综合征[5]。值得重视的是，上述 HF 亚型并不一定单独发生。事实是，HFrEF 患者也可能有舒张功能不全和/或 RHF 的体征或症状。表 25-1 总结了 3 种主要的 HF 类型，表 25-2 列出了潜在的病因。引起或加重心衰的药物和物质见表 25-3。

无论最初是何种损伤导致心衰，其潜在的病理生理和临床表现都是相似的。最初的损伤导致血流量（心输出量）减少，激活代偿反应。起初，代偿反应是有益的，增加心输出量；然而，长期激活会引起心衰复杂变化并加重心衰[1-4]（表 25-4）。

多个指南已经明确 HFrEF 的分期，强调了疾病的自然进程——从有发生HF的高危因素到终末期心衰[1]。HF 分期见图 25-1。除了对 HFpEF 舒张功能不全的严重程度或右心收缩功能障碍的严重程度进行描述外，HFpEF 或 RHF 尚未确定 HF 分期[1,4,5]。

表 25-1　心力衰竭的定义

射血分数降低性心力衰竭	有典型的心衰症状和体征的临床综合征，EF ≤ 40%
射血分数保留性心力衰竭	有心衰症状和体征的临床综合征，EF > 40%
右心衰竭	有右心衰竭的症状和体征，及右心功能障碍的客观证据的临床综合征

缩写：EF = 射血分数。
来源：参考文献 [1]、[4] 和 [5]。

表 25-2　心力衰竭的病因

收缩功能障碍（收缩力降低）
肌肉量减少（如心肌梗死）
扩张型心肌病
心室肥厚
压力负荷过重（如全身性或肺动脉高压、主动脉瓣狭窄或肺动脉瓣狭窄）
容量负荷过重（如瓣膜反流、分流和高输出状态）
舒张功能不全（心室充盈受限）
心室顺应性下降
心室肥厚（如肥厚型心肌病，以上其他例子）
浸润性心肌疾病（如淀粉样变性、结节病和心肌内膜纤维化）
心肌缺血和梗死
二尖瓣或三尖瓣狭窄
心包疾病（如心包炎和心包填塞）

来源：参考文献 [6]。

表 25-3 可能导致或加剧心力衰竭的药物

负性肌力作用
抗心律失常药（如丙吡胺、氟卡尼、普罗帕酮）
β 受体阻滞药（如普萘洛尔、美托洛尔、卡维地洛）
钙通道阻滞药（如维拉帕米、地尔硫䓬）
伊曲康唑
心脏毒性
阿霉素
盐酸表柔比星
柔红霉素
环磷酰胺
曲妥珠单抗
贝伐单抗
米托蒽醌
异环磷酰胺
丝裂霉素
拉帕替尼
舒尼替尼
伊马替尼
乙醇
安非他明（如可卡因、冰毒）
钠和水潴留
非甾体抗炎药（NSAID）
COX- 2 抑制剂
罗格列酮和吡格列酮
糖皮质激素
雄激素和雌激素
水杨酸盐（高剂量）
含钠药物（如羧苄青霉素二钠、替卡西林二钠）

缩写：COX-2 = 环氧化酶 2。
来源：参考文献 [3]。

心衰的症状和体征随疾病进展而变化，通常按功能分级（表 25-5）。典型的情况是，心衰的症状和体征伴随急性失代偿发作逐渐恶化。图 25-2 显示了 HF 进展和临床病程的经典视图。

心衰的症状和体征并不总是与射血分数相关[3]。例如，EF < 30% 的心衰患者可能无症状，而射血分数保留性心衰患者可能在休息时有症状。此外，症状和体征不能总是归因于特定心室的疾患。EF 为 40% 且右心室功能正常的患者可有典型的左心衰竭症状，如呼吸困难，也可有右心衰竭的症状和体征，如外周水肿和腹水。表 25-6 概述了心衰的常见症状和体征以及标准的诊断检查。

心衰是一种临床综合征，没有单一的诊断方法可以确诊这类疾病。拟诊心衰通常基于表现出的体征或症状，但也有其他功能紊乱可能出现类似症状（如肺栓塞、慢性支气管炎急性加重）[1,4,5]。因此，完整的病史和查体在最初报告时是必不可少的。它可能会发现可逆性心衰病因（如甲状腺功能减退）、新发或引起心衰恶化的已知病因（如药物或非法药物）。诊断心衰最有效的方法是超声心动图。超声心动图对心脏结构和功能的评估，包括但不限于量化左心室 EF 值、识别和评估舒张功能不全的严重程度、定性评估右心室功能、评估心脏瓣膜结构和功能[3]。

心力衰竭的治疗目标

诊断为心衰后，治疗将取决于病因学、疾病严重程度和心衰类型。治疗的目标是改善或维持生活质量，减少或消除体征或症状，防止因急性心衰住院，并通过减缓疾病进展，提高生存率[1,4,5]。某些病因可以非药物治疗（如瓣膜置换或血管重建）。大多数情况下，心衰的治疗包括生活方式的改变和药物治疗以达到治疗目标。本章的重点内容将集中在治疗 HFrEF 的药物治疗上。

表 25-4 心力衰竭代偿机制的有益和有害效应

心力衰竭代偿反应	代偿机制的有益效应	代偿机制的有害效应
增加前负荷（通过保钠保水）	通过 Frank-Starling 机制优化每搏输出量	肺和全身充血和水肿形成，MVO_2 增加
血管收缩	在心输出量减少的情况下维持血压 非必要器官的血液分流到大脑和心脏	增加 MVO_2 增加后负荷会减少每搏输出量，进一步激活代偿反应
心动过速和收缩性增强（由于 SNS 激活）	有助于维持心输出量	增加 MVO_2 舒张期充盈时间缩短 β_1 受体下调，降低受体敏感性 促进室性心律失常发生 增加心肌细胞死亡的风险
心室肥厚和重构	有助于维持心输出量 降低心肌壁应力 降低 MVO_2	舒张功能不全 收缩功能障碍 心肌细胞死亡风险增加 心肌缺血风险增加 心律失常风险增加 纤维化

缩写：MVO_2= 心肌氧需求；SNS= 交感神经系统。
来源：参考文献 [2]。

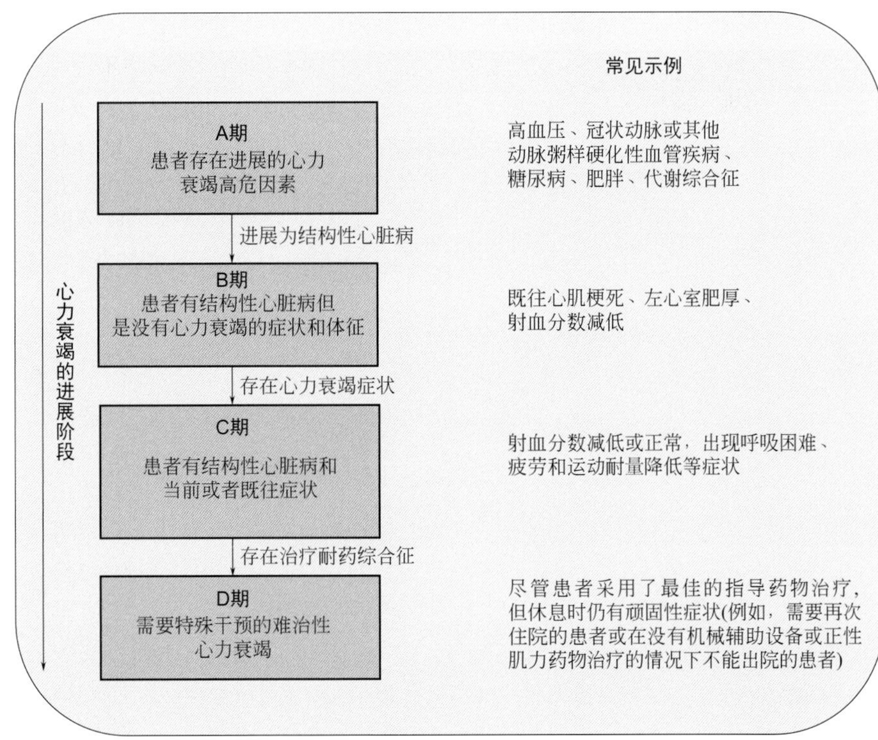

图 25-1　美国心脏病学会 / 美国心脏协会（ACC/AHA）心衰分期系统

表 25-5　纽约心脏协会心功能分级

心功能分级
Ⅰ. 患有心脏病但体力活动不受限制。普通的体力活动不会引起过度疲劳、呼吸困难或心悸
Ⅱ. 患有心脏疾病，导致轻微活动受限。一般的体力活动会导致疲劳、心悸、呼吸困难或心绞痛
Ⅲ. 身体活动明显受限。休息时无症状，但略微活动就会出现症状
Ⅳ. 休息时也会出现充血性心力衰竭的症状。任何身体活动都会增加不适感

来源：经许可，转载自 DiPiro JT, Talbert RL, Yee GC, Matzke GR, Wells BG, Posey LM, eds. *Pharmacotherapy: A Pathophysiologic Approach*, 10th ed. New York, NY: McGraw-Hill; 2017。

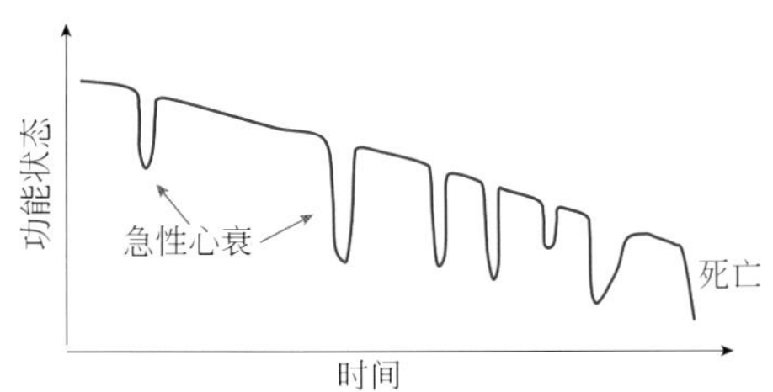

图 25-2　心力衰竭的典型临床病程

顺利的患者访谈将有助于 MTM 药师判断心衰患者的治疗方案是否符合治疗目标。全面评估可界定严重程度和心功能分级，帮助指导药物治疗以实现症状管理和生存获益。通过仔细的访谈并识别 MRP 的信息，MTM 药师可以针对 MRP 优化心衰方案。

核心要素 1——慢性心力衰竭患者的全面用药评估

表 25-7 列出了对慢性心衰患者进行用药评估时建议问的问题。记住，心衰患者可能有其他合并症（如缺血性心脏病、高血压），建议结合这些合并症询问相关问题。问题的数量和类型取决于几个因素，包括面谈的时长、当前药物治疗相关问题（MRP）的数量、MRP 的紧迫性，以及患者提供相关信息的可靠性等。在有时间限制的面谈中，或在有多个医疗问题的复杂病例中，MTM 药师可以选择有助于识别或排除医疗紧急情况的问题（请参阅表 25-7 中“预防 / 评估医疗紧急情况应问的问题”）。对于心衰患者来说，在休息时出现的不适（如果这些症状是新的）、症状性低血压、精神状态改变、冠状动脉综合征症状或不能控制的心律失常以及除颤器放电等，明智的做法是建议他们去就医[4]。MTM 药师在面谈中应该使用通俗易懂的语言（图 25-3），并为患者可能会问及关于自身状态的问题做好准备（表 25-8）。

核心要素 2——个人用药清单[8]

图 25-4 为慢性心衰患者个人用药清单（PML）示例。该示例仅包含慢性心衰的治疗药物。其他疾病的附加药物应单独添加和列出。在创建 PML 时，MTM 药师应该记住使用简洁易懂的语言。

表 25-6 心力衰竭的症状和体征①、诊断心力衰竭的常用检查

心力衰竭的症状和体征	
左心衰竭症状 呼吸困难，尤其是在用力时 端坐呼吸 阵发性夜间呼吸困难 运动不耐受 呼吸急促 咳嗽 乏力 咯血 精神状态变化	**右心衰竭症状** 腹部疼痛 厌食症 恶心 腹胀 食欲不振、厌食 腹水 头晕 晕厥
左心衰竭体征 肺部啰音 肺水肿 四肢冰凉 胸腔积液 潮式呼吸 心动过速 脉压减小 心脏肥大 二尖瓣反流杂音	**右心衰竭体征** 外周水肿 颈静脉怒张 肝 - 颈静脉回流 肝肿大 三尖瓣反流杂音
诊断心力衰竭的常用检查	
实验室检查：BNP 或 NT-proBNP、血钠、肌酐、肝功能、全血计数 心电图 胸部 X 线 超声心动图 压力测试：心肌灌注检查 心脏 CT 扫描 心脏 MRI 左心导管和 / 或右心导管插入术	

① 左心衰竭或右心衰竭的症状和体征并不相互排斥。

缩写：BNP =B 型利钠肽；NT-proBNP = proBNP 的氨基末端片段，与 BNP 共同分泌。

来源：参考文献 [1]、[3] ～ [7]。

表 25-7 对慢性心力衰竭患者进行用药评估时建议问的问题

鉴别、评估和控制慢性心力衰竭建议问的问题

• 请描述您的心力衰竭症状：
  • 什么活动会导致出现症状？
  • 平卧时，您的症状会加重吗？
  • 做什么会使症状减轻一些？
  • 做什么会使症状加重一些？
  • 多长时间发生一次？
  • 与您最近感觉最好的时候相比，存在多大变化？
  • 心力衰竭的症状在多大程度上限制了您从事喜欢的活动？
• 您出现心力衰竭问题多久了？
• 您以前得过心脏病吗？做过心脏手术吗？或者做过心脏支架植入术吗？如果有，是什么时候？
• 您服用什么药物来治疗心力衰竭或保护心脏？
• 您服用什么药物控制血压？
• 您服用什么药物控制心率 / 心律？
• 您日常的体重是多少？

评估患者日常药物使用和依从性建议问的问题
• 您如何服药？早上还是晚上？ • 您多久会忘记一次服药？ • 您是否曾经在未告知医生的情况下停止服用任何处方药？ 如果有这样的情况，是什么原因？

续表

评估患者日常药物使用和依从性建议问的问题
• 您目前有在使用什么非处方药或草药？ • 您每天摄入多少钠（盐）？ • 您每天喝多少液体？
评估其他风险因素建议问的问题

• 您使用什么烟草产品？
• 您的血压或心率如何？
  • 您多久测一次血压或心率？
  • 您“平常”的血压是什么样的？“平常”的心率是多少？
• 您的胆固醇怎么样？
• 您的血糖如何？
• 您定期进行哪些体育锻炼？

预防 / 评估医疗紧急情况应问的问题

• 危机应对：急性心力衰竭（发作）的警告信号（典型症状）是什么？您的行动计划是什么？
• 您在休息时有什么新的心力衰竭症状吗？
• 您的血压低吗？
  • 在这种血压情况下您有什么症状？
• 您的心率是慢还是快？
  • 这种心率时您有什么症状？
• 您的思维是清晰的，还是（比以前）更混乱了？
• 您最近是否需要服用更多的利尿药但效果不佳？
• 您的除颤器启动（放电）了吗？
• 除颤器启动（放电）后，您有什么感觉？

血管紧张素转换酶抑制剂（ACEI）——用来帮助心脏更有效运转的药物。也可用于降低血压、保护心脏和肾脏。
急性冠状动脉综合征——使心脏血流减少，可能导致心脏病发作。
不良事件——发生的不好的事情、不良反应、无法解释的或不想要的影响。
醛固酮受体拮抗剂（ARA）——阻断醛固酮有害影响的药物。醛固酮是体内产生的一种激素，可增加血容量和升高血压。
心绞痛——因流向心肌的血流减少而引起的胸痛或不适。
血管性水肿——血管紧张素转换酶抑制剂的一种罕见的副作用，可使嘴唇、舌头和喉咙迅速肿胀，可能影响呼吸的医疗紧急情况。
血管紧张素Ⅱ受体阻滞剂（ARB）——作用类似于血管紧张素转换酶抑制剂（ACEI）的药物，但没有 ACEI 类药物的某些副作用。
抗心律失常药——可以用来治疗心脏节律紊乱或预防除颤器失灵的药物。
抗高血压药物——用来降低血压的药物。
心律失常——心跳不规律，某次心跳被漏过，心脏问题；如心房颤动。
动脉——将血液从心脏运送出去的血管。
腹水——在腹部积聚的多余的液体。
B 型利钠肽（又称 B 型脑利钠肽，BNP）——当心脏受到压力刺激时，心脏释放的一种激素。这种激素水平用于诊断心功能不全并指导对心力衰竭的治疗。
β 受体阻滞剂——用来帮助心脏更有效运转的药物。还可以降低血压、控制心率、预防心律失常、预防胸痛。
心动过缓——心跳缓慢，每分钟＜ 60 次。
钙通道阻滞剂（CCB）——用来降低血压的药物。其中一些药物还可以控制心率。可以用来预防胸痛。
心脏的——与心脏有关的。
心导管检查——一种使医生能够检查心脏和心脏血管的方法。
心脏再同步化治疗——一种植入皮肤下的装置，用于使心脏起搏和再同步。这种设备可以改善您的心力衰竭症状，并使您的寿命更长。
心脏病学家——心脏疾病和功能障碍专科医生。
慢性的——持续、持久。
冠状动脉造影——一种使医生能够看到心脏血管阻塞的方法。
冠状动脉旁路移植术——一种帮助心脏恢复良好血流的心脏直视手术。
冠状动脉疾病——向心脏供血和供氧的小血管变窄和硬化。
肌酐检测——一种检查肾脏工作情况的测试；增加意味着肾脏功能不佳。
舒张期——与心脏舒张功能有关。
地高辛——一种用于改善心力衰竭症状或控制心率的药物。
直接肾素抑制剂——通过降低肾素活性来降低血压的药物，肾素是体内一种可能导致血压升高的物质。
直接血管扩张剂——用于治疗或预防胸痛或降低血压的药物，通过舒张血管起作用。
利尿药——用于减少或预防液体积聚的药物，通过增加尿量起作用。
劳力性呼吸困难——活动时出现呼吸困难。
心电图（ECG）——一种测量心脏电活动、检查心脏是否受损或出现问题的检查。
超声心动图——一种利用声波观察心脏和心脏瓣膜的检查。这种检查可以估计心脏功能和压力。
水肿——由于集聚的液体过多而引起的肿胀。

图 25-3

射血分数（EF）——每次心跳时从心脏泵出的血液量。正常值约为 60%。
电解质——血液中必需的盐，如钠、钾和钙。
空腹血脂检查——在 8 ～ 12h 不吃任何食物的情况下检测血液中的脂肪水平的检查。
I_f 通道阻滞剂——通过减慢心率来帮助心脏更有效地发挥作用的药物。
射血分数保留性心衰（HFpEF）——射血分数（EF）正常，但心脏舒张异常，引起典型心力衰竭体征和症状的综合征。
射血分数降低性心衰（HFrEF）——与射血分数（EF）降低相关，具有典型心力衰竭症状和体征的综合征。
心率——心脏每分钟跳动的次数。
心脏瓣膜手术——修复或替换心脏瓣膜使其功能恢复正常的外科手术。
高钾血症——高钾；血钾过高是一种医疗紧急情况，可能会导致您心脏跳动的方式发生致命性变化。
高血压——血压高于正常值。
低钾血症——低钾，可能导致肌无力和肌肉痉挛。
低血压——血压低于正常值下限。
植入式心脏复律除颤器（ICD）——植入皮肤下的装置，在心脏功能不正常时，可能会电击心脏（使心脏恢复跳动）。
缺血性心脏病——心脏供血不足引起的心脏问题。
颈静脉扩张——当您以一定角度躺着时，颈静脉扩张，这表明您体内有多余的液体。
生活方式改变——您的医生可能会建议您改变生活方式来降低您的血压，对于某些患者来说这可能还包括达到目标体重、减少饮酒量、运动或戒烟。
生活方式改善——与生活方式改变非常相似，但可能更适用于心力衰竭，如减少液体摄入和限制钠（盐）的摄入。
低钠饮食——每天饮食的含盐量＜ 2g（2000 mg）。
心肌梗死——心脏病发作，对心脏造成损害。
脑啡肽酶抑制剂——增强体内“好”激素作用的药物。通常与血管紧张素Ⅱ受体阻滞剂一起做成一片药。
硝酸酯类——一种用于缓解胸痛的药物；可与其他药物联合使用以治疗心力衰竭。
NT-pro-B 型利钠肽（NT-pro BNP）——BNP 的分解产物。可用于心力衰竭的诊断和指导治疗。
肥胖——体重指数（BMI）＞ 30kg/m^2，这可能会增加心力衰竭的发展或恶化风险。
端坐呼吸——由于肺部液体过多，躺下时呼吸困难。
直立性低血压——站立时因血压低而出现头晕或头重脚轻。
心脏起搏器——一种植入皮肤下的装置，可以使心脏起搏，防止心脏跳动过慢。
外周性水肿——发生在脚、脚踝和腿部的水肿。
光幻视——在并没有光线进入眼睛的情况下，可看见一些视觉图像，像是光线、星光或者光斑。
正性肌力药物——通过静脉途径给药，可短期内改善心脏功能的药物。这类药物可以在院外抢救严重心力衰竭的患者时使用。
肾素——体内一种可能导致血压升高的物质。
血运重建——一种使心脏恢复良好血流的方法。
右心衰竭——一种有典型心力衰竭右心症状和体征（如腹部或腿部肿胀）的临床综合征。
血清钾——检测血液中钾含量的检查（请参阅“高钾血症”和“低钾血症”）。
睡眠呼吸暂停（综合征）——一种睡眠障碍，经常会在夜间出现呼吸暂停；这可能会加重心力衰竭。
钠——盐，可升高血压和 / 或引起液体潴留。
他汀类药物——用来降低胆固醇的药物，也可以降低患心脏病的风险。
晕厥——失去意识或昏厥。
收缩期——与心脏收缩功能有关。
心动过速——心跳过快，每分钟超过 100 次。
静脉——向心脏输送血液的血管。

图 25-3　慢性心力衰竭相关术语的通俗解释

表 25-8　慢性心力衰竭患者可能会问的问题及解答

什么是心力衰竭?
心力衰竭是由于心功能下降或心脏舒张功能不全导致的疾病。心力衰竭可能使您感到疲倦或者容易出现呼吸急促，尤其是在活动时。您还应注意心力衰竭的许多其他症状或体征，如腹部或腿部肿胀，或躺下时呼吸困难。
什么原因可导致心力衰竭?
导致心力衰竭的原因有很多，冠状动脉疾病是引起心力衰竭最常见的病因。长期血压升高也会导致心力衰竭。无论什么原因导致心力衰竭，都应当及时给予适当的治疗，因为未经治疗的话心力衰竭会加重。
心脏病发作如何导致心力衰竭？
心脏病发作可能会损害心脏并使其变弱。如果心脏变弱，就不能满足人体的需求，身体会试图通过刺激心脏和血管，以及增加血容量来改善这个问题。然而，如果长期维持这种生理变化，会损害心脏并导致心力衰竭症状。
心力衰竭与哪些健康问题有关？
心力衰竭可能与冠状动脉疾病、高血压和其他常见慢性疾病（如糖尿病和肥胖）有关。还有许多其他与心力衰竭有关的健康问题，这就强调了在发展为心力衰竭之前对危险因素进行早期治疗的必要性。
为什么药物如此重要？
治疗慢性心力衰竭的药物可以改善症状和生活质量，延长寿命。这些药物大多数都能遏制那些加重心脏负担的有害影响。按照医嘱服药，是预防病情加重和早逝的最好办法之一。
如果我停止服药会发生什么？
如果突然停止服药，您的心力衰竭症状可能会恶化。还会增加您因心脏衰竭或心律失常的死亡风险。
当我出现心力衰竭时，什么时候应该去就医？
由于许多患者同时患有冠状动脉疾病和心力衰竭，如果您有心绞痛或胸痛症状，在首次服用硝酸甘油后仍无法缓解，或者在服用 3 次后仍没有完全缓解，您应该拨打急救电话。等待拨打急救电话可能会延误获得有效的紧急治疗。如果在静息状态时有症状，如果是之前没有的症状、低血压并伴有症状、思考能力降低、心跳非常快或异常、起搏器启动等，您也应该立即寻

续表

求紧急医疗救助。如果您的心力衰竭症状正在加重，但还没有到需要立即就医的程度，您应该尽快联系您的医务人员，以便尽早到医院就诊并调整用药。 **如果我的药物有问题，我应该怎么做？** 在没有和您的主管医生商量之前，永远不要自行停止服药。请与您的医务人员（如内科医生、执业护士和/或药师）讨论，让他们知道您的任何疑问，以确保您的药物是适合的。 **心力衰竭可以治愈吗？** 尽管药物、某些心脏手术和某些装置可以改善心脏功能和减轻心脏症状，但大多数患者会一直处于心力衰竭状态。

个人用药清单 <*插入患者姓名，出生日期：月/日/年*>	
药品： Coreg（卡维地洛）25mg，片剂	
我如何用它： 每 12h 服一片（25mg）	
我为何用它： 心力衰竭	**处方者：** Jones
我开始用它的日期： 12/22/2016	**我停止用它的日期：** <*留空给患者填写*>
我为何停止用它： <*留空给患者填写*>	
药品： Lasix（呋塞米）40mg，片剂	
我如何用它： 每天早晨服用 1 片（40mg）。 如果我在 24h 或更长时间内体重增加超过 3 磅，或在 1 周内体重增加超过 5 磅，并出现心力衰竭恶化的体征或症状，我可以在下午加服 1 片（40mg）	
我为何用它： 减少心力衰竭的体征（脚和腿肿胀）和症状（呼吸短促）；利尿	**处方者：** Jones
我开始用它的日期： 12/22/2016	**我停止用它的日期：** <*留空给患者填写*>
我为何停止用它： <*留空给患者填写*>	

图 25-4 慢性心力衰竭患者的个人用药清单示例

核心要素 3——用药行动计划[8]

慢性心力衰竭患者的用药行动计划（MAP）如图 25-5 所示。这个例子仅代表慢性心力衰竭患者的行动计划。其他疾病状态或其他药物治疗相关问题（MRP）的 MAP 应单独添加并列出。在大多数情况下，只应列出一些最重要的行动计划，以免使患者不知所措。患者自我管理的其他方面可以在以后的随访中解决。MTM 药师在创建 MAP 时，应记住使用简洁易懂的语言。

核心要素 4——干预和/或转诊

治疗慢性心力衰竭的干预措施取决于心衰的类型（即 HFrEF、HFpEF、RHF）和心衰症状的严重程度。如前所述，HFrEF 是本章的重点，因为大多数临床证据都与这种类型的心力衰竭有关。就 HFrEF 而言，MTM 在很大程度上是基于临床证据的。为了帮助指导治疗，美国心脏协会将 HFrEF 分为不同期（见图 25-1）和功能类别（见表 25-5）[1]。利尿药和地高辛是改善症状的有效药物，多数能减轻症状的药物也能延长 HFrEF 患者的生存时间，但比利尿药或地高辛需要更长时间才能达到效果。对于 HFrEF 患者，无论症状或生活方式改善是否成功，患者都应该服用已被证实能提高生存率的药物。

心力衰竭指南中简要讨论了 HFpEF 的管理[1,4,5]。对于 HFpEF，可通过药物和生活方式的改变来控制心率和/或心律、血压和血容量状态来缓解症状。对于 HFpEF，还没有必须使用的特定药物，但大多数心力衰竭专家更倾向于使用 β 受体阻滞剂和 ACEI 来实现治疗目标。如果没有禁忌证并且患者没有高钾血症风险，也可以考虑使用醛固酮受体拮抗剂来降低住院的风险。最后，在选择用于治疗 HFpEF 的药物时，必须考虑其强适应证。

应当指出的是，在心力衰竭指南[5]中并未对 RHF 做深入讨论，通常由心脏病专家和心力衰竭专家诊治。对于 RHF 的症状管理，通常采用利尿药以及对其基础疾病［如肺动脉高压（PAH）］的治疗[5,7]。目前还没有针对 RHF 的特定疗法，但如果 PAH 是主要原因，则可以使用肺血管扩张剂来改善症状[5,6]。

无论何种类型的心力衰竭，患者都应遵循严格的生活方式改善措施，以防止症状恶化并减少利尿药加量的需要。通过改变生活方式无法充分控制症状的患者，应开始药物治疗。表 25-9 总结了导致心力衰竭进展的可控制危险因素。

选择心力衰竭药物时应考虑许多患者因素。这些因素包括（但不限于）：强适应证、合并症、合并用药、费用和依从性。应鼓励患者在家中监测生命体征（血压、心率、体重），并定期在诊所进行随访，以便评估达到治疗目标的程度。作为心力衰竭药物管理的标准规则，用药应遵从循证证据，从低剂量开始，然后根据患者生命体征和耐受情况缓慢滴定。在 HFrEF 方面，已证明具有生存获益的所有药物均确定了目标剂量。表 25-10 概述了心力衰竭治疗药物的目标剂量。表 25-11 和表 25-12 分别列出了心力衰竭药物治疗的强适应证和个体化用药等事项。尽管心力衰竭指南不建议使用草药补充剂，但仍有许多患者在没有临床医生建议的情况下服用草药补充剂。表 25-13 列出了一些可接受的具有一定安全性和有效性的草药补充剂。HFrEF 的 A 期、B 期、C 期以及 HFpEF 的治疗路径分别见图 25-6、图 25-7 和图 25-8。

<table>
<tr><td colspan="2" align="right">**制订日期：**<*插入日期*></td></tr>
<tr><td colspan="2">**我们谈论了什么：**
您说您有射血分数降低性慢性心力衰竭。过去 3 年您的射血分数一直是 35%。您最后一次见到您的执业护士是在 4 周前。由于您正在服用最大剂量的心力衰竭药物，诊所当时没有做出任何改变。中度活动时您有呼吸短促的症状，而且有时会有腹胀。我们谈论了防止心力衰竭恶化的计划。</td></tr>
<tr><td>**我需要做什么：**
以下是我可以做的一些事情，以帮助预防心力衰竭症状恶化：
• 按照医嘱服用所有药物，以防止心力衰竭症状恶化。
• 观察我饮用了多少液体，试图保持低于 2L/d，以尽量减轻心力衰竭症状。
• 坚持低盐饮食，这样就不会加重心力衰竭症状，每天钠（盐）量< 2000mg。</td><td>**我做过什么，什么时候做的：**
<*留空给患者填写*></td></tr>
<tr><td colspan="2"></td></tr>
<tr><td colspan="2">**我们谈论了什么：**
重要的是看看我的新药 [依普利酮（Inspra）] 对我的心力衰竭有多大效果。</td></tr>
<tr><td>**我需要做什么：**
• 在家测量并记录血压。如果我的血压> 180/120mmHg 或< 100/60mmHg，我应该通知诊所。
• 在家测量并记录心率。如果我的心率> 100 次 / 分 或< 60 次 / 分，我应该通知诊所。
• 在家测量并记录体重。我早上起床后，并且是在排尿后和穿外衣前，第一件事就是称量体重。由于我一般体重增加了 4 磅的时候症状会恶化，因此如果我的体重在 24h 内改变了 3 ～ 4 磅或在 1 周内改变了 4 磅，我应该通知诊所。
• 每次我来诊所的时候都带着日志。</td><td>**我做过什么，什么时候做的：**
<*留空给患者填写*></td></tr>
</table>

图 25-5 射血分数降低性慢性心力衰竭患者的用药行动计划示例

表 25-9 慢性心力衰竭的可控制危险因素

危险因素	处置思路
吸烟	鼓励戒烟和避免二手烟。采用逐步戒烟策略（询问、建议、评估、协助、安排、避免）
高血压	参考第 27 章内容并遵循最新指南
高胆固醇血症和血脂异常	参考第 22 章内容并遵循最新指南
糖尿病	参考第 21 章内容并遵循最新指南
肥胖	通过体育锻炼和减少热量摄入，使体重比基线水平下降 5% ～ 10%。目标是保持或达到体重指数在 18.5 ～ 24.9kg/m^2
饮酒量	一旦患者出现 HFrEF，通常建议戒酒，因为已知酒精有心脏毒性。如果没有心衰，少量饮酒可预防心血管疾病。 男性：≤ 2 杯 / 天； 女性和体重较轻者：≤ 1 杯 / 天 （1 杯相当于 12 盎司啤酒、5 盎司葡萄酒或 1.5 盎司 80° 威士忌）
久坐的生活方式	多数患者每周应该至少进行 5 天、每次 30 ～ 60min 的中等强度有氧运动。高危患者应该参加医学监护下的心脏康复计划
心理因素（压力、焦虑、抑郁）	参考第 20 章。应筛查精神疾病，如有需要，可向精神心理医师转诊

来源：参考文献 [1]、[3]、[4] 和 [5]。

表 25-10 慢性心力衰竭的治疗药物

药物分类和代表药	常见 / 严重副作用[①]	目标剂量或常规剂量	黑框警告 / 禁忌证	妊娠期用药安全性分级[②]
血管紧张素转换酶抑制剂（ACEI） 卡托普利 依那普利 福辛普利 赖诺普利 喹那普利 雷米普利 群多普利	血管性水肿 干咳 低血压 头痛 高钾血症 头晕 疲劳 氮质血症 肾功能衰竭	**目标剂量** 卡托普利 50mg，每日 3 次 依那普利 10mg，每日 2 次 福辛普利 80mg，每日 1 次 赖诺普利 20mg，每日 1 次 喹那普利 80mg，每日 1 次 雷米普利 10mg，每日 1 次 群多普利 4mg，每日 1 次	妊娠 血管性水肿 血清 $K^+ > 5.0mEq/L$ 血清肌酐＞ 2.5mg/dL 咳嗽 严重主动脉瓣狭窄 双侧肾动脉狭窄	D
醛固酮受体拮抗剂（ARA） 依普利酮 螺内酯	高钾血症 腹泻 疲劳 头晕 直立性低血压 **螺内酯** 乳房发育 性功能障碍 月经不调	**目标剂量** 依普利酮 50mg，每日 1 次 螺内酯 25mg，每日 1 次	无尿 HFrEF 患者 CrCl ＜ 30mL/min 禁用依普利酮 HFrEF 患者血清肌酐＞ 2.5mg/dL 禁用螺内酯 血清 $K^+ > 5.0mEq/L$	B（依普利酮） C（螺内酯）
血管紧张素Ⅱ受体拮抗剂（ARB） 坎地沙坦 氯沙坦 缬沙坦	头晕 疲劳 头痛 低血压 腹泻 高钾血症 关节痛 氮质血症 肾功能衰竭	**目标剂量** 坎地沙坦 32mg，每日 1 次 氯沙坦 100mg，每日 1 次 缬沙坦 160mg，每日 2 次	妊娠 血清 $K^+ > 5.0mEq/L$ 血清肌酐＞ 2.5mg/dL 严重主动脉瓣狭窄 双侧肾动脉狭窄	D
血管紧张素Ⅱ受体 - 脑啡肽酶抑制剂（ARNI） 沙库巴曲 / 缬沙坦	咳嗽 头晕 低血压 高钾血症 氮质血症 肾功能衰竭 血管性水肿	**目标剂量** 沙库巴曲 / 缬沙坦 97/103mg，每日 2 次	妊娠 哺乳 血管性水肿 血清 $K^+ > 5.0mEq/L$ 严重主动脉瓣狭窄 双侧肾动脉狭窄 肾功能衰竭 36h 内使用过一种 ACEI	可能会引起胎儿损伤
β 受体阻滞剂（BB） 比索洛尔 卡维地洛 琥珀酸美托洛尔	掩盖低血糖症状 减轻胰岛素敏感性、呼吸障碍和周围血管病变 心动过缓 头晕 运动不耐受 疲劳 直立性低血压（尤其是同时使用 α 受体阻滞剂和 β 受体阻滞剂时）	**目标剂量** 比索洛尔 10mg，每日 1 次 卡维地洛 50mg，每日 2 次 琥珀酸美托洛尔 200mg，每日 1 次	突然停药 哮喘（避免非选择性 BB 或高剂量选择性 BB） 房室传导阻滞 心动过缓 心源性休克 低血压 嗜铬细胞瘤（如果不使用 α 受体阻滞剂） 病态窦房结综合征	C

续表

药物分类和代表药	常见 / 严重副作用[①]	目标剂量或常规剂量	黑框警告 / 禁忌证	妊娠期用药安全性分级[②]
二氢吡啶类钙通道阻滞剂 氨氯地平 非洛地平 硝苯地平	头晕 面部潮红 牙龈增生 头痛 恶心 外周性水肿 直立性低血压 **速释剂** 反射性心动过速	**常用剂量** 氨氯地平 5 ～ 10mg，每日 1 次 非洛地平 5 ～ 10mg，每日 1 次 硝苯地平控释片 30 ～ 120mg，每日 1 次	避免使用可能加重心绞痛或 HFrEF 的短效二氢吡啶类药物（即速释硝苯地平或尼卡地平）	C
非二氢吡啶类钙通道阻滞剂 地尔硫䓬 维拉帕米	心动过缓 低血压 外周性水肿 **地尔硫䓬** 头痛 恶心 **维拉帕米** 便秘	**常用剂量** 地尔硫䓬缓释剂 120 ～ 480mg，每日 1 次 维拉帕米缓释剂 180 ～ 480mg，每日 1 次	急性心肌梗死 房室传导阻滞 心源性休克 低血压 射血分数降低性心力衰竭 病态窦房结综合征 室性心动过速 预激综合征	C
强心苷 地高辛	房性和室性心律失常 心脏传导阻滞 厌食症 恶心 / 呕吐 腹泻 高钾血症 视物模糊或黄视	**常用剂量** 地高辛 0.125mg，隔日或每日 1 次，至 0.25mg 每日 1 次 药物剂量应将血药浓度谷值维持在 0.5 ～ 0.8ng/dL 之间	心室颤动 急性心肌梗死 心动过缓 低钾血症 低镁血症 高钾血症 高钙血症	C
直接肾素抑制剂 阿利吉仑	血管性水肿 咳嗽 腹泻 头晕 头痛 高钾血症 低血压 肾功能衰竭	**常用剂量** 阿利吉仑 150 ～ 300mg，每日 1 次	妊娠 血管性水肿 血清 $K^+ > 5.0mEq/L$ 血清肌酐 > 2.5mg/dL 严重主动脉瓣狭窄 双侧肾动脉狭窄	D
直接血管扩张剂 肼屈嗪	低血压 头晕 头痛 面部潮红 虚弱 恶心 便秘 小腿肿胀 心动过速 狼疮样症状	**目标剂量** 肼屈嗪 75mg，每日 3 次	冠心病 风湿性心脏病 系统性红斑狼疮	C
I_f 通道阻滞剂 伊伐布雷定	心动过缓 低血压 头晕 光幻觉 房颤	**目标剂量** 伊伐布雷定 7.5mg，每日 2 次	急性心力衰竭 心动过缓 心脏传导阻滞 低血压 病态窦房结综合征	可能会引起胎儿损伤

续表

药物分类和代表药	常见 / 严重副作用[1]	目标剂量或常规剂量	黑框警告 / 禁忌证	妊娠期用药安全性分级[2]
袢利尿药 布美他尼 呋塞米 托拉塞米 依他尼酸	低血压 高血糖 高尿酸血症 低镁血症 低钾血症 低钙血症 氮质血症 血容量偏低 食欲不振 胰腺炎 光过敏	**常用剂量** 布美他尼 0.5 ~ 2mg，每日 1 次或 2 次 呋塞米 20 ~ 80mg，每日 1 次或 2 次 托拉塞米 10 ~ 40mg，每日 1 次或 2 次 依他尼酸 75 ~ 150mg，每日 1 次或 2 次	无尿 对磺胺类过敏（依他尼酸除外） 低钾血症	C
硝酸酯类 硝酸异山梨酯 单硝酸异山梨酯	头痛 头晕 低血压 面部潮红 恶心	**目标剂量** 硝酸异山梨酯 40mg，每日 3 次	与磷酸二酯酶（PDE）抑制剂合用 缩窄性心包炎 限制性心肌病 高剂量或缺乏无硝酸酯类间期时可产生耐药性	C
噻嗪类利尿药 氯噻酮 氢氯噻嗪 美托拉宗	低血压 高血糖 低钾血症 高钙血症 低钠血症 低镁血症 高尿酸血症 氮质血症 胰腺炎 光过敏	**常用剂量** 氯噻酮 25 ~ 100mg，每日 1 次 氢氯噻嗪 25 ~ 200mg，每日 1 次 美托拉宗 2.5 ~ 5mg，每日 1 次	无尿 磺胺类和噻嗪类利尿药过敏 CrCl < 30mL/min（美托拉宗除外） 低钾血症	B
血管加压素受体拮抗剂 托伐普坦	口干 便秘 烦渴 / 多饮 血容量偏低 高钠血症 高钾血症 高血糖症 多尿症 肝硬化患者静脉曲张破裂出血	**常用剂量** 托伐普坦 15 ~ 60mg，每日 1 次	酗酒 肝病 营养不良 无尿 血容量偏低	C

① 这是一个概括性的清单，并未包括这些药物可能产生的所有副作用。在给出任何建议之前，请查阅药品参考信息源以获得更完整的清单。在提出药物治疗建议之前，MTM 药师还应查阅全面的药物相互作用数据库。

② 所有处方药的产品说明书都会不断更新，以体现 FDA 的妊娠期和哺乳期用药最新规则。请核查所需产品的说明书，以获得最准确和最新的妊娠期安全用药信息。

来源：参考文献 [1]、[4]、[5] 和 [9]。

表 25-11　心力衰竭药物的强适应证

强适应证[1]	首选药物
心肌梗死后	β 受体阻滞剂。对于 HFrEF 患者，卡维地洛是首选药物 ACEI 或 ARB **避免：**速释 DHP CCB、具有 ISA 活性的 β 受体阻滞剂（醋丁洛尔、喷布洛尔、吲哚洛尔）
房性心律失常	β 受体阻滞剂或非 DHP CCB。对于 HFrEF 患者，使用比索洛尔、卡维地洛或琥珀酸美托洛尔 可添加地高辛进行额外的心率控制 **避免：**速释 DHP CCB（反射性心动过速）、HFrEF 中的非 DHP CCB（负性肌力）、具有 ISA 活性的 β 受体阻滞剂（醋丁洛尔、喷布洛尔、吲哚洛尔）

续表

强适应证①	首选药物
室性心律失常	β受体阻滞剂。对于 HFrEF 患者，使用比索洛尔、卡维地洛或琥珀酸美托洛尔 可增加胺碘酮或索他洛尔以预防心律失常和 / 或触发除颤器 **避免：**速释 DHP CCB、非 DHP CCB、地高辛、具有 ISA 活性的β受体阻滞剂（醋丁洛尔、喷布洛尔、吲哚洛尔）
慢性肾脏病	ACEI 可用于肾脏保护，如果不能耐受 ACEI，可选用 ARB
冠心病高风险	β受体阻滞剂。对于 HFrEF 患者，使用比索洛尔、卡维地洛或琥珀酸美托洛尔 ACEI 或 ARB **避免：**速释 DHP CCB、具有 ISA 活性的β受体阻滞剂（醋丁洛尔、喷布洛尔、吲哚洛尔）
糖尿病	ACEI 或 ARB 用于心脏保护和肾脏保护
卒中的二级预防	如果 HFpEF 患者血压升高，利尿药联合 ACEI 或 ARB 对于 HFrEF 患者，没有前瞻性的证据表明卒中的治疗优先于 HFrEF。然而，严格控制血压仍然是治疗目标。遵循 HFrEF 治疗方案进行药物治疗。如果在最大限度的 HF 治疗方案后血压仍然升高，添加 DHP CCB、利尿药或两者联合使用
心绞痛 / 缺血性心脏病	β受体阻滞剂是一线治疗药物。对于 HFrEF 患者，使用比索洛尔、卡维地洛或琥珀酸美托洛尔 如果有持续心绞痛可增加 CCB。所有患者均应避免使用速释 CCB，HFrEF 患者应避免使用非 DHP CCB 如果心绞痛持续的话，加入长效硝酸酯类 雷诺嗪具有潜在的负性肌力作用，应慎用于 HFrEF 患者 无论有无心绞痛，所有患者都应该服用 ACEI 或 ARB，除非有禁忌或不能耐受

① 如果心衰患者有某种疾病，服用某些药物有助于控制这种疾病或其后遗症，则这种病就是强适应证。

缩写：CCB = 钙通道阻滞剂；DHP = 二氢吡啶类；ISA = 内在拟交感神经活性。

来源：参考文献 [1]、[3] 和 [5]。

表 25-12 心力衰竭个体化治疗的注意事项

合并症或特殊人群	药物选择
主动脉瓣狭窄	中至重度主动脉狭窄患者可能无法耐受动脉血管扩张剂 • HFrEF 首选β受体阻滞剂（如比索洛尔和琥珀酸美托洛尔） • 可能不能耐受卡维地洛的α活性 • 慎用利尿药控制症状 • 如果新诊断疾病并且患者耐受，可以继续使用 ACEI 或 ARB，但要使用低剂量 **避免：**非 DHP CCB 和 DHP CCB
黑人	对 HFpEF 患者没有特殊的建议。血压可能对利尿药和 DHP CCB 反应更好 • 对于 HFrEF 患者，应使用最大剂量β受体阻滞剂和 ACEI 或 ARB • 如果患者有低 EF 和 NYHA 分级至少为Ⅱ级，考虑 FDC HYD/ISDN
心动过缓	最大限度地使用其他不影响心率的心衰疗法 如果患者有 HFrEF，考虑接受先进的器械治疗（如 CRT）
慢性肾脏病（CKD）	CKD 是 HF 患者生存的不良预后指标。患者可能无法耐受目标剂量。同时使用利尿药的患者也有较高的高钾血症和急性肾损伤风险 • 使用 ACEI 或 ARB（如果 ACEI 不耐受）
糖尿病	β受体阻滞剂可能不利于血糖控制，但 HFrEF 患者仍应使用；卡维地洛对 HbA1c 的影响可能为中性 • 非 DHP CCB 可用于近期未发生心肌梗死的 HFpEF 患者 • ACEI 或 ARB（如患者不耐受 ACEI） • 糖尿病患者使用 ARA 引起高钾血症风险更高
老年人	虽然老年人群的用药证据尚不充分，但 HFrEF 和 HFpEF 患者治疗策略是相似的 • 对于老年患者更倾向于选用β受体阻滞剂、ACEI 和利尿药
高血压病	HFrEF：选用已批准用于心衰的β受体阻滞剂，亦可选用 ACEI 或 ARB（如果患者不耐受 ACEI） • 符合用药指征者可考虑使用 ARA、ARNI 和（或）FDC HYD/ISDN • 如有症状，可加用利尿药 • 可能需要加用 DHP CCB

续表

合并症或特殊人群	药物选择
血压偏低或低血压病	首先评估利尿药应用情况，如症状控制良好可减低利尿药药量 严重 HFrEF 患者可能血压较低，只要患者没有症状性低血压，可尝试从小剂量起始应用 β 受体阻滞剂、ACEI 和 ARA，并缓慢滴定
肺部疾病	只要能够耐受，HFpEF 或 HFrEF 患者均可使用 β 受体阻滞剂 支气管痉挛患者应选用选择性 β_1 受体阻滞剂
女性	虽然女性群体的用药证据尚不充分，但 HFrEF 和 HFpEF 患者的治疗策略相似 • 使用地高辛治疗有症状的心力衰竭时，女性获益可能低于男性

缩写：ARNI = 血管紧张素Ⅱ受体 - 脑啡肽酶抑制剂；CCB = 钙通道阻滞剂；CRT = 心脏再同步化治疗；DHP = 二氢吡啶类；FDC HYD/ISDN = 固定剂量复方肼屈嗪 / 硝酸异山梨酯；NYHA = 纽约心脏协会。

来源：参考文献 [1]、[4]、[5]、[10]、[11]、[12]、[13]。

表 25-13　治疗慢性心力衰竭的草药补充剂

草药补充剂	推荐剂量①	证据等级②	费用③
山楂	每日 160 ～ 900mg 山楂提取物，分 2 ～ 3 次服用	可能有效	$-$$$
L- 精氨酸	2g，每日 3 次	证据不足	$$$
辅酶 Q10	100mg，每日 3 次	可能有效	$-$$$

① 山楂：标准化剂量对应 3.5 ～ 19.8mg 山楂黄酮或 30 ～ 168.8mg 原青花素；L- 精氨酸：口服制剂尚未建立标准，研究得出的剂量范围为每日 5.6 ～ 12.6g，分次服用。

② 证据等级：很可能有效（likely effective）——该产品有非常高水平的可靠临床证据支持其用于特定适应证。分级为“很可能有效”的产品通常被认为适合推荐。可能有效（possibly effective）——该产品有一些临床证据支持其用于特定适应证；但是，证据受数量、质量或相互矛盾的结果的限制。分级为“可能有效”的产品可能是有益的，但没有足够的高质量证据可以推荐给大多数人。证据不足（insufficient evidence）——没有足够的、可靠的科学证据来提供有效性评级。

③ 费用：按推荐剂量，$ = 每月花费 10 美元或更少，$$ = 每月花费 11 ～ 20 美元，$$$ = 每月花费 21 ～ 50 美元，$$$$= 每月花费 50 美元以上。

来源：数据汇编自参考文献 [14]。

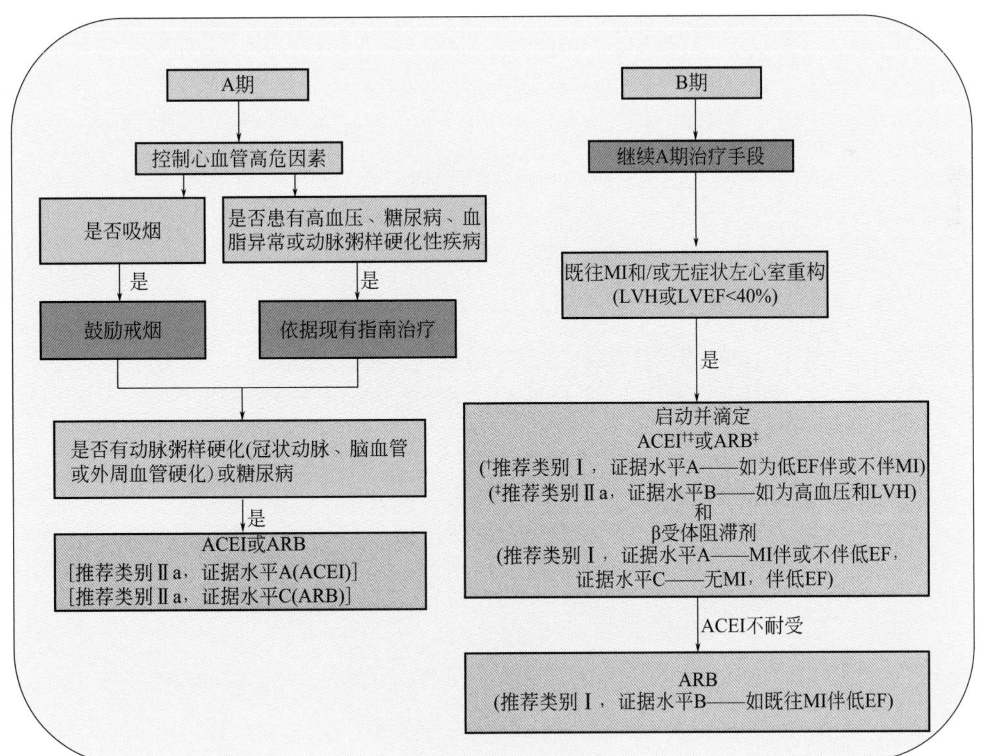

图 25-6　ACC/AHA 心力衰竭 A 期和 B 期患者的治疗路径

缩写：EF = 射血分数；LVEF = 左心室射血分数；LVH = 左心室肥厚；MI = 心肌梗死

来源：参考文献 [1]、[2]

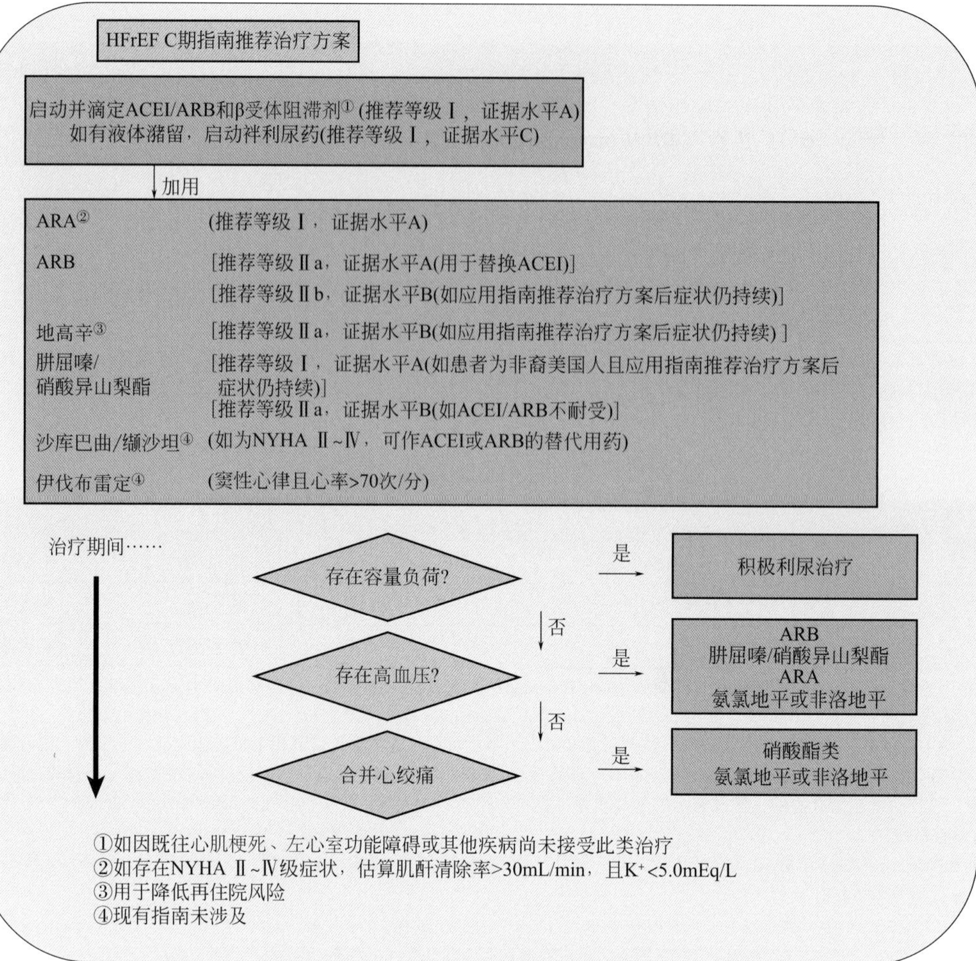

图 25-7 ACC/AHA 心力衰竭 C 期患者的指南推荐治疗路径

来源：参考文献 [1]、[2]

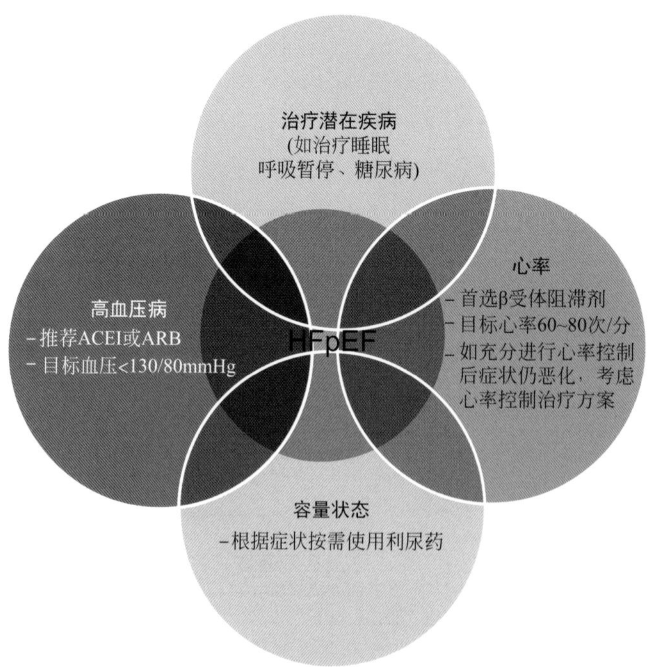

图 25-8 射血分数保留性心力衰竭的现行治疗策略

来源：参考文献 [1]、[4]、[5]

尽管在心衰的药物管理、器械疗法、疾病管理项目及 HF 延续性护理流程等方面都取得了进步，但患者因心衰恶化再入院的情况仍十分常见[4]。心衰入院患者再住院和死亡的风险更高[1, 4, 5]。因此，临床医生必须警惕患者需要紧急医疗救治的指征。图 25-9 重点介绍了建议或考虑住院治疗的临床情况。

核心要素 5——文档记录和随访

围绕药物治疗相关问题（MRP）和治疗，建议建立清晰、简明、具循证性的文档记录，这是 MTM 咨询的关键组成部分。表 25-14 列举了心衰患者潜在的 MRP 示例。药师就药物治疗相关问题与医疗服务提供者沟通和解决建议示例见图 25-10。可通过传真、电话或其他书面形式传递建议，亦可经安全的电子通信途径发送。这些示例仅用于示范目的。与医疗服务提供者的实际沟通应根据建议的类型、患者的具体情况以及与医疗服务提供者的关系，做个性化调整。

对于慢性心衰，除了入院治疗，并无特定的随访周期。近期入院患者的死亡和再入院风险升高，一般建议出院后 7 天内完成随访。如患者处于极高危风险，则应更早门诊随访再评估（如出院后 48h 门诊随访）。另外，对于患严重疾病或病情不稳定者，应缩短随访间隔[1,4,5]。有些病例的早期随访，可通过电话或远程通讯设备完成（如远程视频）。

从 MTM 角度出发，许多 HF 治疗药物需要通过密切随访进行耐受性和安全性评估。治疗药物相关的随访时间窗建议，可参考表 25-15。

建议住院
• 存在急性严重心衰
–低血压病、肾功能恶化、心理状态变化、静息状态呼吸困难
• 静息状态呼吸困难(NYHA Ⅳ级)
–通常与静息状态呼吸急促伴(或)氧饱和度低于90%有关
• 血流动力学紊乱的严重心律失常
–心率或慢或快，伴或不伴低血压
–除颤器放电
• 急性冠状动脉综合征、短暂性脑缺血发作、脑血管意外
• 除颤器反复放电
应考虑住院治疗
• 充血症状加重
–即使没有呼吸困难症状，特别是对口服利尿药无效者
• 未表现为体重增加的充血症状或体征
• 电解质紊乱(如低钾血症或高钾血症)
• 合并症
–肺炎、急性COPD、肺栓塞、糖尿病酮症酸中毒
• 新近诊断的心力衰竭伴充血性症状和体征

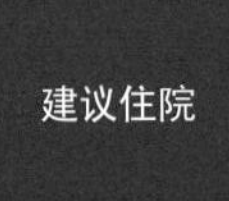

图 25-9 心力衰竭恶化需转诊的症状和体征

来源：参考文献 [4]

表 25-14 慢性心力衰竭患者的药物治疗相关问题

药物治疗相关问题分类	药物治疗相关问题示例
不依从性	• 因未按要求调整生活方式（如限钠）导致心衰体征和症状恶化 • 未按要求服用心衰治疗药物（如 β 受体阻滞剂、利尿药）导致急诊就诊
不必要的药物治疗	• 重复用药（如 HFpEF 患者同时使用 ACEI 和另一种 ARB）
需要额外的药物治疗	• 对黑人 HFrEF 患者未采取优化治疗方案（加用肼屈嗪 / 硝酸异山梨酯复方制剂） • HFpEF 并伴房颤患者，使用最大剂量 β 受体阻滞剂未达最佳心率控制（加用小剂量地高辛）
无效的药物治疗	• HFrEF 患者使用酒石酸美托洛尔 • 腹水加重、活动时呼吸困难伴肝肿大的患者，使用高剂量呋塞米（呋塞米口服吸收降低）
剂量过低	• 腹水和劳力性呼吸困难加重时，每日晨服托拉塞米 5mg
剂量过高	• 伴 CKD 的患者服用目标剂量的螺内酯发生高钾血症 • 每日服用 150mg 琥珀酸美托洛尔发生症状性心动过缓
药物不良事件	• 服用卡维地洛发生直立性低血压 • 使用袢利尿药导致低钾血症和肾功能恶化

情景：给予患者限制水钠摄入的指示，但未说明具体摄入量，目前患者端坐呼吸症状加重。
MRP：患者未依从生活方式 / 饮食习惯调整。

评估：
患者对限制水钠摄入量认知的不足，导致心衰症状加重。如重新加以提示，患者将乐意并能够遵循指导。
计划：
- 限制每日钠摄入量＜ 2000mg。
- 限制每日液体总摄入量为 1.5L 或约 48 盎司。
- 如经饮食调整后症状仍未改善，请在 1 周内致电诊所咨询。

来源：HFSA 2010 Comprehensive Heart Failure Practice Guideline. *J Cardiac Fail*. 2010;16：e1-e194。

情景：患者使用 β 受体阻滞剂和 ACEI 已达目标剂量，仍有 NYHA Ⅱ级症状，EF ＜ 30%。
MRP：需要额外的药物治疗。

评估：
从治疗心衰角度而言，患者目前用药剂量适宜。基于 EMPHASIS-HF 临床试验结果，EF ＜ 30% 且伴有 NHYA Ⅱ级症状的患者加用依普利酮可能获益。基于患者的生命体征、症状、EF 和已达到目标剂量的治疗药物方案，可以启用小剂量依普利酮。该患者肾功能正常且无糖尿病史，发生高钾血症的风险较低。
计划：
- 考虑每日清晨口服依普利酮 25mg。
- 1 周内复查肾功能、血清钾，观察心衰症状 / 体征变化。

来源：EMPHASIS-HF Study Group. Eplerenone in patients with systolic heart failure and mild symptoms. *N Engl J Med*. 2011;364：11-21。

情景：HFrEF 患者，服用目标剂量的 β 受体阻滞剂和依那普利 2.5mg 每日 2 次。心衰症状稳定在 NYHA Ⅲ级，肾功能正常，血清 K^+ 在正常范围内。家庭测量血压稳定于收缩压 100 ～ 110mmHg。今日测定门诊血压为 108/64mmHg。
MRP：剂量过低。

评估：
患者心衰情况稳定，研究显示较高剂量的 ACEI 可以减少因心衰症状恶化再住院的风险，依那普利治疗 HFrEF 的目标剂量是 10mg 每日 2 次。以患者当前的生命体征、实验室检查结果和症状而言，可以增加 ACEI 用量，使之趋近目标剂量。
计划：
- 增加依那普利用量为 5mg 每日 2 次，继续关注家庭自测血压。
- 1 周内复查肾功能、血清钾，观察心衰症状 / 体征变化。2 ～ 4 周内进行一次随访评估，以确定是否进一步增加依那普利用量。

来源：HFSA 2010 Comprehensive Heart Failure Practice Guideline. *J Cardiac Fail*. 2010;16：e1-e194。

情景：HFpEF 患者，在服药物为非二氢吡啶类 CCB、ACEI 和呋塞米。1 个月前患者心衰症状 / 体征恶化，体重增加 6 磅。医师增加呋塞米用量至 40mg 每日 2 次并嘱患者 1 周后复诊。患者未按期复诊，3 周后因症状性低血压和体重减低 12 磅就医。
MRP：药物不良事件。

评估：
患者可能有利尿过度症状。过度利尿可导致肾功能恶化和电解质紊乱。
计划：
- 维持呋塞米和 ACEI 用量，进行紧急评估，完善相关实验室检查，评估肾功能和电解质水平。

图 25-10 药师就心衰进行沟通的示例

表 25-15 慢性心衰治疗药物的建议监测周期（间隔）

耐受性和安全性
评估包括但不限于：生命体征、心衰体征 / 症状、低血压或心动过缓体征 / 症状
β 受体阻滞剂：开始或增加剂量后 2 周重新评估。每 2 周增加一次剂量。对于不稳定的患者（如低血压或基线时存在中度或重度症状），考虑在 2 周内评估耐受性，1 个月后滴定
ACEI、ARB 或者 ARNI：开始或滴定后 1 ～ 2 周，重复实验室检查（BUN、SCr、K^+）并重新评估。剂量滴定不早于 2 周。之后至少每 4 个月重复检查和重新评估一次
ARA：在开始或增加剂量后的第 1 周和第 4 周重复实验室检查（BUN、SCr 和 K^+）并重新评估，之后在第 8 周、第 12 周、第 6 个月、第 9 个月、第 12 个月检查并评估，之后每 4 个月检查并评估一次。可以考虑每隔 4 ～ 8 周滴定一次 ARA 剂量
利尿药：开始或滴定后 1 ～ 2 周重复实验室检查（BUN、SCr、K^+）并重新评估。之后至少每 4 个月重复检查和重新评估一次
FDC-HYD/ISDN：开始或增加剂量后 2 周重新评估。每 2 周增加一次剂量。对于不稳定的患者（如低血压患者），2 周后评估耐受性，1 个月后滴定
地高辛：地高辛开始或增加剂量后，没有特定的实验室监测频率。但合理的做法是在开始或滴定后 1 个月，重复实验室检查（BUN、SCr、K^+、Mg^{2+}、地高辛谷浓度）和评估。一旦达到治疗范围（0.5 ～ 0.8ng/mL），至少每 6 个月重复实验室检查并重新评估一次
伊伐布雷定：开始或改变剂量后 2 周重新评估心率和耐受性。考虑每 2 周改变一次剂量。在临床试验中，每次随访时都做心电图（ECG），但如果其他测量技术（如触诊或血压监测仪）准确，这可能不是绝对必要的

缩写：BUN = 血尿素氮；SCr = 血肌酐。
来源：参考文献 [1]、[3] 和 [4]。

参考文献

1. Yancy CW, Jessup M, Bozkurt B, et al. 2013 ACCF/AHA guideline for the management of heart failure. *Circulation*. 2013;128:e240-e327.
2. Yancy CW, Jessup M, Bozkurt B, et al. *2017 ACC/AHA/HFSA Focused Update of the 2013 ACCF/AHA Guideline for the Management of Heart Failure*. Available at http://www.onlinejcf.com/article/S1071-9164(17)30107-0/fulltext. Accessed May 5, 2017.
3. Parker RB, Nappi JM, Cavallari LH. Chronic heart failure. In: DiPiro JT, Talbert RL, Yee, GC, Matzke GR, Wells BG, Posey LM, eds. *Pharmacotherapy: A Pathophysiologic Approach*, 10th ed. New York: McGraw-Hill; 2017, Chapter 14.
4. Heart Failure Society of America, Lindenfeld J, Albert NM, Boehmer JP, et al. HFSA 2010 Comprehensive Heart Failure Practice Guideline. *J Cardiac Fail*. 2010;16:e1-194.
5. Ponikowski P, Voors AA, Anker SD, et al. 2016 ESC guidelines for the diagnosis and treatment of acute and chronic heart failure: The Task Force for the Diagnosis and Treatment of Acute and Chronic Heart failure of the European Society of Cardiology (ESC). Developed with the special contribution of the Heart Failure Association (HFA) of the ESC. *Eur J Heart Fail*. 2016;18:891-975.
6. Mann DL. Management of patients with heart failure with reduced ejection fraction. In: Mann DL, Zipes DP, Libby P, Bonow RO, Braunwald E, eds. *Braunwald's Heart Disease: A Textbook of Cardiovascular Medicine*, 10th ed. Philadelphia, PA: Elsevier; 2015:512-546.
7. Simon MA. Assessment and treatment of right ventricular failure. *Nat Rev Cardiol*. 2013; 10:204-218.
8. *Medicare Part D Medication Therapy Management Program Standardized Format*. Available at https://www.cms.gov/Medicare/Prescription-Drug-Coverage/PrescriptionDrugCovContra/Downloads/MTM-Program-Standardized-Format-English-and-Spanish-Instructions-Samples-v032712.pdf. Accessed May 7, 2017.
9. Clinical Pharmacology [database online]. Tampa, FL: Gold Standard, Inc.; 2017. Available at http://www.clinicalpharmacology.com. Accessed May 7, 2017.
10. Nadir MA, Wei L, Elder DH, et al. Impact of renin-angiotensin system blockade therapy on outcome in aortic stenosis. *J Am Coll Cardiol*. 2011;58:570-576.
11. Bakris GL, Fonseca V, Katholi RE, et al. Metabolic effects of carvedilol vs metoprolol in patients with type 2 diabetes mellitus and hypertension: a randomized controlled trial. *JAMA*. 2004;292:2227-2236.
12. Rathore SS, Wang Y, Krumholz HM. Sex-based differences in the effect of digoxin for the treatment of heart failure. *N Engl J Med*. 2002;347: 1403-1411.
13. Adams KF Jr, Patterson JH, Gattis WA, et al. Relationship of serum digoxin concentration to mortality and morbidity in women in the Digitalis Investigation Group trial: a retrospective analysis. *J Am Coll Cardiol*. 2005;46:497-504.
14. Natural Medicines [database online]. Somerville, MA: Therapeutic Research Center; 2017. Available at https://naturalmedicines.therapeuticresearch.com/. Accessed May 8, 2017.

复习题

1. 心力衰竭是一种由心脏功能或结构异常引起的体征和症状的临床综合征。射血分数降低性心力衰竭的定义是什么？
   a. 心力衰竭的体征和症状，EF ＞ 40%
   b. 心力衰竭的体征和症状，EF ≤ 40%
   c. 右心衰竭的体征和症状，EF ≤ 40%
   d. 右心衰竭的体征和症状，EF ＞ 40%
2. 心力衰竭的症状可能是“左心衰竭的症状”或“右心衰竭的症状”。以下所有症状都是左心衰竭的症状，除了
   a. 端坐呼吸
   b. 呼吸急促
   c. 咳嗽
   d. 腹水
3. 当诊断为心力衰竭时，治疗取决于病因、疾病严重程度和心力衰竭类型。以下哪一个是心力衰竭治疗的重要目标?
   a. 将血压降至＜ 140/90mmHg
   b. 维持目前的心血管状态
   c. 预防住院
   d. 降低低密度脂蛋白胆固醇至＜ 70mg/dL
4. 在与患者谈论心力衰竭时，使用通俗语言是很重要的。什么样的通俗语言适合描述劳力性呼吸困难?
   a. 活动时出现呼吸困难
   b. 呼吸时胸痛
   c. 呼吸急促
   d. 胸部有压迫感
5. 一位 65 岁男性最近被诊断为射血分数降低性心力衰竭。他的心脏科医生给他开了琥珀酸美托洛尔 12.5mg，每日 1 次。在用药行动计划中适当的计划是什么?
   a. 在这个阶段，我不需要监控钠的摄入量
   b. 我应该每周检查并记录 3 次血糖
   c. 我应该每天检查并记录我的血压
   d. 我应该在用药 1 个月后抽血
6. 心力衰竭患者什么时候寻求医疗帮助是合适的?
   a. 当血压低于目标值，但患者没有低血压的症状时
   b. 当患者在 14 天的时间内体重增加 1 磅时
   c. 当患者无意中的早餐钠摄入量超过推荐摄入量时
   d. 当患者在休息时出现心力衰竭的新症状时
7. 一位 65 岁的女性，有 3 年射血分数保留性心力衰竭病史，是贵药店的常客。她带来了缬沙坦的新处方。查看她的记录，你发现她在服用赖诺普利。添加缬沙坦后可能出现哪些潜在的药物治疗相关问题?
   a. 不依从性
   b. 需要额外的药物治疗
   c. 不必要的药物治疗
   d. 无效的药物治疗
8. 一位患有射血分数降低性心力衰竭（NYHA Ⅱ级）的 70 岁男性患者，一直服用琥珀酸美托洛尔 200mg，每日 1 次。由于保险规定的改变，患者将不得不改用卡维地洛。患者情况稳定，没有任何症状。卡维地洛的等效剂量是多少?
   a. 卡维地洛 6.25mg，每日 2 次
   b. 卡维地洛 12.5mg，每日 2 次
   c. 卡维地洛 25mg，每日 2 次
   d. 卡维地洛 50mg，每日 2 次
9. 一位 70 岁的女性被诊断为射血分数降低性心力衰竭。她有明显的糖尿病、高血压和季节性过敏史。该患者应避免使用哪种药物?
   a. 格列吡嗪
   b. 赖诺普利
   c. 氯噻酮
   d. 吡格列酮
10. 一位患有射血分数降低性心力衰竭的患者，在应用最大化的心力衰竭方案，包括靶剂量卡维地洛、依那普利和螺内酯。她开始服用沙库巴曲 / 缬沙坦。该患者应如何安全服用沙库巴曲 / 缬沙坦?
    a. 收到药物后立即开始服用沙库巴曲 / 缬沙坦
    b. 停用卡维地洛，在最后一次服用卡维地洛 24h 后，再开始使用沙库巴曲 / 缬沙坦
    c. 停用螺内酯，在最后一次服用螺内酯 36h 后，再开始使用沙库巴曲 / 缬沙坦
    d. 停用依那普利，在最后一次服用依那普利 36h 后，再开始服用沙库巴曲 / 缬沙坦

答案

1. b	2. d	3. c
4. a	5. c	6. d
7. c	8. d	9. d
10. d		

周　洋　译

王海燕　校

石秀锦　林　阳　审

第26章

HIV 感染 MTM 资料集

Jamie Kisgen, PharmD, BCPS-AQ ID

关键点

- 为了降低其感染性与非感染性病因的远期发病率和死亡率，早期、积极地进行抗 HIV 治疗是目前主要的治疗方法。
- 依从性是 HIV 患者治疗能否成功的关键指标之一，MTM 药师应留意患者用药不依从，与患者和医生一起制订可管理、可耐受、有效的治疗方案。
- 在启动和监测 HIV 药物治疗时，MTM 药师应该认识到仔细筛查药物相互作用和不良反应的重要性。

HIV 感染简介

人类免疫缺陷病毒（human immunodeficiency virus，HIV）是一种单链 RNA 逆转录病毒，可导致获得性免疫缺陷综合征（acquired immunodeficiency syndrome，AIDS）和其他 HIV 相关的疾病。HIV 有两种类型：HIV-1 和 HIV-2[1]。HIV-1 比 HIV-2 更常见、毒性更强且更易传播，HIV-2 主要在西非流行，而 HIV-1 普遍流行于全球。HIV 的传播方式主要是性传播、血液传播以及母婴传播，其中最常见的是性传播，包括肛门和阴道性交。表 26-1 显示了根据患者暴露类型估算的 HIV 传播风险。影响 HIV 传播概率的因素包括暴露的类型、是否使用安全套、性伴侣的疾病阶段、病毒载量、是否存在其他性传播性疾病和抗逆转录病毒（antiretroviral，ARV）药物的使用情况[1,2]。

HIV 感染的并发症

尽管现在已经有了新的抗逆转录病毒疗法（antiretroviral therapy，ART），以及更积极的治疗指南和公共教育，但许多患者仍会因病毒而继发并发症。约 20%HIV 感染者未经诊断，直到出现 AIDS 标志性病变才会被发现[3]。免疫系统缺陷并发展为 AIDS 的患者，通常表现为机会性感染或感染相关癌症。AIDS 的确诊标准是：CD4 计数＜200 个 /μL，CD4 百分比＜14%，或出现 AIDS 标志性病变。表 26-2 概述了 HIV 的分期和 AIDS 标志性病变症状。

HIV 感染是一种慢性感染，可引起全身细胞因子水平升高和炎症反应。炎症持续状态会损害细胞、血管和器官，增加发生非感染性并发症的风险，如心肌梗死、HIV 相关性肾病（HIV-associated nephropathy，HIVAN）和特定类型的癌症。有些非感染性并发症与 CD4 抑制程度相关，而其他的则与 CD4 计数无关。表 26-3 列出了常见的 HIV 感染性和非感染性并发症，以及通常与这种情况相关的 CD4 计数。HIV 相关共病令人担忧，ARV 药物本身也会增加发生并发症的风险。在评估患者可能发生的并发症时，还需要考虑其自身的危险因素，如随着 HIV 感染患者年龄的增加，发生高血压、糖尿病、肾脏疾病等非 HIV 感染患者常见疾病的风险也会升高。HIV 感染患者同时使用抗逆转录病毒药物，使并发症发生情况变得更加复杂。仔细筛查和随访，对于早期识别 HIV 的非感染性并发症、最大限度地减少并发症对 HIV 感染患者的影响至关重要。在筛查相关并发症，确保 HIV 感染者得到适当治疗和随访中，MTM 药师可以发挥重要作用。

表 26-1　根据暴露类型估算的 HIV 传播风险

暴露的类型①	估算的风险
输血	92.5% (925/1000)
共用针头吸毒	0.63% (1/159)
经皮暴露（如针刺、锐器刺伤）①	0.23% (1/435)
被插入肛门性交	1.38% (1/73)
插入肛门性交	0.11% (1/910)
被插入阴道性交	0.08% (1/1250)
插入阴道性交	0.04% (1/2500)
插入或被插入口腔性交	低，无具体数值
吮咬、吐痰、丢弃体液或分享性玩具	极低

① 影响传播风险的因素包括未经治疗的性传播疾病、HIV 急性感染期、AIDS 终末期、传播源的病毒载量、是否使用预防措施（如积极地接受抗 ARV 治疗、男性包皮环切术、使用避孕套、暴露前预防）。

来源：参考文献 [2]。

表 26-2　基于 CD4$^+$T 淋巴细胞计数的 HIV 感染分期的监测病例定义（美国，2014）

一般情况 / 分期定义						
A. 年龄与 CD4$^+$T 淋巴细胞计数						
	＜1 岁		1 ～ 5 岁		≥ 6 岁	
分期	个 /μL（× 10^6/L）	%	个 /μL（× 10^6/L）	%	个 /μL（× 10^6/L）	%
1 期	≥ 1500	≥ 34	≥ 1000	≥ 30	≥ 500	≥ 26
2 期	750 ～ 1499	26 ～ 33	500 ～ 999	22 ～ 29	200 ～ 499	14 ～ 25
3 期（AIDS）	＜ 750	＜ 26	＜ 500	＜ 22	＜ 200	＜ 14

B. AIDS 典型症状	
反复、多发肠道细菌感染（特发于 6 岁以下儿童），肠道感染（持续时间＞ 1 个月）	卡波西肉瘤
肺、气管及支气管念珠菌感染	Burkitt 淋巴瘤
食管念珠菌病	免疫母细胞性淋巴瘤
侵袭性宫颈癌（特发于成人、青少年及＞ 6 岁儿童）	原发性淋巴瘤或脑部淋巴瘤
播散性或肺外球孢子菌病	播散性或肺外的鸟 - 胞内分枝杆菌复合体（*mycobacterium avium* complex，MAC）或堪萨斯分枝杆菌感染
肺外隐球菌感染	结核分枝杆菌感染，任何部位（肺或肺外）
慢性肠道隐孢子虫病（持续时间＞ 1 个月）	播散性或肺外分枝杆菌（其他种类或不明种类）感染
巨细胞病毒感染（除外肝、脾或淋巴结肿大），发病年龄＞ 1 月龄	肺孢子菌肺炎（*pneumocystis jirovecii* pneumonia，PCP）
巨细胞病毒性视网膜炎（视力丧失）	反复发作的肺炎（特发于成人、青少年及 6 岁以上儿童）
HIV 相关性脑病	进行性多灶性白质脑病
单纯疱疹：慢性溃疡（持续时间＞ 1 个月）；支气管炎、肺炎或食管炎，发病年龄＞ 1 月龄	反复发作沙门菌败血症
	脑弓形体病，发病年龄＞ 1 月龄
	HIV 消耗综合征
播散性或肺外组织胞浆菌病	
慢性肠道孢子菌病（持续时间＞ 1 个月）	

来源：美国 CDC [4]。

表 26-3　HIV 的感染性和非感染性并发症

CD4 细胞计数	感染性并发症	非感染性并发症
任何 CD4 计数下都可能发生	• STD 引起的直肠炎和肛门直肠溃疡	• 脂肪吸收不良 • 蛋白酶抑制剂相关胃肠道反应 • 胰岛素抵抗和糖尿病 • 血脂异常和脂肪代谢障碍 • 心血管疾病和动脉粥样硬化 • 骨密度降低 • 肌病（含自身免疫介导的肌病）
＞ 500 个 /μL	• 急性逆转录病毒综合征 • 念珠菌性阴道炎	• 无菌性脑膜炎 • 吉兰 - 巴雷综合征 • PGL
200 ～ 500 个 /μL	• 细菌性肺炎（包括肺炎链球菌肺炎） • 带状疱疹 / 水痘带状疱疹 • 卡波西肉瘤 • 神经梅毒（＜ 350 个 /μL） • 口腔毛状白斑 • 鹅口疮（口咽念珠菌病） • 结核病（肺部）	• 贫血（HIV 感染或药物引起的） • B 细胞淋巴瘤 • 宫颈癌和肛门癌或不典型增生（与人乳头瘤病毒相关） • 霍奇金淋巴瘤 • 特发性血小板减少性紫癜 • 淋巴细胞性间质性肺炎

续表

CD4 细胞计数	感染性并发症	非感染性并发症
＜ 200 个 /μL	• 球孢子菌病 • 单纯疱疹病毒感染（散播型） • 组织胞浆菌病 • 肺孢子菌肺炎 • PML • 肺结核（粟粒性 / 肺外性结核）	• 心肌病 • HIV 相关痴呆 • HIV 引起的肠病（慢性腹泻，偶见体重下降） • 非霍奇金淋巴瘤 • 周围神经病变 • 进行性多发性神经根病 • 消耗综合征
＜ 100 个 /μL	• 念珠菌性食管炎 • 隐孢子虫病 • 贝氏异孢子虫病 • 小孢子虫病 • 弓形体病	
＜ 50 个 /μL	隐球菌性脑膜脑炎 CMV 感染 MAC 感染	原发性中枢神经系统淋巴瘤

缩写：CMV= 巨细胞病毒；MAC= 鸟 – 胞内分枝杆菌复合体；PGL= 持续性全身性淋巴结肿大；PML= 进行性多灶性白质脑病；STD= 性传播疾病。
来源：参考文献 [5] 和 [6]。

HIV 感染的治疗目标

虽然治疗 HIV 感染的新药在不断研发和获批，但病毒仍未能被根除。因此，当前的治疗目标是降低 HIV 相关疾病的发病率和死亡率，最大程度地抑制 HIV 感染者体内 HIV 的复制，重建免疫系统，减少 HIV 的传播，减少药物相关的不良反应并维持生活质量 [7]。持续进行病毒抑制可以防止耐药，维持 CD4 细胞水平，降低非 AIDS 标志性病变（如心血管疾病、肾脏疾病和恶性肿瘤）的发生率。医务人员应尽可能帮助患者遵照医嘱服药，以实现 HIV 感染的药物治疗目标。

并非所有的患者都有意愿且能够在诊断后立即开始 ART。开始治疗的潜在顾虑包括治疗药物的毒副作用、治疗成本和 ART 的不依从性，这些问题会导致无法重建免疫系统，增加耐药的风险。因此，进行基线评估时，患者治疗意愿、出现副作用的风险及现有收入状况等因素非常重要。评估过程可能会让患者感到不知所措，需要花费时间来权衡利弊，最终找出治疗的障碍。MTM 药师可通过讨论治疗的风险和益处、对患者进行潜在的副作用教育、在其需要时给予鼓励等而在治疗中发挥重要作用。

由于 HIV 的耐药性，至少 2 种（最好是 3 种）有效的 ARV 药物联合治疗才能达到充分的病毒学应答，最大程度地降低耐药风险。有一些已知的病毒学成功预测因子可以帮助临床医生确定哪些患者会对治疗产生良好的反应，这些预测因子包括：选择高效的 ARV 方案、患者的治疗依从性高、治疗前基线病毒载量水平较低、基线 CD4 计数较高（＞ 200 个 /μL）、治疗后病毒载量迅速降低 [7]。应基于患者的治疗前耐药性检测、副作用情况、生活方式和合并症制订初始联合治疗方案以实现治疗目标。

开始治疗后，可衡量的治疗目标为提高 CD4 计数，实现 HIV 的病毒学抑制。病毒学抑制指 HIV RNA 水平低于检测方法的最低检测值（如＜ 20 拷贝 /mL）。尽管新疗法的药物负担更轻，给药方案更易接受且副作用更少，但仍难避免病毒学失败。病毒学失败的定义是无法达到或维持 HIV RNA 水平＜ 200 拷贝 /mL[7]。病毒学失败的常见原因包括基线 HIV RNA 水平高、CD4 计数水平低、AIDS 诊断史、合并症（如活性物质滥用、抑郁症）、传播性或获得性耐药、药物依从性差、预约未就诊及药物不良反应。在某些情况下会出现病毒学抑制后，病毒载量暂时增加。然而，这并不是病毒学失败的标志，在下一次抽血时应该会恢复到检测线下。病毒被完全抑制后，有时可能发生一过性病毒血症，偶尔一次检测到 HIV RNA ＞ 200 拷贝 /mL，但随后又回到检测线以下，不属于病毒学失败，是病毒学抑制后病毒载量的暂时增加。如果发生病毒学失败，在调整治疗方案之前，应先评估病毒学失败的危险因素和潜在原因。MTM 药师可以协助确定病毒学失败的原因，并为患者和临床医生提供教育和指导。

核心要素 1——HIV 感染患者的全面用药评估

表 26-4 列出了进行 HIV 感染患者用药评估时建议询问的问题。问题的数量和类型取决于几个因素，包括面谈时长、药物治疗相关问题（MRP）的数量、MRP 的紧迫性以及患者提供准确信息的可靠性等。在时间有限或有多个医疗问题的复杂病例中，MTM 药师可以有针对性地选择问题，以帮助识别或排除医疗紧急情况（请参阅表 26-4 中的“预防 / 评估医疗紧急情况应问的问题”）。MTM 药师应在面谈中使用通俗易懂的语言（图 26-1），并对患者可能提出的 HIV 相关问题做好准备（表 26-5）。

表 26-4 对 HIV 感染患者进行用药评估时建议问的问题

临床医生在问诊 HIV 感染患者时常问的问题
疾病史： • 您感染 HIV 多久了？什么时候被诊断的？ • 您对 HIV 感染相关的风险了解多少？ **HIV 药物：** • 您服用什么药物治疗 HIV 感染？您是如何服用的？ • 最近一周内您漏服几次 HIV 药物？ • 您曾服用过哪些其他药物来治疗 HIV 感染？ • 您是否曾经自行停用过任何 HIV 药物？如果有，为什么？ • 您最近是否出现以下任何体征 / 症状？ 发热、皮疹、恶心、呕吐、腹泻、腹痛、全身不适或呼吸道症状（如咳嗽、呼吸急促） **机会性感染药物：** • 您是否服用任何药物来预防感染（如复方新诺明或阿奇霉素）？如果是，是什么药物？您如何服用？ • 您服用这些药物多久了？ • 您的医生是否与您讨论过服用这些药物的重要性？ • 您是否在按时接种疫苗？您上一次接种流感疫苗、肺炎疫苗和破伤风疫苗是什么时候？ **其他情况：** • 您还有其他疾病吗？如果有，您服用哪些药物来治疗这些疾病？ **非处方药 / 草药：** • 您目前使用什么非处方药或草药？ • 您的医生和您讨论过哪些非处方药是您应该避免服用的吗［因为它们可能会与您的药物发生相互作用（如圣约翰草）]？
预防 / 评估紧急医疗情况应问的问题
• 您最近是否有过以下任何体征或症状？ • 任何感染的迹象——发热、呼吸急促、体重减轻、盗汗、咳嗽、无法解释的新发皮疹或病变、意识模糊、颈项强直 • 范可尼综合征——大量排尿导致脱水、骨痛和虚弱（服用替诺福韦的患者） • 超敏反应综合征——发热、皮疹、全身不适、肿胀、呼吸急促，尤其是患者最近开始服用会引起超敏反应的药物（如阿巴卡韦、非核苷逆转录酶抑制剂） • 精神及神经系统副作用——异常的梦境、头昏、沮丧或自杀倾向（尤其是开始服用依非韦伦后的 2 ～ 4 周内） • 胰腺炎——疼痛、恶心、呕吐、腹部肿胀 • 史蒂文斯 - 约翰逊综合征（Stevens-Johnson syndrome，SJS）——皮疹，其特征是皮肤上出现红色的水疱斑；分布于口腔、眼睛、生殖器或身体的其他潮湿部位；脱皮导致疼痛

获得性免疫缺陷综合征（AIDS）——感染 HIV 引起的免疫系统疾病。HIV 破坏免疫系统的 $CD4^+$ T 淋巴细胞（CD4 细胞），使身体容易受到威胁生命的感染和癌症的侵害。AIDS 是 HIV 感染的终末期。

急性逆转录病毒综合征——急性 HIV 感染的流感样症状，可能在初次感染后 2 ~ 4 周出现。常见症状为发热、头痛、疲劳和淋巴结肿大，可持续数天至 4 周，然后消失。

依从性——完全按照处方服药。依从性差可增加 HIV 耐药的风险，导致药物失效。

药物不良反应——也称为副作用，是药物导致的有害的和与用药目的无关的反应。

AIDS 标志性病变——由 CDC 确定为符合 AIDS 诊断标准的与 HIV 相关的疾病。大多数情况是感染或癌症，通常会威胁 HIV 感染者的生命。

AIDS 药物援助计划（ADAP）——由联邦政府资助的计划，为低收入、无保险和医疗保险不足的人提供药物和其他 HIV 相关服务。（译者注：我国实施的“四免一关怀”政策与上述情况类似。）

丙氨酸氨基转移酶（ALT）——一种主要存在于肝脏的酶。ALT 可以作为肝功能监测的指标之一，有助于确定患者的肝脏是否受损。

抗生素——一种用来杀死或抑制微生物（如细菌和真菌）生长的药物。

抗逆转录病毒（ARV）药物——抑制 HIV 复制的药物（如蛋白酶抑制剂）。

抗逆转录病毒疗法（ART）——HIV 感染的一线治疗方法。ART 通常使用至少 2 种不同类型（最好是 3 种或更多）的 ARV 药物联合治疗，以抑制 HIV 复制。

抗病毒药——用来抑制病毒生长或复制的药物。

天冬氨酸氨基转移酶（AST）——一种主要存在于心脏、肌肉和肝细胞中的酶。AST 可以作为肝功能监测的指标之一，有助于确定患者的肝脏是否受损。

无力——精力或体力不足；虚弱。

胆红素——肝功能血液检查的组成部分。胆红素是红细胞分解后产生的一种物质。当肝脏受损或患病时，胆红素会在体内积聚，并可能引起黄疸。胆红素也可因服用某些药物（如阿扎那韦）而升高。

一过性——详见“一过性病毒血症”。

BMI——体重指数；基于身高的体重测量，依据体重指数分为体重过轻、正常体重、超重或肥胖。

增效剂——用于增加其他药物吸收的药物，可减少其他药物的给药频率和 / 或给药剂量。常用的两种增效剂是利托那韦和考比司他。

恶病质——极度消瘦，皮包骨头。慢性 HIV 感染 /AIDS 的患者常见。

念珠菌病——由酵母菌引起的真菌感染。念珠菌病通常好发于口腔、阴道和肛门，但在身体其他部位（如食管和肺部）也可见。

CCR5 拮抗剂——阻止 HIV 进入 CD4 细胞的药物。

CD4 计数——测量血液样本中 $CD4^+$ T 淋巴细胞（CD4 细胞）的数量。常作为免疫系统状况的指标，一般每 3 ~ 6 个月测量一次。正常计数范围为 500 ~ 1200 个 /μL（$\times 10^6$/L）。

CD4 百分比——$CD4^+$ T 淋巴细胞（CD4 细胞）在白细胞中的百分比，是患者（尤其是儿童）免疫系统状况的指标。

$CD4^+$ T 淋巴细胞（CD4 细胞）（"T 细胞"）——白细胞组成成分之一，帮助协调免疫系统抵抗感染。HIV 通过攻击和杀死 CD4 细胞来削弱免疫系统。

中枢神经系统（CNS）——神经系统的一部分，由大脑和脊髓组成。感染 HIV 或使用某些 ARV 药物可能会损坏中枢神经系统。

衣原体感染——一种由细菌感染引起的常见性传播疾病（STD）。有些患者可能没有症状，但是所有患者及其性伴侣均应进行治疗，以防止并发症和疾病传播。性传播疾病会增加 HIV 传播的风险。

慢性——持续的，无限期的，不会消失的。

慢性肾脏疾病——肾脏不能正常工作时，可能会导致高血压及其他严重的健康问题。

结肠炎——结肠发炎（大肠或肠道）。常见症状包括恶心、腹泻、腹痛 / 腹部不适。通常发生于伴慢性疾病或发生机会性感染的 HIV 感染患者中。

肌酐检测——肾脏功能检测指标，肌酐升高意味着肾功能不佳。

药物相互作用——体内一种或多种药物（或食物）影响其他药物作用，可能影响人体对药物的反应和 / 或引起副作用。

电解质——血液中的必需盐，如钠、钾和钙。

范可尼综合征——肾脏疾病之一，可能会导致人体营养（包括电解质、蛋白质和葡萄糖）失衡。某些 HIV 药物（如替诺福韦）可导致该病。

融合抑制剂——阻止 HIV 进入 CD4 细胞的药物。

生殖器疣——一种由病毒感染（人乳头瘤病毒或 HPV）引起的常见性传播疾病。该病好发于阴茎、肛门、阴道或子宫颈的表面，通常为粉红色突起。

基因型耐药性检测（基因型）——检测 HIV 病毒某些片段，这些片段可以推测特定的 ARV 药物是否对特定患者的病毒有效。通常在患者开始 ARV 药物治疗之前或药物无效（即病毒可能对药物有抗药性）时进行检测。

淋病——一种由细菌感染引起的常见性传播疾病。有些患者可能没有症状，但所有患者及其性伴侣均应进行治疗，以防止并发症和疾病传播。性传播疾病会增加 HIV 传播的风险。

血细胞比容——一种检测患者的血液中红细胞数量的指标。血细胞比容过低可能是贫血的征兆。

肝炎——肝脏炎症，通常由病毒（如乙型或丙型肝炎病毒）感染引起。

HIV 相关性肾病（HIVAN）——一种与 HIV 相关的肾脏疾病，通常发生于晚期和 / 或未经治疗的 HIV 感染患者。

*HLA-B*5701* 检测——一种用于确定患者是否对阿巴卡韦有严重的药物反应（超敏反应）风险的血液检测。基因检测呈阳性反应的患者应避免接受阿巴卡韦治疗。

激素避孕药——避孕药，可能会与某些 HIV 药物产生相互作用。

人类免疫缺陷病毒（HIV）——导致 AIDS 的病毒。有两种类型：HIV-1 和 HIV-2。患者可能通过直接接触被感染的体液（如血液、精液和生殖器分泌物）而感染。

高钾血症——血液中钾离子浓度高于正常值。钾含量过高是一种医疗急症，可能导致心律失常致死。

低钾血症——血液中钾离子浓度低于正常值。可能导致肌肉无力和抽筋。

免疫重建综合征（IRIS）——人体免疫系统抗感染导致的过度炎症反应。通常发生（尤其是 CD4 计数较低者）在启动 HIV 治疗免疫系统刚刚恢复时。可能的原因是已经被治疗的感染重新出现或原来"隐匿"的感染被免疫系统"唤醒"而出现的新的感染。

病毒学应答不完全——当患者接受 HIV 治疗 24 周（6 个月）后，间隔 2 次抽血血液中的病毒量仍 > 200 拷贝 /mL。

胰岛素抵抗——人体对胰岛素的反应能力下降，从而需要更多的胰岛素才能产生相应的作用。这会导致血糖升高，并最终导致糖尿病前期或 2 型糖尿病。某些 ARV 药物（如蛋白酶抑制剂）可能会增加胰岛素抵抗的风险。

整合酶抑制剂（InSTI）——一类阻止 HIV 复制的药物。

黄疸——体内积聚过多的胆红素，导致皮肤、指甲和 / 或眼睛黄染。可能由肝损伤 / 肝脏疾病、血液疾病、胆囊疾病或某些 ARV 药物（包括阿扎那韦）引起。

脂肪萎缩——身体特定部位（包括脸部、手臂和臀部）的脂肪减少。已知几种早期的 ARV 药物会引起脂肪萎缩。

肝功能检查——一种用于测量肝脏功能相关指标的血液检查。用于识别、评估和监测肝损伤或肝脏疾病。

鸟 - 胞内分枝杆菌复合体（MAC）——一种典型的会感染免疫系统低下患者的细菌。通常发生于 CD4 计数 < 50 个 /μL 的 HIV 感染患者。感染可发生在全身，包括皮肤、肺部和肠道。

最低点——检测患者的 CD4 计数最低的值。

肾结石症——也称为"肾结石"。肾结石通常由钙组成，也可发生在服用某些 HIV 药物（如阿扎那韦、茚地那韦）的患者中。

非核苷类逆转录酶抑制剂（NNRTI）——一类用来阻止 HIV 复制的药物。

核苷类逆转录酶抑制剂（NRTI）——一类用来阻止 HIV 复制的药物。

肥胖——体重指数（BMI）> 30kg/m²，可增加罹患高血压、糖尿病和心血管疾病的风险。

机会性感染（OI）——免疫系统低下的患者（癌症、器官移植和 HIV 感染等患者）发生感染的可能性较免疫系统正常的患者更常见或更严重。

骨量减少——骨量或骨密度（bone mineral density, BMD）低于正常水平。如果骨量减少继续恶化，可能会导致骨质疏松症。常见于长期服用某些 ARV 药物（如替诺福韦）的患者。

骨质疏松症——一种进行性骨丢失和骨密度（BMD）降低，骨折风险增加的疾病。长期接受 ART 的患者发生骨质疏松症的风险可能更高，应持续监测。

超重——体重指数（BMI）> 25kg/m²，可增加罹患高血压、糖尿病和心血管疾病的风险。

胰腺炎——胰腺炎症，常见症状包括疼痛、恶心、呕吐及腹部肿胀。

周围神经病变——周围神经系统（大脑和脊髓以外的神经）损伤。常见症状包括疼痛、麻木、刺痛、肿胀和肌肉无力。

表型耐药性检测（表型）——测试 HIV 在不同浓度 ARV 药物中的生长能力。通常用于既往曾使用过多种 HIV 药物治疗或感染强耐药性病毒的患者。

图 26-1

肺孢子菌肺炎（PCP）——肺孢子菌引起的肺部感染性疾病。肺孢子菌在环境中很常见，通常仅在免疫功能低下的人中引发疾病。PCP 是 AIDS 标志性病变之一。
肺炎——肺部炎症，通常由细菌、病毒或真菌感染导致。
暴露后预防（PeP）——在高风险暴露于 HIV 或乙型肝炎病毒（如性侵犯、针刺暴露等）后立即给予患者药物，以降低患者感染的风险。
暴露前预防（PrEP）——在可能 HIV 暴露之前给药，以降低感染 HIV 的风险。
一级预防——在处于感染风险中但尚未感染过的人群中，为预防感染发生进行的药物治疗（如对 CD4 计数< 200 个 /μL 的患者进行 PCP 预防）。
蛋白酶抑制剂（PI）——一类用于阻止 HIV 复制的药物。
快速 HIV 抗体检测——一种可以在 30min 内在血液或口腔中发现 HIV 抗体的检测。
复发——症状消失或减轻一段时间后再次出现。
耐药性检测——一种能抑制患者病毒对最佳 ARV 药物是否耐药的血液检测。相关示例参见“基因型”和“表型”。
二级预防——预防疾病或感染复发的药物治疗，用于有些进行初始治疗后，免疫功能仍低下者（如 PCP 二级预防用于已进行 3 周疗程但 CD4 计数仍< 200 个 /μL 的患者）。
血清胆红素——一种血液检测，检测血液中胆汁产物的量，通常用于衡量肝功能。服用阿扎那韦的患者应密切监测，该药可能导致胆红素水平升高。
血清钾——检测血液中钾含量（请参阅“高钾血症”和“低钾血症”）。
性传播疾病（STD）——通过性接触而传播的感染（也称为性传播感染）。大多数性传播疾病会增加 HIV 传播的风险。
史蒂文斯 - 约翰逊综合征 (SJS）——药物引起的严重反应，严重时可危及生命。临床特征是出现皮疹，红斑水疱累及口腔、眼、生殖器及身体其他潮湿部位，常因皮肤脱皮导致疼痛性溃疡。
梅毒——由细菌感染（梅毒螺旋体）导致的性传播疾病。有些患者可能没有症状，但是所有患者及其性伴侣均应进行治疗，以防止并发症和疾病传播。性传播疾病会增加 HIV 传播的风险。
全身性——与整个身体相关，可指影响全身的感染。
T 细胞（或 T 淋巴细胞）——CD4 计数的术语。
治疗药物监测——测量人体血液中 ARV 药物浓度的检测指标，有助于确定最佳给药剂量，提供安全有效的治疗。
弓形体——一种来自禽粪或生的 / 未煮熟的肉类的寄生虫。在大多数人中，该寄生虫不会引起任何疾病。对于免疫功能低下的患者（如 CD4 计数< 100 个 /μL 的患者），可能会导致肺部、皮肤或脑部感染。
趋向性检测——CD4 细胞外部有两个区域分别为 CCR5 和 CXCR4，HIV 可与其中之一结合并附着在 CD4 细胞上。该项检测可确定病毒倾向于附着在 CD4 细胞上哪个区域。某些 HIV 病毒只能附着其中之一，有时可以附着两个区域。这对明确患者是否使用 CCR5 拮抗剂（如马拉韦罗）至关重要。
病毒载量无法检测到——血液中的 HIV 数量过低而无法在血液中检测到。
无保护的性行为——不使用安全套的性行为。
尿液分析——对尿液进行的物理、化学和显微镜检查。
病毒载量——一种血液检测，计算患者血液中的 HIV 数量，也用于评价 ARV 药物的效果。通常在患者开始服药之前、3 个月和 6 个月后进行常规检测。
病毒血症——血液中存在病毒。
一过性病毒血症——暂时性的，可检测到患者血液中 HIV 数量 (病毒载量) 的增加。可能发生在 HIV 药物已经完全抑制病毒之后。这是病毒学抑制后病毒载量的暂时增加，不属于病毒学失败。
病毒学失败——当前的 HIV 治疗无法将病毒数量降低至< 200 拷贝 /mL。失败的原因包括耐药性、药物毒性或患者依从性差。
病毒学反弹——血液中的 HIV 数量从无法检测到（< 20 拷贝 /mL）增加到> 200 拷贝 /mL。
病毒学抑制——目前的血液检测无法检测到患者血液中的 HIV 数量（如血液中病毒数量< 20 ~ 75 拷贝 /mL，具体取决于所用的检测方法）。
消耗综合征——HIV 感染的标志性病变之一。其特征是患者体重下降大于 10%。患者还可能出现至少 30 天的腹泻或虚弱和发热。
蛋白质印迹法（western blot）——一种用于确诊 HIV 的血液检测。
野生型病毒——无突变的 HIV 天然存在形式。
酵母菌感染——见“念珠菌病”。

图 26-1 HIV 相关术语的通俗解释

来源：参考文献 [8]

表 26-5 HIV 感染患者可能会问的问题及解答

什么是 HIV？
HIV（人类免疫缺陷病毒）是导致 HIV 感染的病毒，该病毒攻击并最终摧毁人体的 CD4 细胞（T 细胞），这些白细胞是抵抗感染的重要细胞。当 CD4 细胞（T 细胞）耗尽时，免疫系统失去抵抗感染的能力。感染 HIV 后最终导致获得性免疫缺陷综合征（AIDS）。
HIV 感染可以治愈吗?
不能。目前没有能够完全清除病毒的 ART，HIV 感染的治疗目标是将病毒保持在非常低的水平，患者可以拥有健康的免疫系统，延长生命。
什么是 AIDS？
AIDS（获得性免疫缺陷综合征）是 HIV 感染的终末期。当 CD4 计数< 200 个 /μL，CD4 计数百分比< 14% 或患者出现 AIDS 标志性病变时，确诊为 AIDS（获得性免疫缺陷综合征）。
AIDS 标志性病变有哪些?
AIDS 标志性病变包括肺孢子菌肺炎（PCP）、卡波西肉瘤、淋巴瘤、鸟 - 胞内分枝杆菌复合体（MAC）感染、进行性多灶性白质脑病（PML）、肺结核和弓形体病等。完整列表可从 CDC 获得（www.cdc.gov/mmwr/preview/mmwrhtl/ rr5710a2.htm）。（另请参阅表 26-2）

续表

HIV 导致 AIDS 需要多长时间？
未经治疗的 HIV 感染发展为 AIDS 的平均时间为 8 ～ 11 年。具体因患者而异，取决于患者的健康状况、是否伴其他疾病和遗传因素。
什么是“T 细胞”或 CD4 细胞，为什么它们这么重要？
“T 细胞”（也称为 CD4 细胞）是帮助人体免疫系统抵抗感染的白细胞。
“T 细胞”或 CD4 细胞的正常数量是多少？
正常健康人的 CD4 计数为 500 ～ 1200 个 /μL，CD4 计数能衡量免疫系统情况。
什么是病毒载量？为什么这么重要？
病毒载量是每毫升血液中的 HIV 病毒拷贝数。HIV 的治疗目标是达到“无法检测到”的病毒载量，但是，病毒载量“无法检测到”并不意味着患者已治愈，仅表示病毒的数量低于该检测方法所能检测到的下限数量（如血液中病毒载量< 20 ～ 75 拷贝 /mL，具体取决于所用的检测方法）。
什么是机会性感染？
机会性感染（OI）是指免疫系统低下的患者（癌症、器官移植和 HIV 感染等患者）发生感染的可能性较免疫系统正常的患者更常见或更严重。如肺孢子菌肺炎、鸟 - 胞内分枝杆菌复合体感染和弓形体病等。
除了感染以外，我还有其他需要注意的吗？
有。人体对 HIV 感染的反应会导致一种慢性炎症状态，可能会对身体的所有器官造成损害。慢性炎症状态可能会导致其他疾病，如心脏疾病（心脏病发作、卒中）、肾脏疾病、神经系统疾病（痴呆、PML）和癌症（淋巴瘤、肉瘤）。
我需要一直服用药物吗？
是的，目前尚无药物能够完全清除体内的病毒。HIV 感染的治疗目标是抑制病毒，以便患者可以维持正常的免疫系统，延长寿命。
如果我停止服用 HIV 药物会怎样？
病毒将不受控制地繁殖，并攻击更多的 CD4 细胞（T 细胞），削弱您的免疫系统，增加感染和其他慢性疾病的风险。如果您没有按照处方服用所有药物，还可能会产生耐药性，限制将来可选择的治疗方案。
我什么时候应该打电话给我的医生咨询有关我的 HIV 药物的信息？
如果您遇到药物引起的严重或无法解释的副作用，请致电您的医生。
如果我对 HIV 药物有问题该怎么办？
未与医生沟通之前，切勿停止服用 HIV 药物。与您的医生和 / 或药师沟通时，让他们知道您遇到的任何问题，以确保您的 HIV 药物适合您。

核心要素 2——个人用药清单

图 26-2 提供了 HIV 患者的个人用药清单（PML）示例。此示例仅展示了 HIV 治疗药物，还应添加其他疾病的药物，并单独列出。MTM 药师在创建 PML 时应使用简洁易懂的语言。

核心要素 3——用药行动计划

图 26-3 是 HIV 感染患者的用药行动计划（MAP）示例。此示例仅是针对 HIV 感染患者的行动计划，还应添加其他疾病或其他药物治疗相关问题（MRP）的 MAP，并单独列出。一般来说，仅列出几个最重要的行动计划即可，以免患者不知所措。患者自我管理的其他方面可以在以后的面谈中解决。MTM 药师在创建 MAP 时应使用简洁易懂的语言。

核心要素 4——干预和 / 或转诊

对 HIV 感染患者的干预措施可包括改善依从性、确定药物与药物之间的相互作用、识别和减少药物不良事件。许多治疗方案可能很复杂，难以根据患者的生活方式进行调整，因此很难实现长期、持续的依从。在制订方案时，临床医生应考虑患者生活的方方面面，

个人用药清单 *<插入患者姓名，出生日期：月 / 日 / 年>*	
药品：Descovy（恩曲他滨 / 丙酚替诺福韦）200mg/ 25mg 片剂	
我如何用它：每天服用 1 片（200mg/25mg）	
我为何用它：HIV 感染	**处方者：**Smith
我开始用它的日期：1/7/2017	**我停止用它的日期：***<留空给患者填写>*
我为何停止用它：*<留空给患者填写>*	
药品：Prezcobix（达芦那韦 / 考比司他）800mg/160mg 片剂	
我如何用它：每天服用 1 片（800mg/160mg），与食物同服	
我为何用它：HIV 感染	**处方者：**Smith
我开始用它的日期：1/7/2017	**我停止用它的日期：***<留空给患者填写>*
我为何停止用它：*<留空给患者填写>*	
药品：复方新诺明（甲氧苄啶 / 磺胺甲噁唑）160mg/800mg 片剂	
我如何用它：每天服用 1 片（160mg/800mg）	
我为何用它：感染（PCP）预防	**处方者：**Smith
我开始用它的日期：12/17/2016	**我停止用它的日期：***<留空给患者填写>*
我为何停止用它：*<留空给患者填写>*	

图 26-2 HIV 患者的个人用药清单示例

包括饮食习惯、睡眠习惯、工作日程和参与意愿。长期接受 ART 的患者需要考量药片负担和服药疲劳因素。即使采用新的治疗方案，药物不良反应仍然是困扰 HIV 感染患者的主要问题之一，应在每次就诊时进行探讨。药物不良反应影响患者用药依从性、生活质量和终身治疗的意愿。表 26-6 和表 26-7 综述了启动 ART 的建议。表 26-8 和表 26-9 概述了各个 ARV 药物，并列出了初治患者的首选药物。表 26-10 至表 26-12 概述了机会性感染的治疗和预防。

<table>
<tr><td colspan="2" align="right"><b>制订日期：</b><<i>插入日期</i>></td></tr>
<tr><td colspan="2">我们谈论了什么：
您自我报告每周漏服 2 ～ 3 次艾生特（拉替拉韦）的夜间剂量。拉替拉韦是唯一需要您晚上服用的药物，其他药物都在早上服用。</td></tr>
<tr><td><b>我需要做什么：</b>
可以做一些事情来帮助自己记得服药：
• 使用储药盒，药盒在一周的每一天都有一个早上插槽和一个晚上插槽。
• 使用手机设置每日提醒，以便每天晚上同一时间（如晚上 9：00）服用拉替拉韦。尝试将每天晚上服药与我做的事情联系起来，如遛狗或刷牙。</td><td><b>我做过什么，什么时候做的：</b>
<<i>留空给患者填写</i>></td></tr>
<tr><td colspan="2">我们谈论了什么：
您向我报告每星期三服用阿奇霉素 1200 mg 时胃部不适（恶心、腹痛）。您了解服用这种药物预防感染的重要性，但由于其副作用，很难坚持每周服用。我们已经与您的医生联系，建议您换药，她已经同意该建议。</td></tr>
<tr><td><b>我需要做什么：</b>
可以采取一些措施来减轻副作用：
• 分次服用，在星期一服用一片（600mg），在星期四再服用一片（600mg）。
• 随食物一起服用药物，最大程度地减少胃部不适。
• 如果继续胃部不适并且无法忍受，致电我的医生或药师。</td><td><b>我做过什么，什么时候做的：</b>
<<i>留空给患者填写</i>></td></tr>
</table>

图 26-3　HIV 感染患者的用药行动计划示例

表 26-6　HIV 感染治疗的指南推荐级别

推荐级别	证据级别
A= 强推荐	Ⅰ = 数据来自随机对照试验（RCT）
B= 中等推荐	Ⅱ = 数据来自设计良好的非随机对照试验或观察性队列研究
C= 可选的推荐	Ⅲ = 专家意见

来源：参考文献 [7]。

表 26-7　HIV 初治感染患者首选 ART 的现有指南

- 不论患者治疗前 CD4 计数如何，建议所有感染 HIV 的患者接受 ART，以降低 HIV 感染相关的发病率和死亡率（A Ⅰ）。
- 有效的 ART 可以防止 HIV 从感染者传播给其性伴侣。因此，应向有可能将 HIV 传播给性伴侣的患者提供 ART（A Ⅰ）。
- 在开始 ART 之前，重要的是要确定患者是否愿意并且能够进行治疗。患者应该了解治疗的益处和风险以及依从性的重要性。有时候，患者可能会选择推迟治疗，需要根据临床和 / 或社会心理因素，视具体情况选择是否推迟治疗。

来源：参考文献 [7]。

表 26-8　HIV 感染的药物治疗管理

<table>
<tr><th>药物</th><th>药物特有的副作用①</th><th>黑框警告 / 禁忌证</th><th>妊娠期用药安全性分级②</th></tr>
<tr><td colspan="4" align="center">核苷 / 核苷酸逆转录酶抑制剂（NRTI）</td></tr>
<tr><td colspan="4">不良反应：恶心、呕吐、腹泻
黑框警告：乳酸性酸中毒（尤其是 d4T、AZT、ddI）和严重的肝大伴脂肪变性</td></tr>
<tr><td>阿巴卡韦（ABC）
Ziagen
Epzicom（ABC/3TC）
Triumeq (ABC/DTG /3TC)</td><td>• 超敏反应，包括发热、皮疹、腹痛、全身不适或呼吸道症状。HLA-B * 5701 检测阳性的患者发生风险最高。如果发生超敏反应，请立即停药就医
• 高脂血症
• 一些队列研究表明，心肌梗死风险增加</td><td>• 严重的超敏反应
• HLAB * 5701 阳性患者发生风险最高
• 中重度肝损伤</td><td>C</td></tr>
</table>

续表

药物	药物特有的副作用[①]	黑框警告 / 禁忌证	妊娠期用药安全性分级[②]
去羟肌苷（ddI） Videx EC	胰腺炎、周围神经病变、视网膜改变、视神经炎、胰岛素抵抗 / 糖尿病	• 致命性和非致命性胰腺炎 • 接受去羟肌苷和司他夫定联合治疗的孕妇发生致命性乳酸性酸中毒 • 别嘌醇 • 利巴韦林	B
恩曲他滨（FTC） Emtriva Atripla (TDF/FTC/EFV) Complera (TDF/FTC/RPV) Descovy (FTC/TAF) Genvoya (EVG/COBI/FTC/TAF) Odefsey (FTC/RPV/TAF) Stribild (EVG/COBI/TDF/FTC) Truvada (TDF/FTC)	色素沉着 / 皮肤变色、皮疹、头痛、咳嗽、乏力、头晕、疲劳、胰腺炎、脂肪分布不均	• 如果同时感染乙型肝炎并停止用药会导致肝炎急性加重 • 既往发生过超敏反应	B
拉米夫定（3TC） Epivir Combivir (3TC/AZT) Epzicom (ABC/3TC) Triumeq (ABC/DTG /3TC)	头痛、咳嗽、发热、全身乏力、疲劳、胰腺炎、脂肪分布不均	• 如果同时感染乙型肝炎并停止用药会导致肝炎急性加重 • 既往发生过超敏反应	C
司他夫定（d4T） Zerit	头痛、皮疹、周围神经病变、胰腺炎、严重的脂肪萎缩、高脂血症	• 服用去羟肌苷发生致命性和非致命性胰腺炎（尤其是妊娠期间） • 既往发生过超敏反应	C
丙酚替诺福韦（TAF） Descovy (FTC/TAF) Genvoya (EVG/COBI/FTC/TAF) Odefsey (FTC/RPV/TAF)	肾功能不全（发生率低于 TDF）、范可尼综合征、骨密度降低（发生率低于 TDF）、头痛	如果同时感染乙型肝炎并停止用药会导致肝炎急性加重	相关数据不足
富马酸替诺福韦二吡呋酯（TDF） Viread Atripla (TDF/FTC/EFV) Complera (TDF/FTC/RPV) Stribild (EVG/COBI/TDF/FTC) Truvada (TDF/FTC)	皮疹、头痛、乏力、肾功能不全、范可尼综合征、骨量减少、骨密度降低、血管性水肿	如果同时感染乙型肝炎并停止用药会导致肝炎急性加重	B
齐多夫定（AZT） Retrovir Combivir (3TC/AZT)	骨髓抑制（巨细胞性贫血或中性粒细胞减少）、头痛、失眠、乏力、指甲色素沉着、乳酸性酸中毒 / 重度肝大伴肝脂肪变性、高脂血症	• 血液毒性，包括中性粒细胞减少和严重贫血 • 肌病 • 既往发生过超敏反应	C
非核苷类逆转录酶抑制剂（NNRTI）			
不良反应：皮疹（包括 Stevens-Johnson 综合征）、转氨酶升高 **药物相互作用：阿伐那非、利福喷汀、圣约翰草**			
依非韦伦（EFV） Sustiva Atripla (TDF/FTC/EFV)	头晕，恶心，头痛，疲劳，失眠，呕吐，神经精神症状（嗜睡、失眠、梦境异常、头昏、抑郁、精神病和自杀倾向。症状通常在 2 ～ 4 周后消退或减轻，睡前服药并避免饮食可减少这些不良反应），高脂血症，可能致畸	• 既往发生过超敏反应 • 波普瑞韦 • 麦角衍生物 • 咪达唑仑 • 所有其他 NNRTI • 圣约翰草 • 三唑仑 • 有意妊娠或未采取有效避孕措施的育龄妇女应避免使用	D

续表

药物	药物特有的副作用[1]	黑框警告 / 禁忌证	妊娠期用药安全性分级[2]
依曲韦林（ETR） Intelence	周围神经病变、腹泻、超敏反应综合征	• 卡马西平 • 苯巴比妥 • 苯妥英 • 利福平 • 圣约翰草	B
奈韦拉平（NVP） Viramune Viramune XR	超敏反应；肝炎表现，包括致命性肝坏死（常伴有皮疹或超敏反应）	• 致死性和非致死性肝毒性以及致死性和非致死性皮肤反应 • 作为职业性和非职业性暴露后预防的一部分使用 • 肝损伤（Child-Pugh B 级或 C 级） • 圣约翰草 • 由于药物的肝毒性，如果女性基线 CD4 计数＜ 250 个 /μL，男性基线 CD4 计数＜ 400 个 /μL，应避免使用	B
利匹韦林（RPV） Edurant（利匹韦林） Complera (TDF/FTC/RPV) Odefsey (FTC/RPV/TAF)	抑郁、失眠、头痛	• 卡马西平 • 地塞米松（多剂量） • 奥卡西平 • 苯巴比妥 • 苯妥英 • 普利米酮 • 质子泵抑制剂 • 利福布汀、利福平 • 圣约翰草	B
蛋白酶抑制剂（PI）			
不良反应：胃肠道反应（恶心、呕吐、腹泻）、头痛、高血糖、高脂血症（少用 ATV）、转氨酶升高、脂肪分布不均（脂肪增生） **药物相互作用：都是由肝 CYP3A 酶代谢，有些是 CYP 酶和 PGP 的抑制剂或诱导剂；常见有相互作用的药物包括阿托伐他汀、波生坦、钙通道阻滞剂、克拉霉素、秋水仙碱、皮质类固醇（吸入、鼻内和全身用药）、大蒜、激素类避孕药、伊曲康唑、马拉韦罗、奎尼丁、红曲米提取物、利伐沙班、替格瑞洛、伏立康唑、华法林** **禁忌药物：阿夫唑嗪、阿瓦那非、胺碘酮、考尼伐坦、决奈达隆、依普利酮、麦角衍生物、洛伐他汀、咪达唑仑、尼莫地平、雷诺嗪、利福平、利福喷汀、三唑仑、西地那非（勃起功能障碍除外）、辛伐他汀、圣约翰草、沙美特罗、托伐普坦、三唑仑**			
阿扎那韦（ATV） Reyataz Evotaz (ATV/COBI) *首选与利托那韦或考比司他合用*	皮疹（20%）、黄疸、巩膜黄染、无症状的高间接胆红素血症、肾结石、胆石症、PR 间期延长（有传导缺陷的患者或正在使用引起 PR 延长药物的患者慎用）、Stevens-Johnson 综合征 / 中毒性表皮坏死松解症	• 既往发生过超敏反应 • 参见上面的其他禁忌药物 （说明：如果患者使用质子泵抑制剂，剂量不应超过奥美拉唑每天 20mg 的等效剂量）	B
达芦那韦（DRV） Prezista Prezcobix (DRV/COBI) *必须与利托那韦或考比司他同服*	皮疹（10%，含磺胺结构的药物）（包括 Stevens-Johnson 综合征和多形红斑）、腹泻、恶心、头痛、肝毒性	• 既往发生过超敏反应 • 参见上面的其他禁忌药物	C
呋山那韦（FPV） Lexiva	皮疹（12% ～ 19%，含磺胺结构的药物）（包括 Stevens-Johnson 综合征 / 中毒性表皮坏死松解症）、肾结石、心肌梗死、中性粒细胞减少	• 对氨普那韦或呋山那韦过敏 • 氟卡尼 • 普罗帕酮	C
茚地那韦（IDV） Crixivan	味觉改变、胃灼热、肾结石（约 12.4%）、无症状的高间接胆红素血症（约 14%）、乏力、视物模糊、Stevens-Johnson 综合征、中毒性表皮坏死松解症、出血	• 既往发生过超敏反应 • 阿普唑仑	C

续表

药物	药物特有的副作用[①]	黑框警告 / 禁忌证	妊娠期用药安全性分级[②]
洛匹那韦 / 利托那韦（LPV/r） Kaletra	胰腺炎、乏力、中枢神经系统抑制、PR 和 QT 间期延长、尖端扭转、房室传导阻滞、Stevens-Johnson 综合征、中毒性表皮坏死松解症	既往对洛匹那韦或利托那韦过敏	C
奈非那韦（NFV） Viracept	疲劳、肠胃胀气、血友病患者出血次数增加、QT 间期延长、尖端扭转	参见上面的禁忌药物	B
沙奎那韦（SQV） Invirase *必须和利托那韦一起服用*	腹痛、肺炎、房室传导阻滞、PR 和 QT 间期延长、尖端扭转、Stevens-Johnson 综合征、精神障碍、自杀倾向、骨髓抑制	• 房室传导阻滞患者（无起搏器）、QT 延长、延长 QT 间期的药物（如 Ⅰ 类和 Ⅲ 类抗心律失常药物、大环内酯类药物） • 既往发生过超敏反应 • 严重的肝损伤 • 曲唑酮	B
替拉那韦（TPV） Aptivus *必须和利托那韦一起服用*	皮疹（3% ～ 21%，含磺胺结构的药物）、疲劳、发热、胰腺炎、肝毒性，曾有罕见致命性和非致命性颅内出血病例报道	• 肝炎和肝功能代偿不全，包括意外的死亡事故 • 致命性和非致命性颅内出血 • 肝损害（Child-Pugh B 或 C 级） • 氟卡尼 • 普罗帕酮	C
融合抑制剂			
恩夫韦肽（T-20） Fuzeon	局部注射部位反应（疼痛、红斑、硬结节、几乎 100% 发生皮肤瘙痒）、细菌性肺炎的发病率增加、恶心、腹泻、疲劳、超敏反应	既往对恩夫韦肽过敏	B
马拉韦罗（MVC） Selzentry	上呼吸道感染、咳嗽、发热、皮疹、头晕	• 肝毒性，此前可能发生全身过敏反应 • 严重肾功能损害 (CrCl ＜ 30mL/min) • 终末期肾病 • 合用强效 CYP3A 酶抑制剂或者未经测试的诱导剂	B
整合酶抑制剂			
多替拉韦（DTG） Tivicay Triumeq (ABC/DTG/3TC)	皮疹、全身症状、失眠、头痛、抑郁和自杀倾向（通常见于有精神疾病病史的患者）	• 既往对多替拉韦过敏 • 多非利特	B
艾维雷韦（EVG） Genvoya (EVG/COBI/FTC/TAF) Stribild (EVG/COBI/TDF/FTC)	蛋白尿（约 39%）、恶心、腹泻、头痛、疲劳、胰腺炎、肌肉无力、肌痛、横纹肌溶解；考比司他会导致血清肌酐假性升高和 CrCl 降低 （说明：其他常见的副作用见替诺福韦和恩曲他滨）	• 乳酸性酸中毒及严重肝大伴脂肪变性 • 如果同时感染乙型肝炎并停止用药会导致肝炎急性加重 • 不可用于合并乙型肝炎病毒感染患者 • 阿夫唑嗪 • 麦角衍生物 • 洛伐他汀 • 咪达唑仑 • 利福布汀、利福平、利福喷汀 • 沙美特罗 • 西地那非（对多环芳烃） • 辛伐他汀 • 圣约翰草 • 三唑仑	B

续表

药物	药物特有的副作用①	黑框警告 / 禁忌证	妊娠期用药安全性分级②
拉替拉韦（RAL） Isentress	恶心、头痛、腹泻、发热、肌肉无力、磷酸肌酸激酶升高、横纹肌溶解、皮疹（包括 Stevens-Johnson 综合征）、超敏反应、中毒性表皮坏死松解症	无	C
药代动力学增效剂			
考比司他（COBI） Tybost Evotaz (ATV/COBI) Genvoya (EVG/COBI/FTC/TAF) Prezcobix (DRV/COBI) Stribild (EVG/COBI/TDF/FTC)	由于抑制血清肌酐的肾小管分泌导致肌酐清除率降低；对实际肾小球滤过率无影响	禁忌药物参见蛋白酶抑制剂部分	B

① 这是一个概括性的清单，并未包括这些药物可能产生的所有副作用。在给出任何建议之前，请查阅药品参考信息源以获得更完整的清单。在提出药物治疗建议之前，MTM 药师还应查阅全面的药物相互作用数据库。

② 所有处方药的产品说明书都会不断更新，以体现 FDA 的妊娠期和哺乳期用药最新规则。请核查所需产品的说明书，以获得最准确和最新的妊娠期安全用药信息。

来源：参考文献 [7]、[9] 和 [10]。

表 26-9　HIV 感染的治疗：未接受过抗逆转录病毒治疗患者的首选 ART 方案推荐①

一般情况		
	首选治疗方案	选择局限性
PI 为基础	达芦那韦 + 利托那韦 + 富马酸替诺福韦二吡呋酯 + 恩曲他滨（A Ⅰ）	皮疹（达芦那韦有磺酰胺基）；胃肠道反应；饮食要求；CYP3A4 药物相互作用
InSTI 为基础	拉替拉韦 + 富马酸替诺福韦二吡呋酯 + 恩曲他滨（A Ⅰ）	每天 2 次（不是每天 1 次）；与多价抗酸剂相互作用；肌酸激酶增加
	艾维雷韦 + 考比司他 + 富马酸替诺福韦二吡呋酯 + 恩曲他滨（复合制剂）（A Ⅰ）	限肌酐清除率（CrCl）≥ 70mL/min；饮食要求；CYP3A4 药物相互作用；考比司他抑制肌酐分泌，增加血清肌酐（Scr），但不影响实际的肾小球功能
	艾维雷韦 + 考比司他 + 富马酸丙酚替诺福韦 + 恩曲他滨（复合制剂）（A Ⅰ）	限 CrCl ≥ 30mL/min；其他同上
	多替拉韦 + 阿巴卡韦 + 拉米夫定（复合制剂）（A Ⅰ）	限 *HLA-B*5701* 阴性；与多价阳离子抗酸剂相互作用；多替拉韦抑制肌酐分泌，增加 Scr，但不影响实际的肾小球功能
	多替拉韦 + 富马酸替诺福韦二吡呋酯 + 恩曲他滨（A Ⅰ）	同上，无需 *HLA-B*5701* 阴性
可选替换治疗方案（相较首选治疗方案存在潜在不利）		
NNRTI 为基础	依非韦伦 + 富马酸替诺福韦二吡呋酯 + 恩曲他滨（复合制剂）（B Ⅰ）	依非韦伦对中枢神经系统的副作用；CYP450 药物相互作用；空腹给药；非人类的灵长类动物致畸性——计划妊娠的女性应避免使用
	利匹韦林 + 富马酸替诺福韦二吡呋酯 + 恩曲他滨（复合制剂）（B Ⅰ）	当 HIV-RNA > 10 万拷贝 /mL（> 10 万 $\times 10^3$/L）或 CD4 < 200 个 /μL（< 200×10^6/L）时不推荐；避免使用质子泵抑制剂（利匹韦林）；饮食要求；抑酸剂的相互作用
PI 为基础	阿扎那韦 + 利托那韦（或考比司他）+ 富马酸替诺福韦二吡呋酯 + 恩曲他滨（B Ⅰ）	胃肠道反应；饮食要求；CYP3A4 药物相互作用；高胆红素血症导致停药，特别是吉尔伯特综合征患者；限 CrCl ≥ 70mL/min，因为考比司他抑制肌酐分泌，增加 Scr——应与肾功能不全相鉴别
	达芦那韦 + 利托那韦（或考比司他）+ 阿巴卡韦 + 拉米夫定（利托那韦 B Ⅱ，考比司他 B Ⅲ）	限 *HLA-B*5701* 阴性；参考以上所述
	达芦那韦 + 考比司他 + 富马酸替诺福韦二吡呋酯 + 恩曲他滨（B Ⅲ）	限 CrCl ≥ 70mL/min，因为考比司他抑制肌酐分泌，增加 Scr ——与肾功能不全相鉴别；参考以上所述

续表

在任何时候都不应该选择的方案或组合	
方案或组合	评价
只含 NRTI 方案（AⅠBⅡ）	病毒学疗效较差
去羟肌苷 + 替诺福韦（AⅡ）	病毒学疗效较差，CD4 下降
去羟肌苷 + 司他夫定（AⅡ）	毒性：包括皮下脂肪减少、周围神经病变和乳酸酸中毒
两个 NNRTI 组合（AⅠ）	更多的不良事件，药物相互作用
恩曲他滨 + 拉米夫定或齐多夫定 + 司他夫定（AⅡ AⅢ）	相同的碱基类似物；无额外益处（或有拮抗作用）
不包含增效剂的 PI（如达芦那韦、沙奎那韦、替拉那韦）（AⅡ）	生物利用度不足
依曲韦林 + 选择性增强的 PI（AⅡ）	可能诱导 PI 代谢，剂量尚未确定
奈韦拉平用于较高 CD4 计数（女性＞250 个 /μL，男性＞400 个 /μL）的 ART 初治患者（BⅠ）	肝毒性发生率高

① 以证据为基础的等级定义；推荐级别：A——强推荐；B——中等推荐；C——可选的推荐。支持推荐的证据质量级别：Ⅰ——证据来源于至少一项具有临床结果和 / 或经过确认的试验终点的恰当的随机对照试验；Ⅱ——证据来源于至少一项设计良好的非随机对照试验或具有长期临床结果的观察性队列研究；Ⅲ——专家意见。拉米夫定和恩曲他滨是可以互相替代的。

来源：参考文献 [7]。

表 26-10　HIV 感染者常见机会性病原体可选的治疗方案

临床疾病	成人急性感染的首选初始治疗（括号内为推荐强度）	常规剂量下常见不良反应
真菌		
口腔念珠菌病	氟康唑每日 100mg，口服，7 ～ 14 天（AⅠ）	肝功能异常、肝毒性、恶心、呕吐
	或	
	制霉菌素 500000 单位，口服（～ 5mL），每日 4 次，服用 7 ～ 14 天（BⅡ）	有味道，患者接受度
食管念珠菌病	氟康唑每日 100 ～ 400mg，口服或静脉注射，持续 14 ～ 21 天（AⅠ）	肝功能异常、肝毒性、恶心、呕吐
	或	
	伊曲康唑 200mg/d，口服，14 ～ 21 天（AⅠ）	肝功能异常、肝毒性、恶心、呕吐
肺孢子菌肺炎	甲氧苄啶 / 磺胺甲噁唑每日 15 ～ 20mg/kg，静脉注射或口服，分 3 ～ 4 次剂量，共 21 天[①]（AⅠ）；中度或重度治疗需静脉注射	皮疹、发热、白细胞减少、血小板减少症
	或	
	喷他脒每日 4mg/kg 静脉注射，共 21 天[①]（AⅠ）	氮质血症、低血糖、高血糖、心律失常
轻度发作		
	阿托伐醌混悬液 750mg（5mL），每日 2 次（bid），随餐口服 21 天[①]（BⅠ）	皮疹、肝酶升高、腹泻
隐球菌性脑膜炎	两性霉素 B 脂质体每日 3 ～ 4mg/kg，静脉注射至少 2 周，同时氟胞嘧啶每日 100mg/kg，分 4 次口服（AⅠ），随后	肾毒性、低钾血症、贫血、发热、寒战 骨髓抑制
	氟康唑 400mg/d，口服 8 周或直至 CSF 培养呈阴性（AⅠ）[①]	同上
组织胞浆菌病	两性霉素 B 脂质体每日 3mg/kg，静脉注射 2 周（AⅠ），随后	同上
	伊曲康唑 200mg 每日 3 次（tid）口服，3 天后改为每日 2 次，共 12 个月（AⅡ）[①]	
球孢子菌病	两性霉素 B 脂质体每日 4 ～ 6mg/kg，静脉注射直到临床症状好转（通常在 500 ～ 1000mg 后），然后改用唑类（AⅢ）[①]	同上
	或	
	氟康唑 400 ～ 800mg，每日 1 次（脑膜疾病）（AⅡ）[①]	同上

续表

临床疾病	成人急性感染的首选初始治疗（括号内为推荐强度）	常规剂量下常见不良反应
病原虫		
脑弓形体病	乙胺嘧啶 200mg 口服 1 次，然后 50 ～ 75mg/d	骨髓抑制
	加上	
	磺胺嘧啶 1 ～ 1.5g，口服，每日 4 次	皮疹、药物热
	和	
	亚叶酸钙每日 10 ～ 25mg，口服，持续 6 周（AⅠ）①	
等孢球虫病	甲氧苄啶 / 磺胺甲噁唑：甲氧苄啶 160mg 和磺胺甲噁唑 800mg，口服或静脉注射，每日 4 次，共 10 天（AⅡ）①	同上
细菌		
鸟 - 胞内分枝杆菌复合体感染	克拉霉素 500mg 每日 2 次口服，加乙胺丁醇 15mg/kg 每日口服（AⅠ），至少 12 个月	胃肠不耐受、视神经炎、周围神经炎、肝功能异常
沙门菌肠炎或菌血症	环丙沙星 500 ～ 750mg 口服（或 400mg 静脉注射）bid，共 14 天（菌血症或晚期 HIV 者持续更长时间）（AⅢ）	胃肠不耐受、头痛、头晕
弯曲杆菌小肠结肠炎（轻度至中度）	环丙沙星 500 ～ 750mg 口服（或 400mg 静脉注射）bid，共 7 ～ 10 天（菌血症者持续更长时间）（BⅢ）	同上
志贺氏杆菌小肠结肠炎	环丙沙星 500 ～ 750mg 口服（或 400 mg 静脉注射）bid，共 7 ～ 10 天（菌血症者为 14 天）（AⅢ）	同上
病毒		
黏膜与皮肤的单纯疱疹	阿昔洛韦 5mg/kg 每 8h 静脉注射直到病变消退，然后阿昔洛韦 400mg tid 口服直到完全愈合（泛昔洛韦或伐昔洛韦可替代选择）（AⅢ）	胃肠道不耐受、结晶尿
原发性水痘 - 带状疱疹	阿昔洛韦 10 ～ 15mg/kg，每 8h 静脉注射，持续 7 ～ 10 天（严重者），退热后改为口服伐昔洛韦 1g tid（泛昔洛韦或阿昔洛韦可替代选择）（AⅢ）	梗阻性肾病变、中枢神经系统症状
巨细胞病毒视网膜炎	玻璃体内注射更昔洛韦（2mg），7 ～ 10 天内使用 1 ～ 4 剂（影响视觉损伤）加用更昔洛韦每日 2 次 900mg，共 14 ～ 21 天。然后每日 1 次，直到 ART 后免疫恢复（AⅢ）①	中性粒细胞减少症、血小板减少症
巨细胞病毒食管炎或结肠炎	更昔洛韦 5mg/kg，每 12h 静脉注射，持续 21 ～ 42 天；在可耐受的情况下，可每 12h 口服更昔洛韦 900mg（BⅠ）	同上

① 推荐采用维持疗法。

来源：经许可，转载自 DiPiro JT, Talbert RL, Yee GC, Matzke GR, Wells BG, Posey LM, eds. *Pharmacotherapy: A Pathophysiologic Approach*. 10th ed. New York, NY: McGraw-Hill; 2017。

表 26-11　常见机会性感染的首选预防用药

感染	指征	首选方案①
肺孢子菌肺炎（PCP）	CD4＜200 个 /μL 或 CD4 百分比＜14% 或口咽念珠菌病	甲氧苄啶 / 磺胺甲噁唑 1 片（DS），每天 1 次口服，或 1 片（SS）每天 1 次口服（AⅠ）②
脑弓形体病	CD4＜100 个 /μL 和弓形体 IgG 阳性	甲氧苄啶 / 磺胺甲噁唑每天 1 片（DS）口服（AⅡ）
播散性鸟 - 胞内分枝杆菌复合体（MAC）病	CD4＜50 个 /μL（排除急性 MAC 感染）	阿奇霉素每周 1200mg 或 600mg 口服，2 次 / 周；或克拉霉素 500mg 口服，每日 2 次

① 对首选方案过敏或不耐受的患者可选择替代方案；请在 www.aidsinfo.nih.gov 上查阅 CDC 指南，了解推荐的替代方案。

② DS 为倍量片（double-strength tablet），即甲氧苄啶 / 磺胺甲噁唑 160mg/800mg 片剂；SS 为常量片（single-strength tablet），即甲氧苄啶 / 磺胺甲噁唑 80mg/400mg 片剂。

来源：参考文献 [11]。

表 26-12　初级预防的停药标准

感染	标准
肺孢子菌肺炎（PCP）	CD4＞200 个 /μL，ART 治疗＞3 个月；当 CD4＜200 个 /μL 时重新启动 ART
脑弓形体病	CD4＞200 个 /μL，ART 治疗＞3 个月；当 CD4 100 ～ 200 个 /μL 时重新启动 ART
播散性鸟 - 胞内分枝杆菌复合体（MAC）病	CD4＞100 个 /μL，ART 治疗≥ 3 个月；当 CD4＜50 个 /μL 时重新启动 ART

来源：参考文献 [11]。

治疗 HIV 感染的草药补充剂

尽管与 ART 相关的药物数量较多且总费用很高，但患者通常还是会服用草药补充剂来治疗 HIV 感染或减轻某些与疾病或药物相关的症状。HIV 感染使用草药治疗的证据尚不明确或互相矛盾[12]。不仅数据有限，而且与使用草药产品相关的潜在危害可能很大。对 HIV 感染患者使用草药治疗的许多担忧包括药物相互作用、过敏反应、额外费用、多重用药和增加副作用。例如，圣约翰草是细胞色素 P450 3A4 的强效诱导剂，显著影响蛋白酶抑制剂和非核苷类逆转录酶抑制剂的代谢，可导致治疗失败和耐药。大蒜也是草药，已经证明会显著影响蛋白酶抑制剂的水平，应该避免使用。目前，支持在 HIV 感染患者中使用草药辅助治疗的证据有限。在服用任何草药补充剂之前，患者应该与医生或药师讨论服药的风险和益处。临床医生在假定每种草药补充剂会对患者造成伤害之前，应该参考适宜的文献来确定其潜在的影响。许多患者会自己做检索，他们对特定产品的了解可能比预期的更多。

核心要素 5——文档记录和随访

清晰简洁的药物治疗相关问题（MRP）文档记录和处置建议是 MTM 咨询的关键组成部分。表 26-13 提供了 HIV 感染患者可能存在的 MRP 的示例。由于依从性是 HIV 感染治疗中最常见的 MRP，表 26-14 汇总了不依从的常见原因及可能的解决方案。

其他在线资源

以下网站提供 HIV 和 AIDS 的相关资讯：

- AIDSinfo: www.aidsinfo.nih.gov
- AIDS 教育和培训中心国家资源中心：www.aids-etc.org
- 国家 HIV/AIDS 临床医生咨询中心（NCCC）：www.nccc.ucsf.edu
- 斯坦福大学 HIV 耐药性数据库：https://hivdb.stanford.edu
- 美国卫生与公众服务部：卫生资源和服务管理局——HIV/AIDS 项目（http://hab.hrsa.gov/）
- HIV 感染患者援助计划通用申请：http://hab.hrsa.gov/patientassistance/index.html

图 26-4 中给出了为药师提供的解决药物治疗相关问题的沟通与建议示例。建议可以通过传真、电话或其他书面或安全的电子通信方式传达。这些示例仅用于示范目的。与医疗服务提供者的实际沟通应根据建议的类型、患者的具体情况以及与医疗服务提供者的关系，做个性化调整。

在 MTM 面谈中，医疗保健提供者可能遇到需要立即转诊到其他医生或急诊室的患者。除此之外，对患者教育和随访都是必需的。MTM 药师应把握患者发生威胁生命的紧急问题的时机，通过适宜的转诊和管理发挥很大的作用。表 26-15 提供了需要立即转诊和后续治疗的示例。规律的监测和随访对成功治疗 HIV 感染患者至关重要，指南概述了推荐的随访时间间隔，以评估副作用和疗效（表 26-16）。

表 26-13　HIV 感染患者的药物治疗相关问题

药物治疗相关问题分类	药物治疗相关问题举例
不依从性	• 患者因为漏服 HIV 药物（特别是 BID 方案），导致免疫或病毒学反应欠佳 • 患者因为费用问题没有服用 HIV 药物 • 患者因为“药片疲劳”没有服用 HIV 药物 • 患者因日常事务（如旅行、工作安排）而忘记服药
不必要的药物治疗	• 不再需要预防感染（例如，如果持续 3 个月以上 CD4 > 200 个 /μL，不再需要预防 PCP 感染）
需要额外的药物治疗	• 免疫失败（如 CD4 计数< 200 个 /μL，则需 PCP 预防）而导致有预防感染的指征；通过改变生活方式无法控制的腹泻；考虑加入非处方药（如洛哌丁胺）或处方药（如阿托品 / 地芬诺酯 -Lomotil）或 crofelemer（Fulyzaq）
无效的药物治疗	• 在没有确切的病毒学反应和 / 或免疫反应的情况下（考虑耐药性检测）充分试用新的 HIV 药物
剂量过低	• 因药物相互作用导致需要调整剂量或添加增效剂（如 PPI 和阿扎那韦） • 因肾功能改善而调整剂量
剂量过高	• 患者由于肾功能问题使用替诺福韦的剂量不合适 • 患者因为轻度肝损伤使用阿巴卡韦的剂量不合适 • 马拉韦罗联合 CYP3A4 强抑制剂（如达芦那韦）
禁忌药物或剂量	• 药物相互作用（如利福平和蛋白酶抑制剂） • 药物剂量过高无法避免药物相互作用（如阿扎那韦和> 20mg/d 的奥美拉唑）
药物不良事件	• 因依非韦伦的神经精神系统副作用，患者无法正常工作 • 患者由于胃肠不耐受而没有服用 HIV 药物（也可以归类为不依从）

表 26-14　提升 HIV 药物治疗依从性的策略

确定困难	干预措施
忘记服药	• 确定可能的原因（如复杂的方案、忙碌的工作日程、旅行、药品的存放地点、知识缺乏） • 调整日常活动（吃饭、刷牙、遛狗、喝咖啡 / 茶） • 建议设置提醒（智能手机、闹钟、日程表等） • 建议使用药盒或将药物放进透明包装中 • 讨论患者在漏服时应如何补服，记录何时漏服并在下次到访时告知药师 • 考虑联系医生以简化治疗方案
患者缺乏理解	• 对患者宣教坚持治疗的重要性，以及不坚持治疗会如何影响治疗效果及导致耐药 • 讨论耐药性如何对未来的治疗产生影响及增加药物方案的复杂性 • 如果需要考虑读写能力，可以考虑使用视觉辅助手段来展示相关概念
副作用	• 尽早进行发生副作用应如何处理和可能持续的时间的宣教。还应包括生活方式调整及可能使用的非处方药 • 与患者和医生共同制订可耐受的和易于管理的治疗方案 • 如果改善生活方式和使用非处方药无法控制副作用，可以联系医生并建议通过替代方案或辅助治疗方法来治疗副作用（例如阿托品 / 地芬诺酯用于不能控制的腹泻） • 如果副作用加重 / 无法控制，建议患者联系医生
缺少社会支持	• MTM 药师应提供鼓励和支持 • 讨论向朋友 / 家人坦白病情以获取其支持的重要性 • 推荐患者到与 HIV 感染相关的社交网络
物质和经济因素	• 与当地的社会工作者合作 • 给患者推荐国家 AIDS 药物援助计划（ADAP） • 提供厂家的优惠政策 • 确定患者是否有可能获得资助的资格 • 与患者和医生讨论药物援助计划 • 找到可以直接给患者提供药物的药房

来源：参考文献 [13]。

情景：患者主诉，使用阿奇霉素 1200mg 每周 1 次的剂量后（预防 MAC 感染），有严重恶心和食欲不振。CD4 计数为 38 个 /μL。
MRP：药物不良事件。

评估：
根据最近的 CD4 计数，患者仍需要预防 MAC 感染。相较每周 1 次阿奇霉素或克拉霉素，每周 2 次阿奇霉素的替代治疗方案发生恶心的反应更少，而与每天 2 次克拉霉素相比，能够减少药片负担并且降低不依从的风险。
计划：
考虑将每周 1200mg 一次的剂量分成 600mg 每周 2 次，分别在周一和周四使用，以减少胃肠道反应。

情景：患者已接受 ART 治疗 6 个月，一直在进行 PCP 的初级预防，每天服用一片复方新诺明（磺胺甲噁唑 / 甲氧苄啶）DS 片。基线 CD4 计数为 150 个 /μL。3 个月时复查 CD4 计数为 212 个 /μL（16%），6 个月时为 250 个 /μL（18%）。
MRP：不必要的药物治疗。

评估：
根据 3 个月和 6 个月时的 CD4 计数，患者不再需要使用磺胺甲噁唑 / 甲氧苄啶预防 PCP，这可以减少总体药片负担和药物不良事件的风险。
计划：
考虑停止 PCP 预防治疗，并在 3 个月后监测 CD4 计数，以确保其仍大于 200 个 /μL。当 CD4 计数低于 200 个 /μL 时，重新开始 PCP 预防。

情景：患者连续 3 年服用 Truvada（恩曲他滨 / 替诺福韦）每日 1 片，Reyataz（阿扎那韦）每日 300 mg。2 个月前 CD4 计数为 550 个 /μL，病毒载量未检测到。2 周前，因频繁的胃食管反流症状（GERD）就诊胃肠道专家，并开始口服奥美拉唑每日 20mg。
MRP：剂量过低、需要额外的药物治疗。

评估：
奥美拉唑会显著降低阿扎那韦的口服生物利用度，增加病毒学失败和耐药性的风险。由于患者对治疗反应良好，继续目前的治疗方案是理想的。可选方案包括停用 PPI，改用 H_2 受体拮抗剂（不超过 20mg/d 法莫替丁的等效剂量），或添加利托那韦以提高阿扎那韦有效浓度。目前指南推荐在所有应用阿扎那韦的患者中，联合利托那韦以增加阿扎那韦的作用，该方案优于单用阿扎那韦方案。
计划：
讨论继续使用 PPI 的必要性。如果 PPI 需要继续，可以考虑在阿扎那韦基础上加用利托那韦（Norvir）每天 100mg。PPI 的剂量不应超过 20mg/d 奥美拉唑的等效剂量，且需要在服用阿扎那韦和利托那韦之前 12h 服用。考虑在 2 ～ 8 周内重复检测病毒载量和 CD4 计数，以评估药物相互作用的影响。

情景： 患者一直每日口服 Truvada（恩曲他滨 / 替诺福韦）1 片，Isentress（拉替拉韦）400mg 每日 2 次，2 年来无任何不适。患者自述目前的病毒载量无法检测到，CD4 计数达标。但在他最近一次就诊时，主治医生说他的肾脏“变糟了”，建议他去看肾脏病专家。
MRP： 可能是剂量过高。

评估：
如果肾功能下降，需要关注 Truvada（恩曲他滨 / 替诺福韦）超量。如果肌酐清除率（CrCl）< 50mL/min，必须每 48h 给药一次，如果 CrCl < 30mL/min 则停药。替诺福韦也可能使肾功能恶化，应密切监测。
计划：
联系医疗保健提供者，评估当前肾功能。必要时，根据肾功能调整剂量（如果 CrCl < 50mL/min）或改用其他方案。可考虑换用 Descovy（TAF/FTC）这种肾毒性的风险较小的药物。阿巴卡韦因为基本不经肾脏消除，也可作为替诺福韦的替换品种；但需要根据最近的基因型 / 表型和 *HLA-B * 5701* 结果来评估是否选择阿巴卡韦方案。考虑在 2 ～ 8 周后复查血清肌酐、尿素氮和尿常规。

图 26-4 MTM 药师就 HIV 进行沟通的示例

表 26-15 HIV 感染患者的转诊治疗

立即联系医生或到最近的急诊室就诊
• **任何感染的指征：** 发热、气短、体重减轻、盗汗、咳嗽、不明原因新发皮疹或病变、精神错乱、颈部僵硬
• **范可尼综合征的症状或体征：** 排尿量大，可导致脱水、骨痛和虚弱（请观察服用替诺福韦的患者）
• **超敏反应综合征的症状或体征：** 发热、皮疹、乏力、肿胀、呼吸短促，特别是患者最近开始服用可能会引起超敏反应的药物（如阿巴卡韦、NNRTI）
• **胰腺炎的症状或体征：** 疼痛、恶心、呕吐和腹水
• **Stevens-Johnson 综合征的症状或体征：** 以红色、疱状斑点为特征的皮疹；口、眼、生殖器或身体其他潮湿部位起水疱；皮肤脱皮导致疼痛性溃疡
• **神经精神副作用：** 异梦、头晕、抑郁或有自杀念头（特别是在服用依非韦伦 2 ～ 4 周内）
• **使用奈韦拉平的患者：** 肝炎的症状或体征，转氨酶升高并伴有皮疹或其他全身症状，严重的皮肤或过敏反应，任何有全身症状的皮疹（特别是开始用药的 6 周内和≤ 18 周内）
• **使用马拉韦罗的患者：** 全身过敏反应的症状和体征（如瘙痒性皮疹、嗜酸性粒细胞增多或 IgE 升高）
可稍后通知医生的情况
• 轻微的药物副作用（如轻度腹泻或胃部不适）
• 漏服 1 ～ 2 剂药

表 26-16 HIV 感染患者随访和监测时间间隔的建议

- **依从性和耐受性：**
- 在开始新的治疗方案 2 ～ 8 周后监测依从性和药物不良反应
- 治疗稳定的患者每 3 ～ 6 个月监测一次（如果临床稳定，病毒载量处于抑制状态，可以考虑每 6 ～ 12 个月监测一次）
- **基础血生化、肝功能、全血细胞计数（CBC）：**
- 首次就诊
- 开始 ART 前 3 ～ 6 个月
- 在 ART 起始治疗或修改方案之前
- 在 ART 起始治疗或修改方案后 2 ～ 8 周
- 每 3 ～ 6 个月
- **病毒载量：**
- 首次就诊
- 在 ART 起始治疗或修改方案之前
- 在 ART 起始治疗或修改方案后 2 ～ 8 周
- 如果 HIV RNA 在治疗后 2 ～ 8 周仍可检测到，每 4 ～ 8 周重复一次，直到< 200 拷贝 /mL 后，每 3 ～ 6 个月重复检测
- 每 3 ～ 6 个月
  - 对于病毒持续抑制且免疫系统稳定 2 年以上的依从性良好的患者，可将检测周期延长至每 6 个月一次
- 治疗失败
- **CD4 计数：**
- 首次就诊
- 在 ART 起始治疗或修改方案之前
- 以下情况每 3 ～ 6 个月一次：
  - 在 ART 治疗的最初两年
  - 如果患者在 ART 治疗期间出现病毒血症

续表

• CD4 计数< 300 个 /μL
• ART 治疗 2 年后病毒载量持续抑制：
  • CD4 计数 300 ～ 500 个 /μL：每 12 个月
  • CD4 计数> 500 个 /μL：CD4 可选择性监测
• 治疗失败
耐药性检测：
• 首次就诊（首选基因型）
• 在 ART 起始治疗前（如已就诊及启动治疗则可选择性检测）
• 治疗失败
• 当考虑使用 CCR5 拮抗剂时，应进行辅助受体趋向性测试

来源：参考文献 [7]。

参考文献

1. Anderson PL, Kakuda TN, Fletcher CV. Human Immunodeficiency virus infection. In: DiPiro JT, Talbert RL, Yee GC, Matzke GR, Wells BG, Posey LM, eds. *Pharmacotherapy: A Pathophysiologic Approach*, 10th ed. New York, NY: McGraw-Hill; 2017.
2. CDC HIV/AIDS. *HIV Risk Behaviors*. Available at https://www.cdc.gov/hiv/risk/estimates/riskbehaviors.html. Accessed May 5, 2017.
3. Chen M, Rhodes PH, Hall HI, et al. Prevalence of undiagnosed HIV infection among persons aged ≥13 years—National HIV Surveillance System, United States, 2005-2008. *MMWR* 2012;61;57-64.
4. Anonymous. Revised surveillance case definition for HIV infection–United States, 2014. *MMWR Recomm Rep.* 2014;63(RR-03):1-10.
5. Chu C, Selwyn PA. Complications of HIV infection: a systems-based approach. *Am Fam Physician*. 2011;83:395-406.
6. Bartlett JG, Gallant JE, Pham P. *Medical Management of HIV Infection*. Baltimore, MD: Johns Hopkins University School of Medicine; 2009-2010.
7. Panel on Antiretroviral Guidelines for Adults and Adolescents. Guidelines for the Use of Antiretroviral Agents in HIV-1-Infected Adults and Adolescents. Department of Health and Human Services. (Last updated July 14, 2016.) Available at https://aidsinfo.nih.gov/contentfiles/lvguidelines/adultandadolescentgl.pdf. Accessed May 5, 2017.
8. *AIDSinfo Glossary of HIV/AIDS-Related Terms*, 8th ed.; August 2015. Available at https://aidsinfo.nih.gov/contentfiles/GlossaryHIVrelatedTerms_English.pdf. Accessed May 6, 2017.
9. Clinical Pharmacology [database online]. Tampa, FL: Elsevier. 2017 Available at http://www.clinicalpharmacology.com (cited 5/6/2017).
10. Micromedex® Solutions (electronic version). Ann Arbor, MI: Truven Health Analytics. Available at http://www.micromedexsolutions.com (cited 5/6/2017).
11. Panel on Opportunistic Infections in HIV-Infected Adults and Adolescents. Guidelines for the Prevention and Treatment of Opportunistic Infections in HIV-Infected Adults and Adolescents: Recommendations from the Centers for Disease Control and Prevention, the National Institutes of Health, and the HIV Medicine Association of the Infectious Diseases Society of America. Available at http://aidsinfo.nih.gov/contentfiles/lvguidelines/adult_oi.pdf. Accessed May 4, 2017.
12. Natural Medicines [database online]. Somerville, MA: Therapeutic Research Center; 2017. Available at https://naturalmedicines.therapeuticresearch.com/. Accessed May 7, 2017.
13. Kibicho J, Owczarzak J. Pharmacists' strategies for promoting medication adherence among patients with HIV. *J Am Pharm Assoc*. 2011;51:746-755.

复习题

1. 下列哪项 CD4 细胞计数与 AIDS 诊断相符合？
   a. ＜ 350 个 /μL
   b. ＜ 250 个 /μL
   c. ＜ 200 个 /μL
   d. ＜ 100 个 /μL
2. 下列哪项通常与病毒学失败相关？
   a. 高基线 CD4 计数
   b. 低基线病毒载量
   c. 错过诊所的预约
   d. 良好的依从性
3. 如何用通俗的语言来解释病毒学抑制的定义？
   a. 认定 HIV RNA 水平低于测定的检测限度
   b. 您血液中 HIV 数量 (病毒载量) 出现暂时的、可检测到的增加
   c. 您血液中的 HIV 数量从检测不到发展为大于 200 拷贝 /mL 时
   d. 您血液中的 HIV 数量不能用现有的血液测试检测到时

请使用下列案例回答第 4 ～ 5 题。

一名 39 岁的男性 HIV 感染患者已经接受抗逆转录病毒治疗 6 个月了，您正在通过打电话与他联系，安排 MTM 疗程。他告诉你他服用阿扎那韦胶囊 300mg，每天早晨 1 粒；利托那韦片 100mg，每天早晨 1 片；恩曲他滨 / 替诺福韦片，每天早晨 1 片；磺胺甲噁唑 / 甲氧苄啶片，每天早晨 1 片。他表示，在过去 2 周内，他还服用非处方药奥美拉唑 20mg 每日 2 次治疗“烧心”。他最近的病毒载量小于 20 拷贝 /mL（基线为 5200 拷贝 /mL），他的 CD4 计数为 198 个 /μL（基线为 123 个 /μL）。

4. 以下哪个 MRP 与这个患者相符？
   a. 不必要的药物治疗
   b. 不依从性
   c. 禁忌药物或剂量
   d. 剂量过低
5. 以下哪一项是对该患者治疗的病毒学反应的最恰当的评价？
   a. 病毒学应答不完全
   b. 病毒学失败
   c. 一过性病毒血症
   d. 病毒学抑制
6. 一名 45 岁的 HIV 感染患者过去一直在接受多种抗逆转录病毒治疗方案。她目前服用拉替拉韦 400 mg 每日 2 次，替诺福韦 300mg 每日 1 次，达芦那韦 600mg 每日 2 次，利托那韦 100mg 每日 2 次。在你的 MTM 诊疗中，你发现她没有按时服用拉替拉韦、达芦那韦和利托那韦，她认为这是因为她在餐馆工作的时间不固定。以下哪一项最适合放在用药行动计划中以提高依从性?
   a. 换工作以避免与她的 HIV 感染治疗相冲突
   b. 将所有药物同一时间服用，这样她更容易记住
   c. 在她的手机上设置闹钟，提醒她每天晚上按时服药
   d. 联系医生，为她换用更方便的 Atripla［富马酸替诺福韦二吡呋酯（TDF）/ 恩曲他滨（FTC）/ 依非韦伦（EFV）］
7. 在以下哪种情况，你应该立即联系医疗保健提供者或将 HIV 感染患者送到最近的急诊室？
   a. 最近 2 天尿量大，新发骨痛
   b. 漏服 2 剂 HIV 药物
   c. 开始新的 HIV 方案后胃部不适 2 天
   d. 在开始以利托那韦为基础的治疗 4 天内每天稀便 2 ～ 3 次
8. 不考虑基线病毒载量、CD4 计数或肾功能，以下哪一种治疗方案对于初始治疗患者被认为是“推荐的”?
   a. 拉替拉韦和阿巴卡韦 / 拉米夫定
   b. 艾维雷韦 / 考比司他 / 丙酚替诺福韦 / 恩曲他滨
   c. 利匹韦林和替诺福韦 / 恩曲他滨
   d. 依非韦伦 / 替诺福韦 / 恩曲他滨
9. 一名 26 岁的女性近期确诊为 HIV 感染。她目前的病毒载量是 15000 拷贝 /mL，CD4 计数是 115 个 /μL。需要对该患者进行以下哪一种机会性感染的初级预防？
   a. 肺孢子菌肺炎
   b. 脑弓形体病
   c. 播散性鸟 - 胞内分枝杆菌复合体病
   d. 肺孢子菌肺炎和脑弓形体病
10. 以下哪一种药物通常在治疗的前 2 ～ 4 周内最容易导致异梦的发生？
    a. 依曲韦林
    b. 替诺福韦
    c. 阿扎那韦
    d. 依非韦伦

答案

1. c	2. c	3. d
4. c	5. d	6. c
7. a	8. b	9. a
10. d		

孟文爽　谢　婧　译
朱晓虹　校
朱　珠　审

第27章

高血压 MTM 资料集

Karen Whalen, PharmD, BCPS, CDE

关键点

- 需制订个体化的降压目标，特别是对于那些难以耐受复杂药物治疗方案的老年患者。
- MTM 药师需审查患者药物治疗清单，筛查有无其他可能引起或加重高血压的药物。
- 降压药本身可使患者感到不适，因此用药依从性差是一个常见问题。MTM 药师应警惕这类问题，并在必要时调整药物治疗方案，以提高用药依从性。
- 定期随访和监测是帮助高血压患者血压达标及减少终末期器官损害的关键。

高血压简介

原发性高血压（essential hypertension）是指在无明确病因的情况下出现的动脉血压（BP）持续升高[1, 2]。高血压是心血管疾病的独立危险因素。

应根据至少 2 个不同场合且不少于 2 次的血压测量值对高血压水平进行分类（表 27-1）。当收缩压和舒张压分属于不同级别时，以较高的级别为准。

高血压相关的其他术语

- 高血压危象
  - 高血压急症：血压＞ 180/120mmHg，且伴有持续的或进行性的靶器官损害。
  - 高血压亚急症：收缩压＞ 180mmHg 或舒张压＞ 110mmHg，不伴有持续的靶器官损害。
- 单纯收缩期高血压：收缩压≥ 140mmHg 且舒张压≤ 90mmHg，老年人常见。
- 隐蔽性高血压：家庭血压明显高于诊室血压（与白大衣高血压相反）。
- 直立性低血压：由卧位改为立位时，收缩压下降＞ 20mmHg 或舒张压下降＞ 10mmHg。
- 假性高血压：由于患者存在严重的动脉硬化，测量血压时袖带压迫不足而导致血压读数偏高。
- 继发性高血压：由明确原因导致的高血压，如因慢性肾病、药物或饮食等原因引起的高血压（表 27-2）。
- 白大衣高血压：患者家庭血压正常，由于看见医生及医务人员出现的诊室血压升高（与隐蔽性高血压相反）。

> 对继发性高血压的病因进行治疗可减少抗高血压药物的使用或改变药物治疗。

高血压并发症

高血压常被称为“沉默的杀手”，因为患者通常没有症状，血压升高也不会感到不适。不幸的是，即使没有明显症状，血压升高仍然会对靶器官造成损害。总体而言，人们缺乏对血压控制不佳危害的认识。因此，需要向患者宣教控制血压和坚持服用降压药物的重要性。应定期评估患者血压水平，根据需要调整治疗方案，从而使血压达标，并减少终末期器官并发症的风险。表 27-3 为高血压相关的并发症。

高血压的治疗目标

充分控制血压有助于预防高血压的并发症，延缓心、脑、肾并发症的发展和恶化，降低并发症的发生率和死亡率。表 27-4 列出了高血压的控制目标。值得注意的是，老年患者可适当放宽控制目标。

准确的血压测量是评估患者血压是否达标的关键。表 27-5 和表 27-6 分别阐述了诊室血压和诊室外血压的正确测量方法。表 27-7 列出了血压测量不准确的可能原因。

表 27-1 成人高血压水平分类（年龄≥ 18 岁）①

分类	收缩压 /mmHg		舒张压 /mmHg
正常	＜ 120	和	＜ 80
高血压前期②	120 ～ 139	或	80 ～ 89
1 级高血压	140 ～ 159	或	90 ～ 99
2 级高血压	≥ 160	或	≥ 100

① 高血压水平分类是根据至少在 2 个不同场合且不少于 2 次正确测量的坐位血压平均值来决定的。当收缩压和舒张压分属于不同级别时，以较高的分级为准。

② 对于某些患者，其血压值虽在高血压前期范围，但也认为是高血压。

来源：经许可，转载自 DiPiro JT, Talbert RL, Yee GC, Matzke GR, Wells BG, Posey LM, eds. *Pharmacotherapy: A Pathophysiologic Approach*, 10th ed. New York: McGraw-Hill; 2017。

表 27-2 高血压的继发性原因

疾病	与高血压相关的药物和其他产品①
慢性肾脏病 库欣综合征 主动脉狭窄 阻塞性睡眠呼吸暂停 甲状旁腺疾病 嗜铬细胞瘤 原发性醛固酮增多症 肾血管病 甲状腺疾病	• 处方药 • 苯丙胺类（苯丙胺、右哌醋甲酯、右旋苯丙胺、利塞沙明、哌醋甲酯、苯甲曲秦、芬特明） • 抗血管内皮生长因子（贝伐珠单抗、索拉非尼、舒尼替尼） • 皮质类固醇类（可的松、地塞米松、氟氢可的松、氢化可的松、甲泼尼龙、泼尼松龙、泼尼松、曲安奈德） • 钙调磷酸酶抑制剂（环孢素、他克莫司） • 减充血剂（伪麻黄碱、去氧肾上腺素） • 麦角生物碱（溴隐亭、二氢麦角胺、二甲麦角新碱） • 红细胞生成刺激剂（促红素、达促红素 α） • 含雌激素的口服避孕药 • 非甾体抗炎药：COX-2 选择性抑制剂（塞来昔布）和 COX-2 非选择性抑制剂［阿司匹林（高剂量）、三水杨酸胆碱镁、双氯芬酸钠、二氟尼柳、依托度酸、非诺洛芬、氟比洛芬、布洛芬、吲哚美辛、酮洛芬、酮洛酸、甲氯芬那酸、甲芬那酸、美洛昔康、萘丁美酮、萘普生、萘普生钠、奥沙普秦、吡罗昔康、双水杨酯、舒林酸、托美丁］ • 其他：去甲文拉法辛、文拉法辛、安非他酮 • 特殊情况：突然停用 β 受体阻滞剂或中枢性 α 受体阻滞剂；治疗嗜铬细胞瘤，使用 β 受体阻滞剂前未使用 α 受体阻滞剂；服用单胺氧化酶抑制剂（如异卡波肼、苯乙肼、反苯环丙胺），同时服用含酪胺的食物或某些药物 • 街头毒品和其他产品 • 可卡因和可卡因戒断 • 麻黄生物碱类（如麻黄）、“草药摇头丸”（“herbal ecstasy”）、其他类似物 • 尼古丁及尼古丁戒断、同化性类固醇类、麻醉品戒断、含麦角的草药制品、圣约翰草 • 食物 • 钠（食盐） • 乙醇 • 甘草

①最具临床意义的药物。

资料来源：经许可，转载自 DiPiro JT, Talbert RL, Yee GC, Matzke GR, Wells BG, Posey LM, eds. *Pharmacotherapy: A Pathophysiologic Approach*, 10th ed. New York: McGraw-Hill; 2017。

治疗失败

高血压药物治疗失败，是指经过充分的生活方式干预且服用治疗量的降压药后，血压仍未达到控制目标（表 27-4）。出现新的终末期器官损害或原有器官损害加重，均是治疗失败的标志。

难治性高血压是指坚持服用足够剂量且合理的 3 种降压药物（含一种利尿药）后，血压仍未达标 [1]。

核心要素 1——高血压患者的全面用药评估

表 27-8 列出了对高血压患者进行用药评估时建议问的问题。问题的数量和类型取决于几个因素：包括面谈的时长、药物治疗相关问题（MRP）的数量、MRP 的紧迫性以及患者提供准确信息的可靠性等。在有限的沟通时间里或在有多个医疗问题的复杂病例中，

MTM 药师可以选择有针对性的问题，以帮助识别或排除医疗紧急情况（参见表 27-8 中的“预防 / 评估医疗紧急情况应问的问题”）。MTM 药师在面谈过程中应注意使用通俗易懂的语言（图 27-1），并对患者可能提出的高血压相关问题提前做好准备（表 27-9）。

表 27-3　高血压并发症

并发症类型	举例
心血管疾病	心绞痛 动脉粥样硬化 心房颤动 冠心病 左心室肥厚 心力衰竭 心肌梗死 猝死
脑血管疾病	认知功能下降 脑出血 缺血性卒中 短暂性脑缺血发作（TIA） 血管性痴呆
眼科疾病	老年性黄斑变性 高血压性视网膜病变
周围血管疾病	外周动脉粥样硬化 水肿 外周动脉疾病
肾脏疾病	肾动脉粥样硬化 慢性肾脏病 微量白蛋白尿 / 蛋白尿

资料来源：参考文献 [1] 和 [2]。

核心要素 2——个人用药清单 [10]

图 27-2 为高血压患者的个人用药清单（PML）示例。该示例仅列出了抗高血压药物，应单独列出治疗其他疾病的药物。MTM 药师在创建 PML 时应注意使用简洁易懂的语言。

核心要素 3——用药行动计划 [10]

图 27-3 提供了高血压患者用药行动计划（MAP）的示例。本示例仅代表高血压相关的行动计划，应单独列出其他疾病或其他药物治疗相关问题（MRP）的 MAP。一般来说，只需列出最重要的几个行动计划，以免患者不知所措。患者自我管理的其他方面可以在随后的会面中解决。MTM 药师在创建 MAP 时应注意使用简洁易懂的语言。

核心要素 4——干预和 / 或转诊

血压管理的措施包括生活方式干预及药物治疗。患者经生活方式干预后血压仍不达标，应开始药物治疗。应根据患者的特点，包括年龄、种族、降压药的强适应证和临床合并症等选择抗高血压药物。许多患者需要服用不止一种的降压药物来控制血压。表 27-10 总结了生活方式干预的措施，表 27-11 和表 27-12 分别列举了一线降压药物和其他可供选择的降压药。图 27-4 列出当前高血压的治疗路径，图 27-5 列出了各类降压药的强适应证。表 27-13 列出了个体化药物治疗时的考虑因素。表 27-14 列出了可能对高血压治疗有益的草药及保健品。最后，高血压管理的转诊策略见图 27-6。

表 27-4　高血压的治疗目标

治疗目标	患者人群
血压＜ 140/90mmHg	大多数患者 糖尿病患者 慢性肾脏病患者
血压＜ 150/90mmHg	≥ 80 岁的老年患者 没有跌倒风险或严重不良反应的体弱老年患者，当不能达到较低的降压目标时
血压＜ 130/80mmHg①	慢性肾脏病且有蛋白尿者（＞ 30mg/24h） 糖尿病患者

①更低的降压目标，可能适用于可耐受且不加重身体负担的患者，如年轻患者。

资料来源：参考文献 [1]、[4]、[5] 和 [6]。

表 27-5　诊室血压测量

使用手动或自动血压计测量血压的方法：
• 测量血压的设备必须符合一定的国家标准，从而最大限度地确保测量结果的精确度和准确度 • 患者在测血压前 30min 应避免运动、吸烟或饮用咖啡 • 患者应坐在有靠背的椅子上，双脚放平，双腿不交叉，手臂裸露有支撑并与心脏位于同一水平 • 应使用大小合适的袖带，袖带气囊的长度与上臂周径之比至少为 0.8，宽度与上臂周径之比至少为 0.4。如果袖带太小，血压值会偏高 • 应休息 5min 后开始测量

续表

手动测量：触诊桡动脉搏动 • 触诊桡动脉的搏动 • 袖带应充气至肱动脉搏动消失，且再高出 20 ～ 30mmHg 为止 • 听诊器应放在肱动脉上 • 袖带的放气速度应不超过每秒 2 ～ 3mmHg • 仔细听第一声（Korotkoff 音），此时读数为收缩压 • 仔细听声音消失，此时读数为舒张压
在特殊情况下，需要测量患者卧位或立位血压： • 疑似直立性低血压 • 糖尿病性自主神经病变 • 容量不足 • 脱水
测量诊室血压的弊端： • 固有的生物学血压变异性 • 测量方法不准确或不理想 • 白大衣效应

资料来源：参考文献 [1]、[2] 和 [7]。

表 27-6 诊室外血压测量

动态血压监测（ABPM）①
• 动态血压监测的设备是指血压计按预定的时间间隔，每 15 ～ 30min 测量一次，连续监测 24h 血压。大多数设备可记录白天、夜间及 24h 的平均血压 • 动态血压的测量值通常低于诊室血压 • 动态血压与心血管事件及靶器官损害的相关性优于诊室血压，因为它能监测到血压的昼夜节律，如晨峰血压、杓型血压及夜间高血压 • 动态血压监测的一个优势是可记录夜间血压，有助于识别“非杓型血压患者”（即夜间血压较白天下降＜ 10% 的患者），这些患者高血压并发症的风险可能更高 • 在临床上动态血压监测多用于： 　• 隐蔽性高血压 　• 怀疑为白大衣高血压 　• 血压波动大或血压昼夜节律异常 　• 当药物治疗方案复杂或进行临床试验时评估降压疗效 　• 对降压药有抗药性 　• 服用降压药后出现低血压症状
自我（家庭）血压监测（HBPM）①
• 自我（家庭）血压监测指患者在家用血压计测量、记录血压，一周大多数时间测量清晨血压，然后在一周内选定一天，测量这天不同时间点的血压 • 为评估患者诊室血压与诊室外血压的差异，在进行动态血压监测前，可考虑先行自我（家庭）血压监测 • 必须充分教育患者如何正确使用自我（家庭）监测血压设备 • 患者通过自我（家庭）血压监测可评估服用降压药后的反应，从而增加服药依从性

①动态监测和自我（家庭）监测的血压设备必须经过验证且达到质量标准。

资料来源：参考文献 [1]、[2]、[8] 和 [9]。

表 27-7 血压测量时读数不准确的原因

• 血压的测量受生物变异性的影响（如在一天中的不同时间测量、情绪） • 培训不充分或测量方法不正确 • 测量环境不适宜（如环境温度过高或过低） • 测量前休息时间不足 • 隐蔽性高血压 • 存在听诊差距 • 假性高血压 • 患者心室率不规则（心房颤动、心房扑动） • 在测血压前使用咖啡因、酒精或尼古丁 • 测量设备不准确（如手腕式或手指式血压计） • 白大衣效应

资料来源：参考文献 [1]、[2]、[8] 和 [9]。

表 27-8 对高血压患者进行用药评估时建议问的问题

建议询问高血压患者的问题

• 您患高血压多久了？是什么时候确诊的？
• 您的家人中还有谁患有高血压？
• 您了解如果血压控制不好，可能会导致哪些风险吗？
• 您在家多久测量一次血压？
  • 您用什么设备测量您的血压？
  • 您多久测量一次血压？
  • 您平时测量的血压值一般是多少？
  • 根据医生给您的建议，您的血压控制目标应该是多少？
  • 您是否有平时的血压记录？（如果有，要求查看）
  • 如果您在家测量血压时血压偏高，您会怎么做？您的医生是否给过您血压偏高时的相关处理建议？
• 您是否有过以下低血压的症状或体征？
  • 视物模糊
  • 意识模糊
  • 头晕
  • 从坐着或躺着起身时出现过跌倒或晕倒
  • 感觉疲倦
  • 恶心或反胃
  • 乏力
• 您服用哪种降压药？您是如何服用的？
• 您有出现过漏服降压药的情况吗？
• 您以前还服用过其他的降压药吗？都有哪些？
• 您是否自行停用过降压药物？如果有，是什么原因呢？
• 您是否使用非处方药或其他草药来治疗您的高血压？
• 除药物以外，您是否尝试过其他方法来治疗您的高血压（例如，改变生活方式）？
• 您的医生是否建议您在饮食中减少盐的摄入？如果有，您采取了哪些措施？
• 您平时有规律运动吗？
• 您的医生是否与您讨论过需要避免服用的可能导致血压升高的药物？

预防 / 评估医疗紧急情况应问的问题
• 危机应对：心脏病发作或脑卒中的预警信号是什么？如果出现，您会采取什么措施？ • 当您从坐着或躺着的位置起身时，有没有出现过摔倒、头晕、视物模糊或心跳加速的情况？ • 您是否曾因高血压住过院？ • 您的“典型”血压值是多少？ • 您的医生希望您的血压值是多少？

腹主动脉瘤——给肠道、臀部及腿部供血的腹主动脉大血管管壁弹性变差，导致血管壁扩大或膨出。可能出现血管破裂，从而使这些部位的血供被中断。

ACEI——用来降低血压的药物；也可用于预防心脏和肾脏的改变及损害。

急性冠状动脉综合征——用于描述因心脏供血减少而引起的相关症状，如心脏病发作或胸痛。

不良事件——发生的不好的事情，不良反应，无法解释的或不希望出现的事件。

醛固酮——人体产生的一种可以重吸收钠的化学物质；当生成过多会导致高血压。

醛固酮受体拮抗剂——通过减少身体对钠的重吸收来降低血压的药物。

α 受体阻滞剂——用于降血压的药物。其作用原理是舒张血管。

动脉瘤——动脉血管壁病变部位的肿块或囊性膨出，常因血管壁薄弱而发生。

心绞痛——因心脏供血减少引起的胸痛或不适，可能是心脏病发作的征兆。

血管性水肿——一种 ACEI 的罕见副作用并需要急诊就诊，主要表现为嘴唇、舌头和咽部的迅速肿胀，可能会引起窒息。

血管紧张素Ⅱ——是血液中的一种化学物质，它可以使血管收缩、血压升高；ACEI 和 ARB 降低了血管紧张素Ⅱ对血压的影响。

抗高血压药物——降低血压的药物。

ARB——即血管紧张素Ⅱ受体阻滞剂，是用来降低血压的药物，也有助于预防心脏和肾脏的改变及损害。

心律失常——心跳不规律，某次心跳被漏过，心脏问题，如心房纤颤。

动脉——将血液从心脏运送至全身的血管。

动脉粥样硬化——血管内胆固醇堆积引起的动脉硬化或阻塞。可能导致身体重要部位的血供减少，并导致心脏病发作。

β 受体阻滞剂——用来帮助降低血压和心率的药物。其作用原理是减少身体对外界压力的反应。

血糖——如果您有高血压，您的医生会检查您的血糖水平以确定您是否有糖尿病，因为这两种疾病经常同时出现。

BMI——体重指数；一种相对于身高的体重衡量指标，根据超重程度分为体重过轻、正常体重、超重或肥胖。
心动过缓——心跳缓慢，一分钟不到 60 次。
钙通道阻滞剂——用于降低血压或治疗胸痛的药物。其作用原理是减弱心肌泵血的力量并舒张血管。
心脏的——与心脏有关的。
心脏病专家——专攻心脏问题的医生。
慢性的——不变的，一直存在的，终身的。
慢性肾脏病——当肾脏不能正常工作时，可能会导致高血压和其他严重的健康问题。
主动脉狭窄——身体最大的动脉狭窄，可能引起高血压。
冠状动脉疾病——向心肌供血供氧的小血管由于血管壁胆固醇堆积而变窄和硬化，可能会导致心脏病发作，是全球的主要死亡原因之一。
肌酐——用于评估肾脏功能的检验项目；肌酐升高意味着肾功能不全。
库欣综合征——由于体内长期过多分泌糖皮质激素而导致的一组症状和体征；它是继发性高血压的病因之一。
DASH 饮食——富含水果、蔬菜和低脂乳制品的饮食，已被证实可以降低血压。
舒张压——血压的低值，低压；当心脏舒张时动脉内的压力。
直接肾素抑制剂——通过减少肾素活性来降低血压的药物，肾素是体内一种可能导致血压升高的物质。
直接血管扩张剂——降低血压的药物。其作用原理是松弛血管。
利尿药——增加尿量的药片。
水肿——液体积聚过多而引起的肿胀。
心电图（ECG）——一种可发现心脏是否存在损伤或问题的检查。
电解质——血液中存在的身体必需的盐类物质，如钠、钾和钙。
上升——升高，更高。
原发性高血压——病因不明的高血压。
空腹血脂检查——在不吃任何食物 8 ~ 12h 后进行的血脂检查，该检查结果可能会受患者饮食影响，因此需空腹进行。
牙龈增生——口腔内牙龈组织过度生长，可能是由钙通道阻滞剂引起的。
心率——心脏每分钟跳动的次数。
高钾血症——高血钾；血钾过高是一种医疗急症，可能会导致致命性的心律失常。
甲状旁腺功能亢进症——一种可能导致高血压的疾病；医生通过检查血钙水平来确认这种情况。
高血压——血压高，会增加心脏病、卒中和肾病的发病率。
高血压危象——血压显著升高伴随心、脑、肾等器官的急性损害，是一种医疗急症。
低钾血症——低血钾；可能导致肌无力和痉挛。
低血压——血压低。
失眠——尽管有良好的睡眠条件和足够的睡眠时间，但仍睡眠不佳，白天活动能力受到影响；也是许多降压药的不良反应。
左心室肥厚——左心室变大，可能会改变心脏跳动的方式，也会导致心力衰竭。
生活方式干预——您的医生可能会建议您通过生活方式改变来降低血压，具体包括控制体重、限制饮酒、增加运动或戒烟。
低钠饮食——每天饮食的盐少于 2g，可以降低血压。
心肌梗死——心脏病发作，对心脏造成损害。
肥胖——体重指数（BMI）＞ $30kg/m^2$，会增加高血压、糖尿病和心血管疾病的风险。
尿路梗阻——尿流受阻，可能导致高血压。
口服避孕药——控制生育的药物，可能导致高血压。
直立性低血压——站立时出现低血压而导致头晕。
超重——体重指数（BMI）＞ $25kg/m^2$，可增加患高血压、糖尿病和心血管疾病的风险。
包装和加工食品——添加盐的食品，可能会升高血压，如冷冻食品、罐头汤和其他速食或即食食品。
外周动脉疾病——胳膊和腿部血管的血流减少而导致的疾病。
外周水肿——肿胀，通常发生在腿部，可能是钙通道阻滞剂的副作用。
高血压前期——血压值高于理想目标（120/80mmHg）；收缩压在 120 ～ 139mmHg 之间，或者舒张压在 80 ～ 89mmHg 之间；未来可能发展成高血压。
原发性醛固酮增多症——人体产生过多的醛固酮，它增加水和钠的吸收；是高血压的病因之一。
肾动脉狭窄 / 肾血管疾病——给肾脏供血的动脉变窄，导致血液难以流动；是高血压的病因之一。
肾素——人体产生的可能导致血压升高的物质。
视网膜病变——眼睛的血管受损，可能由高血压引起，并可能导致失明。
继发性高血压——有明确病因的高血压；如果这种病因得到治疗，血压可能会降低。
血清钾——一种检查血液中钾含量的测试（见“高钾血症”和“低钾血症”）。
呼吸睡眠暂停——一种睡眠障碍，经常会在夜间睡眠时出现呼吸暂停；是高血压的病因之一。
戒烟——停止吸烟，戒烟可以降低心脏病的发病率。
钠盐——盐，摄入过多会导致血压升高。
尿白蛋白 / 肌酐比值——一种判断肾脏功能的检测指标，升高意味着肾脏不能正常工作。
1 级高血压——血压高，高压在 140 ～ 159mmHg 之间，低压在 90 ～ 99mmHg 之间。
2 级高血压——血压非常高，高压在 159mmHg 以上，低压在 99mmHg 以上。
卒中——因脑出血或脑缺血引起的疾病，它可能会导致语言、记忆或其他功能的丧失。
收缩压——血压高值；当心脏收缩时动脉内的压力。
心动过速——心脏跳动的速度很快，一分钟内超过 100 次。
外用的——涂在皮肤上。
不稳定型心绞痛——胸部疼痛或有压迫感，这是一种医疗急症，可能会导致心脏病发作。
静脉——将血液输送回心脏的血管。

图 27-1　高血压相关术语的通俗解释

表 27-9　高血压患者可能会问的问题及解答

什么是血压？
心脏跳动时，血液作用于动脉血管壁的压力叫血压。血压的读数有两个数值，如 120/80。血压的单位是毫米汞柱（mmHg）。
什么是高血压？
高血压是指血压读数中的 1 个或 2 个血压读数偏高。读数中较高的数字为收缩压，是心脏收缩时的压力，在大多数情况下，收缩压超过 140mmHg 为高血压。较低的读数为舒张压，是心脏舒张时的压力，大多数情况下，舒张压大于 90mmHg 为高血压。
高血压是什么原因引起的？
多数高血压患者的病因不明确。病因往往是多方面的，如缺乏运动、超重，或高盐、高脂饮食等。还有一些不可控因素也会导致高血压，如年龄和遗传。
哪些健康问题与高血压有关？
有很多健康问题与高血压相关。如高血压导致血小板或脂肪沉积在血管壁上，心脏、肾脏和眼部疾病也常与高血压有关。卒中和过早死亡也经常伴随着高血压。
我如何知道自己是否患有高血压？
高血压没有任何症状。因此，人们很少能感觉到它。去医疗机构测量血压是判断是否有高血压的好方法。
为什么服用降压药那么重要？
维持正常的血压很重要，这样才能保持健康。血压过高可能会住院，并可能引发卒中、心脏病、心力衰竭、肾衰竭或其他疾病。
我不知道自己什么时候血压高，如果我感觉良好，可以停药吗？
降压药可以降低血压，但不能治愈高血压，所以需要长期服用。坚持服用降压药非常重要，可预防高血压导致的并发症，如心力衰竭、心脏病、卒中、肾病和眼病等。
如果我停止服用降压药会发生什么？
可能会出现心肌梗死、卒中或其他严重的疾病。如果突然停药，血压会骤然升高。此外，当重新开始服药时，起始剂量可能需要减少以防止发生副作用。医生会告诉您如何逐渐恢复到以往的剂量。
什么时候我需要找医生调整降压药？
如果对药物治疗反应不佳（血压仍然很高），或出现副作用，请打电话给您的医生。当出现以下高血压症状：头晕、流鼻血、胃部不适、恶心、食欲减退、严重头痛、严重焦虑、呼吸急促、视力障碍（如视物模糊）；或出现以下低血压症状：头晕、昏厥、站立时头晕或胸痛，请联系您的医生。
如果我对降压药有疑问，我应该怎么办？
在就诊之前，不要停止服用降压药。和您的医生或药师谈谈，让他们知道您的问题，你们可以共同确认降压药是否合适。

个人用药清单 <*插入患者姓名，出生日期：月 / 日 / 年*>	
药品：氯噻酮片，25mg 片剂	
我如何用它：每天早上口服一片（25mg）	
我为何用它：降压（利尿药）	**处方者：**Jones
我开始用它的日期：1/6/2017	**我停止用它的日期：**<*留空给患者填写*>
我为何停止用它：<*留空给患者填写*>	
药品：赖诺普利片，10mg 片剂	
我如何用它：每晚临睡前口服一片（10mg）	
我为何用它：降压	**处方者：**Jones
我开始用它的日期：10/9/2016	**我停止用它的日期：**<*留空给患者填写*>
我为何停止用它：<*留空给患者填写*>	

图 27-2　高血压患者的个人用药清单示例

制订日期：<*插入日期*>

我们谈论了什么：
您提到站立时会感到头晕，这有时是所谓的“直立性低血压”。直立性低血压是指站立时心脏无法调整泵血功能来满足压力的变化。在服用多种降压药的患者中较为常见。

我需要做什么：	我做过什么，什么时候做的：
您可以采取以下措施来防止直立性低血压的发生： 1. 站立时动作应缓慢。大多数人起床都很快，这并没有给心脏足够的时间去适应体位的改变。缓慢地从卧位移动到坐位（数 10s 以上）。然后，再缓慢地站起来，并用床、椅子或床头柜来支撑自己。 2. 要保证摄入足够的水分，除非要求限制液体摄入量。 3. 尽量避免在天气炎热时散步。 4. 当从坐位到立位时，可以撅起嘴唇吸气（类似于“亲吻的嘴唇”）。	<*留空给患者填写*>

我们谈论了什么：
需要注意新药（如赖诺普利）对血压的影响。

我需要做什么：	我做过什么，什么时候做的：
1. 每周在家至少测量 3 次血压。 2. 在日志本上记录我的血压。如果我的血压高于 180/120mmHg 或低于 100/60mmHg，通知诊所。 3. 下次我去诊所的时候，带上我的血压日志本和血压计。	<*留空给患者填写*>

图 27-3 高血压患者的用药行动计划示例

表 27-10 改变生活方式以预防和治疗高血压

改变	建议	收缩压约降低 /mmHg①
降低体重	保持正常体重（BMI 18.5 ～ 24.9kg/m^2）	每减 10kg 体重下降 5 ～ 20
DASH 饮食	饮食富含水果、蔬菜和低脂乳制品，而饱和脂肪和总脂肪的含量低	8 ～ 14
减少钠盐摄入	尽量减少日常饮食中的钠盐摄入，不超过 65mmol/d(钠 1.5g/d，或氯化钠 3.8g/d）	2 ～ 8
有氧运动	每周 3 ～ 4 次，每次平均 40min，中等强度到高强度的运动	4 ～ 9
限制饮酒	每日酒精摄入量：男性≤ 2 杯饮料当量，女性和体重较轻者≤ 1 杯饮料当量②	2 ～ 4

① 生活方式改变的效果是时间和程度依赖性的，对于某些患者效果可能更显著。

② 一杯饮料当量相当于 1.5 盎司（约 45mL）80 度的蒸馏酒（如威士忌），或 5 盎司（约 150mL）的葡萄酒（12%），或 12 盎司（约 350mL）的啤酒。

缩写：DASH = 终止高血压膳食（dietary approaches to stop hypertension）。

来源：经许可，转载自 DiPiro JT, Talbert RL, Yee GC, Matzke GR, Wells BG, Posey LM, eds. *Pharmacotherapy: A Pathophysiologic Approach*, 10th ed. New York: McGraw-Hill; 2017。

表 27-11 一线降压药和其他常用降压药

分类	子类	药物（商品名）	常用剂量范围 /（mg/d）	每日频率	使用注意事项
ACEI		贝那普利（Lotensin） 卡托普利（Capoten） 依那普利（Vasotec） 福辛普利（Monopril） 赖诺普利（Prinivil、Zestril） 莫昔普利（Univasc） 培哚普利（Aceon） 喹那普利（Accupril） 雷米普利（Altace） 群多普利（Mavik）	10 ～ 40 12.5 ～ 150 5 ～ 40 10 ～ 40 10 ～ 40 7.5 ～ 30 4 ～ 16 10 ～ 80 2.5 ～ 10 1 ～ 4	1 次或 2 次 2 次或 3 次 1 次或 2 次 1 次 1 次 1 次或 2 次 1 次 1 次或 2 次 1 次或 2 次 1 次	在 CKD 患者或同时服用保钾利尿药、醛固酮受体拮抗剂、ARB 或直接肾素抑制剂的患者中可能引起高钾血症；在双侧肾动脉狭窄或孤立肾且单侧肾动脉狭窄患者中可能引起急性肾功能衰竭；孕妇或有血管性水肿病史的患者禁用；对于服用噻嗪类利尿药、容量不足或老年患者，起始剂量减半，可降低低血压风险

续表

分类	子类	药物（商品名）	常用剂量范围 /（mg/d）	每日频率	使用注意事项
ARB		阿齐沙坦（Edarbi） 坎地沙坦（Atacand） 依普罗沙坦（Teveten） 厄贝沙坦（Avapro） 氯沙坦（Cozaar） 奥美沙坦（Benicar） 替米沙坦（Micardis） 缬沙坦（Diovan）	40 ～ 80 8 ～ 32 600 ～ 800 150 ～ 300 50 ～ 100 20 ～ 40 20 ～ 80 80 ～ 320	1 次 1 次或 2 次 1 次或 2 次 1 次 1 次或 2 次 1 次 1 次 1 次	在 CKD 患者或同时服用保钾利尿药、醛固酮受体拮抗剂、ACEI 或直接肾素抑制剂的患者中可能引起高钾血症；在双侧肾动脉狭窄或孤立肾且单侧肾动脉狭窄患者中可能引起急性肾功能衰竭；不会产生 ACEI 相关的干咳；孕妇禁用；对于服用噻嗪类利尿药、容量不足或老年患者，起始剂量减半，可降低低血压风险
钙通道阻滞剂（CCB）	二氢吡啶类	氨氯地平（Norvasc） 非洛地平（Plendil） 依拉地平（DynaCirc） 依拉地平缓释片（DynaCirc SR） 尼卡地平缓释片（Cardene SR） 硝苯地平长效制剂（Adalat CC、Nifediccal XL、Procardia XL） 尼索地平（Sular）	2.5 ～ 10 5 ～ 20 5 ～ 10 5 ～ 20 60 ～ 120 30 ～ 90 10 ～ 40	1 次 1 次 2 次 1 次 2 次 1 次 1 次	应避免使用短效二氢吡啶类，特别是速释的硝苯地平和尼卡地平；二氢吡啶类比非二氢吡啶类具有更强的外周血管扩张作用，更容易引起反射性的交感神经兴奋（如心动过速）、头晕、头痛、潮红和外周水肿；对雷诺综合征有额外的作用
	非二氢吡啶类	地尔硫䓬缓释制剂（Cardizem SR） 地尔硫䓬缓释制剂（Cardizem CD、Cartia XT、Dilacor XR、Diltia XT、Tiazac、Taztia XT） 地尔硫䓬控释制剂（Cardizem LA） 维拉帕米缓释制剂（Calan SR、Isoptin SR、Verelan） 维拉帕米控制起效，缓释（Covera HS） 维拉帕米慢性治疗性口服药物吸收系统（Verelan PM）	180 ～ 360 120 ～ 480 120 ～ 540 180 ～ 480 180 ～ 420 100 ～ 400	2 次 1 次 1 次（早上或晚上） 1 次或 2 次 1 次（晚上） 1 次（晚上）	高血压的治疗首选缓释制剂；这类药物可降低心率；可产生心脏传导阻滞作用，特别是与 β 受体阻滞剂联用时；由于不同制剂的释放机制及生物利用度不同，这类药物的等效剂量不可互换；Cardizem LA、Covera HS 和 Verelan PM 可在服药后数小时延迟释放药物，当晚上服药时，患者醒来时药物开始缓慢释放；非二氢吡啶类对房性心动过速患者有额外的作用
利尿药	噻嗪类利尿药	氯噻酮（Hygroton） 氢氯噻嗪（Esidrix、HydroDiuril、Microzide、Oretic） 吲达帕胺（Lozol） 美托拉宗（Zaroxolyn）	12.5 ～ 25 12.5 ～ 50 1.25 ～ 2.5 2.5 ～ 10	1 次 1 次 1 次 1 次	氢氯噻嗪是一种“噻嗪类”药物；氯噻酮、吲达帕胺和美托拉宗都是“类噻嗪类”药物。早晨服药以避免夜尿过多；噻嗪类利尿药在大多数患者中比袢利尿药更有效；使用常规剂量以避免对代谢的不良影响；首选氢氯噻嗪、氯噻酮和吲达帕胺；氯噻酮药效大约是氢氯噻嗪的 1.5 倍，且半衰期更长；这类药物对骨质疏松症有额外的益处；有痛风病史患者慎用
	袢利尿药	布美他尼（Bumex） 呋塞米（Lasix） 托拉塞米（Demadex）	0.5 ～ 4 20 ～ 80 5 ～ 10	2 次 2 次 1 次	早晨和午后服药（每日服药 2 次时），以避免夜尿过多；GFR 严重降低或心力衰竭患者可能需要更高的剂量；在伴有肾功能不全和难治性高血压的患者中优于噻嗪类利尿药
	保钾利尿药	阿米洛利（Midamor） 阿米洛利 / 氢氯噻嗪（Moduretic） 氨苯蝶啶（Dyrenium） 氨苯蝶啶 / 氢氯噻嗪（Dyazide）	5 ～ 10 5 ～ 10/50 ～ 100 50 ～ 100 37.5 ～ 75/25 ～ 50	1 次或 2 次 1 次 1 次或 2 次 1 次	为弱利尿药，通常与噻嗪类联合使用以减少低钾血症；无显著降压作用，除非与噻嗪类合用；主要用于利尿药引起的低钾血症患者；应避免 CKD 患者使用［CrCl ＜ 30mL/min（0.5mL/s）］；可能导致高钾血症，特别是与 ACEI、ARB、肾素抑制剂或钾补充剂联合使用时

续表

分类	子类	药物（商品名）	常用剂量范围 /（mg/d）	每日频率	使用注意事项
利尿药	醛固酮受体拮抗剂	依普利酮（Inspra） 螺内酯（Aldactone） 螺内酯 / 氢氯噻嗪（Aldactazide）	50 ～ 100 25 ～ 50 25 ～ 50/ 25 ～ 50	1 次或 2 次 1 次或 2 次 1 次	早晨和午后用药（每日服药 2 次时），以避免夜尿过多；依普利酮禁止用于 CrCl ＜ 50mL/min（0.83mL/s）、血清肌酐升高［女性＞ 1.8mg/dL（159μmol/L）、男性＞ 2mg/dL（177μmol/L）］及 2 型糖尿病伴微量白蛋白尿的患者；螺内酯常用于难治性高血压的治疗；CKD 患者［CrCl ＜ 30mL/min（＜ 0.5mL/s）］避免使用螺内酯；可能导致高钾血症，特别是与 ACEI、ARB、肾素抑制剂或钾补充剂联合使用时
β 受体阻滞剂	心脏选择性	阿替洛尔（Tenormin） 倍他洛尔（Kerlone） 比索洛尔（Zebeta） 酒石酸美托洛尔（lopressor） 琥珀酸美托洛尔缓释片（Toprol XL）	25 ～ 100 5 ～ 20 2.5 ～ 10 100 ～ 400 50 ～ 200	1 次 1 次 1 次 2 次 1 次	突然停药可引起反跳性血压升高；低至中等剂量时抑制 $β_1$ 受体，高剂量时也可阻断 $β_2$ 受体；若失去选择性，可能加重哮喘；对房性心动过速及术前高血压有益
	非选择性	纳多洛尔（Corgard） 普萘洛尔（Inderal） 普萘洛尔长效制剂（Inderal LA、Inderal XL、InnoPran XL） 噻吗洛尔（Blocadren）	40 ～ 120 160 ～ 480 80 ～ 320 10 ～ 40	1 次 2 次 1 次 1 次	突然停药可引起反跳性血压升高；所有剂量均可抑制 $β_1$ 和 $β_2$ 受体；可加重哮喘；对特发性震颤、偏头痛、门静脉高压、甲状腺功能亢进患者有额外的益处
	有内在拟交感活性	醋丁洛尔（Sectral） 卡替洛尔（Cartrol） 吲哚洛尔（Visken）	200 ～ 800 2.5 ～ 10 10 ～ 60	2 次 1 次 2 次	突然停药可引起反跳性血压升高；与 β 受体结合后，除有阻断作用外，还有部分激动作用；相较于其他 β 受体阻滞剂，没有明显优势；心肌梗死患者禁用
	混合型 α 和 β 受体阻滞剂	卡维地洛（Coreg） 磷酸卡维地洛（Coreg CR） 拉贝洛尔（Normodyne、Trandate）	12.5 ～ 50 20 ～ 80 200 ～ 800	2 次 1 次 2 次	突然停药可引起反跳性血压升高；额外的 α 阻滞作用产生血管舒张作用和直立性低血压的风险
	心脏选择性和血管扩张作用	奈必洛尔（Bystolic）	5 ～ 20	1 次	突然停药可引起反跳性血压升高；额外的血管扩张作用不会产生更多的直立性低血压风险

来源：经许可，转载自 DiPiro JT, Talbert RL, Yee GC, Matzke GR, Wells BG, Posey LM, eds. *Pharmacotherapy: A Pathophysiologic Approach*, 10th ed. New York: McGraw-Hill; 2017。

表 27-12 其他可供选择的降压药

分类	药物（商品名）	常用剂量范围 /（mg/d）	每日频率	使用注意事项
$α_1$ 受体阻滞剂	多沙唑嗪（Cardura） 哌唑嗪（Minipress） 特拉唑嗪（Hytrin）	1 ～ 8 2 ～ 20 1 ～ 20	1 次 2 次或 3 次 1 次或 2 次	首剂睡前服药；患者应缓慢坐起或站立，以减少直立性低血压的风险；对男性良性前列腺增生有额外益处
肾素抑制剂	阿利吉仑（Tekturna）	150 ～ 300	1 次	在 CKD 和糖尿病患者或接受保钾利尿药、醛固酮受体拮抗剂、ACEI 或 ARB 的患者中可能引起高钾血症；在严重双侧肾动脉狭窄或孤立肾且单侧肾动脉严重狭窄患者中可能导致急性肾功能衰竭；孕妇禁用
中枢性 $α_2$ 受体激动剂	可乐定（Catapres） 可乐定贴剂（Catapres-TTS） 甲基多巴（Aldomet）	0.1 ～ 0.8 0.1 ～ 0.3 250 ～ 1000	2 次 每周 1 次 2 次	突然停药可引起反跳性血压升高；与噻嗪类合用效果最好，可减少液体潴留；可乐定贴剂每周更换一次
外周肾上腺素能拮抗剂	利血平（仅有通用名）	0.05 ～ 0.25	1 次	在许多具有里程碑意义的临床试验中使用；应与噻嗪类利尿药合用以减少液体潴留

续表

分类	药物（商品名）	常用剂量范围 /（mg/d）	每日频率	使用注意事项
直接血管扩张剂	米诺地尔（Loniten） 肼屈嗪（Apresoline）	10 ～ 40 20 ～ 100	1 次或 2 次 2 ～ 4 次	应与噻嗪类和 β 受体阻滞剂合用以减少液体潴留和反射性心动过速

来源：经许可，转载自 DiPiro JT, Talbert RL, Yee GC, Matzke GR, Wells BG, Posey LM, eds. *Pharmacotherapy: A Pathophysiologic Approach*, 10th ed. New York: McGraw-Hill; 2017。

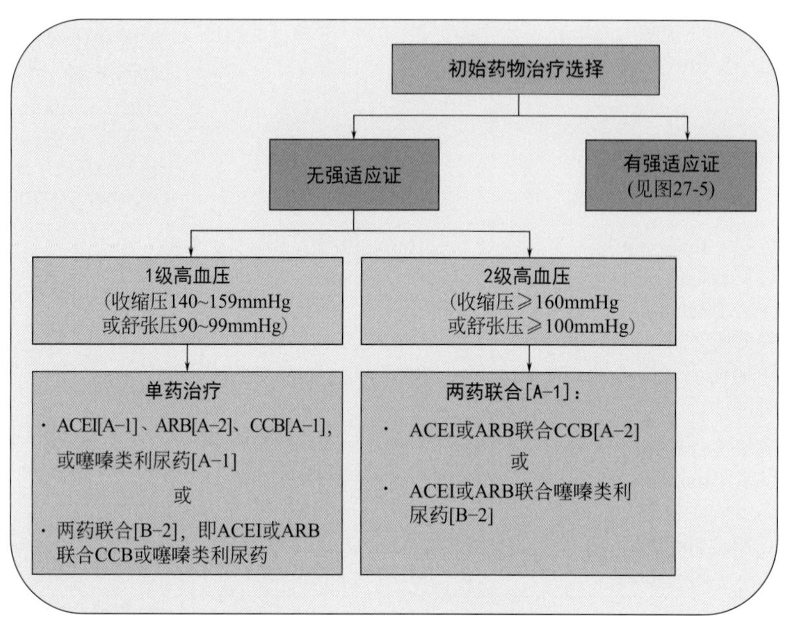

图 27-4　高血压的治疗路径

方括号内为药物治疗的推荐强度和证据等级。推荐强度：A、B、C 分别为强、中、弱推荐。证据等级：1——数据来自多项随机对照临床试验或由随机对照临床试验组成的荟萃分析。2——数据来自单项随机临床试验、多个大型非随机对照研究或队列研究 / 病例对照研究；3——数据来自权威机构意见的证据、临床经验、描述性研究或专家共识。

来源：经许可，转载自 DiPiro JT, Talbert RL, Yee GC, Matzke GR, Wells BG, Posey LM, Schwinghammer T, eds. *Pharmacotherapy: A Pathophysiologic Approach*, 10th ed. New York: McGraw-Hill; 2017

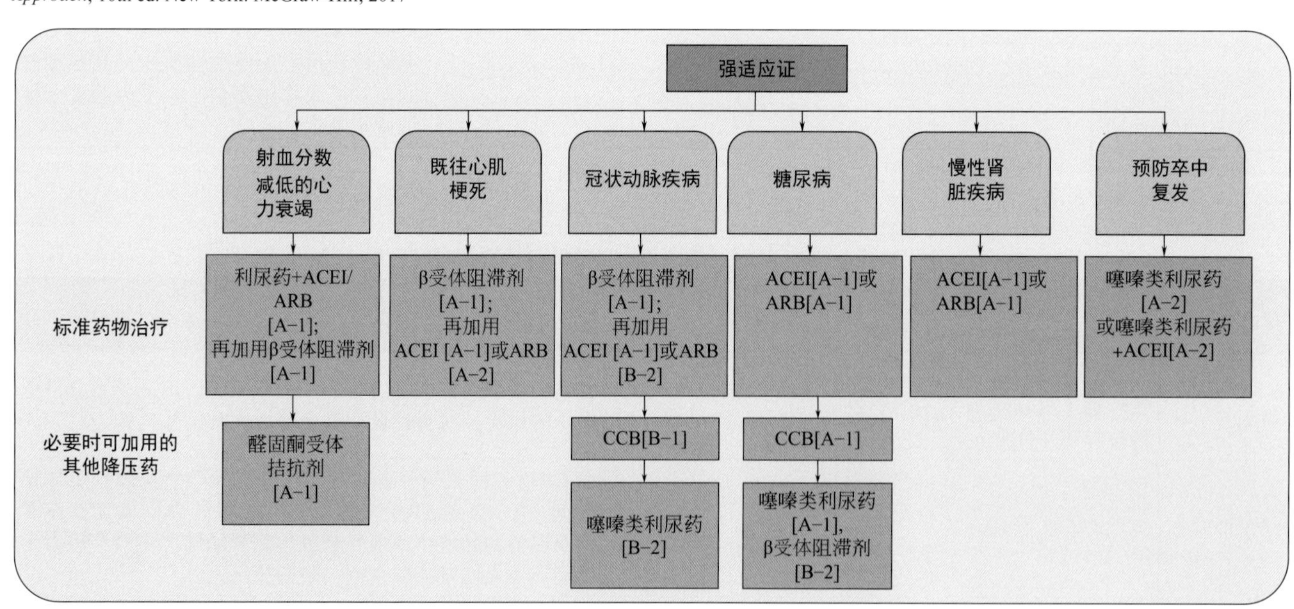

图 27-5　各类降压药的强适应证

降压药强适应证的证据基于现有研究结果及临床指南。降压药的选择顺序需考虑临床具体情况及患者的治疗反应。必要时可加用的降压药，是指为达到降压目标还需要增加的药物。药物选择还需要兼顾降压药的强适应证。药物治疗推荐的分级依据为方括号内的推荐强度和证据等级。推荐强度：A、B、C 分别为强、中、弱推荐。证据等级：1——数据来自多项随机对照临床试验或由随机对照临床试验组成的荟萃分析。2——数据来自单项随机临床试验、多个大型非随机对照研究或队列研究 / 病例对照研究；3——数据来自权威机构意见的证据、临床经验、描述性研究或专家共识。

来源：经许可，转载自 DiPiro JT, Talbert RL, Yee GC, Matzke GR, Wells BG, Posey LM, Schwinghammer T, eds. *Pharmacotherapy: A Pathophysiologic Approach*, 10th ed. New York: McGraw-Hill; 2017

表 27-13 个体化抗高血压治疗要点

A. 合并症及其治疗要点		B. 特殊人群的首选药物	
合并症[1]	药物治疗注意事项	特殊人群	首选药物
哮喘	避免：非心脏选择性 β 受体阻滞剂	非洲裔美国人	利尿药（如无禁忌可作为初始治疗） CCB
良性前列腺肥大	α_1 受体阻滞剂（不作为高血压的单药治疗）	白人	ACEI 或 ARB β 受体阻滞剂
勃起功能障碍	避免：中枢作用降压药（如可乐定）	老年患者	噻嗪类利尿药 长效 CCB ACEI 或 ARB 避免：α_1 受体阻滞剂、α/β 受体阻滞剂联用、中枢性 α_2 受体阻滞剂
特发性震颤	β 受体阻滞剂 (非选择性)	妊娠患者	β 受体阻滞剂（拉贝洛尔） 甲基多巴 禁用：ACEI、ARB、肾素抑制剂
心力衰竭	ACEI 或 ARB β 受体阻滞剂（比索洛尔、琥珀酸美托洛尔、卡维地洛）	哺乳期患者	甲基多巴、肼苯哒嗪 有指征时使用 β 受体阻滞剂 (普萘洛尔、拉贝洛尔) 禁用：ACEI、ARB、利尿药
甲状腺功能亢进症	β 受体阻滞剂		
偏头痛	β 受体阻滞剂 (非选择性) CCB		
骨质疏松症	噻嗪类利尿药 避免：袢利尿药		
外周血管疾病	ACEI 或 ARB CCB 避免：β 受体阻滞剂，除非有其他的强适应证（如主动脉瘤、心肌梗死、心绞痛）		
雷诺综合征	CCB（二氢吡啶类）		

① 非强适应证。
来源：参考文献 [1]、[2]、[4] 和 [5]。

表 27-14 高血压的草药补充剂

草药补充剂	常规剂量	有效性[1]	费用[2]
ω-3 脂肪酸	3 ～ 4g，不超过每日 3 次，随餐服用	很可能有效	$$
车前草	3.5g，每日 3 次	可能有效	$
辅酶 Q10	75 ～ 360mg/d	可能有效	$$
大蒜（*Allium sativum*）	大蒜片 300 ～ 1500mg/d，分次服用，或无水大蒜粉片 600mg/d	可能有效	$
木槿花茶（*Hibiscus sabdariffa*）	1 ～ 2 茶匙（3 ～ 6g）溶于 1 杯水（250mL）	可能有效	$
L- 精氨酸	4 ～ 24g/d	可能有效	$

① 证据等级：很可能有效（likely effective）——该产品有非常高水平的可靠临床证据支持其用于特定适应证。分级为“很可能有效”的产品通常被认为适合推荐。可能有效（possibly effective）——该产品有一些临床证据支持其用于特定适应证；但是，证据受数量、质量或相互矛盾的结果的限制。分级为“可能有效”的产品可能是有益的，但没有足够的高质量证据可以推荐给大多数人。证据不足（insufficient evidence）——没有足够的、可靠的科学证据来提供有效性评级。

② 费用：按推荐剂量，$ = 每月花费 10 美元或更少，$$ = 每月花费 11 ～ 20 美元，$$$ = 每月花费 21 ～ 50 美元，$$$$= 每月花费 50 美元以上。

来源：参考文献 [11]。

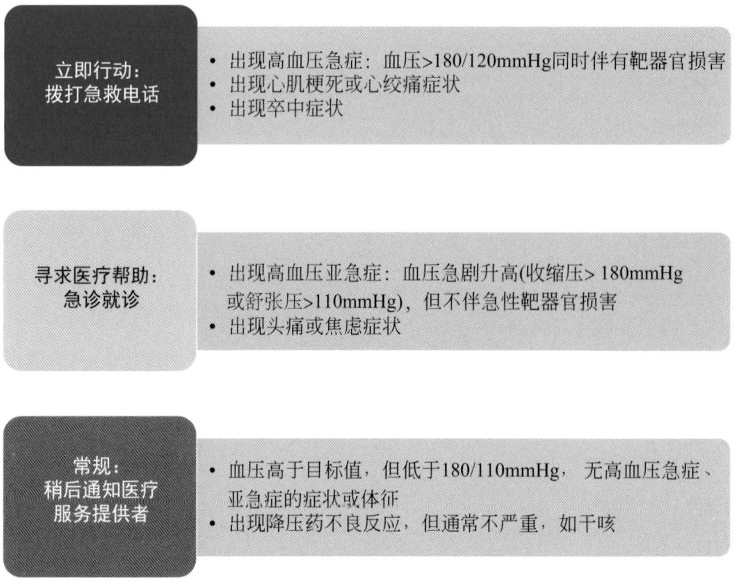

立即行动： 拨打急救电话	• 出现高血压急症：血压>180/120mmHg同时伴有靶器官损害 • 出现心肌梗死或心绞痛症状 • 出现卒中症状
寻求医疗帮助： 急诊就诊	• 出现高血压亚急症：血压急剧升高(收缩压> 180mmHg或舒张压>110mmHg)，但不伴急性靶器官损害 • 出现头痛或焦虑症状
常规： 稍后通知医疗服务提供者	• 血压高于目标值，但低于180/110mmHg，无高血压急症、亚急症的症状或体征 • 出现降压药不良反应，但通常不严重，如干咳

图 27-6　高血压管理的转诊策略

核心要素 5——文档记录和随访

清晰、简明地记录药物治疗相关问题（MRP）和建议，是 MTM 的关键组成部分。表 27-15 提供了高血压患者 MRP 的示例。由于降压药物给患者带来的不适可能比高血压疾病本身更严重，因此，用药依从性差的问题屡见不鲜。MTM 药师需要警惕患者依从性差的问题，必要时可建议调整患者的药物治疗方案从而提高依从性。药物治疗相关问题的沟通与建议示例见图 27-7，可供 MTM 药师参考。建议可以通过传真、电话或其他书面或安全的电子通信方式进行沟通。这些示例仅用于示范目的。与医疗服务提供者的实际沟通应根据建议的类型、患者的具体情况以及与医疗服务提供者的关系，做个性化调整。

高血压患者的随访非常重要，包括评估血压水平、治疗反应和潜在的不良反应。随访的时间间隔取决于许多因素，包括高血压的严重程度、干预措施的类型和患者的个体因素（如年龄、合并症及后续接受随访的能力）。随访间隔的建议见表 27-16。

表 27-15　高血压患者的药物治疗相关问题

药物治疗相关问题分类	药物治疗相关问题示例
不依从性	• 患者未坚持生活方式调整（如限盐、戒烟），血压控制不理想 • 患者时常忘记服药，导致血压控制不理想 • 患者因费用问题不服用降压药
不必要的药物治疗	• 重复用药（如同时用两种 ACEI）
需要额外的药物治疗	• 单药治疗血压控制不佳 • 合并糖尿病和蛋白尿的高血压患者未用 ACEI 或 ARB
无效的药物治疗	• 使用一种降压药足够疗程后，血压仍无显著改善 • α_1 受体阻滞剂单药治疗
剂量过低	• 降压药剂量过低，血压控制不佳
剂量过高	• 直立性低血压 • 服用 β 受体阻滞剂后出现心动过缓
药物不良事件	• 服用 ACEI 后出现干咳 • 因便秘而停用钙通道阻滞剂（也视为不依从性）

情景：患者使用了缬沙坦样品药，但用完样品药后，无法负担处方药的费用。 **MRP**：不依从性。
评估： 患者服用缬沙坦 80mg，血压控制不佳。可能是因为缬沙坦费用高，导致的不依从。对于该合并 2 型糖尿病的患者，可将缬沙坦换为其较能承担费用的 ACEI 类药物，后者可提供同样的血压控制及肾脏保护作用。 **计划**： 请考虑停用缬沙坦，加用赖诺普利 10mg，每日 1 次，调整剂量至达到目标血压＜ 140/90mmHg。
情景：有可能减少降压药负担的机会。 **MRP**：不依从性（或通过简化方案将不依从的可能性降至最低）。
评估： 根据药房报销单和 / 或患者报告，您的患者目前正在接受以下药物治疗： • 赖诺普利____mg/d • 氢氯噻嗪____mg/d **注意**：市面上已有赖诺普利 / 氢氯噻嗪复方制剂，包括如下规格，10mg/12.5mg、20mg/12.5mg 和 20mg/25mg。这种复方制剂在保险方面可按仿制药标准支付应付的费用。 **计划**：若可行，可考虑更换为复方制剂，这有助于减少费用和优化目前的治疗。
情景：糖尿病患者血压升高但未服用 ACEI 或 ARB。 **MRP**：需要额外的药物治疗。
评估：高血压合并 2 型糖尿病且存在蛋白尿的患者，经过生活方式调整，血压仍未达标（＞ 140/90mmHg）。ACEI 类药物可使这类患者血压达标并带来额外的肾脏保护作用。 **计划**：考虑服用雷米普利，起始剂量 2.5mg/d；患者家庭自测血压，每周 3 次，且下次随访时带来血压记录。
情景：患者已服用氢氯噻嗪 3 个月，血压未降低。 **MRP**：无效的药物治疗。
评估：患者服用氢氯噻嗪 25mg qd 血压控制不佳，自述服药依从性好。服用氢氯噻嗪血压无变化，可换用另一种降压药使患者获益，并达到目标血压。 **计划**：推荐停用氢氯噻嗪，换用赖诺普利，起始剂量 10mg/d；患者自行监测血压，每周至少 3 次，并记录血压值；每 2 周随访患者血压情况。

图 27-7　MTM 药师就高血压进行沟通的示例

表 27-16　高血压患者随访和监测时间间隔的建议

血压控制情况： • 当初始服用降压药或调整药物治疗方案时，应 2 ～ 4 周随访 • 当达到血压控制目标且血压稳定后，若无急性靶器官损害，应每隔 3 ～ 6 个月随访血压变化 • 对 2 级高血压、有合并症、既往血压控制不佳、依从性差、进行性靶器官损害或出现药物不良反应的患者应增加随访频次
不良反应： • 当起始新的降压药或增加药物剂量后，应 2 ～ 4 周监测有无药物不良反应发生 • 对于病情稳定的患者，每 6 ～ 12 个月监测有无药物不良反应发生 • 每年监测 1 ～ 2 次血钾和血肌酐水平

来源：参考文献 [1] 和 [2]。

参考文献

1. Chobanian AV et al. *The Seventh Report of the Joint National Committee on Prevention, Detection, Evaluation, and Treatment of High Blood Pressure*. https://www.nhlbi.nih.gov/files/docs/guidelines/jnc7full.pdf. Publication 04-5230, August 2004.
2. Saseen JJ, MacLaughlin EJ. Hypertension. In: DiPiro, JT, Talbert RL, Yee GC, Matzke GR, Wells BG, Posey LM, Schwinghammer T, eds. *Pharmacotherapy: A Pathophysiologic Approach*, 10th ed. New York, NY; 2017, Chapter 13. Available at http://www.accesspharmacy.com.lp.hscl.ufl.edu/content.aspx?aid=7969921. Accessed May 11, 2017.
3. Wilson L, Saseen JJ. Hypertension. In: Tisdale JE, Miller DA, eds. *Drug-Induced Diseases: Prevention, Detection, and Management*, 3rd ed. Bethesda, MD: American Society of Health-Systems Pharmacists, Inc.; 2016.
4. Weber MA, Schiffrin EL, White WB, et al. Clinical practice guidelines for the management of hypertension in the community: A statement by the American Society of Hypertension and the International Society of Hypertension. *J Clin Hypertens*. 2014;16:14-26.
5. James PA, Oparil S, Carter BL, et al. 2014 evidence-based guideline for the management of high blood pressure in adults report from the panel members appointed to the Eighth Joint National Committee (JNC 8). *JAMA*. 2014;311:507-520.
6. American Diabetes Association. Cardiovascular disease and risk management. Section 9. In Standards of Medical Care in Diabetes—2017. *Diabetes Care*. 2017;40(Suppl 1):S75-S87.
7. Pickering TG, Hall JE, Appel LJ, et al. Recommendations for blood pressure measurement in humans and experimental animals: Part 1: Blood pressure measurement in humans: A statement for professionals from the Subcommittee of Professional and Public Education of the American Heart Association Council on High Blood Pressure Research. *Circulation*. 2005;111:697-716.
8. Pickering TG, White WB. ASH Position Paper: Home and ambulatory blood pressure monitoring. When and how to use self (home) and ambulatory blood pressure monitoring. *J Clin Hypertens*. 2008;10:850-855.
9. O'Brien E, Pickering T, Asmar R, et al. Working Group on Blood Pressure

Monitoring of the European Society of Hypertension International Protocol for Validation of Blood Pressure Measuring Devices in Adults. *Blood Press Monit.* 2002;7:3-18.

10. *Medicare Part D Medication Therapy Management Program Standardized Format.* Available at https://www.cms.gov/Medicare/Prescription-Drug-Coverage/PrescriptionDrugCovContra/Downloads/MTM-Program-Standardized-Format-English-and-Spanish-Instructions-Samples-v032712.pdf. Accessed May 11, 2017.

11. Natural Medicines [database online]. Somerville, MA: Therapeutic Research Center; 2017. Available at https://naturalmedicines.therapeuticresearch.com/. Accessed May 11, 2017.

复习题

1. 患者，西班牙裔男性，55 岁，因高血压于 MTM 门诊就诊。他最后几次的平均血压为 166/94mmHg。该患者的高血压分类是哪一项？
   a. 1 级高血压
   b. 2 级高血压
   c. 单纯收缩期高血压
   d. 高血压急症
2. 以下哪一项不会影响测量血压的准确性？
   a. 使用电子血压计测量血压
   b. 测量血压所在房间的温度
   c. 在测量血压前喝咖啡
   d. 医务人员测量血压的技巧
3. 患者，白人男性，82 岁，有高血压、血脂异常和痛风。该患者的目标血压是以下哪一项？
   a. ＜ 130/80mmHg
   b. ＜ 140/80mmHg
   c. ＜ 140/90mmHg
   d. ＜ 150/90mmHg
4. 用通俗易懂的语言给患者解释 β 受体阻滞剂，以下哪一项最合适？
   a. 治疗高血压的药物
   b. 通过减慢心率、减弱身体对压力的反应而发挥作用的降压药物
   c. 通过阻断交感神经系统的刺激而发挥作用的降压药物
   d. 通过阻断心脏的 β 受体来发挥作用的降压药物
5. 以下哪一项不适合纳入高血压患者的用药行动计划？
   a. 每周测血压 3 次
   b. 记录你的血压值，下次来访时带上血压记录本
   c. 食物里不要额外添加盐
   d. 每日早晨服用降压药
6. 以下描述中，哪一项需要高血压的紧急转诊？
   a. 血压 180/112mmHg，伴有严重的头痛
   b. α 受体阻滞剂引起的直立性低血压
   c. 血压 165/99mmHg，伴有焦虑
   d. 新诊断的高血压，血压为 162/100mmHg
7. 一位高血压患者，因血压控制不佳就诊，药师对该患者进行了全面用药评估。他目前服用赖诺普利 20mg qd、氢氯噻嗪 25mg qd、氨氯地平 5mg qd，且服药依从性好。在审查药物过程中发现，患者每日 2 次服用非处方药萘普生治疗背部疼痛。以下哪一项是最适合的药物治疗相关问题？
   a. 药物不良事件
   b. 剂量过高
   c. 需要额外的药物治疗
   d. 无效的药物治疗
8. 患者，白人男性，65 岁，新诊断为糖尿病和高血压。他今日血压为 152/102mmHg。以下哪一项最适合他目前的血压治疗？
   a. 启用赖诺普利 10mg qd
   b. 启用赖诺普利 10mg qd 和氢氯噻嗪 12.5mg qd
   c. 启用氨氯地平 10mg qd
   d. 启用特拉唑嗪 2mg 临睡前服用
9. 患者，女，42 岁，患有高血压、重度偏头痛和广泛性焦虑。她目前服用的降压药为赖诺普利 20mg qd。她今日血压为 145/92mmHg，脉搏 82 次 / 分。以下选项中，最适合该患者的降压药调整方案是
   a. 加用阿替洛尔
   b. 加用氢氯噻嗪
   c. 加用缬沙坦
   d. 加用维拉帕米
10. 患者，女，高血压合并糖尿病，MTM 药师对其进行了全面用药评估，发现她只服用美托洛尔，目前血压为 148/86mmHg。以下选项中，最适合与该患者的医生进行沟通的是
   a. 美托洛尔对她的高血压不起作用，请更换药物
   b. 请考虑加用雷米普利 2.5mg qd
   c. β 受体阻滞剂对糖尿病患者不是一个好的选择，请调整为 ACEI 类药物
   d. 建议继续服用美托洛尔

答案

1.b	2. a	3. d
4. b	5. a	6. a
7. a	8. b	9. d
10. b		

魏娟娟　译
周　洋　校
石秀锦　林　阳　审

第28章

尿失禁 MTM 资料集

Katherine Vogel Anderson, PharmD, BCACP, and Sarah E. Honaker, PharmD

关键点

- MTM 药师应该筛查可能与出现尿失禁相关的药物。
- 尿失禁治疗的核心是行为治疗和药物治疗相结合。每次实施 MTM，都应该评价行为治疗的依从性。
- 因为治疗尿失禁药物的抗胆碱能效应，患者对药物治疗的耐受性大多较差，老年患者对这些不良反应可能尤其敏感。
- MTM 药师应该与患者和处方者一起寻找最适宜患者的治疗方案，并协助管理治疗尿失禁药物的不良反应。

尿失禁简介

尿失禁（urinary incontinence，UI）的简化定义是非自主排尿[1-3]。尿失禁的确切患病率很难确定，据估计，22% 的美国成年人患有某种类型的尿失禁。UI 在女性中比男性更常见。数据显示，大约 1/4 的年轻女性、1/2 的绝经后女性和 3/4 的养老院老年女性有某种形式的 UI。只有 9% 的男性有某些类型的 UI，与年龄无关[1,2]。

下尿路包括膀胱、尿道、尿道括约肌以及周围的结缔组织、神经和血管。在正常情况下，膀胱逼尿肌在充盈时松弛，在排空时收缩，而尿道括约肌在充盈时收缩，在排空时松弛，以防止漏尿。这些行为是由副交感神经系统介导的。整个泌尿道上的毒蕈碱受体的乙酰胆碱活性介导调节泌尿道功能。通常，膀胱和括约肌协同工作。然而，如果有某些因素破坏了这种平衡，则可能会产生 UI（见表 28-1）。表 28-2 列出了影响下尿路功能的药物，图 28-1 列举引起尿失禁的可逆性病因。尿失禁有几种不同类型，其中急迫性尿失禁是最常见的一种。

尿失禁相关定义

- 急迫性尿失禁［也称为膀胱过度活动症（OAB）］——伴随或紧接着急迫的非自主漏尿；通常是由于膀胱过度活动、非自主收缩所致；是最常见的尿失禁类型。
- 压力性尿失禁——劳累时不自觉漏尿；通常是由咳嗽、打喷嚏或运动时腹内压的变化所致。
- 溢出性尿失禁——一种不常见的尿失禁类型，是当膀胱充盈但未及时排空时，出现的漏尿。
- 功能性尿失禁——发生在尿自制力正常的个体不能及时获得排尿条件时；通常是由于认知障碍（如痴呆）或行动受限（如手术后）。
- 混合性尿失禁——排尿的不自主性丧失与急迫和/或劳累相关原因混合。

尿失禁有生理和心理两方面的复杂性，如图 28-2 所示。因为担心不能控制排尿，UI 患者可能会有自卑感或者惧怕参与社会活动。

尿失禁的治疗目标

治疗尿失禁时，治疗目标是减少和/或消除症状，提高生活质量，防止并发症。最好的治疗方案是从完善的评估开始，通过评估，可以确定和治疗尿失禁的可逆性病因[5,6]。如果没有确定的尿失禁的可逆性病因，可以考虑非药物和药物的联合治疗。由于 OAB 是最常见的尿失禁类型，本章将重点介绍 OAB 患者的药物治疗管理。值得注意的是，尿失禁不是一种疾病；相反，它是一种几乎不会危及生命的综合症状[6]。因此，在诊断和/或治疗尿失禁的继发原因后，患者可能选择不接受药物治疗[6]。

男性受 UI 的影响可能不多。无论性别，治疗方式相似。但是，对于因前列腺肥大所致 UI 的男性，本章所述的治疗方案有可能加重前列腺肥大的症状，宜采用 α 受体拮抗剂和/或 5-α- 还原酶抑制剂。

治疗失败

治疗尿失禁是风险与获益的平衡。考虑到抗胆碱能药物的副作用，患者可能难以耐受用于治疗尿失禁的药物。更需要关注的是，老年人使用这些药物比较容易发生跌倒和精神状态改变。特别是服用胆碱酯酶抑制剂的阿尔茨海默病患者在服用抗胆碱能药物后，精神状态改变的风险会显著增加[5,6]。

当患者没有达到预期的症状缓解，或由于不良事件（表 28-3）无法耐受治疗时，即为治疗失败[6]。

表 28-1 膀胱过度活动和逼尿肌收缩力下降的区别

症状	膀胱过度活动	逼尿肌收缩力下降
急迫性（强烈、突然的迫切的排空欲望）	是	不常见
尿频、尿急	是	罕见
活动时漏尿（如咳嗽、打喷嚏、举重物）	无	有
每次尿失禁的漏尿量	如有，大量	往往少量
在强烈排尿欲望之后及时到达厕所的能力	不能或者勉强	可以
夜间尿失禁（浸湿床上尿垫或者内衣）	有	罕见
夜尿（夜间醒来排尿）	经常	罕见

来源：经许可，转载自 DiPiro JT, Talbert RL, Yee GC, Matzke GR, Wells BG, Posey LM, eds. *Pharmacotherapy: A Pathophysiologic Approach*, 10th ed. New York, NY: McGraw-Hill; 2017。

表 28-2 可能影响下尿路功能的药物

药物	效应
利尿药、乙酰胆碱酯酶抑制剂	多尿，导致尿频、尿急
α 受体拮抗剂	尿道肌肉松弛与压力性尿失禁
α 受体激动剂	尿道肌肉收缩（尿道闭合力增加）导致尿潴留（男性更常见）
钙通道阻滞剂	膀胱收缩力下降引起的尿潴留
麻醉性镇痛药	膀胱收缩力下降引起的尿潴留
镇静催眠药	谵妄、制动引起的功能性尿失禁
抗精神病药物	抗胆碱能作用导致膀胱收缩力下降和尿潴留
抗胆碱能药物	膀胱收缩力下降引起的尿潴留
三环类抗抑郁药	抗胆碱能作用导致膀胱收缩力下降，α 受体拮抗剂作用导致尿道平滑肌收缩（尿道闭合力增加），两者都可致尿潴留
酒精	多尿，导致尿频、尿急
ACEI	ACEI 引起的咳嗽，可加重压力性尿失禁

来源：经许可，转载自 DiPiro JT, Talbert RL, Yee GC, Matzke GR, Wells BG, Posey LM, eds. *Pharmacotherapy: A Pathophysiologic Approach*, 10th ed. New York, NY: McGraw-Hill; 2017。

用缩写词"**DIAPERS**"可帮助记忆可逆性病因[4]

D——精神异常（Delirium）

I——感染（Infection）

A——萎缩性阴道炎（Atrophic vaginitis）

P——心理障碍或者药物原因(Psychiatric disorders or Pharmacological causes)

E——尿量增加(Excessive urine output),如糖尿病或者心力衰竭

R——活动受限(Restricted mobility),如帕金森病、骨质疏松、类风湿关节炎、卒中

S——便秘(Stool impaction)

图 28-1 尿失禁的可逆性病因

躯体性并发症：
- 会阴皮肤炎症
- 压力性溃疡
- 泌尿系统感染
- 跌倒

心理性并发症：
- 抑郁
- 孤僻
- 睡眠紊乱
- 生活质量降低

图 28-2 尿失禁的并发症

表 28-3　获准用于治疗膀胱过度活动症药物的不良事件及发生率①

药物	口干 /%	便秘 /%	眩晕 /%	视觉异常 /%
奥昔布宁速释剂	71	15	17	10
奥昔布宁 XL	61	13	6	14
奥昔布宁透皮贴剂	7	3	未见报道	3
奥昔布宁凝胶	10	1	3	3
托特罗定	35	7	5	3
长效托特罗定	23	6	2	4
曲司氯铵速释剂	20	10	未见报道	1
曲司氯铵缓释剂	11	9	未见报道	2
索利那新	20	9	2	5
达非那新缓释剂	24	18	2	2
非索罗定缓释剂	27	5	未见报道	3
米拉贝隆缓释剂	3	3	3	未见报道

① 所有值为平均值，来自制造商的产品信息。

来源：经许可，转载自 DiPiro JT, Talbert RL, Yee GC, Matzke GR, Wells BG, Posey LM, eds. *Pharmacotherapy: A Pathophysiologic Approach*, 10th ed. New York, NY: McGraw-Hill; 2017。

核心要素 1——膀胱过度活动症患者的全面用药评估

表 28-4 列出了对膀胱过度活动症（OAB）患者进行用药评估时建议问的问题。问题的数量和类型取决于几个因素，包括面谈的时长、药物治疗相关问题（MRP）的数量、MRP 的紧迫性以及患者提供准确信息的可靠性等。在时间有限的互动或有多个医疗问题的复杂病例中，MTM 药师可以选择有针对性的问题，以帮助识别或排除医疗紧急情况（参见表 28-4 中的“预防 / 评估医疗紧急情况应问的问题”）。MTM 药师在面谈期间，应使用通俗易懂的语言（图 28-3），并为患者可能提出的有关 UI 的问题做好准备（表 28-5）。

核心要素 2——个人用药清单 [8]

OAB 患者的个人用药清单（PML）示例见图 28-4。本示例仅列出 OAB 治疗药物，治疗其他疾病状态的其他药物，应单独添加和列出。MTM 药师在创建 PML 时应使用简洁易懂的语言。

核心要素 3——用药行动计划 [8]

OAB 患者的用药行动计划（MAP）示例见图 28-5。此示例仅代表针对 OAB 患者的行动计划。其他疾病状态或其他药物治疗相关问题（MRP）的 MAP，应单独添加和列出。一般来说，为了避免患者不知所措，建议只列出几个最重要的行动计划。患者自我管理的其他方面可在之后的面谈中解决。MTM 药师在创建 MAP 时应使用简洁易懂的语言。

核心要素 4——干预和 / 或转诊

OAB 管理的干预措施包括改变生活方式和 / 或药物治疗。对改变生活方式不能完全控制症状的患者，应开始药物治疗。应根据患者的特点（如年龄、经济条件、患者偏好和其他共病状态）选择药物。应鼓励患者记录尿路症状并定期随访，以便评估 OAB 控制情况。表 28-6 总结了生活方式的改变，表 28-7 强调了非药物治疗。表 28-8 和表 28-9 提供了治疗 OAB 的药物概述。表 28-10 概述了在 OAB 管理中可能有用的草药补充剂。OAB 的治疗路径、美国泌尿外科学会（AUA）对 OAB 治疗的建议，以及 OAB 管理的转诊策略，分别见图 28-6、表 28-11 和图 28-7。

核心要素 5——文档记录和随访

清晰简洁地记录药物治疗相关问题（MRP）和处置建议，是 MTM 咨询的关键组成部分。表 28-12 提供了 OAB 患者潜在的 MRP 示例。图 28-8 中给出了解决药物治疗相关问题的沟通与建议示例，可供 MTM 药师参考。可通过传真、电话或其他书面或安全电子通信方式传达这些建议。这些示例仅用于示范目的。与医疗服务提供者的实际沟通应根据建议的类型、患者的具体情况以及与医疗服务提供者的关系，做个性化调整。

对 OAB 患者随访时，应评估依从性、疗效、副作用和可能的替代治疗。随访的时间间隔取决于许多因素，包括用药方案、症状的严重程度、干预的类型以及患者的具体情况（如年龄、共患病病情和重返医院评估的能力）。将治疗失败归因于缺乏症状改善和 / 或无法忍受的不良反应之前，应鼓励患者坚持治疗 4 ～ 8 周。表 28-13 提供了 OAB 治疗药物监测参数的概述。

表 28-4 对膀胱过度活动症患者进行用药评估时建议问的问题

建议询问膀胱过度活动症患者的问题
• 您出现膀胱过度活动症多久了？ • 您何时被诊断为膀胱过度活动症？ • 您是否和您的医生谈过预防膀胱过度活动症症状的运动和治疗方法？ • 您用什么药治疗膀胱过度活动症？ • 您使用治疗膀胱过度活动症药物时，是否出现什么副作用？ • 您有没有在没有告诉医生的情况下自行停止服用治疗膀胱过度活动症的处方药？如果是，为什么？ • 您用什么非处方药或草药补充剂治疗膀胱过度活动症？ • 您的医生是否和您讨论了应该避免加重膀胱过度活动症症状的某些非处方药或补充剂？
预防 / 评估医疗紧急情况应问的问题
• 您有过尿中带血吗？ • 您是否出现过治疗膀胱过度活动症药物的任何严重副作用，如面部、嘴唇和舌头肿胀而影响呼吸？ • 自从开始服用治疗膀胱过度活动症的药物后，您的大脑功能（包括记忆力）是否有明显的变化？

不良事件——发生的不好的事情，不良反应，无法解释的或不想要的影响。

血管性水肿——治疗膀胱过度活动症的某些药物的罕见副作用，属于医疗急症，包括嘴唇、舌头和喉咙的快速肿胀而致呼吸困难。

抗毒蕈碱药——可放松膀胱肌肉和增加膀胱容量来治疗尿失禁的药物。

BMI——体重指数：与身高和体重相关的指标，可将人们划分为体重过轻、正常体重、超重或肥胖。

慢性——持续，不停止，不会消失。

慢性肾脏病——是指肾脏不能正常工作，可能导致高血压等严重的健康问题。

肌酐测试——检查肾功能的测试；肌酐值升高提示肾功能不佳。

利尿药——增加尿量的药片。

电解质——血液中的身体必需的盐，如钠、钾和钙。

功能性尿失禁——由于关节炎或痴呆等身体问题而未能及时如厕所导致的尿失禁。

高血压——血压较高，可导致心脏病发作、卒中和肾病的发病率升高。

低血压——血压低于正常值。

生活方式改变——医生可能建议您改变生活方式来缓解尿失禁。这对一些患者来说包括达到目标体重、减少咖啡因的摄入量或戒烟。

肥胖——体重指数（BMI）大于 30kg/m^2 即为肥胖，肥胖会增加患高血压、糖尿病、心血管疾病和尿失禁的风险。

尿道梗阻——尿流受阻，可能引起高血压。

直立性低血压——由于站立时低血压，可引发头晕或头重脚轻。

膀胱过度活动症（OAB）——是一种尿失禁，包括尿急，可因未及时如厕而漏尿。

溢出性尿失禁——多见于男性的一种尿失禁，因膀胱排空能力受限，一旦膀胱充盈便引起尿液渗漏。

超重——体重指数（BMI）大于 25kg/m^2 即为超重，可增加患高血压、糖尿病、心血管疾病和尿失禁的风险。

压力性尿失禁——由肠道压力增加引起的尿失禁，可因大笑、咳嗽和运动所致。

外用的——局部涂抹在皮肤上。

急迫性尿失禁——见“膀胱过度活动症”。

尿失禁——膀胱失控，包括咳嗽、大笑或打喷嚏时的漏尿，或在没有及时如厕情况下突然出现无法控制的小便冲动。

图 28-3 尿失禁相关术语的通俗解释

表 28-5 膀胱过度活动症患者可能会问的问题及解答

什么是尿失禁？

尿失禁是指因咳嗽、大笑、呕吐或打喷嚏而致膀胱失去控制时发生漏尿，或在没有及时如厕情况下突然出现无法控制的小便冲动。

什么是膀胱过度活动症（急迫性尿失禁）？

膀胱过度活动症是一种尿失禁，包括尿急，可因未及时如厕而漏尿。

膀胱过度活动症的病因是什么？

多种原因可致膀胱过度活动症症状。总体来说，各种原因可导致尿量增加，如液体摄入增多、肾功能不全、服用利尿药和糖尿病等。神经系统疾病（如帕金森病、卒中、多发性硬化）或膀胱本身的问题（如肿瘤或膀胱结石），前列腺肥大，摄入咖啡因或酒精等其他原因，也可导致膀胱过度活动症。

为什么药物治疗对于膀胱过度活动症很重要？

如果其他措施治疗失败，并且症状影响了日常活动，那么用药物控制膀胱过度活动症是重要的方式。

如果感觉好一些了，我能停药吗？

突然停药可能会导致症状恶化，所以在决定停药之前需要先和您的医生讨论。

什么情况下我需要联系医生？

当发生认知（思考）功能和记忆的改变，或面部、嘴唇、舌头和颈部突然肿胀时，属于严重的副作用，需要及时联系医生获得医疗帮助。如果治疗膀胱过度活动症的药物在 4 ～ 8 周后还不起作用，您也应该联系医生。如发生尿血、发热、腰痛或其他异常情况，也应报告。

续表

如果我对药物治疗有疑问，我应该做什么? 不要在没有咨询医生的情况下突然停止服用治疗膀胱过度活动症的药物。与您的医生和 / 或药师交谈，让他们知道您的任何问题，可确保您的用药适宜。

来源：参考文献 [7]。

个人用药清单 <*插入患者姓名，出生日期：月 / 日 / 年*>	
药品：奥昔布宁 XL 5mg	
我如何用它：每天早晨服用 1 片（5mg）	
我为何用它：预防突然排尿	**处方者：**Jones
我开始用它的日期：10/27/2016	**我停止用它的日期：**<*留空给患者填写*>
我为何停止用它：<*留空给患者填写*>	

图 28-4　OAB 患者的个人用药清单示例

	制订日期：<*插入日期*>
我们谈论了什么： 您主诉受膀胱过度活动症困扰。和您的医生讨论这个问题很重要。	
我需要做什么： 以下是我可以做的事情，有助于控制我的膀胱过度活动症症状： 1. 与我的医生谈谈可能的应对方法，以帮助控制症状。如膀胱训练、膀胱控制策略、盆底肌训练和液体管理。 2. 如果上述方法没有帮助，与我的医生探讨可帮助控制膀胱过度活动症的药物。	**我做过什么，什么时候做的：** <*留空给患者填写*>
我们谈论了什么： 您需要了解关于奥昔布宁治疗膀胱过度活动症的获益和可能的不良反应，这很重要。	
我需要做什么： 1. 和我的医生或药师讨论可能的药物副作用，比如服用奥昔布宁治疗膀胱过度活动症时可能出现的便秘。 2. 记录下我的膀胱控制问题，以便下次预约时使用。 3. 如果出现了任何干扰我日常活动的副作用，通知我的医生或药师。	**我做过什么，什么时候做的：** <*留空给患者填写*>

图 28-5　膀胱过度活动症患者的用药行动计划示例

表 28-6　管理膀胱过度活动症的生活方式改变建议

改变	建议
戒烟	吸烟与尿失禁有关。虽然缺乏数据来评估戒烟对 OAB 的影响，但仍建议戒烟
体重管理	肥胖与尿失禁有关。数据显示，体重减轻与 OAB 症状的减轻有关
液体摄入限制	只有液体摄入量过多（> 3000mL/d）的患者，才应该限制液体摄入
戒咖啡	咖啡因会导致逼尿肌过度活动。减少咖啡因摄入量可以减少尿失禁发作的次数

来源：参考文献 [6] 和 [9]。

表 28-7　尿失禁的非药物治疗管理

干预措施	描述	患者特征
生活方式改变		
行为的改变（如改变液体摄入量和咖啡因摄入量，戒烟，减肥和预防便秘）	自我管理，旨在减少或者消除可导致 / 加重尿失禁发生的风险因素	一线治疗或与药物治疗相结合，用于压力性、急迫性和混合性尿失禁患者
调节方案		
定时排尿	制订固定间隔时间的排尿计划，清醒状态下尽量每 2h 一次	用于有认知障碍或躯体障碍的患者

续表

干预措施	描述	患者特征
	调节方案	
习惯再培训	根据患者排尿模式调整排尿间隔（更长或更短）计划，按照计划如厕	用于有认知障碍或躯体障碍的住院患者或居家患者
鼓励排尿	定期如厕，通常每 2h 需要照料者提示排尿一次；只有在正向反馈时才协助患者如厕；与操作性调节技术结合使用，以鼓励患者保持自制和适当如厕	用于功能正常能够使用厕所或如厕替代品的患者，患者应能够感觉到强烈的刺激感，并且能够适当地寻求如厕的帮助；主要用于机构患者或有可用照料者的居家患者
膀胱训练	定期如厕，逐渐增加排尿间隔；包括教授使用放松和分散注意力技术的紧急抑制策略、自我监控和使用强化技术；有时与药物治疗相结合	用于压力性、急迫性和混合性尿失禁患者，这些患者的认知良好，能够如厕，并积极遵守培训计划
	盆底肌康复	
盆底肌训练（如凯格尔运动）	盆底肌收缩的常规练习；可能包括使用盆底肌收缩来防止压力性漏尿和尿意的冲动抑制	用于压力性、急迫性和混合性尿失禁的患者，这些患者能够认知并正确收缩盆底肌；需要患者认知功能完整和积极性高
生物反馈	使用电子或机械仪器显示有关神经肌肉或膀胱活动的可视或者可听信息；用于教导正确的盆底肌收缩或冲动抑制；有家庭培训师可以进行该培训	用于压力性、急迫性和混合性尿失禁的患者，这些患者有能力通过观察学习自愿控制，并有改变的动机；与盆底肌训练结合使用
阴道负重训练	阴道内负重增加（避免脱出）的主动训练；通常与盆底肌训练结合使用，每天至少 2 次	认知功能完整并有压力性尿失禁的女性，若能正确收缩盆底肌、能站立、有足够的阴道后穹窿和阴道口来放入住圆锥体，则鼓励进行此训练；中重度盆腔器官脱垂患者禁用
	外部神经调节	
非植入式电刺激	通过阴道、肛门、体表或细针电极施加电流；用于抑制膀胱过度活动，提高盆底肌收缩的意识、收缩力和效果；家庭可用手持式刺激器	用于高自主性患者的压力性、急迫性和混合性尿失禁；禁止用于感觉知觉减弱的患者；禁止用于有尿潴留、心律失常史、心脏起搏器或植入式除颤器的患者；禁止用于怀孕或备孕的患者；中度或重度盆腔器官脱垂禁用阴道或肛门电极
经皮胫神经刺激	脉冲电流是通过置于胫神经附近的细针电极进行电刺激	用于治疗膀胱过度活动伴尿急、尿频、尿急性尿失禁；禁止用于有心脏起搏器或植入式除颤器的患者、易出血过多的患者或孕妇
体外磁电刺激	对盆底肌肉组织进行脉冲磁刺激，去极化运动神经元，从而引起盆底肌收缩；通过一个特殊设计的椅子，椅子上装有产生脉冲磁场的装置提供刺激	用于治疗压力性、急迫性和混合性尿失禁；禁止用于需要心脏起搏器或金属关节置换术的患者；当其他方法失败或不可行时，可能是一种有用的治疗选择
	替代药物疗法	
针刺疗法	包括将一次性无菌不锈钢细针插入皮肤中，从而抑制或刺激脊髓和 / 或脊髓上对膀胱和 / 或尿道的反射部位	用于因脊髓损伤引起的压力性、急迫性、混合性尿失禁
	防尿失禁的装备	
床或者裤子警示	对湿度作出反应的传感器装置；以噪声或振动机制唤醒或提醒个人	主要用于儿童夜间遗尿；在家庭护理和机构环境中可用于监测尿失禁
子宫托	阴道内装置，用于支撑膀胱颈，缓解轻度至中度盆腔器官脱垂，改变压力向尿道的传导	用于女性压力性尿失禁和轻度至中度盆腔器官脱垂患者；对于绝经后妇女，可考虑给予局部雌激素治疗，以防止溃疡和阴道组织破裂；需要灵活良好的手动操作设备
尿道植入设施（仅限女性）	尿道内装置	用于女性压力性尿失禁患者，需要其认知功能完整，手部能够灵活操作

续表

干预措施	描述	患者特征
防尿失禁的装备		
尿道加压器（仅限男性）	阴茎夹	用于成年男性压力性尿失禁患者，需要其认知功能完整，手部能够灵活操作
外部收集设备（仅限男性）	带腿袋的避孕套导管	用于有急迫性、压力性和溢出性尿失禁以及功能性损伤的男性患者
导管	一次性、间断性导尿管，留置导尿管和耻骨上导尿管	用于溢出性尿失禁；用于卧床不起或有明显活动障碍和严重尿失禁的患者，晚期疾病患者，骶骨压疮患者，直至痊愈
支持性干预措施		
如厕替代品及环境改造	男女小便器、床头柜、高架马桶座	用于行动不便、不能及时如厕的患者
吸收性产品	各种可重复使用和一次性衬里、垫子、男性尿滴收集器、男性防护罩、收集器内衣、紧身短裤和裤子组合；一些产品含有一种聚合物，可以吸收尿液	用于各种类型的尿失禁
锻炼治疗	步态和 / 或力量训练	适用于行动不便的老年患者，尤其是不能及时如厕的患者

来源：经许可，转载自 DiPiro JT, Talbert RL, Yee GC, Matzke GR, Wells BG, Posey LM, eds. *Pharmacotherapy: A Pathophysiologic Approach*, 10th ed. New York, NY: McGraw-Hill; 2017。

表 28-8 治疗膀胱过度活动症的药物

药物分类和药物举例	常见 / 严重副作用[①]	黑框警告 / 禁忌证	妊娠期用药安全性分级[②]
M 受体拮抗剂 达非那新（D） 非索罗定（FE） 黄酮哌酯（FL） 索利那新（S） 托特罗定（TO） 曲司氯铵（TR）	便秘 意识模糊 口干 头痛 免疫超敏反应 血管神经性水肿 索利那新、托特罗定： QT 间期延长 血管神经性水肿	贲门失弛缓症（FL） 膀胱梗阻（FL） 闭角型青光眼（D、FE、S、TO、TR） 胃轻瘫（D、FE、S、TO、TR） 胃肠道出血（FL） 胃肠道梗阻（D、FE、S、TO、TR） 肠梗阻（FL） 尿道狭窄（FL） 幽门狭窄（D、FE、S、TO、TR） 尿潴留 尿路梗阻（FL）	除了黄酮哌酯（FL）是 B 级，其余全部为 C 级
混合作用 奥昔布宁	用药部位皮疹和瘙痒（局部） 便秘 腹泻 口干 泌尿系统感染 鼻咽炎 血管神经性水肿	闭角型青光眼 胃轻瘫 胃肠道梗阻 幽门狭窄 尿潴留	B
乙酰胆碱释放抑制剂 / 神经肌肉阻滞剂 A 型肉毒毒素	尿潴留 泌尿系统感染 排尿困难 血尿 自主神经反射障碍	肉毒毒素中毒 感染 尿潴留 泌尿系统感染	C
β_3 受体激动剂 米拉贝隆	高血压 头痛 泌尿系统感染 鼻咽炎	无	C

① 这是一个概括性的清单，并未包括这些药物可能产生的所有副作用。在给出任何建议之前，请查阅药品参考信息源以获得更完整的清单。在提出药物治疗建议之前，MTM 药师还应查阅全面的药物相互作用数据库。

② 所有处方药的产品说明书都会不断更新，以体现 FDA 的妊娠期和哺乳期用药最新规则。请核查所需产品的说明书，以获得最准确和最新的妊娠期安全用药信息。

来源：参考文献 [10] 的数据。

表 28-9 获准用于治疗膀胱过度活动症或者急迫性尿失禁的抗胆碱能药 / 抗毒蕈碱药

药物	商品名	起始剂量	常用剂量范围	特殊人群剂量	备注
奥昔布宁速释剂	Ditropan	2.5mg，每日 2 次	2.5 ~ 5mg，每日 2 ~ 4 次		以 2.5mg/d 增量，每 1 ~ 2 个月作为增量周期，口服溶液
奥昔布宁缓释剂	Ditropan XL	5 ~ 10mg，每日 1 次	5 ~ 30mg，每日 1 次		以每周 5mg 的速率调整剂量，整片吞服
奥昔布宁透皮贴剂	Oxytrol Oxytrol for Women（OTC）		3.9mg/d，每周 2 次，每次更换一个贴片		每 3 ~ 4 天一贴，轮换给药部位
奥昔布宁凝胶 10%	Gelnique		每日一小袋（100mg），外用		在干净、干燥和完整的皮肤上使用，可用部位包括腹部、大腿或者上臂 / 肩膀；含酒精
奥昔布宁凝胶 3%	Gelnique 3%		每日 3 泵（84mg），外用		同上
托特罗定速释剂	Detrol		1 ~ 2mg，每日 2 次	如患者使用 CYP3A4 抑制剂，或者肝肾功能不全，1mg，每日 2 次	
托特罗定长效制剂	Detrol LA		2 ~ 4mg，每日 1 次	如患者使用 CYP3A4 抑制剂，或者肝肾功能不全，2mg，每日 1 次	整片吞服，CrCl ≤ 10mL/min 的患者避免使用
曲司氯铵速释剂	Sanctura		20mg，每日 2 次	年龄 ≥ 75 周岁或者 CrCl ≤ 30mL/min（≤ 0.5mL/s）的患者，20mg，每日 1 次	餐前 1h 或空腹服用，≥ 75 岁的患者应在睡前服用
曲司氯铵缓释剂	Sanctura XR		60mg，每日 1 次	年龄 ≥ 75 周岁或者 CrCl ≤ 30mL/min（≤ 0.5mL/s）的患者避免使用	餐前 1h 或空腹服用，整片吞服
索利那新	VESIcare	5mg，每日 1 次	5 ~ 10mg，每日 1 次	如患者使用 CYP3A4 抑制剂，或者 CrCl ≤ 30mL/min（≤ 0.5mL/s）或中度肝功能不全，5mg，每日 1 次。避免在严重肝功能不全的患者中使用	整片吞服
达非那新缓释剂	Enablex	7.5mg，每日 1 次	7.5 ~ 15mg，每日 1 次	如患者使用潜在 CYP3A4 抑制剂，或者肝功能中度受损，7.5mg，每日 1 次。避免在严重肝功能不全的患者中使用	开始使用 2 周之后滴定剂量，整片吞服
非索罗定缓释剂	Toviaz	4mg，每日 1 次	4 ~ 8mg，每日 1 次	如患者使用潜在 CYP3A4 抑制剂，或者 CrCl ≤ 30mL/min（≤ 0.5mL/s），4mg，每日 1 次。避免在严重肝功能不全的患者中使用	前体药物（代谢成为 5- 羟甲基托特罗定）；整片吞服
β_3 肾上腺素拮抗剂					
米拉贝隆缓释剂	Mybetriq	25mg，每日 1 次	25 ~ 50mg，每日 1 次	如 CrCl=15 ~ 29mL/min（0.25 ~ 0.49mL/s）或中度肝功能不全患者，25mg，每日 1 次。避免在 ESRD 和严重肝功能不全患者中使用	整片吞服

缩写：CrCl= 肌酐清除率；CYP= 细胞色素 P450 酶；ESRD= 终末期肾病。

来源：经授权，转载自 DiPiro JT, Talbert RL, Yee GC, Matzke GR, Wells BG, Posey LM, eds. *Pharmacotherapy: A Pathophysiologic Approach*, 10th ed. New York, NY: McGraw-Hill; 2017。

表 28-10 用于膀胱过度活动症的草药补充剂

补充剂	推荐剂量	证据等级①	费用②
硫酸软骨素	200 ~ 400mg，每日 2 ~ 3 次；或 800 ~ 1200mg，每日 1 次	证据不足	$
蔓越莓	500mg 胶囊，每日 3 次（减少因尿失禁而产生的气味）	证据不足	$$

① 证据等级：很可能有效（likely effective）——该产品有非常高水平的可靠临床证据支持其用于特定适应证。分级为“很可能有效”的产品通常被认为适合推荐。可能有效（possibly effective）——该产品有一些临床证据支持其用于特定适应证；但是，证据受数量、质量或相互矛盾的结果的限制。分级为“可能有效”的产品可能是有益的，但没有足够的高质量证据可以推荐给大多数人。证据不足（insufficient evidence）——没有足够的、可靠的科学证据来提供有效性评级。

② 费用：按推荐剂量，$ = 每月花费 10 美元或更少，$$ = 每月花费 11 ~ 20 美元。

来源：参考文献 [11] 的数据。

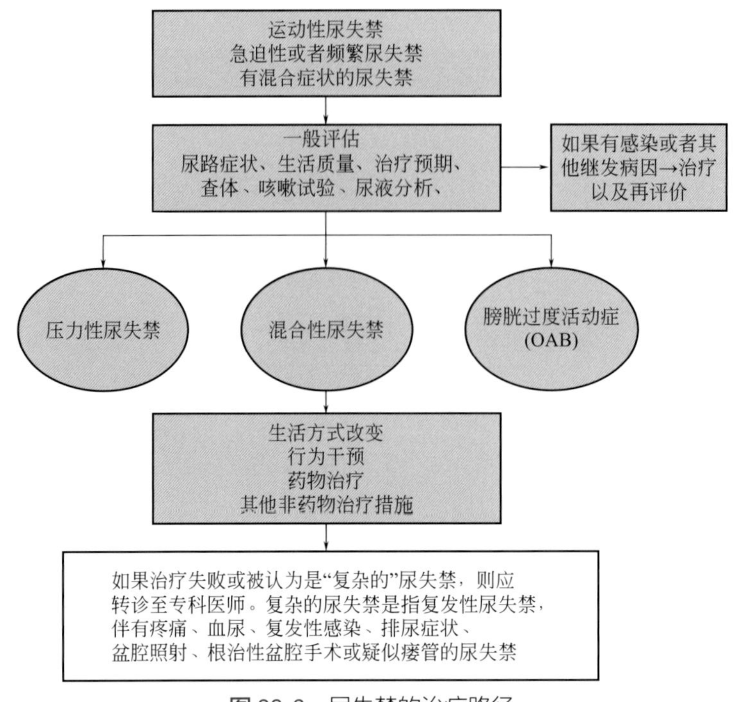

图 28-6　尿失禁的治疗路径

来源：参考文献 [3] 和 [6]

表 28-11　AUA 对于膀胱过度活动症的治疗推荐

一线治疗
• 行为疗法——膀胱训练、膀胱控制策略、盆底肌训练、液体管理 • 行为疗法可与抗毒蕈碱药治疗配合
二线治疗
• 在行为疗法基础上，口服抗毒蕈碱药是二线治疗方法。如果速释剂（IR）和缓释剂（ER）都可获得，则应优先使用缓释剂 • 可使用奥昔布宁透皮贴剂或凝胶 • 如果患者因副作用而不能耐受一种抗毒蕈碱药，则可以尝试剂量调整或用不同的抗毒蕈碱药 • 对于闭角型青光眼患者，不要使用抗毒蕈碱药（除非得到眼科医生的批准）；对于胃排空障碍或有尿潴留史的患者，要谨慎使用抗毒蕈碱药 • 如果患者有便秘或口干，最好是对症处置（液体管理、剂量调整或肠道支持），而不是放弃治疗 • 如果给正在服用其他抗胆碱能药的患者开具抗毒蕈碱药，应慎重 • 体弱的老年患者，特别容易产生抗胆碱能副作用 • 对行为疗法和药物治疗均无效的患者，应转诊至专科医师
三线治疗
• 不能接受抗毒蕈碱治疗的患者或者预计进行手术的患者，可选择骶神经调节（SNS） • 周围胫神经刺激（PTNS）适合于特定的患者 • A 型肉毒毒素如果使用，仅适用于对一线和二线治疗失败的患者。这些患者必须能够返回医院进行残余尿量评估，并愿意在必要时自我导尿 • 留置导尿管是最后的治疗手段

来源：经许可，转载自 Gormley EA, Lightner DJ, Faraday M, Vasavada SP. Diagnosis and treatment of overactive bladder (non-neurogenic) in adults: AUA/SUFU guideline amendment. *J Urol*. 2015;198:1572-1580。

表 28-12　膀胱过度活动症患者的药物治疗相关问题

药物治疗相关问题分类	药物治疗相关问题示例
不依从性	• 由于未进行生活方式改变（如吸烟、高咖啡因摄入）导致 OAB 症状控制不理想 • 由于患者未使用规定的抗毒蕈碱药的剂量，OAB 的控制不理想 • 因经济原因，未接受抗毒蕈碱治疗
不必要的药物治疗	• 重复的药物治疗（如两种抗毒蕈碱药）
需要额外的药物治疗	• 生活方式和行为改变未能改善尿失禁症状

续表

药物治疗相关问题分类	药物治疗相关问题示例
无效的药物治疗	• 充分尝试抗毒蕈碱药未得到明显的临床反应 • 无法耐受抗胆碱能药的副作用，中断了治疗
剂量过低	• 抗毒蕈碱药剂量过低，导致 OAB 控制不良
剂量过高	• 慢性肾脏病患者使用托特罗定缓释剂时，未根据肾功能调整剂量
药物不良事件	• 抗胆碱能药的副作用导致精神状态改变 • 使用抗毒蕈碱药后，因头晕导致继发跌倒

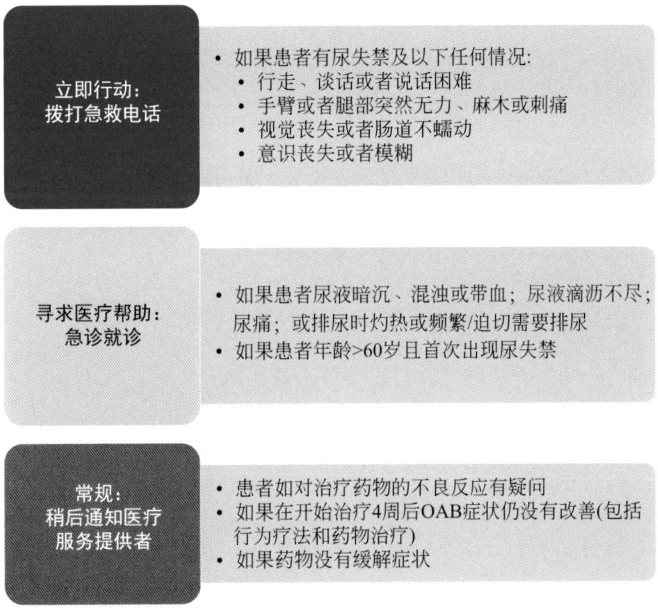

立即行动：
拨打急救电话

- 如果患者有尿失禁及以下任何情况:
  - 行走、谈话或者说话困难
  - 手臂或者腿部突然无力、麻木或刺痛
  - 视觉丧失或者肠道不蠕动
  - 意识丧失或者模糊

寻求医疗帮助：
急诊就诊

- 如果患者尿液暗沉、混浊或带血；尿液滴沥不尽；尿痛；或排尿时灼热或频繁/迫切需要排尿
- 如果患者年龄>60岁且首次出现尿失禁

常规：
稍后通知医疗服务提供者

- 患者如对治疗药物的不良反应有疑问
- 如果在开始治疗4周后OAB症状仍没有改善(包括行为疗法和药物治疗)
- 如果药物没有缓解症状

图 28-7 膀胱过度活动症管理的转诊策略

来源：参考文献 [7]

情景：患者因使用 Toviaz（非索罗定）导致口干。
MRP：药物不良事件。

评估：
服用非索罗定治疗 OAB 并出现口干的患者，应评估口干症状的严重程度，以确定其是否会随着时间的推移而减轻，或是否需要采取措施，如更换药物或使用其他药物来治疗口干。
计划：
鼓励患者继续服用非索罗定 2 ～ 4 周以上；如果症状无法忍受，建议患者给医生打电话。
随访评估口干症状的严重程度。
如果没有改善，考虑在适当的情况下换成另一种药物，如 Vesicare（索利那新）。

情景：患者未遵医嘱服用奥昔布宁速释剂。
MRP：不依从性。

评估：
患者服用奥昔布宁 5mg，每日 4 次，用于治疗膀胱过度活动症。但由于健忘和药量过大，每天只服用一片。每天只需服用 1 次的其他治疗膀胱过度活动症的药物，如奥昔布宁缓释剂、Enablex 和 Vesicare。
计划：
如果患者可以接受，可考虑将 5mg 奥昔布宁速释剂改为 5mg 的奥昔布宁缓释剂，每日 1 次，以控制膀胱过度活动症。

情景：患者使用 Detrol（托特罗定）每日 3 次。
MRP：剂量过高。

评估：
患者正在服用托特罗定片剂，用于治疗膀胱过度活动症。服用剂量为 2mg，每日 3 次。说明书建议的最大剂量为 2mg，每日 2 次（4mg/d）。该患者每天多服用 2mg，可能会增加不良反应，且不会获益。
计划：
为了控制膀胱过度活动症，请考虑减少 2mg 托特罗定剂量，即每日 2 次服用。此外，如果需要更高剂量的药物来控制症状，可以考虑尝试更换其他药物。

图 28-8 MTM 药师就膀胱过度活动症进行沟通的示例

表 28-13　膀胱过度活动症治疗药物的监测表

药物	药物不良反应	监测指标	备注
抗毒蕈碱药物			
奥昔布宁速释剂 奥昔布宁缓释剂 奥昔布宁透皮贴剂 奥昔布宁凝胶 10% 奥昔布宁凝胶 3% 托特罗定速释剂 托特罗定长效制剂 曲司氯铵速释剂 曲司氯铵缓释剂 索利那新 达非那新缓释剂 非索罗定缓释剂	• 抗胆碱能不良反应：口干、便秘、头痛、消化不良、眼干、视物模糊、认知障碍、心动过速、镇静、直立性低血压 • 用药部位反应（局部用药）：瘙痒、红斑	• 禁忌证及注意事项：尿潴留、胃潴留、胃肠动力严重下降、血管性水肿、重症肌无力、闭角型青光眼加重 • 肾脏 / 肝脏功能恶化或伴随药物治疗，可能需要减少剂量或停药 • 老年或虚弱患者的精神状态变化或跌倒风险	• 一般而言，缓释剂、长效制剂和外用制剂抗胆碱能不良反应，尤其是口干的发生，相对较少 • 如可能，尽量调整为外用制剂 • 在使用含酒精基质的凝胶之时，避免接触明火或者吸烟
β_3 受体激动剂			
米拉贝隆缓释剂	• 高血压、鼻咽炎、尿路感染、头痛	• 注意：尿潴留、不能控制的严重高血压 • 肾 / 肝功能损害，可能需要减少剂量或停药 • 与 CYP2D6 底物合用，可能导致窄治疗指数药物的疗效增加 • QT 间期延长	• 米拉贝隆是 CYP2D6 抑制剂

来源：参考文献 [2]。From Table 85-6 in DiPiro JT, Talbert RL, Yee GC, Matzke GR, Wells BG, Posey LM, eds. *Pharmacotherapy: A Pathophysiologic Approach*, 10th ed. New York, NY: McGraw-Hill; 2017. Available at www.acccesspharmacy.com. Copyright © 2017 McGraw-Hill Education. All rights reserved。

参考文献

1. AHRQ. *Evidence-based Practice Center Systematic Review Protocol: Diagnosis and Comparative Effectiveness of Treatments for Urinary Incontinence in Adult Women*. Available at https://effectivehealthcare.ahrq.gov/ehc/products/169/834/urinary-incontinence-treatment-report-130909.pdf. Accessed May 8, 2017.
2. Rovner ES, Wyman J, Lam S. Urinary incontinence. In: DiPiro JT, Talbert RL, Yee GC, Matzke GR, Wells BG, Posey L, et al., eds. *Pharmacotherapy: A Pathophysiologic Approach*, 10th ed. New York, NY: McGraw-Hill; 2017. Available at http://accesspharmacy.mhmedical.com.lp.hscl.ufl.edu/content.aspx?bookid=1861§ionid=133892819. Accessed May 8, 2017.
3. Abrams P, Anderson KE, Birder L, Brubaker L, et al. Fourth International Consultation on Incontinence Recommendations of the International Scientific Committee: Evaluation and treatment of urinary incontinence, pelvic organ prolapse, and fecal incontinence. *Neurol Urodyn*. 2010;29:213-240.
4. Marshall LL, Bailey W. Urinary incontinence management in geriatric patients. *Consult Pharm*. 2008;23:681-694.
5. Ouslander JG. Management of overactive bladder. *New Engl J Med*. 2004;350:786-799.
6. Gormley EA, Lightner DJ, Faraday M, Vasavada SP. Diagnosis and treatment of overactive bladder (non-neurogenic) in adults: AUA/SUFU guideline amendment. *J Urol*. 2015;198:1572-1580.
7. Marinkovic SP, Rovner ES, Moldwin RM, Stanton SL et al. The management of overactive bladder syndrome. *Br Med J*. 2012;344:e2365.
8. *Medicare Part D Medication Therapy Management Program Standardized Format*. Available at https://www.cms.gov/Medicare/Prescription-Drug-Coverage/PrescriptionDrugCovContra/Downloads/MTM-Program-Standardized-Format-English-and-Spanish-Instructions-Samples-v032712.pdf. Accessed May 7, 2017.
9. Nygaard I. Idiopathic urgency urinary incontinence. *New Engl J Med*. 2010;363:1156-1162.
10. Clinical Pharmacology [database online]. Tampa, FL: Gold Standard, Inc.; 2017. Available at http://www.clinicalpharmacology.com. Accessed May 7, 2017.
11. Natural Medicines [database online]. Somerville, MA: Therapeutic Research Center; 2017. Available at https://naturalmedicines.therapeuticresearch.com/. Accessed May 7, 2017.

复习题

1. 哪种类型的尿失禁与膀胱过度活动症（OAB）相同？
   a. 急迫性尿失禁
   b. 压力性尿失禁
   c. 溢出性尿失禁
   d. 功能性尿失禁
2. 以下所有情况，哪个不是尿失禁的可逆性病因？
   a. 谵妄
   b. 感染
   c. 萎缩性阴道炎
   d. 盆腔照射
3. 一位 70 岁的女性向初级保健提供者报告了夜间失禁的情况。她睡前喝姜黄酒。既往有高血压病史，服用氨氯地平 5mg 每日 1 次。对于该患者的失禁，哪一种治疗是合适的建议？
   a. 将氨氯地平更换为氢氯噻嗪，以减少尿失禁
   b. 开始服用奥昔布宁 5mg 每日 1 次
   c. 睡前限制液体摄入量
   d. 服用蔓越莓补充剂，每日 3 次
4. 用通俗易懂的语言来定义功能性尿失禁，以下哪项最合适？
   a. 是一种尿失禁，包括尿急，可因未及时如厕而漏尿
   b. 由于关节炎或痴呆等身体问题而未能及时如厕所导致的尿失禁
   c. 因肠道压力增加（如大笑、咳嗽或运动）而引起的尿失禁
   d. 由于身体残疾使人无法在小便前顺利到达厕所而导致的尿失禁
5. 在患者与其医疗保健提供者讨论膀胱过度活动症时，以下哪项建议不是适当的行为疗法？
   a. 液体管理
   b. 盆底肌训练
   c. 服用解痉药，如奥昔布宁
   d. 膀胱控制策略
6. 在治疗 OAB 期间，以下哪一项情况发生时，患者应寻求医疗帮助或急诊就诊？
   a. 尿液暗沉、混浊或带血
   b. 因为 OAB 药物而口干
   c. 开始行为疗法或药物治疗 4 周后出现 OAB 症状
   d. 不分年龄，第一次发现 OAB
7. 下列哪个 OAB 药物治疗相关问题与 MRP 的正确类别相匹配？
   a. 服用非索替罗定时出现口干——不依从性
   b. 患者服用低剂量的两种抗毒蕈碱药——剂量过低
   c. 充分尝试解痉药后没有明显的症状改善和临床反应——无效的药物治疗
   d. 行为改变后尿失禁症状无减轻——药物不良事件
8. 抗胆碱能不良反应常常限制了奥昔布宁的耐受性。以下哪项是抗胆碱能不良反应的例子？
   a. 高血压
   b. 口干
   c. 腹泻
   d. 出汗
9. 一名 75 岁女性患者服用多奈哌齐治疗轻度阿尔茨海默病。她住在辅助生活机构内。在她的病历中，有尿失禁的发作，决定给予托特罗定。以下哪一种药物不良事件对该患者加用托特罗定特别重要？
   a. 血压升高
   b. 血糖降低
   c. 意识模糊
   d. 心率减慢
10. 由于症状没有改善而宣布治疗失败之前，应该鼓励患者服用解痉药多长时间？
   a. 3 ～ 5 天
   b. 1 ～ 2 周
   c. 2 ～ 4 周
   d. 4 ～ 8 周

答案

1. a	2. d	3. c
4. b	5. c	6. a
7. c	8. b	9. c
10. d		

王梓凝 译
周 颖 崔一民 校
朱 珠 审

第29章

骨关节炎 MTM 资料集

Eric Dietrich, PharmD

关键点

- 骨关节炎的治疗目标应在开始治疗前确定，并应根据患者的具体情况进行个体化治疗。在最大限度地提高功能和生活质量的同时，掌握在尽可能减少疼痛和减少不良反应之间的平衡。
- 骨关节炎的最佳治疗包括药物治疗和非药物治疗。在每次药物治疗管理（MTM）时，应评估非药物治疗的依从性。
- 考虑到非甾体抗炎药（NSAID）长期治疗的显著不良反应，在每次 MTM 期间，应重新评估风险因素，如心血管风险和胃肠道出血风险，以确保继续治疗的安全性和减少风险的潜在额外药物需求（如用于胃肠道出血风险的质子泵抑制剂）。
- 在每次 MTM 时，应评估镇痛治疗的潜在不良反应。重点是经常监测 NSAID 引起的出血或与阿片类药物相关的便秘、镇静和/或呼吸抑制。

骨关节炎简介

骨关节炎（osteoarthritis，OA）是最常见的关节炎形式。OA 的特征是关节和关节结构的损伤，通常发生在负重关节如髋关节和膝关节（图 29-1）。OA 也可能发生在非负重关节部关节，如手部关节。OA 影响了大约 2700 万美国人[1]，而且由于疾病的患病率随着年龄的增长而增加，估计患 OA 的人数在不久的将来会显著增加[2]。女性比男性患病率更高，而且她们会有更多的关节受累。OA 的患病率在非洲裔美国人和白种人中是相似的，尽管白种人更有可能经历严重的疾病。

OA 的发展是多因素的，当生物力学缺陷和风险因素在易感个体中结合时 OA 就是其结果。年龄的增长是 OA 最显著的风险因素。其他风险因素包括创伤史、肥胖、参与某些特定运动、从事重复和/或剧烈运动的职业、女性和遗传因素[3]。

OA 可分为原发性 OA 和继发性 OA（表 29-1）。原发性 OA 没有明确的病因，可进一步分为局限性、全身性和侵蚀性。继发性 OA 可归因于可识别的原因，如创伤、炎症、先天性疾病、内分泌疾病、代谢性疾病或其他导致或增加患 OA 风险的情况[3]。

OA 的诊断主要基于体征和症状、病史和体格检查。影像学检查如 X 线和/或磁共振成像（MRI）可能有助于诊断，尽管 X 线可能对疾病早期进程没有帮助。在疾病较晚期时，关节间隙变窄、软骨下骨改变和骨赘的存在在影像学上可以看到，而在体格检查中可以看到大体关节改变[4]。尽管实验室检查和炎症指标通常是诊断的一部分，目前没有实验室数据明确诊断 OA。

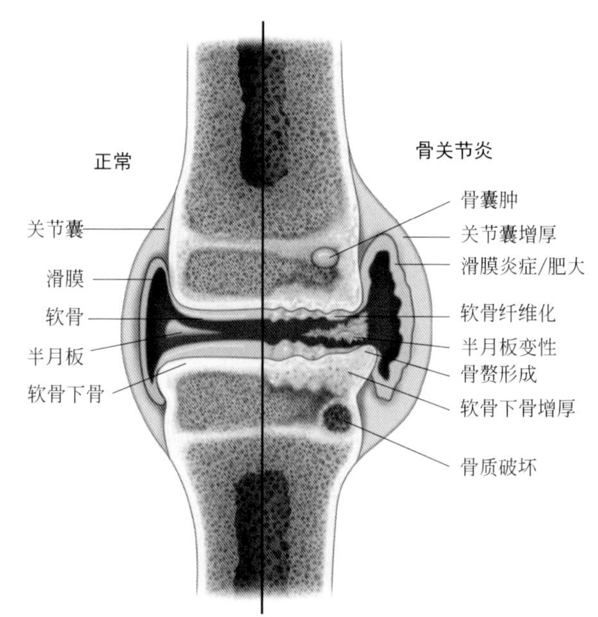

图 29-1　动关节的骨关节炎的特征

来源：经许可，转载自 Loeser RF. Age-related changes in the musculoskeletal system and the development of osteoarthritis. *Clin Geriatr Med.* 2010; 26(3): 371-386

表 29-1　骨关节炎的分类

原发性骨关节炎	继发性骨关节炎
局限性（累及 1 个或 2 个关节） 全身性（累及 3 个及以上关节） 侵蚀性	关节创伤 关节或关节结构先天畸形 炎症状态，如类风湿关节炎 内分泌疾病，如甲状腺功能亢进症或甲状腺功能减退症、肢端肥大症 代谢性疾病，如痛风 遗传因素

来源：参考文献 [3]。

骨关节炎并发症

在患者出现骨关节炎的体征或症状之前，就可能已发生关节损伤。未经治疗的骨关节炎会导致进行性关节损伤、疼痛、日常活动障碍、致残[5]、生活质量下降[6]。骨关节炎是慢性致残的主要原因，也是导致髋、膝关节置换术的主要原因[7]。适当地针对继发性 OA 的病因进行治疗对于减轻疾病负担、治疗或延缓 OA 进展及其相关并发症具有重要的意义。

骨关节炎的治疗目标

减少疼痛、改善身体功能和生活质量、保持关节完整性是骨关节炎的一般治疗目标。考虑到临床表现的多样性、症状的严重程度、受累关节的位置和数量以及残疾程度，治疗目标必须根据具体情况进行个性化调整。在诊断时，应讨论和制订疼痛控制、身体功能和生活质量的治疗目标，以便后续评估治疗效果。考虑到 OA 的多因素性质，治疗也必须是多模式的，包括非药物和药物干预。如果不采用非药物干预，治疗是不可能成功的[8]。如果没有过度的治疗负担或药物不良反应限制，对某些患者来说疼痛也不能完全缓解。因此，在最大限度地提高功能和生活质量的同时，在最大限度地减少疼痛和副作用之间找到一个可接受的平衡应该是我们的目标。如果疼痛不能完全缓解，使用结构化评估工具跟踪评估功能状态可能有助于客观地显示治疗获益。

治疗失败

当药物和非药物干预不能满足患者特定的治疗目标时，认为是治疗失败。这些患者通常会出现严重的残疾、疼痛和关节进一步恶化。在药物治疗失败前，应坚持非药物治疗措施，如物理治疗、减肥和运动。但严重的疼痛和残疾可能会限制患者遵守上述治疗措施的能力。关节置换手术干预和/或评估通常只针对那些药物治疗失败或严重残疾的患者。

核心要素 1——骨关节炎患者的全面用药评估

表 29-2 列出了对 OA 患者进行用药评估时应问的问题。问题包括 OA 的非药物治疗和药物治疗。问题的深度和广度取决于许多因素，如面谈的时长、药物的数量和类型、药物治疗相关问题（MRP）的数量和严重程度，以及患者提供准确信息的可靠性等。在时间紧迫的情况下，可能需要对潜在的医疗紧急情况或副作用提出针对性的问题。建议问题还应考虑到患者的合并疾病的情况、年龄和伴随用药。在面谈过程中使用通俗易懂的语言是很重要的（图 29-2），并应为患者可能会问的关于 OA 及其治疗的问题做好准备（表 29-3）。

表 29-2　对骨关节炎患者进行用药评估时建议问的问题

建议询问骨关节炎患者的问题
• 您患骨关节炎有多久了？您是什么时候知道自己患有骨关节炎的？ • 是什么情况导致您患骨关节炎？是否有其他疾病或因素导致您患骨关节炎？ • 骨关节炎影响了您哪些关节？ • 您的医生是怎么跟您说骨关节炎的？ • 您和您的医生认为治疗目标是什么？ • 针对骨关节炎您服用什么药？您过去曾经用过哪些药物？ • 您认为您的药物起作用了吗？达到您的治疗目标了吗？ • 您是怎样服药的？多久会漏服一次药？ • 您还服用其他含有对乙酰氨基酚的药物吗？您留意对乙酰氨基酚的摄入量吗？ • 您平时喝多少酒？ • 您是否有过胃出血或肠道出血，或者胃溃疡？ • 有没有医生告诉过您不能使用非甾体抗炎药（布洛芬、萘普生等）？ • 您服用阿司匹林是为了保护心脏还是其他原因？ • 您是否曾经在没有告知医生的情况下，停用医生开的骨关节炎药物？如果是这样，为什么？ • 您过去尝试过什么非处方药或草药治疗您的骨关节炎？您觉得这些治疗起作用了吗？您告诉过您的医生这些药物吗？ • 您多久排便一次？服药后，您的排便习惯有何变化？ • 您有过因药物导致便秘的情况吗？您用什么办法来预防或缓解便秘？ • 关于服药期间是否可以开车，您的医生是怎么跟您说的？ • 您是怎么把药涂在皮肤上的？ • 除了药物，您还尝试过什么方法来治疗您的骨关节炎（例如，生活方式的改变）？ • 您遵循什么运动方案？ • 您是否使用某种设备来帮助您完成日常工作或四处走动？ • 您的骨关节炎是否限制您的日常活动，如穿衣、洗澡、做饭或做家务？大概限制到什么程度？
预防/评估医疗紧急情况应问的问题
• 您是否经历过以下任何出血的潜在体征/症状？ 　• 咯血或呕血 　• 咳或吐出看起来像咖啡渣的东西 　• 大便呈黑色或柏油状 　• 有新发的或严重的胃痛或烧灼感 　• 无法解释和非预期的体重变化 • 您曾经发生过以下情况吗？ 　• 服药后睡着了 　• 服药后呼吸困难 　• 多日来已丧失走到厕所的能力

针灸疗法——通过针刺皮肤上的特定穴位以减轻疼痛的疗法。
成瘾——习惯性继续使用药物，尽管它会造成伤害和问题，仍感觉药物是“必需的”或“不得不继续使用”；罕见。
不良事件——服药后发生了预想不到并带来不利后果的事件；该事件发生的原因或许无法解释。
镇痛——疼痛减轻或疼痛缓解。
镇痛药——减轻疼痛的药物。
抗凝血药——用于防止或减少血栓形成的药物。
抗炎作用——减少肿胀、红肿和疼痛；过度活跃的炎症会损伤关节。
关节置换——用于置换或者修复关节（如膝关节或髋关节）的外科手术。
必要时（或 PRN）——只在需要时服药；只有出现疼痛时才服用止痛药。
血压——血液对血管的压力。
BMI——体重指数；体重比身高的平方；将人分为体重过轻、正常体重、超重或肥胖。
心脏的——与心脏有关的。
心血管——如心脏、大脑、肾脏和其他组成心血管系统的器官。
软骨——关节中的物质（组织），起到缓冲和保护骨骼的作用。
软骨保护——保护关节的结构。
便秘——比平时排便次数减少或排便困难。
皮质类固醇——减轻炎症和肿胀的药物；也可以减轻疼痛。
COX-2 抑制剂——止痛药，胃部不良反应更少。
依赖性——当身体习惯于某种药物时，一旦停用该药，身体可能会产生不适反应。
侵蚀——骨、关节和关节结构的破坏。
一线治疗——首先用于治疗某种疾病的药物。
胃肠道——胃和肠道。
胃肠道保护剂——保护胃和肠的内壁以防止溃疡形成的药物。
呕血——吐血。
咯血——咳嗽后出血。
关节腔注射——直接向关节内注射药物。
关节——骨与骨相接的地方，使得胳膊、腿和手指可以自由活动。
关节完整性——保持关节正常工作而不损坏。
膝关节积液——由膝关节内的液体引起的膝关节肿胀。
生活方式改变——改变生活习惯，例如减少摄入高热量、高糖或高脂肪的食物，增加运动量，进行伸展和力量活动或其他活动。
黑便——黑色或柏油状大便。
磁共振成像（MRI）——更仔细地观察骨骼、关节和关节结构的检查；由计算机生成图片。
黏膜——眼睛、口唇、嘴巴和鼻子的潮湿内膜。
心肌梗死——心脏的损害，心脏病发作。
麻醉药——由政府管理的麻醉止痛药，因为如果没有在医生的监督下使用可能会出现危险，如阿片类药物。
非药物治疗——治疗方法，如运动、饮食或其他非药物治疗。
非甾体抗炎药（NSAID）——一类可以减少肿胀和发红的疼痛缓解药。
肥胖——体重指数（BMI）> $30kg/m^2$；体重超过建议的身高对应的体重。
阿片类——镇痛药物。
骨关节炎——关节或关节结构的损伤。
骨赘——不正常的骨生长。
超重——BMI > $25kg/m^2$；体重超过建议的身高对应的体重。
药物治疗——用药，包括处方药或非处方药（OTC）。
原发性骨关节炎——原因不明的骨关节炎。
质子泵抑制剂（PPI）——用于减少胃酸的一类药物，保护胃免受可能导致溃疡的药物的伤害。
肾功能——肾脏过滤血液的功能。
呼吸抑制——呼吸费力、困难。
按时给药——无论是否有疼痛，每天在特定时间服用药物。
继发性骨关节炎——由特定的原因引起的骨关节炎。
二线治疗——通常在一线治疗无效或产生副作用后用于治疗疾病的药物。
镇静——感觉困倦或难以保持清醒。
副作用——用药后非预期的反应；症状从轻微到严重不等；有些是罕见的，有些是常见的。
卒中——由于大脑血液流动减少而突然发生的对大脑的损伤；通常会导致身体一侧瘫痪或其他症状。
太极拳——中国的一种运动。
耐受性——当人体习惯了某种药物后，需要加大剂量才能产生同样的效果。
外用（局部）——涂在局部皮肤上。
经皮电刺激——用少量的电刺激肌肉和神经。
创伤——可能损伤关节的事件。
溃疡——胃或肠道内壁的损伤，会引起不适、疼痛或出血。
X 线检查——用于检查骨骼和关节；生成骨骼的图像。

图 29-2 骨关节炎相关术语的通俗解释

核心要素 2——个人用药清单 [9]

图 29-3 提供了骨关节炎患者的个人用药清单（PML）示例。本示例仅列出骨关节炎的药物治疗，其他疾病状态的治疗药物应额外增加和列出。在创建 PML 时，MTM 药师应该记住使用简洁易懂的语言。在准确的情况下，使用患者能懂的语言，可能有助于确保患者对信息的理解。

核心要素 3——用药行动计划

每次与患者面谈，应生成一份用药行动计划（MAP）[9]，并按疾病状态或 MRP 分组。骨关节炎患者的 MAP 示例见图 29-4。当为患者制订这个计划时，应该用简洁易懂的语言书写。应用患者自己的描述语言可能是制订 MAP 的可行方法，只要描述是对预期信息的准确反映。MAP 中应包括用法、用量或临床观察等重要信息，并应以通俗的语言书写。同时，坚持生活方式的改变（如饮食、运动，减肥）应该包括在内，因为这些是成功治疗骨关节炎的关键组成部分。

核心要素 4——干预和 / 或转诊

对骨关节炎患者的干预包括药物和非药物的措施。药物治疗（表 29-4）应联合非药物治疗（表 29-5）用于止痛；目前还没有哪种治疗方法被证实可以改变骨关节炎的病程。对于特定的骨关节炎患者，可以推荐额外的药物治疗来抵消药物的副作用［例如，使用质子泵抑制剂（PPI）来减少非甾体抗炎药（NSAID）产生胃肠道副作用的风险］。应考虑每种治疗方案的潜在风险和益处，并在开始药物治疗前与患者讨论[10]。

非药物治疗

应该把非药物治疗推荐给所有的骨关节炎患者，包括教育、生活方式改变、物理治疗、锻炼或力量和拉伸运动[8]。具体的干预措施可能因受累关节的位置、严重程度和受累关节的数量而有所不同。减肥对于超重或肥胖的髋和 / 或膝 OA 患者特别重要。物理治疗、锻炼、力量和拉伸运动可以改善身体功能，减少残疾，减轻疼痛，加强和稳定关节。对于膝关节炎患者，太极拳、中医针灸和经皮电刺激可能都有好处，并被美国风湿病学会（American College of Rheumatology，ACR）推荐[8]。实施锻炼计划应考虑基线体质水平、疾病严重程度和共病情况。对日常活动能力的评估和对辅助器具的需求，应在评估基线时进行并贯穿整个随访过程[8]。局部应用热敷或冷敷可以镇痛和改善活动范围。使用电热垫时要小心，因为如果使用不正确，可能会烫伤。

对于标准治疗无效的患者，或剧烈疼痛、生理功能下降和 / 或日常生活活动受限的患者，可能需要手术干预。尽管髋关节或膝关节置换手术费用昂贵且有创，但适当选择的患者可以大大获益。对于病情不那么严重的患者，也可以推荐关节镜干预来移除关节内的软骨或碎片。

表 29-3 骨关节炎患者可能会问的问题及解答

什么是骨关节炎？
当关节受损并引起疼痛时，就会发生骨关节炎。最常受影响的关节有膝关节、髋关节或手部关节。
导致骨关节炎的原因是什么？
骨关节炎可能由疾病或一些情况引起，如创伤事件（受伤或事故）或未知因素。骨关节炎通常与多年反复做剧烈运动有关，这会导致关节损伤。
骨关节炎如何治疗？
对骨关节炎的治疗，最好是结合药物来减轻疼痛，改变生活方式来减轻体重，增加对疾病的了解，强化关节，改善机体健康。您和医生应该确定治疗目标，以确保药物治疗和生活方式的改变符合您的治疗目标。
除了药物治疗，我还能做些什么来治疗我的骨关节炎并减轻疼痛？
减肥、运动、做拉伸和力量运动、了解更多关于骨关节炎的知识，都被证明有助于改善骨关节炎的症状。
有什么天然药物可用于骨关节炎吗？
天然或草药产品，如魔鬼爪、柳树皮、S- 腺苷甲硫氨酸（SAMe）等已被研究用于骨关节炎。如果您决定使用草药产品，一定要告诉您的医生和药师。请注意，不同产品的品质可能存在不一致性，因为这些产品不像处方药那样有 FDA 的监管。
我的药物需要多久才开始起作用？
对乙酰氨基酚需要 4 ～ 6 周才能看到最大效果，而非甾体抗炎药需要 2 ～ 3 周才能看到效果；阿片类镇痛药通常在几小时或几天内开始起作用。注射皮质类固醇，只需几天就能看到效果，而注射透明质酸可能需要几周到几个月的时间。氨基葡萄糖 / 软骨素也可能需要几个月才能看到完全的益处。
我应该多久接受一次注射治疗？
一般情况下，同一关节每年注射不应超过 3 ～ 5 次。然而，对于透明质酸，单药治疗方案可能需要每周注射，持续 3 ～ 5 周。您的医生会根据您的特定关节和骨关节炎类型来决定多久注射一次。
我会对阿片类药物上瘾吗？
阿片类药物成瘾很少见，大多数服用阿片类药物的患者不会发生这种情况。您的医生将确定您是否是阿片类药物成瘾的高风险人群；有家族成瘾史、既往个人成瘾史和其他因素可能会增加您的风险。一定要按照医嘱服药，如果疼痛得不到控制，一定要向医生咨询。
在治疗骨关节炎期间，我什么时候应联系医生？
如果您对处方治疗没有反应（疼痛没有得到控制）或者有副作用，请打电话给您的医生。如果您有任何出血的迹象或症状、嗜睡或呼吸困难、几天没有大便，或者如果您正在使用辣椒素乳膏，接触到眼睛，请打电话联系您的医生。
如果我有药物问题或副作用，我应该怎么做？
在没有和医生商量之前，永远不要停止服药。您可以和医生和 / 或药师谈谈，让他们知道您的问题，一起确保药物是适合您的。如果您发生了副作用，应该立即致电您的医生或告诉药师，以便决定是否需提醒医生关注。

个人用药清单 *<插入患者姓名，出生日期：月 / 日 / 年>*	
药品：对乙酰氨基酚 500mg	
我如何用它：每 8h 服 2 片（1000mg）	
我为何用它：缓解疼痛	**处方者：**Carter
我开始用它的日期：1/6/2017	**我停止用它的日期：***<留空给患者填写>*
我为何停止用它：*<留空给患者填写>*	
药品：氨基葡萄糖－软骨素 500mg/400mg	
我如何用它：每 8h 服一丸（500mg/400mg）	
我为何用它：关节功能	**处方者：**Carter
我开始用它的日期：11/10/2016	**我停止用它的日期：***<留空给患者填写>*
我为何停止用它：*<留空给患者填写>*	

图 29-3　骨关节炎患者的个人用药清单示例

	制订日期：*<插入日期>*
我们谈论了什么： 您说在手上涂了辣椒素乳膏后有灼烧感和麻刺感；您四天前开始用辣椒素乳膏治疗手部的骨关节炎。这是开始使用辣椒素乳膏时常见的副作用，通常会随着持续使用而消失。	
我需要做什么： 1. 继续按照医生的指导使用辣椒素乳膏，或者每天最多使用 4 次。 2. 把药膏挤在手上。 3. 用药后 30min 清洗，在洗手之前避免接触口、眼、鼻、嘴唇，或其他敏感部位。 4. 彻底洗手。 5. 如果手有不舒服的灼烧感和刺痛，通知医生。	**我做过什么，什么时候做的：** *<留空给患者填写>*
我们谈论了什么： 对乙酰氨基酚对膝骨关节炎没有帮助。您两周前开始服用，需要时服用一片（500mg）；每天只吃一两片。	
我需要做什么： 1. 与您的医生讨论用药方案。您可能需要提高对乙酰氨基酚的服用剂量或者给药频率。 2. 讨论选择每 6h 或 8h 服用一次对乙酰氨基酚，帮助治疗和预防疼痛。 3. 服用对乙酰氨基酚时避免饮酒。 4. 每天服用对乙酰氨基酚不要超过 3g，或在医生指导下不超过 4g。对乙酰氨基酚可能是其他复方药物中的一个成分，例如治疗感冒和咳嗽的药品。	**我做过什么，什么时候做的：** *<留空给患者填写>*

图 29-4　骨关节炎患者的用药行动计划示例

表 29-4　常用于骨关节炎的药物

药物	商品名	起始剂量	一般剂量范围	其他
口服镇痛药				
对乙酰氨基酚	Tylenol	325～500mg，每日 3 次	325～650mg，每 4～6h 1 次；或 1g，每日 3 次或每日 4 次	在许多复方镇痛药中含有它
曲马多	Ultram	早上 25mg	滴定剂量以 25mg 递增，维持剂量 50～100mg，每日 3 次	停药时可能需要减少剂量，以防止出现戒断症状
曲马多缓释片	Ultram ER	每日 100mg	滴定剂量每日 200～300mg	
氢可酮 / 对乙酰氨基酚	Lortab、Vicodin	5mg/325mg，每日 3 次	2.5～10mg/325～650mg，每日 3～5 次	最大剂量受对乙酰氨基酚日总剂量限制
羟考酮 / 对乙酰氨基酚	Percocet	5mg/325mg，每日 3 次	2.5～10mg/325～650mg；每日 3～5 次	最大剂量受对乙酰氨基酚日总剂量限制
局部镇痛药				
辣椒素 0.025% 或 0.075%	Capzasin HP		适用于受影响的关节	

续表

药物	商品名	起始剂量	一般剂量范围	其他
局部镇痛药				
双氯芬酸凝胶 1%	Voltaren		按规定在每个部位涂抹 2g 或 4g，每日 4 次	
双氯芬酸 1.3% 贴	Flector		按照说明在患处使用一个贴片	
双氯芬酸 1.5% 溶液剂	Pennsaid		在患膝上滴 40 滴，每次 10 滴；重复此操作，总计每日 4 次	
双氯芬酸 2% 溶液剂	Pennsaid		每次 40mg（两泵），每日 2 次	
关节内皮质类固醇				
曲安奈德	Kenalog	每个关节 5 ～ 15mg	每个大关节（膝关节、髋关节、肩关节）10 ～ 40mg	常与局麻药同时使用
醋酸甲泼尼龙	Depo-Medrol	每个关节 10 ～ 20mg	每个大关节（膝关节、髋关节、肩关节）20 ～ 80mg	
非甾体抗炎药（NSAID）				
阿司匹林（普通片、缓释片、肠溶片）	Bayer、Ecotrin、Bufferin	325mg，每日 3 次	325 ～ 650mg，每日 4 次	用于消炎需每日剂量 3600mg
塞来昔布	Celebrex	每日 100mg	100mg，每日 2 次；或每日 200mg	
双氯芬酸缓释片 双氯芬酸普通片	Voltaren-XR Cataflam	每日 100mg 50mg，每日 2 次	每日 100 ～ 200mg 50 ～ 75mg，每日 2 次	
二氟尼柳	Dolobid	250mg，每日 2 次	500 ～ 750mg，每日 2 次	
依托度酸	Lodine	300mg，每日 2 次	400 ～ 500mg，每日 2 次	
非诺洛芬	Nalfon	400mg，每日 3 次	400 ～ 600mg，每日 3 ～ 4 次	
氟比洛芬	Ansaid	100mg，每日 2 次	200 ～ 300mg/d，分 2 ～ 4 次服用	
布洛芬	Motrin、Advil	200mg，每日 3 次	1200 ～ 3200mg/d，分 3 ～ 4 次服用	有非处方药和处方药
吲哚美辛	Indocin	25mg，每日 2 次	滴定剂量 25 ～ 50mg/d 直到疼痛控制；或最大剂量 50mg，每日 3 次	
吲哚美辛缓释片	Indocin SR	75mg SR，每日 1 次	如有需要可滴定至 75mg SR，每日 2 次	
酮洛芬	Orudis	50mg，每日 3 次	50 ～ 75mg，每日 3 ～ 4 次	
甲氯芬那酯	Meclomen	50mg，每日 3 次	50 ～ 100mg，每日 3 ～ 4 次	
甲芬那酸	Ponstel	250mg，每日 3 次	250mg，每日 4 次	FDA 批准为期 1 周的治疗
美洛昔康	Mobic	每日 7.5mg	每日 15mg	
萘丁美酮	Relafen	每日 500mg	500 ～ 1000mg，每日 1 ～ 2 次	
萘普生	Naprosyn	250mg，每日 2 次	500mg，每日 2 次	有非处方药和处方药
萘普生钠 萘普生钠控释片	Anaprox、Aleve Naprelan	220mg，每日 2 次	220 ～ 550mg，每日 2 次 375 ～ 750mg，每日 2 次	
奥沙普秦	Daypro	每日 600mg	每日 600 ～ 1200mg	
吡罗昔康	Feldene	每日 10mg	每日 20mg	
双水杨酯	Disalcid	500mg，每日 2 次	500 ～ 1000mg，每日 2 ～ 3 次	

来源：经许可，转载自 DiPiro JT, Talbert RL, Yee GC, Matzke GR, Wells BG, Posey LM, eds. *Pharmacotherapy: A Pathophysiologic Approach*, 10th ed. New York, NY: McGraw-Hill; 2017。

表 29-5 骨关节炎治疗的非药物干预

非药物干预的类型	推荐强度
锻炼	强
减肥（如果超重）	强
患者教育	强
使用辅助装置（如手杖）	中
使用鞋垫	中
应用加热装置	中
使用合适的膝关节支具	弱
使用外侧髌骨带	弱
单纯被动锻炼	弱

来源：经许可，转载自 DiPiro JT, Talbert RL, Yee GC, Matzke GR, Wells BG, Posey LM, eds. *Pharmacotherapy: A Pathophysiologic Approach*, 10th ed. New York, NY: McGraw-Hill; 2017。

药物治疗

对乙酰氨基酚 因其疗效和不良反应较少，是轻中度 OA 的一线治疗药物。如果疼痛是间歇性的，对乙酰氨基酚可以按需给药。对于持续性疼痛，按时给药［每天≤ 4g（1000mg 每 6h）］可能更有效。评估疗效是否充分大约需要 4 ～ 6 周。对乙酰氨基酚可引起肝毒性，这可能是致命的 [11]；肝病或有酒精中毒史的人应慎用，且不应饮酒 [12]。应告知患者服药期间不要饮酒或使用其他含有对乙酰氨基酚的产品，如治疗咳嗽和感冒的非处方药。对乙酰氨基酚很少影响血压或降低肾功能 [13,14]。

非甾体抗炎药（NSAID） 是轻中度 OA 的二线治疗药物，有明显的副作用。与对乙酰氨基酚相比，NSAID 镇痛作用更强，因此，推荐作为中重度 OA 的一线治疗。所有的 NSAID 都被认为在同等剂量下同样有效。一种 NSAID 的失败并不预示后续的 NSAID 治疗也会失败。副作用包括水钠潴留、肾功能下降、血压升高、消化道溃疡、肾功能不全和不良心血管事件，如心肌梗死或卒中。NSAID 在冠状动脉旁路移植术（CABG）术后的前 10 ～ 14 天禁用，因为可能增加心肌梗死的风险 [12]。在所有非甾体抗炎药中，萘普生发生不良心血管事件的风险最低 [15]，但是最近一项大型随机试验显示与塞来昔布发生不良心血管事件的风险相似 [16]。布洛芬与阿司匹林联合使用可能减弱阿司匹林在心血管疾病一级或二级预防中的有益抗血小板作用 [8]。

之前提到的质子泵抑制剂，可用于降低 NSAID 的胃肠道风险（表 29-6），应该考虑用于那些胃肠道出血的中高风险患者 [17]（表 29-7）。图 29-5 概述了评估和管理需要长期 NSAID 治疗的患者出现消化道出血潜在风险的办法 [18]。应建议所有的患者与食物同服 NSAID，来减少胃肠道相关的不良反应。胃肠道出血高危患者或＞ 75 岁的高龄患者，应该避免长期服用 NSAID [8]。如果浅表受累关节比较少的患者，可考虑使用双氯芬酸凝胶等 NSAID 局部治疗，将全身用药的副作用风险降到最低；在开始全身使用 NSAID 之前，也可以考虑局部使用双氯芬酸和口服对乙酰氨基酚联合使用。外用双氯芬酸现在是一种非处方药。美国风湿病学会（ACR）更推荐局部（而非口服）NSAID 用于≥ 75 岁患有手部 OA 的患者，但不推荐用于髋或膝 OA [8]。患者服用 NSAID 应定期评估胃肠道出血的迹象，监测血压的变化。对于接受抗凝治疗的患者（如华法林、达比加群、阿哌沙班、利伐沙班）或已经接受阿司匹林作为一级或二级心血管保护的患者，推荐使用 NSAID 时应格外谨慎，因为大出血的风险增加了 2 ～ 3 倍 [19]。

COX-2 抑制剂塞来昔布可用于需要 NSAID 的胃肠道出血高危人群，因为它比其他 NSAID 发生胃肠道出血的风险更低。然而，塞来昔布与其他全身使用的 NSAID 有相似的心血管不良事件风险，在心血管事件高风险人群中应谨慎使用 [16]。与 NSAID 类似，塞来昔布在冠状动脉旁路移植术术后也有使用警告 [12]。目前尚不清楚阿司匹林联合塞来昔布是否能降低塞来昔布的心血管风险，但在有进一步证据之前，目前不建议联合使用。

表 29-6 与非甾体抗炎药诱发的溃疡和上消化道并发症相关的风险因素①

年龄＞ 65 岁
既往有消化性溃疡
既往有溃疡相关上消化道并发症
大剂量 NSAID
使用多个 NSAID
选择性 NSAID（如 COX-1 抑制剂和 COX-2 抑制剂）
NSAID 相关消化不良
阿司匹林（包括心脏保护剂量）
NSAID+ 低剂量阿司匹林
合用口服双膦酸盐（如阿仑膦酸）
合用皮质类固醇
同时使用抗凝血药或有凝血障碍
同时使用抗血小板药物（如氯吡格雷）
同时使用选择性 5 - 羟色胺再摄取抑制剂
慢性衰弱性疾病（如心血管疾病、类风湿关节炎）
幽门螺杆菌感染
吸烟
饮酒

① 请注意风险因素的组合是可加性的。

来源：参考文献 [17]、[20]、[21]、[22]、[23] 和 [24]。

阿片类镇痛药可用于对其他治疗无效或对其他治疗有禁忌证的患者。曲马多通常在初期试用，因为它是用于轻度到中度疼痛的，而且与强效阿片类药物相比，它副作用更少。对于曲马多无反应的患者，经常使用羟考酮等阿片类药物，尽管某些证据表明其高镇痛作用的优势可能被高发生率的不良反应所抵消[28]。由于老年人和有严重肾脏疾病的患者对潜在毒性代谢物的肾清除率下降，应谨慎使用吗啡[12]。长期使用阿片类药物可能导致耐受性和依赖性。应告知患者，由于耐受性，可能需要增加剂量，并应告诫患者不要突然停药，以避免产生撤药症状。所有长期服用阿片类药物的患者都应该接受预防便秘的肠道治疗，最好同时使用肠道刺激剂和粪便软化剂。虽然阿片类药物有成瘾可能，但这种情况相对少见[29]；应经常监测患者的成瘾体征或症状，以确保继续治疗的获益大于潜在风险。

关节内治疗 关节内治疗包括皮质类固醇或透明质酸。注射疗法通常只适用于那些口服疗法无效或收效甚微的患者。皮质类固醇对炎症性骨关节炎或膝关节积液的患者是有益的。镇痛效果可以在几天内出现，通常仅持续 4 周。皮质类固醇的注射体积和剂量随关节的情况不同而变化。一般情况下，一个关节每年注射不应超过 3 ～ 5 次。透明质酸或黏液补充剂需要每周注射，历时 3 ～ 5 周完成；镇痛效果可能需要 10 周才能完全见到[30]，但效果可持续数月。目前没有证据表明特定透明质酸制剂的分子量对疗效有影响[31]。

ACR 认为关节内皮质类固醇治疗是膝和髋 OA 的潜在选择，但不建议在手部 OA 中使用。同样，不推荐透明质酸用于手部 OA, ACR 也不推荐或反对其用于髋或膝 OA[8]。然而，透明质酸是否获益是可变的，在所有患者中，其微小的潜在获益并不超过潜在风险[32]。透明质酸的副作用相对来说不常见，但可能包括注射后发生罕见的过敏反应或关节内感染。皮质类固醇注射也有类似的副作用，如果使用适当的注射技术，不良事件也相对少见。

其他处方药 度洛西汀已获得 FDA 批准用于治疗 OA 相关的慢性疼痛[12]。这种药物被认为是镇痛的辅助治疗，特别是对伴随焦虑、抑郁或慢性肌肉骨骼疼痛的患者。

辣椒素有一种强力贴片制剂（8%）[12]。由于辣椒素仅被 ACR 推荐用于手部 OA[8]，如果贴片不能持续贴在皮肤上，这种剂型就可能无效。有关辣椒素的详细描述，请参阅下文的讨论。

非处方药 外用辣椒素可以通过消耗感觉神经中的 P 物质来减少疼痛传递[12]。辣椒素每天应用 4 次，镇痛作用可能需要 2 ～ 4 周才能体现。建议只用于手部 OA 患者[8]。使用时可能会导致轻度的灼烧感，这种灼烧感通常会随着继续使用而减弱。建议患者用药 30min 后洗手（让皮肤充分吸收），并避免让辣椒素与眼睛或黏膜接触。

人们认为氨基葡萄糖和软骨素有软骨保护作用，可形成软骨的保护层。然而，一致的获益证据并不多。在具有里程碑意义的 GAIT 试验中，联合这些药物并不比安慰剂更有效[33]。因此，ACR 不推荐使用氨基葡萄糖和软骨素治疗髋或膝 OA[8]。氨基葡萄糖来自牡蛎、螃蟹、龙虾或虾壳，易感患者在服用该补充剂时可能会出现过敏反应；然而，这种潜在反应的真

表 29-7 降低接受慢性 NSAID 治疗患者胃肠道风险因素①的指南

心血管疾病的风险	无或低胃肠道风险（无风险因素）	中度胃肠道风险（1 ～ 2 个风险因素）	高胃肠道风险（＞ 2 个风险因素或既往的溃疡或溃疡相关并发症）
	年龄＜ 65 岁	年龄≥ 65 岁 大剂量非甾体抗炎药 同时使用阿司匹林、皮质类固醇或抗凝血药	年龄≥ 65 岁 同时使用阿司匹林、皮质类固醇或抗凝血药 双联抗血小板治疗
无或低心血管风险（患者不需要低剂量阿司匹林）	非选择性NSAID或部分选择性 NSAID	非选择性 NSAID 或部分选择性 NSAID+ PPI 或米索前列醇 选择性 COX-2 抑制剂（如果有的话）	如果可能的话，避免使用 NSAID 或选择性 COX-2 抑制剂；使用替代疗法 非选择性 NSAID 或部分选择性 NSAID+PPI 或米索前列醇 选择性 COX-2 抑制剂 NSAID（如果有的话）+PPI 或米索前列醇
高心血管风险（患者需要低剂量阿司匹林），无 NSAID	不需要预防	PPI 或米索前列醇	PPI 或米索前列醇
高心血管风险（患者需要低剂量阿司匹林）和 NSAID	萘普生 + PPI 或米索前列醇	萘普生 + PPI 或米索前列醇	如果可能的话，避免使用 NSAID 或选择性 COX-2 抑制剂；使用替代疗法 如果需要抗炎药且心血管风险大于胃肠道风险，使用萘普生和阿司匹林 + PPI 或米索前列醇 如果需要抗炎药和阿司匹林且胃肠道风险大于心血管风险，使用选择性 COX-2 抑制剂 + PPI 或米索前列醇

① 见表 29-6。

来源：参考文献 [17]、[21]、[22]、[23]、[25]、[26] 和 [27]。

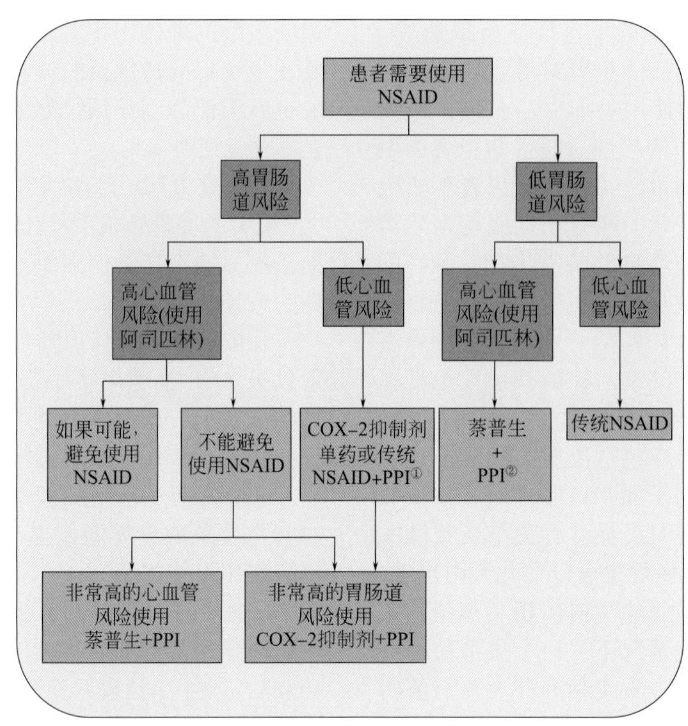

图 29-5 根据患者胃肠道和心血管风险，使用长期 NSAID 和胃保护剂的路径[18]

① 在高风险患者中，COX-2 抑制剂和传统 NSAID 联合质子泵抑制剂（PPI）显示出相似的降低再出血率，但这些降低可能不完全。

② 一般来说，大多数服用乙酰水杨酸加萘普生的患者需要添加 PPI。然而，对于一些胃肠道风险很低的患者，单独使用萘普生可能是合适的。

来源：经许可，转载自 DiPiro JT, Talbert RL, Yee GC, Matzke GR, Wells BG, Posey LM, eds. *Pharmacotherapy: A Pathophysiologic Approach*, 9th ed. New York, NY: McGraw-Hill; 2014

正重要性可能被夸大了[34]。氨基葡萄糖也可能使血糖升高，血糖升高或糖尿病患者应密切监测。这些产品是作为膳食补充剂而不是药物来管理的，因此其纯度、均一性和效力可能不大可靠。尽管有这些缺点，其潜在的获益可能会超过微小的伤害。选择使用氨基葡萄糖和软骨素的患者应该被告知，可能需要几个月才能有完全的镇痛效果。氨基葡萄糖和软骨素不应用于急性疼痛。

最近的研究显示，维生素 D 对有症状的膝 OA 患者没有益处[35]。因此，目前不推荐使用维生素 D 治疗 OA。

草药 多种草药治疗 OA 已经取得了不同程度的成功（表 29-8）。应该告知患者，天然产品的一致性、纯度和质量可能是不稳定的，因为所有产品都是作为膳食补充剂销售的，不受 FDA 严格规定的约束。对阿司匹林过敏和服用 NSAID 的人应避免服用柳树皮[36]。应该建议患者告诉医生和药师他所使用的草药信息，因为草药可能与其他药物发生相互作用。

治疗路径

骨关节炎的一般治疗路径见图 29-6（髋和膝 OA）和图 29-7（手部 OA）。第三届加拿大共识会议总结了基于循证证据的 OA 治疗建议，以帮助临床医生选择合适的治疗方法（表 29-9）。非药物治疗应贯穿所有患者治疗 OA 的始终。具体的非药物干预方案取决于疾病的部位和严重程度。药物治疗应根据疾病的严重程度、受影响关节的数量和类型、既往病史、目前的治疗药物和个人对治疗的偏好进行个体化调整。应该推荐对乙酰氨基酚作为大多数患者的一线治疗药物。对乙酰氨基酚治疗失败的患者可以改用口服 NSAID，或者考虑加入局部 NSAID，这取决于受影响关节的位置和数量。如果对乙酰氨基酚能有一定治疗获益，并且希望避免全身性暴露 NSAID，那么外用 NSAID 可能是首选。NSAID 治疗失败或效果不大的患者，可以考虑关节内注射；那些所有其他治疗失败或不能耐受或有其他治疗禁忌的患者，可以用阿片类药物。手术干预是最后的选择。

转诊

骨关节炎不会对患者构成直接、紧急的生命威胁。然而，这种疾病可能会导致身体功能的下降，影响日常生活活动的能力。对于这些患者或那些有严重疼痛且无法使用镇痛药的患者，推荐手术治疗是适宜的。OA 的药物治疗选择，如全身 NSAID 或阿片类药物，可能分别导致严重和紧急的不良事件，如出血或呼吸抑制。在每次面谈时应监测患者出血的体征或症状（图 29-8）。镇静和呼吸抑制可因同时使用其他中枢神经系统抑制剂（如巴比妥类、苯二氮䓬类或酒精）而增强，除非在医生的密切监督和指导下，否则患者应避免使用这些药物。感觉和运动障碍可能限制患者的安全驾驶或操作机器的能力，可能会对患者或其他人构成风险。阿片类药物还会导致便秘，如果不治疗，可能导致肠梗阻和其他严重的不良后遗症。

核心要素 5——文档记录和随访

清晰、简洁地记录药物治疗相关问题（MRP）和建议，是 MTM 咨询的关键组成部分。潜在的 MRP 示例如表 29-10 所示。图 29-9 给出了解决药物治疗相关问题的沟通与建议示例。这些建议可以通过传真、电话或其他沟通形式传递，需要根据传递方式以及对医生的熟悉程度进行调整。骨关节炎患者应持续随访，以确保疼痛得到充分控制，避免关节进一步恶化和身体功能受限。建议的随访时间间隔见表 29-11。

表 29-8　用于骨关节炎的草药产品

草药产品	推荐剂量	证据等级①	费用②
柳树皮（*Salix alba*）	每日 1360 ～ 2160mg 柳树皮提取物（240mg 水杨苷）	证据不足	$$$
鳄梨 / 大豆非皂化物（ASU）	300 ～ 600mg/d；也有≤ 300mg/d 的研究	可能有效	$$$
魔鬼爪（*Harpagophytum procumbens*）	每日 50 ～ 100mg 哈巴俄苷（剂量因产品而异）	可能有效	$ ～ $$
蔷薇果（*Rosa canina*）	每日 5g，分 2 次服用	可能有效	$
S- 腺苷甲硫氨酸（SAMe）	600 ～ 1200mg/d，分 1 ～ 3 次服用	很可能有效	$$$ ～ $$$$

① 证据等级：很可能有效（likely effective）——该产品有非常高水平的可靠临床证据支持其用于特定适应证。分级为“很可能有效”的产品通常被认为适合推荐。可能有效（possibly effective）——该产品有一些临床证据支持其用于特定适应证；但是，证据受数量、质量或相互矛盾的结果的限制。分级为“可能有效”的产品可能是有益的，但没有足够的高质量证据可以推荐给大多数人。证据不足（insufficient evidence）——没有足够的、可靠的科学证据来提供有效性评级。

② 费用：按推荐剂量，$ = 每月花费 10 美元或更少，$$ = 每月花费 11 ～ 20 美元，$$$ = 每月花费 21 ～ 50 美元，$$$$= 每月花费 50 美元以上。

来源：参考文献 [36]。

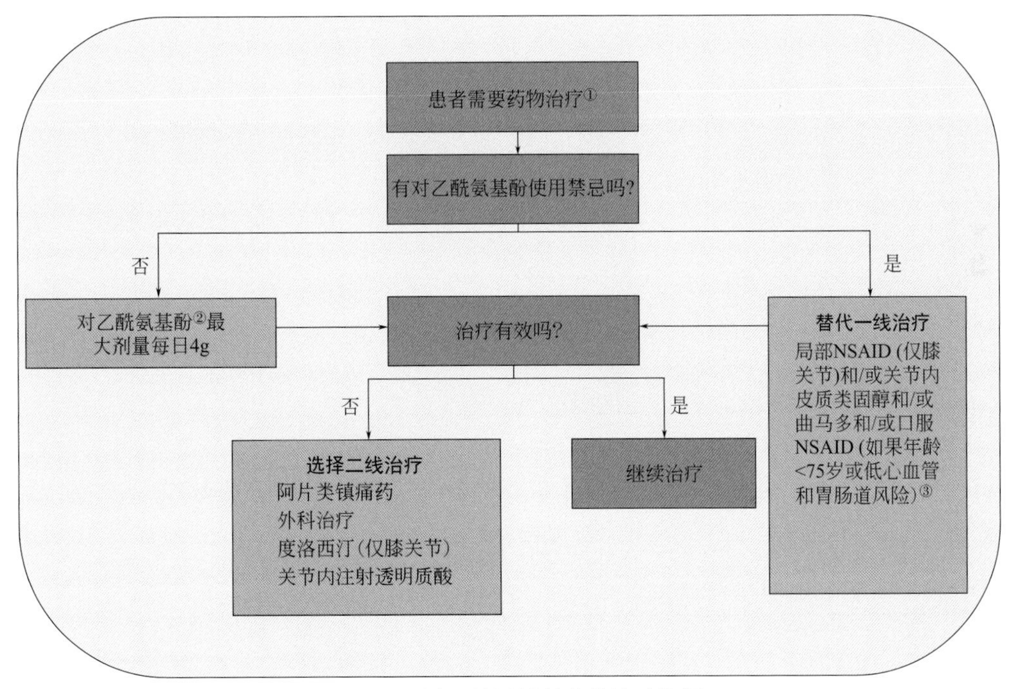

图 29-6　髋和膝骨关节炎的治疗路径

① 药物的选择应考虑患者的具体特点。

② 就含对乙酰氨基酚的所有产品，必须询问患者是否服用过。

③ 当用于骨关节炎长期治疗时，考虑添加质子泵抑制剂。

来源：经许可，转载自 DiPiro JT, Talbert RL, Yee GC, Matzke GR, Wells BG, Posey LM, eds. *Pharmacotherapy: A Pathophysiologic Approach*, 10th ed. New York, NY: McGraw-Hill; 2017

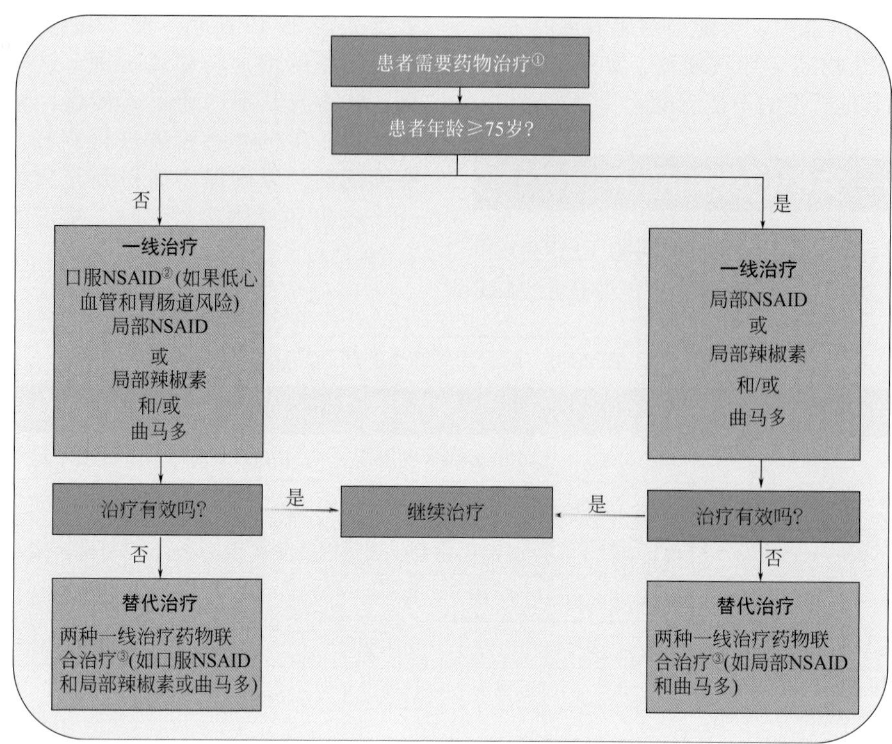

图 29-7　手部 OA 治疗推荐

① 药物的选择应考虑患者的具体特点。

② 当用于慢性骨关节炎治疗时，考虑添加质子泵抑制剂。

③ 局部和口服 NSAID 不应该联合使用。

来源：经许可，转载自 DiPiro JT, Talbert RL, Yee GC, Matzke GR, Wells BG, Posey LM, eds. *Pharmacotherapy: A Pathophysiologic Approach*, 10th ed. New York, NY: McGraw-Hill; 2017

表 29-9　诊疗骨关节炎的推荐意见

标准 / 类别	建议	证据类别[①]	推荐级别[②]
1. 医患沟通	患者应充分了解关于其治疗选择的获益和风险的不断变化的信息	3	C
2. 适应证	NSAID 和昔布类通常比对乙酰氨基酚更有效，更受患者青睐，尽管后者对某些患者是适宜的；局部 NSAID 制剂对膝骨关节炎可能有益	1	A
3. 胃肠道毒性	对于有 PUB 风险因素的患者，视患者的心血管风险，仍可选择昔布类抗炎药；必须使用非选择性 NSAID 的高风险患者应该使用 PPI	1	A
4. 肾	在开始使用 NSAID 或昔布类之前，对于年龄大于 65 岁或有可能影响肾功能合并症的患者，要确定其肾脏状态和肌酐清除情况	3	C
	建议患者如果当天不能进食或饮水，应停用 NSAID/ 昔布类	4	D
5. 高血压	对于服用抗高血压药的患者，在开始 NSAID/ 昔布类治疗后几周内应测量血压，并适当监测；药物剂量可能需要调整	1	A
6. 心血管	服用罗非昔布的患者发生心血管事件的风险增加；目前的数据表明，NSAID/ 昔布类药物可能导致心血管风险增加；医生和患者应该权衡使用 NSAID/ 昔布类治疗的获益和风险	1	A
7. 老年患者必须考虑的问题	NSAID/ 昔布类在老年患者中应谨慎使用，这些患者发生严重胃肠道、肾脏和心血管副作用的风险最大	3	C
8. 药物经济学	虽然数据尚不明确，但在高风险患者中，昔布类可能比传统的 NSAID + 原研的 PPI 更具成本效益	3	C

① 证据类别：1A——RCT 的 meta 分析；1B——至少一次随机对照试验；2A——至少有一项对照研究没有随机化；3——描述性研究，如比较研究、相关性研究或病例对照研究；4——专家委员会的报告或意见和 / 或权威人士的临床经验。

② 推荐级别：A——1 类证据；B——2 类证据或者从 1 类证据中推断出的建议；C——3 类证据或者从 1、2 类证据中推断出的建议；D——4 类证据或从 2 类或 3 类证据中推断出的建议。

缩写：PUB= 穿孔、溃疡和出血。

来源：经许可，转载自 DiPiro JT, Talbert RL, Yee GC, Matzke GR, Wells BG, Posey LM, eds. *Pharmacotherapy: A Pathophysiologic Approach*, 8th ed. New York, NY: McGraw-Hill; 2012。

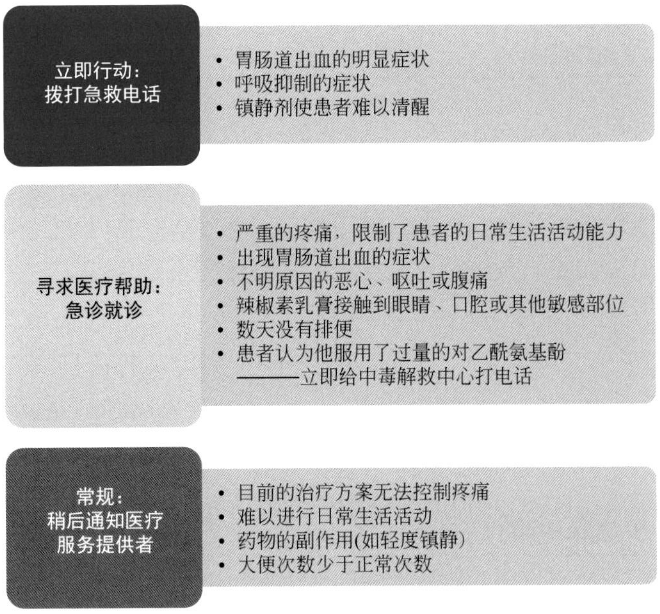

立即行动：
拨打急救电话

- 胃肠道出血的明显症状
- 呼吸抑制的症状
- 镇静剂使患者难以清醒

寻求医疗帮助：
急诊就诊

- 严重的疼痛，限制了患者的日常生活活动能力
- 出现胃肠道出血的症状
- 不明原因的恶心、呕吐或腹痛
- 辣椒素乳膏接触到眼睛、口腔或其他敏感部位
- 数天没有排便
- 患者认为他服用了过量的对乙酰氨基酚——立即给中毒解救中心打电话

常规：
稍后通知医疗服务提供者

- 目前的治疗方案无法控制疼痛
- 难以进行日常生活活动
- 药物的副作用(如轻度镇静)
- 大便次数少于正常次数

图 29-8 骨关节炎管理的转诊策略

表 29-10 骨关节炎患者的药物治疗相关问题（MRP）

药物治疗相关问题分类	药物治疗相关问题示例
不依从性	• 不坚持生活方式改变（如锻炼、拉伸和强化关节）导致的疼痛缓解不理想 • 由于患者漏服抗炎药物剂量，疼痛缓解不理想 • 患者因费用原因未服用止痛药
不必要的药物治疗	• 重复治疗（如 2 种 NSAID） • PPI 用于未使用 NSAID、阿司匹林、抗血小板药物或无胃食管反流病、胃肠道出血或溃疡史的胃保护
需要额外的药物治疗	• 有胃肠道出血风险因素的 NSAID 患者未接受 PPI • 用慢性阿片类药物治疗的患者未接受预防便秘的肠道方案
无效的药物治疗	• 止痛治疗适宜，但疼痛缓解不理想 • 使用氨基葡萄糖 / 软骨素治疗＞ 6 个月，但无获益
剂量过低	• 对乙酰氨基酚剂量不足；每天只服用了 1 片
剂量过高	• 所有来源的对乙酰氨基酚剂量＞ 4g/d • 患者服用阿片类镇痛药有显著镇静作用
药物不良事件	• 阿片类镇痛药引起便秘 • 阿片类镇痛药引起镇静

表 29-11 骨关节炎患者随访和监测时间间隔的建议

减少疼痛： • 对乙酰氨基酚开始镇痛后 4 ～ 6 周、NSAID 或阿片类药物开始镇痛后 2 ～ 3 周、皮质类固醇注射后 1 ～ 2 周、透明质酸注射后 4 ～ 8 周可获得充分的镇痛效果 • 在确定疼痛控制后，应每月（或每次就诊时）重新评估疼痛控制 • 在每次来访时应评估日常生活活动、身体机能和行动能力
毒性： • 开始使用新药物或增加剂量后 1 ～ 4 周监测药物不良反应 • 关节内注射后 2 ～ 3 天监测不良反应 • 对稳定的患者每 2 ～ 3 个月和每次来访时进行监测 • 每次来访时监测胃肠道出血的体征 / 症状 • 每次来访时检查接受阿片类药物治疗的患者，观察其排便习惯变化

情景 1：服用羟考酮的患者主诉便秘（4 ～ 5 天排便 1 次，以前 1 ～ 2 天排便 1 次）。 **MRP**：药物不良事件、需要额外的药物治疗。
评估： 接受羟考酮治疗 OA 疼痛的患者主诉便秘；以前 1 ～ 2 天排便 1 次，现在 4 ～ 5 天排便 1 次。 患者没有接受预防阿片类药物引起便秘的肠道方案。 **计划**： 如果可能，请考虑增加肠道方案来治疗和预防慢性阿片类药物使用导致的便秘。最佳方案包括大便软化剂（如多库酯）和刺激性泻药（如番泻苷）。
情景 2：患者使用辣椒素乳膏治疗髋 OA，没有任何获益。 **MRP**：不必要的药物治疗。
评估： 患者使用辣椒素乳膏治疗髋 OA 疼痛。由于关节的深度远离皮肤表面，辣椒素不太可能提供益处。此外，患者也说没有得到辣椒素治疗的益处。 **计划**： 如果可能，请考虑停止辣椒素治疗，因为它不被美国类风湿病学会指南推荐用于髋 OA。在没有禁忌证的情况下，口服对乙酰氨基酚考虑作为髋 OA 疼痛的一线治疗选择。
情景 3：胃肠道出血高风险患者，接受 NSAID，而未接受 PPI 进行胃黏膜保护。 **MRP**：需要额外的药物治疗。
评估： 患者属于胃肠道出血高风险，因为年龄≥ 65 岁，同时使用阿司匹林 81 mg 作为心血管事件的二级预防。如果长期使用 NSAID 治疗，患者应该接受 PPI 以减少胃肠道出血的风险。 **计划**： 如果可能，请考虑开始使用 PPI（如奥美拉唑、泮托拉唑或兰索拉唑），以减少胃肠道出血的风险。
情景 4：患者因费用问题不服药。 **MRP**：不依从性。
评估： 患者使用缓释羟考酮（Oxycontin）缓解 OA 相关的膝关节疼痛。由于药费太高，患者负担不起，所以没有服用。 **计划**： 如有可能，请考虑将缓释羟考酮改为较便宜的替代品，如硫酸吗啡缓释片。患者也可以使用辅助镇痛药物（如度洛西汀或文拉法辛）来减少阿片类药物的剂量。

图 29-9　MTM 药师就骨关节炎进行沟通的示例

来源：参考文献 [8]（情景 2）、[12]（情景 1 和情景 4）、[17]（情景 3）

参考文献

1. The National Arthritis Data Workgroup. Estimates of the prevalence of arthritis and other rheumatic conditions in the United States: Part II. *Arthritis Rheum.* 2008;58:26-35.
2. Hootman JM, Helmick CG. Projections of U.S. prevalence of arthritis and associated activity limitations. *Arthritis Rheum.* 2006;54:226-229.
3. Lane NE. Clinical practice. Osteoarthritis of the hip. *New Engl J Med.* 2007;357:1413-1421.
4. Hunter DJ. In the clinic. Osteoarthritis. *Ann Intern Med.* 2007;147: ITC8-1-ITC8-16.
5. Lethbridge-Cejku M, Schiller JS, Bernadel L. Summary health statistics for U.S. adults: National Health Interview Survey, 2002. *Vital Health Stat.* 2004;222:1-151.
6. Salaffi F, Carotti M, Stancati A, Grassi W. Health-related quality of life in older adults with symptomatic hip and knee osteoarthritis: A comparison with matched healthy controls. *Aging Clin Exp Res.* 2005;17:255-263.
7. Lawrence RC, Felson DT, Helmick CG, et al. Estimates of the prevalence of arthritis and other rheumatic conditions in the United States. Part II. *Arthritis Rheum.* 2008;58:26-35.
8. Hochberg MC, Altman RD, April KT, et al. American College of Rheumatology 2012 recommendations for use of nonpharmacologic and pharmacologic therapies in osteoarthritis of the hand, hip, and knee. *Arthritis Care Res.* 2012;64:465-474.
9. *Medicare Part D Medication Therapy Management Program Standardized Format.* Available at https://www.cms.gov/Medicare/Prescription-Drug-Coverage/PrescriptionDrugCovContra/Downloads/MTM-Program-Standardized-Format-English-and-Spanish-Instructions-Samples-v032712.pdf. Accessed May 4, 2017.
10. Tannenbaum H, Bombardier C, Davis P, Russell AS, Third Canadian Consensus Conference Group. An evidence-based approach to prescribing nonsteroidal antiinflammatory drugs. Third Canadian Consensus Conference. *J Rheumatol.* 2006;33:140-157.
11. Graham GG, Scott KF, Day RO. Tolerability of paracetamol. *Drug Safety.* 2005;25:227-240.
12. Clinical Pharmacology [database online]. Tampa, FL: Gold Standard, Inc.; 2017. Available at http://clinicalpharmacology.com. Accessed May 4, 2017.
13. Fored CM, Ejerblad E, Lindblad P, et al. Acetaminophen, aspirin, and chronic renal failure. *New Engl J Med.* 2001;345:1801-1808.
14. Curhan GC, Knight EL, Rosner B, et al. Lifetime non-narcotic analgesic use and decline in renal function in women. *Arch Intern Med.* 2004;164:1519-1524.
15. Trelle S, Reichenback S, Wandel S, et al. Cardiovascular safety of non-steroidal anti-inflammatory drugs: Network meta-analysis. *Br Med J.* 2011;342:c7086.
16. Nissen SE, Yeomans ND, Solomon DH, et al. Cardiovascular safety of celecoxib, naproxen, or ibuprofen for arthritis. *New Engl J Med.* 2016;375:2519-2529.
17. Lanza FL, Chan FK, Quigley EM. Guidelines for prevention of NSAID-related ulcer complications. *Am J Gastroenterol.* 2009;104:728-738.
18. Rostom A, Moayyedi P, Hunt R. Canadian consensus guidelines on long-term nonsteroidal anti-inflammatory drug therapy and the need for gastroprotection:

benefits versus risks. *Aliment Pharmacol Ther*. 2009;29:481-496.

19. Davidson BL, Verheijen S, Lensing AW, et al. Bleeding risk of patients with acute venous thromboembolism taking nonsteroidal anti-inflammatory drugs or aspirin. *JAMA Intern Med*. 2014;174:947-953.
20. Soll AH, Graham DY. Peptic ulcer disease. In: Yamada T, Alpers DH, Kalloo KN, et al, eds. *Textbook of Gastroenterology*, 5th ed. Hoboken, NJ: Wiley-Blackwell; 2009:936-981.
21. Bhatt DL, Scheiman J, Abraham NS, et al. ACCF/ACG/AHA 2008 expert consensus document on reducing the gastrointestinal risks of antiplatelet therapy and NSAID use: A report of the American College of Cardiology Foundation Task Force on clinical expert consensus documents. *Am J Gastroenterol*. 2008;103:2890-2907.
22. Chan FKL Abraham NS, Scheiman JM, Laine L. Management of patients on nonsteroidal anti-inflammatory drugs: A clinical practice recommendation from the First International Working Party on Gastrointestinal and Cardiovascular Effects of Nonsteroidal Anti-Inflammatory Drugs and Anti-platelet Agents. *Am J Gastroenterol*. 2008;103:2908-2918.
23. Cryer B. Management of patients with high gastrointestinal risk on antiplatelet therapy. *Gastroenterol Clin N Am*. 2009;38:289-303.
24. Loke YK, Trivedi AN, Singh S. Meta-analysis: Gastrointestinal bleeding due to interaction between selective serotonin uptake inhibitors and non-steroidal anti-inflammatory drugs. *Aliment Pharmacol Ther*. 2008;27:31-40.
25. Chan FKL. The David Y. Graham Lecture: Use of nonsteroidal antiinflammatory drugs in a COX-2 restricted environment. *Am J Gastroenterol*. 2008;103:221-227.
26. Scheiman JM. Balancing risks and benefits of cyclooxygenase-2 selective nonsteroidal anti-inflammatory drugs. *Gastroenterol Clin N Am*. 2009;38:305-14.
27. Arora G, Singh G, Triadafilopoulos G. Proton pump inhibitors for gastroduodenal damage related to nonsteroidal antiinflammatory drugs or aspirin: Twelve important questions for clinical practice. *Clin Gastroenterol Hepatol* 2009;7:725-736.
28. The American Academy of Pain Medicine, the American Pain Society; The use of opioids for the treatment of chronic pain: A consensus statement from the American Academy of Pain Medicine and the American Pain Society. *Clin J Pain*. 1997;13:6-8.
29. Ballantyne JC, Mao J. Opioid therapy for chronic pain. *New Engl J Med*. 2003;349:1943-1953.
30. Bannuru RR, Natov NS, Dasi UR, et al. Therapeutic trajectory following intra-articular hyaluronic acid injection in knee osteoarthritis—meta-analysis. *Osteoarth Cartil*. 2011;19:611-619.
31. Juni P, Reichenbach S, Trelle S, et al. Efficacy and safety of intraarticular hylan or hyaluronic acids for osteoarthritis of the knee: A randomized controlled trial. *Arthritis Rheum*. 2007;56:3610-3619.
32. Rutjes AWS, Juni P, da Costa BR, et al. Viscosupplementation for osteoarthritis of the knee: Systematic review and meta-analysis. *Ann Intern Med*. 2012;157:180-191.
33. Clegg DO, Reda DJ, Harris CI, et al. Glucosamine, chondroitin sulfate, and the two in combination for painful knee osteoarthritis. *New Engl J Med*. 2006;354:795-808.
34. Gray HC, Hutcheson PS, Gray RG. Is glucosamine safe in patients with seafood allergy? *J Allergy Clin Immunol*. 2004;114:459-460.
35. McAlindon T, LaVelley M, Schneider E, et al. Effect of vitamin D supplementation on progression of knee pain and cartilage volume loss in patients with symptomatic osteoarthritis: A randomized controlled trial. *JAMA*. 2013;309:155-162.
36. Natural Medicines [database online]. Somerville, MA: Therapeutic Research Center; 2017. Available at https://naturalmedicines.therapeuticresearch.com/. Accessed May 4, 2017.

复习题

1. 关于骨关节炎的发生，下列哪项是正确的？
   a. 骨关节炎是免疫介导的一种疾病，发病时间可达数周至数月
   b. 骨关节炎更容易影响年轻的患者而不是年长的患者
   c. 骨关节炎的发生是多因素的，可能包括关节创伤史和生物力学因素
   d. 原发性骨关节炎可归因于某种特定的诱发因素，如炎症或内分泌紊乱
2. 在评估患者的骨关节炎时，下列哪个问题最无益？
   a. “哪些活动与症状的改善或恶化有关？”
   b. “您做什么运动？”
   c. “哪个关节受影响？”
   d. “您有受累关节的 X 线片吗？”
3. 以下关于骨关节炎治疗目标的陈述，哪一个是正确的？
   a. 治疗计划应以一种或多种镇痛疗法完全消除疼痛为目标
   b. 治疗计划应尽量减少疼痛和副作用，同时最大限度地提高功能和生活质量
   c. 一旦最初的一线治疗失败，应根据个人情况制订治疗目标
   d. 诊断时应概述治疗目标，一旦开始治疗就不应改变
4. 在与患者讨论骨关节炎时，以下所有陈述都使用了可接受的通俗语言，除了哪一项？
   a. 透明质酸可能有软骨保护作用
   b. 关节是骨与骨相接的地方，使得胳膊、腿和手指可以自由活动
   c. 关节腔注射指直接向关节内注射药物
   d. 膝关节积液是指由膝关节内的液体引起的膝关节肿胀
5. 当与患者讨论骨关节炎时，下列哪项应列入用药行动计划（MAP）？
   a. 患者正在服用的所有药物的名称
   b. 针对其疾病状态，所用药物的规格、给药途径和使用说明
   c. 患者服药的原因和开始服药的时间
   d. 在面谈过程中，发现和 / 或讨论的问题的具体说明或解决方案
6. 对于正在服用非甾体抗炎药（NSAID）的骨关节炎患者，下列哪一种症状应立即转诊到急诊诊所或急诊科？
   a. 疼痛评分为 8/10，疼痛缓解不充分
   b. 咯血或吐血
   c. 稀便或水样便 1 天
   d. 轻度镇静
7. 患者服用对乙酰氨基酚 500mg，每日 3 次，用于缓解骨关节炎引起的膝关节疼痛。她说对乙酰氨基酚能充分控制她的疼痛。她有明显的高血压病史。除了对乙酰氨基酚，还每天服用氨氯地平 5mg、泮托拉唑 40mg。下列哪项正确地识别了该患者的药物治疗相关问题？
   a. 剂量过高——对乙酰氨基酚的剂量太高
   b. 无效的药物治疗——对乙酰氨基酚不能充分控制疼痛
   c. 需要额外的药物治疗——患者需要肠道方案，以防治与镇痛药相关的便秘
   d. 不必要的药物治疗——患者正在服用质子泵抑制剂，但并无胃食管反流病、胃肠道出血、溃疡等病史，也无阿司匹林、抗血小板药物或 NSAID 使用史
8. 对于除了膝骨关节炎而无其他药物治疗史或其他病史的患者，宣布治疗失败时，下列哪一项表明已进行了充分的对乙酰氨基酚治疗？
   a. 4 周，每日总剂量 1 ～ 2g
   b. 4 周，每日总剂量 3 ～ 4g
   c. 2 周，每日总剂量 3 ～ 4g
   d. 2 周，每日总剂量 1 ～ 2g
9. 在推荐使用 NSAID 治疗之前，以下哪种疾病状态最不需要考虑？
   a. 心血管病史
   b. 肾功能不全史
   c. 胃肠道出血或溃疡史
   d. 自身免疫性疾病史
10. 下列关于氨基葡萄糖 / 软骨素的陈述哪一项是不正确的？
    a. 氨基葡萄糖 / 软骨素来自贝类，可能导致易感患者的过敏反应
    b. 氨基葡萄糖 / 软骨素不受 FDA 监管，因此其质量、效力和纯度可能不一致
    c. 氨基葡萄糖 / 软骨素可使易感患者血糖升高
    d. 氨基葡萄糖 / 软骨素可用于缓解急性疼痛

答案

1. c	2. d	3. b
4. a	5. d	6. b
7. d	8. b	9. d
10. d		

毛　璐　译
李玉珍　校
朱　珠　审

第30章

骨质疏松症 MTM 资料集

Karen Whalen, PharmD, BCPS, CDE, FAPhA, and Shannon A. Miller, PharmD, BCACP

关键点

- MTM 药师应筛查与骨质疏松症风险增加相关的药物，并在合适时向家庭医生推荐骨密度（BMD）测量。
- 摄入充足的钙和维生素 D 对于预防和治疗骨质疏松症是必不可少的。评估膳食钙摄入量将有助于确定所需补充的钙量。
- 碳酸钙是最常用的钙补充剂，因为其元素钙的百分含量最高且最便宜；然而，对于胃酸分泌降低的老年患者或正在服用抗酸药的患者，应考虑使用枸橼酸钙。
- MTM 药师应评估双膦酸盐治疗给药方式是否合适，并向患者宣教恰当给药方式的重要性，以减少不良反应，使治疗效果最大化。
- 双膦酸盐治疗中，依从性差可降低疗效。MTM 药师应筛查患者的依从性，并且给予药物治疗的改进方案或其他方法，以提高其依从性。

骨质疏松症简介

骨质疏松症（osteoporosis）与低骨量及骨孔隙度增加有关，导致骨强度降低和骨折风险增高[1,2]。髋关节、脊柱、手腕和肋骨最易受到影响[2]。与男性相比，女性患骨质疏松症的风险更高。骨质疏松症的主要病因包括更年期和衰老[2]。继发原因有甲状腺功能亢进和长期应用某些药物（表 30-1）等。与骨质疏松症有关的其他疾病见表 30-2。表 30-3 列出了骨质疏松症和骨质疏松性骨折的风险因素。髋部骨折是老年患者发病率、死亡率和医疗费用增加的主要原因[3-5]。

使用中心双能 X 线吸收仪（DXA）测量骨密度（BMD）是最好的诊断骨质疏松症的方法。骨量用 T 评分来表示，也就是患者 BMD 与正常年轻成年女性人群的 BMD 平均值的标准差，其分值越低，骨折的风险越高（表 30-4）[2,3]。DXA 检测还包含 Z 评分，是将患者的 BMD 和与其年龄、身高和体重相似的人比较的结果。在年轻人（绝经前）中 Z 评分比 T 评分更有用。风险评估有助于确定哪些患者需要测量 BMD。50 岁以上的低位创伤性骨折，也符合骨质疏松症的诊断。

骨质疏松症的并发症

椎骨、髋部、前臂或肱骨骨折被认为是骨质疏松性骨折，可导致发病率和死亡率增加，生活质量下降。髋部骨折的发病率和死亡率最高，男性的死亡率高于女性[3,5]。骨质疏松性骨折的患者会出现害怕、疼痛、因身体畸形而丧失自信、丧失独立性和活动能力等，这常常导致抑郁。严重的脊柱后凸则可引起呼吸问题和胃肠道并发症。一旦患者经历了低创伤性骨折，未来发生骨折的风险将显著增加[3]。

骨质疏松症的治疗目标

理想的治疗目标是预防骨质疏松症的发展。MTM 药师应注意可能导致骨质疏松症的药物，选择适当的钙摄入量，并帮助患者减少其他可控制的骨质疏松症风险因素。一旦确诊，骨量低或骨质疏松症患者的目标是防止进一步的骨量丢失和预防骨折。对于有骨质疏松性骨折病史的患者，减少疼痛和畸形、改善功能活动的能力和生活质量以及减少未来摔倒和骨折的风险是额外的目标[3]。

治疗成功

BMD 维持或增加可认为是治疗成功[2]。

表 30-1　与骨量丢失和（或）骨折风险升高相关的药物

药品	备注
抗惊厥治疗（苯妥英、卡马西平、苯巴比妥和丙戊酸）	BMD ↓和骨折风险↑；增加维生素 D 代谢，导致 25-（OH）- 维生素 D 浓度降低
抗逆转录治疗（ARVT） 核苷 / 核苷类逆转录酶抑制剂（NRTI）（齐多夫定、去羟肌苷、拉米夫定和替诺福韦） 蛋白酶抑制剂（PI）（奈非那韦、茚地那韦、沙奎那韦和洛匹那韦）	BMD（NRTI > PI）↓，无骨折相关数据；破骨细胞活性增加，成骨细胞活性降低
芳香化酶抑制剂（来曲唑、阿那曲唑）	BMD ↓和骨折风险↑；雌激素浓度降低
卡格列净	BMD ↓和骨折风险↑（FDA 正在评估 SGLT2 抑制剂这一类药物）
呋塞米	骨折风险↑；钙的肾脏消除增加
皮质类固醇（长期口服治疗）	BMD ↓和骨折风险↑；骨吸收增加，骨形成减少；剂量和时间依赖性
促性腺激素释放激素激动剂或类似物（如亮丙瑞林、戈舍瑞林）	BMD ↓和骨折风险↑；性激素分泌减少
普通肝素（UFH）或低分子肝素（LMWH）	长期使用（如 > 6 个月）后，BMD ↓和骨折风险↑（UFH >>> LMWH）；成骨细胞复制减少，破骨细胞功能增强
醋酸甲羟孕酮	BMD ↓；无骨折资料；停药后 BMD 可能恢复；雌激素浓度降低
质子泵抑制剂（长期治疗）	BMD ↓和骨折风险↑；钙吸收不良可继发于碳酸盐抑酸治疗
选择性 5- 羟色胺再摄取抑制剂	BMD ↓和骨折风险↑；成骨细胞活性降低
噻唑烷二酮类（吡格列酮和罗格列酮）	BMD ↓和骨折风险↑；成骨细胞功能降低
甲状腺激素——过度补充	BMD ↓和骨折风险↑；促甲状腺激素（TSH）浓度 < 0.1mIU/L 时危险性增加；可能增加骨吸收
维生素 A——过量摄入（> 1.5mg 视黄醇成分）	BMD ↓和骨折风险↑；成骨细胞活性降低，破骨细胞活性增加

来源：经许可，转载自 DiPiro JT, Talbert RL, Yee GC, Matzke GR, Wells BG, Posey LM, eds. *Pharmacotherapy: A Pathophysiologic Approach*, 10th ed. New York, NY: McGraw-Hill; 2017。

表 30-2　与儿童或成人骨质疏松症相关的病症

内分泌疾病 / 激素分泌异常引起的疾病 原发性或继发性卵巢功能早衰 睾酮缺乏 甲状腺功能亢进症 库欣病 生长激素缺乏症（儿童） 原发性甲状旁腺功能亢进症 1 型和 2 型糖尿病	**慢性疾病** 慢性肾病 恶性肿瘤（如多发性骨髓瘤、淋巴瘤、白血病） 人类免疫缺陷病毒感染 / 获得性免疫缺陷综合征 器官移植
胃肠道疾病 营养失调（如神经性厌食） 吸收不良状态（如克罗恩病、腹腔疾病、胃切除术、减肥手术） 慢性肝病（如原发性胆汁性肝硬化）	**行动障碍** 肌营养不良 多发性硬化 卒中 / 脑血管意外
钙平衡失调 高钙尿症 维生素 D 缺乏	**遗传** 成骨不全 囊性纤维化 血色病 低磷酸酯酶症
炎症性疾病 类风湿关节炎	

来源：经许可，转载自 DiPiro JT, Talbert RL, Yee GC, Matzke GR, Wells BG, Posey LM, eds. *Pharmacotherapy: A Pathophysiologic Approach*, 10th ed. New York, NY: McGraw-Hill; 2017。

表 30-3 骨质疏松症和骨质疏松性骨折的风险因素

低骨密度①
女性①
高龄①
种族 / 民族①
成人既往脆性（低位创伤性）骨折史①（特别是临床脊柱骨折或髋部骨折）
一级亲属有骨质疏松性骨折（特别是父母有髋部骨折①）
低体重或体重指数低①
更年期提前（45 岁前）
继发性骨质疏松症（特别是类风湿关节炎①,②）
过去或现在正使用全身性口服皮质类固醇治疗①
当前吸烟①
每天饮酒 3 杯或以上①
低钙摄入
低体力活动或不活动
维生素 D 不足或缺乏
近期摔倒
认知障碍
视力低下

① 列入世界卫生组织骨折风险评估工具 (FRAX) 的因素。

② FRAX 工具问题库中包含的继发原因有 1 型糖尿病、成年时的成骨不全、长期未治疗的甲状腺功能亢进、性腺功能减退、更年期提前（＜ 45 岁）、慢性营养不良、吸收不良和慢性肝病。

来源：经许可，转载自 DiPiro JT, Talbert RL, Yee GC, Matzke GR, Wells BG, Posey LM, eds. *Pharmacotherapy: A Pathophysiologic Approach*, 10th ed. New York, NY: McGraw-Hill; 2017。

表 30-4 骨质疏松症的诊断

骨质分类①	T 评分②（BMD 测量）
正常	-1.0 或更高
骨质减少（骨量低）	-2.5 ～ -1.0
骨质疏松症	-2.5 或更低

① 依据世界卫生组织的 BMD 分类。

② 年轻正常成年女性人口的平均标准差。

来源：参考文献 [2]。

治疗失败

虽然没有绝对的定义，但如果在服药 1 年内发生骨折可认为是治疗失败。治疗后 BMD 显著下降（罕见）也被认为是治疗失败。在这种情况下，必须排除其他原因，如依从性差、给药不当、吸收不良、钙或维生素 D 缺乏，或继发性骨量丢失。治疗失败的患者应接受替代治疗或联合治疗的评估[2]。

核心要素 1——骨质疏松症患者的全面用药评估

表 30-5 提供了在对骨质疏松症患者进行用药评估时使用的建议问题列表。问题的数量和类型取决于几个因素，包括面谈时长、同时出现的药物治疗相关问题（MRP）的数量、MRP 的紧迫性以及患者提供准确信息的可靠性等。在有限时间的互动或有多个医疗问题的复杂病例中，MTM 药师可以选择目标问题，以帮助患者识别或排除医疗紧急情况。MTM 药师应记住在面谈中使用通俗易懂的语言（图 30-1），并为患者可能会提出的关于骨质疏松症的问题做好准备（表 30-6）。

表 30-5 对骨质疏松症患者进行用药评估时建议问的问题

建议询问骨质疏松症患者的问题
• 您患骨质疏松症多久了？什么时候确诊的？ • 您对患骨质疏松症的风险了解多少？ • 您家里还有谁患有骨质疏松症？ • 父母中有谁髋部骨折过吗？ • 您上次月经（女性）是什么时候？ • 您是否经历过以下体征 / 症状： 　• 骨痛 　• 无法移动 　• 诊断为脊柱、髋部、手腕或前臂骨折 • 您目前正在服用什么药物？ • 服药后您能保持直立 30min 吗？ • 您过去服用过口服类固醇药物吗？ • 您吸烟吗？如果有，有多长时间？每天吸多少支？ • 您每天喝多少酒？ • 您每天摄入多少咖啡因？ • 您每天喝多少碳酸饮料？ • 您在用什么药治疗骨质疏松症？具体都是怎么服用的？ • 您忘记服用治疗骨质疏松症药物的频次有多少？ • 您过去还服用过什么药物治疗骨质疏松症？ • 您是否曾在未告知医生的情况下停止服用某种医生给您开的治疗骨质疏松症的药物？如果有，停用的原因是什么？ • 您在用什么非处方药或草药治疗骨质疏松症吗？ • 除了药物，您还尝试过什么方法来治疗骨质疏松症（例如，饮食、运动）？ • 您遵循什么样的运动方案？
预防 / 评估医疗紧急情况应问的问题
• 您感到很痛吗？您之前有过骨质疏松造成的骨折吗？ • 您摔倒过吗？ • 您有大便出血或吐血吗？ • 您下巴痛吗？您嘴里有溃疡吗？ • 您的腿有疼痛、发红或肿胀的感觉吗？您是否有呼吸短促（服用雷洛昔芬或雌激素的患者）？ • 您是否感到麻木、虚弱、困惑、说话或理解困难、视力障碍、平衡或协调障碍，或不明原因的严重头痛（服用雷洛昔芬或雌激素的患者）？

核心要素 2——个人用药清单[20]

图 30-2 为骨质疏松症患者的个人用药清单示例。本示例仅列出了用于治疗骨质疏松症的药物，治疗其他疾病的药物也应添加并单独列出。MTM 药师在创建个人用药清单时应使用简洁易懂的语言。

核心要素 3——用药行动计划[20]

图 30-3 为一份骨质疏松症患者的用药行动计划

（MAP）示例。这份示例仅列出了骨质疏松症的行动计划，其他疾病状态或其他药物治疗相关问题（MRP）的 MAP 也应添加并单独列出。一般来说，只应该列出几个最重要的行动计划，以免患者不知所措。患者自我管理的其他方面可以在以后的面谈中解决。另外记得在创建 MAP 时使用简洁易懂的语言。

依从性——坚持某事的能力；药物依从性是指遵循使用说明的能力。
不良事件——发生的不好的事情，不良反应；无法解释或不想要的作用。
抗骨吸收药物——用于治疗骨质疏松症的减缓骨量丢失的药物。
生物标志物——一种可以作为事件或状态的标志物的测试；骨质疏松症的生物标志物可以识别骨量丢失。
双膦酸盐药物——减缓骨量丢失速率的抗骨吸收药物。
骨密度（BMD）测量——一种用于估计骨骼密实度的测试；以钙含量来反映骨骼的强度。
钙——维持人体骨骼强度和细胞正常工作所必需的矿物质。
中心双能 X 线吸收仪（DXA）——一种测量 BMD 的标准测试仪器。它具有精度高、扫描时间短、辐射剂量小等优点。
肌酐测试——一种检查肾脏功能的测试；数值增加意味着肾脏工作有异常。
库欣综合征——身体暴露于高水平的激素皮质醇的情况；导致骨质疏松。
骨形成药物——用于骨质疏松症骨重建的药物。
骨折——骨折断；骨质疏松症最常见的骨折部位是髋部、腕部和脊柱。
FRAX——骨折风险评估工具；用于评估骨折风险的工具。
糖皮质激素——会增加骨质疏松风险的药物。
生活方式改变——您的医生可能会建议您改变生活方式来增加骨骼强度和减少骨折风险，这对一些患者来说包括减少饮酒量、锻炼或戒烟。
低位创伤性骨折——从站立或更低的位置跌倒时发生的骨折。
骨量减少——骨量低；骨质减少的患者可以通过治疗降低骨质疏松的概率。
骨质疏松症——是一种骨头很薄，呈海绵状，容易无缘无故折断的疾病。
绝经后骨质疏松症——女性“经历变化”（更年期）后发生的骨量丢失；绝经后 4 年内可出现最大的骨量丢失。
原发性骨质疏松症——老年或更年期引起的骨质疏松症。
继发性骨质疏松——与医疗状况（甲状腺功能亢进症、库欣综合征、药物等）相关的骨量丢失。
血清 25-（OH）- 维生素 D——一种测量患者体内维生素 D 含量的测试。
戒烟——停止吸烟；这可以降低骨量丢失的风险。
T 评分——一种 BMD 测量的数字；这个数字将您的骨骼与健康年轻女性的骨骼进行比较，确定您是否患有骨质疏松症。
椎骨——组成脊柱的一系列骨头。
WHO——世界卫生组织。
Z 评分——一个从 BMD 测量中产生的数字，它将 BMD 与一个相似年龄的人进行比较。

图 30-1　骨质疏松症相关术语的通俗解释

表 30-6　骨质疏松症患者可能会问的问题及解答

什么是骨质疏松症？
骨质疏松症发生在骨量丢失过多的时候。骨头是脆弱的，轻微跌倒就可能导致骨折。患骨质疏松症的女性多于男性。
哪些人有患骨质疏松症的风险？
非可控风险因素：年龄＞ 50 岁、女性、绝经后、有家族史、低体重、骨折、身高降低。
可控风险因素：钙和维生素 D 不足、水果和蔬菜摄入量低、钠和咖啡因摄入过多、活动不足、饮酒过多、肥胖、吸烟。
其他风险因素：糖皮质激素、质子泵抑制剂等药物或其他导致骨量丢失的疾病。
什么是骨密度？
骨矿物质密度。这个数字告诉我们骨骼中有多少钙和其他矿物质。从结果来看，数字让我们知道骨骼有多强壮。
什么会导致骨质疏松症？
低雌激素（女性）、低睾酮（男性）、其他激素失衡、钙缺乏、维生素 D 缺乏、缺乏活动或瘫痪、肌肉萎缩、甲状腺问题、吸烟和导致骨量丢失的药物。
骨质疏松症与哪些健康问题有关？
骨质疏松时可出现脊柱、髋部、前臂以及从肩膀到肘部（肱骨）的骨折。髋部骨折对健康和死亡的影响最大。骨质疏松症也可能并发抑郁和呼吸问题。
我如何知道自己是否患有骨质疏松症？
您可能会被问到一些问题来评估您患骨质疏松症的风险。也可以做一个检查来确认您骨骼中的钙和矿物质含量。如果您的分值很低，您可能患有骨质疏松症或您患骨质疏松症的风险较高。
为什么药物治疗骨质疏松症如此重要？
药物治疗很重要，因为它们可以预防、减缓或停止骨量丢失的进程。根据指导服用治疗骨质疏松症的药物甚至可以改善骨骼健康。这些药物也可能降低骨折的风险。
如果我停止服用治疗骨质疏松症的药物会发生什么？
如果您停止服药，您可能会继续出现骨量丢失，增加骨折和摔倒的风险。
我听说，服用治疗骨质疏松症的药物后，骨折的概率增加了。这是为什么呢？
非典型性股骨骨折（影响股骨长骨干部分的骨折）与双膦酸盐有关。这些造骨药物会影响骨骼的正常周期，并可能增加骨折的风险。然而，双膦酸盐的好处远远大于非典型性骨折的风险。与典型的髋部骨折相比，非典型性骨折的发生率较低。

复习题

1. 下列哪项是骨质疏松症的风险因素？
   a. 维生素 B 不足
   b. 甲状腺功能减退症
   c. 过早绝经
   d. 肥胖
2. 下列哪项与骨质疏松症的诊断相符？
   a. 40 岁前的低位创伤性骨折
   b. 10 年髋部骨折风险为 2.5%
   c. T 评分为 1.0 ～ 2.0
   d. T 评分在 -2.5 或以下
3. 下列哪项代表骨质疏松症治疗的适当治疗目标？
   a. 避免使用注射药物
   b. 1 年后停止口服药物
   c. 预防髋部、腕部、脊柱骨折
   d. 疼痛减轻 50%
4. 以下哪个陈述用通俗语言最好地定义了原发性骨质疏松症？
   a. 因服用药物（如类固醇）引起的骨质疏松症
   b. 老年或“经历变化”（更年期）引起的骨质疏松症
   c. 更年期后发生的骨质疏松症
   d. 由甲状腺功能亢进症或库欣病等疾病引起的骨质疏松症
5. 服用双膦酸盐患者的用药行动计划中应包括以下哪一项？
   a. 随 6 盎司任何液体服用
   b. 随餐服用
   c. 遗漏剂量的说明
   d. 服药后保持直立 5min 的重要性
6. 一名服用双膦酸盐的患者报告咽痛和吞咽食物困难，有时她会吐血。下列哪项是正确的做法？
   a. 她应该停止所有的药物治疗，并预约她的医生
   b. 她应该立即去看医生或去急诊室
   c. 她应该打急救电话
   d. 向她解释这是正常的副作用，几周后就会消失
7. 患者每周服用双膦酸盐，自述她都按要求服用。在对她的药物进行评估时，MTM 药师注意到她并没有服用添加的钙或维生素 D。与患者的面谈显示，她的膳食钙摄入量不足。患者存在什么药物治疗相关问题？
   a. 不依从性差
   b. 非最佳用药
   c. 不必要的药物治疗
   d. 需要额外的药物治疗

请用上题案例回答第 8 ～ 9 题。

8. 该患者为 70 岁女性，被诊断为骨质疏松症。下面哪项是最合适的一线药物？
   a. 阿仑膦酸钠
   b. 钙
   c. 雷洛昔芬
   d. 降钙素
9. 该患者每日应从饮食和补充剂中摄取多少钙和维生素 D？
   a. 钙 1200mg 和维生素 D 400IU
   b. 钙 500mg 和维生素 D 1000IU
   c. 钙 1000mg 和维生素 D 800IU
   d. 钙 1200mg 和维生素 D 800IU
10. 下列哪一种药物类别与增加骨量丢失或增加骨折风险有关？
   a. 磺酰脲类药物
   b. 噻嗪类利尿药
   c. 组胺受体阻滞剂
   d. 质子泵抑制剂

答案

1. c	2. d	3. c
4. b	5. c	6. b
7. d	8. a	9. d
10. d		

王　霄　译
刘　宁　陶　骅　校
朱　珠　审

第31章

疼痛管理MTM资料集

Robin Moorman Li, PharmD, BCACP, CPE, Juan Hincapie Castillo, PharmD

关键点

- 全面、细致的评估对于疼痛治疗至关重要，评估内容应包括疼痛对患者身体、心理以及社会生活的影响。
- 疼痛管理包括非药物治疗、非阿片类药物治疗、阿片类药物治疗和辅助药物治疗。为达到良好的疼痛控制效果，可能会同时使用以上几种方法。
- 许多顾虑与阿片类药物治疗相关，MTM药师了解对疼痛患者所采用治疗方案的优势和劣势非常重要。
- 便秘是阿片类药物使用过程中十分常见的副作用，MTM药师需针对这个问题对患者进行用药教育、监护并给予及时的干预处理。

疼痛简介

国际疼痛研究协会将疼痛定义为“与组织损伤或潜在组织损伤相关联的、不愉快的感觉和情绪体验”[1]。疼痛管理这个术语非常宽泛，不仅包括各种不同类型疼痛的药物治疗管理，还包括非药物治疗、补充治疗和其他治疗，以减轻或治愈疼痛。在为疼痛患者制订治疗计划之前，MTM药师必须了解伤害感受性疼痛和神经病理性疼痛的区别，以及急性疼痛和慢性疼痛治疗的不同。

病理生理学

对疼痛的病理生理学认知一直在持续演变。当组织损伤发生时，周围及中枢神经系统会发生一系列生理和化学反应。患者经历的短暂（急性疼痛）或持续性疼痛可能引起反复的、慢性疼痛。根据疼痛的病理生理学特点，可以将疼痛分为生理性疼痛和病理性疼痛[2]。生理性疼痛包括伤害感受性疼痛和炎性疼痛。伤害感受性疼痛的特征是“疼痛源于非神经组织的实际或潜在损伤引起的伤害性感受器的激活”[1]，而炎性疼痛是因为组织损伤引起的免疫系统激活[3]。病理性疼痛是一个功能紊乱的过程，神经系统无法正常工作时发生；它可以表现为神经病理性疼痛或中枢性疼痛[2]。神经病理性疼痛的特征是“周围神经系统或中枢神经系统对感觉输入的异常处理”[1]。中枢敏化是中枢神经系统疼痛处理过程中的功能障碍，进而导致神经高度敏感和自发性疼痛[3]。对于MTM药师来说，正确区分伤害感受性疼痛和神经病理性疼痛非常重要，可以针对不同类型的疼痛制订治疗干预措施。

伤害感受性疼痛

伤害感受性疼痛是机体对引起痛觉刺激性损伤的一种自然反应。伤害感受性疼痛可以进一步分为两类：躯体痛和内脏痛。躯体痛是发生于肌肉、皮肤、骨骼或结缔组织的疼痛，通常表现为酸痛或搏动性疼痛，疼痛容易被定位。与躯体痛不同，内脏痛难以精确定位，因为它来自胰腺或胃肠道等内脏器官。内脏痛常被描述为无特定焦点的某一区域的疼痛。内脏痛常与牵涉痛有关，然而牵涉痛的疼痛部位与实际损伤部位并不一致[4]。

神经病理性疼痛

神经病理性疼痛可发生于周围神经系统（如痛性糖尿病周围神经病变、三叉神经痛、神经根痛或神经病理性癌痛）或中枢神经系统（如中枢性卒中后疼痛、脊髓损伤神经性疼痛、多发性硬化）[5]。许多患者将神经病理性疼痛相关的感觉描述为烧灼痛、放射痛或针刺痛，有些患者也可表现为麻木感。神经病理性疼痛有两种常见的类型：痛觉超敏和痛觉过敏。痛觉超敏是指由通常不会引起疼痛的刺激引发的疼痛，如棉球轻扫前臂。痛觉过敏是指正常致痛刺激所引起的痛感增强。例如，捏一下手臂正常只会引起轻微的不适，但却会给痛觉过敏的患者造成剧烈疼痛[6]。这些增强的反应也可能与中枢敏化有关，中枢敏化可发生在许多器官和系统，进而导致多种综合征的重叠，如纤维肌痛、肠易激综合征、慢性头痛和慢性盆腔疼痛等[7]。

疼痛的临床表现

急性疼痛是提示机体损伤的正常过程，通常与伤害感受性疼痛有关。急性疼痛通常是自限性的，一般持续几天或几周，有时可能会持续几个月，随着损伤愈合而逐渐好转。有效控制急性疼痛非常必要，因为急性疼痛控制不佳可导致情绪、心理和身体上的痛苦，进而可转化为慢性疼痛[8]。

当疼痛持续数月甚至数年，超过正常组织愈合过程，本质上将这种疼痛认为是慢性的。根据指导原则，疼痛持续超过 90 天一般被归类为慢性疼痛[8]。患有慢性基础疾病如风湿性关节炎以及患有各种癌症的患者可能会出现慢性疼痛。此外，在没有任何可识别的损伤的情况下，患者也会出现慢性疼痛。与急性疼痛不同，慢性疼痛包括伤害感受性疼痛、神经病理性疼痛或两者兼有[3]。慢性疼痛是一个机体适应不良的过程，这不仅会导致神经系统内部的物理性改变，同时会对患者的情绪和心理造成压力，进而对患者的生活质量产生不良影响。术语*慢性疼痛综合征*不仅表现为躯体痛，还包括患者心理、情感以及社交等方面的表现[8]。MTM 药师应该了解急性疼痛和慢性疼痛的临床差异（表 31-1），两者治疗方法具有显著差异。

表 31-1 急性疼痛和慢性疼痛的特点

特点	急性疼痛	慢性疼痛
疼痛的缓解	非常需要	非常需要
对药物的依赖性和耐受性	不常见	常见
心理因素	通常没有	是一个主要问题
器官因素	常见	通常没有
环境 / 家庭因素	轻微	显著
失眠	不常见	常见
治疗目标	治愈	恢复功能
抑郁症	不常见	常见

来源：经许可，转载自 DiPiro JT, Talbert RL, Yee GC, Matzke GR, Wells BG, Posey L, eds. *Pharmacotherapy: A Pathophysiologic Approach*, 10th ed. New York, NY: McGraw-Hill; 2017。

治疗目标

慢性疼痛控制不佳会给患者带来身体、心理和情感等多方面的痛苦，进而可以造成患者生活质量下降、社会残疾增多、生产力损失和医疗保健成本增加。慢性疼痛患者的管理非常困难，必须坚持以患者为中心的原则，因为它不仅包括疼痛，还包括患者的心理和情绪等方面的影响。正如美国 CDC《慢性疼痛阿片类药物处方指南》所强调的那样，治疗目标必须包括减轻疼痛、改善整体活动能力、减少药物治疗的副作用[9]。治疗目标应该是个体化的、可实现的，并且要认识到疼痛可能永远不会完全消失，因此针对患者对治疗的期望值和临床可达到的安全的治疗结果与患者进行明确和直接的讨论，进而使两者达成一致非常重要。

核心要素 1——疼痛患者的健康评估和全面用药评估

在 MTM 管理中，与急性疼痛相比，对与慢性病相关的慢性疼痛的管理更加常见。疼痛管理可能是一个非常宽泛的话题，但因时间有限，MTM 药师应该专注于当前疼痛治疗方案的评估[10]。表 31-2 列出了评估过程中建议问的问题。虽然耗时，但正确而全面的疼痛评估可以为疼痛患者的管理提供有用的信息。例如，对当前治疗方案的评估可以在主观条件下提供一定的客观信息（即访谈者可以根据截至当前止痛药物的使用情况做一个疼痛控制情况的评估）。在没有既往病史及用药史的情况下，仅根据当前患者疼痛的数字评级并不足以改变当前的治疗方案。MTM 管理过程中，MTM 药师必须使用通俗易懂的用语（图 31-1）以确保和患者的正确沟通。在面谈准备阶段，MTM 药师应该准备好回答在面谈过程中患者可能提出的各种与疼痛相关的问题（表 31-3）。

核心要素 2——个人用药清单

图 31-2 是疼痛管理患者的个人用药清单（PML）示例[10]。该示例中的药物是典型疼痛治疗管理的药物。其他疾病的治疗药物应分别添加和列出。在创建 PML 时，MTM 药师应该使用简洁易懂的语言。此外，重要的是避免使用缩写，如用 sig 代码记录如何用药，并表明药物是用于控制基础疼痛还是用于处理爆发痛。如果患者有多种疼痛症状，请列出药物针对的疼痛类型（如普瑞巴林用于治疗糖尿病周围神经病变）。

核心要素 3——用药行动计划

图 31-3 提供了疼痛管理患者的用药行动计划（MAP）示例[10]。本示例仅代表患有慢性非癌性疼痛患者的行动计划。慢性疼痛患者通常为共病状态，因此，这些疾病状态应在 MAP 中单独列出。当患者同时面对较多的健康问题时，他们可能会不知所措，所以有必要对相关的问题进行优先排序，并在每次进行 MTM 时只处理最重要的几个问题。优先级较低的项目可在后续随访时重新评估和处理。MTM 药师制订 MAP 时应使用简洁易懂的语言。

表 31-2 对疼痛患者进行用药评估时建议问的问题

建议询问疼痛患者的问题

• 您正在经历哪种疼痛？
• 疼痛部位是哪里？疼痛会转移（放射）到身体的其他部位吗？
• 您这种疼痛持续有多久了？
• 0 ～ 10 的评分标准：0 表示完全无痛，10 是您能想象到的最剧烈的疼痛。您认为现在疼痛情况可以打几分？今天是个好日子还是个坏日子？
• 一天中，您的疼痛水平是如何变化的？
• 上周您经历过的最剧烈的疼痛强度是多少？
• 上周您经历过的最弱的疼痛强度是多少？
• 您用什么药物来缓解疼痛？
• 您在应用止痛药期间是否出现过如下相关副作用：
  • 头晕
  • 白天嗜睡
  • 排便困难（便秘）
  • 排尿困难
  • 情绪变化
  • 困惑
  • 恶心或呕吐
  • 瘙痒
  • 其他副作用？
• 这些药物的效果如何?
• 您既往尝试过应用哪些药物来缓解疼痛?
• 您既往服用的药物，止痛效果还行吗?
• 医生最初是如何为您开具止痛药物的？
• 为了控制疼痛，您多久就需要增加止痛药的剂量？
• 您对疼痛治疗的期待值是什么（疼痛控制目标、活动目标等）？
• 疼痛控制情况有时会波动，您每天需要服用多少种药物才能缓解疼痛？
• 您每天需要服用几次药物用于处理爆发痛？
• 您服药后，日常活动是否有所改善？
• 您是否每天都记录疼痛控制情况？如果有，最近疼痛有什么变化吗？
• 您服用哪些非处方药或草药来缓解疼痛？
• 您尝试过哪些非药物治疗来控制疼痛？

预防 / 评估医疗紧急情况应问的问题
• 危机应对：您是否和您的医生讨论过，如果您不小心服用了超处方量的止痛药，您可能会出现什么症状？ • 当止痛药物增加时，您应该监测哪种反应？ • 超出正常范围的更高级别的疼痛的迹象是什么？这可能是病情恶化的迹象，或者是需要医生评估的新损伤。您和您的医生讨论过这种情况吗？您的行动计划是什么？

核心要素 4——干预和 / 或转诊

对慢性非癌性疼痛的干预包括生活方式改变、非药物治疗、补充治疗和合适的药物治疗[10]。由于慢性疼痛治疗需要个体化的方案，干预措施应该包括非常详细的治疗方式描述，帮助控制疼痛。此外，由于慢性疼痛通常是由多因素导致的，应该解释这些治疗方式如何共同作用于疼痛治疗。非药物治疗通常用于整体疼痛控制。虽然非药物治疗仍没有较好的疗效研究，但仍有一些证据表明辅助治疗对于缓解关节炎疼痛的优势[11]。表 31-4 概述了疼痛管理的非药物治疗选择。慢性疼痛也会对心理和情绪产生负面影响，因此鼓励患者必要时寻求心理和 / 或精神科医生的帮助非常重要。

急性疼痛——与损伤相关的正常疼痛体验。
成瘾——把某种活动、物质、目标或行为变成一个人生活的主要焦点，并导致其身体、精神和 / 或社会属性不同于正常。
辅助药物——虽用于其他治疗目的但可以帮助缓解疼痛的药物。
痛觉超敏——由通常不会引起疼痛的刺激（如轻触）引发的疼痛。
痛觉缺失——疼痛缓解。
镇痛药——缓解疼痛的药物。
抗抑郁药——最初用于治疗情绪不佳的药物，但也可以用于缓解疼痛。
关节炎——一种慢性疾病，包括关节炎症和疼痛。
爆发痛——在经定期药物治疗后可控制的原有疼痛基础上，突然出现的疼痛加剧。
慢性疼痛——组织损伤愈合后仍然持续存在的疼痛体验。
管制药品——由于可能被滥用而需要加强监管的药品。
内啡肽——人体产生的缓解疼痛的物质。
硬膜外镇痛——通过导管将止痛药直接注射到硬膜外进而产生镇痛作用。
等效镇痛剂量——一种药物产生与另一种药物相同镇痛效果的剂量。
痛觉过敏——对轻微疼痛刺激产生过度的痛觉。
炎症——损伤引起的一系列身体反应，症状包括发红、肿胀、疼痛和体温升高。
肌肉松弛剂——用于治疗肌肉痉挛的药物。
神经痛——沿着身体神经走行发生的疼痛。
神经病理性疼痛——由神经损伤或神经系统功能障碍引起的疼痛，常被描述为灼烧样、放射样或过电样的疼痛。例如糖尿病周围神经病变、疱疹后神经痛和幻肢痛。
伤害感受性疼痛——通常是某固定部位损伤引起的疼痛，例如骨折、烧伤或肌肉疼痛。
痛觉感受器——组织中感受和向大脑传导伤害性刺激的神经受体。
阿片类药物——最常见的治疗疼痛的药物。
阿片类药物轮换——从一种止痛药换到另一种止痛药，以便更好地控制疼痛。
疼痛——由实际的或可能的组织损伤引起的不愉快的感觉或情感体验。
疼痛管理——一种侧重于疼痛管理和减少由疼痛引起的痛苦感受的药物治疗管理。
身体依赖性——快速减少药物剂量或移除药物时患者出现的戒断症状。
生理耐受性——药物作用效果降低，需要增加剂量才能达到预期的效果（如疼痛缓解）。
疱疹后神经痛（PHN）——水痘 - 带状疱疹病毒感染后因神经损伤而发生的疼痛。
神经根病变——通常用于描述脊髓发炎或受压而引起的疼痛。
难治性疼痛——常规治疗无法缓解的疼痛。
带状疱疹——一种由病毒引起的急性感染；症状包括在身体一侧狭窄区域出现疼痛伴皮疹和水疱，这会导致持续的神经疼痛。
戒断反应——快速停药后出现的不愉快症状。

图 31-1 疼痛相关术语的通俗解释

表 31-3 关于疼痛管理患者可能会问的问题及解答

这种疼痛会停止吗？
疼痛是非常主观的（感觉）。一个患者感觉是疼痛，另一个患者可能仅仅是觉得不舒服。急性疼痛往往在疾病治愈后消失，但这个过程对部分患者可能需要较长时间。另一方面，慢性疼痛通常持续存在，很少会完全消失。重要的是慢性疼痛不仅是身体上的疼痛，还可以导致情感和精神上的痛苦。药物治疗、物理治疗、心理疏导和补充疗法等多种治疗方案，可以帮助减轻或控制整体疼痛。

我会对止痛药上瘾吗？
这是服用止痛药的患者常有的困惑。虽然部分止痛药有成瘾的风险，但风险评估可以帮助识别与成瘾相关的危险因素。在使用这类药物时，按照处方服药并定期与您的医生沟通很重要。疼痛管理中，经常会有常用词汇混淆，如成瘾、依赖性和耐受性。止痛药成瘾的行为特征包括强迫使用、渴望、失去对药物的控制、尽管有伤害仍继续应用。许多类型的药物都会产生依赖性，当因某种原因突然停用止痛药后，患者可能会出现不愉快的戒断症状，由此可证明患者对止痛药具有依赖性。耐受性常见于长期服用止痛药的患者。耐受性意味着随着时间的推移，身体逐渐适应止痛药并且止痛药的效果可能会减弱，从而需要更多的药物来缓解疼痛。

我能做手术来消除疼痛吗？
手术只推荐给需要的患者。请与您的医生讨论，明确您是否适合手术。疼痛由很多原因引起，即使您做了手术，疼痛可能也不会完全消失。

服用长效止痛药比服用短效止痛药好吗？
临床研究还没有证明使用长效止痛药比使用短效止痛药更好。每个患者所遭受的疼痛是不同的，每个治疗方案都要针对患者和患者的疼痛类型而制订。医生问您的每个与疼痛有关的问题，您的回答非常重要，这样他就可以为您制订最佳的治疗方案。

为什么医生让我每年要进行多次药物尿液浓度监测？
如果您的药物治疗方案中包含了某种止痛药，您的医生可能会要求您进行药物的尿液检查。建议服用这类药物的所有患者均应接受定期评估。定期的随访预约中就包含药物尿液浓度筛查[9]。

个人用药清单 *<插入患者姓名，出生日期：月 / 日 / 年>*	
药品：硫酸吗啡控释片（硫酸吗啡 ER）60mg	
我如何用它：1 片（60mg），每 12h 口服一次	
我为何用它：慢性背部疼痛（持续）	**处方者：**Parker
我开始用它的日期：06/23/2016	**我停止用它的日期：** *<留空给患者填写>*
我为何停止用它： *<留空给患者填写>*	
药品：硫酸吗啡即释片 15mg	
我如何用它：1 片（15mg），每 4 ～ 6h 按需口服一次，用于爆发痛	
我为何用它：疼痛（爆发痛）	**处方者：**Parker
我开始用它的日期：07/25/2016	**我停止用它的日期：** *<留空给患者填写>*
我为何停止用它： *<留空给患者填写>*	

图 31-2 疼痛管理的个人用药清单示例

制订日期： *<插入日期>*	
我们谈论了什么： 您告诉我，3 周前，您感觉对乙酰氨基酚控制疼痛没有效果，于是停用了对乙酰氨基酚。您感觉吗啡是唯一能减轻您疼痛的药物，上周开始，您的疼痛评分开始增加，从 4/10 增加到 7/10。您在未经医生许可的情况下增加了吗啡即释片用以控制疼痛，您现在白天感觉有些困倦。	
我需要做什么： 这里有一些我可以做的事情来帮助我改善疼痛评分和减少白天困倦。 1. 按照医生的处方开始服用对乙酰氨基酚。 2. 未经医生的允许，不要增加吗啡即释片的剂量。 3. 继续锻炼增加肌肉力量。	**我做过什么，什么时候做的：** *<留空给患者填写>*
我们谈论了什么： 您有排便困难，上一次排便是 2 天前。止痛药（吗啡）的常见副作用是便秘。因此，定期服用通便药促进正常排便非常重要。对于慢性疼痛患者来说，最好的药物包括番泻叶，这是非处方药，在任何药房都能买到。	
我需要做什么： 1. 开始服用番泻叶片治疗便秘，每次 1 片，每日 2 次，口服（今天会面结束开始服用）。 2. 增加水果和蔬菜的摄入量。 3. 大量喝水。 4. 继续锻炼。	**我做过什么，什么时候做的：** *<留空给患者填写>*

图 31-3 慢性非癌性疼痛患者的用药行动计划示例

表 31-4 疼痛管理：非药物治疗方法

种类	举例
身体	针灸 锻炼（普通和轻度阻力训练） 经皮神经电刺激（transcutaneous electrical nerve stimulation，TENS） 力量训练 气功
社会心理学	自我管理教育 冥想 引导想象 听音乐 放松 认知行为疗法

来源：参考文献 [8]。

疼痛管理的药物治疗

药物干预取决于疼痛的类型以及疼痛的临床表现。患者可能会因疼痛综合征而感到疼痛。这通常需要联合应用不同作用机制的药物，被称为合理的多重用药。

非阿片类药物 如有可能，尝试使用非阿片类药物来帮助控制疼痛以减少或替代对阿片类药物的需求非常重要。当需要用阿片类药物控制疼痛时，非阿片类药物治疗可以减少用于缓解疼痛所需的阿片类药物的总剂量。这种方法被称为节阿片（opioid sparing）效应。表 31-5 列出了各种非阿片类镇痛药。由于药品的疗效比较并不一致，所以药物的选择通常基于疼痛的类型以及药物的药代动力学特性、潜在的药物相互作用、不良反应、可获得性或药品花费[3]。越来越多的患者喜欢使用草药进行治疗。表 31-6 列出了用于治疗慢性疼痛相关症状的草药产品。因为患者可能会考虑使用草药产品来辅助缓解疼痛，所以警惕可能的药物 - 草药相互作用以及药物有效性的证据变化十分重要。

表 31-5　FDA 批准的成人非阿片类镇痛药（仅包括 FDA 批准的镇痛药）

分类和通用名（商品名）	近似半衰期 /h	常用剂量范围	最大剂量
水杨酸盐类			
乙酰水杨酸①——阿司匹林（多种）	0.25	每次 325 ～ 1000mg，每 4 ～ 6h 1 次	4000mg/d
胆碱和三水杨酸镁（多种）	9 ～ 17	每次 1000 ～ 1500mg，每 12h 1 次	3000mg/d
		每次 750mg，每 8h 1 次（老年人）	
二氟尼柳（Dolobid 等多种）	8 ～ 12	初始剂量 500 ～ 1000mg 每次 250 ～ 500mg，每 8 ～ 12h 1 次	1500mg/d
双水杨酯（多种）	1	每次 1000mg，每 12h 1 次；或每次 500mg，每 6h 1 次	3000mg/d
对氨基苯酚			
对乙酰氨基酚①（口服——泰诺林等多种；肠外——Ofirmev）	2 ～ 3	每次 325 ～ 1000mg，每 4 ～ 6h 1 次	4000mg/d② 儿科剂量依据较低体重
芬那酸类			
甲氯芬那酸（多种）	0.8 ～ 3.3	每次 50 ～ 100mg，每 4 ～ 6h 1 次	400mg/d
甲芬那酸（Ponstel）	2	初始剂量 500mg 每次 250mg，每 6h 1 次（最大量 7 天）	1000mg/d③
吡喃并甲酸			
依托度酸（多种）（速释剂型）	7.3	每次 200 ～ 400mg，每 6 ～ 8h 1 次	1000mg/d 1200mg/d（缓释剂型）
乙酸类			
双氯芬酸钾［Cataflam 等多种、Flecto（贴剂）、Voltaren Gel、Pennsaid（溶液）］	1.9	部分患者，初始剂量 100mg、50mg，每日 3 次 贴剂：贴于疼痛部位，每日 2 次（仅用于完整皮肤） 凝胶剂和溶液剂仅用于关节	150mg/d④
丙酸类			
布洛芬①（Motrin、Caldolor 等多种）	2 ～ 2.5	每次 200 ～ 400mg，每 4 ～ 6h 注射 1 次 每次 400 ～ 800mg，每 6h 注射 1 次（输注大于 30min）	3200mg/d⑤ 2400mg/d⑤ 1200mg/d⑥
非诺洛芬（Nalfon 等多种）	3	每次 200mg，每 4 ～ 6h 1 次	3200mg/d
酮洛芬（多种）	2	每次 25 ～ 50mg，每 6 ～ 8h 1 次	300mg/d 200mg/d（缓释剂型）
萘普生钠（Naprosyn、Anaprox 等多种）	12 ～ 17	初始剂量 500mg 每次 500mg，每 12h 1 次；或每次 250mg，每 6 ～ 8h 1 次	1000mg/d③
萘普生钠［Aleve 等多种，联合艾司奥美拉唑（Vimovo）］	12 ～ 17	在一些患者中，初始剂量为 440mg⑥ 每次 220mg，每 8 ～ 12h 1 次⑥	660mg/d⑥
吡咯烷羧酸			
酮咯酸——肠外（Toradol 等多种）	5 ～ 6	30⑦～ 60mg（仅单次 IM 剂量） 15⑦～ 30mg（仅单次 IV 剂量） 每次 15⑦～ 30mg，每 6h 1 次（IV 剂量）（最大量 5 天）	30⑦～ 60mg/d 15⑦～ 30mg/d 60⑦～ 120mg/d
酮咯酸——口服，仅用于肠外给药续用（多种）	5 ～ 6	每次 10mg，每 4 ～ 6h 1 次（包括肠外给药，最大量 5 天） 在非老年患者中，初始口服剂量 20mg	40mg/d

续表

分类和通用名（商品名）	近似半衰期 /h	常用剂量范围	最大剂量
酮咯酸——鼻喷剂，适用于急性、中度至中重度剧烈疼痛		年龄 < 65 岁、体重 ≥ 50kg 的患者，每个鼻孔 1 喷（15.75mg），每 6 ～ 8h 1 次	126mg/d
吡唑类			
塞来昔布（Celebrex）	11	第一天给予初始剂量 400mg 后再给予 200mg，之后每次 200mg，每日 2 次（注意，存在心血管问题建议维持剂量 200mg/d）	400mg/d

①既可以是非处方药也可以是处方药。

② 部分专家认为 4000mg 可能过高。非处方药最大日剂量为 3000mg，低于以儿科患者体重计算的剂量。

③ 第一天最多 1250mg。

④ 第一天最多 200mg。

⑤ 部分患者对 3200mg 比 2400mg 的反应可能更好，尽管良好的对照试验表明 3200mg/d 在获益与风险方面并未显示出更好的反应。

⑥ 非处方药剂量。

⑦ 用于老年人和体重低于 50kg 的人群。

来源：经许可，转载自 DiPiro JT, Talbert RL, Yee GC, Matzke GR, Wells BG, Posey L, eds. *Pharmacotherapy: A Pathophysiologic Approach*, 10th ed. New York, NY: McGraw-Hill; 2017。

缩写：IM= 肌内注射；IV= 静脉注射。

表 31-6　疼痛管理的草药补充剂

草药产品（学名）	推荐剂量	适用范围	费用②
很可能有效①			
香樟（*Cinnamomum camphora*）	局部镇痛效果 3% ～ 11%。最大频次 3 ～ 4 次 / 日	疼痛 （可能对骨性关节炎疼痛有效）	$
辣椒（*Capsicum annuum*）	辣椒素浓度为 0.025% ～ 0.075% 有局部镇痛效果	疼痛、疱疹后神经痛、糖尿病周围神经病变 （可能对背部疼痛有效）	$$
可能有效①			
聚合草（*Symphytum officinale*）	局部镇痛 Traumaplant®，2 ～ 3g 乳膏，涂抹皮肤，每日 3 次，用药 14 天 Kytta-Salbe® f，2g 乳膏，涂抹皮肤，每日 4 次，用药 7 ～ 9 天	背部疼痛、骨关节炎	$$
魔鬼爪（*Harpagophytum procumbens*）	600 ～ 1200mg（含 harpagoside 50 ～ 100mg），每日分 3 次口服	背部疼痛、骨关节炎	$
柳树皮 （沙柳——多种属）	骨关节炎：柳树皮提取物 120 ～ 240mg，用药 4 周 背部疼痛：提取物 393 ～ 1600mg（相当于水杨苷 120 ～ 240mg），每日使用，用药 4 周	背部疼痛	$

① 证据等级：很可能有效（likely effective）——该产品有非常高水平的可靠临床证据支持其用于特定适应证。分级为“很可能有效”的产品通常被认为适合推荐。可能有效（possibly effective）——该产品有一些临床证据支持其用于特定适应证；但是，证据受数量、质量或相互矛盾的结果的限制。分级为“可能有效”的产品可能是有益的，但没有足够的高质量证据可以推荐给大多数人。证据不足（insufficient evidence）——没有足够的、可靠的科学证据来提供有效性评级。

② 费用：按推荐剂量，$ = 每月花费 10 美元，$$ = 每月花费 11 ～ 20 美元。

来源：参考文献 [12] 和 [13]。

阿片类药物　阿片类药物通常用于治疗急性和慢性伤害感受性疼痛。阿片类药物虽已用于治疗神经病理性疼痛，然而，目前的指南在现有证据的基础上将它们列为弱推荐 [14]。关于长期使用阿片类药物的安全性和有效性数据很有限 [9]。目前的阿片类药物使用指南证实，在经过仔细评估和密切监测的特定患者中应用阿片类药物有一定益处 [9]。表 31-7、表 31-8、表 31-9 提供了用于慢性非癌性疼痛的阿片类药物的使用信息。

应用阿片类药物期间的患者监测。美国 CDC 出版的《慢性疼痛阿片类药物处方指南》，是为初级护理机构管理慢性疼痛患者的处方者制定的。该指南不适用于正在接受癌症治疗或姑息治疗或临终关怀的患者。该指南为正在或即将接受阿片类药物治疗的患者提供了适当评估、患者选择、治疗目标、风险分级和监测参数（观察指标）的建议 [9]。对于处方阿片类药物的患者，应定期进行综合评估和持续评估以确定治疗的

效果，包括评估功能状态、疼痛缓解程度、发生的不良反应，并监测滥用行为[9]。当考虑到阿片类药物治疗的关注点时，MTM 会面是确保患者接受推荐监测的好机会。交谈中，如果患者经历了轻微的周期性疼痛增加或副作用并得到了适度的控制，随后应该对患者进行监测并告知医生。然而，如果患者尽管按照医嘱服药仍出现严重且无法控制的疼痛，这可能是药物过量或滥用的迹象；或者如果患者经历了无法控制的副作用，寻求合适的医生干预并建议患者立即寻求医疗帮助非常重要。

表 31-7 阿片类镇痛药、中枢性镇痛药和阿片类拮抗剂

分类和通用名（商品名）	化学来源	相对的组胺释放	给药途径①	成人等量镇痛药	近似起效时间 (min)/ 半衰期 (h)
菲类化合物（吗啡样激动剂）					
吗啡（Embeda⑩ 等多种）	天然产物	+++	IM/IV	10mg	10 ～ 20/2
			PO	30mg	
氢吗啡酮（Dilaudid、Exalgo 等多种）	半合成物	+	IM	1.5mg	10 ～ 20/2 ～ 3
			PO	7.5mg	
羟吗啡酮（Numorphan、Opana）	半合成物	+	IM	1mg	10 ～ 20/2 ～ 3
			PO	10mg	
左啡诺（多种）	半合成物	+	IM	因人而异	10 ～ 20/12 ～ 16
			PO	因人而异	
可待因（多种）	天然产物	+++	IM	15 ～ 30mg②	
			PO	15 ～ 30mg②	10 ～ 30/3
氢可酮（市售复方制剂，单组分缓释剂型——Hysingla ER、Zohydro ER）	半合成物	N/A	PO	5 ～ 10mg②	30 ～ 60/4
羟考酮［OxyContin⑩、Oxecta⑩、Xtampza、Xartemis XR（羟考酮和对乙酰氨基酚）］	半合成物	+	PO	15 ～ 30mg③	30 ～ 60/2 ～ 3
苯基哌啶（哌替啶样激动剂）					
哌替啶（Demerol 等多种）	合成物	+++	IM/IV	75mg	10 ～ 20/3 ～ 5
			PO	300mg③；不推荐	
芬太尼（Sublimaze、Duragesic、Lazanda、Abstral、Fentora、Subsys、OTFC、Ionsys 等多种）	合成物	+	IM	0.125mg④	7 ～ 15/3 ～ 4
			经皮、口腔、黏膜、舌下、鼻腔吸入	因人而异⑤	
				因人而异⑤	
二苯基庚烷类（美沙酮样激动剂）					
美沙酮（Dolophine 等多种）	合成物	+	IM/IV	因人而异⑥（急性）	
			PO	因人而异⑥（急性）	30 ～ 60/12 ～ 190
			IM	因人而异⑥（慢性）	
			PO	因人而异⑥（慢性）	
受体激动剂 – 拮抗剂衍生物					
喷他佐辛（Talwin 等多种）	合成物	N/A	IM	不推荐	
			PO	50mg②	15 ～ 30/2 ～ 3
布托啡诺（Stadol 等多种）	合成物	N/A	IM	2mg	10 ～ 20/3 ～ 4
			喷鼻	1mg②（1 喷）	
纳布啡（Nubain 等多种）	合成物	N/A	IM/IV	10mg	＜ 15/5
丁丙诺啡⑤（Buprenex、Butrans、Suboxone、Belbuca、Subutex 等多种）	合成物	N/A	IM	0.3mg	10 ～ 20/2 ～ 3

续表

分类和通用名（商品名）	化学来源	相对的组胺释放	给药途径①	成人等量镇痛药	近似起效时间 (min)/ 半衰期 (h)
受体激动剂 – 拮抗剂衍生物					
			经皮	因人而异	
			舌下	因人而异	
拮抗剂					
纳洛酮（Narcan 等多种）	合成物	N/A	IV	0.4 ~ 2mg⑦	1 ~ 2（IV）、2 ~ 5（IM）/0.5 ~ 1.3
甲基纳曲酮（Relistor）	合成物	N/A	SC	因人而异	
纳曲酮（Revia）	合成物	N/A	PO		
阿维莫泮（Entereg）	合成物	N/A	PO	12mg，每日 1 ~ 2 次②	N/A；15（最大剂量）
纳洛醇醚（Movantik）	合成物	N/A	PO	12.5 ~ 25mg，每日 1 次②	120/6 ~ 11
中枢性镇痛药					
曲马多（Ultram、Rybix、Ryzolt、ConZip 等多种）	合成物	N/A	PO	50 ~ 100mg②,⑧,⑨	< 60/5 ~ 7
他喷他多（Nucynta）	合成物	N/A	PO	50 ~ 100mg②,⑧,⑨	不足 60/4

① 尽量避免 IM 途径——给药时产生显著的疼痛，吸收的速率和程度不稳定。如不能采用 IV 途径，可采用 SC（皮下注射）。
② 仅限起始剂量。
③ 低起始剂量（羟考酮 5 ~ 10mg，哌替啶 50 ~ 150mg）。
④ 等效吗啡口服剂量 = 因人而异。
⑤ 仅用于爆发痛。对于经黏膜立即释放芬太尼产品（TIRF），应避免等剂量转换。
⑥ 与其他阿片类药物相比，美沙酮的等量镇痛剂量会随着先前阿片类药物剂量的增加而逐渐减少。吗啡不耐受的患者初次应用需谨慎。
⑦ 阿片类药物过量情况下的起始剂量。
⑧ 第一天给药时，第二剂可在第一次给药后 1h 给予。
⑨ 长效制剂的起效时间可能不同。存在天花板效应，且可能与速释剂型不同。
⑩ FDA 批准为防滥用配方。
缩写：IM = 肌内注射；IV= 静脉注射；N/A = 不可用；PO= 口服；SC = 皮下注射。
来源：经许可，转载自 DiPiro JT, Talbert RL, Yee GC, Matzke GR, Wells BG, Posey L, eds. *Pharmacotherapy: A Pathophysiologic Approach*, 10th ed. New York, NY: McGraw-Hill; 2017。

表 31-8 精选阿片类药物的给药指南

药物	剂量（使用最低有效剂量，基于患者情况进行滴定，阿片类药物耐受患者的剂量调整）	注释
非甾体抗炎药 / 对乙酰氨基酚 / 阿司匹林	在尽可能短的时间内使用最低的有效剂量（见表 31-5）	用于轻中度疼痛
		可与阿片类药物联合使用以减少每种药物的剂量
		经常饮酒和服用对乙酰氨基酚可能导致肝脏中毒
		当使用含有这些制剂的组合产品时，必须小心避免过量
		潜在的肾脏损害、低血容量和心力衰竭容易诱发肾毒性
吗啡	PO，每次 5 ~ 30mg，每 4h 1 次①	重度疼痛的首选药物
	IM，每次 5 ~ 20mg，每 4h 1 次①	使用 IR 加 SR 来控制癌症患者的爆发痛
	IV，每次 5 ~ 15mg，每 4h 1 次①	典型的患者自控性镇痛剂量为 1mg IV，间隔 10min
	SR，每次 15 ~ 30mg，每 12h 1 次（部分患者每 8h 1 次）	已有每 24h 给药 1 次的产品，在肾损伤患者中谨慎使用
	直肠给药，每次 10 ~ 20mg，每 4h 1 次①	
氢吗啡酮	PO，每次 2 ~ 4mg，每 4 ~ 6h 1 次①	用于重度疼痛

续表

药物	剂量（使用最低有效剂量，基于患者情况进行滴定，阿片类药物耐受患者的剂量调整）	注释
	XR，每次 8 ～ 64mg，每 24h 1 次 IM，每次 1 ～ 2mg，每 4 ～ 6h 1 次①	比吗啡的作用更强；否则，没有优势
	IV，每次 0.5 ～ 2mg，每 4h 1 次①	典型的患者自控性镇痛剂量为 0.2mg IV，间隔 10min
	直肠给药，每次 3mg，每 6 ～ 8h 1 次①	已有每 24h 给药 1 次的产品（Exalgo）
羟吗啡酮	IM，每次 1 ～ 1.5mg，每 4 ～ 6h 1 次①	用于重度疼痛
	IV，每次 0.5mg，每 4 ～ 6h 1 次①	相较吗啡不具有优势
	PO，每次 5 ～ 10mg（IR），每 4 ～ 6h 1 次①	在肿瘤或慢性疼痛患者中，使用 IR 加 CR 来控制爆发痛
	PO，每次 5 ～ 10mg（ER），每 12h 1 次①	说明书建议：阿片类药物不耐受患者，每次 5mg，每 12h 1 次 ER 空腹服用
左啡诺	PO，每次 2 ～ 3mg，每 6 ～ 8h 1 次①（Levo-Dromoran）	用于重度疼痛
	PO，每次 2mg，每 3 ～ 6h 1 次①（Levorphanol Tartrate）	半衰期延长，适用于肿瘤患者
	IM，每次 1 ～ 2mg，每 6 ～ 8h 1 次①	慢性疼痛时，每次剂量调整前需观察 3 天
	IV，每次 1mg，每 3 ～ 6h 1 次①	
可待因	PO，每次 15 ～ 60mg，每 4 ～ 6h 1 次①	用于轻中度疼痛
	IM，每次 15 ～ 60mg，每 4 ～ 6h 1 次①	弱镇痛药；止痛药
氢可酮	PO，每次 5 ～ 10mg，每 4 ～ 6h 1 次①	用于中 / 重度疼痛
羟考酮	PO，每次 5 ～ 15mg，每 4 ～ 6h 1 次①	用于中 / 重度疼痛
	每次 10 ～ 20mg（CR），每 12h 1 次	
		在肿瘤或慢性疼痛患者中，使用 IR 加 CR 来控制爆发痛 使用 CR 以防止滥用
哌替啶	IM，每次 50 ～ 150mg，每 3 ～ 4h 1 次①	用于重度疼痛
	IV，每次 5 ～ 10mg，每 5min 1 次 prn①	不推荐口服
		不用于肾功能异常患者
		可能诱发震颤、肌阵挛和癫痫
		单胺氧化酶抑制剂可引起高热和 / 或癫痫或阿片类药物过量症状
芬太尼	IV，25 ～ 50μg/h	用于重度疼痛
	IM，每次 50 ～ 100μg，每 1 ～ 2h 1 次①	**透皮贴剂不得用于急性疼痛**
	经皮给药，25μg/h，每 72h 1 次	已经接受或耐受阿片类药物的肿瘤患者出现爆发痛时，可用黏膜给药剂型
	经黏膜给药［Actiq/OTFC Lozenge and Onsolis buccal film（口颊膜片）］200μg，首剂 30min，可重复给药一次，然后滴定	**必须从最低剂量开始，无论每日已摄入阿片类药物；已有根据此产品特点的滴定建议**
	经黏膜给药［Fentora Buccal Tablet（口颊片）］100μg，首剂 30min 后再给一片，然后滴定	
	鼻腔给药（Lazanda Spray），每个鼻孔 100μg（1 喷）。间隔 2h 后再次给药	
	舌下给药（Subsys Spray），100μg（1 喷）。间隔 4h 后再次给药	

续表

药物	剂量（使用最低有效剂量，基于患者情况进行滴定，阿片类药物耐受患者的剂量调整）	注释
	舌下给药（Abstral Tablet），100μg 片剂置于舌下。间隔 2h 后再次给药	
美沙酮	PO，每次 2.5 ～ 10mg，每 8 ～ 12h 1 次①	对重度慢性疼痛有效
	IM，每次 2.5 ～ 10mg，每 8 ～ 12h 1 次①	
		慢性疼痛患者，可以每 12h 给药 1 次
		与其他阿片类药物相比，美沙酮的等效镇痛剂量会随着阿片类药物剂量的增加而逐渐减少；在慢性疼痛维持过程中避免剂量滴定频次多于每周
喷他佐辛	PO，每次 50 ～ 100mg，每 3 ～ 4h 1 次②（最大剂量 600mg/d，50mg 片剂中可能含有 50mg 纳洛酮）	治疗中重度疼痛的二线药物；阿片类药物耐受患者可能出现撤药综合征；不推荐胃肠外注射给药
	PO，每次 25mg，每 4h 1 次②（最大日剂量 150mg，25mg 的片剂含有 325mg 的对乙酰氨基酚）	
布托啡诺	IM，每次 1 ～ 4mg，每 3 ～ 4h 1 次②	治疗中重度疼痛的二线药物
	IV，每次 0.5 ～ 2mg，每 3 ～ 4h 1 次②	阿片类药物耐受患者可能出现撤药综合征
	鼻腔给药，1mg（1 喷），每 3 ～ 4h 1 次②	
	如初次喷鼻后缓解不足，60 ～ 90min 后，需要再另一鼻孔重复 1 次	
	最大剂量 2 喷（每个鼻孔），每 3 ～ 4h 1 次②	
纳布啡	IM/IV，每次 10mg，每 3 ～ 6h 1 次②（最大剂量 20mg，160mg/d）	治疗中重度疼痛的二线药物；阿片类药物耐受患者可能出现撤药综合征 经常使用低剂量治疗 / 预防阿片类药物可引起瘙痒
丁丙诺啡	IM，每次 0.3mg，每 6h 1 次②	治疗中重度疼痛的二线药物
	缓慢 IV，每次 0.3mg，每 6h 1 次②	阿片类药物耐受患者可能出现撤药综合征
		透皮给药系统（5μg/h、7.5μg/h、10μg/h、15μg/h、20μg/h），每 7 天给药 1 次；说明书有详细的剂量转换说明
	首剂给药 30 ～ 60min 后可重复给药 1 次	
纳洛酮	IV、IM，0.4 ～ 2mg	纳洛酮可能对逆转呼吸抑制无效 在需要镇痛的患者中逆转阿片类药物副作用时，稀释并滴定（每次 0.1 ～ 0.2mg，每 2 ～ 3min 1 次），以免逆转镇痛
曲马多	PO，每次 50 ～ 100mg，每 4 ～ 6h 1 次①	非 ER 最大剂量 400mg/24h；ER 最大剂量 300mg/24h
	如果无需快速起效，首次给药 25mg/d，滴定数天	肾损伤和老年人患者减少用药剂量
	PO，每次 100mg（ER），每 24h 1 次	
他喷他多	PO，每次 50 ～ 100mg，每 4 ～ 6h 1 次①	治疗第一天，第一剂给药后 1h 给予第二剂；第一天最大剂量 700mg，此后最大剂量 600mg（CR 最大给药剂量 500mg）

① 可以从 24h 疗程开始；当疼痛减弱或偶发性时，可以改用 prn。

② 可能达到天花板效应。

缩写：CR= 控释剂型；ER= 缓释剂型；IM= 肌内注射；IR = 速释剂型；IV= 静脉注射；PO= 口服；prn= 必要时；SR= 缓释剂型；XR = 缓释剂型。

来源：经许可，转载自 DiPiro JT, Talbert RL, Yee GC, Matzke GR, Wells BG, Posey L, eds. *Pharmacotherapy: A Pathophysiologic Approach*, 10th ed. New York, NY: McGraw-Hill; 2017。

表 31-9　常用阿片类处方药的药效学与药动学特征

药物	受体结合	结合 μ 受体的相对亲和力	等价剂量	$T_{1/2}$	作用持续时间	分布容积（V_d）	代谢	可用剂型[1]
羟基化菲								
吗啡（商品名：MSIR、Roxanol、MSContin、Avinza、Kadian）	• 几乎等价地同时与 μ_1 和 μ_2 受体结合 • κ 受体的弱激动剂 • M-6-G δ 受体激动剂	+	30mg PO	2 ～ 4h	IR：4h	3 ～ 4L/kg	• Ⅱ相葡萄糖醛酸化反应转化为吗啡 -3- 葡萄糖苷酸（无镇痛活性但会引起副作用）和吗啡 -6- 葡萄糖苷酸（有活性） • 两种主要的代谢产物都会因肾功能衰竭而蓄积 • 吗啡（母药）会因肝功能衰竭而蓄积	IV：2mg/mL、4mg/mL、5mg/mL、8mg/mL、10mg/0.7mL、10mg/mL、15mg/mL、25mg/mL、50mg/mL IR：15mg、30mg 溶液：2mg/mL、4mg/mL、20mg/mL SA： MSContin：5mg、30mg、60mg、100mg、200mg； Avinza：30mg、60mg、90mg、120mg； Kadian：20mg、30mg、50mg、60mg、80mg、100mg、200mg
可待因	• 前药，代谢为吗啡 • μ 受体低亲和力激动剂	+/− 代谢产物有镇痛活性	200mg PO	2.5 ～ 3.5h	4 ～ 6h	3.5L/kg	• CYP 2D6 介导的 *O*- 去甲基化反应转化为吗啡（有活性）；Ⅱ相葡萄糖醛酸化反应转化为可待因 -6- 葡萄糖苷酸；CYP 3A4 介导的 *N*- 去甲基化反应转化为去甲可待因（无活性）	IV：15mg/mL、30mg/mL IR：磷酸盐 30mg、60mg；硫酸盐 15mg、30mg、60mg SA（美国无供应）：50mg、100mg、150mg、200mg
二醋吗啡	数据不可得	数据不可得	数据不可得	3 ～ 5min	数据不可得	60 ～ 100L	• 代谢为 6- 乙酰吗啡、吗啡、吗啡 -3- 葡萄糖苷酸、去甲吗啡、6- 乙酰吗啡 3- 葡萄糖苷酸、去甲吗啡葡萄糖苷酸	美国无供应
去氢菲								
左啡诺（商品名：Levo-Dromaran）	• μ 受体激动剂，对 κ_1、κ_3 的亲和力 ≫ κ_2 • 非竞争性 NMDA 受体拮抗剂 • 有 SNRI 活性	++	4mg	约 30h	6 ～ 15h	10 ～ 13L/kg	• Ⅱ相葡萄糖醛酸化反应转化为左啡诺 -3- 葡萄糖苷酸	IV：2mg/mL IR：1mg、2mg、3mg

续表

药物	受体结合	结合 μ 受体的相对亲和力	等价剂量	$T_{1/2}$	作用持续时间	分布容积（V_d）	代谢	可用剂型[1]
氢吗啡酮（商品名：Dilaudid）	• μ 受体激动剂	++	7.5mg PO	1 ～ 3h	IR：4 ～ 5h	4L/kg	• Ⅱ相葡萄糖醛酸化反应转化为氢吗啡酮 -3- 葡萄糖苷酸（H3G）和氢吗啡酮 -6- 葡萄糖苷酸；肾功能衰竭时 H3G 会蓄积	IV：1mg/mL、2mg/mL、4mg/mL、10mg/mL IR：2mg、4mg、8mg
氢可酮（商品名：Vicodin、Lortab、Lorcet、Vicoprofen）	• μ 受体激动剂，低亲和力	+	30mg PO	3.8h	4 ～ 6h	3.4～4.7L/kg	• *O*- 去甲基化反应、*N*- 去甲基化反应和 6- 酮基还原反应转化为 6-α- 羟基化代谢物及 6-β- 羟基化代谢物；CYP3A4 介导的 *N*- 去甲基化反应转化为去甲氢可酮是主要的代谢途径。仅 60% 的氢可酮代谢由 CYP2D6 和 CYP 3A4 介导而生成氢吗啡酮和去甲氢可酮[2]。氢可酮的代谢和分泌模式分析发现尿液中有大量去甲氢可酮且服药 2h 内最易检测到[2,3]	与对乙酰氨基酚组成的复方制剂：2.5mg/500mg、5mg/325mg、7.5mg/325mg、10mg/325mg、5mg/500mg、7.5mg/500mg、10mg/500mg、7.5mg/750mg、10mg/650mg、10mg/660mg 与布洛芬组成的复方制剂：5mg/200mg、7.5mg/200mg
羟考酮（商品名：Oxy IR、OxyContin、Roxicodone、Percocet、Roxicet、Tylox）	• μ 受体激动剂，低亲和力 • 对 κ 受体的亲和力强于吗啡，提示可作为内脏痛的阿片类药物选择，因为腹腔脏器比外周组织有相对更多的 κ 受体	+	20mg PO	IR：2 ～ 3h SA：约 5h	IR：3 ～ 6h SA：12h	2.6L/kg	• CYP 3A4 介导的 *N*- 去甲基化反应转化为去甲羟考酮；CYP 2D6 介导的 *O*- 去甲基化反应转化成羟吗啡酮（有活性）	IR：5mg、15mg、30mg 溶液：1mg/mL、20mg/mL SA：10mg、20mg、40mg、60mg、80mg、160mg 与对乙酰氨基酚组成的复方制剂：5mg/325mg、5mg/500mg、7.5mg/325mg、7.5mg/500mg、10mg/325mg、10mg/350mg
羟吗啡酮（商品名：Opana、Opana ER）	• μ 受体激动剂，低亲和力	*	10mg PO	IV：2h IR：7 ～ 9h SA：9 ～ 11h	IV：3 ～ 6h IR：4 ～ 6h SA：约 12h	1.9～4.2L/kg	• Ⅱ相葡萄糖醛酸化反应转化为羟吗啡酮 -3- 葡萄糖苷酸	IV：1mg/mL IR：5mg、10mg SA：5mg、10mg、20mg、40mg
丁丙诺啡（商品名：Buprenex、Subutex、Suboxone）	• 对 μ_1 亲和力 ⋙ μ_2，超过约 90%；不同于吗啡会阻断 α 受体，没有戒断反应，无成瘾性 • κ 受体激动剂	++++	0.3mg IV	2.2h	6 ～ 8h	97 ～ 187L/kg	• CYP 3A4 介导的 *N*- 脱烷基反应转化为去甲丁丙诺啡（有弱活性） • Ⅱ相葡萄糖醛酸化反应转化生成母药复合物和去甲丁丙诺啡	IV/IM：0.3mg/mL SL：2mg、8mg SL 与纳曲酮组成的复方制剂：2mg/0.5mg、8mg/2mg

续表

药物	受体结合	结合 μ 受体的相对亲和力	等价剂量	$T_{1/2}$	作用持续时间	分布容积（V_d）	代谢	可用剂型[1]
苯基哌啶								
芬太尼（商品名：Sublimaze、Actiq、Duragesic）	• μ 受体激动剂	+++	0.1mg IV/IM	IV：2 ～ 4h 透皮贴剂：17 ～ 22h 经黏膜吸收的锭剂：7h	IV：0.5 ～ 1h IM：1 ～ 2h 透皮贴剂：48 ～ 72h	6L/kg	• CYP 3A4 介导的氧化 *N*- 去烷基化反应转化为去甲芬太尼	IV：0.05mg/mL 透皮贴剂：12μg/h、25μg/h、50μg/h、75μg/h、100μg/h 经黏膜吸收的锭剂：200μg、400μg、600μg、800μg、1200μg、1600μg
哌替啶（商品名：Demerol）	• μ 受体激动剂 • δ 受体激动剂	**	300mg PO	母药：2.5～4h； 肝病患者：7～11h； 去甲哌替啶：15 ～ 30h	2 ～ 5h	3.7L/kg	• Ⅱ相水解反应转化为哌替啶酸；*N*- 去甲基化反应转化成去甲哌替啶（有神经毒性）；肝功能衰竭时去甲哌替啶会蓄积	IM/SC：25mg/mL、50mg/mL、100mg/mL 溶液 / 糖浆：10mg/mL IR：50mg、100mg
二苯基庚烷类								
丙氧芬（商品名：Darvon、Darvon-N、Darvon Compound 32、Darvon Compound 65、Darvocet A、Darvocet N）	• μ 受体激动剂	++	130mg* 或 200mg** PO（* 盐酸盐，** 磺酸盐）	母药：6 ～ 12h 去甲丙氧芬：30 ～ 36h	4 ～ 6h	16L/kg	• CYP 3A4 介导的 *N*- 去甲基反应转化为去甲丙氧芬，经肾脏排泄 * 肾功能衰竭时代谢产物蓄积	IR：65mg、100mg 与对乙酰氨基酚组成的复方制剂：50mg/325mg、65mg/650mg、100mg/325mg、100mg/650mg
美沙酮（商品名：Dolophine、Methadose）	• μ 受体激动剂 • 非竞争性 NMDA 受体拮抗剂 • 有 SNRI 活性	++	7.5mg PO	8 ～ 59h	15 ～ 60h	稳定分布容积 1～8L/kg	• CYP 3A4、CYP 2B6、CYP 2C19 介导的 *N*- 去甲基反应转化为 2- 亚乙基 -1,5- 二甲基 -3,3- 二苯吡咯烷（EDPP）	IV/IM：10mg/mL 溶液：1mg/mL、2mg/mL、10mg/mL 片剂：5mg、10mg

续表

药物	受体结合	结合μ受体的相对亲和力	等价剂量	$T_{1/2}$	作用持续时间	分布容积（V_d）	代谢	可用剂型[①]
其他镇痛药								
他喷他多（商品名：Nucynta）	• 强μ受体激动剂，低亲和力 • 有SNRI活性	– *是吗啡亲和力的1/18	75～100mg	4h	4～6h	540±98L	• Ⅱ相葡萄糖醛酸化反应转化为*O*-葡萄糖苷酸 • CYP 2C9/CYP 2C19介导的甲基化反应生成*N*-去甲基-他喷他多	50mg、75mg、100mg

① 常用剂型已列出，但不包括全部剂型。

② Cone EJ, Heltsley R, Black DL, Mitchell JM, Lodico CP, Flegel RR. Prescription opioids. II. Metabolism and excretion patterns of hydrocodone in urine following controlled single-dose administration. *J Anal Toxicol*. 2013;37(8):486-494.

③ Valtier S, Bebarta VS. Excretion profile of hydrocodone, hydromorphone and norhydrocodone in urine following single dose administration of hydrocodone to healthy volunteers. *J Anal Toxicol*. 2012;36(7):507-514.

MSIR [package insert]. Perdue Pharma, Stamford, CT; Oct 2004;

MS Contin [package insert]. Perdue Pharma, Stamford, CT; March 2009.

Buprenex [package insert]. Richmond, VA: Reckitt Benckiser Pharmaceuticals 20Inc; April 2005.

Suboxone/Subutex [package insert]. Richmond, VA: Reckitt Benckiser Pharmaceuticals Inc; 2006.

Lacy CF, Armstrong LL, Goldman LP, Lance LL, eds. *Drug Information Handbook*. 17th ed. Hudson, OH: Lexi-Comp; 2008.

Methadose [package insert]. Hazelwood, Mo: Mallinckrodt Inc; 2009.

Duragesic [package inset]. Raritan, NJ: PriCara; July 2009.

OxyContin [package insert]. Stamford, CT: Purdue Pharma; April 2010.

Molina DK, Hargrove VM. What is the lethal concentration of hydrocodone: a comparison of postmortem hydrocodone concentrations in lethal and incidental intoxications. *Am J Forensic Med Pathol*. 2011;32(2):108-111.

Koska AJ 3rd, Kramer WG, Romagnoli A, et al. Pharmacokinetics of high-dose meperidine in surgical patients. *Anesth Analg*. 1981;60(1):8-11.

Nucynta [package insert]. Raritan, NJ: Pricara; March 2010.

Rook EJ, Huitema AD, van den Brink W, van Ree JM, Beijnen JH. Pharmacokinetics and pharmacokinetic variability of heroin and its metabolites: review of the literature. *Curr Clin Pharmacol*. 2006;1(1):109-118.

Mayyas F, Fayers P, Kaasa S, Dale O. A systematic review of oxymorphone in the management of chronic pain. *J Pain Symptom Manage*. 2010;39(2):296-308.

Gold MS, Redmond DE Jr, Kleber HD. Clonidine blocks acute opioid-withdrawal symptoms. *Lancet*. 1978;312(8090):599-602.

来源：经许可，转载自 Cohen H. *Casebook in Clinical Pharmacokinetics and Drug Dosing*. New York: McGraw Hill; 2015。

阿片类药物治疗的不良反应。在 MTM 过程中，识别可能与阿片类药物相关的副作用（表 31-10）是很重要的。便秘是阿片类药物常见的副作用。在非癌性疼痛患者中阿片类药物引起的便秘发生率为 41% ～ 81%[16]。如果阿片类药物是现有药物治疗方案的一部分，患者可能会主诉便秘。如果在 MTM 过程中他们不能坦诚地与 MTM 药师沟通这个问题，有必要与患者讨论阿片类药物引起的这个不良反应，并制订一份用药行动计划（MAP）以保证对患者进行持续、充分的药物治疗监测和管理。阿片类药物引起的便秘可发生在患者服用一种阿片类药物的任何时刻，所以，对这一副作用的告知和持续监测是非常重要的。表 31-11 提供了在进行 MTM 时评估便秘的建议性沟通示例。表 31-12 是治疗便秘的常见非处方药选择一览。刺激性泻药和大便软化剂是阿片类药物引起的便秘的常见初始选择 [16]。尽管容积性泻药有可用于便秘的非处方药品种，但这些药物可能增加肠梗阻的风险，尤其是如果患者没有摄入足够的水分时。因此，不推荐容积性泻药用于治疗或预防阿片类药物引起的便秘。另外，所有的泻药和表面活性剂都禁用于肠梗阻 [17]。如果已使用非处方药仍然出现便秘，或者怀疑肠梗阻，应该将患者转诊给患者的医生，并鼓励患者立即寻求医疗帮助 [18]。

表 31-10　阿片类镇痛药的主要不良反应

不良反应	临床表现
情绪变化	烦躁不安、兴奋
失眠	困倦、注意力不能集中
刺激呕吐化学感受区	恶心、呕吐
呼吸抑制	呼吸频率降低
胃肠道动力减低	便秘
括约肌张力增高	胆管痉挛、尿潴留（随具体药物而有变化）
组胺释放	荨麻疹、瘙痒，罕见支气管痉挛引发的哮喘加重（随具体药物而有变化）
耐受	相同作用需要更大剂量
依赖性	药物骤停引发戒断症状
成瘾	遗传易感性导致药物使用失控，尽管存在伤害但仍持续使用，冲动使用，对药物渴求
性功能减退	疲乏、抑郁、痛觉丧失、性功能障碍、女性月经失调
睡眠（问题）	睡眠 - 觉醒周期紊乱，引起剂量依赖性的快速眼动睡眠（REM）的抑制

来源：经许可，转载自 DiPiro JT, Talbert RL, Yee GC, Matzke GR, Wells BG, Posey L, eds. *Pharmacotherapy: A Pathophysiologic Approach*, 10th ed. New York, NY: McGraw-Hill; 2017。

表 31-11　筛查阿片类药物引起的便秘：评估询问示例

排便的频率和性状
您上次排便是什么时候？
排便时的困难程度如何？
大便的性状是什么样的？
排便习惯的改变
您多久排一次大便？
最近排便次数有减少吗？
排便时您是否有疼痛感？
您多久遇到一次需要排便但因为疼痛而不能排便的情况？
排便后，您是否感到大便已排干净？
治疗
为改善便秘您最近尝试用过哪些方法呢？比如药品、草药或者饮食选择？
治疗后您的便秘有缓解吗？
其他信息
您白天的液体摄入量有多少？
您白天参加哪种活动？

来源：参考文献 [17]。

呼吸抑制是阿片类药物另一常见副作用。它可能是致命性的，是阿片类药物相关死亡的常见原因 [19]。使用阿片类药物继发呼吸抑制的危险因素包括：每日超过等价于 50mg 吗啡的阿片类药物剂量，同时使用苯二氮䓬类药物，肾脏或肝脏功能不全，诊断为睡眠呼吸暂停，既往或现在使用其他违禁品或者酒精，正在使用美沙酮，多重用药的药物相互作用高风险，精神障碍共病，或认知能力受损 [8,19]。纳洛酮，一种阿片类药物的拮抗剂，可以有效逆转阿片类药物导致的呼吸抑制 [20]。美国 FDA 已经批准了两种专门用于社区的一次性使用的（single-use）纳洛酮产品（表 31-13），包括经鼻腔给药的制剂（Narcan®）[21] 和手持式自动注射器（Evzio®）[22,23]。MTM 过程中给评估阿片类药物导致呼吸抑制的风险度，并建议获得一种纳洛酮装置以避免患者发生这样的呼吸抑制提供了机会。患者和照料者应该得到有关如何使用和储存这类药物装置的恰当培训。培训（内容）应包括（药物）过量的体征、症状，怎样实施人工呼吸，立即呼叫急救服务的重要性，纳洛酮的恰当使用。这样的培训中，有必要反复强调如何呼叫急救服务的重要性，因为（患者）使用了纳洛酮后需要进一步的医疗评估和照护。有关如何对患者就纳洛酮进行教育的更多详细信息可见：http://store.samhsa.gov/ shin/content//SMA16-4742/SMA16-4742.pdf.[20]。

辅助药物　除阿片类镇痛药以外，辅助药物也常用于疼痛的治疗。严格讲，这些药物不属于镇痛药，但是它们具有辅助治疗不同类型疼痛的药理学特性，特别是神经病理性疼痛。辅助药物可能有节阿片作用，在临床使用时应予以考虑。表 31-14 给出了用于慢性疼痛管理的辅助药物。

表 31-12 管理便秘的药物

干预	剂量	备注
刺激性泻药		这类药物直接刺激肠蠕动，可减少大肠的水分吸收
西梅汁	120 ～ 240mL/d	作用持续 6 ～ 12h
番泻叶（Senokot）	2 ～ 8 片，每日 2 次，口服	
比沙可啶	5 ～ 15mg/d，必要时口服	
渗透性泻药		这类药物不被吸收，将水分吸收并保留在胃肠道中
乳果糖	15 ～ 30mL，口服，每 4 ～ 8h 1 次	可能引起胃肠胀气
氢氧化镁（氧化镁乳剂）	15 ～ 30mL/d，口服	乳果糖作用持续 1 天，镁制剂作用持续 6h
枸橼酸镁	125 ～ 250mL/d，口服	
大便软化剂		
多库酯钠（Colace）	50 ～ 300mg/d，口服	作用持续 1 ～ 3 天
多库酯钙	240mg/d，口服	
栓剂和灌肠剂		
比沙可啶	10 ～ 15mg，经直肠每日 1 次	
磷酸钠灌肠剂	经直肠每日 1 次	固定剂量，4.5oz，Fleet's

来源：经许可，转载自 Kasper D, Fauci A, Hauser S, Longo D, Jameson J, Loscalzo J, et al., eds. *Harrison's Principles of Internal Medicine*, 19th ed. New York, NY: McGraw-Hill; 2014。

表 31-13 专用于社区分销的一次性使用的纳洛酮产品

纳洛酮产品	产品描述	可用规格	说明
Evzio 自动注射器	带有使用指导电子语音的手持式自动注射器	2mg/0.4mL	注入到大腿外侧的肌肉或皮肤。如果患者没有反应可以每 2 ～ 3min 重复注射一次，直至急救服务到达
Narcan 鼻喷雾剂	鼻喷雾剂	4mg：最常用 2mg：限用于存在严重阿片类药物戒断反应风险且明确为意外或有意暴露于阿片类药物风险低的居家患者	1. 给药前不用准备或测试装置； 2. 将患者置于仰卧位，支撑其颈后侧； 3. 将其头向后仰； 4. 将装置喷头置于其一侧鼻孔内，并用力按压装置活塞； 5. 将装置从鼻孔移出； 6. 给药后立即寻求医疗帮助； 7. 如患者无反应，2 ～ 3min 后可重复上述步骤； 8. 如重复给药，换另一侧鼻孔

来源：参考文献 [21] ～ [23]。

表 31-14 辅助镇痛药

药物	疼痛综合征	剂量	评论
抗惊厥药			
加巴喷丁：胶囊 100mg、300mg、400mg；片剂 600mg、800mg；口服溶液 250mg/5mL	神经病理性疼痛	起始剂量 100mg，口服，每日 3 次；以每 3 天 100mg 每日 3 次加量；（剂量范围）300 ～ 3600mg/d，分 3 次服用	肾功能不全者（CrCl < 60mL/min）需调整剂量；无记载的药物相互作用；不能突然停药；监测心境变化，观察有无自杀倾向
普瑞巴林（Lyrica®）：胶囊 25mg、50mg、75mg、100mg、150mg、200mg、225mg、300mg	神经病理性疼痛	起始剂量 150mg，分 2 次或 3 次口服；最大剂量 450mg，分 2 次或 3 次服用	
拉莫三嗪（Lamictal®）：片剂 25mg、50mg、100mg、200mg；咀嚼片 2mg、5mg、25mg；缓释片 25mg、50mg、100mg、200mg、300mg；口崩片 25mg、50mg、100mg	神经病理性疼痛	起始剂量 25mg，隔天 1 次，服用 2 周；25mg，每日 1 次，服用 2 周；之后每 1 ～ 2 周增加 25 ～ 50mg/d；通常剂量至 50 ～ 400mg/d	不能突然停药
托吡酯（Topamax®）：粉末（胶囊）15mg、25mg；片剂 25mg、50mg、100mg、200mg	神经病理性疼痛	起始剂量 25 ～ 50mg，每日 1 次；每周增加 25 ～ 50mg；200mg，每日 2 次；最大剂量 1600mg/d	数据有限

续表

药物	疼痛综合征	剂量	评论
丙戊酸：速释 / 缓释软胶囊 125mg、250mg、500mg；口服溶液 250mg/5mL	神经病理性疼痛	起始剂量 125mg，每日 3 次；维持剂量 500 ～ 1000mg，每日 3 次	监测血药浓度（＜ 100μg/mL）；CYP450 抑制剂；监测药物相互作用
抗抑郁药			
度洛西汀（Cymbalta®）：胶囊 20mg、30mg、60mg	糖尿病周围神经病变、纤维肌痛	起始剂量 20mg/d；通常 20 ～ 60mg/d，每日 1 次或分 2 次服用	可能升高血压；监测心境变化，观察有无自杀倾向
文拉法辛（Effexor®）：片剂 25mg、37.5mg、50mg、75mg、100mg；缓释片 37.5mg、50mg、75mg、150mg、225mg；缓释胶囊 37.5mg、50mg、75mg、150mg	神经病理性疼痛	起始剂量 37.5 ～ 75mg/d；可以每 4 天增加 75mg；通常 75 ～ 225mg/d，分 2 次或 3 次服用	可升高血压，注意用药监测
阿米替林：片剂 10mg、25mg、75mg、100mg	神经病理性疼痛	起始剂量 25mg 睡前口服；虚弱、年老者 10mg；通常 25 ～ 100mg 睡前服用；1 ～ 2 周（最长 4 周）起效；每隔几天缓慢调量以降低不良反应	与 SSRI 同时使用抗胆碱能作用增加；避免同时使用曲马多，增加癫痫发生风险；抗胆碱能作用：阿米替林＞去甲替林＞地昔帕明
去甲替林：胶囊 10mg、25mg、50mg、75mg；口服溶液 10mg/5mL			
地昔帕明：片剂 10mg、25mg、50mg、75mg、100mg、150mg			
皮质类固醇			
地塞米松：片剂 0.5mg、0.75mg、1mg、1.5mg、2mg、4mg、6mg；口服溶液 0.5mg/5mL、1mg/1mL；注射液 甲泼尼龙：片剂 4mg、8mg、16mg、32mg；口服溶液、注射用混悬液	脊髓压迫、颅内压升高	静脉负荷剂量地塞米松 40 ～ 100mg，或等价剂量（甲泼尼龙 40 ～ 80mg 静脉注射），或最初 24 ～ 72h 10 ～ 20mg 每 6h 1 次静脉注射	大剂量应用≤ 72h；如果没有获益，可快速减量；如果疼痛缓解，减量至最低有效剂量；有用性仅 2 ～ 3 个月，此后其甾体类激素引起的副作用超过获益前
	神经压迫、腹胀、颅内压升高	地塞米松 4 ～ 8mg，每 8 ～ 12h 1 次口服；甲泼尼龙 20 ～ 40mg，每 8 ～ 12h 1 次口服	
	骨痛	地塞米松 4 ～ 12mg/d	
其他			
利多卡因贴剂（Lidoderm®）：5%	疱疹后神经痛	1 贴 / 天，持续作用 12h；1 ～ 3 贴	临床经验支持用于痛性周围神经病变
帕米膦酸盐（Aredia®）：注射液 3mg/mL、6mg/mL、9mg/mL；注射用冻干粉 30mg、60mg、90mg	骨痛	90mg 每隔 4 周 1 次静脉注射，可降低间隔至每隔 3 周 1 次；肾功能不全降低剂量	对于存在溶骨性病变的多发性骨髓瘤、乳腺癌和前列腺癌骨转移的患者，可减缓其疾病进展
唑来膦酸（Zometa®、Reclast®）：注射液 4mg/100mL、5mg/100mL、4mg/5mL		4mg 每隔 4 周 1 次静脉注射，可降低间隔至每隔 3 周 1 次；肾功能不全降低剂量	

来源：经许可，转载自 Attridge RL, Miller ML, Moote R, Ryan L, eds. *Internal Medicine: A Guide to Clinical Therapeutics*. New York, NY: McGraw-Hill; 2013。

核心要素 5——文档记录和随访

清晰、简洁地记录药物治疗相关问题（MRP）并给出用药建议，是 MTM 咨询的关键组成部分。表 31-15 提供了慢性疼痛患者常见 MRP 的示例。MTM 咨询需要注意建议的不同时机。将这些建议清楚地传达给处方者很重要，因为这能够改善患者疼痛的整体管理情况。图 31-4 提供了可以通过传真、电话或者其他安全的电子通信方式与处方者沟通和建议的示例。这些示例仅用于示范目的。与医疗服务提供者的实际沟通应根据建议的类型、患者的具体情况以及与医疗服务提供者的关系，做个性化调整。

随访

慢性疼痛应当像其他疾病状态一样进行持续随访，以评估疼痛控制情况、不良反应、活动水平和情绪健康。随访所需的时间间隔取决于多种因素，包括共病、近期整体疼痛控制的稳定性、近期用药变化以及随访的可及性。由于疼痛感受具有主观性，根据患者的需要通过电话进行随访是合理的。当阿片类药物被纳入治疗计划，恰当的评估、记录、筛查和风险分层在阿片类药物治疗的开始和整个过程中都需要涵盖。应当在每次 MTM 时评估阿片类药物的使用，以确定患者是否理解治疗并且评估可能存在的过度使用。过度使用阿片类药物可能与药物滥用有关。但是，这也可能与患者对当前治疗方案耐受性的发展有关，或者甚至与疼痛治疗不足有关。持续、频繁的评估对于慢性疼痛管理是必要的[9]。

疼痛日记的维护可以进一步提高随访服务的质量。疼痛日记可以用于任何遭受慢性疼痛折磨的患者，它们尤其适用于那些既往疼痛控制差或那些采取多种干预措施却疼痛控制不佳的患者。日记应该包括基础疼痛评分，与日常生活活动相关的疼痛程度，用于爆发痛的任何短效药物的记录（如果适用的话），以及任何其他帮助减轻疼痛的行动。不同的疼痛日记示例可以在互联网上找到，包括每日疼痛日记（http://pain-focus.com/pcpost/keep-pain-diary/）。在进行 MTM 时，可以向患者推荐使用疼痛日记。这个工具将有助于确定患者全天疼痛水平的趋势，使 MTM 药师能够制订疼痛管理方案。无论采用何种随访方式，持续评估患者的情况都很重要，以确保疼痛控制的安全、有效。

表 31-15 慢性疼痛患者潜在的药物治疗相关问题

药物治疗相关问题分类	药物治疗相关问题示例
不依从性	• 不依从物理治疗或其他非药物干预导致慢性疼痛控制不佳 • 不依从非阿片类药物治疗导致慢性疼痛控制不佳 • 不依从辅助治疗导致慢性疼痛控制不佳 • 阿片类药物使用过度（阿片类相关的痛觉过敏）或不足导致慢性疼痛控制不佳
不必要的药物治疗	• 重复用药（比如，2 种 NSAID、2 种长效的阿片类药物）
需要额外的药物治疗	• 阿片类单药治疗疼痛控制不佳；充分的疼痛控制需要使用非药物、非阿片类和辅助治疗
无效的药物治疗	• 伤害感受性疼痛处方肌松剂；无肌肉痉挛的证据 • 容积性泻药（车前草）用于预防阿片类药物引起的便秘
剂量过低	• 低剂量加巴喷丁相关的疼痛控制不佳
剂量过高	• 高剂量阿片类药物继发的日间镇静
药物不良事件	• 长期使用阿片类药物继发的便秘 • 长期使用 NSAID 继发的柏油样大便

情景：患者有严重骨关节炎，继发中度慢性膝关节痛，服用布洛芬 800mg 每日 3 次，因严重消化不良现已停止使用布洛芬。
MRP：不依从性、药物不良事件。

评估：患者存在继发于严重骨关节炎的双膝长期中度疼痛，服用布洛芬时出现严重的消化不良。患者既往没有尝试过将对乙酰氨基酚作为非阿片类药物选择。对乙酰氨基酚可以帮助管理继发于骨关节炎的疼痛且不会引起 NSAID 相关的胃肠道不良反应。注意：不适用于肝功能不全者。
计划：考虑停用布洛芬，换用对乙酰氨基酚 500mg（1 片）口服每日 4 次（预定的）。根据患者的健康状况可增加剂量，最大剂量为每日 3000mg❶。

情景：患者主诉严重的便秘；末次排便大约在 2 天前（正常每天 1 次规律排便），过去几周排便费力感增加。
MRP：药物不良事件。

评估：患者 1 个月前开始吗啡控释片 15mg 每 12h 口服一次的治疗，出现了阿片类药物相关的便秘。患者现在还未开始肠道药物方案。在治疗中可以考虑纳入包括刺激性泻药和大便软化剂的每日肠道方案，以预防阿片类药物相关的便秘。需要随阿片类药物剂量变化而调整肠道用药剂量。
计划：考虑增加多库酯钠或番泻叶（OTC）1 片每日 2 次口服；非药物性的措施：增加液体和纤维的摄入。

情景：患者主诉口服羟考酮速释片 5mg 每日 2 次治疗糖尿病周围神经病变。羟考酮单药治疗其疼痛程度持续在 9 ～ 10 分。
MRP：无效的药物治疗。

评估：患者服用一种短效的阿片类药物治疗糖尿病周围神经病变，根据现有指南这属于三线治疗选择（推荐级别弱）。另外，为达到最佳疗效，羟考酮速释剂型需要每 4 ～ 6h 服用 1 次。患者还可能发生对阿片类药物的耐受而在一段时间后要求剂量升级。考虑使用普瑞巴林，其为循证指南一线药物（推荐级别强）。普瑞巴林显示可改善生活质量，减少对睡眠的干扰。恰当的普瑞巴林剂量滴定可改善对糖尿病周围神经病变疼痛的总体控制。
计划：考虑停用羟考酮，换用普瑞巴林（Lyrica）25mg 每日 3 次口服，根据患者的耐受度和药物的疗效可每周加量，最大剂量为每日 300mg。

图 31-4 MTM 药师就慢性疼痛管理进行沟通的示例[14,16]

❶ 译者注：中国 CFDA 限定了对乙酰氨基酚最大日剂量是 2000mg。

参考文献

1. International Association for the Study of Pain. Available at http://www.iasp-pain.org/Taxonomy#Pain. Accessed May 4, 2017.
2. Woolf C. What is this thing called pain? *J Clin Invest*. 2010;120(11):3742-3744.
3. Herndon CM, Strickland JM, Ray JB. Pain management. In: DiPiro JT, Talbert RL, Yee GC, Matzke GR, Wells BG, Posey L, eds. *Pharmacotherapy: A Pathophysiologic Approach*, 10th ed. New York, NY: McGraw-Hill; 2017.
4. Scullion BF, Ryan L. Pain management. In: Attridge RL, Miller ML, Moote R, Ryan L, eds. *Internal Medicine: A Guide to Clinical Therapeutics*. New York, NY: McGraw-Hill; 2013.
5. National Institute for Health and Care Excellence (NICE Guideline). Neuropathic pain in adults: pharmacological management in nonspecialist settings. Clinical guideline updated February 2017. https://www.nice.org.uk/guidance/CG173. Accessed May 5, 2017.
6. Nickel FT, Seifert F, Lanz S, et al. Mechanisms of neuropathic pain. *European Neuropsychopharmacology*. 2012;22(2):81-91.
7. Woolf C. Central Sensitization: Implications for the diagnosis and treatment of pain. *Pain*. 2011;152(suppl):S2-S15.
8. Manchikanti L, Falco F, Singh V, et al. An update of comprehensive evidence-based guidelines for interventional techniques in chronic spinal pain. Part 1: Introduction and general considerations. *Pain Physician*. 2013;16:S1-S48.
9. Dowell D, Haegerich TM, Chou R. CDC guideline for prescribing opioids for chronic pain—United States, 2016. *MMWR Recomm Rep*. 2016; 65(No. RR-1):1-49.
10. CMS. *Medicare Part D Medication Therapy Management program Standardization Format*. CMS website. Available at https://www.cms.gov/medicare/prescription-drug-coverage/prescriptiondrugcovcontra/downloads/mtm-program-standardized-format-english-and-spanish-instructions-samples-v032712.pdf. Accessed on May 5, 2017.
11. Park J, Hughes AK. Nonpharmacological approaches to the management of chronic pain in community-dwelling older adults: a review of empirical evidence. *J Am Geriatr Soc*. 2012;60:555-568.
12. Natural Medicines [database online]. Somerville, MA: Therapeutic Research Center; 2017. Available at https://naturalmedicines.therapeuticresearch.com/. Accessed May 5. 2017.
13. Herbal Supplements Monthly Cost Estimates. Available at http://www.vitacost.com/. Accessed May 5, 2017.
14. Finnerup N, Attal N, Haroutounian S, et al. Pharmacotherapy for neuropathic pain in adults: systematic review, meta-analysis, and updated NeuPSIG recommendations. *Lancet Neurol*. 2015;14:162-173.
15. Fudin J, Perkins R, Lipman A. Opioids. In: Cohen H. *Casebook in Clinical Pharmacokinetics and Drug Dosing*. 1st ed. New York: McGraw Hill; 2015.
16. Nelson A, Camilleri M. Chronic opioid induced constipation in patients with nonmalignant pain: challenges and opportunities. *Ther Adv Gastroenterol*. 2015;8206-8220.
17. Larkin PJ, Sykes NP, Centeno C, et al. The management of constipation in palliative care: clinical practice recommendations. *Palliat Med*. 2008;22:796-807.
18. Emanuel EJ. Palliative and end-of-life care. In: Kasper D, Fauci A, Hauser S, Longo D, Jameson J, Loscalzo J, et al., eds. *Harrison's Principles of Internal Medicine*, 19th ed. New York, NY: McGraw-Hill; 2014.
19. Coe M, Walsh S. Distribution of naloxone for overdose prevention to chronic pain patients. *Preventive Medicine*. 2015;80:41-43.
20. Opioid Overdose Prevention Toolkit. Substance Abuse and Mental Health Services Administration website. http://store.samhsa.gov/shin/content//SMA16-4742/SMA16-4742.pdf. Updated 2016. Accessed May 5, 2017.
21. Narcan nasal spray [Package Insert]. Radnor, PA: Adapt Pharm, Inc. February 2017.
22. Evzio [Package Insert]. Richmond, VA: Kaleo, Inc. October 2016.
23. Evzio Frequently Asked Questions. Evzio website. https://evzio.com/hcp/. Updated February 2017. Accessed April 26, 2017.

复习题

1. 下面哪一项是国际疼痛研究协会对疼痛的恰当定义？
   a. 疼痛是与组织损伤或潜在组织损伤相关联的、不愉快的感觉和情绪体验
   b. 身体某一特定部位持续超过 3 个月的痛苦感觉
   c. 在原发疼痛基础上快速发作的一过性疼痛加剧
   d. 一种不愉快的感觉体验，突然发作后随时间逐渐减轻
2. 在一次 MTM 访谈中，患者主诉双足的烧灼、刺痛感。该患者描述的是以下哪一种类型的疼痛？
   a. 躯体痛
   b. 伤害感受性疼痛
   c. 神经病理性疼痛
   d. 内脏痛
3. 相比急性疼痛管理，针对慢性疼痛管理的治疗目标是什么？
   a. 减少总体医疗保健成本
   b. 处理和改善心理和情感部分的需求
   c. 改善整体生活质量
   d. 预防不受控制的疼痛相关的失能
4. 下面哪一种定义用通俗用语最好地描述了痛觉超敏？
   a. 由通常不会引起疼痛的刺激（如轻触）引发的疼痛
   b. 躯体感觉神经系统的损伤或疾病引起的疼痛
   c. 对轻微痛觉刺激的夸大反应
   d. 损伤非神经组织、激活痛觉感受器而引起的疼痛
5. 为有复杂健康史的疼痛患者制订用药行动计划时，第一步最恰当的是
   a. 为每一种疾病列出新的推荐治疗方案
   b. 排列问题的优先级，只处理与药物治疗相关的问题
   c. 排列问题的优先级，向患者解释优先级较低的问题会在随后的访谈中处理
   d. 向患者强调此次面谈只处理与疼痛相关的问题，其他的药物治疗问题会由另外的药师处理
6. 对阿片类药物治疗加量的患者，下面哪一项咨询陈述是恰当的？
   a. “请您在接下来的几天里确保缓慢驾驶，因为药物加量可能降低您的反应时间。”
   b. “因为您的药物已经加量，请留意可能因药物剂量增加而发生的任何症状，比如日间嗜睡、头晕或意识模糊。”
   c. “因为剂量增加，您可能立即出现严重的便秘，并需要相应的治疗。”
   d. “因为您的药物加量，您的疼痛应该被完全消除。”
7. 一次 MTM 时遇到一位 72 岁男性患者。他主诉在过去的一周里疼痛剧增。他否认任何近期受伤史，但是提到双腿虚弱、麻木感增加，并且自诉感觉排尿困难。对于该患者，最适宜的治疗选择是
   a. 推荐镇痛药物加量以帮助控制他的腿部症状
   b. 推荐增加一种辅助药来帮助患者缓解他可能存在的神经病理性疼痛
   c. 推荐患者立即联系他的医生进行评估
   d. 推荐患者降低阿片类药物用量，因为这可能是引起他排尿困难的原因
8. 一位 68 岁的女性患者主诉视物模糊、口干，意识不清增多。她近期有些背痛，医生为她处方了环苯扎林以缓解肌肉痉挛。她自诉背痛已减轻，但是担心如果停用这种新添加的药物背痛会反弹。该患者存在哪种潜在药物治疗相关问题？
   a. 需要额外的药物治疗
   b. 不依从性
   c. 药物不良事件
   d. 剂量过低
9. 下面哪一种阿片类药物通过细胞色素 P450 酶系统代谢？
   a. 芬太尼
   b. 羟吗啡酮
   c. 吗啡
   d. 氢吗啡酮
10. 当阿片类药物过量时使用纳洛酮，下面哪一项叙述是正确的？
   a. 当患者出现过量症状时，Evzio 自动注射器只能使用一次
   b. 当已经给予患者纳洛酮处理阿片类药物过量时，立即联系急救服务
   c. 对任一剂量的纳洛酮治疗阿片类药物过量时，Narcan 鼻喷剂只能用于一侧鼻孔
   d. Enzio 自动注射器是多剂量的，如果患者第一次注射后恢复不充分，最初的注射器可以再次使用

答案

1. a	2. c	3. b
4. a	5. c	6. b
7. c	8. c	9. a
10. b		

孙雯娟　姜微哲　译
朱　珠　校
徐晓宇　林　阳　审

第32章

周围神经病变 MTM 资料集

Kevin Cowart, PharmD, MPH, and Karen R. Sando, PharmD, BCACP, BC-ADM

关键点

- 糖尿病周围神经病变是周围神经病变中最常见的类型。
- 控制原发病（如糖尿病）可能有助于减缓糖尿病周围神经病变的进展。
- 在糖尿病周围神经病变的整个治疗过程中，可以联合多种药物。
- MTM 药师应同患者和处方者一起合作，确保糖尿病周围神经病变的药物适当滴定，以使得患者的临床症状缓解。
- MTM 药师应针对正确护理足部的重要性对患者进行教育。

周围神经病变简介

根据国际疼痛研究协会（International Association for the Study of Pain，IASP）的定义，神经病理性疼痛是指躯体感觉系统的损害或疾病直接导致的疼痛[1]。周围神经病变（peripheral neuropathy）特指周围神经系统的损害。神经损伤可引起痛觉改变、感觉传导增强、神经结构重组和痛觉抑制丧失[2]。

周围神经病变的病因

已知在一些疾病的不同状态和状况下可引起周围神经病变（表 32-1）[3]。其中糖尿病周围神经病变（diabetic peripheral neuropathy，DPN）最为常见。对 DPN 的发病率和患病率的估计差异很大；约 20% 的长期 1 型糖尿病患者和高达 50% 的 2 型糖尿病患者可能发生 DPN[4]。与 DPN 发生相关的风险因素包括血糖控制不佳、高血压、血脂异常、身高（作为神经长度的替代指标）、吸烟和肥胖[4]。本章将重点介绍 DPN。

糖尿病周围神经病变的并发症

如果不进行治疗或治疗不当，DPN 可能会导致严重的、致人衰弱的并发症，如足部溃疡、下肢截肢、夏科特神经关节病、跌倒和骨折[4]。据估计，糖尿病患者中，有 15% 会发生足部溃疡；60% ～ 70% 的足部溃疡都可归因于 DPN[5]。溃疡的进展还可导致蜂窝织炎、骨髓炎或严重的无法愈合的感染，这些感染可致脚趾、脚或腿截肢[5]。溃疡并发症发生的风险因素包括血糖控制不佳、既往溃疡 / 截肢史、足部卫生和护理的欠缺、并发的周围血管疾病、敏感性降低和相关宣教缺失[5]。一般来说，每年治疗 DPN 和相关并发症的平均费用为 109.1 亿美元[6]。

糖尿病周围神经病变的治疗目标

控制和缓解疼痛症状是 DPN 治疗的首要目标[4]。预防足部溃疡、跌倒以及改善生活质量也同样是治疗的重要目标[4]。尽管最近 DPN 的发病机制有了一些进展，但目前尚无延缓 DPN 自然进程或是逆转病情的治疗方案。尚无有力的证据表明血糖控制或生活方式管理可作为 DPN 的对症治疗[4]。然而，良好的血糖控制对于减缓 DPN 的进展和预防糖尿病相关的其他微血管并发症（如视网膜病变和肾病）的发生非常重要[4]。疼痛控制和药物干预是 DPN 对症治疗的主要方法。

表 32-1　周围神经病变的类型

周围神经病变的类型
肿瘤相关神经浸润或压迫
化疗所致神经病变
复杂局部疼痛综合征
HIV 相关神经病变
外伤性神经损伤
痛性糖尿病神经病变
幻肢痛
带状疱疹后神经痛
三叉神经痛

来源：参考文献 [3]。

核心要素 1——糖尿病周围神经病变患者的全面用药评估

表 32-2 为对 DPN 患者进行用药评估时要问的问题列表。问题的数量和类型将取决于患者提供完整和准确信息的可靠性、咨询可用的时长以及药物治疗相关问题（MRP）的数量和程度。咨询期间，MTM 药师应使用通俗易懂的语言（图 32-1），并准备好回答患者可能就 DPN 提出的任何问题（表 32-3），这是非常重要的。

除询问问题外，MTM 药师还应在时间允许的情况下进行足部检查。该评估可以提供有关 DPN 的病情程度和潜在进展的客观数据。检查应包括双足的物理检查和足部脉搏触诊（表 32-4）。许多客观测试也有助于确定 DPN 的严重程度，包括针刺测试、轻触测试、振动测试、踝关节反射和压力感知测试[4]。10g 单丝感觉测试是一种快速（约 60s）且简单的测试，可在咨询期间完成（图 32-2）[7,8]。感觉缺失是 DPN 的一个指征。

核心要素 2——个人用药清单[10]

图 32-3 为 DPN 患者的个人用药清单（PML）示例。本例仅代表用于治疗 DPN 症状的药物，不包括那些用于神经病变潜在病因的治疗药物。其他药物应单独添加和列出。在创建 PML 时，MTM 药师应使用简洁易懂的语言。

核心要素 3——用药行动计划[10]

图 32-4 为 DPN 患者的用药行动计划（MAP）示例。此示例仅代表 DPN 患者的行动计划。其他疾病状态或其他药物治疗相关问题（MRP）的 MAP 应单独添加和列出。一般来说，应只列出几个最重要的行动计划，以免让患者不知所措。患者自我管理的其他方面可以在以后解决。在创建 MAP 时，MTM 药师应使用简洁易懂的语言。

表 32-2 对糖尿病周围神经病变患者进行用药评估时建议问的问题

建议询问患者的问题	
常规问题	• 您患有糖尿病周围神经病变多久了？ • 您是什么时候确诊的？ • 您对糖尿病周围神经病变了解多少？

足部护理	• 您最后一次见足科医生是什么时候?
	  • 做了哪些测试?
	  • 结果如何?
	• 您在家多久检查一次脚?
	  • 您如何检查自己的脚?
	  • 您过去有什么发现？ 最近呢?
	• 您穿什么样的鞋?
	• 您每天如何护理自己的脚?

症状	• 您是否有过以下症状？（对每个阳性反应进行症状分析：频率、持续时间、严重程度等）
	  • 疼痛
	  • 烧灼感
	  • 刺痛感
	  • 电击感
	  • 麻木
	  • 感觉丧失
	  • 溃疡 / 皮肤破裂
	  • 畸形
	  • 截肢

药物	• 您使用哪些药物（处方药和非处方药）治疗糖尿病周围神经病变？
	  • 您怎么服用这些药物？
	  • 您多久会漏服一次药?
	  • 您过去还尝试过哪些药物？
	• 您是否曾在没有告知医生的情况下停止服用治疗糖尿病周围神经病变的药物？
	  • 您为什么停止服药?

不良反应——一种无法解释的、不想要的反应。
痛觉超敏——一种对通常不会引起疼痛的行为的痛苦反应。
截肢——切除身体的一部分。
镇痛药——可减轻疼痛的药物。
钙通道 α_2-δ 配体——用于缓解糖尿病周围神经病变症状的药物，如普瑞巴林。
灼性神经痛——持续性烧灼痛。
夏科特关节——糖尿病周围神经病变患者的足畸形。
慢性——持续的，不会消失的。
糖尿病周围神经病变——糖尿病患者的神经功能障碍，可引起疼痛和足部、腿部和手臂的麻木和刺痛症状。
触物感痛——刺痛、灼痛或电击感等痛苦或不愉快症状。
痛觉过敏——对正常的疼痛刺激有增强的痛感。
感觉过敏——对刺激（例如接触皮肤）异常敏感。
痛觉过度——对痛苦的反应过度，尤指反复的刺激。
单丝——一种用于足部检查以测试感觉的线。
肌痛——肌肉疼痛。
神经痛——神经疼痛。
神经病变——神经的疾病或功能障碍。
NSAID（非甾体抗炎药）——治疗疼痛和肿胀的抗炎药物。
阿片类药物——受管控的止痛药。
感觉异常——麻木感或刺痛感。
足科医生——治疗足部疾病的医生。
SNRI（5- 羟色胺 - 去甲肾上腺素再摄取抑制剂）——通常用于情绪或焦虑障碍，但也可用于糖尿病周围神经病变的症状缓解，如度洛西汀。
TCA（三环类抗抑郁药）——最初用于治疗情绪的药物，也可以缓解糖尿病周围神经病变的疼痛。
溃疡——由皮肤破裂引起的开放性伤口，可能导致感染。

图 32-1 糖尿病周围神经病变相关术语的通俗解释

表 32-3　糖尿病周围神经病变患者可能会问的问题及解答

什么是糖尿病周围神经病变？
糖尿病周围神经病变是一种全身神经功能障碍。该病可以导致疼痛、灼热、刺痛、失去感觉，并可能导致溃疡、畸形和可能的截肢等并发症。
什么原因会导致糖尿病周围神经病变？
有几个风险因素会增加患糖尿病周围神经病变的风险，如血糖控制不佳、患糖尿病的病程长短、吸烟和过量饮酒等。
如何知道我是否有糖尿病周围神经病变？
有时我们可能患有糖尿病周围神经病变而不自知。发现自己的病的患者大多数是因为出现了症状。他们抱怨疼痛、麻木、刺痛、灼热和电击感。
我为什么需要服用治疗糖尿病周围神经病变的药物？
治疗可以缓解一些恼人的症状，同时也可防止神经病变恶化。在没有接受适当治疗的情况下，发生并发症的概率会增加。
我为什么要穿特殊的鞋子？
正确的足部护理的目的是避免糖尿病周围神经病变的并发症，如溃疡，有时可能导致脚趾或脚的截肢。您得尽可能地去保护您的脚免受伤害。
有治愈糖尿病周围神经病变的方法吗？
目前，糖尿病周围神经病变还没有治愈的方法；然而，治疗可以帮助缓解与这种疾病相关的疼痛症状。
关于糖尿病周围神经病变，我应该什么时候给我的医生打电话？
如果您的症状明显加重，感到剧烈疼痛，对于目前服用的治疗糖尿病周围神经病变的药物没有反应，药物有令人不安的副作用，或是注意到足部有开放性伤口或受伤，请致电您的医生。
如果我对治疗糖尿病周围神经病变的药物有一些问题，该怎么办？
切勿在没有和医生联系的情况下停止服用药物。让您的药师和医生知道您的问题，他们可以共同工作以确保您在服用正确的药物。

表 32-4　糖尿病周围神经病变的足部检查

检查	项目
在进行足部检查之前，让患者脱掉鞋袜	
皮肤科检查	观察并记录以下情况： • 皮肤状态（颜色、厚度、干燥、开裂） • 温度 • 真菌感染（脚指甲、脚趾之间） • 胼胝 • 水疱 • 溃疡
血管检查	• 双足脉搏（胫后动脉和足背动脉）均应记录 • 还应记录每个足趾的毛细血管再充盈时间
神经检查	压力感知测试（最常见的测试）： • 将一根 10g Semmes-Weinstein 单丝在脚底部的 10 处轻触（见图 32-2），以确定患者是否能感知其位置 针刺测试： • 使用圆珠笔（或类似工具）接触患者皮肤，评估患者是否感到疼痛 • 问："疼吗？" 轻触测试： • 用一块棉布或纸巾轻轻刷过脚底，以评估动作是否会引起疼痛 振动测试： • 在大脚趾上放置一个 128Hz 的音叉，以评估疼痛或振动感
肌肉骨骼检查	观察并记录以下情况： • 畸形（夏科特关节、爪形趾、踇囊炎） • 截肢 • 关节灵活性

来源：参考文献 [4]、[7] 和 [8]。

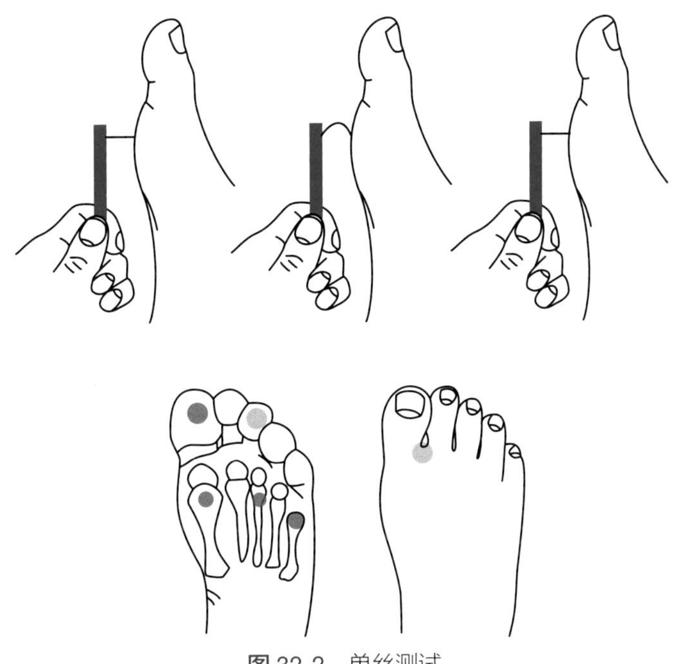

图 32-2 单丝测试

来源：经许可，转载自 Boulton AJM, Armstrong DC, Albert SF, et al. Comprehensive foot examination and risk assessment: a report of the Task Force of the Foot Care Interest Group of the American Diabetes Association, with endorsement by the American Association of Clinical Endocrinologists. *Diabetes Care*. 2008;31(8):1679-1685

个人用药清单 <*插入患者姓名，出生日期：月 / 日 / 年*>	
药品：普瑞巴林 100mg	
我如何用它：口服，每日 3 次，每次一粒（100mg）	
我为何用它：治疗糖尿病周围神经病变（疼痛）	**处方者：**Jones
我开始用它的日期：12/20/2015	**我停止用它的日期：**<*留空给患者填写*>
我为何停止用它：<*留空给患者填写*>	
药品：文拉法辛缓释片 75mg	
我如何用它：口服，每日早上服用 1 片（75mg）	
我为何用它：治疗糖尿病周围神经病变（疼痛）	**处方者：**Jones
我开始用它的日期：5/13/2016	**我停止用它的日期 :**<*留空给患者填写*>
我为何停止用它：<*留空给患者填写*>	

图 32-3 糖尿病周围神经病变患者的个人用药清单示例

核心要素 4——干预和 / 或转诊

DPN 的干预应包括药物治疗和非药物治疗。控制潜在的疾病状态（如糖尿病）对于帮助预防症状恶化至关重要。患者教育是治疗的关键组成部分。非药物治疗应注重适当的足部卫生和护理（表 32-5）[11]。经皮神经电刺激可能也有帮助（B 级证据）。在会诊期间，MTM 药师如果注意到溃疡、出血的老茧或伤口、蜂窝织炎或新的畸形，应建议患者及早挂号就医 [4]。

DPN 的药物治疗应根据患者的具体特点（年龄、潜在病因持续时间、生活方式因素和社会历史）、症状和患者固有现有其他疾病情况以及药物进行选择 [4]。患者必须要明白每个人都是不同的，对药物的反应也可能不同。因此，在整个治疗过程中可以使用多种药物来控制症状。表 32-6 总结了常用于缓解 DPN 症状的处方药和非处方药。

在美国、欧洲和加拿大，仅有普瑞巴林和度洛西汀获得监管部门批准，用于治疗与糖尿病相关的神经病理性疼痛 [4]。他喷他多在美国已获得监管部门批准 [4]。美国糖尿病协会推荐普瑞巴林或度洛西汀作为糖尿病神经病理性疼痛对症治疗的初始治疗药物。加巴喷丁作为初始治疗药物，可能也有效。在美国，考虑到三环类抗抑郁药有较高的副作用风险，该类药物未被批准用于与糖尿病相关的神经病理性疼痛的治疗，且应谨慎使用。考虑到成瘾风险和其他相关并发症，他喷他多或曲马多等阿片类药物不推荐作为治疗与糖尿病相关的神经病理性疼痛的一线或二线药物。美国神经病学学会表示，辣椒素和局部利多卡因可考虑用于治疗与糖尿病相关的神经病理性疼痛[12]。表 32-7 提供了推荐治疗 DPN 的一些额外考虑因素。此外，一些草药产品也可能对 DPN 相关症状的改善有益（表 32-8）。

核心要素 5——文档记录和随访

清晰简洁地记录药物治疗相关问题（MRP）并给出用药建议，是 MTM 咨询的关键组成部分。表 32-9 提供了 DPN 患者潜在 MRP 的示例。药物治疗相关问题的沟通与建议示例见图 32-5。可以通过传真、电话或其他书面或安全的电子通信方式传达建议。这些示例仅用于示范目的。与医疗服务提供者的实际沟通应根据建议的类型、患者的具体情况以及与医疗服务提供者的关系，做个性化调整。

虽然对 DPN 患者没有一个标准的随访时间框架，但许多用于缓解症状的药物需要滴定并需要 2 ～ 8 周的治疗才能看到症状的缓解[15,16]。因此，经常监测是非常重要的。鼓励患者在开始治疗或更改治疗方案后的 4 周内进行随访，以监测其疗效和适宜性。

<table>
<tr><td colspan="2" align="right">制订日期：<插入日期></td></tr>
<tr><td colspan="2">我们谈论了什么：
每天检查脚以避免并发症（如溃疡和感染）的重要性，严重的并发症可能导致脚趾或脚的截肢。</td></tr>
<tr><td>我需要做什么：
• 每天观察我的脚
• 买一面镜子，置于脚底，这样就可以看到脚底的情况
• 看看有没有皮肤破损或开裂的地方
• 如果注意到有任何破损，请联系我的医生
• 定期进行足部保湿护理，防止皮肤干燥
• 确保在任何时候我穿的鞋子都是合适的，避免赤脚走路</td><td>我做过什么，什么时候做的：<留空给患者填写></td></tr>
<tr><td colspan="2"></td></tr>
<tr><td colspan="2">我们谈论了什么：
让我的新药（普瑞巴林）有机会发挥药效的重要性。普瑞巴林是一周前刚给我开的。通常需要一些时间药物才会开始起作用。</td></tr>
<tr><td>我需要做什么：
• 继续遵医嘱服用普瑞巴林
• 记录我的症状
• 在没有与我的医生沟通之前，不要停止服药
• 在 3 周内与我的医生定期随访</td><td>我做过什么，什么时候做的：<留空给患者填写></td></tr>
</table>

图 32-4 糖尿病周围神经病变患者的用药行动计划示例

表 32-5 糖尿病周围神经病变患者的适当足部护理

<table>
<tr><th>适当的护理</th></tr>
<tr><td>• 每天检查脚
• 每天用温水和温和的肥皂洗脚
  • 保持双脚干燥，尤其是脚趾之间
  • 使用柔软的毛巾吸干，不要擦
• 保持皮肤湿润
• 如果被割伤、擦伤或起水疱：
  • 用肥皂和水轻轻清洗
  • 每天抹几次抗生素药膏
  • 如果几天内没有痊愈，联系您的医生
• 修剪脚指甲（如果医生允许）
• 如果您有脚汗：
  • 穿上袜鞋子之前，用不含药的粉末保持足部干燥
• 松开床脚处的毯子和床单，避免挤压脚趾、脚跟或其他骨质突起的部位
• 每次就诊时都要让您的医生检查您的脚，每年至少要由足科医生检查一次</td></tr>
<tr><th>避免去做的事情</th></tr>
<tr><td>• 在没有通知医生的情况下，不要在脚上使用任何仪器（指甲钳除外）
• 在没有医生允许的情况下，不要自行治疗任何胼胝或鸡眼
• 不要泡脚
• 不要在脚上使用热水、加热垫或按摩器
• 不要赤脚
• 不要穿湿鞋走路
• 赤脚时避免热或冷的地面</td></tr>
</table>

续表

鞋袜
• 在下午或傍晚脚有些肿的时候去买鞋 • 每天更换鞋袜 • 每天检查鞋子，看看有没有沙砾或者会硌脚的东西 • 不要光脚穿鞋 • 不要穿凉鞋或露趾鞋 • 避免穿高跟鞋或尖头鞋 • 穿松软的白色袜子 / 长筒袜（如果可能的话） • 避免穿缝合式的袜子

来源：参考文献 [11]。

表 32-6 糖尿病周围神经病变的对症治疗药物

药物类别及代表药物	常见 / 严重副作用①	黑框警告 / 禁忌证	妊娠期用药安全性分级②
抗惊厥药 加巴喷丁 普瑞巴林	头晕 外周性水肿 镇静	肾功能不全	C
外用止痛药 辣椒素	感觉异常 皮肤过敏	对辣椒属植物（辣椒）过敏 皮肤破损或皮肤磨损	B
局麻药 利多卡因贴剂	局部红斑 皮疹	对局部酰胺类麻醉药过敏	B
阿片类药物 美沙酮 吗啡 羟考酮 他喷他多③ 曲马多④	便秘 困倦 头晕 恶心和 / 或呕吐 癫痫（他喷他多、曲马多）	药物滥用史 自杀风险 初始用药阶段驾驶障碍 曲马多 - 癫痫发作 - 同时使用 SSRI、SNRI 或 TCA	C （羟考酮为 B）
SNRI 度洛西汀 文拉法辛	头晕 恶心和 / 或呕吐 嗜睡	同时使用曲马多 度洛西汀 - 肝功能障碍 - 肾功能不全 - 滥用酒精 文拉法辛 - 心脏病 - 突然停用会发生戒断综合征	C
TCA 阿米替林 地昔帕明 去甲替林	视野模糊 口干 镇静 尿潴留 体重增加	心脏病 同时使用曲马多 青光眼 癫痫 自杀风险	C （去甲替林为 D）

① 这是一个概括性的清单，并未包括这些药物可能产生的所有副作用。在给出任何建议之前，请查阅药品参考信息源以获得更完整的清单。在提出药物治疗建议之前，MTM 药师还应查阅全面的药物相互作用数据库。

② 所有处方药的产品说明书都会不断更新，以体现 FDA 的妊娠期和哺乳期用药最新规则。请核查所需产品的说明书，以获得最准确和最新的妊娠期安全用药信息。

③ 他喷他多还是一种去甲肾上腺素再摄取抑制剂。

④ 曲马多还是一种弱的去甲肾上腺素和 5- 羟色胺再摄取抑制剂。

缩写：SNRI = 5- 羟色胺 - 去甲肾上腺素再摄取抑制剂；SSRI = 选择性 5- 羟色胺再摄取抑制剂；TCA = 三环类抗抑郁药。

来源：数据摘自参考文献 [4]。

表 32-7　使用药物缓解糖尿病周围神经病变症状时的个体化考虑

药物分类	获益
抗惊厥药	改善睡眠 没有明显的药物相互作用
阿片类药物	起效迅速
SNRI	改善抑郁状态
局部用利多卡因	无全身副作用
三环类抗抑郁药	改善抑郁状态 改善失眠 价格低廉

来源：参考文献 [13]。

表 32-8　用于对症治疗糖尿病周围神经病变的草药产品

草药产品	推荐剂量	证据等级[1]	费用[2]
乙酰左旋肉碱	每天 1500 ～ 3000mg	可能有效	$$$
α- 硫辛酸（ALA）	每天 600 ～ 1800mg	可能有效	$
辣椒（辣椒素）	局部用乳膏（0.075% 辣椒素）	很可能有效	$
辅酶 Q10	每天 400mg	可能有效	$$
夜来香油	360 ～ 480mg γ- 亚麻酸	证据不足	$$$
γ- 亚麻酸	每天可用到 480mg	可能有效	$$
维生素 B_{12}	每天 500 ～ 1000μg	证据不足	$
维生素 E	每天 400IU	证据不足	$
锌	每天 660mg（$ZnSO_4$）	证据不足	$

① 证据等级：很可能有效（likely effective）——该产品有非常高水平的可靠临床证据支持其用于特定适应证。分级为“很可能有效”的产品通常被认为适合推荐。可能有效（possibly effective）——该产品有一些临床证据支持其用于特定适应证；但是，证据受数量、质量或相互矛盾的结果的限制。分级为“可能有效”的产品可能是有益的，但没有足够的高质量证据可以推荐给大多数人。证据不足（insufficient evidence）——没有足够的、可靠的科学证据来提供有效性评级。

② 费用：按推荐剂量，$ = 每月花费 10 美元或更少，$$ = 每月花费 11 ～ 20 美元，$$$ = 每月花费 21 ～ 50 美元。

来源：数据摘自参考文献 [14]。

表 32-9　糖尿病周围神经病变患者的药物治疗相关问题

药物治疗相关问题分类	药物治疗相关问题示例
不依从性	• 不坚持用药导致症状持续出现和 / 或症状进展 • 忘记吃药导致症状缓解不佳 • 费用高昂或治疗方案复杂导致患者未按处方要求服药
不必要的药物治疗	• 重复治疗（如 2 种三环类抗抑郁药）
需要额外的药物治疗	• 患者服用的药物适当（如普瑞巴林），达到剂量上限后仍然有未缓解的症状 • 进行适当的药物治疗（如普瑞巴林或度洛西汀）后症状进展
无效的药物治疗	• 即使经过足够的滴定期和试验期，患者对处方的药物仍无反应
剂量过低	• 药物剂量低（如没有经过滴定，每日口服加巴喷丁 300 mg），症状缓解不佳
剂量过高	• 患者使用的加巴喷丁未按肾功能进行调整剂量，发生了副作用
药物不良事件	• 加巴喷丁引起的外周性水肿 • 三环类抗抑郁药或阿片类药物引起的过度镇静 • 体重过度增加导致患者停用去甲替林

情景：双足新发疼痛和麻刺感。 **MRP**：需要额外的药物治疗。
评估： 患者在进行年度用药评估时抱怨双足新发疼痛和麻刺感，该患者有 5 年的 2 型糖尿病病史。疼痛程度为 5/10。足部皮肤 / 结构异常检查结果为阴性，双侧足动脉搏动阳性，单丝测试正常。 目前服用二甲双胍和格列吡嗪治疗，糖化血红蛋白为 8.2%。 **计划**： • 考虑开始口服 Lyrica（普瑞巴林），每次 50mg，每日 3 次。根据症状和耐受程度，可于 1 周滴定至每次 100mg，每日 3 次。 • 教育患者最大限度地控制血糖对于预防症状进展的重要性。
情景：糖尿病周围神经病变症状缓解不佳。 **MRP**：需要额外的药物治疗。
评估： 患者有 10 年 2 型糖尿病病史和 1 年糖尿病周围神经病变病史，目前口服加巴喷丁 600mg，每日 3 次。患者自诉 DPN 症状增加，包括烧灼样疼痛和感觉减退。体格检查显示单丝测试结果为 2/5（最近一次测试为 3 个月前，结果为 4/5）。患者还抱怨感到沮丧和抑郁。 可以通过增加抗抑郁药，缓解 DPN 和抑郁症状。 **计划**： 考虑增加度洛西汀，每日口服一次 30mg，1 周后滴定至每日一次口服 60mg。
情景：新发溃疡。 **MRP**：需要转诊。
评估： 患者有 10 年糖尿病周围神经病变病史，今天做了评估以进行 MTM 随访。该患者目前口服 Lyrica 150mg，每日 2 次。体格检查发现患者右大脚趾上有新发溃疡。 **计划**： 建议医疗服务提供者及时进行评估和治疗。

图 32-5 MTM 药师就糖尿病周围神经病变进行沟通的示例

参考文献

1. Finnerup NB, Haroutounian S, Kamerman P, et al. Neuropathic pain: an updated grading system for research and clinical practice. *Pain*. 2016;157(8):1599-1606.
2. Herndon DM, Strickland JM, Ray JB. Pain management. In: DiPiro JT, Talbert RL, Yee GC, Matzke GR, Wells BG, Posey L, eds. *Pharmacotherapy: A Pathophysiologic Approach*. 10th ed. New York: McGraw-Hill Medical Education; 2017. Available at http://accesspharmacy.mhmedical.com/content.aspx?bookid=1861§ionid=146063604. Accessed May 3, 2017.
3. Burzynski JA, Strassels S. Persistent pain. In: Linn WD, Wofford MR, O'Keefe M, Posey L, eds. *Pharmacotherapy in Primary Care*. New York: McGraw-Hill; 2016. Available at http://accesspharmacy.mhmedical.com/content.aspx?bookid=439§ionid=39968657. Accessed May 3, 2017.
4. Pop-Busui R, Boulton AJM, Feldman EL, et al. Diabetic neuropathy: a position statement by the American Diabetes Association. *Diabetes Care*. 2017;40(1):136-154.
5. Adler AI, Boyko EJ, Ahroni JH, et al. Risk factors for diabetic peripheral sensory neuropathy. *Diabetes Care*. 1997;20(7):1162-1167.
6. Gordois A, Scuffham P, Shearer A, et al. The health care costs of diabetic peripheral neuropathy in the US. *Diabetes Care*. 2003:26(6):1790-1795.
7. Perkins BA, Olaleye D, Zinman B, Bril V. Simple screening tests for peripheral neuropathy in the diabetes clinic. *Diabetes Care*. 2001;24(2):250-256.
8. Armstrong DG, Lavery LA. Diabetic foot ulcers: prevention, diagnosis and classification. *Am Fam Physician*. 1998;57(6):1325-1332.
9. Boulton AJM, Armstrong DC, Albert SF, et al. Comprehensive foot examination and risk assessment: a report of the Task Force of the Foot Care Interest Group of the American Diabetes Association, with endorsement by the American Association of Clinical Endocrinologists. *Diabetes Care*. 2008;31(8): 1679-1685.
10. CMS. *Medicare Part D Medication Therapy Management Program Standardized Format*. Available at https://www.cms.gov/Medicare/Prescription-Drug-Coverage/PrescriptionDrugCovContra/Downloads/MTM-Program-Standardized-Format-English-and-Spanish-Instructions-Samples-v032712.pdf. Accessed May 8, 2017.
11. Foot care for people with diabetes. *Am Fam Physician*. 1999;60:1002-1003.
12. Bril V, England J, Franklin GM, et al. Evidence-based guideline: treatment of painful diabetic neuropathy. *Neurology*. 2011;76(20):1758-1765.
13. O'Connor AB, Dworkin RH. Treatment of neuropathic pain: an overview of recent guidelines. *Am J Med*. 2009;122(suppl 10):S22-32.
14. Diabetic neuropathy and peripheral neuropathy. In: *Natural Medicines* [database online]. Somerville, MA: Therapeutic Research Center; 2017. Available at https://naturalmedicines.therapeuticresearch.com/. Accessed May 13, 2017.
15. St. Onge EL, Miller SA. Pain associated with diabetic peripheral neuropathy. *P&T*. 2008;33(3):166-176.
16. Huizinga MM and Peltier A. Painful diabetic neuropathy: a management-centered review. *Clinical Diabetes*. 2007;25(1):6-15.

复习题

1. 下列哪种周围神经病变最常见？
   a. 幻肢痛
   b. 糖尿病周围神经病变
   c. 带状疱疹后神经痛
   d. 三叉神经痛
2. 糖尿病周围神经病变发生的危险因素是什么?
   a. 低体重指数
   b. 抑郁症
   c. 血糖控制不佳
   d. 身材矮小
3. 糖尿病周围神经病变的并发症是什么?
   a. 视网膜病变
   b. 肾病
   c. 脚癣
   d. 足溃疡
4. “持续性烧灼痛”的通俗解释，是指以下哪个术语?
   a. 痛觉超敏
   b. 灼性神经痛
   c. 感觉迟钝
   d. 感觉异常
5. 哪种客观测试使用 10g 单丝来确定患者是否能感知其位置？
   a. 针刺测试
   b. 轻触测试
   c. 振动测试
   d. 压力感知测试
6. 糖尿病周围神经病变患者在何种情况下应及时就医？
   a. 体检时观察到脚干燥
   b. 体检时发现左脚大脚趾一侧有溃疡
   c. 患者描述脚部灼烧的症状比上次就诊更严重
   d. 患者诉处方药物不再对神经病理性疼痛起作用
7. 患者，男性，68 岁。既往高血压病史 20 年，胃食管反流病病史 5 年，2 型糖尿病病史 15 年，糖尿病周围神经病变史 2 年。目前使用的药物包括二甲双胍 1000mg 每日 2 次，甘精胰岛素每日睡前 20U 皮下注射，度洛西汀每日 120mg，赖诺普利每日 40mg 以及奥美拉唑每日晨起 20mg。患者 3 个月前门诊随访，无不适主诉，糖化血红蛋白为 7.4%，药物治疗方案无调整。今日门诊随访，患者诉双足麻木，进行性加重。单丝测试评分为 1/5（上次随访评分为 3/5），目前患者糖化血红蛋白为 7.4%。下列哪个药物治疗相关问题最准确地描述了患者 DPN 治疗的情况？
   a. 剂量太高
   b. 剂量太低
   c. 药物不良事件
   d. 需要额外的药物治疗
8. 患者，女性，47 岁，既往明确有 2 型糖尿病。有高血压、高脂血症、癫痫、失眠等病史，还有酗酒史。近来诊断患有糖尿病周围神经病变（双足有烧灼感和麻刺感）。患者目前服用 12 种不同的药物，担心额外增加药物可能会有潜在药物相互作用。以下哪种药物是缓解她症状最合适的初始选择？
   a. 加巴喷丁
   b. 曲马多
   c. 度洛西汀
   d. 羟考酮
9. 患者，男性，53 岁，有 1 型糖尿病病史，血脂异常，骨关节炎和肾功能不全。患者诉双足新发“针刺样疼痛”。他目前使用赖谷胰岛素泵、氯沙坦、曲马多和普伐他汀。关于治疗该患者糖尿病周围神经病变的症状，哪种药物应该避免?
   a. 加巴喷丁
   b. 普瑞巴林
   c. 利多卡因贴剂
   d. 度洛西汀
10. 下列哪种草药产品治疗糖尿病周围神经病变的证据级别最强?
   a. 维生素 E
   b. 夜来香油
   c. α- 硫辛酸
   d. 锌

答案

1. b	2. c	3. d
4. b	5. d	6. b
7. d	8. a	9. d
10. c		

覃旺军　陈　玮　译
李朋梅　校
朱　珠　审

第33章

类风湿关节炎 MTM 资料集

Robin Moorman Li, PharmD, BCACP, CPE, and Kathryn J. Smith, PharmD

关键点

- 类风湿关节炎是慢性、全身性、炎症性疾病，需要早期发现和适当治疗，以防止永久性关节损伤。
- 药物治疗对于类风湿关节炎患者是必需的，但治疗方案中还应包括非药物治疗选项，非药物治疗有助于提升患者的生活质量。
- 虽然传统的非生物类改善病情的抗风湿药仍然在用，但生物类制剂已越来越普及，新的药物也正在研发之中。
- 非生物类和生物类改善病情的抗风湿药均有可能发生严重不良反应。在对服用这些药物的患者进行适当的患者教育和常规监测中，MTM 药师可发挥关键作用。

类风湿关节炎简介

类风湿关节炎（rheumatoid arthritis，RA）是一种慢性、全身性、炎症性疾病。这种疾病的特点是关节和周围组织的炎症，随着时间的推移导致关节破坏。RA 的炎症发生机制尚不清楚。然而，RA 可能有遗传倾向[1]。此外，在决定患者是否会发展为 RA 方面，主要组织相容性复合体分子可能扮演一定角色。人淋巴细胞抗原（HLA）DR4 患者发生 RA 的可能性是普通人的 3.5 倍[2]。RA 通常累及对称关节，但患者也可能发生血管炎、眼部炎症、类风湿结节、心肺疾病和淋巴结病。在美国，18 岁以上的 RA 患者大约有 130 万，女性的发病率是男性的 3 倍[3]。疾病好发年龄为 40 ～ 60 岁[1]。

病理生理

RA 是一种由关节滑膜慢性炎症引起的自身免疫性疾病。它会导致组织增生，侵蚀软骨和骨骼。如果不治疗的话，持续的炎症反应会损伤关节，最终导致关节破坏。RA 患者的免疫系统不再能够区分自身和外来细胞，导致免疫系统攻击患者自身。此外，作为免疫反应的一部分，血管活性物质被释放出来，可导致炎症部位肿胀、发热、发红和疼痛[2]。患者也会产生抗体，称为类风湿因子。与类风湿因子阴性患者相比，类风湿因子阳性患者的疾病侵袭性更严重[2]。

临床表现

RA 通常以腕部、手部和足部的小关节受累为主，患者通常表现为对称性关节受累。较大关节也可能受到影响，包括肩部、膝部、肘部和臀部。颈椎也可能受累，但通常不累及腰椎[4]。图 33-1 描述了 RA 和骨关节炎（osteoarthritis，OA）临床表现的一些差异。在 MTM 过程中对患者进行宣教时，突出这些区别将会有所帮助。

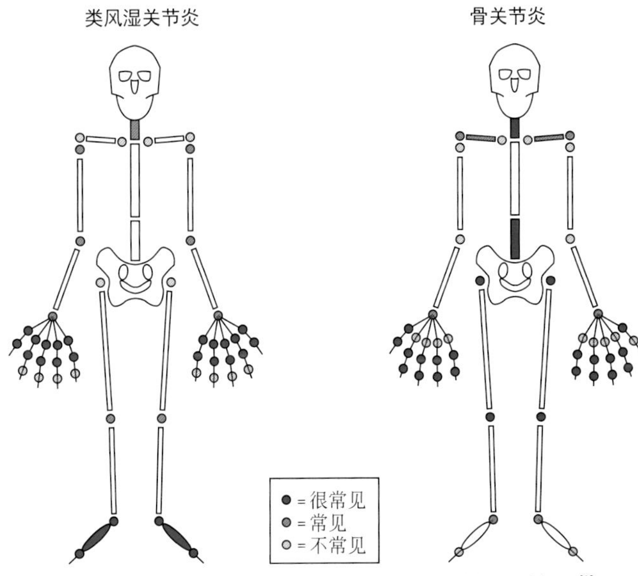

图 33-1　类风湿关节炎和骨关节炎的关节受累特征[2]

RA 的诊断

不幸的是，没有一个特定的检验可以确诊 RA。RA 的诊断包括对一系列体征和症状的评估（图 33-2）、实验室检查及疾病后期常见关节破坏的影像学证据[2]。

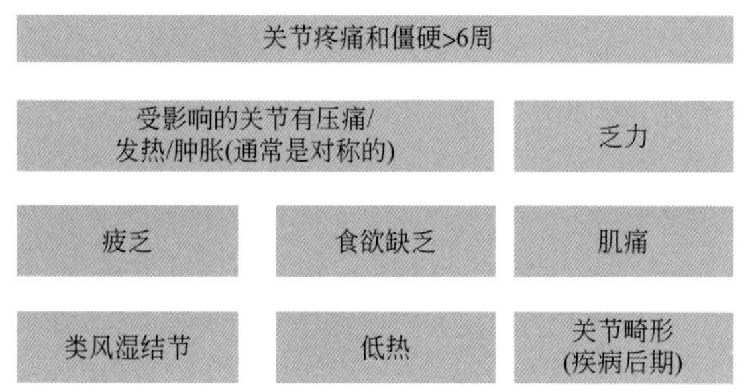

图 33-2 类风湿关节炎的症状和体征 [2]

用于诊断的实验室检查包括类风湿因子（rheumatoid factor，RF），约 60% ～ 70% 的患者可检测到 RF。其他有助于诊断的检查包括红细胞沉降率（ESR）和 C 反应蛋白（CRP）[2]。需注意，这些并非 RA 的特异性检查，需结合体征和症状，来支持 RA 的诊断。表 33-1 列出了与 RF 阳性相关的多种疾病。

表 33-1 类风湿因子阳性相关的疾病

风湿性疾病
类风湿关节炎 干燥综合征（合并有 / 无关节炎） 系统性红斑狼疮 进行性系统性硬化症 多发性肌炎 / 皮肌炎
感染性疾病
细菌性心内膜炎 结核病 梅毒 传染性单核细胞增多症 传染性肝炎 麻风病
其他原因
老龄 肺间质纤维化 肝硬化 慢性活动性肝炎 结节病

来源：经许可，转载自 DiPiro JT, Talbert RL, Yee GC, Matzke GR, Wells BG, Posey L, eds. *Pharmacotherapy: A Pathophysiological Approach*. 10th ed. New York, NY: McGraw-Hill; 2017。

鉴于 RF 实验室检测阳性可能与多种疾病相关，更为特异的血清学标志物——抗环瓜氨酸肽抗体（ACPAs），现已常规用于确诊 RA。抗环瓜氨酸肽（CCP）是 ACPAs 实验室检测方法 [5]。ACPAs 还有助于预测疾病的严重程度，因为这些抗体的存在通常与关节侵害的加剧有关。目前，关于抗 CCP 抗体用于评估各种药物治疗效果方面的研究仍在进行 [6]。

美国风湿病学会 / 欧洲抗风湿病联盟（American College of Rheumatology/European League Against Rheumatism，ACR/EULAR）的类风湿关节炎分类工具可用于评估疾病的严重程度，并辅助制订治疗决策 [7]。最近一次更新是在 2010 年，该标准旨在帮助临床医生在疾病早期阶段识别患者。早期识别 RA 有助于更及时的诊断，提高延缓疾病进展的可能性，并有助于通过及早开始治疗来确保保留功能。在使用这些标准之前，患者必须由专家评估员进行评估。评估员必须全面评估，确认至少 1 个关节有滑膜炎，不包括骨关节炎常见受累关节。骨关节炎常见受累关节包括远端指间关节、第 1 跖趾关节和第 1 腕掌关节。此外，滑膜炎不能归因于其他疾病，如痛风或银屑病关节炎 [7]。

RA 的并发症

RA 最常见的并发症是关节损害导致变形和失能；除此之外，RA 还有许多其他可能出现的并发症（表 33-2）。

表 33-2 RA 可能出现的并发症

并发症	注释
手、足、踝的畸形	慢性炎症可导致畸形，从而降低手的握力。足部的畸形会导致诸如锤状趾的形成等变化
颈椎畸形：$C_{1\sim2}$	罕见并发症，但可导致关节不稳定，从而增加脊髓受压的风险
双侧肩部、臀部、膝盖疼痛	这些部位的慢性炎症导致疼痛加剧
骨质疏松	类风湿关节炎可增加骨质疏松的风险，使用皮质类固醇治疗类风湿关节炎可促进骨质疏松的发展
类风湿结节	通常无症状，结节主要发生在肘部、前臂和手的伸肌面。一些患者在足部、肺部出现类风湿结节，罕见出现在脑膜
血管炎	通常发生在病程较长的 RA 患者中；可导致下肢溃疡
眼部症状	眼睛干涩、发痒，与干燥综合征有关
肺部疾病	增加肺纤维化的风险；吸烟会进一步增加风险
心脏疾病	RA 患者心血管死亡率升高；然而，适当的甲氨蝶呤治疗已被证明可以降低这种风险
Felty 综合征	伴有脾大和中性粒细胞减少。患有 Felty 综合征和白细胞减少症的患者发生感染的概率更高

来源：参考文献 [2]。

RA 的治疗目标

2015 年，美国风湿病学会 (ACR) 发布了最新的 RA 治疗指南。该指南强烈建议使用“治疗 - 靶向”策略，重点是在 3 个月内达到至少 50% 的临床改善，或在 6 个月时达到缓解或低疾病活动度的治疗目标 [8]。重要的是要认识到，任何治疗都不能逆转已经发生的关节损伤 [2]。治疗的功能目标可能包括保持关节功能、减少关节僵硬和疼痛、改善整体生活质量。有多种评估工具可用来评估疾病活动度 [9]，评估工具如表 33-3 所示 [2]。

表 33-3 RA 疾病活动度的评估工具及低疾病活动度和缓解的定义

评估工具	低疾病活动度	缓解
临床疾病活动度指数（Clinical Disease Activity Index，CDAI）（范围 0 ～ 76）	＞2.8 ～ 10	＜2.8
疾病活动度评分（Disease Activity Score，DAS28）（范围 0 ～ 9.4）	＞2.6 ～ 3.2	＜2.6
患者活动度评分（Patient Activity Scale，PAS）或PSA Ⅱ（范围0～10）	＞2.5 ～ 3.7	0 ～ 2.5
患者指标数据 3 常规评估（Routine Assessment of Patient Index Data 3，RAPID-3）（范围 0 ～ 10）	＞1.0 ～ 2.0	0 ～ 1.0
简化疾病活动度指数（Simplified Disease Activity Index，SDAI）（范围 0 ～ 86）	＞3.3 ～≤11.0	＜3.3

来源：经许可，转载自 DiPiro JT, Talbert RL, Yee GC, Matzke GR, Wells BG, Posey L, eds. *Pharmacotherapy: A Pathophysiological Approach*. 10th ed. New York, NY: McGraw-Hill; 2017。

治疗失败

RA 的治疗失败很难评估，因为临床研究中使用的术语是可变的，这使得很难外推用于临床实践中[10]。在 MTM 中，适当评估疼痛程度、目前受影响的关节、生活质量、身体功能和对药物的总体反应有助于评估当前治疗的疗效。如果患者的疾病没有得到充分的控制，应考虑转诊至风湿科医生进行疾病评估。

核心要素 1——类风湿关节炎患者的全面用药评估

表 33-4 列出了对 RA 患者进行用药评估时建议问的问题。问题的数量和类型取决于几个因素，包括面谈的时长、药物治疗相关问题（MRP）的数量、MRP 的紧迫性以及患者提供准确信息的可靠性等。MTM 药师在面谈过程中应注意使用通俗易懂的语言（图 33-3），并对患者可能提出的有关 RA 的问题提前做好准备（表 33-5）。

表 33-4 对类风湿关节炎患者进行用药评估时建议问的问题

建议询问 RA 患者的问题
• 您患类风湿关节炎多久了？您是什么时候被确诊的？ • 您家里还有谁得了类风湿关节炎？ • 您了解类风湿关节炎不控制的话会有什么风险吗？ • 您通常多久随访一次风湿免疫科医生？ • 您的风湿免疫科医生如何监测您的 RA 病情？ • 您服用什么药来治疗 RA？您是怎么服用的？ • 从上次加药或剂量调整到现在有多久了？ • 您是如何监测您服用的治疗 RA 的药物是否起效的？ • 您通常多久会漏服一次治疗 RA 的药物？ • 您过去还服用过哪些治疗 RA 的药物？ • 您是否曾在没有告知您的医生的情况下，停用治疗 RA 的药物？如果有，为什么？ • 您目前在使用哪些非处方药或草药？ • 除了药物，您还尝试过什么方法治疗 RA（如物理治疗）？ • 您的医生建议您做哪些生活方式的调整？ • 您目前在做什么锻炼？
预防 / 评估医疗紧急情况应问的问题
• 危机应对：如果您怀疑自己出现了感染，将采取什么措施？有什么行动计划？ • 开始服用治疗 RA 的药物以来，您是否曾接受过严重感染的治疗？ • 感染的迹象都有哪些？ • 当您的 RA 发作时，您该怎么做？ • 您多久复发一次？

不良事件——任何非正常的、有害的、不想要的或意料之外的药物作用。
抗 TNF 生物制剂——由活的有机体制成的药物，其作用是减少体内引起炎症的蛋白质。TNF 代表肿瘤坏死因子。
关节炎——关节的炎症或肿胀。
自身免疫性疾病——免疫系统攻击自己身体的疾病。
生物制剂——用微生物加工而成的药物，其作用靶点是免疫系统或发炎过程。
生物仿制药——与已经上市并使用了一段时间的生物制剂相比，在效果、安全性和质量上非常相似的药物。
共病——您的其他健康问题。
改善病情的抗风湿药（DMARD）——通过干扰免疫系统来减缓类风湿关节炎恶化的药物。这些药物有助于防止类风湿关节炎所导致的关节破坏。
发作——类风湿关节炎的症状可能比正常情况更严重的一段时间。随着时间的推移，病情得到更好的控制，症状再次消退。
肝炎——以肝脏炎症为特征的疾病。
炎症——通常伴有疼痛、发红和发热的肿胀。
静脉注射——静脉内给药。
恶性——癌性增生。
单药疗法——仅用一种药物治疗疾病。
结节——皮下发现豌豆大小的肿块。
非 TNF 生物制剂——从活的有机体中制成的药物，与抗 TNF 生物制剂相比，通过不同的过程减少炎症反应（参见“抗 TNF 生物制剂”）。
作业疗法——维持参与日常生活活动（如做饭或清洁）的能力练习。
物理治疗——基于锻炼活动、按摩疗法和使用加热（热垫）或水（浸泡）的辅助治疗。
预后——疾病可能的进程、前景。
缓解——没有疾病发作的迹象。
类风湿关节炎——导致关节和周围组织炎症的长期疾病。
类风湿血管炎——血管的炎症。
风湿病专家——专门诊断和治疗风湿性疾病（如关节炎、肌肉、骨骼或关节疾病）的医生。
皮下注射——皮肤下给药。
肿胀——液体积聚。
对称——指身体两侧相同的区域（例如，对称关节痛涉及身体两侧相同的关节）。
滑膜切除术——移除衬于关节的膜性结构。
肺结核——一种细菌感染，其特征是肺部或其他组织出现肿块。

图 33-3 类风湿关节炎相关术语的通俗解释

表 33-5　类风湿关节炎患者可能会问的问题及解答

什么是类风湿关节炎?
类风湿关节炎，也被称为 RA，是导致关节疼痛和肿胀的长期疾病。
RA 的诱因是什么?
RA 的确切病因尚不清楚，但可能与遗传因素有关。
与 RA 相关的健康问题都有哪些?
如果没有对 RA 进行适当的治疗，会出现许多健康状况。这些问题包括关节疼痛 / 僵硬、眼睛问题、血管问题和心脏问题。
我如何知道自己患有 RA？
您的初级保健医生会对您进行评估，如果他认为您患有 RA，会建议您转诊风湿病专家。
为何治疗 RA 的药物如此重要?
这些药物很重要，因为它们将有助于减缓疾病的发展。没有这些药物，您的关节可能无法正常工作。
如果我感觉好转了，可否停药?
不能。在没有和您的医生或药师沟通之前，不要停止服药。虽然您可能感觉良好，但药物仍然是必要的，以确保您保持良好的感觉。
我停止服用治疗 RA 的药物之后可能会发生什么?
如果您停止服用药物，RA 病情可能会复发。复发期间，您可能会感到关节僵硬 / 疼痛、疲劳和严重的头痛。
什么情况下我应致电医生?
如果您对目前处方的治疗药物没有反应(例如，您仍然有症状)，或者服药后发生不良反应，请致电您的医生。
如果我对治疗 RA 的药物有疑问，应该怎么办?
在没有和医生商量之前，永远不要停止服药。与您的医生和 / 或药师沟通，让他们知道您的疑问，这样可以确保您的 RA 药物是适合您的。

核心要素 2——个人用药清单

图 33-4 是 RA 患者的个人用药清单（PML）示例[11]。本例仅列出了 RA 治疗药物，其他疾病的附加治疗药物应单独添加和列出。在创建 PML 时，MTM 药师应注意使用简洁易懂的语言。

核心要素 3——用药行动计划

图 33-5 是 RA 患者的用药行动计划（MAP）示例[11]。本示例仅列出了 RA 的行动计划，其他疾病状态或药物治疗相关问题(MRP)的 MAP 应单独添加和列出。一般来说，只需列出几个最重要的行动计划，以确保患者不会因为执行多项建议而不知所措。患者自我管理的其他方面可在以后的随访中解决。在创建 MAP 时，MTM 药师应注意使用简洁易懂的语言。

核心要素 4——干预和 / 或转诊

RA 的治疗干预包括生活方式的改变、非药物治疗干预［如休息和作业疗法（表 33-6）］及改善病情的抗风湿药（DMARD）的药物治疗（表 33-7）。此外，非甾体抗炎药（NSAID）(表 33-8）或皮质类固醇也可用于控制症状。2015 版 ACR 指南中，为基于早期或已确诊的 RA 和当前的疾病活动度来选择 DMARD 提供了指导[8]。RA 的治疗路径如图 33-6 所示。许多治疗 RA 的药物都有严重的副作用，需要密切的临床监测。表 33-9 为正在服用治疗 RA 药物的患者在 MTM 过程中常用的监测项目提供了指导[2]。一些患者还会使用草药或膳食补充剂来帮助控制一些与 RA 相关的症状（表 33-10）。最后，图 33-7 概述了类风湿关节炎管理的转诊策略。

个人用药清单：<*插入患者姓名，出生日期：月 / 日 / 年*>	
药品：甲氨蝶呤 2.5mg/ 片	
我如何用它：6 片（15mg），每星期六服用一次	
我为何用它：类风湿关节炎	**处方者：**Smith
我开始用它的日期：7/1/2014	**我停止用它的日期：**<*留空给患者填写*>
我为何停止用它：<*留空给患者填写*>	
药品：Celebrex（塞来昔布）200mg 胶囊	
我如何用它：1 粒（200mg），每日 2 次，与餐同服	
我为何用它：类风湿关节炎所致疼痛	**处方者：**Smith
我开始用它的日期：9/25/2014	**我停止用它的日期：**<*留空给患者填写*>
我为何停止用它：<*留空给患者填写*>	
药品：叶酸 1mg	
我如何用它：1 片（1mg），每日晨服	
我为何用它：甲氨蝶呤的增补治疗	**处方者：**Smith
我开始用它的日期：7/1/2014	**我停止用它的日期：**<*留空给患者填写*>
我为何停止用它：<*留空给患者填写*>	

图 33-4　类风湿关节炎患者的个人用药清单示例

	制订日期：<*插入日期*>
我们谈论了什么： 您描述嘴里有些疼痛和发红，这就是所谓的“黏膜炎”。这意味着由于叶酸的缺乏，您的口腔内壁已经发炎。这在服用甲氨蝶呤且没有补充足够叶酸的人群中很常见。	
我需要做什么： 以下是我可以做的一些事情，来帮助减轻这种影响： • 良好的牙齿护理（刷牙时不要过于用力；每日 2 次使用漱口水和刷牙）。 • 避免热或辛辣的食物和饮料。 • 每日服用叶酸。尽量把服用叶酸与日常活动（如吃早餐或刷牙）联系起来。	**我做过什么，什么时候做的：**<*留空给患者填写*>

图 33-5　类风湿关节炎患者的用药行动计划示例

表 33-6 类风湿关节炎的非药物治疗干预

改变	原因
休息	休息可以减轻炎症关节的受压，减轻疼痛。对于预防进行性的关节破坏也很重要
作业疗法	作业疗法将帮助患者维持参与日常生活活动所需的技能
物理治疗	物理治疗可以帮助维持患者的运动能力和受影响关节的活动范围
使用辅助设备	使用拐杖、助行器和夹板可以帮助患者保持活动能力并减少受影响关节的受压
减重	减重可以减轻发炎和痛性关节的受压。减重应在医疗服务人员的监护下进行
手术	外科治疗如肌腱修复、关节置换和肌腱滑膜切除术应仅用于病情严重的患者

来源：参考文献 [2]。

表 33-7 抗风湿药的常规剂量

药物	商品名	起始剂量	常规疗程或维持剂量	备注
非甾体抗炎药			见表 33-8	
甲氨蝶呤	Trexall Rasuvo（SC） Otrexup（SC）	口服：7.5mg，每周 1 次；或 2.5mg，每 12h 给药 1 次，每周 3 天。或 10 ～ 15mg，每周 1 次，皮下注射或肌内注射	口服、皮下注射或肌内注射：7.5 ～ 15mg，每周 1 次	可与 1 ～ 5mg/d 的叶酸同服以减少不良反应
来氟米特	Arava	口服：负荷剂量：100mg/d，服用 3 天，之后 20mg/d；或 10 ～ 20mg/d（无负荷剂量）	口服：10 ～ 20mg/d	肝病患者不推荐使用（ALT ＞ 2 倍 ULN）
羟氯喹	Plaquenil	口服：200 ～ 300mg，每次 2 次	口服：1 ～ 2 个月后，可减量至 200mg，每日 1 次，或 200mg，每日 2 次	与食物或牛奶同服；肾 / 肝损伤时慎用
柳氮磺吡啶	Azulfidine	口服：0.5 ～ 1g/d	口服：每周增量至 1g，每日 2 次（若 2g/d 服药 12 周后仍未达到理想疗效，最大剂量可增至 3g/d）	肾 / 肝损伤患者不推荐使用
依那西普	Enbrel		50mg 皮下注射，每周 1 次，或 25mg，每周 2 次	
英夫利昔单抗	Remicade	在第 0、2、6 周，3mg/kg，静脉注射，之后每隔 8 周给药 1 次	3 ～ 10mg/kg，静脉注射，每 4 ～ 8 周给药 1 次	与甲氨蝶呤联合用药
阿达木单抗	Humira		40mg，皮下注射，隔周 1 次（如未联用甲氨蝶呤，剂量可增至 40mg 每周 1 次）	
赛妥珠单抗	Cimzia	400mg，在第 0、2、4 周分别皮下注射	200mg 皮下注射，隔周 1 次	
戈利木单抗	Simponi		50mg，皮下注射，每月 1 次	
利妥昔单抗	Rituxan	1000mg 静脉注射 2 次，中间间隔 2 周	根据治疗反应，可每 16 ～ 24 周重复 1 次初始剂量	
阿巴西普	Orencia	静脉注射：＜ 60kg：500mg；60 ～ 100kg：750mg；＞ 100kg：1000mg；第 0、2、4 周给药；或初始剂量后，随后 24h 内皮下注射 125mg	静脉注射：根据体重确定的剂量，每 4 周给药 1 次 皮下注射：125mg，每周 1 次	
托珠单抗	Actemra	4mg/kg，静脉注射，每 4 周 1 次	4 ～ 8mg/kg，每 4 周 1 次（最大剂量 800mg/ 次）	
托法替布	Xeljanz		5mg，每日 2 次	中重度肾功能不全、中度肝损伤或同时服用 CYP3A4 或 CYP2C19 抑制剂者，5mg，每日 1 次
米诺环素	Dynacin Minocin		口服：100 ～ 200mg，每日 1 次	肾损伤患者慎用

续表

药物	商品名	起始剂量	常规疗程或维持剂量	备注
阿那白滞素	Kineret		100mg，皮下注射，每日 1 次	
金诺芬	Ridaura		口服：3mg，每日 1 ～ 2 次	
金硫丁二钠	Myochrysine	肌内注射：第 1 周试验剂量 10mg，第 2 周剂量 25mg；然后 25 ～ 50mg/ 周，直至出现毒性反应或累积给药剂量达 1g	肌内注射：25 ～ 50mg，隔周给药 1 次，维持 2 ～ 20 周，然后每 3 ～ 4 周给药 1 次	CrCl 50 ～ 80mL/min（0.83 ～ 1.33mL/s）：给予 50% 推荐剂量；CrCl ＜ 50mL/min（＜ 0.83mL/s）：避免使用
硫唑嘌呤	Imuran Azasan	口服：1mg/（kg・d）（50 ～ 100mg），服用 6 ～ 8 周。可每隔 4 周增量 0.5mg/kg，至剂量达 2.5mg/（kg・d）	口服：50 ～ 150mg，每日 1 次	
青霉胺	Cuprimine Depen	口服：125 ～ 250mg，每日 1 次	口服：每 1 ～ 2 个月可增量 125 ～ 250mg；最大剂量 750mg，每日 1 次	肾损伤患者慎用
环磷酰胺			口服：1 ～ 2mg/（kg・d）	
环孢素	Gengraf Neoral Sandimmune	口服：2.5mg/（kg・d），分 2 次服用	口服：在第 8 周和第 12 周可增量 0.5 ～ 0.75mg/（kg・d）；最大剂量 4mg/（kg・d）	
皮质类固醇			口服、静脉注射、肌内注射、关节腔内和软组织注射：剂量不同	

缩写：ALT= 丙氨酸氨基转移酶；CrCl = 肌酐清除率；CYP= 细胞色素 P450；ULN= 正常上限。

来源：经许可，转载自 DiPiro JT, Talbert RL, Yee GC, Matzke GR, Wells BG, Posey L, eds. *Pharmacotherapy: A Pathophysiological Approach*. 10th ed. New York, NY: McGraw-Hill; 2017。

表 33-8　非甾体抗炎药的剂量方案

药品	推荐的抗炎每日总剂量		
	成人	儿童	剂量方案
阿司匹林	2.6 ～ 5.2g	60 ～ 100mg/kg	每日 4 次
塞来昔布	200 ～ 400mg	—	每日 1 ～ 2 次
双氯芬酸	150 ～ 200mg	—	每日 3 ～ 4 次，缓释剂型每日 2 次
二氟尼柳	0.5 ～ 1.5g	—	每日 2 次
依托度酸	0.2 ～ 1.2g（最大剂量 20mg/kg）	—	每日 2 ～ 4 次
非诺洛芬	0.9 ～ 3.0g	—	每日 4 次
氟比洛芬	200 ～ 300mg	—	每日 2 ～ 4 次
布洛芬	1.2 ～ 3.2g	20 ～ 40mg/kg	每日 3 ～ 4 次
吲哚美辛	50 ～ 200mg	2 ～ 4mg/kg （最大剂量 200mg）	每日 2 ～ 4 次，缓释剂型每日 1 次
甲氯芬那酸	200 ～ 400mg	—	每日 3 ～ 4 次
美洛昔康	7.5 ～ 15mg	—	每日 1 次
萘丁美酮	1 ～ 2g	—	每日 1 ～ 2 次
萘普生	0.5 ～ 1.0g	10mg/kg	每日 2 次，缓释剂型每日 1 次
萘普生钠	0.55 ～ 1.1g	—	每日 2 次
非乙酰水杨酸 （Nonacetylated salicylates）	1.2 ～ 4.8g	—	每日 2 ～ 6 次
奥沙普秦	0.6 ～ 1.8g（最大剂量 26mg/kg）	—	每日 1 ～ 3 次
吡罗昔康	10 ～ 20mg	—	每日 1 次

续表

药品	推荐的抗炎每日总剂量		
	成人	儿童	剂量方案
舒林酸	300 ～ 400mg	—	每日 2 次
托美丁	0.6 ～ 1.8g	15 ～ 30mg/kg	每日 2 ～ 4 次

来源：经许可，转载自 DiPiro JT, Talbert RL, Yee GC, Matzke GR, Wells BG, Posey L, eds. *Pharmacotherapy: A Pathophysiological Approach*. 10th ed. New York, NY: McGraw-Hill; 2017。

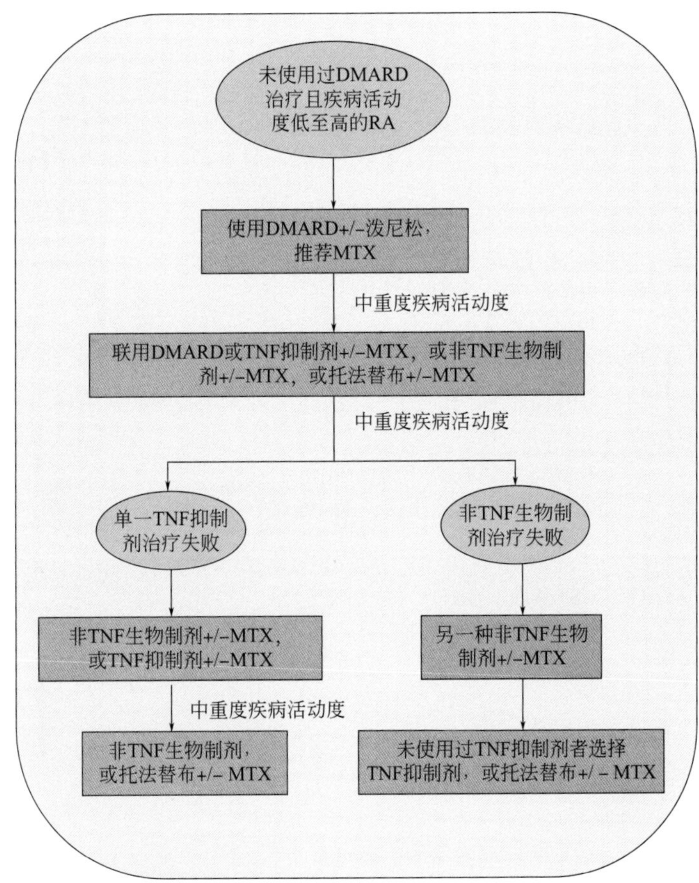

图 33-6 疾病活动度由低至高的早期（＜ 6 个月）或已确诊（≥ 6 个月）类风湿关节炎的治疗路径

缩写：DMARD = 改善病情的抗风湿药；MTX= 甲氨蝶呤；TNF = 肿瘤坏死因子。

来源：经许可，转载自 DiPiro JT, Talbert RL, Yee GC, Matzke GR, Wells BG, Posey L, eds. *Pharmacotherapy: A Pathophysiologic Approach*. 10th ed. New York, NY: McGraw-Hill Medical Education; 2017

表 33-9 类风湿关节炎治疗药物的临床监测

药物	药物不良反应	初始用药需监测	维持期间需监测	需了解的症状[1]
NSAID 和水杨酸类	胃肠道溃疡和出血、肾损害	开始治疗后 1 ～ 2 个月内，每 2 ～ 4 周需监测 Scr 或 BUN、CBC；水杨酸类：治疗剂量下无反应时需监测血水杨酸水平	监测项目同初始用药，此外每 6 ～ 12 个月测 1 次便常规	血便、黑便、消化不良、恶心 / 呕吐、虚弱、头晕、腹痛、水肿、体重增加、气促
皮质类固醇	高血压、高血糖和骨质疏松[2]	每 3 ～ 6 个月监测 1 次血糖、血压	监测项目同初始用药	如条件允许监测血压，多尿、多饮、水肿、气促、视力改变、体重增加、头痛、骨折或骨痛
金制剂（肌内注射或口服）	骨髓抑制、蛋白尿、皮疹、口腔炎	基线和达稳态后：在注射前监测 UA、CBC（包括 PLT）	监测项目同初始用药，每隔一次剂量	骨髓抑制症状、水肿、皮疹、口腔溃疡、腹泻
羟氯喹	黄斑损伤、皮疹、腹泻	基线时行彩色眼底照相和自动中心视野分析	每 9 ～ 12 个月行眼底镜检查，每 2 周在家行 Amsler 方格表自检	视觉变化包括夜间或周边视力下降、皮疹、腹泻

续表

药物	药物不良反应	初始用药需监测	维持期间需监测	需了解的症状[1]
甲氨蝶呤	骨髓抑制、肝纤维化、肝硬化、肺浸润或纤维化、口腔炎、皮疹	基线时监测 AST、ALT、碱性磷酸酶、Alb、总胆红素、乙型和丙型肝炎试验、CBC（包括 PLT）、Scr	每 1 ～ 2 月监测 1 次 CBC（包括 PLT）、AST、Alb	骨髓抑制症状、气促、恶心 / 呕吐、淋巴结肿胀、咳嗽、口疮、腹泻、黄疸
来氟米特	肝炎、肠胃不适、脱发	基线时监测 ALT、CBC（包括 PLT）	初始用药每月监测 CBC（包括 PLT）和 ALT，之后每 6 ～ 8 周进行 1 次监测	恶心 / 呕吐、胃炎、腹泻、脱发、黄疸
青霉胺	骨髓抑制、蛋白尿、口腔炎、皮疹、吞咽困难	基线时监测 UA、CBC（包括 PLT），之后每周监测至 1 个月	监测项目同初始用药，每 1 ～ 2 个月监测 1 次，若剂量调整则每 2 周监测 1 次	骨髓抑制症状、水肿、皮疹、腹泻、味觉改变、口腔溃疡
环磷酰胺	脱发、不孕症、肠胃不适、出血性膀胱炎、骨髓抑制、肾毒性、心脏毒性	每周监测 UA、CBC（包括 PLT），至 1 个月	监测项目同初始用药，每 2 ～ 4 周监测 1 次	恶心 / 呕吐、胃炎、腹泻、脱发、排尿困难、胸痛、皮疹、呼吸困难
环孢素	肝毒性、肾毒性、高血压、头痛、恶性肿瘤、感染、肠胃不适	每周监测 Scr 和血压	监测项目同初始用药	恶心 / 呕吐、腹泻、感染症状、血压升高症状
柳氮磺吡啶	骨髓抑制、皮疹	基线时监测 CBC（包括 PLT），之后每周监测 1 次，持续 1 个月	监测项目同初始用药，每 1 ～ 2 个月监测 1 次	骨髓抑制症状、光敏、皮疹、恶心 / 呕吐
托珠单抗	局部注射部位反应、感染	AST/ALT、CBC（包括 PLT）、血脂	每 4 ～ 8 周监测 AST/ALT、CBC（包括 PLT）和血脂	感染症状
阿那白滞素	局部注射部位反应、感染	中性粒细胞计数	开始服药头 3 个月，每月监测中性粒细胞计数，之后每季度监测 1 次，持续 1 年	感染症状
依那西普、阿达木单抗、戈利木单抗、赛妥珠单抗	局部注射部位反应、感染	结核菌素皮肤试验、丙型肝炎筛查	无	感染症状
英夫利昔单抗、利妥昔单抗、阿巴西普	免疫反应、感染	结核菌素皮肤试验、丙型肝炎筛查	无	输液后反应、感染症状
托法替布	感染、恶性肿瘤、胃肠道穿孔、上呼吸道感染、头痛、腹泻、鼻咽炎	结核菌素皮肤试验、丙型肝炎筛查、中性粒细胞计数、淋巴细胞、血红蛋白、AST/ALT	开始治疗后 4 ～ 8 周监测中性粒细胞、血红蛋白、FLP，之后每 3 个月监测淋巴细胞、中性粒细胞和血红蛋白	感染或骨髓抑制症状、气促、便血、黑便、消化不良

① 免疫功能改变会增加感染风险，这点在服用硫唑嘌呤、甲氨蝶呤、皮质类固醇和其他有免疫抑制作用药物的患者中尤其应考虑。

② 骨质疏松通常不会在早期治疗中表现出来，但是所有的患者都应该采取适当的措施来防止骨质流失。

缩写：Alb= 白蛋白；ALT= 丙氨酸氨基转移酶；AST= 天冬氨酸氨基转移酶；BUN= 血尿素氮；CBC= 全血细胞计数；FLP= 空腹血脂测定表；PLT= 血小板；Scr= 血肌酐；UA= 尿常规。

来源：经许可，转载自 Dipiro JT, Talbert RL, Yee GC, Matzke GR, Wells BG, Posey LM. *Pharmacotherapy: A Pathophysiological Approach*. 10th ed. New York, NY: McGraw Hill; 2017。

表 33-10 被认为对治疗类风湿关节炎可能有效的草药

草药产品	推荐剂量	有效性[1]	费用[2]
琉璃苣籽油	每日口服 1 ～ 3g 玻璃苣中的 γ- 亚麻酸	可能有效	$$$

续表

草药产品	推荐剂量	有效性①	费用②
猫爪藤（*Uncaria guianensis*）	胶囊中含 20mg 毛钩藤（krallendorn），其中有五环羟吲哚生物碱 14.7mg/g，不含四环羟吲哚生物碱。口服，1 粒胶囊，每日 3 次	可能有效	$$
鱼油	每日口服 10g	可能有效	$$
乳酸菌：干酪乳杆菌 01 株	干酪乳杆菌（01 株）1 亿菌落形成单位（cfu），每日口服 1 次	可能有效	$$$
雷公藤（又名雷神藤）	每日口服 180 ～ 570mg 雷公藤的乙酸乙酯提取物	可能有效	$$$

① 证据等级：很可能有效（likely effective）——该产品有非常高水平的可靠临床证据支持其用于特定适应证。分级为“很可能有效”的产品通常被认为适合推荐。可能有效（possibly effective）——该产品有一些临床证据支持其用于特定适应证；但是，证据受数量、质量或相互矛盾的结果的限制。分级为“可能有效”的产品可能是有益的，但没有足够的高质量证据可以推荐给大多数人。证据不足（insufficient evidence）——没有足够的、可靠的科学证据来提供有效性评级。

② 费用：按推荐剂量，$ = 每月花费 10 美元或更少，$$ = 每月花费 11 ～ 20 美元，$$$ = 每月花费 21 ～ 50 美元，$$$$= 每月花费 50 美元以上。

来源：参考文献 [12] 和 [13]。

立即转诊及医疗照护	• 药物治疗的毒性反应(见表33–9) • RA的关节外表现，如小血管炎、周围神经病变、持续眼干痒 • 目前RA治疗方案的依从性问题 • 目前治疗方案未控制的剧烈疼痛 • 目前正在服用免疫抑制剂的患者的感染迹象
常规：稍后通知医疗服务提供者	• 间歇性关节肿胀或红肿 • 目前RA治疗方案的非紧急不良反应

图 33-7　类风湿关节炎管理的转诊策略

核心要素 5——文档记录和随访

清晰简洁地记录药物治疗相关问题（MRP）并给出用药建议，是 MTM 咨询的关键组成部分。表 33-11 提供了 RA 患者潜在 MRP 的示例。图 33-8 提供了针对各种药物治疗相关问题的交流和建议示例。可通过传真、电话、书面通信或其他保密电子通信方式来提供建议。这些示例仅用于示范目的。与医疗服务提供者的实际沟通应根据建议的类型、患者的具体情况以及与医疗服务提供者的关系，做个性化调整。

随访

患有 RA 的患者应经常随访，评估疾病控制和进展、疼痛控制、副作用、活动水平和心理健康状况。必须要坚持适宜的药物治疗方案，以控制日常症状和延迟或防止不可逆的关节损伤。MTM 药师应建议类风湿关节炎患者在两次随访期间，记录所有相关症状和 / 或治疗不良反应。这有助于提高随访的质量，并有助于针对 RA 情况推荐适宜的干预措施。

表 33-11　类风湿关节炎患者的药物治疗相关问题

药物治疗相关问题分类	药物治疗相关问题示例
不依从性	• 由于未坚持生活方式的改变（如拒绝参加物理治疗）而导致 RA 症状控制欠佳 • 因为患者漏服 DMARD 或生物制剂而导致 RA 的控制欠佳 • 患者因费用问题而不服药
不必要的药物治疗	• 重复用药（如 2 种 NSAID）
需要额外的药物治疗	• 英夫利昔单抗未联合甲氨蝶呤 • 甲氨蝶呤治疗未补充叶酸
无效的药物治疗	• 使用 NSAID 未控制住疼痛 • DMARD 治疗期间 RA 复发
剂量过低	• 低剂量的抗风湿药免疫抑制效果欠佳
剂量过高	• 为控制 RA 相关疼痛而使用 NSAID 却引起胃肠道出血
药物不良事件	• 生物制剂（如阿巴西普、阿那白滞素、托珠单抗或英夫利昔单抗）的输液反应（流感样症状、乏力） • 使用生物制剂而导致的感染

情景：3 周前，患者收到处方 Enbrel（依那西普），但保险公司因需要事先授权而拒绝该处方。患者决定先不纠结事先授权的麻烦，而增加萘普生的用量，因为萘普生似乎可以帮助缓解关节疼痛。 **MRP：**不依从性。
评估： 患者因未控制的类风湿关节炎，近期被开具了依那西普。患者尝试取药，但被告知需要事先授权。患者目前使用超过推荐剂量的非处方药萘普生来控制关节疼痛。 **计划：** • 填写事先授权申请表。请签名并传真至指定号码。 • 在患者收到药物后，立即对其进行随访，指导其正确使用 SureClick 笔。
情景：甲氨蝶呤继发口腔炎。 **MRP：**药物不良反应。
评估： 患者目前口服甲氨蝶呤 2.5mg/ 片，6 片，每周口服 1 次。患者没有服用叶酸，而叶酸被证实可有效防止使用甲氨蝶呤产生的副作用，如口腔炎。 **计划：** 如有必要，请考虑在甲氨蝶呤每周服用后的次日早晨服用 5mg 叶酸。
情景：重复治疗：患者同时服用 2 种 NSAID。 **MRP：**不必要的药物治疗。
评估： 患者近期被风湿科医生处方了西乐葆（塞来昔布）200mg，每天 1 粒。患者同时还在服用社区医院开的莫比克（美洛昔康）15mg，每日 1 片。患者感觉美洛昔康对 RA 症状无效。同时使用 2 种 NSAIDs 使患者有胃肠道和其他不良反应的风险。 **计划：** 因患者感觉无效，考虑停用美洛昔康。

图 33-8　MTM 药师就类风湿关节炎进行沟通的示例

质量评估

许多 MTM 服务支付方都有义务为其受益人即患者提供高质量的护理。这些支付方，通常是医保计划，由 CMS 中心根据 5 星评级系统（1 星代表低质量，5 星代表最高质量标准）进行“评级”。医保计划评估涉及多个类别，从对特定的疾病状态的考量到对客户服务的考量。MTM 药师有机会确保药物安全有效地使用，并可促进许多健康状况的管理。因此，支付方认为 MTM 是解决药物使用和疾病管理的一项有价值的服务，有可能提高评级。例如，对于类风湿关节炎，Medicare Advantage 计划的一个质量衡量指标是评估类风湿关节炎患者在过去一年接受过至少一种 DMARD 处方的百分比 [14]。对于达到 5 星评级的计划，至少 82% 的 RA 患者必须在过去一年接受 DMARD（≥ 76% ～＜ 82% 评级为 4 星）。

参考文献

1. CDC: Centers for Disease Control and Prevention [Internet]. Atlanta (GA). Arthritis types: rheumatoid arthritis. [updated 2017 March 13]. Available at https://www.cdc.gov/arthritis/basics/rheumatoid-arthritis.html. Accessed May 2, 2017.
2. Wahl K, Schuna AA. Rheumatoid arthritis. In: Dipiro JT, Talbert RL, Yee GC, Matzke GR, Wells BG, Posey LM. *Pharmacotherapy: A Pathophysiological Approach.* 10th ed. New York: McGraw Hill; 2017. Available at http://accesspharmacy.mhmedical.com/content.aspx?bookid=1861§ionid=133893255. Accessed May 2, 2017.
3. Hunter T, Boytsov N, Zhang X, et al. Prevalence of rheumatoid arthritis in the United States adult population in healthcare claims databases, 2004-2014. *Rheumatol Int.* 2017;37(9):1551-1557. Accessed May 2, 2017.
4. Gelber AC, Levine SM, Rosen A. Inflammatory rheumatic diseases. In: Gelber AC, Levine SM, Rosen A, eds. *Pathophysiology of Disease: An Introduction to Clinical Medicine.* 7th ed. New York: McGraw-Hill; 2014. Available at http://accesspharmacy.mhmedical.com.lp.hscl.ufl.edu/content.aspx?bookid=961§ionid=53555705. Accessed May 3, 2017.
5. Jilani AA, Mackworth-Young CG. The role of citrullinated protein antibodies in predicting erosive disease in rheumatoid arthritis: a systematic literature review and meta-analysis. *Inter J Rheumatol.* 2015. http://dx.doi.org/10.1155/2015/728610.
6. Debaugnies F, Servais G, Badot V, et al. Anti-cyclic citrullinated peptide antibodies: a comparison of different assays for the diagnosis of rheumatoid arthritis. *Scand J Rheumatol.* 2013;42:108-114.
7. Aletaha D, Neogi T, Silman AJ, et al. 2010 Rheumatoid Arthritis Classification Criteria. An American College of Rheumatology/European League Against Rheumatism Collaborative Initiative. *Arthritis Rheum.* 2010;62(9):2569-2581.
8. Singh JA, Saag KG, Bridges SL, et al. 2015 American College of Rheumatology Guideline for the Treatment of Rheumatoid Arthritis. *Arthritis Rheum.* 2016;68(1):1-26.
9. Smolen JS, Ladewe R, Bijisma J, et al. EULAR recommendations for the management of rheumatoid arthritis with synthetic and biological disease-modifying antirheumatic drugs: 2016 update. *Ann Rheum Dis.* 2017;76(6):960-977.
10. Rantalaiho V, Kautiainen H, Jarvenpaa S, et al. Failure in long-term treatment is rare in actively treated patients with rheumatoid arthritis, but may be predicted by high health assessment score at baseline and by residual disease activity at 3 and 6 months: the 5-year follow-up results of the randomized clinical NEO-RACo Trial. *J Rheumatol.* 2014;41(12):2379-2385.
11. Medicare Part D Medication Therapy Management program standardization format. Available at https://www.cms.gov/medicare/prescription-drug-coverage/prescriptiondrugcovcontra/downloads/mtm-program-standardized-format-english-and-spanish-instructions-samples-v032712.pdf. Accessed May 2, 2017.
12. Natural Medicines [database online]. Somerville, MA: Therapeutic Research Center; 2017. Available at https://naturalmedicines.therapeuticresearch.com/. Accessed May 3, 2017.
13. Herbal Supplements Monthly Cost Estimates. Available at: http://www.vitacost.com/. Accessed May 3, 2017.
14. CMS. *2017 Part C and D Star Ratings Measures.* Available at https://www.cms.gov/Medicare/Prescription-Drug-Coverage/PrescriptionDrugCovGenIn/Downloads/2017-Measure-List.pdf. Accessed May 12, 2017.

复习题

1. RA 最常见于哪个年龄段?
   a. 20 ～ 30 岁
   b. 30 ～ 40 岁
   c. 40 ～ 50 岁
   d. 50 ～ 60 岁
2. 用来帮助确诊和预测类风湿关节炎严重程度的最特异的血清学标记是什么？
   a. 类风湿因子阳性
   b. 红细胞沉降率升高
   c. C 反应蛋白升高
   d. 抗 CCP 抗体
3. 不同于骨关节炎，类风湿关节炎特异性的治疗目标是什么?
   a. 预防疾病进展
   b. 临床缓解
   c. 保留关节功能
   d. 提高整体生活质量
4. “类风湿关节炎的症状可能比正常情况更严重的一段时间”的通俗解释，是指以下哪个术语?
   a. 缓解
   b. 炎症
   c. 发作
   d. 不良事件
5. 类风湿关节炎患者的用药行动计划（MAP）的重要组成部分是什么？
   a. 只针对患者的几个重要的行动计划
   b. 使用专业语言，以确保复诊医生对这个计划感到舒服
   c. 本次面谈为患者的每个疾病状态创建一个 MAP，以确保完整性
   d. 将两个药物治疗相关问题结合起来以来缩短列表
6. 类风湿关节炎的哪种情况需要转诊医生？
   a. 正在服用甲氨蝶呤的患者报告有轻度关节肿胀和中度疲劳
   b. 正在服用依那西普的患者报告有流涕，但否认发热
   c. 正在服用甲氨蝶呤的患者报告她接触过目前患有带状疱疹的人
   d. 正在服用依那西普的患者报告发热、不适、恶心和排尿疼痛
7. 患者女性，68 岁，诊断为类风湿关节炎 2 年。她的初级保健医生一直在管理她的疾病，她申请参加了 MTM。在随访期间，她说她的关节疼痛“非常严重”，她的手关节已经肿胀几个月了。医生最近用大剂量泼尼松治疗，但她说停用糖皮质激素后不久症状又复发了。她目前的类风湿关节炎治疗药物包括：甲氨蝶呤 2.5mg 4 片，每周口服；叶酸 1mg 1 片，每天口服；对乙酰氨基酚 325mg 2 片，每天 3 次口服。她今天的疼痛评分是 8/10，大多数日子的平均疼痛评分是 7 ～ 8/10。哪个药物治疗相关问题与使用甲氨蝶呤有关？
   a. 药物不良事件
   b. 剂量过低
   c. 剂量过高
   d. 用药错误
8. 下列哪个非生物 DMARD 可导致肝硬化?
   a. 羟氯喹
   b. 米诺环素
   c. 甲氨蝶呤
   d. 柳氮磺吡啶
9. 下列哪个生物 DMARD 有口服剂型?
   a. 托法替布
   b. 托珠单抗
   c. 戈利木单抗
   d. 利妥昔单抗
10. 下列哪个生物 DMARD 治疗 RA 时的用法是每 2 周皮下注射一次?
    a. 阿那白滞素
    b. 阿达木单抗
    c. 依那西普
    d. 戈利木单抗

答案

1. c	2. d	3. b
4. c	5. a	6. d
7. b	8. c	9. a
10. b		

刘容吉　译
张　波　校
朱　珠　审

第 34 章

精神分裂症 MTM 资料集

Charles F. Caley, PharmD, BCPP

关键点

- 精神分裂症临床评估内容包括阳性症状、阴性症状以及认知缺陷的严重程度。进行精神分裂症的药物治疗管理（MTM）药师，应该受过运用常见评分量表方面的相关培训。
- MTM 药师应该教育患者对精神药物治疗的预后保持理性的态度，也就是说，即使按照医嘱服药，精神分裂症患者也会偶尔出现令人沮丧的症状波动。
- 不依从性是精神分裂症患者常见的药物治疗相关问题。MTM 药师应与患者密切合作，警惕患者依从性不佳的情况，寻找一种既能够增加患者依从性又能将不良反应和药物成本降至最低的方案。
- 代谢综合征和锥体外系反应与抗精神病药物治疗的不良反应有关。MTM 药师应留意这些不良反应，进行恰当的治疗方案调整，使药物不良反应造成的影响最小。

精神分裂症简介

精神分裂症（schizophrenia）是由神经发育异常引起的终身脑部疾病，其患病率约为 1%[1,2]。美国精神病学会发布的《精神障碍诊断和统计手册，第 5 版》（DSM-5）中明确了精神分裂症的诊断标准[2]。目前，精神分裂症的诊断标准主要关注于长期存在的特定症状（如幻听、偏执、言语紊乱）所导致的严重功能损害。虽然许多医生认为其与大脑边缘系统中多巴胺的过度活跃有关，但精神分裂症的发病机制远不止于此。除了精神分裂症典型的阳性症状外，此病患者通常还伴有阴性症状（如动机缺乏、失语症）和认知缺陷（如注意力不集中、记忆力差、处理速度减慢、社会认知功能受损）。前额叶皮质多巴胺活动不足是造成上述两种症状的原因。精神分裂症的病因复杂且多样，患者常表现出不同的临床症状[1]。表 34-1 列出了这一疾病的症状分类。

表 34-1　精神分裂症的症状群

阳性症状	阴性症状	认知缺陷
疑心	情感淡漠	注意力受损
思维内容障碍（妄想）	失语	工作记忆受损
幻觉	快感缺乏	执行功能受损
概念混乱	低动力	

来源：经许可，转载自 DiPiro JT, Talbert RL, Yee GC, Matzke GR, Wells BG, Posey L, eds. *Pharmacotherapy: A Pathophysiologic Approach*. 10th ed. New York, NY: McGraw-Hill; 2017。

阳性症状的急性恶化会导致患者再次住院，一旦当患者开始稳定、有效的药物治疗后，阴性症状和认知缺陷则很可能会损害患者的自理能力及社交融合。

与精神分裂症相关的其他术语

- 精神病（psychosis）：通常用于指代幻觉、妄想、紊乱行为的术语。
- 药源性精神病（drug-induced psychosis）：由药物引起的精神病（见表 34-2）。
- 分裂情感障碍（schizoaffective disorder）：精神分裂症合并心境障碍，如重度抑郁症或双相情感障碍。
- 难治性精神分裂症（treatment refractory schizophrenia）：常规治疗无效的精神分裂症，抗精神病药单药治疗，足剂量足疗程后效果仍不佳的精神分裂症；必须使用氯氮平治疗的精神分裂症。

表 34-2　可能引发或加重精神病性症状的药物

- 抗胆碱药（如苯扎托品）
- 安非他酮
- 多巴胺受体激动剂（如左旋多巴、溴隐亭、罗匹尼罗）
- 药物滥用［即右美沙芬、苯环利定、氯胺酮、大麻 / 合成大麻、甲基安非他明、亚甲二氧甲基苯丙胺（MDMA）］
- 精神兴奋药（即哌甲酯、苯丙胺）
- 三唑仑
- 伐尼克兰

精神分裂症的并发症

精神分裂症患者存在发生其他精神疾病的风险，因此患有精神分裂症的患者并不能排除罹患其他精神疾病的可能。精神分裂症常见的精神疾病共病包括情绪障碍、焦虑障碍、睡眠障碍和药物滥用。因此，患者的精神科药物治疗可能包括抗精神病药、抗抑郁药、抗焦虑药、心境稳定剂和 / 或镇静催眠药的联合治疗。此外，与其他非精神疾病共病的情况非常常见，例如代谢综合征、糖尿病、阻塞性睡眠呼吸暂停、胃食管反流和心脏病，此时也需要进行相应的药物治疗。吸烟、不良的饮食习惯、缺乏运动和大量饮酒等可更改的危险因素，对精神分裂症患者诱发其他疾病的风险高。综上所述，精神分裂症门诊患者，确需经验丰富的 MTM 药师进行全面用药评估服务。

精神分裂症的治疗目标

与高血压或糖尿病不同，精神分裂症不能用检测临床常见数据型指标的方式来评估其严重程度。当精神分裂症的症状严重到一定程度时，患者的功能水平开始衰退。当症状持续控制不佳时，患者的社会功能可能出现恶化，甚至导致严重残疾，并因精神病急性发作而住院。因此，在临床实践过程中，精神分裂症的严重程度通常被划分为三个阶段：急性期（住院治疗）、亚急性期（日间持续治疗）或维持期（稳定门诊治疗）。

然而，精神科医生使用量表评定的方法来评估患者疾病严重程度，并以此作为评估精神分裂症症状严重程度的分级标准。目前使用最广泛的精神分裂症评定量表为阳性和阴性精神症状评定量表（Positive and Negative Syndrome Scale，PANSS）[6]。此量表共有 30 项条目，每个条目的评分在 1（无症状）和 7（极重度）之间。它评估了精神分裂症的 7 个阳性症状、7 个阴性症状和 16 个一般精神病性症状的严重程度。进行量表评分大约需要 45min，需要有充足的信息资料，并需要医生充分了解该患者的病情。从数学上来讲，最高分可能为 210 分，但精神分裂症急性发作患者的典型得分在 90 ～ 120 分。由于抗精神病药物治疗的疗效是根据该量表评分的下降百分比来评估的，因此有关该评定量表的细节讨论至关重要。对于抗精神病药物的疗效评价，PANSS 总分下降 20% 为最低要求。对于多数患者来说，这样的治疗结局并不难达到。一些患者的评分甚至会降低更多（30% ～ 40%），极少数患者会降低 40% 以上。抗精神病药物治疗结果也包括心理社会功能方面的改善程度。最后，对于曾使用至少 2 种抗精神病药物充分治疗后仍无效的患者，可考虑改用氯氮平治疗。

不幸的是，考虑到临床治疗中所需要的时间，使用完整版本的量表进行评定是不现实的。因此，可使用抗精神病药物疗效观察的简明临床评定量表（表 34-3）[7] 来替代完整 PANSS 评分量表，其主要评价 4 个阳性症状指标和 4 个阴性症状指标的严重程度。此外，使用认知量表可以简要评估患者认知缺陷的严重程度 [8]。当量表评定者充分了解该精神分裂症患者的疾病情况，同时获得了患者家属、支持网络以及精神卫生保健提供者提供的额外信息时，使用评定量表评估该患者症状的严重程度能够达到最佳效果。

在未进行量表评分之前就进行常规治疗时，医生需要识别：①患者有或曾有精神分裂症的靶症状；②靶症状的持续性；③靶症状对患者的困扰程度；④靶症状对日常社会功能的影响程度。

表 34-3　抗精神病药物治疗精神分裂症疗效观察的简明临床评定量表

4 项阳性症状评定量表（PSRS）								
使用每个项目的对应分数评定患者								
1. 猜疑	NA	1	2	3	4	5	6	7
2. 不寻常的思维内容	NA	1	2	3	4	5	6	7
3. 幻觉	NA	1	2	3	4	5	6	7
4. 概念紊乱	NA	1	2	3	4	5	6	7
每个项目的评分范围为 1（不存在）至 7（极重度）								评分：
简明阴性症状评估（BNSA）								
使用每个项目的对应分数评定患者								
1. 反应时间延长	1	2	3	4	5	6		
2. 情感：面部表情呆滞，空白，无表情面容	1	2	3	4	5	6		
3. 社交动力降低	1	2	3	4	5	6		
4. 仪容整洁和卫生不佳	1	2	3	4	5	6		
每个项目的评分范围为 1（正常）至 6（重度）					评分：			

注：为了提高评价结果的一致性，每次使用量表时，应使用给药手册中的结构化调查方式。PSRS 和 BNSA 的完整手册可从得克萨斯州卫生服务部网站上的得克萨斯州精神分裂症药物算法项目程序手册附录中获取，网址为 http://www.dshs.state.tx.us/mhprograms。

缩写：NA = 无法评估。

来源：经许可，转载自 DiPiro JT, Talbert RL, Yee GC, Matzke GR, Wells BG, Posey L. eds. *Pharmacotherapy: A Pathophysiologic Approach*. New York, NY: McGraw-Hill; 2017。

核心要素 1——精神分裂症患者的全面用药评估

表 34-4 给出了对精神分裂症患者进行用药评估时建议使用的问题列表。问题的数量和类型取决于以下几个因素：与患者沟通的时长、MTM 药师对精神分裂症患者的工作经验、当前药物治疗相关问题（MRP）的数量、MRP 的紧迫性以及患者提供信息的准确性与可靠性等。在时间有限或存在多个用药问题的复杂情况下，MTM 药师可以有针对性地选择患者急需解决的问题（参见表 34-4 中的“预防 / 评估医疗紧急情况应问的问题”）。MTM 药师应记住在面谈中使用通俗易懂的语言（图 34-1），并准备好解答患者可能提出的关于精神分裂症的问题（表 34-5）。

核心要素 2——个人用药清单

图 34-2 是精神分裂症患者的个人用药清单（PML）示例[10]。该示例仅代表抗精神病药物和相关药物，应添加其他疾病相关的药物并相应列出。创建 PML 时，应使用简洁易懂的语言。

核心要素 3——用药行动计划

图 34-3 是精神分裂症患者的用药行动计划（MAP）示例[10]。本示例仅为精神分裂症患者代表性的行动计划。需将其他疾病状态或其他 MRP 的 MAP 添加至表格中，并单独列出。一般而言，只应列出几个最重要的行动计划，以免患者不知所措。患者其他方面的自我管理可在后期的访视过程中解决。创建 MAP 时，应使用简洁易懂的语言。

核心要素 4——干预和 / 或转诊

精神分裂症的治疗方案主要是药物治疗（包括非典型或典型抗精神病药物），同样还应包括心理治疗。表 34-6 提供了心理干预的概述。此外，患者治疗的重要因素是进行常规的精神卫生保健治疗，并建立由家人、朋友、同事和例如国家精神疾病联盟（National Alliance on Mental Illness，www.nami.org）类似的倡导者组成的支持网络。应根据患者的特征，例如年龄、抗精神病药物治疗史、合并用药、依从性和共病等，选择合适的抗精神病药物。应鼓励患者认识到，抗精神病药物治疗可能无法控制其所有症状，当患者接受稳定的抗精神病药物治疗后，某些症状还会持续存在。患者对于这些症状的认知，可以最大限度地减少这些残留症状造成的痛苦。

表 34-4 对精神分裂症患者进行用药评估时建议问的问题

建议询问精神分裂症患者的问题
• 您首次被诊断为精神分裂症是什么时候？您因精神分裂症发作而住院的次数是多少？您还有哪些其他精神疾病？ • 您的家庭成员是否有精神方面的疾病？ • 您的家庭成员有哪些疾病？是否有高血压、心脏病或糖尿病病史？ •（对于有生育能力的女性患者）您是否有生育计划？您目前是否正在服用您认为绝对需要服用的用以控制症状的药物？ • 在精神分裂症症状控制不佳的情况下，您对可能造成的风险有了解吗？ • 哪些症状最令您困扰？是否有任何导致您感觉不安全的症状？（如果是，请患者描述。） • 您使用哪些治疗精神分裂症的药物？如何 / 何时服用？当您正在接受您认为有效的治疗时，请描述您的症状和对生活的影响情况。 • 您多久漏服一次抗精神病药物？ • 您过去还使用过哪些药物来治疗精神分裂症？ • 您是否接受过抗精神病药物的长效针剂治疗？如果情况允许的话，您是否愿意接受长效针剂治疗？ • 您是否曾在未告知医生的情况下停用过任何处方药？如果是，为什么？ • 您使用哪些非处方药或草药？ • 您曾尝试过哪些其他治疗方法（例如，改变生活方式）？ • 您是否吸烟？（如果是，数量是多少？）您是否饮用含咖啡因的饮料或能量饮料？（如果是，数量是多少？）您是否饮酒？（如果是，数量是多少？如果是，您是否曾经因喝酒而漏服抗精神病药物？）您是否使用毒品？（如果是，服用的毒品是什么？剂量是多少？如果是，您是否曾经因吸毒而漏服抗精神病药物？） • 您遵循什么运动方案？
预防 / 评估医疗紧急情况应问的问题
• 危机应对：当症状未得到控制时，您的症状有哪些预警信号？您的行动计划又是什么？（可能有助于患者在末次住院前明确其症状类型。） • 您是否曾感觉自己不安全？您想过伤害自己吗？描述一下您的感受。 • 您是否曾感到焦虑或抑郁？描述一下您的感受。 • 您是否曾有过无法入睡的情况？过去一周内，您的睡眠情况如何？

异常不自主运动量表（Abnormal Involuntary Movement Scale，AIMS）——用于检查“迟发性运动障碍”的问卷。
急性精神病发作——阳性症状恶化，如凭空闻声或偏执；这些症状通常会导致患者住院治疗。
足疗程抗精神病药物治疗——接受足疗程的药物治疗（大约 6 周）（表 34-7），以便药物能很好地发挥作用。
情感——以面部表情和身体表达来反映您的感觉。
静坐不能——感觉非常不安和内感不适，属于药物副作用。
失语——言语组织能力差；一种阴性症状。
矛盾观念——有矛盾、对立的想法；一种阴性症状。
动机缺乏——没有完成事情的动机；一种阴性症状。
抗胆碱能副作用——口干、便秘、排尿延迟、射精障碍、视物模糊、记忆困难、心率加快。
情感淡漠——缺乏兴趣或关注；一种阴性症状。
注意力——能够专注于某事的能力，尤其是同时在做其他事情时。
非典型抗精神病药物——用于治疗精神分裂症的主要药物类型，也称为第二代抗精神病药物。
幻听——凭空闻声；一种阳性症状。
BMI——体重指数；衡量体重与身高关系的指标。
BPRS——含有 18 项条目的问卷，称为简明精神病评定量表（Brief Psychiatric Rating Scale，BPRS）；通常在临床研究中用于评价精神分裂症症状的严重程度。
认知缺陷——执行以下一项或多项操作的能力下降：注意、集中注意力、处理信息、记忆、解决问题、组织和 / 或计划。
妄想——一种不真实的坚定信念；一种阳性症状。
思维紊乱——缺乏条理分明的思维。
多巴胺——人体产生的一种化学物质，对精神分裂症的阳性症状很重要。
运动障碍——不同寻常的非自主运动。
肌张力障碍——抗精神病药物治疗时产生的锥体外系副作用，表现为一组肌肉收缩，可能导致疼痛或功能损害；通常发生于治疗初期。
锥体外系——大脑中与运动控制有关的部分。
锥体外系副作用——抗精神病药物治疗中可能产生的 4 种副作用，包括静坐不能、肌张力障碍、帕金森综合征和迟发性运动障碍。
第一代抗精神病药物——在第二代抗精神病药物出现之前，用于治疗精神分裂症的一类抗精神病药物，如氟哌啶醇（Haldol®）、氯丙嗪（Thorazine®）。
情感平淡——面无表情，尤其是在讨论情感相关话题时。
谷氨酸——一种由机体产生的、与精神分裂症病因有关的化学物质。
夸大妄想——一种妄想，患者认为自己拥有非凡的财富、权力或影响。
幻觉——当周围没有任何东西时，因对周围环境出现错误的听觉或视觉刺激，而听到声音或“看到事物”。
记忆——思维的一部分，使人能够回忆以前学习过的信息。
代谢综合征——具有以下 3 项或以上症状：腰围增加、血压升高、血糖升高、血清甘油三酯水平升高和 / 或 HDL 胆固醇水平降低。
心境——持久的情绪状态。
阴性症状——失语、动机缺乏、情感淡漠、矛盾意向、退缩。
直立性低血压——体位变化导致的血压降低，例如，从坐位站起时或下床时出现的血压降低。
PANSS——含有 30 项条目的问卷，称为阳性和阴性精神症状评定量表（Positive and Negative Syndrome Scale，PANSS）；通常在临床研究中用于评价精神分裂症症状的严重程度。
多疑——患者因担心自己不安全而产生的妄想。
帕金森综合征——抗精神病药物治疗过程中产生的锥体外系副作用，可表现为以下一种或多种症状：震颤、驼背姿势、运动缓慢、行走时手臂摆动减少、面具脸。
阳性症状——幻觉、妄想、被控制感、思维松散。
精神病——思想、知觉和行为上的改变；“精神病”患者常见的临床症状包括偏执 / 多疑、凭空闻声、注意力涣散、主动避免社会接触。
难治性精神分裂症——经抗精神病药物充分治疗后，疗效仍不佳的精神分裂症。
残留症状——尽管已有很好的疗效，但抗精神病药物并不能完全控制精神分裂症症状；仍然有症状残留。
分裂情感障碍——同时诊断为精神分裂症和心境障碍（重度抑郁症或双相情感障碍）。
精神分裂症——影响人的思维、情绪、行为和动机，导致社会功能严重受损的脑部疾病。
第二代抗精神病药物——阻断神经化学物质 5- 羟色胺和多巴胺活性的一类抗精神病药物，也称为非典型抗精神病药物。
5- 羟色胺——由机体产生的化学物质，对精神分裂症的症状具有重要的影响。
躯体妄想——认为自己的身体不适或有病的妄想。
疑心——对某物或某人十分的谨慎且不信任，类似于多疑。
迟发性运动障碍——抗精神病药物引起的一种潜在锥体外系副作用，表现为不寻常、非自主的运动，通常累及口腔和面部肌肉；对这种不良反应的重要关注是，如果其持续存在，可能会不可逆。
典型抗精神病药物——通过阻断神经化学物质多巴胺活性而发挥作用的抗精神病药物，也称为第一代抗精神病药物。
退缩——不与他人社交，或者因为多疑而主动回避，或者因为动机缺乏而被动退缩。

图 34-1　精神分裂症相关术语的通俗解释

许多患者需要一种以上的抗精神病药物来控制他们的精神分裂症。表 34-7 总结了常见的抗精神病药物，精神分裂症的药物治疗路径见图 34-4。表 34-8 列出了抗精神病药物所引起的不良反应及其相对发生率的大小，表 34-9 列出了药物相互作用。诊断为精神分裂症（所有类型）和分裂情感性障碍的患者必须进行抗精神病药物治疗。抗精神病药也可用于治疗双相情感障碍（急性躁狂、抑郁）和伴有精神病性症状的重度抑郁。目前没有发现有疗效明确的草药可用于精神分裂症的治疗。表 34-10 列出了 MTM 药师在探索个体化抗精神病治疗时应考虑的因素。

表 34-5 精神分裂症患者可能会问的问题及解答

什么是精神病?
精神病是一个术语，通常指思维、行为和心境的异常。典型症状包括幻听（听到声音）、偏执或疑心，以及激越和易激惹。如果这些症状加重，或者有伤人或伤己的风险，则可能导致患者住院。
精神分裂症的病因是什么?
精神分裂症是涉及精神病性症状的一种脑部疾病。但精神分裂症还包括动机缺乏和被动社交退缩等阴性症状，以及包括记忆力和注意力障碍在内的思维变化。
哪些健康问题与精神分裂症有关?
精神分裂症患者也可能出现其他精神健康问题，如抑郁、焦虑或物质滥用。精神分裂症也可能与多种医学疾病相关，如代谢综合征、胃食管反流（胃灼热）或睡眠问题。
我如何知道自己是否患有精神分裂症?
当精神分裂症被首次诊断时，患者通常不相信他们患有这种疾病，或者他们很难接受这种诊断。患者通常需要时间来接受自己患有精神分裂症。精神分裂症是以难以解释的周围环境改变、思维紊乱、动机缺乏和幻听为特征的一种疾病。当这些症状加重时，患者就需要进行住院治疗。
为什么抗精神病药物如此重要?
抗精神病药物能够控制精神分裂症症状，使精神分裂症患者不会被这些症状分散注意力，并能够维持患者的日常基本功能。
如果感觉良好，我可以停用抗精神病药吗?
不可以。抗精神病药物并不能像抗生素治愈感染那样治愈精神分裂症。抗精神病药物可以控制症状，所以如果您在服用抗精神病药物时感觉良好，则意味着该药物治疗有效。
如果我停止服用抗精神病药，会发生什么?
会导致急性精神病发作。精神分裂症患者停用抗精神病药会导致症状复发，致使住院的风险增大。
我应该什么时候打电话给我的医生咨询精神分裂症?
如果您目前的症状对您造成了困扰，尤其是当您开始感觉不安全的时候，或者如果您认为自己目前服用的抗精神病药产生了副作用，请及时致电您的医生。
如果我对自己的抗精神病药物有疑问，应该怎么办?
在事先未告知医生的情况下，请勿停用抗精神病药物。请与您的医生和/或药师讨论，让他们了解您所遇到的任何问题，然后才能明确您所使用的抗精神病药物是否适合您。

个人用药清单 <*插入患者姓名，出生日期：月/日/年*>	
药品： 氟哌啶醇片 5mg	
我如何用它： 每日 3 次，每次 1 片（5mg）	
我为何用它： 控制精神分裂症的症状	**处方者：** Alias
我开始用它的日期： 10/9/2016	**我停止用它的日期：** <*留空给患者填写*>
我为何停止用它： <*留空给患者填写*>	
药品： 氯氮平片 100mg	
我如何用它： 每晚睡前服用 4 片（400mg）	
我为何用它： 控制精神分裂症的症状	**处方者：** Alias
我开始用它的日期： 1/6/2017	**我停止用它的日期：** <*留空给患者填写*>
我为何停止用它： <*留空给患者填写*>	
药品： 苯扎托品片 0.5mg	
我如何用它： 每日 2 次，每次 1 片（0.5mg）	
我为何用它： 治疗运动方面的不良反应	**处方者：** Alias
我开始用它的日期： 10/9/2016	**我停止用它的日期：** <*留空给患者填写*>
我为何停止用它： <*留空给患者填写*>	

图 34-2 抗精神病药物治疗的个人用药清单示例

制订日期：<*插入日期*>

我们谈论了什么：
与您讨论有多少天没有听到声音也没有怀疑别人了，有多少天出现了明显的幻听和疑心，且这些症状严重干扰了您的生活。即使您的症状不时发生变化，但仍需按医嘱服用<*非典型抗精神病药物*>，这很重要。如果您被精神病性症状干扰的时间有所增加，那么这可能意味着您需要增加<*非典型抗精神病药物*>的剂量。如果发生上述情况，请及时告知您的精神科医生。

我需要做什么：
我可以做以下事情来减轻病情影响：
- 请记住，疾病的症状可能会受到生活压力的影响。
- 请记住，即使我按照处方使用药物，我依然会存在精神病性症状，但这并不意味着药物不起作用。
- 使用我从精神科医生 / 治疗师那里学到的应对技能。
- 如果症状持续恶化，或者我担心自己的安全，应联系我的精神科医生。

我做过什么，什么时候做的：<*留空给患者填写*>

我们谈论了什么：
需要跟踪体重随时间的变化情况。

我需要做什么：
1. 每周至少在家测一次体重。
2. 在日志中记录体重和日期。
3. 门诊随访时，随身携带日志。

我做过什么，什么时候做的：<*留空给患者填写*>

图 34-3 精神分裂症患者的用药行动计划示例

表 34-6 精神分裂症的心理治疗方法

个人	群组	认知行为
支持性心理治疗 / 咨询 个体化治疗 社交技能治疗 职业庇护就业康复治疗	互动 / 社交	认知行为治疗 顺应性治疗

来源：参考文献 [3]、[5]、[11] 和 [12]。

表 34-7 常用的抗精神病药物及其剂量范围

通用名	商品名	起始剂量 /（mg/d）	常用剂量 /（mg/d）	备注
第一代抗精神病药物				
氯丙嗪	Thorazine	50 ～ 150	300 ～ 1000	第一代抗精神病药物中导致体重增加最多的药物
氟奋乃静	Prolixin	5	5 ～ 20	
氟哌啶醇	Haldol	2 ～ 5	2 ～ 20	首发患者脱落率更高
洛沙平	Loxitane	20	50 ～ 150	
吸入用洛沙平	Adasuve	10	10	最大剂量 10mg/24h 仅在快速眼动睡眠障碍中批准使用
奋乃静	Trilafon	4 ～ 24	16 ～ 64	
硫利达嗪	Mellaril	50 ～ 150	100 ～ 800	QTc 间期延长
替沃噻吨	Navane	4 ～ 10	4 ～ 50	
三氟拉嗪	Stelazine	2 ～ 5	5 ～ 40	
第二代抗精神病药物				
阿立哌唑	Abilify	5 ～ 15	15 ～ 30	
阿塞那平	Saphris	5	10 ～ 20	仅舌下给药，给药后 10min 内不得进食或饮水
布瑞哌唑	Rexulti	1	2 ～ 4	
卡立哌嗪	Vraylar	1.5	1.5 ～ 6	因半衰期较长，数周内也难达稳态
氯氮平	Clozaril	25	100 ～ 800	超过 600mg 之前应监测血药浓度

续表

通用名	商品名	起始剂量/（mg/d）	常用剂量/（mg/d）	备注
伊洛哌酮	Fanapt	1～2	6～24	CYP2D6 慢代谢型患者需特殊注意
鲁拉西酮	Latuda	20～40	40～120	与食物同服；≥ 350cal（≥ 1460J）
奥氮平	Zyprexa	5～10	10～20	因可导致体重增加，首发患者避免使用
帕利哌酮	Invega	3～6	3～12	与食物同服时生物利用度增加
喹硫平	Seroquel	50	300～800	
喹硫平缓释片	Seroquel XR	300	400～800	
利培酮	Risperdal	1～2	2～8	
齐拉西酮	Geodon	40	80～160	与食物同服，≥ 500cal（≥ 2100J）

注：在首发患者中，起始剂量和目标剂量一般应为常用剂量范围的 50%。

来源：经许可，转载自 DiPiro JT, Talbert RL, Yee GC, Matzke GR, Wells BG, Posey L, eds. *Pharmacotherapy: A Pathophysiologic Approach*. 10th ed. New York, NY: McGraw-Hill; 2017。

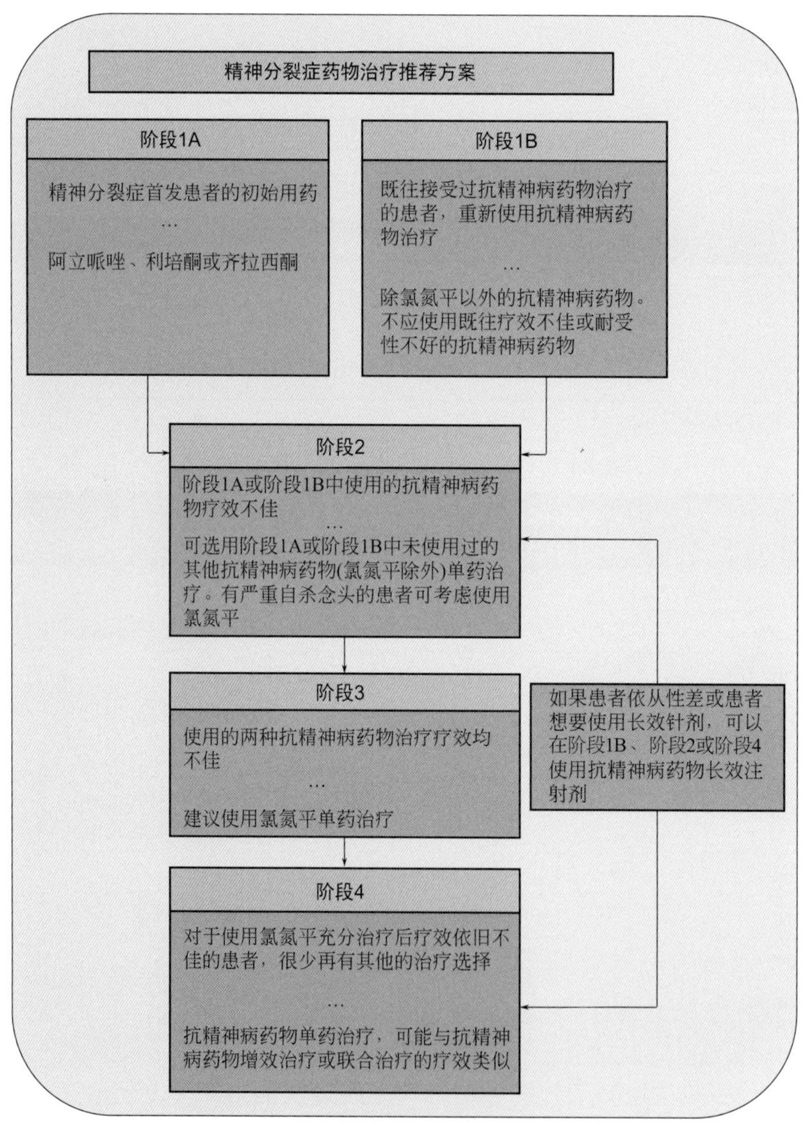

图 34-4　精神分裂症的药物治疗路径

注：精神分裂症的推荐药物治疗方案。应在多专业模式下治疗精神分裂症，该模式可解决患者的心理社会需求、必要的精神药物治疗、精神病合并其他疾病、治疗依从性和患者可能存在的任何医学问题。

来源：经许可，转载自 DiPiro JT, Talbert RL, Yee GC, Matzke GR, Wells BG, Posey L, eds. *Pharmacotherapy: A Pathophysiologic Approach*. 10th ed. New York, NY: McGraw-Hill; 2017

表 34-8 常用抗精神病药物的不良反应相对发生率①,②

药物	镇静	锥体外系副作用	抗胆碱能	直立性低血压	体重增加	催乳素
阿立哌唑	+	+	+	+	+	+
阿塞那平	+	++	±	++	+	+
布瑞哌唑	+	+	+	+	+	+
氯丙嗪	++++	+++	+++	++++	++	+++
氯氮平	++++	+	++++	++++	++++	+
氟奋乃静	+	++++	+	+	+	++++
氟哌啶醇	+	++++	+	+	+	++++
伊洛哌酮	+	±	++	+++	++	+
鲁拉西酮	+	+	+	+	±	±
奥氮平	++	++	++	++	++++	+
帕利哌酮	+	++	+	++	++	++++
奋乃静	++	++++	++	+	+	++++
喹硫平	++	+	+	++	++	+
利培酮	+	++	+	++	++	++++
硫利达嗪	++++	+++	++++	++++	+	+++
替沃噻吨	+	++++	+	+	+	++++
齐拉西酮	++	++	+	+	+	+

① 副作用的相对风险都是基于推荐治疗范围内的剂量进行评估的。

② 个体患者的风险取决于个体的特定因素。

注：不良反应发生的相对风险：±= 可忽略不计；+ = 低；+ + = 中等；+ + + = 中等偏高；+ + + + = 偏高。

来源：经许可，转载自 DiPiro JT, Talbert RL, Yee GC, Matzke GR, Wells BG, Posey L, eds. *Pharmacotherapy: A Pathophysiologic Approach*. 10th ed. New York, NY: McGraw-Hill; 2017。

表 34-9 抗精神病药物的常见潜在药物相互作用

相互作用机制	相互作用药物或其他物质的示例	临床效应
抗精神病药物的药效学相关相互作用		
阻断毒蕈碱受体	抗胆碱能药物 苯扎托品 苯海拉明 苯海索	抗胆碱能副作用↑（视物模糊、便秘、认知受损和尿潴留）
累加或协同镇静	镇静剂 苯二氮䓬类 与 AP 同服 苯海拉明 褪黑素和褪黑素激动剂 米氮平 曲唑酮 TCA 催眠药 阿片类 抗胆碱能药物 苯扎托品 苯海拉明 苯海索 米氮平	镇静作用↑ 嗜睡 认知受损 精神运动功能受损 事故风险↑
因不同适应证而使用 DA 拮抗剂，拮抗 DA 受体	甲氧氯普胺	EPS ↑

续表

相互作用机制	相互作用药物或其他物质的示例			临床效应
心血管相互作用				
QT 间期延长	阿米替林 氯米帕明 丙米嗪 西酞普兰 氟喹诺酮类抗生素	普鲁卡因胺 奎尼丁		ECG 变化和心律失常的风险↑
电解质改变	利尿药			ECG 变化和心律失常的风险↑
DA 神经元突触前 5-HT 受体的兴奋作用	SSRI 类药物			EPS ↑
抑制交感神经：阻滞 α- 受体，NE 释放↓	可乐定 甲基多巴 哌唑嗪 含 NO 的化合物			低血压↑
DA 受体结合↑	抗精神病药物			副作用↑，尤其是 EPS
抗精神病药物的药动学相关相互作用				
抗精神病药作为底物及其作用机制	**抑制剂或诱导剂**			**临床效应**
阿立哌唑、布瑞哌唑、卡立哌嗪和伊洛哌酮				
抑制 AP 代谢（CYP2D6、CYP3A4）	抗抑郁药 安非他酮 氯米帕明 多塞平 度洛西汀 氟西汀 氟伏沙明 帕罗西汀 舍曲林 HIV 蛋白酶抑制剂 茚地那韦 奈非那韦 利托那韦	抗感染药 环丙沙星 克拉霉素 红霉素 氟康唑 酮康唑 伊曲康唑 抗精神病药 阿塞那平 氯丙嗪 氟哌啶醇 奋乃静 硫利达嗪	其他 氯苯那敏 西咪替丁 可卡因 地尔硫䓬 苯海拉明 葡萄柚汁 羟嗪 美沙酮 奎尼丁 噻氯匹定 维拉帕米	AP 疗效↑ 副作用↑
诱导 AP 代谢	抗癫痫药 卡马西平 奥卡西平 苯巴比妥 苯妥英	抗感染药 利福平 其他 糖皮质激素 莫达非尼	草药 圣约翰草	AP 疗效↓
阿塞那平 在阿塞那平舌下给药 10 min 内进食或饮用液体将降低阿塞那平的生物利用度				
抑制 AP 代谢（CYP1A2）	抗抑郁药 氟伏沙明	抗感染药 环丙沙星 氟喹诺酮类	其他 胺碘酮 西咪替丁	AP 疗效↑ 副作用↑
诱导 AP 代谢	抗感染药 萘夫西林	其他 西蓝花 花茎甘蓝 烤肉 吸烟	其他 胰岛素 莫达非尼 奥美拉唑	AP 疗效↓

续表

<table>
<tr><th>相互作用机制</th><th colspan="3">相互作用药物或其他物质的示例</th><th>临床效应</th></tr>
<tr><td colspan="5">布瑞哌唑（见阿立哌唑）、氯氮平</td></tr>
<tr><td>抑制 AP 代谢（CYP3A4、CYP1A2、CYP2C19）</td><td>抗抑郁药
氟西汀
氟伏沙明
HIV 蛋白酶抑制剂
茚地那韦
奈非那韦
利托那韦
抗惊厥药
非尔氨酯
奥卡西平</td><td>抗感染药
环丙沙星
克拉霉素
红霉素
氟康唑
氟喹诺酮类
酮康唑
伊曲康唑
萘夫西林</td><td>其他
胺碘酮
地尔硫䓬
西咪替丁
葡萄柚汁
氟哌啶醇
莫达非尼
奥美拉唑
噻氯匹定
托吡酯
维拉帕米</td><td>AP 疗效↑
副作用↑</td></tr>
<tr><td>诱导 AP 代谢</td><td>抗癫痫药
卡马西平
苯巴比妥
苯妥英</td><td>抗感染药
利福平
其他
糖皮质激素
胰岛素
莫达非尼
奥美拉唑
吸烟</td><td>草药
圣约翰草</td><td>AP 疗效↓</td></tr>
<tr><td colspan="5">氟哌啶醇</td></tr>
<tr><td>抑制 AP 代谢（CYP2D6、CYP3A4、CYP1A2）</td><td>抗抑郁药
安非他酮
多塞平
度洛西汀
氟西汀
氟伏沙明
帕罗西汀
舍曲林
HIV 蛋白酶抑制剂
茚地那韦
奈非那韦
利托那韦
沙奎那韦</td><td>抗感染药
环丙沙星
克拉霉素
红霉素
氟康唑
氟喹诺酮类
酮康唑
伊曲康唑
抗精神病药
氯丙嗪
奋乃静</td><td>其他
胺碘酮
氯苯那敏
西咪替丁
地尔硫䓬
苯海拉明
葡萄柚汁
羟嗪
美沙酮
奎尼丁
维拉帕米</td><td>AP 疗效↑
副作用↑</td></tr>
<tr><td>诱导 AP 代谢</td><td>抗惊厥药
卡马西平
奥卡西平
苯巴比妥
苯妥英</td><td>抗感染药
萘夫西林
利福平
其他
西蓝花
花茎甘蓝
烤肉
糖皮质激素
胰岛素
莫达非尼
奥美拉唑
吸烟</td><td>草药
圣约翰草</td><td>AP 疗效↓</td></tr>
<tr><td colspan="5">伊洛哌酮（见阿立哌唑）</td></tr>
<tr><td colspan="5">奥氮平</td></tr>
<tr><td>抑制 AP 代谢（CYP3A4 和 CYP1A2）</td><td>抗抑郁药
氟西汀（去甲氟西汀）
氟伏沙明
HIV 蛋白酶抑制剂
茚地那韦
奈非那韦
利托那韦</td><td>抗感染药
环丙沙星
克拉霉素
红霉素
氟康唑
氟喹诺酮类
酮康唑
伊曲康唑</td><td>其他
胺碘酮
西咪替丁
地尔硫䓬
葡萄柚汁
维拉帕米</td><td>AP 疗效↑
副作用↑</td></tr>
</table>

续表

相互作用机制	相互作用药物或其他物质的示例			临床效应
诱导 AP 代谢	抗癫痫药 卡马西平 奥卡西平 苯巴比妥 苯妥英 HIV 非核苷类逆转录酶抑制剂 依发韦仑 奈韦拉平	抗感染药 萘夫西林 利福平 其他 西蓝花 花茎甘蓝 烤肉 糖皮质激素 胰岛素 莫达非尼 奥美拉唑 吸烟	草药 圣约翰草	AP 疗效↓
帕利哌酮 与食物同服时，帕利哌酮的生物利用度显著增加。尽管这可能会增加帕利哌酮包括不良反应在内的效应，但其临床意义尚不明确。只有强效 CYP3A4 诱导剂（如卡马西平、利福平、圣约翰草）可能会加快帕利哌酮的代谢并影响其给药剂量				
鲁拉西酮和喹硫平				
抑制 AP 代谢（CYP3A4）	抗抑郁药 氟西汀（去甲氟西汀） 氟伏沙明 奈法唑酮 HIV 蛋白酶抑制剂 茚地那韦 奈非那韦 利托那韦 沙奎那韦	抗感染药 环丙沙星 克拉霉素 红霉素 氟康唑 酮康唑 伊曲康唑	其他 胺碘酮 西咪替丁 地尔硫䓬 葡萄柚汁 维拉帕米	AP 疗效↑ 副作用↑
诱导 AP 代谢	抗癫痫药 卡马西平 奥卡西平 苯巴比妥 苯妥英 HIV 非核苷类逆转录酶抑制剂 依发韦仑 奈韦拉平	抗感染药 利福平 其他 糖皮质激素 莫达非尼	草药 圣约翰草	AP 疗效↓
无论食物中脂肪含量多少，当与至少 350cal（1460J）的食物同服时，鲁拉西酮的 AUC 和 C_{max} 增加 2 倍和 3 倍				
奋乃静和利培酮 注：利培酮通过 CYP2D6 代谢产生的代谢产物具有活性（帕利哌酮），利培酮与代谢物之间的药物相互作用的临床意义尚不清楚				
抑制 AP 代谢（CYP2D6）	抗抑郁药 安非他酮 氯米帕明 多塞平 度洛西汀 氟西汀 帕罗西汀 舍曲林 抗精神病药 氯丙嗪 氟哌啶醇（还原型氟哌啶醇） 奋乃静	其他 胺碘酮 西咪替丁 氯苯那敏 可卡因 苯海拉明 氟哌啶醇 羟嗪 美沙酮 奎尼丁		AP 疗效↑ 副作用↑
诱导 AP 代谢（通过 CYP3A34，利培酮的次要途径）	地塞米松 利福平			AP 疗效↓

续表

相互作用机制	相互作用药物或其他物质的示例	临床效应
齐拉西酮		
与食物同服时，齐拉西酮的生物利用度增加 2 倍。建议与食物同服		

缩写：AP = 抗精神病药物；AUC= 曲线下面积；C_{max}= 峰浓度；DA = 多巴胺；EPS = 锥体外系症状；5-HT=5- 羟色胺；NE= 去甲肾上腺素；SSRI = 选择性 5- 羟色胺再摄取抑制剂；TCA = 三环类抗抑郁药。

来源：经许可，转载自 DiPiro JT, Talbert RL, Yee GC, Matzke GR, Wells BG, Posey L. eds. *Pharmacotherapy: A Pathophysiologic Approach.* 10th ed. New York, NY: McGraw-Hill; 2017。

表 34-10 个体化抗精神病药物治疗的注意事项

并发症	首选药物
锥体外系症状（静坐不能、肌张力障碍、帕金森综合征）	喹硫平 氯氮平
胃食管反流病	选择对体重影响小且具有抗胆碱能作用的抗精神病药物，如阿立哌唑、鲁拉西酮、利培酮 / 帕利哌酮、齐拉西酮
反复攻击行为史	氯氮平
反复自杀病史	氯氮平
高泌乳素血症	阿立哌唑、氯氮平、喹硫平、齐拉西酮
代谢综合征 / 糖尿病 / 血脂异常	选择对体重影响小的抗精神病药物，如阿立哌唑、氟哌啶醇、鲁拉西酮、齐拉西酮
阻塞性睡眠呼吸暂停	选择镇静作用小且对体重影响小的抗精神病药物，如阿立哌唑、鲁拉西酮、利培酮 / 帕利哌酮、齐拉西酮
QT 间期延长	避免：氯氮平、伊洛哌酮、硫利达嗪 / 美索达嗪、齐拉西酮
物质滥用	氯氮平
迟发性运动障碍	喹硫平 氯氮平
依从性不佳	抗精神病药物长效针剂，如氟奋乃静、氟哌啶醇、阿立哌唑、奥氮平、利培酮 / 帕利哌酮

对抗精神病药物治疗反应良好、但难以坚持治疗、且愿意接受肌内注射的患者，可以选择抗精神病药物长效注射针剂。通常可以在分发这些药物的社区药房以及提供注射服务的区域精神卫生治疗机构来进行抗精神病药物长效注射针剂的治疗。

对于至少使用 2 种抗精神病药物治疗疗效均不佳的患者，可选择氯氮平治疗。氯氮平是美国引进的第一个第二代抗精神病药物（SGA），已证实其对难治性精神分裂症有效[13]。氯氮平还可用于有暴力史（包括自杀企图史）、药物滥用障碍和因锥体外系症状（EPS）而不能耐受其他抗精神病药物的患者。另外，氯氮平导致代谢综合征的发生率很高。氯氮平会导致粒细胞缺乏和中性粒细胞减少，因此使用氯氮平的过程必须定期监测血常规，同时持续评估以避免发生迟发性运动障碍。

抗精神病药物治疗的并发症

MTM 药师应了解抗精神病药物治疗过程中的不良反应（见表 34-9）。在长期使用抗精神病药物治疗的精神分裂症患者中，代谢综合征非常常见（CATIE 试验中基线患病率为 40.9%），一般认为 SGA 更可能发生该不良反应[24,25]。尤其是氯氮平和奥氮平的代谢综合征发生率最高，而阿立哌唑和齐拉西酮的发生率最低[26]。无论使用哪种抗精神病药治疗，所有精神分裂症患者均需要定期监测是否出现体重增加、高血压、血脂异常（如高甘油三酯血症、低 HDL-C）和高血糖。

自氯丙嗪（第一个抗精神病药物）上市以来，锥体外系副作用（如静坐不能、运动障碍、肌张力障碍和帕金森综合征）一直是抗精神病药物治疗中关注的问题。第一代抗精神病药物引起 EPS 的程度大于第二代抗精神病药物，通常认为SGA引起的EPS不太严重。抗精神病药物引起的急性发作性 EPS（即静坐不能、肌张力障碍或帕金森综合征）时常发生在开始使用抗精神病药物治疗后不久或剂量增加后。往往是由药物大量阻断黑质 - 纹状体通路中的多巴胺 D_2 受体所导致的。患者也可能同时有一种以上的 EPS。喹硫平和氯氮平是 EPS 发生率最低的抗精神病药物。

迟发性运动障碍（tardive dyskinesia，TD）有可能成为抗精神病药物治疗不可逆转的不良反应。因此，所有接受抗精神病药治疗的患者均需定期监测是否有 TD 的发生。使用标准化临床评估进行监测，例如每 6 个月或根据需要进行异常不自主运动量表（Abnormal Involuntary Movement Scale，AIMS）评估。对患者进行 AIMS 评估的 MTM 药师，应接受异常运动评分与流程相关的培训。美国神经和精神药师协会开发了 EPS 培训的 DVD，可以帮助药师获得这项技能。

高泌乳素血症是具有强效多巴胺 D_2 受体拮抗作用的多种抗精神病药物（如利培酮、帕利哌酮、奋乃静、氟哌啶醇）的潜在不良反应。当患者正在使用会导致高泌乳素血症的抗精神病药物时，同时又主诉性功能障碍、乳房增大、泌乳或月经周期改变时，需测定患者的血清泌乳素水平。喹硫平会导致白内障的发生。如果患者使用喹硫平，则应每年进行一次眼科评估。QTc 间期延长是硫利达嗪、美索达嗪和齐拉西酮常见的不良反应。伊洛哌酮也同样在其标签中作出了 QTc 间期延长的警告。然而，这些抗精神病药物治疗的不良结局并不常见，但是综合考虑到高泌乳素血症、白内障和 QTc 间期延长等不良反应的发生，患者在服用抗精神病药物的过程中仍需要积极监测。

转诊

对精神分裂症患者进行 MTM 的药师，将患者转诊至精神卫生机构或急诊科时需注意：需要多次转诊的情况主要包括抗精神病药物治疗结局不佳（可能需要换用其他抗精神病药物）、出现了新的精神疾病相关的诊断、患者对自己及他人有造成伤害的风险。如果 MTM 药师发现患者有新的或未治疗的症状，意味着这个患者需转诊到精神卫生机构，以便为患者作出正确的诊断并开始进行治疗。如果患者表明其有症状恶化或自杀想法，或感觉到不安全，那么 MTM 药师可能需要让患者直接去医院附属的精神科进行疾病评估，以确定患者是否符合住院标准。或者，MTM 药师与患者可以联系救护车，以便将患者送至当地急诊科。为确保在这类情况下采取适当的行动，MTM 药师与患者的精神卫生专科医生应当建立专业的联系，这是非常重要的，以便在关键时刻确保两位专业人士间可及时沟通。

核心要素 5——文档记录和随访

明确简洁地记录药物治疗相关问题（MRP）并给出用药建议，是 MTM 服务过程中的关键组成部分。精神分裂症患者的潜在 MRP 示例见表 34-11。图 34-5 给出了药物治疗相关问题的沟通和建议的示例。建议应该是书面的，可以通过传真、电话或其他安全的电子通信方式来进行沟通。这些示例仅用于示范目的。与医疗服务提供者的实际沟通应根据建议的类型、患者的具体情况以及与医疗服务提供者的关系，做个性化调整。

对于评估精神分裂症患者的精神状况、药物干预效果和潜在不良反应，随访至关重要。随访间隔取决于患者的症状严重程度、功能水平和干预复杂性等方面的情况。此外，患者的年龄、社会家庭支持水平和共病数量等都可能会影响患者是否会回来接受随访。表 34-12 提供了关于随访间隔的建议。

表 34-11 精神分裂症患者的药物治疗相关问题

药物治疗相关问题分类	药物治疗相关问题示例
不依从性	• 由于不依从性导致阳性症状（即幻听、偏执）控制欠佳 • 患者有残留的阴性症状（即动机缺乏、社交退缩） • 患者存在认知缺陷（即工作记忆差、注意力不集中、处理速度缓慢） • 患者认为自己需要时才服用抗精神病药物 • 患者因费用原因未服用抗精神病药物
不必要的药物治疗	• 非难治性精神分裂症患者抗精神病药物的重复使用
需要额外的药物治疗	• 阳性症状控制欠佳的精神分裂症患者目前仅给予单药治疗 • 患者接受了足量足疗程的氯氮平治疗后依旧残留有显著的阳性症状
无效的药物治疗	• 无显著临床用药指征使用新型抗精神病药物试验治疗
剂量过低	• 阳性症状控制欠佳
剂量过高	• 患者使用高剂量的抗精神病药物治疗后出现静坐不能 • 患者使用 2 种抗精神病药物治疗后出现日间镇静
药物不良事件	• 抗精神病药导致的直立性低血压 • 代谢综合征风险 • 迟发性运动障碍风险 • 患者使用其他药物导致抗精神病药物浓度增加，从而产生日间镇静 • 患者因性功能障碍而未服用抗精神病药物（也可归类为不依从性）

情景：患者此前服用鲁拉西酮样品药，但项目结束后患者无法承受鲁拉西酮的价格。
MRP：不依从性。

评估：
患者服用鲁拉西酮 80mg 治疗后仍有明显的阳性症状。由于鲁拉西酮的价格昂贵，阳性症状控制不佳的原因可能是患者依从性不佳。将鲁拉西酮换为常用的非典型抗精神病药物（如利培酮、奥氮平、齐拉西酮），将为患者提供更经济的抗精神病治疗。
计划：
考虑：①利培酮起始剂量：每次 1mg，每日 2 次，直至 4 ～ 6mg/d；②逐渐减量并停用鲁拉西酮。

情景：减少抗精神病药物经济负担的机会。
MRP：换药过程停滞导致的不必要的 2 种抗精神病药物治疗。

评估：
患者目前正在服用鲁拉西酮 80mg/d、利培酮 4mg/d。
由于鲁拉西酮的价格昂贵，患者最初计划将鲁拉西酮换为利培酮。目前利培酮治疗并已达到目标剂量，但患者未停用鲁拉西酮。患者已接受上述 2 种抗精神病药物同时治疗 3 个月，并表现出日间嗜睡和肌肉僵硬的症状。
计划：
鲁拉西酮的剂量每周递减 20mg，以尽量减少症状反跳的风险。同时增加利培酮的剂量 0.5 ～ 1.0mg，以补偿由于鲁拉西酮治疗效应缺失可能引起的症状加重。

情景：使用奥氮平后出现代谢综合征。
MRP：药物不良事件。

评估：
患者服用奥氮平 20mg/d 治疗后，出现体重增加（当前腰围 45 英寸）、血清甘油三酯升高（最近为 315mg/dL）、HDL-C 降低（最近为 28mg/dL）。可将奥氮平换为代谢综合征风险较低的药物（如齐拉西酮或阿立哌唑），患者的不良反应将会改善。
计划：
换用阿立哌唑（初始目标剂量为 15mg/d）或齐拉西酮（初始目标剂量为 120mg/d）。

情景：使用利培酮后发生迟发性运动障碍。
MRP：药物不良事件。

评估：
患者出现口周运动障碍，可能为迟发性运动障碍；当前 AIMS 评分 =4。当前抗精神病药物为利培酮 6mg/d。可将利培酮转换为锥体外系副作用风险较低的药物（如喹硫平），患者的不良反应将会改善。
计划：
换用喹硫平（初始目标剂量为 300 ～ 400mg/d），建议先在利培酮基础上加用喹硫平，然后根据耐受情况每 1 ～ 2 周利培酮缓慢减量 1 ～ 2mg。在利培酮减量初期，运动障碍的不良反应可能会加重。

图 34-5 MTM 药师就精神分裂症治疗进行沟通的示例

表 34-12 对精神分裂症患者随访的时间间隔建议

精神分裂症患者的随访和监测

抗精神病药物疗效：
- 开始或改变治疗方案后 1 ～ 2 周。评估患者的阳性症状、阴性症状和认知功能；还应评价日常生活中的社会功能。
- 一旦症状稳定，患者应每 1 ～ 6 个月监测一次。

耐受性：
- 每次访视时监测药物不良反应，尤其是代谢综合征和 EPS 或迟发性运动障碍。
- 需要每 6 个月进行一次 AIMS 评价。
- 代谢综合征监测（见表 34-13）。
- 使用氯氮平治疗的患者需要定期监测 WBC 和 ANC。

缩写：ANC = 中性粒细胞绝对计数；WBC = 白细胞。

表 34-13 为服用非典型抗精神病药物的患者推荐的代谢综合征监测项目

参数	基线	4 周	8 周	12 周	每季度	每年	每 5 年
个人史	×					×	
家族史	×					×	
体重（BMI）	×	×	×	×	×		
腰围	×					×	
血压	×					×	

续表

参数	基线	4 周	8 周	12 周	每季度	每年	每 5 年
空腹血糖（FPG）	×					×	
空腹血脂（FLP）	×			×			×

注：根据患者的个体风险或家族史，可能需要进行额外的或更频繁的筛查。

来源：经许可，转载自 American Diabetes Association; American Psychiatric Association; American Association of Clinical Endocrinologists; North American Association for the Study of Obesity. Consensus development conference on antipsychotic drugs and obesity and diabetes. *Diabetes Care*. 2004;27(2):596-601。

参考文献

1. Crismon M, Kattura RS, Buckley PF. Schizophrenia. In: DiPiro JT, Talbert RL, Yee GC, Matzke GR, Wells BG, Posey L, eds. *Pharmacotherapy: A Pathophysiologic Approach*. 10th ed. New York, NY: McGraw-Hill; 2017. Available at http://accesspharmacy.mhmedical.com/content.aspx?bookid=1861§ionid=146064659. Accessed May 19, 2017.
2. American Psychiatric Association. Schizophrenia spectrum and other psychotic disorders. In: *Diagnostic and Statistical Manual of Mental Disorders*. 5th ed. Washington, DC: American Psychiatric Association, 2013:87-122.
3. Castle DJ, Buckley PF. *Schizophrenia*. Oxford, UK: Oxford University Press; 2008.
4. McGorry PD. The next stage for diagnosis: validity through utility. *World Psychiatry*. 2013;12(3):213-214.
5. Saperstein AM, Kurtz MM. Current trends in the empirical study of cognitive remediation for schizophrenia. *Can J Psychiatry*. 2013;58(6):311-318.
6. Kay SR, Fiszbein A, Opler LA. The positive and negative syndrome scale (PANSS) for schizophrenia. *Schizophr Bull*. 1987;13(2):261-276.
7. Argo TR, Crismon ML, Miller AL, et al. *Schizophrenia Treatment Algorithms, Texas Medication Algorithm Project Procedural Manual*. Austin, TX: Texas Department of State Health Services, 2008. Available at http://www.dshs.state.tx.us/mhprograms. Accessed May 19, 2017.
8. Velligan DI, DiCocco M, Bow-Thomas C, et al. A brief cognitive assessment (BCA) for use with schizophrenia patients in a community clinic. *Schizophr Res*. 2004;71:273-283.
9. Velligan DI, Lopez L, Castillo DA, et al. Interrater reliability of using brief standardized outcome measures in a community mental health setting. *Psychiatr Serv*. 2011;62:558-560.
10. CMS. *Medicare Part D Medication Therapy Management Program Standardized Format*. Available at https://www.cms.gov/Medicare/Prescription-Drug-Coverage/PrescriptionDrugCovContra/Downloads/MTM-Program-Standardized-Format-English-and-Spanish-Instructions-Samples-v032712.pdf. Accessed May 19, 2017.
11. Kane JM, Robinson DG, Schooler NR, et al. Comprehensive versus usual community care for first-episode psychosis: 2-year outcomes from the NIMH RAISE early treatment program. *Am J Psychiatry*. 2015;173(4):362-372.
12. Kane JM, Schooler NR, Marcy P, et al. The RAISE early treatment program for first-episode psychosis: background, rationale, and study design. *J Clin Psychiatry*. 2015;76(3):240-246.
13. Kane J, Honigfeld G, Singer J, et al. Clozapine for the treatment resistant schizophrenic: a double-blind comparison with chlorpromazine. *Arch Gen Psychiatry*. 1988;45(9):789-796.
14. Citrome L. Iloperidone for schizophrenia: a review of the efficacy and safety profile for this newly commercialized second-generation antipsychotic. *Int J Clin Pract*. 2009;63(8):1237-1248.
15. Citrome L. Asenapine for schizophrenia and bipolar disorder: a review of the efficacy and safety profile for this newly approved sublingually absorbed second-generation antipsychotic. *Int J Clin Pract*. 2009;63(12):1762-1784.
16. McCormack PL. Cariprazine: first global approval. *Drugs*. 2015;75(17):2035-2043.
17. Prescribing information. Rexulti. Tokyo, Japan: Otsuka pharmaceutical Co, Ltd; July 2015.
18. Citrome L. Lurasidone for schizophrenia: a review of the efficacy and safety profile for this newly approved second-generation antipsychotic. *Int J Clin Pract*. 2011;65(2):189-210.
19. Clozapine FDA prescribing information. Teva Pharmaceuticals; revised November 2015.
20. Hasan A, Falkai P, Wobrock T, et al. World Federation of Societies of Biological Psychiatry (WFSBP) guidelines for the biological treatment of schizophrenia, part 1: update 2012 on the acute treatment of schizophrenia and the management of treatment resistance. *World J Biol Psychiatry*. 2012;13(5):318-378.
21. Buchanan RW, Kreyenbuhl J, Kelly DL, et al. The 2009 schizophrenia PORT psychopharmacological treatment recommendations and summary statements. *Schizophr Bull*. 2010;36(1):71-93.
22. Osser DN, Roudsari MJ, Manschreck T. The psychopharmacology algorithm project at the Harvard South Shore Program: an update on schizophrenia. *Harv Rev Psychiatry*. 2013;21(1):18-40.
23. Lieberman JA, Stroup S. The NIMH-CATIE schizophrenia study: what did we learn? *Am J Psychiatry*. 2011;168(8):770-775.
24. Lieberman JA, Stroup TS, McEvoy JP, et al. Effectiveness of antipsychotic drugs in patients with chronic schizophrenia. *N Engl J Med*. 2005;353:1209-1223.
25. McEvoy JP, Meyer JM, Goff Dc, et al. Prevalence of metabolic syndrome in patients with schizophrenia: baseline results from the Clinical Antipsychotic Trials of Intervention Effectiveness schizophrenia trial and comparison with national estimates from NHANES III. *Schizophr Res*. 2005;80(1):19-32.
26. Newcomer JW. Antipsychotic medications: metabolic and cardiovascular risk. *J Clin Psychiatry*. 2007;68 (suppl 4):8-13.
27. Citrome L. New second-generation long-acting injectable antipsychotics for the treatment of schizophrenia. *Expert Rev Neurother*. 2013;13(7):767-783.
28. Prescribing information. Zyprexa Relprevv. Indianapolis, IN: Lilly USA; December 2014.
29. Prescribing information. Invega Trinza. Titusville, NJ: Janssen Pharmaceuticals Inc; May 2015.
30. Prescribing information. Aristada. Waltham, MA: Alkermes Inc; October 2015.
31. Ereshefsky L, Saklad SR, Jann MW, et al. Future of depot neuroleptic therapy: pharmacokinetics and pharmacodynamic approaches. *J Clin Psychiatry*. 1984;45(5 pt 2):50-59.
32. Preskorn SH. Clinically important differences in the pharmacokinetics of the ten newer atypical antipsychotics: part 2. Metabolism and elimination. *J Psychiatr Pract*. 2012;18(3):361-368.
33. Hasan A, Falkai P, Wobrock T, et al. World Federation of Societies of Biological Psychiatry (WFSBP) guidelines for biological treatment of schizophrenia, part 2: update 2012 on the long-term treatment of schizophrenia and management of antipsychotic induced side effects. *World J Biol Psychiatry*. 2013;14(1):2-44.
34. Ereshefsky L. Drug–drug interactions with the use of psychotropic medications. *CNS Spectr* 2009;14(suppl 8):1-8.
35. Gaertner J, Ruberg K, Schlesiger G, Frechan S, Voltz R. Drug interactions in palliative care—it's more than cytochrome P450. *Palliat Med*. 2012;26(6):813-825.
36. Kennedy WK, Jann MW, Kutscher EC. Clinically significant drug interactions with atypical antipsychotics. *CNS Drugs*. 2013;27(12):1021-1048.
37. American Diabetes Association; American Psychiatric Association; American Association of Clinical Endocrinologists; North American Association for the Study of Obesity. Consensus development conference on antipsychotic drugs and obesity and diabetes. *Diabetes Care*. 2004;27(2):596-601.

复习题

1. 精神分裂症诊断标准中包括哪些症状？
   a. 言语紊乱
   b. 认知缺陷
   c. 情绪抑郁
   d. 错觉
2. 最适合 MTM 药师评估精神分裂症患者的措施是
   a. 白内障是一种常见的并发症
   b. 使用简明临床评定量表测试认知缺陷
   c. 仅在第一代抗精神病药物治疗期间监测迟发性运动障碍
   d. 将情感淡漠、言语组织能力差、低动力等解释为阴性症状，而非抑郁
3. 在使用量表进行精神分裂症症状严重程度评价时，总分最少下降多少则可以认为抗精神病药物治疗有效？
   a. 缓解
   b. 60%
   c. 40%
   d. 20%
4. 以下哪一项属于 MTM 药师使用通俗易懂的语言描述的精神分裂症的阴性症状？
   a. 凭空闻声
   b. 内心不安
   c. 持续缺乏动力
   d. 总是怀疑别人
5. 1 例患有精神分裂症的患者报告其症状持续加重 3 天。以下哪一项属于其用药行动计划？
   a. 告知患者打电话给精神科医生，并换用另一种抗精神病药物
   b. 指导患者将抗精神病药物加量，直至症状消失
   c. 指导患者忽略症状
   d. 指导患者在出现症状时使用应对技巧
6. 以下哪一种不是导致精神分裂症患者需要转诊至精神科医生处进行治疗的情况？
   a. 当患者的精神分裂症症状随着时间的推移逐步恶化时
   b. 当患者的血清甘油三酯水平随时间升高时
   c. 当患者开始表现出异常的口周运动时
   d. 当 MTM 药师确定患者有抑郁情绪且患者未接受抗抑郁药治疗时
7. 某患者在过去 4 个月内合并使用喹硫平 600mg/d 和氟哌啶醇 10mg/d，这属于药物治疗相关问题中的哪一项？
   a. 无效的药物治疗
   b. 不必要的药物治疗
   c. 非循证医学用药
   d. 剂量过高
8. 患者联合使用利培酮和齐拉西酮足剂量足疗程治疗后无效，此时可考虑使用哪种抗精神病药物？
   a. 氯氮平
   b. 喹硫平
   c. 奥氮平
   d. 阿立哌唑
9. MTM 药师首诊了一名精神分裂症患者，目前正在使用奥氮平 30mg/d 治疗，最近出现了镇静、内心不安、口干、便秘以及甘油三酯和血糖升高。上述不良反应发生率最低的抗精神病药物是下列哪一个？
   a. 氯氮平
   b. 氯丙嗪
   c. 奋乃静
   d. 阿立哌唑
10. 下列关于精神分裂症的说法正确的是
   a. 精神分裂症是一种与药物滥用无关的精神疾病
   b. 精神分裂症患者可能出现记忆力减退和处理速度减慢
   c. 非典型抗精神病药物对阳性症状、阴性症状和认知缺陷的严重程度有同等的改善
   d. 精神分裂症的病理生理学解释为：首先出现边缘系统多巴胺活性过度，然后为边缘系统抑制

答案

1. a	2. b	3. d
4. c	5. d	6. b
7. b	8. a	9. d
10. b		

臧彦楠　译
果　伟　校
朱　珠　审

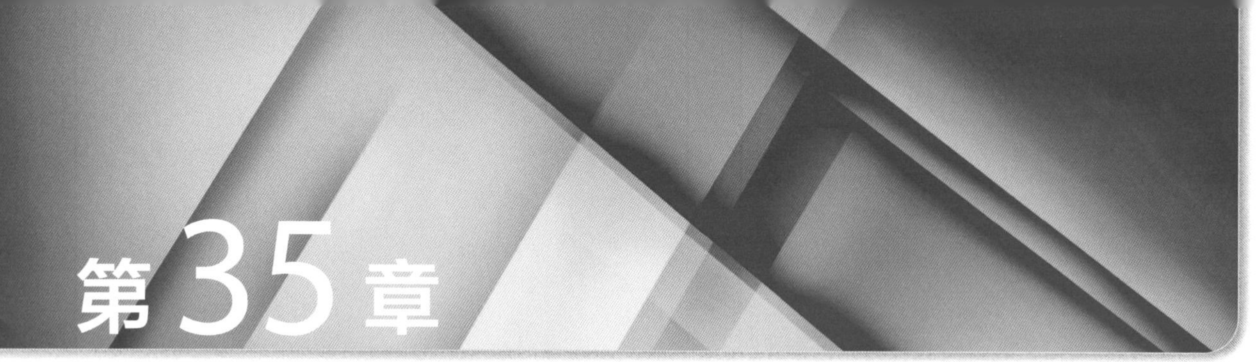

卒中 MTM 资料集

Katherine Vogel Anderson, PharmD, BCACP, and Sarah E. Honaker, PharmD

关键点

- 既往出现过卒中或短暂性脑缺血发作的患者，有出现复发性卒中、心肌梗死和死亡的风险。
- 戒烟、运动和控制体重，是对卒中幸存者有益的生活方式改变。MTM 药师应强调改变生活方式的重要性，并将这些举措酌情纳入用药行动计划（MAP）中。
- 抗高血压药、他汀类药物、抗血小板药和抗凝血药是基于循证的治疗，已被证明可降低卒中复发的风险。MTM 药师应审核卒中幸存者的用药情况，以发现治疗中的潜在差距。

卒中简介

卒中（stroke）是致死和致残的主要原因，每年会影响 80 万美国人[1,2]。在美国，据估计每 40s 就有 1 人发生卒中，每 4min 就有 1 人因卒中死亡。大多数卒中是缺血性卒中。图 35-1 为按机制对卒中进行分类的概述[2]。

改变危险因素，对于预防卒中至关重要。表 35-1 列出了卒中的风险因素。卒中或短暂性脑缺血发作（TIA）的患者，有再次发生卒中、心肌梗死和死亡的风险[1]。对于卒中患者，遵守循证治疗指南可预防死亡，减少残疾并改善结局。卒中的急性期管理，不在本章范围之内。本章将重点关注门诊患者卒中的二级预防。

卒中相关概念

- 卒中——突然发作、持续至少 24h 的神经系统缺损的总称。
- 缺血性脑卒中——由血栓或栓子引起的脑动脉闭塞。
- 出血性脑卒中——脑出血损伤周围脑组织（出血性脑卒中的治疗仅限于住院救治，本章中不叙述）。
- 心源性栓塞性卒中——心脏中形成的栓子引起卒中；通常由房颤、心脏瓣膜病和 / 或左心室血栓所致。

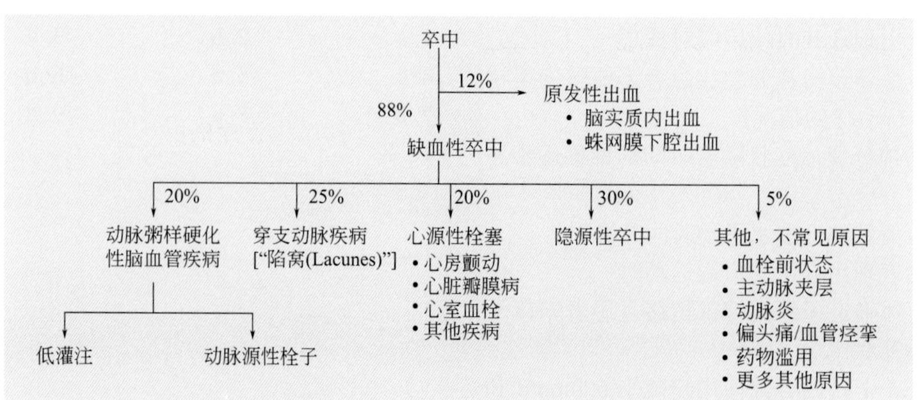

图 35-1 按发生机制对卒中进行的分类及各类异常的发生率

大约 30% 的缺血性卒中是隐源性的

来源：经许可，转载自 DiPiro JT, Talbert RL, Yee GC, Matzke GR, Wells BG, Posey L, eds. *Pharmacotherapy: A Pathophysiologic Approach*. 8th ed. New York, NY: McGraw-Hill; 2011

◆ 短暂性脑缺血发作（transient ischemic attack，TIA）——由局灶性脑、脊髓或视网膜缺血引起的神经系统功能障碍的短暂发作，无急性梗死，通常持续时间＜ 24h。

> TIA 是卒中的有效预测因子。卒中和 TIA 的区别并不重要，两者的预防性治疗方法大多相同[3]。

表 35-1　缺血性卒中的风险因素

不可改变的风险因素或风险标志
年龄 低出生体重 种族 遗传因素
可改变的，证据充分的
吸烟 高血压 糖尿病 无症状性颈动脉狭窄 血脂异常 心房颤动 镰状细胞贫血 不良的饮食习惯 肥胖 缺乏身体锻炼 其他心脏疾病（冠心病、心力衰竭、外周动脉疾病）
可能会改变的，证据欠充分的
偏头痛 代谢综合征 药物和酒精滥用 炎症和感染 脂蛋白（a）升高 高半胱氨酸血症 睡眠呼吸障碍

来源：经许可，转载自 DiPiro JT, Talbert RL, Yee GC, Matzke GR, Wells BG, Posey L, eds. *Pharmacotherapy: A Pathophysiologic Approach*. 10th ed. New York, NY: McGraw-Hill; 2017。

卒中的并发症

卒中可导致残疾。在卒中幸存者中，有 20% 的患者在 3 个月后需要医疗机构的护理，多达 30% 的幸存者永久残疾[4]。在一项针对美国 Medicare 卒中后出院的患者的研究中，只有 45% 的患者能够回家，24% 的患者被送往住院康复中心，31% 的患者被送往技术性护理机构[5]。表 35-2 概述了卒中后的残疾情况。卒中位置也很重要，因为造成的损害会影响身体的特定区域（图 35-2）[6]。

表 35-2　卒中并发症在幸存者中的概率

• 轻偏瘫——50% • 无辅助不能行走——30% • 认知缺陷——46% • 抑郁——35% • 失语症——19% • 日常生活依赖他人——26%

来源：参考文献 [6] 和 [7]。

> 卒中最重要的可改变风险因素是高血压、糖尿病、吸烟、血脂异常和房颤。

右侧卒中：	左侧卒中：
· 左侧肢体麻痹 · 视觉问题 · 快速、好奇的行为 · 失忆	· 右侧肢体麻痹 · 言语/语言缺陷 · 缓慢、谨慎的行为 · 失忆

图 35-2　不同位置卒中的并发症[6]

卒中的治疗目标

卒中发生后，遵守循证治疗可减少残疾，防止并发症，降低死亡率，并防止卒中复发。除药物治疗外，卒中后改变风险因素对于改善卒中预后是必要的。表 35-3 概述了卒中二级预防的策略。

表 35-3　卒中二级预防的治疗目标

高血压
• 收缩压升高和舒张压升高，会增加卒中的风险 • 建议所有缺血性卒中和 TIA 患者都要控制血压 • 血压控制的绝对目标并不确定；目前的指南建议收缩压＜ 140mmHg，舒张压＜ 90mmHg • 血压下降幅度越大，发生卒中的风险越低 • 虽然最佳的药物治疗方案尚不明确，但研究数据支持使用利尿药 +/-ACEI
糖尿病
• 糖尿病是卒中的明确的风险因素 • 遵从目前的糖尿病治疗指南来控制血糖（如 HbA1c ≤ 7%）对预防卒中是必要的
高脂血症
• 无论是否有 ASCVD 的证据，无论 LDL-C ＞ 100mg/dL 或＜ 100mg/dL，高强度他汀类药物都推荐用于动脉粥样硬化性缺血性卒中 /TIA 患者，以降低发生卒中和心血管事件的风险 • 缺血性卒中 /TIA 和合并 ASCVD 的患者都应根据当前 ACC/AHA 胆固醇管理指南进行管理

缩写：ACC/AHA= 美国心脏病学会 / 美国心脏协会；ASCVD= 动脉粥样硬化性心血管疾病；LDL-C= 低密度脂蛋白胆固醇。

来源：参考文献 [3]、[8] 和 [9]。

治疗失败

妨碍卒中诊疗的因素包括：无法负担药费、交通不便、无医疗保险、社区医疗人员缺乏、收入低（每年＜ 20000 美元）、自付医疗费用达到或超过 2000 美元[10]。服用降压药物、他汀类药物、抗血小板药物或抗凝药物、糖尿病治疗药物的依从性，以及改善生活方式，有助于预防二次卒中，但也并非总是如此。遗憾的是，有限的数据显示，使用正确药物的部分患者仍不幸复发卒中。例如：

① 服用阿司匹林的患者发生缺血性卒中。没有数据支持增加阿司匹林的剂量。没有数据支持将一种抗血小板药物转换为另一种（例如将阿司匹林换为氯吡

格雷）。在阿司匹林的基础上，虽然增加氯吡格雷可能适用于轻度缺血性卒中或TIA，但这种联用应仅限21天。阿司匹林和氯吡格雷联合使用，会增加出血风险，因此不建议长期使用[3]。

② 使用华法林且INR在治疗范围内的患者发生卒中。没有数据支持在华法林治疗中增加阿司匹林或氯吡格雷[11]。仅对于有机械性心脏瓣膜且在接受华法林治疗时发生卒中的患者，有证据支持加用每日75～325mg阿司匹林[3,12]。

③ 对于正在服用阿司匹林的患者发生非心源性栓塞性卒中，数据支持添加双嘧达莫[13,14]。

核心要素1——卒中患者的全面用药评估

表35-4为对卒中患者进行用药评估时建议询问的问题列表。问题的数量和类型将取决于几个因素，包括：面谈时长、同时发生的药物治疗相关问题（MRP）的数量、MRP的紧迫性以及患者提供准确信息的可靠性等。在有时间限制的互动中或在涉及多个医疗问题的复杂病例中，MTM药师可以选择目标问题，以帮助识别或排除医疗紧急情况（参见表35-4中的"预防/评估医疗紧急情况应问的问题"）。MTM药师应在面谈中使用通俗易懂的语言（图35-3），并准备好应对患者可能会询问的有关卒中或卒中预防治疗的问题（表35-5）。

核心要素2——个人用药清单

图35-4为卒中患者的个人用药清单（PML）示例[15]。应添加并单独列出治疗其他疾病所使用的药物。MTM药师在创建PML时，应使用简洁易懂的语言。

核心要素3——用药行动计划

图35-5为卒中患者的用药行动计划（MAP）示例[15]。此示例仅代表针对卒中患者的行动计划。其他疾病状态或其他药物治疗相关问题（MRP）的MAP，应添加并单独列出。通常，仅列出一些最重要的行动计划，以免患者不知所措。需要自我管理的其他方面可以在以后的就诊中解决。MTM药师在创建MAP时应使用简洁易懂的语言。

核心要素4——干预和/或转诊

卒中二级预防的干预措施包括生活方式的改变和药物治疗。表35-6总结了生活方式的改变，表35-7概述了卒中预防的非药物疗法。应根据证据和患者特征，例如肾功能、原有的疾病状态（如糖尿病、心血管疾病）、出血风险和费用等，选择药物。所有有卒中病史的患者，均应接受降压治疗和他汀类药物治疗（表35-3）。对有糖尿病和卒中病史的患者进行管理，以实现理想的血糖控制。对于有非心源性栓塞性卒中病史的患者，需要某种类型的抗血小板治疗。有心源性栓塞性卒中病史的患者（通常是继发于心房纤颤的患者）应接受维生素K拮抗剂、直接凝血酶抑制剂或Ⅹa因子抑制剂的抗凝治疗。表35-8提供了有关预防卒中的药物治疗的详细信息，而表35-9重点介绍了卒中后抗血栓药物的合理使用。表35-10概述了已用于预防卒中的草药补充剂。图35-6强调了需要卒中患者转诊的紧急情况。

表35-4 对卒中患者进行用药评估时建议问的问题

建议询问卒中患者的问题
• 您何时发生卒中的？ • 您发生过几次卒中事件？ • 您家中还有谁有卒中病史？ • 您对卒中相关的健康风险了解多少？ • 您对增加卒中风险的健康状况和生活方式了解多少？ • 您是否经历过以下卒中体征/症状？ 　• 一侧的脸、手臂或腿麻痹和/或麻木 　• 行走困难 　• 头晕 　• 严重、突然的头痛 　• 说话困难，口齿不清 　• 视力问题，眼前发黑，视物重影 • 您正在服用什么药物来预防卒中？ • 您是否曾经在不告知医生的情况下停止服用任何预防卒中的处方药？如果是这样，为什么？ • 您使用什么非处方药或草药预防卒中？ • 您的医师与您讨论了哪些应避免使用的可能会增加您卒中风险的非处方药？
预防/评估医疗紧急情况应问的问题
• 危机应对：卒中的警告信号是什么？您的行动计划是什么？ • 您是否经历过突然的单侧瘫痪或麻木，严重的头痛、头晕，行走困难、说话困难或视物困难？ • 您是否曾因卒中而住院？

ACEI——用于降低血压的药物；还有助于防止心脏或肾脏的功能下降或损伤。
急性冠状动脉综合征——用于描述因心脏血液流量减少而引起的任何症状的术语，例如心脏病发作或胸痛。
不良事件——发生的不好的事情，不好的反应，无法解释的或不希望的作用。
醛固酮受体拮抗剂——这类药物通过减少人体对盐分的吸收来降低血压。
α 受体阻滞剂——用于降低血压的药物；通过扩张血管起作用。
动脉瘤——将血液由心脏运出去的血管因为血管壁的薄弱而发生血管扩张或球样膨出。
血管性水肿——ACEI 和 ARB 的罕见副作用，是医学上的急症，出现嘴唇、舌头和喉咙迅速肿胀，可能会影响呼吸。
血管紧张素Ⅱ——血液中的一种可使血管收缩变窄的物质，可导致血压升高；ACEI 和 ARB 能降低血管紧张素Ⅱ对血压的影响。
抗凝血药——通过降低人体产生血栓的能力来预防卒中的药物。
降压药——可降低血压的药物。
抗血小板药——通过抑制血小板、减少血凝块的形成来预防卒中的药物。
失语症——由卒中导致的语言障碍，使人难以阅读、书写或说话。
ARB——用于降低血压的药物；还可帮助预防心脏和肾脏的功能下降或损伤。
心律失常——心跳不规律，某次心跳被漏过，心脏问题；如房颤。
动脉——将血液从心脏运走的血管。
动脉粥样硬化——脂肪物质堆积，导致动脉硬化或阻塞；这可能会导致血液流向身体重要部位的流量减少，并可能引发卒中。
心房颤动（房颤）——不规则且通常为快速的心率，通常会导致身体供血不足，并且是卒中的风险因素。
β 受体阻滞剂——用于降低血压和心率的药物；通过降低人体对应激的反应来起作用。
血葡萄糖——血糖；由于糖尿病会增加卒中的风险，因此定期监测血糖很重要。
BMI——体重指数；与身高有关的体重度量，根据数值划分为低体重、正常体重、超重或肥胖。
心动过缓——心脏跳动的速度较慢，每分钟不到 60 次。
钙通道阻滞剂——用于降低血压或治疗胸痛的药物；通过减轻心脏跳动的力量和扩张血管来发挥作用。
心脏性——与心脏有关的。
心脏科医生——心脏内科医生。
慢性的——持续不断，从不结束，不会消失。
慢性肾脏病——肾脏无法正常工作时，可引发高血压和其他严重的健康问题。
冠心病——由于胆固醇的积聚，使心脏供应血液和氧气的小血管变窄和变硬，这可能导致心脏病发作，并且是世界范围的导致死亡的主要原因。
肌酐——检测肾脏功能的一种标志物；升高意味着肾脏工作不正常。
DASH 饮食——富含水果、蔬菜和低脂奶制品的饮食，已被证明可以降低血压。
舒张压——最低血压数值，较小的血压数值；心脏放松时动脉内的压力。
直接肾素抑制剂——通过降低肾素活性来降低血压的药物，肾素是体内的一种物质，能导致血压升高。
直接血管扩张药——用于降低血压的药物；它通过放松血管起作用。
利尿药——增加尿量的药片。
水肿——过多的液体积聚而导致的肿胀。
心电图（EKG）——检查您的心脏是否受损或出现问题的一种检查；测量心脏的电活动。
电解质——血液中一类必需的盐，例如钠、钾和钙。
原发性高血压——不明原因的高血压。
空腹血脂检查——8 ～ 12h 不吃任何食物后检测血液中的脂类物质，因为测试结果可能会因您所吃的食物而发生变化。
心率——您的心脏每分钟跳动的次数。
血细胞比容——一项血液检查，检查您的红细胞数量；极低的量可能是贫血的迹象。
偏瘫——由卒中引起的身体一侧瘫痪。
出血性卒中——由血管破裂出血引起的卒中。
高钾血症——高血钾；血液中钾含量过高是一种医学急症，可能会导致您心脏跳动的方式发生致命变化。
高血压——血压高，会增加心脏病发作、卒中和肾脏疾病发生的风险。
高血压危象——同时出现血压高和身体主要脏器（如大脑、心脏或肾脏）的功能停止，这是一种医疗急症。
低钾血症——低血钾；可能导致肌肉无力和抽筋。
低血压——血压低。
缺血性卒中——由血管内的血块或其他阻塞引起的卒中。
生活方式改变——建议改变生活方式以降低卒中的风险，包括达到目标体重、减少饮酒量、运动或戒烟。
低钠饮食——每天食盐少于 2g（2000mg）的饮食，这可能会降低血压，并且可能对患有心脏疾病或肾脏疾病的人有益。
肥胖——体重指数（BMI）超过 30kg/m^2。肥胖会增加患高血压、糖尿病和心血管疾病的风险。
口服避孕药——控制生育的药物，可能是卒中的原因。
直立性低血压——起立时出现血压低而引起头晕或头重脚轻。
超重——体重指数（BMI）超过 25kg/m^2，这会增加患高血压、糖尿病和心脏病的风险。
高血压前期——将来您可能会患有高血压；高压的数值是 120 ～ 139mmHg 或低压的数值是 80 ～ 89mmHg。
肾素——体内的一种物质，可能导致血压升高。
血清钾——一种检查血液中钾含量的测试（请参阅“高钾血症”和“低钾血症”）。
戒烟——戒烟可以降低患心脏病的机会。
钠——盐，食用过多会升高血压。
1 级高血压——血压高，高压的数值为 140 ～ 159mmHg 或低压的数值为 90 ～ 99mmHg。
2 级高血压——血压非常高，高压的数值高于 159mmHg 或低压的数值高于 99mmHg。
卒中——由脑部出血或血流不足引起的症状，可能导致语言、记忆或其他能力的丧失。
收缩压——血压的高值，较大的数值；当心脏收缩时动脉中的压力。
心动过速——心脏跳动的节奏快，每分钟超过 100 次。
外用的——涂在皮肤上。
短暂性脑缺血发作（TIA）——与卒中的症状相似，但持续时间少于 24h；通常会在几分钟内缓解，不会造成永久性损伤。
静脉——将血液输送到心脏的血管。

图 35-3　卒中相关术语的通俗解释

表 35-5　卒中患者可能会问的问题及解答

什么是卒中？

卒中是指大脑供血量减少或受阻持续 24h 以上，导致脑细胞受损和某些脑功能下降的事件。

是什么原因导致卒中？

有许多因素会增加卒中的风险。不能改变的风险因素是年龄、非裔美国人种族、卒中的家族史、男性和曾经出现过卒中、短暂性脑缺血发作（TIA）或心脏病发作。可以改变或控制的风险因素是高血压、吸烟、糖尿病、高胆固醇、镰状细胞贫血、颈动脉疾病、冠心病、外周动脉疾病、心房颤动、心力衰竭、不良饮食、肥胖和缺乏体育活动。

有哪些健康问题与卒中相关？

卒中可能导致左侧或右侧肢体瘫痪、视力障碍、记忆力减退、语言障碍、抑郁、疼痛、行为改变和死亡。

卒中预防药物为何如此重要？

控制可能导致卒中风险的潜在健康问题很重要。药物可以帮助降低高血压、糖尿病、心力衰竭、心房颤动和其他健康状况的风险，如果不加控制的话，它们会大大增加卒中的风险。

如果自我感觉良好，我可以停药吗？

许多降低卒中风险的药物可能不会产生您能感觉到的效果，但它们仍在发挥作用。继续服用这些药物以预防卒中，是非常重要的。

我什么时候应该打电话给我的医生？

如果您发现卒中的任何信号或症状，即使症状不持续或消失，也请立即寻求医疗帮助（拨打急救电话）。时间是重要的因素，卒中得不到治疗的时间越长，永久性和严重性脑损伤和残疾的机会就越大。

如果我在药物治疗中出现问题该怎么办？

在咨询您的医生之前，切勿停止服用卒中预防药物。与您的医师和 / 或药师沟通，让他们知道您遇到的任何问题，并与您一同确保您的药物适合您。

个人用药清单 *<插入患者姓名，出生日期：月 / 日 / 年>*	
药品： Plavix（氯吡格雷）75mg 片剂	
我如何用它： 每天早上服用一片（75mg）	
我为何用它： 预防卒中（抗血小板 / 血液稀释剂）	**处方者：** Jones
我开始用它的日期： 10/27/2016	**我停止用它的日期：** *<留空给患者填写>*
我为何停止用它： *<留空给患者填写>*	
药品： Lozol（吲达帕胺）5mg 片剂	
我如何用它： 每天早上服用一片（5mg）	
我为何用它： 血压 / 利尿；降低血压可降低卒中的风险	**处方者：** Jones
我开始用它的日期： 10/27/2016	**我停止用它的日期：** *<留空给患者填写>*
我为何停止用它： *<留空给患者填写>*	

图 35-4　卒中患者的个人用药清单示例

表 35-6　卒中管理中的生活方式改变

改变	建议
吸烟	吸烟和暴露于二手烟会增加卒中的风险。应鼓励患者通过咨询服务、使用尼古丁替代产品或服用处方药来戒烟
营养	食用富含水果、蔬菜和低脂乳制品的饮食，降低饮食中的胆固醇、饱和脂肪和总脂肪含量。饮食中的钠应减少到每天≤ 100mmol（2.4g 钠）。理想情况下，患者每天食用的盐应少于 1.5g。不建议常规补充维生素
体育活动	鼓励在 1 周中的大部分天数里每天至少进行 30min 的有氧体育锻炼（快走）。如果卒中后存在残疾，则建议进行有指导的物理治疗或心脏康复
饮酒量	大量饮酒 / 酗酒会增加卒中的风险。如下限制饮酒是合理的： 男性：≤ 2 杯 / 天 女性和体重较轻者：≤ 1 杯 / 天 需要注意的是，一杯酒相当于 12 盎司啤酒、5 盎司葡萄酒或 1.5 盎司 80°（80-proof，含酒精 40%）威士忌

来源：参考文献 [3]。

表 35-7　卒中的非药物治疗方式

康复	物理治疗、作业疗法、语言障碍矫正、听力学、娱乐疗法、精神病学支持、社会工作咨询、患者 / 家庭教育计划以及患者 / 家庭支持小组，都是全面的卒中康复计划的一部分
手术	颈动脉内膜切除术——去除颈动脉阻塞的动脉粥样硬化斑块 颈动脉支架置入术——使用球囊血管成形术或支架打开颈动脉
睡眠呼吸暂停	考虑到卒中 / TIA 病史的患者发生睡眠呼吸暂停的比例很高，可以对这类人群进行睡眠研究。持续呼吸道正压通气（CPAP）治疗睡眠呼吸暂停与改善结局有关

来源：参考文献 [3]、[7]。

	制订日期：<*插入日期*>
我们谈论了什么： 您有卒中病史。制订一个由药物治疗和生活方式改变所组成的卒中预防计划，以减少再次卒中的风险很重要。	
我需要做什么： 我可以采取一些措施来减少卒中的风险： • 与我的 MTM 药师讨论有哪些风险因素可导致我再次发生卒中。 • 制订计划，通过改变生活方式和 / 或药物治疗来控制我的风险因素。 • 通知我的家人和朋友：如果我出现卒中症状但无法联系紧急医疗服务时，请他们帮我联系紧急医疗服务。	**我做过什么，什么时候做的：** <*留空给患者填写*>
我们谈论了什么： 重要的是要学会识别卒中的信号和症状，以了解何时应该寻求医疗帮助。	

我需要做什么：
• 学会识别卒中的信号和症状，并将这些警示信号告知我的朋友和家人。
• 如果我出现以下任何信号和症状，须就医：
  • 一侧的脸、手臂或腿无力和 / 或麻木
  • 行走困难
  • 头晕
  • 严重、突然的头痛
  • 说话困难，口齿不清
  • 视力问题，视物发黑，视物重影
	我做过什么，什么时候做的：
	<*留空给患者填写*>

图 35-5 卒中患者的用药行动计划示例

表 35-8 用于预防卒中的药物

药物类别和代表药物	常见 / 严重副作用[①]	黑框警告 / 禁忌证	妊娠期用药安全性分级[②]
醛固酮受体拮抗剂 依普利酮 螺内酯	高钾血症 SCr 和肝酶升高 腹泻 咳嗽 疲劳 头晕	• 无尿 • 螺内酯：CrCl < 10mL/min • 依普利酮：CrCl < 50mL/min • 血钾 > 5.5mEq/L • 2 型糖尿病伴微量白蛋白尿	C
血管紧张素转换酶抑制剂（ACEI） 贝那普利 依那普利 福辛普利 赖诺普利 雷米普利	血管性水肿 慢性干咳 直立性低血压 头痛 高钾血症 低血压 头晕 疲劳	• 妊娠 • 血管性水肿 • ACEI 超敏反应	D
血管紧张素Ⅱ受体拮抗剂（ARB） 坎地沙坦 氯沙坦 缬沙坦	头晕 低血压 腹泻	• 妊娠	D
β 受体阻滞剂（BB） 阿替洛尔 比索洛尔 美托洛尔 普萘洛尔	掩盖糖尿病患者的低血糖症状 可能会降低胰岛素敏感性，呼吸障碍和周围血管疾病 心动过缓 头晕 运动不耐受 疲劳 直立性低血压（尤其是 α 受体阻滞剂和 β 受体阻滞剂混合使用）	• 突然停药 • 哮喘（避免非选择性 BB） • 房室传导阻滞 • 心动过缓 • 心源性休克 • 心力衰竭（比索洛尔、卡维地洛、琥珀酸美托洛尔除外） • 低血压 • 嗜铬细胞瘤（如果未使用 α 受体阻滞剂） • 病态窦房结综合征	D（阿替洛尔） C（所有其他）

续表

药物类别和代表药物	常见 / 严重副作用[1]	黑框警告 / 禁忌证	妊娠期用药安全性分级[2]
二氢吡啶类钙通道阻滞剂 氨氯地平 非洛地平 硝苯地平	头晕 脸红 牙龈增生 头痛 恶心 周围水肿 直立性低血压 反射性心动过速	• 二氢吡啶类过敏反应 • 避免使用短效二氢吡啶类药物治疗高血压（如硝苯地平片或尼卡地平片）	C
非二氢吡啶类钙通道阻滞剂 地尔硫䓬 维拉帕米	心动过缓 头痛（地尔硫䓬） 恶心（地尔硫䓬） 便秘（维拉帕米）	• 急性心肌梗死 • 房室传导阻滞 • 心源性休克 • 低血压 • 心力衰竭 / 左心室收缩功能障碍 • 病态窦房结综合征 • 室性心动过速 • 预激综合征	C
中枢性 α_2 肾上腺素受体激动药 可乐定 甲基多巴	心动过缓 / 房室传导阻滞 头晕 头痛 镇静状态 嗜睡 口干	可乐定： • 分娩 • 突然停药 甲基多巴： • 肝病 • 肝炎 • 单胺氧化酶抑制剂治疗	C
复合 α 和 β 受体阻滞剂 卡维地洛 拉贝洛尔	直立性低血压 头晕 心动过缓 运动不耐受 疲劳	• 突然停药 • 急性心力衰竭 • 哮喘 • 房室传导阻滞 • 心动过缓 • 心源性休克 • 严重肝病 • 病态窦房结综合征	C
直接肾素抑制剂 阿利吉仑	血管性水肿 咳嗽 腹泻 头晕 头痛 高钾血症 低血压	• 妊娠	D
直接血管扩张药 肼屈嗪 米诺地尔	头痛 虚弱 恶心 便秘 小腿肿胀 心动过速 米诺地尔：头发过度生长、水肿、房性心律失常	肼屈嗪： • 冠心病 • 风湿性心脏病 米诺地尔： • 心绞痛 • 心包填塞 • 心包积液 • 嗜铬细胞瘤	C
袢利尿药 布美他尼 呋塞米 托拉塞米	高尿酸血症 低镁血症 低钾血症 低钙血症	• 无尿	C

续表

药物类别和代表药物	常见 / 严重副作用[①]	黑框警告 / 禁忌证	妊娠期用药安全性分级[②]
	低氯血症 食欲不振 膀胱痉挛 直立性低血压 胰腺炎		
保钾利尿药 阿米洛利 氨苯蝶啶	高钾血症 高尿酸血症 恶心 呕吐 腹泻 光敏性皮疹	• 高钾血症 • 无尿 • 肾功能衰竭 • 严重肝病	C
噻嗪类利尿药 氯噻酮 氢氯噻嗪 吲达帕胺 美托拉宗	低血压 糖尿病患者的高血糖 低钾血症 高钙血症 低钠血症 低镁血症 高尿酸血症（小剂量） 氮质血症（肾脏疾病中）	• 无尿 • 磺胺类和噻嗪类利尿药过敏 • CrCl < 30mL/min（除了美托拉宗）	B
ADP 受体拮抗剂 氯吡格雷 噻氯匹定	出血 固定性药疹 Stevens-Johnson 综合征 结肠炎 胃肠道出血 粒细胞缺乏症 再生障碍性贫血 全血细胞减少症 中性粒细胞减少症 血栓性血小板减少性紫癜 肝炎 肝毒性 肝功能衰竭 硬膜外血肿 颅内出血 眼内出血 间质性肺炎 肺水肿 呼吸道出血 药物戒断 回跳效应 皮疹 腹痛 腹泻 消化不良 食欲不振 恶心 头晕	氯吡格雷： • 慢代谢者（CYP2C19） • 出血 • 胃肠道出血 • 颅内出血 噻氯匹定： • 贫血 • 粒细胞缺乏症 • 中性粒细胞减少 • 血液病 • 血小板减少 • 血栓性血小板减少性紫癜 • 出血 • 肝病	B
抗血小板的水杨酸盐 阿司匹林	胃肠道溃疡 出血 年龄相关性黄斑变性 耳鸣 支气管痉挛 血管性水肿 瑞氏综合征	• 水杨酸盐超敏反应	D

续表

药物类别和代表药物	常见 / 严重副作用[①]	黑框警告 / 禁忌证	妊娠期用药安全性分级[②]
抗血小板的水杨酸盐 / 血管扩张药组合 阿司匹林 / 缓释双嘧达莫	腹痛 腹泻 消化不良 出血 凝血障碍 关节痛 头痛 Stevens-Johnson 综合征 胃肠道出血 胃肠道穿孔 胃肠道溃疡 颅内出血 血管性水肿 瑞氏综合征	• 瑞氏综合征 • 水杨酸盐过敏反应 • 病毒感染	D
Xa 因子抑制剂 磺达肝癸钠	注射部位反应 皮疹 发热 贫血 出血	• 硬膜外麻醉 • 腰椎穿刺 • 脊髓麻醉 • 出血 • 心内膜炎 • 肾功能衰竭 • 血小板减少	B
低分子肝素 达肝素 依诺肝素	腹泻 血肿 恶心 贫血 出血 血小板减少症 肝功能异常 发热 湿疹型药疹 皮肤坏死 出血 颅内出血 截瘫 肺炎	全部： • 硬膜外麻醉 • 腰椎穿刺 • 脊髓麻醉 • 出血 • 肝素超敏反应 • 猪蛋白过敏 达肝素： • 血小板减少 依诺肝素： • 肝素诱导的血小板减少症 • 血小板减少	B
口服 Xa 因子抑制剂 阿哌沙班 艾多沙班 利伐沙班	贫血 出血（胃肠道出血、阴道出血、瘀伤） 超敏反应 颅内出血 眼内出血 硬膜外血肿	阿哌沙班： • 突然停药 • 出血 • 硬膜外麻醉 • 腰椎穿刺 • 脊髓麻醉 • 心脏机械瓣膜 艾多沙班： • 突然停药 • 出血 • 硬膜外麻醉 • 腰椎穿刺 • CrCL > 95mL/min • 脊髓麻醉 • 心脏机械瓣膜	B C C

续表

药物类别和代表药物	常见 / 严重副作用[①]	黑框警告 / 禁忌证	妊娠期用药安全性分级[②]
		利伐沙班： • 出血 • 突然停药 • 硬膜外麻醉 • 脊髓麻醉 • 心脏机械瓣膜	
口服凝血酶抑制剂 达比加群	食管炎 胃炎 胃食管反流病 胃肠道出血 胃肠道溃疡 消化不良 出血 心肌梗死 过敏反应 颅内出血	• 出血 • 心脏机械瓣膜	C
维生素 K 拮抗剂 华法林	脱发 胆固醇栓塞综合征 坏疽性疾病 组织坏死 出血 超敏反应 筋膜室综合征 颅内出血 眼内出血	• 出血 • 酗酒 • 动脉瘤 • 主动脉夹层 • 痴呆 • 子痫 • 心内膜炎 • 硬膜外麻醉 • 胃肠道出血 • 头部外伤 • 血液病 • 颅内出血 • 腰椎穿刺 • 心包积液 • 心包炎 • 先兆子痫 • 妊娠 • 精神病 • 视网膜出血 • 脊髓麻醉 • 卒中 • 手术	X

① 这是一个概括性的清单，并未包括这些药物可能产生的所有副作用。在给出任何建议之前，请查阅药品参考信息源以获得更完整的清单。在提出药物治疗建议之前，MTM 药师还应查阅全面的药物相互作用数据库。

② 所有处方药的产品说明书都会不断更新，以体现 FDA 的妊娠期和哺乳期用药最新规则。请核查所需产品的说明书，以获得最准确和最新的妊娠期安全用药信息。

来源：参考文献 [16] 中的数据。

表 35-9 卒中后抗血栓治疗的建议

非心源性栓塞性卒中
• 抗血小板治疗优于抗凝治疗 • FDA 批准的 4 种药物可以使用：阿司匹林（ASA）、阿司匹林 + 双嘧达莫、氯吡格雷和噻氯匹定 • 由于骨髓毒性问题，噻氯匹定已经很少使用 • ASA 50 ～ 325mg，每日 1 次；ASA 25mg + 双嘧达莫 200mg（Aggrenox®），每日 2 次；或氯吡格雷 75mg，每日 1 次；都是可选的抗血小板治疗方案 • 不建议将 ASA 和氯吡格雷联合用于卒中的二级预防，因为合用增加出血的风险 • 对 ASA 过敏的患者可以改用氯吡格雷

续表

心源性栓塞性卒中
心房纤颤
• 调整华法林剂量达到INR在2～3之间；阿哌沙班5mg，每日2次；达比加群150mg，每日2次；艾多沙班60mg，每日1次；或利伐沙班20mg，每日1次；都是可供选择的抗凝药物治疗方案
• 如果患者无法耐受华法林，可以使用ASA
• 不建议使用ASA和氯吡格雷的组合，因为合用会增加出血的风险
瓣膜病
• 风湿性二尖瓣疾病——调整华法林剂量使INR范围在2～3之间
• 非风湿性二尖瓣疾病或主动脉瓣疾病——抗血小板治疗
人工心脏瓣膜
• 主动脉心脏瓣膜——调整华法林剂量使INR的范围在2～3之间
• 二尖瓣心脏瓣膜——调整华法林剂量使INR的范围在2.5～3.5之间
左心室血栓
• 调整华法林剂量使INR范围在2～3之间，给药至少3个月

来源：参考文献[3]、[11]、[17]～[25]。

表35-10　预防卒中的草药补充剂

草药补充剂	常用剂量	功能	注意事项	证据等级①	费用②
槟榔子	2.125g口服（通常咀嚼）	胆碱能神经和中枢神经系统刺激剂→改善卒中后功能状态	• 据说有助于卒中恢复 • 由于中枢神经系统刺激而被滥用为娱乐性药物（毒品） • 所含成分可能致癌 • 长期大剂量使用对人类不安全	证据不足	$$
黑胡椒	100μL，吸入	提高卒中后的吞咽能力	• FDA认为黑胡椒用于食品中是安全的。但是，使用高浓度黑胡椒会刺激食管	证据不足	$
胞磷胆碱	500～2000mg，每日1次或2次，服用6周	中间体，用于合成磷脂酰胆碱；也有助于胆碱合成→可能有神经保护作用	• FDA认为是安全有效的 • 在欧洲和日本被批准用于治疗头部外伤和卒中	可能有效	$$
叶酸	13岁以上的男性：每日400μg；13岁以上的女性：每日400～600μg	通过降低同型半胱氨酸而预防卒中	• 富含叶酸的谷物可使卒中死亡率下降，但需要更多的研究得出结论	证据不足	$

① 证据等级：很可能有效（likely effective）——该产品有非常高水平的可靠临床证据支持其用于特定适应证。分级为“很可能有效”的产品通常被认为适合推荐。可能有效（possibly effective）——该产品有一些临床证据支持其用于特定适应证；但是，证据受数量、质量或相互矛盾的结果的限制。分级为“可能有效”的产品可能是有益的，但没有足够的高质量证据可以推荐给大多数人。证据不足（insufficient evidence）——没有足够的、可靠的科学证据来提供有效性评级。

② 费用：按推荐剂量，$ = 每月花费10美元，$$ = 每月花费11～20美元。

来源：参考文献[27]中的数据。

MTM药师经常会遇到这样的问题，即是否需要因外科手术而停用抗血栓药物。对于卒中再发风险高的患者，不推荐停用抗血凝药。对于接受抗血小板治疗的患者，高风险患者是指在过去3～6个月内发生过卒中的患者。对于这些患者，建议在手术过程中继续使用阿司匹林[或氯吡格雷或Aggrenox（阿司匹林/缓释双嘧达莫）]，而不是在手术前7～10天停止使用抗血小板药物。（注意：如果患者由于植入冠状动脉支架而同时接受阿司匹林和氯吡格雷治疗，建议推迟进行任何手术直到适当时间再进行，或在手术过程中继续使用2种药物）。对于服用华法林的患者，高风险患者是指最近3个月内发生过TIA或卒中，CHA_2DS_2-VASc评分为5分或6分或心脏机械瓣膜置换的患者。对于这些患者，中断华法林治疗可能会增加卒中的风险，因此建议在华法林停用期间使用低分子肝素桥接[26]。

核心要素5——文档记录和随访

简明扼要地记录药物治疗相关问题（MRP）和建议，是MTM咨询的关键组成部分。表35-11提供了卒中患者潜在MRP的示例。药物治疗相关问题的沟通与建议示例见图35-7。这些建议可以通过传真、电话或其他书面或安全的电子通讯方式进行传递。这些示例

仅用于示范目的。与医疗服务提供者的实际沟通应根据建议的类型、患者的具体情况以及与医疗服务提供者的关系，做个性化调整。

对有卒中病史的患者进行随访，以评估血压、血脂、血糖、干预措施的效果以及潜在的不良反应，是至关重要的。随访的时间间隔取决于许多因素，包括抗血栓治疗方案、卒中风险的严重程度、干预类型，以及患者的自身因素（如年龄、合并症以及参与随访的能力）。表 35-12 提供了建议的随访间隔。

F（**Face，面部**）——要求患者笑一下，观察患者面部是否对称

A（**Arms，胳臂**）——要求患者举起双臂，观察患者是否有一只手臂下垂或无法移动

S（**Speech，语言**）——让患者重复说一个简单的短语，观察患者说话是否有异常（可能含糊不清，可能说错，或者说不出来）

T（**Time，时间**）——拨打急救电话

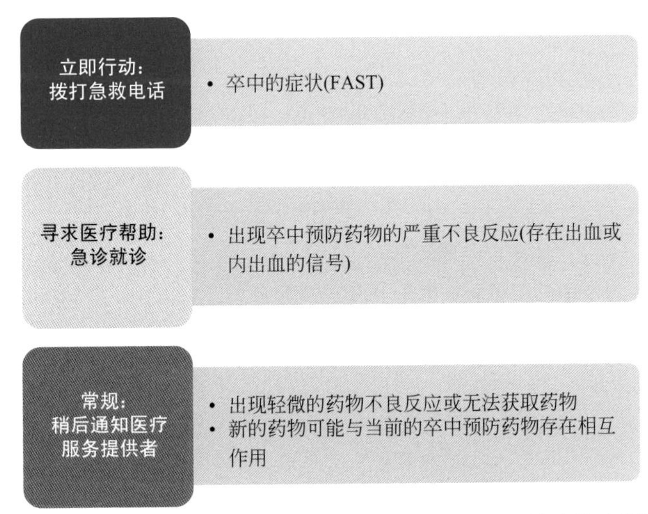

图 35-6 卒中的警示信号（FAST）和卒中管理的转诊策略[28]

表 35-11 卒中患者的药物治疗相关问题

药物治疗相关问题分类	药物治疗相关问题示例
不依从性	• 改变生活方式（例如限盐、戒烟）的依从性差，因而无法达到理想的血压控制 • 由于患者漏服降压药而不能理想地控制血压 • 由于药品费用，患者不服用降压药、他汀类药物、糖尿病药物或抗血栓药物
不必要的药物治疗	• 重复治疗（例如在没有确认适应证的情况下联合使用阿司匹林和氯吡格雷）
需要额外的药物治疗	• 单药治疗高血压，血压控制不理想 • 糖尿病患者未达到糖化血红蛋白目标 • 患者有卒中病史但未接受抗血栓治疗（如阿司匹林、氯吡格雷或华法林）
无效的药物治疗	• 对新降压药进行了充分的试用，但是没有明显的临床效果 • 采用 α_1 受体阻滞剂进行单药治疗，而不是循证疗法
剂量过低	• 使用低剂量降压药时血压控制不理想 • 使用华法林的 INR 值偏低
剂量过高	• 患者的 INR 值升高并出现鼻出血
药物不良事件	• 使用 ACEI 引起的咳嗽 • 由于双嘧达莫引起头痛，患者未服用阿司匹林 / 缓释双嘧达莫（Aggrenox）

情景：已为患者开具达比加群酯（Pradaxa）处方，但患者由于胃部不适而停止服用。
MRP：不依从性、药物不良事件。

评估：
患者因卒中高风险而服用 150mg Pradaxa（达比加群酯）。因不良反应（明确为胃部不适）而擅自停用达比加群酯。将达比加群酯换为另一种抗凝血药，如 Xarelto（利伐沙班），可能会降低这种不良反应的可能性并提高依从性。
计划：
考虑停用 Pradaxa（达比加群酯），改为每日晚餐时口服 Xarelto（利伐沙班）20mg；随访以评估任何不良事件。

情景：糖尿病患者的糖化血红蛋白（HbA1c）未达标。
MRP：需要额外的药物治疗。

评估：
根据药房反馈和 / 或患者报告，您的患者目前正在接受：
- 二甲双胍 1000mg，每日 2 次

根据患者的记录显示，由于房颤伴有糖尿病和心力衰竭，患者的卒中风险很高。上次报告的 HbA1c 为 8.3%，高于美国糖尿病协会（ADA）推荐的目标（＜ 7%）。由于二甲双胍目前处于最大有效剂量，因此添加第二种药物（如磺酰脲类药物）可能有助于使患者达到 HbA1c 目标值。
计划：
如果合适，请考虑添加入格列吡嗪 5mg/d，并根据血糖值调整剂量，以将 HbA1c 降低至＜ 7%。

情景：患者 INR 值升高并伴有鼻出血。
MRP：剂量过高。

评估：
由于房颤和 CHA_2DS_2-VASc 评分为 3，患者目前每日服用华法林 7.5mg 预防卒中。在最近的 3 次就诊中发现，INR 值在 3.5 ～ 3.9 之间（目标值 2 ～ 3）。患者主诉流鼻血。由于 INR 值升高且患者有出血，应减少华法林剂量。
计划：
考虑将每周华法林总剂量降低约 15%（7.5mg），以使 INR 值达到治疗范围并降低出血事件的风险。每隔 1 ～ 2 周对患者进行随访，复查 INR 值和任何出血症状。

情景：患者有卒中病史，但未接受抗血栓治疗。
MRP：需要额外的药物治疗。

评估：
患者自述 2 年前曾发生卒中。根据药房提供的数据，患者未服用抗血栓药来降低再次卒中的风险。加入抗血小板药如阿司匹林或氯吡格雷可能会降低再次卒中的风险。
计划：
如果合适，考虑每天服用 81mg 阿司匹林以降低该患者卒中的风险。随访时，监测出血事件的体征和症状。

图 35-7　MTM 药师就卒中进行沟通的示例

表 35-12　卒中患者随访的建议间隔时间

抗凝监测：
- 服用华法林的患者，应每 1 ～ 2 周监测 1 次 INR 值，直到 INR 值稳定在治疗范围内。对于控制良好的患者，随访时间可以延长。
- 对于直接口服抗凝血药，无需常规进行抗凝监测。但患者应定期随访以评估出血和依从性。每年应至少检查 2 次肾功能和全血细胞计数。

血压反应：
- 在开始降压治疗或更改降压治疗方案后的 2 ～ 4 周内进行血压测量。
- 患者的血压达到目标值且保持稳定后，假设没有发生急性靶器官疾病的体征或症状，应每 3 ～ 6 个月监测一次。
- 患有 2 级高血压、合并症、既往控制不佳、依从性差、靶器官进行性损害或存在药物不良反应症状的患者，应较频繁地随访。

糖尿病管理：
- 对糖化血红蛋白达到治疗目标（并且血糖控制稳定）的患者，每年至少进行 2 次糖化血红蛋白检测。
- 对治疗发生变化或未达到血糖目标的患者，每季度进行一次糖化血红蛋白检测。

血脂异常管理：
- 启用他汀类药物治疗后 4 ～ 12 周，检测空腹血脂水平，以确定患者的依从性。
- 此后，根据临床要求，每 3 ～ 12 个月进行一次血脂评估。

毒性：
- 在开始使用新药或增加剂量后的 2 ～ 4 周内监测药物不良反应。每次访问都应监测抗凝血药引起的不良出血事件。
- 对病情稳定的患者，每 6 ～ 12 个月进行一次不良事件监测。
- 每年应监测 1 ～ 2 次血钾和肌酐。

来源：参考文献 [3]、[8] 和 [9]。

参考文献

1. Davis SM, Donnan GA. Secondary prevention after ischemic stroke or transient ischemic attack. *New Engl J Med*. 2012;366:1914-1922.
2. Benjamin EJ, Blaha MJ, Chiuve SE, et al. Heart disease and stroke statistics 2017 update: a report from the American Heart Association. *Circulation*. 2017;135(10):e229-e268.
3. Walter NK, Ovbiagele BO, Black HR, et al. Guidelines for the prevention of stroke in patients with stroke and transient ischemic attack: a guideline for healthcare professionals from the American Heart Association/American Stroke Association. *Stroke*. 2014;45(7):2160-2236.
4. Meschia JF, Bushnell CD, Boden-Albala B, Scaramucci A, D'Agostino RB, Wolf PA. Guidelines for the primary prevention of stroke: a statement for healthcare professionals from the American Heart Association/American Stroke Association. *Stroke*. 2014;45(12):3754-3832.
5. Buntin MB, Colla CH, Deb P, Sood N, Escarce JJ. Medicare spending and outcomes after postacute care for stroke and hip fracture. *Med Care*. 2010;48(9):776-784.
6. Kelly-Hayes M, Beiser A, Kase CS, Scaramucci A, D'Agostino RB, Wolf PA. The influence of gender and age on disability following ischemic stroke: The Framingham Study. *J Stroke Cerebrovasc Dis*. 2003;12(3):119-126.
7. Fagan SC, Hess DC. Stroke. In: DiPiro JT, Talbert RL, Yee GC, Matzke GR, Wells BG, Posey L, eds. *Pharmacotherapy: A Pathophysiologic Approach*. 10th ed. New York, NY: McGraw-Hill; 2017. http://accesspharmacy.mhmedical.com/content.aspx?bookid=1861§ionid=132515962. Accessed May 08, 2017.
8. American Diabetes Association. Standards of medical care in diabetes—2017. *Diabetes Care*. 2017;40(suppl 1):S1-S135.
9. Stone NJ, Robinson JG, Lichtenstein AH, et al. 2013 ACC/AHA guideline on the treatment of blood cholesterol to reduce atherosclerotic cardiovascular risk in adults: a report of the American College of Cardiology/American Heart Association Task Force on practice guidelines. *Circulation*. 2014;129:S1-S45.
10. Wolf PA, Abbott RD, Kannel WB. Atrial fibrillation as an independent risk factor for stroke: the Framingham Study. *Stroke*. 1991;22(8):983-988.
11. You JJ, Stinger DE, Howard PA, et al. Antithrombotic therapy for atrial fibrillation; antithrombotic therapy and prevention of thrombosis, 9th ed. American College of Chest Physicians evidence-based clinical practice guidelines. *Chest*. 2012;141(2 suppl):e531S-e575S.
12. Turpie AGG, Gent M, Laupacis A, et al. Aspirin and warfarin after heart-valve replacement: a comparison of aspirin with placebo in patients treated with warfarin after heart-valve replacement. *New Engl J Med*. 1993;329(8):524-529.
13. Diener HC, Cunha L, Forbes C, Sivenius J, Smets P, Lowenthal A. European stroke prevention study 2: dipyridamole and acetylsalicylic acid in the secondary prevention of stroke. *J Neurol Sci*. 1996;143(1-2):1-13.
14. ESPRIT Study Group. Aspirin plus dipyridamole versus aspirin alone after cerebral ischaemia of arterial origin (ESPRIT): randomised controlled trial. *Lancet*. 2006;367(9523):1665-1673.
15. CMS. *Medicare Part D Medication Therapy Management Program Standardized Format*. Available at http://www.cms.gov/Medicare/Prescription-Drug-Coverage/PrescriptionDrugCovContra/Downloads/MTM-Program-Standardized-Format-Revisions-v071514-[ZIP-2MB].zip. Accessed May 7, 2017.
16. Clinical Pharmacology [database online]. Tampa, FL: Gold Standard, Inc.; 2017. Available at http://www.clinicalpharmacology.com. Accessed May 7, 2017.
17. Diener H-C, Bogousslavsky J, Brass LM, et al. Aspirin and clopidogrel compared with clopidogrel alone after ischemic stroke or transient ischemic attack in high-risk patients (MATCH): randomised, double-blind, placebo controlled trial. *Lancet*. 2004;364(9431):331-337.
18. Bhatt DL, Fox KAA, Hacke W, et al. [CHARISMA investigators] Clopidogrel and aspirin versus aspirin alone for the prevention of atherothrombotic events. *New Engl J Med*. 2006;354:1706-1717.
19. Kennedy J, Hill MD, Ryckborst KJ, et al. Fast assessment of stroke and transient ischaemic attack to prevent early recurrence (FASTER): a randomized controlled pilot trial. *Lancet Neurol*. 2007;6(11):961-969.
20. Connolly SJ, Ezekowitz MD, Yusuf S, et al. Dabigatran versus warfarin in patients with atrial fibrillation. *New Engl J Med*. 2009;361:1139-1151.
21. Patel MR, Mahaffey KW, Garg J, et al. Rivaroxaban versus warfarin in nonvalvular atrial fibrillation. *New Engl J Med*. 2011;365:883-891.
22. Granger CB, Alexander JH, McMurray JJV, et al. Apixaban versus warfarin in patients with atrial fibrillation. *New Engl J Med*. 2011;365:981-992.
23. Giugliano RP, Ruff CT, Braunwald E, et al. Edoxaban versus warfarin in patients with atrial fibrillation. *New Engl J Med*. 2013;369:2093-2104.
24. ACTIVE Writing Group of the ACTIVE Investigators; Connolly S, Pogue J, Hart R, et al. Clopidogrel plus aspirin versus oral anticoagulation for atrial fibrillation in the atrial fibrillation clopidogrel trial with irbesartan for prevention of vascular events (ACTIVE W): a randomised controlled trial. *Lancet*. 2006;367(9526):1903-1912.
25. Whitlock RP, Sun JC, Fremes SE, Rubens FD, Teoh KH. Antithrombotic and thrombolytic therapy for valvular disease: antithrombotic therapy and prevention of thrombosis, 9th ed: American College of Chest Physicians evidence-based clinical practice guidelines. *Chest*. 2012;141(2 suppl):e576S-e600S.
26. Eikelboom JW, Hirsh J, Spencer FA, Baglin TP, Weitz JI. Antiplatelet drugs: antithrombotic therapy and prevention of thrombosis, 9th ed: American College of Chest Physicians evidence-based clinical practice guidelines. *Chest*. 2012;141(2 suppl):e89S-e119S.
27. Natural Medicines [database online]. Somerville, MA: Therapeutic Research Center; 2017. Available at https://naturalmedicines.therapeuticresearch.com/. Accessed May 7, 2017.
28. American Heart Association. Heart attack or stroke? Call 911 first and fast. Available at http://www.heart.org/HEARTORG/Affiliate/Heart-Attack-or-Stroke-Call-911-First-And-Fast_UCM_435652_Article.jsp. Accessed May 7, 2017.

复习题

1. 什么是可改变的卒中风险因素？
   a. 年龄
   b. 性别
   c. 吸烟
   d. 卒中家族史
2. 一名 70 岁的男性患者有卒中病史，需要对以下哪个因素进行干预？
   a. 血压 130/80mmHg
   b. LDL 水平为 150mg/dL
   c. 当前体重为理想体重
   d. 每周 2 次摄入含酒精的饮料
3. 一名 75 岁的女性被诊断出房颤，医生为她开具了华法林用于卒中的预防。INR 值的目标范围是什么？
   a. 1.8 ～ 2.3
   b. 2.0 ～ 3.0
   c. 2.5 ～ 3.5
   d. 3.0 ～ 4.0
4. 使用通俗易懂的语言，下列哪种定义最能描述失语症？
   a. 由于先前的卒中事件而无法有效地表达沟通技巧
   b. 由特定大脑区域功能障碍引起的语言理解和表达障碍
   c. 大脑的额叶和颞叶受损引起的词语表达和理解上的缺陷
   d. 由卒中导致的语言障碍，使人难以阅读、书写或说话
5. 对于有卒中病史的患者，哪种建议适合纳入 MAP？
   a. 每天服用阿司匹林
   b. 如果您出现卒中症状但无法联系紧急医疗服务，请通知家人和朋友帮您这样做
   c. 仅改变生活方式就能充分降低卒中的风险，因此您不必服用药物
   d. 第一次卒中后再次发生卒中的风险将大大降低
6. 出现下列哪种情况，患者应该等到下一次就诊时告知其 MTM 药师，而不是立即采取行动？
   a. 口齿不清或无法说话
   b. 举起双臂后，一侧向下滑落
   c. 接受可能与卒中预防药物有相互作用的新抗生素
   d. 出现了黑色或柏油样大便和胃痛
7. 下列哪一个药物治疗相关问题与其类别匹配正确？
   a. 不依从性——患者有卒中史且未接受抗栓治疗
   b. 剂量过高——患者服用华法林时 INR 值低于目标值
   c. 不必要的药物治疗——没有确认适应证的情况下联合使用阿司匹林和氯吡格雷
   d. 无效的药物治疗——患者服用华法林时 INR 值高于目标值
8. 对有卒中病史的患者进行血脂管理，下列哪种说法正确？
   a. 目标 LDL-C 低于 70mg/dL
   b. 无论 LDL-C 水平如何，均应使用高强度他汀类药物
   c. 烟酸被指定为一线治疗药物
   d. 他汀类药物在卒中后的第一年是禁用的
9. 非心源性栓塞性卒中患者正在服用阿司匹林。对于该患者最适合的抗血小板方案是哪种？
   a. 改用双嘧达莫
   b. 增加阿司匹林的剂量
   c. 增加氯吡格雷
   d. 改为阿司匹林 / 双嘧达莫
10. 每天服用阿司匹林 81mg 的患者出现轻度卒中，医生为其开具了氯吡格雷。患者没有房颤。关于该患者阿司匹林和氯吡格雷的联合治疗方案，哪种说法正确？
   a. 该患者不应同时服用阿司匹林和氯吡格雷
   b. 添加氯吡格雷后，阿司匹林剂量应增加至 325mg
   c. 氯吡格雷和阿司匹林的组合可短期使用
   d. 应在阿司匹林的基础上添加华法林，而不是添加氯吡格雷

答案

1. c	2.b	3. b
4. d	5. b	6. c
7. c	8. b	9. d
10.c		

邱雨婕　译
闫素英　校
刘治军　林　阳　审

第36章

甲状腺疾病 MTM 资料集

Shannon A. Miller, PharmD, BCACP

关键点

- 多种药物可能影响甲状腺功能，为甲状腺疾病患者提供药物治疗管理（MTM）时需仔细核对患者用药情况。
- 为甲状腺疾病患者提供 MTM 时，应注意是否存在治疗不足或治疗过度的情况，充分了解并询问相关临床症状，必要时可进行甲状腺功能检查来确认。
- 药物相互作用或用药依从性不佳等情况，可能影响患者对甲状腺药物的剂量需求，在进行 MTM 时务必充分评估。

甲状腺疾病简介

在垂体前叶合成的促甲状腺激素（thyroid-stimulating hormone, TSH）刺激下，甲状腺合成两种甲状腺激素，即甲状腺素（T_4）和三碘甲腺原氨酸（T_3）[1]。而 TSH 的释放则受下丘脑产生的促甲状腺激素释放激素（thyrotropin-releasing hormone，TRH）调节。该下丘脑 - 垂体 - 甲状腺轴通过负反馈调节机制维持着机体甲状腺激素的稳态，即甲状腺激素水平的升高可抑制下丘脑和垂体产生 TRH 和 TSH（图 36-1）。

甲状腺激素的作用是调节新陈代谢，维持机体各器官系统的运行。T_4 的产生量大于 T_3，但其生物活性较低。约 80% 的 T_3 由 T_4 在外周经脱碘酶转化形成，仅约 20% 的 T_3 由甲状腺直接产生 [1]。

甲状腺功能亢进症

甲状腺功能亢进症（hyperthyroidism）简称甲亢，是指甲状腺合成和分泌甲状腺激素（T_3、T_4 或两者兼有）水平不适当的情况 [2-4]。甲状腺激素过量可能的原因是生产过剩，如 Graves 病（Graves' disease）、毒性多结节性甲状腺肿（toxic multinodular goiter，TMNG）、毒性腺瘤，也可能是不常见的甲状腺炎症，如甲状腺炎。Graves 病是一种自身免疫性疾病，占甲亢的 60% ～ 80%。

其他与甲状腺功能亢进症相关的术语

- 甲状腺毒症——以外周组织中甲状腺激素作用异常升高为主要表现的临床状态。
  - 甲状腺功能亢进症可能会导致甲状腺毒症，但两者并不等同。
- 甲状腺危象——可危及生命的一种突发性疾病，伴有失代偿性甲状腺毒症临床表现的加重，包括发热 102℉（38.8℃）以上、心动过速、呼吸急促、恶心、呕吐、腹泻、腹痛和谵妄。

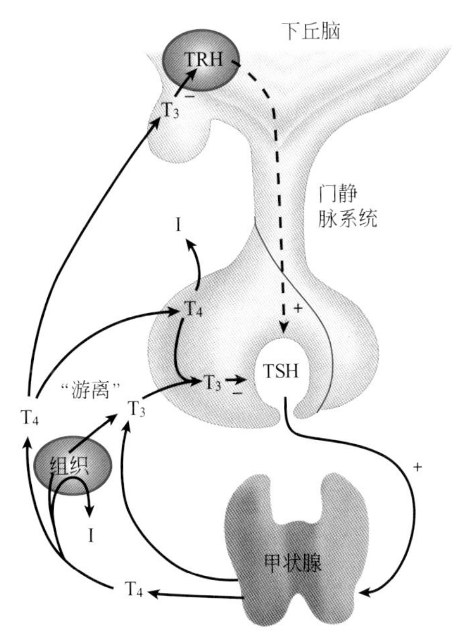

图 36-1 下丘脑 - 垂体 - 甲状腺轴

在下丘脑和垂体中，3,5',3- 三碘甲腺原氨酸（T_3）主要负责抑制促甲状腺激素释放激素（TRH）和促甲状腺激素（TSH）的分泌。

来源：经许可，转载自 Brunicardi FC, Andersen DK, Billiar TR, et al. *Schwartz's Principles of Surgery*. 9th ed. New York: McGraw-Hill Publishing; 2010

- 通常由创伤、手术或感染诱发。
- 可能出现心律失常、心力衰竭、缺血性心脏病或昏迷。
- 需立即治疗并住院治疗。

甲状腺功能减退症

甲状腺功能减退症（hypothyroidism）简称甲减，表现为甲状腺不能生成或分泌足够的甲状腺激素来满足身体的代谢需求[5,6]，按病因可分为原发性（甲状腺功能异常）或继发性（下丘脑 - 垂体功能障碍导致对甲状腺刺激不足）甲减。慢性自身免疫性甲状腺炎（桥本甲状腺炎）是原发性甲减的主要原因，也是美国甲状腺功能减退症患者中患病率最高的一种（表 36-1）。继发性甲减比较罕见，约占甲状腺功能减退症病例的 1%。

表 36-1 甲状腺功能减退症的病因

原发性甲减
桥本甲状腺炎
医源性甲状腺功能减退症
不常见
碘缺乏
酶缺乏
甲状腺发育不良
甲状腺肿
继发性甲减
垂体疾病
下丘脑疾病

来源：经许可，转载自 DiPiro, JT, Talbert RL, Yee GC, Matzke GR, Wells BG, Posey LM, eds. *Pharmacotherapy: A Pathophysiologic Approach*. 10th ed. New York, NY: McGraw-Hill; 2017。

甲状腺疾病的并发症

甲状腺功能亢进症 过高的甲状腺激素水平可能导致心脏问题（如房颤、心力衰竭、心肌梗死等）或骨质疏松。甲状腺危象是甲亢患者可能出现的一种罕见但致命的并发症。

甲状腺功能减退症 如果不及时治疗，甲减可能导致舒张期高血压、高脂血症、心力衰竭、不育、认知损伤以及神经肌肉功能障碍。罕见情况下，甲减治疗不足时会出现黏液性水肿昏迷，这是一种严重且可能致命的临床症状，其特征为精神状态改变（如嗜睡、认知功能障碍、精神错乱）、体温过低、心动过缓、低血压、通气不足和低钠血症[1]。

甲状腺疾病的诊断

甲状腺功能亢进症[2-4] 当患者出现疑似甲亢的临床症状时（表 36-2），应及时评估血清 TSH。显性甲亢和亚临床甲亢患者的血清 TSH 水平均可能降低，但高游离 T_4 或游离 T_4 指数（FT_4I）可确诊显性甲亢（表 36-3）。如果游离 T_4 或 FT_4I 没有升高，可考虑进行完全或游离甲状腺素检验，因为一些患者可能 T_4 正常但 T_3 水平升高。一旦确诊为甲亢，应明确病因以指导治疗。

表 36-2 甲状腺疾病的临床表现和症状

甲状腺功能亢进症的临床表现和症状	甲状腺功能减退症的临床表现和症状
焦虑	心动过缓
弥漫性或多结节性甲状腺肿	毛发粗糙或稀少
睡眠困难	冷不耐受
气短	皮肤寒冷或干燥
情绪不稳定	便秘
眼球突出（仅 Graves 病）	抑郁
乏力	乏力
毛发减少	溢乳
不耐热	甲状腺肿
深腱反射过度活跃	声音嘶哑
排便过度	月经不调
月经异常	肌肉痉挛
紧张	肌痛
心悸	外周水肿
近端肌无力	注意力低下
多汗	眶周水肿
心动过速	深腱反射的迟钝
体重减轻（尽管食欲增加）	虚弱
	体重增加

来源：参考文献 [1]、[3] 和 [6]。

表 36-3 甲亢与甲减的甲状腺功能检查

类别	TSH①	游离 $T_4$①
甲亢	低	高②
亚临床甲亢	低	正常
原发性甲减	高	低
继发性甲减	低 / 正常	低
亚临床甲减	高	正常

① 参考范围以承担检测的实验室为准。
② 如果游离 T_4 正常，总 T_3 或游离 T_3 升高，则可能存在甲亢。
来源：参考文献 [1] ～ [6]。

放射性碘摄取（RAIU）是鉴别甲状腺毒症病因的最有效手段（表 36-4）；当甲状腺激素过度产生时，RAIU 增加，而甲状腺发炎引起的甲状腺炎时 RAIU 受到抑制。其他诊断试验，如促甲状腺激素受体抗体（TRAb）、甲状腺球蛋白可能会有所帮助，尤其是在禁止使用放射性同位素的情况下。甲状腺扫描对甲状腺结节有诊断价值。

显性甲亢患者需要治疗。TSH 水平＜0.1mIU/L 或≥65 岁的患者（或未服用雌激素或双膦酸盐的绝经后妇女）也需要治疗。此外，有心血管危险因素、心脏病、骨质疏松症或甲亢症状的患者需要接受治疗。

表 36-4 甲状腺毒症的鉴别诊断

放射性碘摄取增加①	放射性碘摄取降低
促甲状腺激素诱导的甲亢	甲状腺炎
促甲状腺激素分泌性肿瘤	亚急性甲状腺炎
选择性垂体 T_4 抵抗	无痛性甲状腺炎
促甲状腺激素以外的甲状腺刺激剂	异位甲状腺组织
甲状腺刺激性抗体（Graves 病）	卵巢甲状腺肿
人绒毛膜促性腺激素（滋养细胞疾病）	转移性滤泡癌
自主功能性甲状腺	外源性甲状腺素
毒性腺瘤	含有甲状腺素或碘的药物
多结节性甲状腺肿	含有甲状腺的食物

① 如果患者近期接触过过量碘，放射性碘摄取可能会降低。

来源：经许可，转载自 DiPiro, JT, Talbert RL, Yee GC, Matzke GR, Wells BG, Posey LM, eds. *Pharmacotherapy: A Pathophysiologic Approach*. 10th ed. New York, NY: McGraw-Hill; 2017。

甲状腺功能减退症 当症状提示可能存在甲状腺功能减退时（见表 36-2），应进行血清 TSH 检测。如 TSH 升高，则继续测定血清游离 T_4。TSH 升高，血清游离 T_4 降低，说明存在显性原发性甲状腺功能减退。而亚临床甲减患者的游离 T_4 一般在参考范围内（见表 36-3）。抗甲状腺过氧化物酶抗体（TPOAb）的测定对亚临床甲减患者有一定帮助，因为抗体的存在预示着最终发展为显性甲状腺功能减退症的风险更高。无论症状如何，血清 TSH 水平＞ 10mIU/L 的患者应开始治疗，以避免引起疾病的并发症。除 TPOAb 阳性外，TSH 水平在 5 ～ 10mIU/L 之间的患者，以及有甲减临床症状或动脉粥样硬化性血管疾病或心力衰竭迹象的患者，也可考虑进行治疗。

表 36-5 概述了可能改变甲状腺状态并需要加强甲状腺药物监测或调整的药物。在很多情况下，甲状腺激素水平变化背后的机制尚不清楚。对于开始服用这些药物的患者，MTM 药师应监测甲状腺疾病的体征或症状。

表 36-5 可能导致或加重甲状腺疾病的药物

药物	潜在影响
胺碘酮	甲亢或甲减
贝沙罗汀	甲减
乙硫异烟胺	甲减
α 干扰素	甲亢或甲减
白介素 -2	甲亢或甲减
碘（含藻类保健品）	甲亢或甲减
锂	甲亢或甲减①
沙利度胺	甲亢或甲减
酪氨酸激酶抑制（舒尼替尼）	甲亢或甲减

① 罕见甲亢。

来源：参考文献 [2]、[5]、[7] 和 [8]。

甲状腺疾病治疗目标

所有形式甲状腺疾病的治疗目标是恢复正常的甲状腺状态和消除临床症状。通过必要的治疗，能够减少严重并发症的风险，提高患者生活质量。

核心要素 1——甲状腺疾病患者的全面用药评估

表 36-6 是对甲状腺功能亢进或减退患者进行用药评估时建议问的问题。MTM 药师应使用通俗易懂的语言与患者面谈（图 36-2），也必须准备好回答患者可能提出的与甲状腺疾病有关的问题（表 36-7）。

核心要素 2——个人用药清单

甲状腺功能亢进症和甲状腺功能减退症患者的个人用药清单（PML）示例 [9] 分别见图 36-3 和图 36-4。其他疾病的治疗药物应单独添加和列出。在创建 PML 时，MTM 药师应尽可能使用简洁易懂的语言。

核心要素 3——用药行动计划

甲状腺功能亢进症和甲状腺功能减退症患者的用药行动计划（MAP）示例 [9] 分别见图 36-5 和图 36-6。这些示例仅包含甲状腺疾病患者的行动计划，其他疾病或药物治疗相关问题应单独列出。一般只列出几个重要的行动计划以便让患者更易接受，患者自我管理的其他方面可以在随后的就诊中解决。在创建 MAP 时，尽量使用简洁易懂的语言。

核心要素 4——干预和 / 或转诊

甲状腺疾病治疗的干预

甲状腺功能亢进症 甲亢的严重程度和类型、患者年龄和患者意愿等因素，决定了治疗方案的选择，包括药物治疗、放射性碘疗法（^{131}I 治疗）或甲状腺切除术（表 36-8）[2,3]。Graves 病的治疗可能涉及其中任何一种（表 36-9）。结节性疾病（如 TMNG 或毒性腺瘤）无法从药物治疗中获得永久缓解，因此对这些患者来说，放射性碘疗法和甲状腺切除术是首选。明确治疗之前，可以使用抗甲状腺药物来降低甲状腺激素水平。低 RAIU 的甲亢具有自限性，对非甾体抗炎药（NSAID）、糖皮质激素和 β 受体阻滞剂有反应，不需要抗甲状腺药物、放疗或手术干预。

理想情况下，甲亢的治疗可以改善甲状腺功能异常而不引起甲减。抗甲状腺药物的剂量也可以逐渐降低到维持水平。该类药物的剂量调整需要十分谨慎，如果剂量过低则不能维持正常的甲状腺功能，而剂量过高则会导致甲状腺功能减退。为实现 Graves 病的缓解和降低复发风险，患者应继续以低剂量药物治疗

12 ～ 18 个月。此后，如果 TSH 正常，可以停止或逐渐减少抗甲状腺药物。治疗结束时 TRAb 水平正常的患者更容易达到疾病的成功缓解。当不能通过药物治疗达到缓解时，虽然患者仍可以继续长期低剂量服用甲巯咪唑，但通常应首选手术或放射性碘进行治疗。

甲状腺功能减退症 尽管左甲状腺素（合成 T_4）单药疗法是治疗甲状腺功能减退症的主要方法，但仍有其他的甲状腺激素替代疗法供患者选择（表 36-10）[5,6]。给予 T_4 与腺体分泌甲状腺激素的过程相仿，外周组织会将合成 T_4 转化为 T_3。与之相比，动物来源（猪）的干甲状腺不是单一成分制剂，其中的 T_3 含量大于 T_4，同时还存在稳定性问题。此外，多数临床试验结果未显示在认知或情绪转归方面，T_4/T_3 联合疗法比 T_4 单药疗法更具优势[12,13]。T_4/T_3 联合疗法可能会改善 2 型脱碘酶（DIO2）特定基因型患者的心理健康，但该结论并未得到证实，而且现实中也不能开展 DIO2 遗传多态性的检测[14]。值得注意的是，所有甲状腺激素替代药物均带有黑框警告提示不要用作减肥药[10]。

左甲状腺素替代疗法的平均日剂量为 1.6μg/kg，但起始剂量应根据体重、年龄和心脏状况来确定（表 36-11）。为改善药物的吸收，患者应于早餐前 30 ～ 60min，或晚餐后 4h 服用左甲状腺素[15]。如果患者难以坚持每日服药，也可以选择在一周内任意 1 天服用该周的总剂量[5,16]。

MTM 药师必须了解可能会影响甲状腺激素用量的药物、补充剂和膳食因素（表 36-12）。不建议使用膳食补充剂或草药治疗甲状腺功能减退症。具有药理活性剂量的碘也可能引发甲状腺完整的患者出现甲状腺功能减退症或甲状腺毒症。由于不同左甲状腺素制剂的生物利用度可能存在差异，因此不建议更换品牌[17]。图 36-7 列出了甲状腺疾病管理的转诊策略。

表 36-6 对甲状腺疾病患者进行用药评估时建议问的问题

建议询问甲亢患者的问题	建议询问甲减患者的问题
• 您患有甲亢（甲状腺功能过度活跃）多久了？ • 您服用什么药物治疗甲状腺疾病？ 　• 您是如何服药的？ 　• 您服用这些药物多久了？剂量是多少？ 　• 您是空腹服药还是随餐服药？ 　• 您会经常漏服药物吗？ 　• 您有没有在未告知医生的情况下自行停药？如果有这种情况，为什么停药？ • 您是否出现过下列甲状腺激素水平过高的症状或体征？ 　• 感觉燥热多汗 　• 肌肉无力 　• 颤抖 　• 心动过速或心跳不规律 　• 感觉疲惫 　• 正常饮食的情况下出现体重下降 　• 频繁排便 　• 睡眠障碍 • 您是否出现过下列甲状腺激素水平过低的症状或体征？ 　• 总感到寒冷 　• 体重增加 　• 便秘 　• 皮肤干燥、头发稀疏 　• 感到沮丧、疲惫或乏力 　• 声音嘶哑 • 您服用哪些非处方药或者草药？ • 您计划进行放射性碘治疗吗？ • 您上一次血液检查评估抗甲状腺药物疗效是什么时候？一般多久检查一次？ • 您是否妊娠或计划妊娠？ **预防 / 评估医疗紧急情况应问的问题** • 对于服用硫脲类药物的患者：您是否有感染的症状，如体温大于 38℃或者严重的咽痛？ 　• 危机应对：如果出现了感染的症状，您打算怎么办？ • 对于服用硫脲类药物的患者：您是否有肝损伤的症状，例如皮肤或眼睛黄染（黄疸）、尿色深、大便颜色浅、严重疲劳或腹痛？ 　• 危机应对：如果出现了肝损伤的症状，您打算怎么办？	• 您患有甲减（甲状腺功能低下）多久了？ • 您做过甲状腺手术（甲状腺部分切除术）吗？ • 您接受过放射性碘治疗吗？ • 您服用什么药物治疗甲状腺疾病？ 　• 您是如何服药的？ 　• 您每天什么时间服药？ 　• 您是否在服用甲状腺药物的同时服用其他药物或维生素？ 　• 您是空腹服药还是随餐服药？ 　• 您服用这些药物多久了？剂量是多少？ 　• 您使用的甲状腺药物名称是什么（通用名或者商品名）？ 　• 您会经常漏服药物吗？ 　• 您有没有在未告知医生的情况下自行停药？如果有这种情况，为什么停药？ • 您是否出现过下列甲状腺激素水平过低的症状或体征？ 　• 总感到寒冷 　• 体重增加 　• 便秘 　• 皮肤干燥、头发稀疏 　• 感到沮丧、疲惫或乏力 　• 声音嘶哑 　• 健忘 • 您是否出现过下列甲状腺激素水平过高的症状或体征？ 　• 感觉燥热多汗 　• 肌肉无力 　• 颤抖 　• 心动过速或心跳不规律 　• 感觉疲惫 　• 正常饮食的情况下出现体重下降 　• 频繁排便 　• 睡眠障碍 • 您服用哪些非处方药或者草药？ • 您上一次血液检查评估抗甲状腺药物疗效是什么时候？一般多久检查一次？ • 您现在是否处于减肥阶段或者近期有没有减肥计划？ • 您是否妊娠或计划妊娠？

不良事件——有害影响。
粒细胞缺乏症——抗甲状腺药物的一种严重的、危及生命但罕见的副作用，使身体不能产生足够的白细胞。粒细胞缺乏症患者很容易感染。
房颤——异常快速的心跳，可能意味着您的血液中甲状腺激素水平过高。
β 受体阻滞剂——可以帮助控制甲亢症状的一类药物。
内分泌系统——人体的腺体系统，负责将激素分泌到血液中。
内分泌科专家——专门研究内分泌系统腺体和激素的内科医生。
甲状腺功能正常型——正常的甲状腺。
眼球突出——有时发生在 Graves 病患者的眼部症状，表现为眼球从眼窝中突出。
溢乳——母乳喂养期间与正常产奶无关的乳白色乳头溢液，可能表明甲状腺激素不足。
腺体——身体中产生激素的器官。
甲状腺肿——甲状腺肿大，是甲状腺疾病的征兆。
Graves 病——自身免疫性疾病的一种，自身抗体导致甲状腺产生过多的甲状腺激素。
桥本甲状腺炎——自身免疫性疾病的一种，产生针对甲状腺的自身抗体，可在数月或数年内逐渐破坏甲状腺。
激素——身体本身产生的化学物质，向身体其他部位发出信息。
甲状腺功能亢进——甲状腺功能过度活跃。
下丘脑——大脑中产生促甲状腺激素释放激素（TRH）的区域，TRH 负责向垂体发出信号（见“垂体”）。
低体温——这可能是甲状腺功能低下患者出现黏液性水肿昏迷的标志（见“黏液性水肿昏迷”）。
甲状腺功能减退——甲状腺功能低下。
左甲状腺素——人工合成的甲状腺素。
新陈代谢——身体利用和储存能量。
肌痛——肌肉疼痛。
黏液性水肿昏迷——在严重的、治疗不足的甲减患者中可能出现的一种危及生命的情况，导致意识丧失和体温过低；通常由感染、创伤、低温环境或某些药物引起。
骨质疏松症——骨质流失导致骨骼脆弱，可能意味着您血液中甲状腺激素水平过高。
心悸——异常的心跳，可能意味着您血液中甲状腺激素水平过高。
垂体——位于大脑底部的一个腺体，能够释放促甲状腺激素（TSH）使甲状腺功能活跃。
原发性甲状腺功能减退症——甲状腺出现问题导致甲状腺激素分泌不足。
放射性碘摄取（RAIU）——用于诊断甲状腺问题的扫描方法，患者服用放射性碘胶囊或液体后，测量甲状腺吸收的碘量。
放射性碘疗法——含有少量辐射的一种胶囊或液体，您吞下它后可以杀死部分甲状腺细胞；该辐射量不会增加癌症的风险。
继发性甲状腺功能减退症——当下丘脑或垂体出现问题时，甲状腺不能产生甲状腺激素，导致甲状腺功能减退。
亚临床甲状腺功能减退症——甲状腺功能仅稍低的甲状腺疾病；可能有症状，也可能没有。
合成的——化学生产的或人造的。
T_3——（见“三碘甲腺原氨酸”）。
T_4——（见“甲状腺素”）。
硫脲类药物——能抑制甲状腺分泌甲状腺激素的一类药物。
甲状腺——位于喉结下颈部底部的蝴蝶状腺体，产生甲状腺激素，向细胞发出信号，使其产生能量。
甲状腺激素——由甲状腺产生的激素，调控身体利用和储存能量。
甲状腺危象——一种威胁生命的疾病状态，伴有心跳加快、高热、躁动和幻觉，可发生于甲亢患者；通常由感染、损伤或外伤引起。
促甲状腺激素（TSH）——垂体分泌的一种激素，可促进甲状腺分泌更多的甲状腺激素。血液中 TSH 水平高意味着身体对甲状腺激素的需求高；TSH 水平低意味着身体对甲状腺激素的需求低。
甲状腺切除术——切除甲状腺的手术。
甲状腺炎——甲状腺的炎症。
甲状腺毒症——血液中甲状腺激素过多导致的一种疾病状态，可能是因为甲状腺激素分泌过多或甲状腺炎。
促甲状腺激素释放激素（TRH）——下丘脑产生的一种激素，作用是刺激垂体释放促甲状腺激素（见“促甲状腺激素”）。
甲状腺素——一种主要的甲状腺激素，由甲状腺产生。
毒性多结节性甲状腺肿——甲状腺内有小的结节或肿块，引起过多的甲状腺激素产生。
三碘甲腺原氨酸——有活性的甲状腺激素，使细胞产生能量。

图 36-2 甲状腺疾病相关术语的通俗解释

表 36-7 甲状腺疾病患者可能会问的问题及解答

甲状腺疾病患者常问的一般问题
什么是甲状腺? 甲状腺是一个蝴蝶状的腺体，位于您的颈部喉结下方，分泌甲状腺激素。 **甲状腺激素有什么作用?** 甲状腺激素能控制身体对能量的利用和储存（也称为新陈代谢）。
甲亢患者常问的问题
是什么导致血液中甲状腺激素过多? 大多数甲亢患者都患有 Graves 病。Graves 病指人体的免疫系统产生一种抗体，会刺激甲状腺产生过多的甲状腺激素。甲状腺毒症（或血液中甲状腺激素水平过高）的不常见病因包括： • 非癌性甲状腺结节（甲状腺内有小结节或肿块）； • 甲状腺功能减退时服用过多的甲状腺激素类药物； • 甲状腺炎（甲状腺发炎并向血液中释放过多甲状腺激素）。 **我如何知道自己的甲状腺功能亢进或者血液中甲状腺激素水平过高?** 甲状腺激素水平过高的患者可能会出现以下一些症状： • 感觉燥热多汗；

续表

- 肌肉无力；
- 颤抖；
- 心跳过快或心跳不规则；
- 感觉疲惫；
- 正常饮食的情况下出现体重下降；
- 频繁排便。

如果您有这些症状，应及时告诉医生并抽血化验，可以证实您血液中是否有过多的甲状腺激素。抽血化验是确定甲状腺功能过度活跃的唯一方法。

甲状腺激素过多会导致哪些健康问题？

甲状腺激素调控着身体的新陈代谢，因此过多的甲状腺激素会导致身体新陈代谢加速。如果不治疗和纠正，会导致体重减轻、骨质疏松和房颤。

甲状腺功能亢进有哪些治疗方法？

药物治疗、放射性碘疗法或手术切除甲状腺这几种方法可以治疗甲亢。治疗方法的选择会综合多种因素，如患者年龄、甲亢的严重程度和类型、患者意愿等。

什么样的药物可以治疗甲亢？

治疗甲亢的药物有两大类：

- 抗甲状腺药物可以抑制甲状腺分泌甲状腺激素；
- β 受体阻滞剂有助于减轻甲亢的症状，直到甲状腺失衡得到纠正。

放射性碘治疗或手术治疗甲亢后，我需要服药吗？

大多数接受放射性碘治疗或手术的患者将不再产生足够的甲状腺激素，因此他们需要终生接受甲状腺激素补充剂治疗。

如何判断我的抗甲状腺药物是否有效？

抽血化验是判断甲亢药物治疗效果的唯一方法。通常在开始服用抗甲状腺药物 4 ～ 6 周后抽血化验，直到甲状腺激素水平得到控制。一旦您停用抗甲状腺药物并处于病情缓解期，您仍需至少每 6 个月到 1 年做一次血液检查。

我要服用抗甲状腺药物多久？

大多数患者服用抗甲状腺药物 12 ～ 18 个月后病情缓解。一些患者选择长期服用低剂量的抗甲状腺药物，以减少疾病复发的风险。

停止服药后，我的甲亢仍能得到缓解的可能性有多大？

约 20% ～ 30% 的 Graves 病患者在接受抗甲状腺药物治疗 12 ～ 18 个月后，病情会得到长期缓解。

如果我对抗甲状腺药物有疑问该怎么办？

未经医生和 / 或药师同意，不要停止服用您的抗甲状腺药物。请将您的问题告知医生，他们会和您一起选择一种替代方案。

如果我怀孕了或打算怀孕，该怎么办？

如果您正在服用抗甲状腺药物，您应该在备孕前告知医生，因为您可能需要在怀孕的不同时期服用不同的药物。此外，还可能需要调整您的药物剂量。如果您接受了放射性碘治疗，您应该至少等待 6 个月再备孕，这样才能确保甲状腺在治疗后可以产生足够的激素。怀孕前体内甲状腺激素水平正常很重要。

甲减患者常问的问题

是什么导致甲状腺功能减退？

甲状腺功能减退最常见的原因是桥本甲状腺炎，它是一种自身免疫性疾病。在这种疾病中，人体自身的抗体会对抗甲状腺并最终将其破坏。甲状腺功能减退的其他原因包括：

- 接受了破坏甲状腺的放射性碘治疗；
- 甲状腺切除手术；
- 脑垂体或下丘脑（这些部位影响甲状腺激素的产生）出现问题。

我如何知道自己的甲状腺功能是否减退？

甲状腺功能减退的患者可能会出现以下一些症状：

- 总感觉寒冷；
- 体重增加；
- 便秘；
- 皮肤干燥、头发稀疏；
- 感到沮丧、疲惫或乏力；
- 声音嘶哑；
- 健忘。

如果有这些症状，应及时告知医生并抽血化验，可以确认您血液中甲状腺激素水平是否正常。抽血化验是确定甲状腺功能减退的唯一方法。

甲状腺功能减退与哪些健康问题有关？

由于甲状腺激素调控身体的新陈代谢，供给不足会导致身体和精神功能的减退。如果不治疗，甲状腺功能减退会导致血压和胆固醇水平升高，并且会增加罹患心脏病和慢性心力衰竭的风险。对于孕妇来说，治疗甲状腺功能减退对健康的妊娠和婴儿是非常必要的。

为什么空腹服用甲状腺药物很重要？

空腹状态下甲状腺药物吸收最好。

续表

为什么将甲状腺药物与某些药物和补充剂分开服用很重要?
某些药物和补充剂(如含钙和铁的药物)会与甲状腺药物结合，直接影响甲状腺药物的吸收。
如果我漏服了一剂甲状腺替代药物(左甲状腺素)，该怎么办?
如果您漏服了一剂左甲状腺素，那么在第二天照常规剂量服用即可。如果您经常忘记服药，请联系您的医生。
可以更换不同厂家的甲状腺药物吗?
在整个治疗过程中，您应该始终使用同一品牌同一生产厂家的甲状腺药物。如果更换了甲状腺药物的品牌或生产厂家，您需要联系医生并抽血化验。
我听说有些患者同时服用 T_3 和 T_4，这是推荐的吗?
一些药物，如甲状腺激素的天然制剂(Armour Thyroid)，提供 T_3 和 T_4 的混合物。这种联合治疗的优势尚未被证实，建议避免这种联合治疗。当有需要时，我们的身体会自然地将 T_4 转化为 T_3。
我如何知道甲状腺替代药物是否有效?
抽血化验是判断甲减药物治疗效果的唯一方法。
我需要多久做一次甲状腺功能的血液检查?
通常会在开始或改变甲状腺药物剂量 4 ～ 8 周后抽血化验。一旦开始服用稳定剂量的甲状腺药物，您每年至少要进行一次血液检查。
我需要服用多长时间的甲状腺替代药物?
甲减通常是一种永久性疾病，需要终身药物治疗。
经过药物治疗后，我的甲状腺激素水平在正常范围内，但我仍感觉不舒服，该怎么办?
如果您仍然感到疲劳、困倦或健忘，请联系您的医生以判断是否存在其他情况，如睡眠呼吸暂停或贫血。同时也要和您的医生确认一下您的 TSH 值是否处于正常范围内，TSH 正常值约 0.45 ～ 4.12mIU/L。当 TSH 处于这个范围的上限时，许多患者感觉良好。一些内分泌科医生建议 TSH 应低于这个范围上限的一半，即低于 2.5mIU/L。如果您的 TSH 不低于 2.5mIU/L，可以和您的医生沟通，尝试将甲状腺激素的剂量稍微增加一点。甲状腺激素过度替代会造成不良影响，因此剂量的增加必须谨慎进行，并密切监测甲状腺激素水平。
如果我对甲状腺药物有疑问该怎么办?
未经医生和 / 或药师同意，不要停止服用您的甲状腺药物。请将您的问题告知医生，他们会和您一起选择一种替代方案。
如果我怀孕了或打算怀孕，该怎么办?
许多患有甲减的妇女都可以顺利妊娠。备孕前请告知您的医生，因为怀孕期间您的身体需要更多的甲状腺激素。您需要每 4 周检查一次甲状腺激素水平。

个人用药清单 *<插入患者姓名，出生日期：月 / 日 / 年>*	
药品： 甲巯咪唑片 30mg/ 片	
我如何用它： 每次口服 1 片(30mg)，每天 1 次	
我为何用它： 甲亢	**处方者：** George Scott
我开始用它的日期： 10/2017	**我停止用它的日期：** *<留空给患者填写>*
我为何停止用它： *<留空给患者填写>*	
药品： 普萘洛尔胶囊 40mg/ 粒	
我如何用它： 每次口服 1 粒(40mg)，每天 3 次	
我为何用它： 甲亢	**处方者：** George Scott
我开始用它的日期： 10/2017	**我停止用它的日期：** *<留空给患者填写>*
我为何停止用它： *<留空给患者填写>*	

图 36-3 甲亢药物治疗的个人用药清单示例

个人用药清单 *<插入患者姓名，出生日期：月 / 日 / 年>*	
药品： 左甲状腺素片 50μg/ 片	
我如何用它： 每天早晨口服 1 片(50μg)	
我为何用它： 甲减	**处方者：** John Smith
提醒： • 早餐前 30min 空腹服用 • 服药 4h 后才可服用复合维生素	
我开始用它的日期： 1/2013	**我停止用它的日期：** *<留空给患者填写>*
我为何停止用它： *<留空给患者填写>*	

图 36-4 甲减药物治疗的个人用药清单示例

	制订日期：<*插入日期*>
我们谈论了什么： 甲巯咪唑潜在的严重副作用，以及如果出现了上述副作用时应该采取何种措施。	
我需要做什么： • 如果出现咽痛、发热等类似感染的症状时，应立即停用甲巯咪唑，并告知我的医生。 • 如果出现眼睛黄染、黑尿、严重疲劳或腹痛等症状时，应立即停用甲巯咪唑，并告知我的医生。	**我做过什么，什么时候做的：** <*留空给患者填写*>

图 36-5 甲状腺功能亢进症患者的用药行动计划示例

	制订日期：<*插入日期*>
我们谈论了什么： • 甲状腺激素类药物（左甲状腺素）和碳酸钙的相互作用；碳酸钙会降低甲状腺激素类药物的疗效。	
我需要做什么： • 早餐前 30min 空腹服用甲状腺激素类药物。 • 应于服用甲状腺激素类药物至少 4h 后，再服用碳酸钙。 • 应于每日午餐和晚餐时，随餐服用碳酸钙。 • 在 4 ～ 8 周内，向我的医生预约进行生化检查。	**我做过什么，什么时候做的：** <*留空给患者填写*>

图 36-6 甲状腺功能减退症患者的用药行动计划示例

表 36-8 甲状腺功能亢进症的用药

药物类别	剂量	不良反应[1]	备注
β 受体阻滞剂		常见：心动过缓、头晕、掩盖低血糖症状、直立性低血压、运动不耐受、疲劳、呼吸障碍加重	• 适用于各种原因导致甲状腺功能亢进患者的症状缓解，尤其是心率＞ 90 次 / 分的情况 • 用作甲状腺炎的主要治疗方法 • 通常用作高 RAIU 甲状腺功能亢进症的辅助治疗 • 禁忌证为急性代偿性心力衰竭；慎用于哮喘和支气管痉挛性慢性阻塞性肺疾病患者 • 黑框警告：避免突然停药
普萘洛尔②	10 ～ 40mg，每日 3 ～ 4 次		• 治疗甲状腺功能亢进症经验最丰富的 β 受体阻滞剂 • 高剂量时可能阻断 T_4 向 T_3 转化 • 可考虑缓释剂型
阿替洛尔	25 ～ 100mg，每日 1 次或每日 2 次		• 选择性 $β_1$ 受体阻滞剂
美托洛尔②	25 ～ 50mg，每日 2 ～ 3 次		• 选择性 $β_1$ 受体阻滞剂 • 可考虑缓释剂型
纳多洛尔	40 ～ 160mg，每日 1 次		• 高剂量时可能阻断 T_4 向 T_3 转化
抗甲状腺药			• 降低 Graves 病、TMNG 和毒性腺瘤患者的甲状腺激素水平 • 应固定服药与进食的关系，要么每日随餐服药，要么每日的两餐之间服药
甲巯咪唑	起始剂量：5 ～ 30mg，每日 1 次（通常为 15 ～ 30mg，每日 1 次） 维持剂量：5 ～ 10mg，每日 1 次 最大剂量：120mg，每日 1 次	常见：皮疹、荨麻疹、关节痛、胃肠道反应、碱性磷酸酶升高 严重：剂量依赖性的粒细胞缺乏、母亲服用甲巯咪唑时可导致胎儿先天性头皮发育不全	• 效力大约是 PTU 的 10 倍

续表

药物类别	剂量	不良反应[1]	备注
丙硫氧嘧啶（PTU）	起始剂量：50 ～ 300mg，每日 3 ～ 4 次（通常为 100mg，每日 3 次） 维持剂量：50mg，每日 2 ～ 3 次 最大剂量：1200mg，每日 1 次	常见：皮疹、荨麻疹、关节痛、胃肠道反应、ALT/AST 升高 严重：血管炎、非剂量依赖性的粒细胞缺乏、严重肝损害并伴有肝衰竭	• 除甲状腺危象、甲巯咪唑过敏或妊娠头 3 个月外，应首选甲巯咪唑进行治疗
放射性碘（^{131}I）		常见：甲状腺功能减退症、Graves 眼病加重、一过性颈部酸痛、脸红、味觉减退 严重：无	• 妊娠期禁用；育龄妇女在用药前需进行妊娠检测，结果为阴性方可使用 • 在年龄较大的患者或心脏病患者中，可能需先使用抗甲状腺药物进行预治疗 • 在治疗 1 ～ 2 周后，甲状腺激素可能会上升 • 大多数患者在治疗 3 ～ 6 个月后，会出现甲状腺功能减退（Graves 病患者约为 100%，TMNG 或毒性腺瘤患者约为 50% ～ 75%）

① 这是一个概括性的清单，并未包括这些药物可能产生的所有副作用。在给出任何建议之前，请查阅药品参考信息源以获得更完整的清单。在提出药物治疗建议之前，MTM 药师还应查阅全面的药物相互作用数据库。

② 有每日 1 次的剂型。

来源：参考文献 [2]、[3]、[10] 和 [11]。

表 36-9　Graves 病引起的甲状腺功能亢进症的治疗

治疗	优点	缺点	备注
甲巯咪唑（PTU 为二线治疗药物）	• 无创 • 初始花费较低 • 永久性甲状腺功能减退症的风险低 • 具有免疫调节作用，可能会缓解病情	• 治愈率低（平均 40% ～ 50%） • 药物不良反应 • 药物依从性差	• 儿童、青少年和妊娠妇女的一线治疗药物 • 病情严重患者的初始治疗或术前准备
放射性碘（^{131}I）	• 可治愈甲状腺功能亢进症 • 在调整生命质量前，成本最低	• 几乎不能避免出现永久性甲状腺功能减退 • 可能加重眼病 • 必须推迟 6 ～ 12 个月妊娠；不能哺乳 • 有加重甲亢的小的潜在风险	• 毒性结节和毒性多结节性甲状腺肿的最佳治疗
手术	• 快速、有效的治疗方法，特别是对巨大甲状腺肿的患者	• 创伤最大 • 生命质量调整后，长远来说成本最低 • 永久性甲状腺功能减退 • 疼痛，瘢痕	• 妊娠期患者如果抗甲状腺药物副作用严重，可选择该方案 • 潜在的并发症（喉返神经损伤、甲状旁腺功能减退症） • 当存在可疑结节时该方案有效 • 拒绝放射碘治疗时可选择该方案

来源：经许可，转载自 DiPiro, JT, Talbert RL, Yee GC, Matzke GR, Wells BG, Posey LM, eds. *Pharmacotherapy: A Pathophysiologic Approach*. 10th ed. New York, NY: McGraw-Hill; 2017。

表 36-10　甲状腺功能减退症治疗中应用的甲状腺制剂

药物 / 剂型	成分	相对剂量	备注 / 等效价
甲状腺 USP Armour Thyroid、Nature-Throid 和 Westhroid（T_4 ：T_3 比例约为 4.2 ：1）；Armour Thyroid，1 格令（grain）= 60mg；Nature-Throid 和 Westhroid，1 格令 = 65mg。剂量包括 1/4- 格令、1/2- 格令、1- 格令、2- 格令、3- 格令、4- 格令和 5- 格令的片剂	干燥的牛或猪甲状腺	1 格令［等价于 74μg（约 60 ～ 100μg）T_4］	T_3 ：T_4 比例高；价格便宜

续表

药物 / 剂型	成分	相对剂量	备注 / 等效价
左甲状腺素 Synthroid、Levothroid、Levoxyl、Levo-T、Unithroid 和其他仿制药 25μg、50μg、75μg、88μg、100μg、112μg、125μg、137μg、150μg、175μg、200μg、300μg 的片剂；Tirosint 内含 13 ～ 150μg 液体的明胶胶囊；每瓶含量为 200μg 和 500μg 的注射剂	合成 T_4	1000μg	稳定；可预测药效；仿制药可能是生物等效的；从天然甲状腺制剂转换为左甲状腺素时，应将剂量降低一半格令；不同品牌之间存在吸收差异；半衰期 = 7 天，因此每天给药 1 次；应为治疗首选药物
碘塞罗宁 Cytomel 5μg、25μg 和 50μg 的片剂	合成 T_3	33μg（约等价于 100μg T_4）	吸收均匀，起效快；半衰期 = 1.5 天，快速达峰和达谷
复方甲状腺素（Liotrix） Thyrolar 1/4- 格令、1/2- 格令、1- 格令，2- 格令和 3- 格令的多个规格片剂	合成 T_4 ∶ T_3 比例为 4 ∶ 1	Thyrolar 1- 格令 = 50μg T_4 和 12.5μg T_3	稳定；可预测；昂贵；由于 T_3 ∶ T_4 比例相对较高，因此有 T_3 型甲状腺毒症的风险

来源：经许可，转载自 DiPiro, JT, Talbert RL, Yee GC, Matzke GR, Wells BG, Posey LM, eds. *Pharmacotherapy: A Pathophysiologic Approach*. 10th ed. New York, NY: McGraw-Hill; 2017。

表 36-11　成人甲状腺功能减退症 T_4 替代治疗的剂量指南

人群	剂量
＜ 50 岁的非妊娠患者	起始剂量 1.6μg/（kg・d）① 每 6 ～ 8 周调整剂量，每次增加 12.5 ～ 25μg/d
≥ 50 岁的患者	起始剂量 50μg/d
冠心病患者②	起始剂量 12.5 ～ 25μg/d 监测心绞痛症状的发作
妊娠妇女③	对于已经接受甲状腺替代治疗的妇女： • 错过月经周期或妊娠检测为阳性时，应在当前左甲状腺素剂量基础上每周额外增加 2 次给药 • 孕程前半段每 4 周监测 1 次血清 TSH 和总 T_4 水平，并在妊娠 26 ～ 32 周之间至少监测 1 次血清 TSH 和总 T_4 水平 TSH 目标值随孕期变化： • 孕早期为 0.1 ～ 2.5mIU/L • 孕中期为 0.2 ～ 3.0mIU/L • 孕晚期为 0.3 ～ 3.0mIU/L
亚临床甲状腺功能减退症患者	根据 TSH 确定起始剂量，如下所示： • TSH 4.0 ～ 8.0mIU/L，25μg • TSH 8.0 ～ 12.0mIU/L，50μg • TSH ＞ 12.0mIU/L 时，75μg

① 采用理想体重计算甲状腺替代治疗的剂量，因为去脂体重可最好地预测甲状腺激素的每日需求量。

② 甲状腺激素会增加心率和心肌收缩力，导致心肌需氧量增加；较高的起始剂量可能会在患有缺血性心脏病的患者中引发急性冠脉综合征或心律失常。

③ 妊娠会使剂量需求增加 25% ～ 50%；分娩后，应立即将甲状腺激素剂量降低至妊娠前水平，并在 6 周后进行甲状腺功能检查。

来源：参考文献 [5]、[18]、[19]、[20] 和 [21]。

核心要素 5——文档记录和随访

使用简单明了的文档对药物治疗相关问题（MRP）和建议进行记录，是 MTM 咨询的关键组成部分。表 36-13 提供了甲状腺疾病患者潜在 MRP 的示例。

图 36-8 和图 36-9 分别为 MTM 药师为解决甲状腺功能亢进症和甲状腺功能减退症中的 MRP 进行沟通的示例，可以通过传真、电话、书面或其他安全的电子沟通方式传递建议。这些示例仅用于示范目的。与医疗服务提供者的实际沟通应根据建议的类型、患者的具体情况以及与医疗服务提供者的关系，做个性化调整。

甲状腺疾病患者的监测

对患者进行定期随访，以评估甲状腺功能检查结果、干预措施的有效性和潜在的不良反应，在甲状腺疾病管理中至关重要 [1]。

甲状腺功能亢进症　从抗甲状腺治疗开始到甲状腺功能恢复正常，应每月（每 4 ～ 6 周）对甲状腺功能亢进症患者进行评估 [2,3,12]。血清 TSH 不适合作为早期治疗成功的指标，因为该水平可能连续多月处于被抑制的状态。即使游离 T_4 水平正常，T_3 水平升高也可能反映治疗的不充分。在维持治疗阶段，应每 3 ～ 6

个月进行 1 次临床和实验室评估。在缓解的头 6 个月中，应每 2 个月进行 1 次临床和实验室评估。此后，可每 6 ～ 12 个月进行 1 次甲状腺功能监测。

考虑到药物毒性，在开始抗甲状腺药物治疗之前应进行全血细胞计数（CBC）、白细胞（WBC）分类计数和肝功能检查。如果患者有发热或咽炎等症状，应重复检查 CBC 和 WBC 分类计数。同样，对有肝损伤体征和症状的患者也应进行肝功能检查。

甲状腺功能减退症 尽管对治疗终点的目标值存在争议，但 TSH 仍为判断原发性甲状腺功能减退症治疗成功最可靠的指标 [5,6]。临床指南认为，将特定实验室给出的 TSH 参考范围上限值（约 4.12mIU/L）列为目标值即可。低目标值（即 2.5mIU/L）理论的支持者则坚持，在经过严格筛选的甲状腺正常的志愿者中，超过 95% 的人血清 TSH 值均在 0.4 ～ 2.5mIU/L 范围内 [25]。而略高的促甲状腺激素目标值可能更适合年龄＞ 65 岁的人群。血清 TSH 不应低于参考范围的下限值（约 0.45mIU/L）。应在开始治疗或调整剂量后 4 ～ 8 周重新评估 TSH。一旦左甲状腺素剂量稳定后，应在 3 ～ 6 个月内再次测定 TSH，随后每年测定 1 次。

表 36-12 可能影响甲状腺激素需求量的情况

患者未按时服用甲状腺激素（不依从性）
仿制药换成原研药，反之亦然，或换用另一种仿制药
患者妊娠，或近期开始或停止使用含雌激素的口服避孕药或激素替代疗法①
患者开始服用舍曲林②
患者体重减轻或增加
甲状腺激素吸收减少
• 患者在服用甲状腺激素前后 4h 内使用以下药物：
  • 含铝的抗酸药
  • 胆汁酸螯合剂
  • 钙盐
  • 环丙沙星
  • 硫酸亚铁
  • 纤维素制品
  • 多种维生素（含碳酸钙或硫酸亚铁）
  • 奥利司他
  • 质子泵抑制剂 /H_2 受体阻滞剂法莫替丁
  • 雷洛昔芬
  • 豆制品
  • 硫糖铝
• 患者将食物与甲状腺激素同时服用
• 患者因胃肠道疾病导致吸收不良
• 极度肥胖的患者（体重指数＞ 40kg/m^2）
甲状腺激素清除增加
• 患者使用以下药物：
  • 抗惊厥药（例如卡马西平、苯巴比妥、苯妥英）
  • 利福平

① 雌激素和妊娠会引起 T_4 结合球蛋白增加。

② 舍曲林可通过未知机制降低血清甲状腺素浓度。

来源：参考文献 [5]、[22]、[23]、[24] 和 [25]。

在继发性甲状腺功能减退症中通过评估游离 T_4 而非 TSH 来指导治疗。治疗目标值应略高于游离 T_4 参考范围的中值。使用左甲状腺素的患者在测定游离 T_4 时，应在给药之前抽血。否则，游离 T_4 水平会一过性升高 20%，导致结果不准确 [26]。

MTM 药师的作用 MTM 药师应根据患者最新的甲状腺激素检查结果，确定甲状腺功能亢进症或甲状腺功能减退症的治疗是否充分。如果不能及时获得检查结果（如前所述），应建议患者进行甲状腺功能检查。此外，MTM 药师还应当评估患者的症状，以监测药物疗效和毒性。筛选依从性差的患者和与甲状腺制剂有相互作用的药物也是 MTM 药师重要的职责。

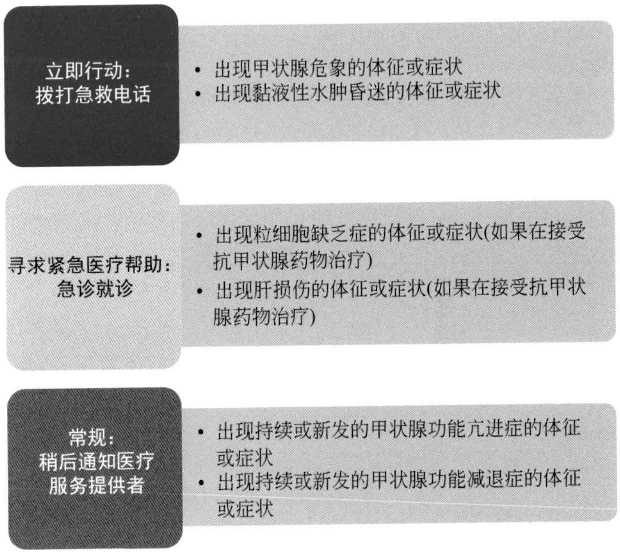

立即行动：拨打急救电话	• 出现甲状腺危象的体征或症状 • 出现黏液性水肿昏迷的体征或症状
寻求紧急医疗帮助：急诊就诊	• 出现粒细胞缺乏症的体征或症状(如果在接受抗甲状腺药物治疗) • 出现肝损伤的体征或症状(如果在接受抗甲状腺药物治疗)
常规：稍后通知医疗服务提供者	• 出现持续或新发的甲状腺功能亢进症的体征或症状 • 出现持续或新发的甲状腺功能减退症的体征或症状

图 36-7 甲状腺疾病管理的转诊策略

表 36-13 甲状腺疾病患者的药物治疗相关问题

药物治疗相关问题分类	药物治疗相关问题示例
不依从性	• 患者早上忘记服用左甲状腺素 • 患者随餐服用左甲状腺素
不必要的药物治疗	• 除左甲状腺素外，使用 T_3 替代治疗
需要额外的药物治疗	• 患者曾接受放射性碘治疗，现在出现甲状腺功能减退症的体征和症状
无效的药物治疗	• 经过足疗程的抗甲状腺药物治疗（例如，12 ～ 18 个月）后，T_3 或 T_4 仍持续升高
剂量过低	• 尽管使用甲状腺替代疗法，但 TSH 水平仍高 • 尽管服用抗甲状腺药物，但 T_3 或 T_4 水平仍高
剂量过高	• 使用左甲状腺素时出现甲状腺功能亢进症的症状
药物不良事件	• 抗甲状腺药物引起的粒细胞缺乏症 • 甲巯咪唑引起的皮疹

情景：患者已完成一定疗程的甲巯咪唑治疗。 **MRP**：疗程长短不合适（或剂量过高）。
评估： 在过去的 24 个月里，患者因 Graves 病需每天服用甲巯咪唑 30mg。该患者上周甲状腺功能检查的结果正常。由于已完成至少 12 ～ 18 个月的维持治疗，且 TSH 在正常范围内，因此可以考虑停药。 **计划**： 由于已完成推荐的为期 12 ～ 18 个月的治疗，且患者甲状腺功能正常，因此请考虑停药或逐渐停用甲巯咪唑。建议先检测 TRAb 水平，如果在正常范围表明病情缓解的概率更高。此后，应终身每 6 ～ 12 个月进行 1 次甲状腺功能检查（TSH± 游离 T_4）。
情景：患者在 4 个月前接受过放射性碘治疗，现主诉疲劳、体重增加和畏寒。 **MRP**：需要额外的药物治疗。
评估： 患者主诉与甲状腺功能减退症相符的症状（如疲劳、体重增加、畏寒）。接受放射性碘治疗的患者在治疗后通常会出现甲状腺功能减退；此类患者需终身补充甲状腺激素。 **计划**： 请为患者开具血清游离 T_4 和 TSH 检查以评估甲状腺功能。如果游离 T_4 水平低或 TSH 升高，请考虑开始左甲状腺素治疗。
情景：该患者目前正使用甲巯咪唑治疗甲状腺功能亢进症，并表示有妊娠的打算。 **MRP**：可能出现药物不良事件。
评估： • 患者正在服用产前维生素，希望能够怀孕。 • 患者同时还使用甲巯咪唑治疗甲状腺功能亢进症，该药不推荐在妊娠头 3 个月使用。建议患者最佳受孕时间为甲状腺功能恢复正常时，在病情得到控制前应采取避孕措施。如果患者怀孕，孕早期应首选丙硫氧嘧啶。 **计划**： 继续与患者讨论妊娠期甲状腺功能亢进症和使用甲巯咪唑的风险。如果患者怀孕，建议在妊娠头 3 个月将甲巯咪唑换成丙硫氧嘧啶，然后在 3 个月后再换回甲巯咪唑，以降低肝脏疾病发生的风险。

图 36-8 MTM 药师就甲状腺功能亢进症进行沟通的示例

来源：参考文献 [2]

情景：患者最近从原研药 Synthroid 换成了左甲状腺素仿制药。 **MRP**：剂量过低 / 剂量过高。
评估： 患者的保险不再覆盖原研药 Synthroid，而且患者已经服用了 3 个月的左甲状腺素仿制药。不同制剂之间可能存在生物利用度的差异，左甲状腺素剂量的细微变化都可能导致 TSH 水平的显著改变。通常，应在左甲状腺素制剂发生任何改变的 6 周后重新检测 TSH。 **计划**： • 请为患者开具血清 TSH 检查，以评估目前使用左甲状腺素制剂对甲状腺功能的影响。 • 视情况滴定左甲状腺素至 TSH 目标范围 0.45 ～ 4.12mIU/L 内。
情景：患者难以在早餐前 30min 服用左甲状腺素。 **MRP**：不依从性。
评估： 患者反映一周中有几天早上会忘记空腹服用左甲状腺素，而在这几天，她会随早餐服药。随餐服用左甲状腺素会减少药物的吸收。为改善依从性，可以考虑其他的给药方案。在调整甲状腺激素给药方案后，应在 4 ～ 8 周内重新检测血清 TSH。 **计划**： 建议患者在当日最后一餐 4h 后服用左甲状腺素，以改善依从性。调整剂量后应在 4 ～ 8 周内检测血清 TSH，以确保 TSH 在目标范围 0.45 ～ 4.12mIU/L 内。
情景：患者目前服用左甲状腺素，出现了心悸、焦躁和焦虑。 **MRP**：剂量过高。
评估： 患者主诉与甲状腺功能亢进症相符的症状（如心悸、焦躁和焦虑），表明甲状腺激素替代治疗的剂量过高。 **计划**： • 请为患者开具血清 TSH 检查以评估甲状腺功能。 • 如果 TSH ＜ 0.45mIU/L，请考虑降低左甲状腺素的剂量。
情景：服用左甲状腺素的患者开始使用钙制剂治疗骨质疏松症。 **MRP**：剂量过低（或无效的药物治疗）。
评估： 患者已维持目前的左甲状腺素剂量治疗数年。上周，患者因骨质疏松症开始服用非处方药碳酸钙，该药可能会降低左甲状腺素的吸收。建议患者在服用左甲状腺素至少 4h 后再服用碳酸钙。 **计划**： 患者应继续每天早餐前 30min 服用左甲状腺素。碳酸钙应在午餐和晚餐时服用。

图 36-9 MTM 药师就甲状腺功能减退症进行沟通的示例

来源：参考文献 [5]、[15] 和 [17]

参考文献

1. Jonklaas J, Kane MP. Thyroid Disorders. In: DiPiro, JT, Talbert RL, Yee GC, Matzke GR, Wells BG, Posey LM, eds. *Pharmacotherapy: A Pathophysiologic Approach*. 10th ed. New York, NY: McGraw-Hill; 2017.
2. Ross DS, Burch HB, Cooper DS, et al. 2016 American Thyroid Association Guidelines for diagnosis and management of hyperthyroidism and other causes of thyrotoxicosis. *Thyroid*. 2016;26(10):1343-1421.
3. McDermott MT. Hyperthyroidism. *Ann Intern Med*. 2012;157(1):ITC1-16.
4. Weetman AP. Graves' disease. *N Engl J Med*. 2000;343(17):1236-1248.
5. Jonklaas J, Bianco AC, Bauer AJ, et al. Guidelines for the treatment of hypothyroidism: prepared by the American Thyroid Association Task Force on Thyroid Hormone Replacement. *Thyroid*. 2014;24(12):1670-1751.
6. McDermott MT. In the clinic. Hypothyroidism. *Ann Intern Med*. 2009;151(11):ITC61.
7. Hamnvik OR, Larsen PR, Marqusee E. Thyroid dysfunction from antineoplastic agents. *J Natl Cancer Inst*. 2011;103(21):1572-1587.
8. Barbesino G. Drugs affecting thyroid function. *Thyroid*. 2010;20(7):763-770.
9. *Medicare Part D Medication Therapy Management Program Standardized Format*. Available at https://www.cms.gov/Medicare/Prescription-Drug-Coverage/PrescriptionDrugCovContra/Downloads/MTM-Program-Standardized-Format-English-and-Spanish-Instructions-Samples-v032712.pdf. Accessed April 24, 2017.
10. Clinical Pharmacology [database online]. Tampa, FL: Elsevier Gold Standard, Inc.; 2017. Available from: clinicalpharmacology-ip.com/default.aspx. Accessed April 24, 2017.
11. Cooper DS. Antithyroid drugs. *N Engl J Med*. 2005;352(9):902-917.
12. Escobar-Morreale HF, Botella-Carretero JI, Escobar del Rey F, et al. Review: treatment of hypothyroidism with combinations of levothyroxine plus liothyronine. *J Clin Endocrinol Metab*. 2005;90(8):4946-4954.
13. Grozinsky-Glasberg S, Fraser A, Nahshoni E, et al. Thyroxine-triiodothyronine combination therapy versus thyroxine monotherapy for clinical hypothyroidism: meta-analysis of randomized controlled trials. *J Clin Endocrinol Metab*. 2006;91(7):2592-2599.
14. Panicker V, Saravanan P, Vaidya B, et al. Common variation in the DIO2 gene predicts baseline psychological well-being and response to combination thyroxine plus triiodothyronine therapy in hypothyroid patients. *Clin Endocrinol Metab*. 2009;94(5):1623-1629.
15. Bolk N, Visser TJ, Nijman J, et al. Effects of evening vs morning levothyroxine intake: a randomized double-blind crossover trial. *Arch Intern Med*. 2010;170(22):1996-2003.
16. Grebe SK, Cooke RR, Ford HC, et al. Treatment of hypothyroidism with once weekly thyroxine. *J Clin Endocrinol Metab*. 1997;82(3):870-875.
17. American Association of Clinical Endocrinologists, The Endocrine Society, American Thyroid Association. AACE, TES, and ATA Joint Position Statement on the Use and Interchangeability of Thyroxine Products. American Association of Clinical Endocrinologists website. December 8, 2004. www.aace.com/pub/pdf/guidelines/AACE-TES-ATA-ThyroxineProducts.pdf. Accessed April 24, 2017.
18. Roos A, Linn-Rasker SP, van Domburg RT, et al. The starting dose of levothyroxine in primary hypothyroidism treatment: a prospective, randomized, double-blind trial. *Arch Intern Med*. 2005;165(15):1714-1720.
19. Stagnaro-Green A, Abalovich M, Alexander E, et al. Guidelines of the American Thyroid Association for the diagnosis and management of thyroid disease during pregnancy and postpartum. *Thyroid*. 2011;21(10):1081-1125.
20. Yassa L, Marqusee E, Fawcett R, et al. Thyroid hormone early adjustment in pregnancy (the THERAPY) trial. *J Clin Endocrinol Metab*. 2010;95(7):3234-3241.
21. Teixeira PF, Reuters VS, Ferreira MM, et al. Treatment of subclinical hypothyroidism reduces atherogenic lipid levels in a placebo-controlled double-blind clinical trial. *Horm Metab Res*. 2008;40:50-55.
22. Sachmechi I, Reich DM, Aninyei M, et al. Effect of proton pump inhibitors on serum thyroid-stimulating hormone level in euthyroid patients treated with levothyroxine for hypothyroidism. *Endocr Pract*. 2007;13(4):345-349.
23. Centanni M, Gargano L, Canettieri G, et al. Thyroxine in goiter, Helicobacter pylori infection, and chronic gastritis. *N Engl J Med*. 2006;354(17):1787-1795.
24. McCowen KC, Garber JR, Spark R. Elevated serum thyrotropin in thyroxine-treated patients with hypothyroidism given sertraline. *N Engl J Med*. 1997;337(14):1010-1011.
25. Baloch Z, Carayon P, Conte-Devolx B, et al. Laboratory medicine practice guidelines. Laboratory support for the diagnosis and monitoring of thyroid disease. *Thyroid*. 2003;13(1):3-126.
26. Ain KB, Pucino F, Shiver TM, et al. Thyroid hormone levels affected by time of blood sampling in thyroxine-treated patients. *Thyroid*. 1993;3(2):81-85.

复习题

1. 哪项叙述是下丘脑 - 垂体 - 甲状腺轴调节过程中的正确步骤？
   a. TSH 刺激垂体释放 TRH
   b. T_4 刺激甲状腺生成 TSH
   c. T_3 通过脱碘酶转化为 T_4
   d. T_3 通过负反馈抑制 TRH
2. 患者因甲状腺功能减退症而使用甲状腺替代疗法。下面哪个问题最不适合问该患者？
   a. 您是否是空腹服用甲状腺药物
   b. 您是否将其他药物和 / 或维生素与甲状腺药物同服
   c. 服用甲状腺药物后，您是否保持直立姿势 30min
   d. 您服用的甲状腺药物的名称（即通用名或商品名）是什么
3. 以下哪个治疗目标不适合甲状腺功能减退症的患者？
   a. 消除畏寒和疲劳的症状
   b. 避免过度治疗以及出现心动过速和体重减轻的症状
   c. 达到 TSH 目标水平＜ 4.12mIU/L，但＞ 0.45mIU/L
   d. 通过持续补充甲状腺激素 12 ～ 18 个月来缓解病情
4. 以下所有选项都是使用通俗语言给出的甲状腺相关术语的恰当解释，除了哪一项？
   a. 眼球突出——眼球看起来突出眼眶
   b. 黏液性水肿昏迷——甲状腺激素水平很高；类似于甲状腺毒症
   c. 溢乳——从乳头中排出乳汁样分泌物
   d. 甲状腺肿——甲状腺肿大
5. 一名 33 岁的女性患者因 Graves 病服用甲巯咪唑。下列哪项建议最不适合作为用药行动计划的建议？
   a. 告知医生是否怀孕或打算怀孕
   b. 定期就诊抽血检查甲状腺功能
   c. 如果出现皮肤或眼睛发黄、浅色粪便或深色尿，立即告知医生
   d. 如果感到抑郁、体重增加或出现便秘，立即停药
6. 患者主诉“感觉不舒服”且咽痛，过去病史包括糖尿病、甲状腺功能亢进症和高脂血症。目前，该患者服用二甲双胍、格列吡嗪、甲巯咪唑和阿托伐他汀。目前该患者最合适的治疗方案是以下哪项？
   a. 由于症状可能会自行缓解，因此无需转诊
   b. MTM 药师应将患者转诊至初级保健医生
   c. MTM 药师应建议患者寻求紧急医疗帮助
   d. MTM 药师应拨打急救电话
7. 几个月前，患者曾使用放射性碘治疗毒性腺瘤。今天，患者主诉疲劳、体重增加、便秘和肌肉痉挛。该患者药物治疗相关问题的正确分类是以下哪项？
   a. 需要额外的药物治疗
   b. 无效的药物治疗
   c. 剂量过高
   d. 不依从性
8. 桥本甲状腺炎患者的标准治疗方案是哪项？
   a. 左甲状腺素
   b. T_4/T_3 联合疗法
   c. 抗甲状腺药物
   d. 放射性碘
9. 以下哪项检查最适合评估甲状腺功能减退症患者的疾病严重程度和治疗效果？
   a. 游离 T_4 水平
   b. 总 T_4 水平
   c. 游离 T_3 水平
   d. TSH 水平
10. 一名 72 岁的男性患者，有高血压、房颤、胃食管反流病和抑郁症病史。目前使用药物包括酒石酸美托洛尔、胺碘酮、华法林、泮托拉唑和舍曲林。该患者 TSH 水平升高，血清游离 T_4 水平低于正常水平。上述检验结果最有可能是哪种药物导致的？
    a. 酒石酸美托洛尔
    b. 胺碘酮
    c. 奥美拉唑
    d. 舍曲林

答案

1. d	2. c	3. d
4. b	5. d	6. c
7. a	8. a	9. d
10. b		

王晓星　杜雯雯　译
李朋梅　校
朱　珠　审

索引

A

阿巴卡韦　384
阿巴西普　485, 488
阿比鲁肽　311
阿达木单抗　485, 488
阿地溴铵　186, 258
阿尔茨海默病　276
阿福特罗　192, 258
阿格列汀　308
阿卡波糖　308
阿立哌唑　225, 282, 497
阿利吉仑　368, 405, 514
阿利西尤单抗　329, 332
阿仑膦酸钠　445
阿米洛利　404, 515
阿米洛利 / 氢氯噻嗪　404
阿米替林　226, 295, 353, 468, 477
阿莫曲坦　352
阿莫沙平　295
阿那白滞素　486, 488
阿哌沙班　208, 211, 212, 516
阿片类　350, 430, 458, 477
阿片类药物轮换　454
阿齐沙坦　404
阿奇霉素　390
阿塞那平　225, 497
阿司匹林　207, 212, 272, 352, 429, 456, 459, 486, 515
阿斯巴甜　304
阿替洛尔　269, 272, 353, 405, 513, 530
阿托伐醌　389
阿托伐他汀　272, 324, 328, 331
阿维莫泮　459
阿昔洛韦　390
阿扎那韦　386
艾多沙班　208, 212, 516
艾塞那肽　311
艾司奥美拉唑　341, 344
艾司利卡西平　226
艾司西酞普兰　225, 293, 297
艾维雷韦　387
安非他酮　226, 257, 294
氨苯蝶啶　404, 515
氨苯蝶啶 / 氢氯噻嗪　404
氨基葡萄糖　431
氨基酮　291
氨己烯酸　227
氨氯地平　269, 270, 368, 404, 514
按服务付费（FFS）　147
按绩效付费　046
按价值付费　046
按价值购买（VBP）　073
胺碘酮　206, 210
暗示性问题　097
奥达特罗　186, 258
奥氮平　225, 282, 498
奥氮平 / 氟西汀　225
奥卡西平　225, 226, 228
奥马珠单抗　185, 193
奥美拉唑　341, 344
奥美拉唑 / 碳酸氢钠　341, 344
奥美沙坦　404
奥沙普秦　429, 486
奥昔布宁　414, 418

B

巴多昔芬与结合马雌激素　445
白大衣高血压　396
白三烯受体拮抗药（LTRA）　184, 193
白三烯调节药　193
斑块　326
胞磷胆碱　518
饱和脂肪　326
保钾利尿药　404, 515
暴露后预防（PeP）　382
暴露前预防（PrEP）　382
爆发痛　454
贝克抑郁量表（BDI）　290
贝那普利　403, 513
贝特类　326
倍氯米松　193, 258
倍他洛尔　405
苯巴比妥　227
苯二氮䓬类　228, 282
苯妥英　227
苯氧酸类衍生物　329
苯乙肼　295
比沙可啶　467
比索洛尔　269, 270, 367, 405, 513
吡咯烷羧酸　456
吡格列酮　309
吡仑帕奈　227
吡罗昔康　429, 486
吡喃并甲酸　456
吡唑类　457
表型耐药性检测　381
槟榔子　518
丙氨酸氨基转移酶（ALT）　325, 380
丙吡胺　205
丙酚替诺福韦　385
丙硫氧嘧啶　531
丙米嗪　226, 295
丙酸倍氯米松　194
丙酸氟替卡松　194
丙酸类　456
丙戊酸　224, 353, 468
丙戊酸钠　227, 228
丙氧芬　464
病毒学反弹　382
病毒学失败　382
病毒学抑制　382
病毒学应答不完全　381
病毒载量　382
病理性疼痛　452
播散性鸟 - 胞内分枝杆菌复合体（MAC）病　390
薄荷　342
薄荷油　354
补充和替代医疗（CAM）　080
布地奈德　186, 193, 194, 258
布洛芬　352, 354, 429, 456, 486
布美他尼　369, 404, 514
布瑞哌唑　225, 497
布他比妥 / 阿司匹林 / 咖啡因　352
布他比妥 / 对乙酰氨基酚 / 咖啡因　352
布托啡诺　458, 461

C

参保人选择退保（MCLP）　051
参保收益人权益和绩效问题（BAPP）　051

餐后血糖　303
餐前血糖　303
残留症状　495
茶碱　185, 193, 258
长期护理（LTC）　037
长期护理机构　037
长效 β_2 受体激动药（LABA）　184, 192
长效胰岛素　310
常规胰岛素　310
超滤　237
超声心动图　363
超重　190, 203, 255, 267, 305, 326, 381, 401, 415, 426, 511
车前草　407
成人糖尿病　302
成人隐匿性自身免疫性糖尿病（LADA）　302
痴呆　276
迟发性运动障碍　495
持续气道正压通气（CPAP）　189
持续性心房颤动　201
重复经颅磁刺激（rTMS）　293
重组人 PTH　445
出血性脑卒中　203, 508
出院后综合征　165
初级保健医师（PCP）　027
处方行为引起的医源性疾病　163
处方级联效应　163
处方药保险计划（PDP）　005
处方药福利手册（PDBM）　049
处方遗漏筛查工具（START）　167
触物感痛　473
创伤后应激障碍（PTSD）　291
垂体　527
雌激素激动剂 / 拮抗剂　445
刺激性泻药　467
丛集性头痛　347
卒中　203, 508
促红素 α　244
促红细胞生成素（ESA）　237, 243
促甲状腺激素（TSH）　523, 527
促甲状腺激素释放激素（TRH）　523, 527
促胃肠动力药　341
醋丁洛尔　270, 405
醋酸钙　244
醋酸甲泼尼龙　429

D

达比加群　208, 211, 212, 517
达促红素 α　244
达非那新　414, 418
达肝素　209, 516
达格列净　309
达芦那韦　386
大便软化剂　467
大豆　331
大黄　246
大麦　331
大蒜　331, 407
大账单　148
代谢综合征　222, 495
单胺氧化酶抑制剂（MAOI）　226, 291, 295
单不饱和脂肪　326
单纯疱疹　390
单纯收缩期高血压　396
单核苷酸多态性（SNP）　201
单克隆抗体　193
单相抑郁　223
单项识字筛查（SILS）　103
单硝酸异山梨酯　269, 369
胆钙化醇　245
胆固醇吸收抑制剂　329
胆红素　380
胆碱　193, 259
胆碱酯酶抑制剂　278, 281
胆汁酸螯合药　308, 329
蛋白酶抑制剂（PI）　386
当归　246
导管消融术　210
德谷胰岛素　310
等价精算（AE）原则　007
等效镇痛剂量　454
低胆固醇血症　321
低分子肝素　209, 516
低高密度脂蛋白血症　321
低钾血症　190, 364, 381, 401, 511
低密度脂蛋白（LDL）　320
低密度脂蛋白胆固醇（LDL-C）　320
低钠饮食　203, 401, 511
低收入补贴（LIS）　006, 026
低位创伤性骨折　442
地尔硫䓬　207, 269, 368, 404, 514
地高辛　207, 211, 368
地塞米松　468
地舒单抗　445
地特胰岛素　310
地文拉法辛　225, 293, 297
地昔帕明　226, 295, 468, 477
第 1 秒用力呼气容积（FEV_1）　182
第二代抗精神病药（SGA）　225, 228, 282, 495, 497
第一代抗精神病药　495, 497
典型抗精神病药物　495
碘塞罗宁　532
电解质　203, 364, 381, 401, 415, 511
电休克疗法（ECT）　222, 228, 291, 293
电子健康记录（EHR）　072, 121
淀粉样斑块　278
丁丙诺啡　458, 461, 463
丁硫磷　297
定量吸入器（MDI）　186, 190, 194
动机缺乏　495
动机式访谈（MI）　104
动静脉瘘　237
动静脉移植物　237
动脉瘤　400, 511
动脉粥样硬化　267, 325, 400
动脉粥样硬化性心血管疾病（ASCVD）　313, 320, 325
动态血压监测（ABPM）　399
毒性多结节性甲状腺肿（TMNG）　523, 527
毒性腺瘤　523
度骨化醇　245
度拉糖肽　311
度洛西汀　225, 293, 297, 431, 468, 477
端坐呼吸　364
短效 β_2 受体激动药（SABA）　183, 192
短效胰岛素　310
短暂性脑缺血发作（TIA）　302, 508
对氨基苯酚　456
对乙酰氨基酚（APAP）　352, 428, 430, 459
多巴胺（DA）　291, 495
多巴胺 -2 激动药　309
多不饱和脂肪　326
多重用药　164
多非利特　206, 210
多库酯钙　467
多库酯钠　467
多奈哌齐　281

多塞平 226, 295
多沙唑嗪 405
多糖铁 242
多替拉韦 387
多药联用 164
多种慢性疾病（MCC） 161

E

额颞叶痴呆 276
厄贝沙坦 404
恶病质 380
恶化型心绞痛 267
鳄梨 / 大豆非皂化物 433
恩夫韦肽 387
恩格列净 309
恩曲他滨 385
儿童健康保险计划（CHIP） 012
儿童健康保险计划再授权法案（CHIPRA 法案） 013
二醋吗啡 462
二氟尼柳 429, 456, 486
二级预防 320, 382, 509
二甲双胍 308
二氢吡啶类钙通道阻滞剂 269, 270, 337, 368, 404, 514
二十八烷醇 331
二肽基肽酶 -4 抑制药（DPP-4 抑制药） 304, 308, 314
二硝酸异山梨酯 269

F

伐地那非 270
伐尼克兰 257
法莫替丁 341, 344
番泻叶 467
反苯环丙胺 295
反流物 336
反式脂肪 326
反跳性头痛 347
泛昔洛韦 390
范可尼综合征 381
放射性碘（^{131}I） 531
放射性碘摄取（RAIU） 524, 527
非 TNF 生物制剂 483
非瓣膜性心房颤动 201
非典型抗精神病药物 495
非尔氨酯 226
非二氢吡啶类钙通道阻滞剂 269, 270, 368, 404, 514
非核苷类逆转录酶抑制剂（NNRTI） 385
非洛地平 269, 270, 368, 404, 514
非糜烂性反流病 336
非诺贝特 329, 331
非诺洛芬 429, 456, 486
非索罗定 414, 418
非透析 CKD 245
非心源性栓塞性卒中 517
非言语沟通 095
非医师医务人员（NPP） 027
非乙酰水杨酸 486
非甾体抗炎药（NSAID） 350, 352, 354, 429, 430, 459, 485, 486
非植入式电刺激 417
肥胖 190, 203, 255, 267, 305, 326, 364, 381, 401, 415, 426, 511
肺孢子菌肺炎（PCP） 382, 389, 390
肺功能测定 190, 255
肺功能数据 182
分裂情感障碍 492
芬那酸类 456
芬太尼 458, 460, 464
奋乃静 497
风险管理 126
风险走廊 011
封闭的姿态 095
封闭式问题 097
峰流速仪（PFM） 186
蜂斗菜 354
“附带”账单 153
夫罗曲普坦 352
呋塞米 369, 404, 514
呋山那韦 386
伏硫西汀 226, 293
氟比洛芬 429, 486
氟伐他汀 324, 328, 331
氟奋乃静 282, 497
氟伏沙明 225, 293, 297
氟卡尼 206, 210
氟康唑 389
氟尼缩松 194
氟哌啶醇 282, 497
氟替卡松 186, 193, 258
氟替卡松 / 沙美特罗 186
氟替卡松 / 维兰特罗 186
氟西汀 225, 293, 297
氟西汀 / 奥氮平 228
福莫特罗 186, 192, 258
福辛普利 367, 403, 513
辅酶 Q10 271, 281, 354, 371, 407, 478
附函（CL） 131
复发性心房颤动 201
复方甲状腺素 532
复合 α 和 β 受体阻滞剂 514
富马酸替诺福韦二吡呋酯 385
富马酸亚铁 242
腹膜透析 237
腹腔镜胃底折叠术 339
腹主动脉瘤 325, 400

G

改良版英国医学研究委员会呼吸问卷（mMRC） 253
改善病情的抗风湿药（DMARD） 483, 487
钙 444
钙通道 α_2- δ 配体 473
钙通道阻滞剂（CCB） 203, 207, 211, 270, 353, 404
甘草 342
甘精胰岛素 310
甘菊 342
甘油三酯（TG） 320
感觉过敏 473
干粉吸入器（DPI） 194
干酪乳杆菌 489
干重 237
高胆固醇血症 321
高风险药物（HRM） 010
高甘油三酯血症 320, 321
高级选择性支付模式（AAPM） 012, 047
高级药学实践体验（APPE） 038
高钾血症 190, 203, 237, 364, 381, 401, 511
高磷血症 237
高密度脂蛋白（HDL） 320
高密度脂蛋白胆固醇（HDL-C） 320
高敏 C 反应蛋白（hs-CRP） 321
高渗性高血糖非酮症状态（HHNS） 304
高渗性高血糖非酮症综合征（HHNS） 302
高血压 396
高血压急症 396
高血压前期 397
高血压危象 396

高血压亚急症　396
高脂血症　320
戈利木单抗　485, 488
格列本脲　309
格列吡嗪　309
格列美脲　309
格列奈类　304, 309
葛缕子　342
个人健康记录（PHR）　123
个人用药清单（PML）　091, 135, 177
铬　313
给药途径（RoA）　004
更昔洛韦　390
工具性日常生活活动（IADL）　162
弓形体　382
公示指标　053
功能性尿失禁　412
共担费用　008
共付额　007
共情响应　098
共享决策　166
枸橼酸镁　467
枸橼酸铁　244
估算肾小球滤过率（eGFR）　233
谷氨酸　495
谷赖胰岛素　310
骨关节炎（OA）　424
骨化三醇　245
骨密度（BMD）　439
骨形成药物　445
骨折风险评估工具（FRAX）　441, 442
骨质疏松症　439
关节　426
关节内皮质类固醇　429
关节腔注射　426
关节置换　426
冠状动脉搭桥术　267
冠状动脉钙化（CAC）　321
冠状动脉疾病　401
冠状动脉造影术　267
光幻视　364
国际疾病分类（ICD）　087
国际疼痛研究协会（IASP）　452, 472
国际头痛协会（IHS）　347
国家处方药计划委员会（NCPDP）　054
国家服务质量战略　048
国家精神疾病联盟（NAMI）　222
国家糖化血红蛋白标准化计划（NGSP）　303
国家医疗服务提供者身份证（NPI）　054
国家预防战略　048
果糖　304

H

海藻酸　341
含布他比妥的复合制剂　352
含异美汀的复合制剂　352
汉密尔顿抑郁量表（HAMD 或 HDRS）　290
核苷 / 核苷酸逆转录酶抑制剂（NRTI）　384
黑胡椒　518
亨廷顿病　276
横纹肌溶解症　326
红茶　193
红曲米　331
呼出的一氧化氮（eNO）　190
呼吸睡眠暂停　401
呼吸抑制　466
琥珀酸美托洛尔　270, 367
护理管理服务　154
华法林　208, 211, 517
滑膜切除术　483
踝肱指数（ABI）　321
环孢素　486, 488
环丙沙星　390
环瓜氨酸肽（CCP）　482
环磷酰胺　486, 488
环索奈德　193, 194, 258
幻觉　278, 495
幻听　495
患者活动度评分（PAS）　483
患者监护流程　033
患者健康问卷（PHQ-9）　290
患者用药自我评估（MUSE）工具　071
患者指标数据 3 常规评估（RAPID-3）　483
黄芪　246
黄酮哌酯　418
磺胺甲噁唑　390
磺胺嘧啶　390
磺达肝素（癸）钠　209, 516
磺酰脲类（SU）　305, 309, 314
汇总队列风险评估方程　322
混合性痴呆　276
混合性尿失禁　412
活动的代谢当量（MET）　265
获得性免疫缺陷综合征（AIDS）　377

J

机会性感染（OI）　381
肌病　326
肌红蛋白尿　326
肌酸激酶（CK）　324, 326
肌痛　326
肌张力障碍　495
基本医疗保险福利（EHB）　013
基本医疗保险计划（BHP）　013, 014
基础代谢功能检查组合　222
基础胰岛素　304
基因型耐药性检测　381
基于资源的相对价值量表（RBRVS）　156
吉非罗齐　329, 331
极低密度脂蛋白（VLDL）　320
急迫性尿失禁　412
急性冠状动脉综合征　203, 263, 267, 325, 400, 511
急性加重　182
急性精神病发作　495
急性逆转录病毒综合征　380
急性疼痛　453
急性心房颤动　201
疾病活动度评分（DAS28）　483
季节性情感障碍（SAD）　293
继发性高血压　396
继发性骨质疏松　442
继发性甲状腺功能减退症　527
继发性头痛　347
绩效激励支付系统（MIPS）　012, 047
绩效指标　049
加巴喷丁　226, 467, 477
加兰他敏　281
加利福尼亚健康保险计划（CWP）　027
加拿大心血管学会　265
家族性高胆固醇血症　320
甲氨蝶呤　485, 487
甲芬那酸　429, 456
甲基多巴　405, 514
甲基黄嘌呤类　193, 258
甲基纳曲酮　459
甲氯芬那酸　456, 486
甲氯芬那酯　429

甲泼尼龙 468
甲巯咪唑 530
甲氧苄啶 390
甲氧苄啶 / 磺胺甲噁唑 389, 390
甲氧氯普胺 341
甲氧培促红素 β 244
甲状腺毒症 523
甲状腺功能减退症 524
甲状腺功能亢进症 523
甲状腺疾病 523
甲状腺切除术 527
甲状腺素（T_4） 523, 527
甲状腺危象 523
假马齿苋 281
假性高血压 396
价值 046
简化疾病活动度指数（SDAI） 483
简明精神病评定量表（BPRS） 495
简明双相障碍症状量表 220
简明阴性症状评估（BNSA） 493
简易精神状态检查（MMSE） 277
健康风险评估（HRA） 063
健康结局调查（HOS） 051
健康维护组织（HMO） 036
姜黄 342
降钙素 445
降压药 267
结肠炎 381
结构、过程、结局（SPO）模型 049
结构性心脏病（SHD） 210
结余共享计划（SSP） 011
戒断反应 454
戒烟 257
金硫丁二钠 486
金诺芬 486
紧张性头痛 347
锦紫苏 193
经颅磁刺激（TMS） 223
经皮电刺激 426
经皮胫神经刺激 417
经皮神经电刺激（TENS） 455
经食管超声心动图（TEE） 211
精神病 492
精神分裂症 492
肼屈嗪 368, 406, 514
静脉注射免疫球蛋白（IVIG） 190
静息心绞痛 264
静坐不能 495
纠错行动计划（CAP） 064
酒石酸麦角胺 352
局部镇痛药 428
巨细胞病毒结肠炎 390
巨细胞病毒食管炎 390
巨细胞病毒视网膜炎 390
聚合草 457
绝经后骨质疏松症 442

K

卡格列净 309
卡立拉嗪 225
卡立哌嗪 497
卡马西平 225, 226, 228
卡替洛尔 405
卡托普利 367, 403
卡维地洛 270, 367, 405, 514
开放的姿态 095
开放式问题 097
凯格尔运动 417
坎地沙坦 367, 404, 513
糠酸氟替卡松 186, 194
糠酸莫米松 194
抗 TNF 生物制剂 483
抗胆碱能药 192, 258
抗骨吸收药物 442, 444
抗环瓜氨酸肽抗体（ACPAs） 482
抗甲状腺过氧化物酶抗体（TPOAb） 525
抗甲状腺药 530
抗焦虑药 222
抗惊厥药 228, 350, 353, 467, 477
抗精神病药 222
抗利尿激素分泌失调综合征（SIADH） 222
抗逆转录病毒（ARV）药物 377
抗逆转录病毒疗法（ART） 377
抗凝血药 203
抗酸药 339, 341, 344
抗心律失常药（AAD） 203, 205, 211
抗血栓药 203
抗血小板药 267, 272, 352
抗抑郁药 222, 228, 282, 350, 353, 468
抗躁狂药 222
考比司他 388
考来替泊 329, 331
考来维仑 308, 329, 331
考来烯胺 329, 331
壳聚糖 331
可待因 458, 460, 462
可乐定 405, 514
克拉霉素 390
克 - 雅病 276
空腹血糖受损（IFG） 302
空腹血脂检查 326, 364, 401, 511
空腹血脂检查组合 222
控制吸入器 255
控制性药物 182
口服 X a 因子抑制剂 208, 516
口服避孕药 203
口服凝血酶抑制剂 208, 517
口服皮质类固醇（OCS） 184
口服葡萄糖耐量试验（OGTT） 305
口服镇痛药 428
口腔念珠菌病 389
库欣综合征 255, 401, 442
夸大妄想 495
快速缓解药物 255
快速循环 222
款冬 193
矿物质和骨质异常（CKD-MBD） 243
奎尼丁 205
喹硫平 225, 228, 282, 498
喹那普利 367, 403

L

拉贝洛尔 405, 514
拉考沙胺 226
拉米夫定 385
拉莫三嗪 225, 226, 228, 467
拉替拉韦 388
辣椒 457, 478
辣椒素 428, 477, 478
来氟米特 485, 488
赖诺普利 272, 367, 403, 513
赖脯胰岛素 310
兰索拉唑 341, 344
蓝钮按钮倡议 123
劳拉西泮 228
劳累型心绞痛 264
劳力性呼吸困难 363
老年人不恰当处方筛查工具（STOPP） 167
雷贝拉唑 341, 344
雷公藤 489
雷洛昔芬 445

雷美替胺 282
雷米普利 367, 403, 513
雷尼替丁 341, 344
雷诺嗪 270
类风湿关节炎（RA） 481
类风湿因子（RF） 482
黎明现象 304
锂 224, 228
利多卡因 468, 477
利伐沙班 208, 211, 212, 516
利格列汀 308
利拉糖肽 311
利尿药 404
利培酮 225, 282, 498
利匹韦林 386
利塞膦酸钠 445
利斯的明 281
利妥昔单抗 485, 488
利血平 405
利扎曲普坦 352
联邦贫困线（FPL） 012
联邦上限（FUL） 016
联邦医疗援助百分比（FMAP） 013
两性霉素 B 脂质体 389
临床疾病活动度指数（CDAI） 483
临床人文经济结局（ECHO）模型 049
临床实践指南（CPG） 166
临床协作 164
淋病 381
磷酸二酯酶（PDE）抑制剂 270
磷酸二酯酶 -4（PDE-4）抑制剂 258
磷酸钠灌肠剂 467
磷酸盐结合剂 243, 244
磷虾油 331
流感疫苗 272
流量峰值（PEF） 186
琉璃苣籽油 488
硫利达嗪 497
硫酸软骨素 419
硫酸亚铁 242
硫唑嘌呤 486
柳氮磺吡啶 485, 488
柳树皮 433, 457
芦非酰胺 227
鲁拉西酮 225, 228, 498
路易体痴呆 276
罗氟司特 258
罗格列酮 309
螺内酯 367, 405, 513
螺内酯 / 氢氯噻嗪 405
洛伐他汀 324, 328, 331
洛美他派 329, 332
洛匹那韦 / 利托那韦 387
洛沙平 497
铝剂 341
铝 - 镁复方制剂 341
绿茶 193
氯巴占 226
氯贝特 331
氯吡格雷 208, 272, 515
氯丙嗪 497
氯氮平 497
氯米帕明 226, 295
氯噻酮 369, 404, 515
氯沙坦 272, 367, 404, 513
氯硝西泮 228

M

麻黄 259
马拉韦罗 387
吗啡 458, 459, 462, 477
麦角钙化醇 245
麦角生物碱 352
蔓越莓 419
蔓长春花 281
慢性病护理管理服务（CCMS） 155
慢性疾病诊疗模式（CCM） 031
慢性肾脏病（CKD） 232
慢性肾脏疾病流行病学协作（CKD-EPI） 233
慢性疼痛 453
慢性疼痛综合征 453
慢性稳定型心绞痛（CSA） 263
慢性心力衰竭 201
慢性阻塞性肺疾病（COPD） 252
慢性阻塞性肺疾病全球倡议（GOLD） 252
猫爪藤 489
矛盾观念 495
梅毒 382
每个会员每年（PMPY） 063
每个会员每月（PMPM） 063
美泊利珠单抗 185, 193
美国风湿病学会（ACR） 427
美国风湿病学会 / 欧洲抗风湿病联盟（ACR/EULAR） 482
美国国家耳聋和其他沟通障碍研究所 110
美国国家酒精滥用和酒精中毒研究所（NIAAA） 108
美国国家哮喘教育和预防计划（NAEPP） 190
美国国家心肺和血液研究所（NHLBI） 186
美国临床内分泌学家协会（AACE） 303
美国临床药学学会（ACCP） 027
美国免疫实践咨询委员会（ACIP） 257
美国内分泌学会（ACE） 303
美国糖尿病协会（ADA） 301
美国退休人员协会（AARP） 171
美国卫生与公众服务部（HHS） 005
美国卫生资源与服务管理局（HRSA） 037
美国物质滥用和精神卫生服务管理局（SAMHSA） 108
美国药房全国理事会（NABP） 038
美国药师服务技术咨询联盟（PSTAC） 063, 152
美国药师协会（APhA） 034
美国药学服务质量联盟（PQA） 010, 024
美国药学实践认证中心（CPPA） 048
美国医疗研究与质量管理署（AHRQ） 028
美国应用审查认证委员会（URAC） 048
美金刚 281
美洛昔康 429, 486
美沙酮 458, 461, 464, 477
美托拉宗 369, 404, 515
美托洛尔 206, 269, 272, 353, 405, 513, 530
镁 212
镁剂 341
门冬胰岛素 310
门冬鱼精蛋白悬浮液 310
蒙哥马利 - 艾森贝格抑郁评定量表（MADRS） 290
孟鲁司特 193
糜烂性食管炎 336
米泊美生 329, 332
米氮平 226, 294, 297
米格列醇 308
米拉贝隆 414, 418
米诺地尔 406, 514

米诺环素　485
蜜蜂花　281
免疫重建综合征（IRIS）　381
魔鬼爪　433, 457
莫米松　186, 193, 258
莫昔普利　403
木槿花茶　407

N

那格列奈　309
那拉曲普坦　352
纳布啡　458, 461
纳多洛尔　206, 353, 405, 530
纳洛醇醚　459
纳洛酮　459, 461, 467
纳米氧化铁　242
纳曲酮　459
钠 - 葡萄糖共转运蛋白 2 抑制药（SGLT2 抑制药）　305, 309, 314
奶蓟　313
奈必洛尔　405
奈法唑酮　226, 294, 297
奈非那韦　387
奈韦拉平　386
耐药性检测　382
萘丁美酮　429, 486
萘普生　352, 429, 486
萘普生钠　354, 429, 456, 486
难治性精神分裂症　492
难治性哮喘　182
脑弓形体病　390
内啡肽　454
内脏痛　452
尼古丁　257
尼卡地平　404
尼扎替丁　341, 344
拟钙剂　244
拟交感神经活性（ISA）　270
拟胰岛淀粉素药　312
黏液性水肿昏迷　527
念珠菌病　380
鸟 - 胞内分枝杆菌复合体（MAC）　381
鸟 - 胞内分枝杆菌复合体感染　390
尿蛋白肌酐比值　232
尿蛋白排泄率　232
尿失禁（UI）　412
柠檬香脂草　342
浓缩胰岛素　310

P

帕金森病性痴呆　276
帕金森综合征　495
帕立骨化醇　245
帕利哌酮　498
帕利培酮　225
帕罗西汀　225, 293, 297
帕米膦酸盐　468
哌替啶　458, 460, 464
哌唑嗪　405
泮托拉唑　341, 344
袢利尿药　369, 404, 514
膀胱过度活动症（OAB）　412
膀胱训练　417
疱疹后神经痛（PHN）　454
培哚普利　272, 403
喷布洛尔　270
喷他脒　389
喷他佐辛　458, 461
盆底肌训练　417
皮质类固醇　468, 486
匹伐他汀　324, 328
偏头痛　347
贫血　241
平价医疗法案（ACA 法案，PPACA 法案）　003
平均批发价（AWP）　016
平均销售价格（ASP）报销　001
评估改善老年人用药工具　082
评估管理系统（MMS）　052
评估与管理（E&M）　148
葡萄糖醛酸转移酶（GT）　227
葡萄糖酸铁钠　243
葡萄糖酸亚铁　242
普伐他汀　324, 328, 331
普兰林肽　312
普鲁卡因胺　205
普罗帕酮　206, 210
普罗替林　295
普萘洛尔　206, 269, 353, 405, 513, 530
普瑞巴林　227, 467, 477

Q

齐多夫定　385
齐拉西酮　225, 498
齐留通　193
前兆性晕厥　267
强光疗法　293
强心苷　207, 368
蔷薇果　433
羟考酮　458, 460, 463, 477
羟考酮 / 对乙酰氨基酚　428
羟氯喹　485, 487
羟吗啡酮　458, 460, 463
桥本甲状腺炎　527
青霉胺　486, 488
青年期成年型糖尿病（MODY）　302
青少年糖尿病　302
轻触测试　474
轻躁狂　218
氢可酮　458, 460, 463
氢可酮 / 对乙酰氨基酚　428
氢氯噻嗪　369, 404, 515
氢吗啡酮　458, 459, 463
氢氧化铝　245
氢氧化镁　467
情感淡漠　495
情景、背景、评估和建议（SBAR）　111, 119
情境贫困　109
情绪障碍问卷　220
球孢子菌病　389
屈奈达隆　206, 210
躯体痛　452
躯体妄想　495
趋向性检测　382
曲安奈德　429
曲马多　428, 459, 461, 477
曲米帕明　295
曲普坦类　350, 352
曲司氯铵　414, 418
曲唑酮　226, 282, 294
去甲肾上腺素（NE）　291
去甲肾上腺素多巴胺再摄取抑制剂（NDRI）　294
去甲替林　226, 295, 468, 477
去羟肌苷　385
全国连锁药店协会（NACDS）　034
全国药品平均采购成本（NADAC）　016
全面用药评估（CMR）　077, 177
全血细胞计数（CBC）　189, 222
醛固酮　400
醛固酮受体拮抗剂（ARA）　367, 405, 513
缺血性脑卒中　203, 508
群多普利　367, 403

R

人口老龄化 160
人类免疫缺陷病毒（HIV） 377
人参 259, 281, 313
妊娠糖尿病（GDM） 301
日常生活活动（ADL） 162
日落综合征 280
融合抑制剂 387
肉桂 313
乳果糖 467
乳香 193
软骨 426
软骨素 431
瑞格列奈 309
瑞利珠单抗 185, 193
瑞舒伐他汀 324, 328, 331

S

塞来昔布 429, 457, 486
噻加宾 227
噻氯匹定 515
噻吗洛尔 353, 405
噻嗪类利尿药 369, 404, 515
噻托溴铵 185, 186, 192, 258
噻唑烷二酮类（TZD） 305, 309, 314
赛妥珠单抗 485, 488
三碘甲腺原氨酸（T_3） 523, 527
三氟拉嗪 497
三环类抗抑郁药（TCA） 226, 291, 295, 477
三水杨酸镁 456
三氧化铁 244
三唑吡啶类 291, 294
色甘酸钠 193
沙丁胺醇 186, 192, 258
沙丁胺醇 / 异丙托铵 186
沙格列汀 308
沙库巴曲 / 缬沙坦 367
沙奎那韦 387
沙美特罗 186, 192, 258
沙门菌肠炎 390
筛查、短暂干预和转诊治疗（SBIRT） 108
山楂 271, 371
伤害感受性疼痛 452, 454
舍曲林 225, 282, 293, 297
社会保障法案（SSA 法案） 002
射血分数（EF） 364
射血分数保留性心衰（HFpEF） 359
射血分数降低性心衰（HFrEF） 359
身体依赖性 454
神经病理性疼痛 452, 454
神经递质 222, 291
神经痛 454
神经阻滞剂恶性综合征（NMS） 222
肾素 401
肾素抑制剂 405
肾小球滤过率（GFR） 232
肾脏疾病改善整体预后（KDIGO） 232
肾脏疾病结局质量倡议 232
肾脏疾病饮食改变（MDRD） 233
渗透性泻药 467
生理耐受性 454
生理性疼痛 452
生前预嘱 278
生殖器疣 381
圣约翰草 227, 297
失语 495
失语症 511
石杉碱甲 281
实际采购成本（AAC） 016
实际自付（TrOoP）费用 007
食管癌 339
食管下括约肌（LES） 337
食管炎 336
食物交换份清单 304
史蒂文斯 - 约翰逊综合征（SJS） 380
世代贫困 109
市场价 156
试探性问题 100
视网膜病变 305
适格健康保险项目（QHP） 013
收缩期 364
首选药物清单（PDL） 015
受保护卫生信息（PHI） 063
舒林酸 487
舒马普坦 352
舒张期 363
舒张压 401, 511
鼠尾草 281
术后心房颤动 201
衰弱 162
衰弱前期 162
栓剂和灌肠剂 467
双丙戊酸钠 224
双胍类 304, 308
双膦酸盐 445
双氯芬酸 352, 429, 486
双氯芬酸钾 456
双氢麦角胺 352
双水杨酯 429, 456
双相障碍 217
水痘 - 带状疱疹 390
水杨酸盐类 456
水肿 237
睡眠呼吸暂停 190, 255, 364
司来吉兰 295
司他夫定 385
四环类抗抑郁药 291, 294
速效胰岛素 310
酸中毒 237
羧基麦芽糖铁 242
索利那新 414, 418
索莫吉反应 305
索他洛尔 206, 210

T

他达拉非 270
他喷他多 459, 461, 465, 477
他汀类药物 267, 322, 328, 330
碳酸钙 244, 341, 344
碳酸镧 245
碳酸司维拉姆 244
糖化血红蛋白（HbA1c） 302, 304
糖耐量受损（IGT） 302
糖尿病（DM） 301
糖尿病控制和并发症试验（DCCT） 303
糖尿病前期 302
糖尿病视网膜病变 304
糖尿病酮症酸中毒（DKA） 302, 304
糖尿病周围神经病变（DPN） 472
特拉唑嗪 405
特立帕肽 445
疼痛 452
疼痛管理 452
疼痛量表 350
提案请求（RFP） 063
体外磁电刺激 417
体重指数（BMI） 189, 203, 222, 304, 325, 339, 380, 401, 415, 426, 495, 511
替拉那韦 387
替米沙坦 404
替沃噻吨 497
天冬氨酸氨基转移酶（AST） 325, 380

铁蛋白 237
铁剂 241
亭扎肝素 209
通用程序术语（CPT） 063
酮咯酸 352, 456
酮类 305
酮洛芬 354, 429, 456
痛觉超敏 452, 454, 473
痛觉感受器 454
痛觉过度 473
痛觉过敏 452, 454, 473
痛觉缺失 454
头痛 347
投资回报（ROI） 041
透明质酸 431
透析 240
褪黑素 342
托吡酯 227, 353, 467
托伐普坦 369
托法替布 485, 488
托拉塞米 369, 404, 514
托美丁 487
托特罗定 414, 418
托珠单抗 485, 488
脱氢表雄酮（DHEA） 297

W

外周肾上腺素能拮抗剂 405
外周水肿 203
弯曲杆菌小肠结肠炎 390
妄想 278, 495
威斯康星州药房服务质量协作网（WPQC） 072
微粒体转移蛋白（MTP）抑制剂 329
微量白蛋白尿 305
韦尼克 - 科尔萨科夫综合征 276
维持性药物 182
维持自理的综合服务研究项目（PRISMA-7） 169
维拉帕米 207, 269, 270, 353, 368, 404, 514
维拉佐酮 226, 294
维生素 B_{12} 478
维生素 B_{12} 缺乏病 276
维生素 D 246
维生素 D_2（钙化醇） 444
维生素 D_3（胆钙化醇） 444
维生素 D 制剂 245
维生素 E 281, 478
维生素 K 拮抗剂 208, 517
卫生信息技术（HIT） 025
未察觉的低血糖症 304
胃轻瘫 304
胃食管反流病（GERD） 336
胃灼热 339
文本电话（TTY） 110
文档记录 117, 178
文拉法辛 225, 293, 353, 468, 477
文书工作缩减法案（PRA） 130
稳定型缺血性心脏病（SIHD） 263, 267, 271
无症状性心肌缺血 263
芜地溴铵 258
物理治疗 483
物质滥用 223

X

西地那非 270
西格列汀 308
西梅汁 467
西咪替丁 341, 344
西那卡塞 244
西酞普兰 225, 282, 293, 297
吸入器 190
吸入型胰岛素 310
吸入性肥大细胞稳定药 193
吸入性皮质类固醇（ICS） 184, 193, 194, 258
膝关节积液 426
细胞色素 P450 同工酶系统 227
下丘脑 527
下丘脑 - 垂体 - 甲状腺轴 523
夏科特关节 473
先兆 347, 350
相对价值量表更新委员会（RUC） 156
香樟 457
消耗综合征 382
消融 203
硝苯地平 269, 368, 404, 514
硝酸甘油 269
硝酸异山梨酯 369
硝酸酯类 267, 269, 369
小檗碱 313
哮喘 182
哮喘控制测试表（ACT） 182, 189
哮喘控制问卷（ACQ） 187
哮喘全球倡议（GINA） 184
哮喘生活质量调查问卷（AQLQ） 189
哮喘治疗评估问卷（ATAQ） 182, 189
缬沙坦 272, 367, 404, 513
心导管插入术 267
心导管检查 363
心电图（ECG） 190, 203, 267, 363, 401
心动过缓 203, 401, 511
心动过速 190, 203, 255, 267, 511
心房扑动 203, 211
心房纤颤（心房颤动） 201, 211
心功能分级 361
心肌梗死 203, 267, 401
心绞痛 203, 263
心境稳定剂 228
心境障碍问卷（MDQ） 290
心理健康均等和成瘾治疗公平法 014
心力衰竭（HF） 203, 210, 359
心律失常 189, 203, 363, 400, 511
心源性栓塞性卒中 508, 518
心脏复律 203
心脏再同步化治疗 363
辛伐他汀 272, 324, 328, 331
辛酸甘油三酯 281
锌 478
信息请求（RFI） 063
星级评定计划 050
星级质量评级计划 009
性传播疾病（STD） 382
修改调整后的总收入（MAGI） 016
溴隐亭 309
选择性 5- 羟色胺再摄取抑制剂（SSRI） 225, 282, 293, 477
选择性福利保险计划（ABP） 013
选择性支付模式（APM） 012
血管重建 267
血管加压素受体拮抗剂 369
血管紧张素Ⅱ 400
血管紧张素Ⅱ受体 - 脑啡肽酶抑制剂（ARNI） 367
血管紧张素Ⅱ受体阻滞剂（ARB） 234, 272, 304, 363, 367, 400, 404, 511, 513
血管紧张素转换酶抑制剂（ACEI） 189, 234, 267, 272, 304, 363, 367, 400, 403, 511, 513
血管性痴呆 276
血管性水肿 203, 363, 400, 415, 511
血红蛋白 237

血红素铁多肽 242
血尿 237
血栓栓塞 203
血糖指数 304
血细胞比容 190, 203, 381, 511
血氧饱和度（SaO_2） 190
血液透析 237
血脂异常 320
循环性心境障碍 222

Y

压力感知测试 474
压力性尿失禁 412
亚临床甲状腺功能减退症 527
亚麻籽 331
亚叶酸钙 390
烟酸 329, 331
延续性护理管理服务（TCMS） 154
严重哮喘 183
炎性疼痛 452
盐酸司维拉姆 245
眼球突出 527
阳性和阴性精神症状评定量表（PANSS） 493, 495
阳性症状 495
阳性症状评定量表（PSRS） 493
杨氏躁狂量表 220
杨氏躁狂评定量表（YMRS） 290
药代动力学增效剂 388
药房执业者联合委员会（JCPP） 033
药师协作组织 148
药物使用审核（DUR）计划 015
药物治疗管理服务（MTMS） 152
药物治疗管理质控中心（CQM） 175
药物治疗综合管理（CMM） 027
药学监护 023, 033
药源性精神病 492
野甘菊 354
叶酸 227, 297, 518
夜间哮喘 183
夜来香油 478
一过性病毒血症 382
一级预防 320, 382
伊班膦酸钠 445
伊布利特 206
伊伐布雷定 368
伊洛哌酮 498
伊潘立酮 225
伊曲康唑 389
伊特卡塞肽 244
衣原体感染 381
医疗保险可及性和 CHIP 再授权法案（MACRA 法案） 001, 012
医疗保险现代化法案（MMA 法案） 002
医疗服务场所（SoC） 004
医疗服务代码率 156
医疗服务费率 156
医疗服务提供方和服务体系消费者评估（CAHPS） 051
医疗服务账单 147
医疗损失率（MLR） 005
医学术语系统命名法—临床术语（SNoMED-CT） 042
医学营养疗法（MNT） 308
医院价值导向的购买计划 047
依非韦伦 385
依拉地平 404
依来曲普坦 352
依洛尤单抗 329, 332
依那普利 367, 403, 513
依那西普 485, 488
依诺肝素 209, 516
依普利酮 367, 405, 513
依普罗沙坦 404
依曲韦林 386
依他尼酸 369
依托度酸 429, 456, 486
依折麦布 329, 332
依佐加滨 226
胰岛 305
胰岛淀粉素 304
胰岛素 304
胰岛素单位 305
胰岛素抵抗 305, 381
胰岛素类似物 310
胰高血糖素 304
胰高血糖素样肽 -1 受体激动药（GLP-1 受体激动药） 304, 311, 314
乙胺丁醇 390
乙胺嘧啶 390
乙琥胺 226
乙酸类 456
乙酰胆碱释放抑制剂 / 神经肌肉阻滞剂 418
乙酰左旋肉碱 281, 478
以患者为中心 031
以患者为中心的基层医疗协作组织（PCPCC） 027
以患者为中心的医疗之家（PCMH） 011, 063
异丙托溴铵 192, 258
异常不自主运动量表（AIMS） 495
异美汀 / 氯醛比林 / 对乙酰氨基酚 352
抑郁 287
抑郁症状快速调查表 290
溢出性尿失禁 412
溢乳 527
因果式问题 097
阴道负重训练 417
阴性症状 495
银杏 281
吲达帕胺 404, 515
吲哚洛尔 270, 405
吲哚美辛 429, 486
隐蔽性高血压 396
隐球菌性脑膜炎 389
印证式倾听 098
茚达特罗 186, 192, 258
茚地那韦 386
英夫利昔单抗 485, 488
硬膜外镇痛 454
永久性心房颤动 201
用力肺活量（FVC） 182
用力呼气量（FEF） 190
用药重整 037
用药覆盖天数占比（PDC） 053
用药行动计划（MAP） 091, 133, 178
用药适宜性指数（MAI） 168
右兰索拉唑 341, 344
右心衰竭（RHF） 359
右旋糖酐铁 242
诱导性问题 097
鱼油 227, 246, 281, 297, 329, 331, 489
预混胰岛素 310
预混胰岛素类似物 310
原发性高血压 396
原发性骨质疏松症 442
原发性甲状腺功能减退症 527
原发性醛固酮增多症 401
原发性头痛 347
原研处方药收费项目（BPD） 016
远程医疗 036
运动诱发性支气管痉挛（EIB） 183
运动障碍 495

Z

载脂蛋白 B（apo B）合成抑制剂　329
再入院率降低计划　047
藏红花　297
躁狂　218
责任制医疗组织（ACO）　011, 063
增效剂　380
扎鲁司特　193
照料者负担　170
蔗糖铁　242
针刺测试　474
诊疗计划　121
阵发性心房颤动　201
振动测试　474
整合酶抑制剂　387
整合型医疗组织（IHO）　071
整合医疗　037
政府问责办公室（GAO）　016
支架　267
支气管热成形术　185
支气管舒张药　192, 258
脂肪酸混合物　281
执业者服务费率　156
直接肾素抑制剂　368, 514
直接血管扩张剂　267, 368, 406, 514
直立性低血压　203, 267, 364, 396, 401, 415, 495, 511
直流电复律（DCC）　210
植入式心脏复律除颤器　364
植物甾醇和固醇　331
志贺氏杆菌小肠结肠炎　390
制霉菌素　389
制造商平均价格（AMP）　016
质量　031
质量付款计划　001
质量奖励金额（QBP）　050
质量评级系统（QRS）　014
质子泵抑制剂（PPI）　339, 341, 344
中枢敏化　452
中枢性 α_2 肾上腺素受体激动药　514
中枢性 α_2 受体激动剂　405
中效胰岛素　310
中心静脉导管　237
中心双能 X 线吸收仪（DXA）　439, 442
中性鱼精蛋白赖脯胰岛素　310
终末期肾病　237
肿瘤医疗模式　001
重度抑郁（MDD）　217, 287
周围神经病变　305, 472
主动脉狭窄　401
主动倾听　098
主观信息、客观信息、评估和计划（SOAP）　119
注册的糖尿病教育者（CDE）　304
注射部位轮换　304
转铁蛋白饱和度（TSAT）　237
锥体外系　495
锥体外系副作用　503
锥体外系症状（EPS）　503
自负额　007
自杀　290
自杀想法　228
自身免疫病　304
自我（家庭）血压监测（HBPM）　399
自我监测血糖（SMBG）　303
自主神经病变　304
宗氏抑郁自评量表（ZSDS）　290
综合慢性病护理管理服务（CCCMS）　155
综合衰弱评价指标　169
总胆固醇（TC）　320
阻塞性睡眠呼吸暂停　267
组织胞浆菌病　389
组织选择性雌激素复合物　445
最大允许成本（MAC）　016
左啡诺　458, 460, 462
左甲状腺素　532
左卡尼汀　212
左米那普仑　225, 293
左心室肥大　203
左心室肥厚　401
左旋甲基叶酸　297
左旋肉碱　271
左旋沙丁胺醇　192, 258
左乙拉西坦　226
佐米曲普坦　352
作业疗法　483
唑吡坦　282
唑来膦酸　445, 468
唑尼沙胺　227

其他

1 级高血压　397
1 型糖尿病（T1DM）　301
13 价肺炎球菌结合疫苗（PCV13）　257
2 级高血压　397
2 型糖尿病（T2DM）　301
23 价肺炎球菌多糖疫苗（PPSV23）　257
5C 原则　126
5- 羟色氨酸　297
5- 羟色胺（5-HT）　291, 495
5- 羟色胺 - 去甲肾上腺素再摄取抑制剂（SNRI）　225, 282, 293, 477
5- 羟色胺受体激动剂　352
5- 羟色胺综合征　222
5- 脂氧合酶抑制剂　193
Ⅹa 因子抑制剂　209, 516
ADP 受体拮抗剂　208, 515
AIDS 标志性病变　380
AIDS 药物援助计划（ADAP）　380
A 型肉毒毒素　418
Barrett 食管　336
Beers 标准　167
B 型利钠肽（BNP）　201, 363
CHA_2DS_2-VASc 评分　205, 518
Check-Back（核对）　111
CMS 创新中心（IC）　001, 012
Cockroft-Gault 公式　233
COPD 评估测试（CAT）　253
COX-2 抑制剂　430
CPT 编委会　148
CPT 代码　148
C 反应蛋白（CRP）　201
C 肽　304
DASH 饮食　308, 401, 511
GINA 阶梯疗法　185
Graves 病　523, 527
H_2 受体拮抗剂（H_2RA）　339, 341, 344
HIV 相关性肾病（HIVAN）　377
*HLA-B*5701* 检测　381
HMG-CoA 还原酶抑制剂　328
Humulin 70/30　310
Humulin N　310
Humulin R　310
I_f 通道阻滞剂　368
LGBTQ 人群　110
L- 精氨酸　371, 407
MA-PD 计划　003
MA 计划　004
MA 奖金分配计划　047
Medicaid　012
Medicaid 和 CHIP 服务中心（CMCS）　013

Medicare 001
Medicare 计划比价搜索（MPF） 050
MTM 升级模式（EMTM 模式） 026, 059
MTM 资料集 175
M 受体拮抗剂 418
NMDA 受体拮抗剂 278, 281
Novolin 70/30 310
Novolin N 310
Novolin R 310
NT-pro-B 型利钠肽（NT-pro BNP） 364
N- 乙酰半胱氨酸 259, 271
PCSK9 抑制剂 329
RANK 配体抑制剂 445
SMART 目标 106
SPIN 方式 100
S- 腺苷甲硫氨酸（SAMe） 227, 297, 433
T 评分 439, 442
Z 评分 439, 442
α_1 受体阻滞剂 405
α- 硫辛酸 313, 478
α- 葡萄糖苷酶抑制药 304, 308
α- 亚麻酸 227
β_2 受体激动药 192, 258
β_3 受体激动剂 418
β- 胡萝卜素 259
β 受体阻滞剂（BB） 203, 206, 211, 269, 270, 272, 353, 367, 405, 513, 530
γ- 亚麻酸 478
ω-3 脂肪酸 227, 246, 281, 297, 329, 407